Logical Mode in Medical Imaging Diagnosis of Difficult Cases

疑难病例影像诊断思维学

主　编◎ 龙晚生　黎　倩

副主编◎ 高明勇　罗学毛　陈　忠　李春芳

编　者◎（以姓氏笔画为序）

王任国　文正青　龙晚生　刘　林　刘金丰

刘树学　李春芳　麦春华　杜中立　肖学红

邹光成　陈任政　陈　忠　罗学毛　周守国

周雁玲　郑晓林　孟志华　孟家晓　赵相胜

赵继泉　高明勇　彭永军　黎　倩

CNS PUBLISHING & MEDIA 中南出版传媒

湖南科学技术出版社

前 言

医学是研究人体的艺术科学，集基础医学、现代科学技术、逻辑思维、辩证统一和临床经验为一体，复杂多变，包罗万象。随着科学技术的飞速发展，医学新技术、新方法、新学科层出不穷，推动医学科学不断向前发展，因此，医学不仅是一门经验科学，也是近年来发展最快的学科之一。

作为医学领域的重要组成部分，医学影像学虽然只有百余年的历史，但对医学发展的影响和作用越来越大，随着彩超、CT、MRI 和 PET/CT 等新技术的广泛应用和不断发展，对医学影像学科人提出了更高的要求和新的挑战，影像学科医生需要不断地总结和提高。

在这样的背景条件下，学科或学会与企业合作，搭建理想的交流和学习平台，提供更好的学习环境就显得非常重要。从 2006 年起，广东省江门、佛山、东莞和中山等珠三角地区医院与康臣药业合作，每年举办一次“康臣杯”泛珠三角读片会，从初始几家医院的几十位专家、医生发展到如今广东省 60 多家大型医院 300 多位专家、学者参与的大型学术交流会。读片讨论会不仅仅是“共同读片”的简单活动，主要目的是基于具体疑难病例逐层深入展开互动式讨论的学习形式，与会者结合临床和影像进行广泛讨论。在年轻放射影像人才的培养上，除了传授技能、知识外，更重要的是培育正确的思维方法，所谓“授人以鱼不如授人以渔”。通过读片会的交流，不仅要知道疑难病例是什么病，更重要的是要知道为什么是这种病。所以，读片会得到与会者的热烈欢迎，获益良多。同时，更欣喜的是康臣药业在 10 年内也取得了巨大成就，由单一 MRI 对比剂制造工厂成长为多产品、广覆盖综合实力强劲的上市公司，真正达到了共同发展和双赢的目的。

为了更好地总结经验，同时让更多的人受益，我们从 10 年的读片会病例和各大医院的病例中，精挑细选出 160 余例疑难病例，重点分析病变的定位和定性征象，详细描述诊断思维方法；病理诊断则强调免疫组织化学与大体病理并重，确保诊断准确性；综合分析紧密结合临床和国内外的最新研究成果，系统描述该病的诊疗现状；最后简要指出该病例对我们的启发和临床价值。

希望本书能给大家在影像诊断思维上提供一点参考。

龙晚生
于广东

目　　录

1　神经与五官

2 胸　　部

3 腹部与盆腔

4　骨肌系统

1　神经与五官

1.1 海洛因脑病

临床资料

男，41 岁。四肢无力，言语不清 1 个多月。

有吸毒史 5 年，口服“海洛因” 1 g/d，戒毒 1 年。1 个月前，无明显诱因出现四肢乏力，逐渐进展，现行走不稳，站立不稳，言语不清，口角流涎。

专科检查：肌力、肌张力正常，指鼻试验不配合，摇摆步态，生理反射存在，病理反射未引出。

辅助检查

实验室检查：ESR 38 mm/h↑，γ-谷氨酰转移酶 103 IU/L↑，天冬氨酸氨基转移酶 50 IU/L↑，丙氨酸氨基转移酶 100 IU/L↑。

影像学资料

MRI 检查如图 1～图 6 所示。

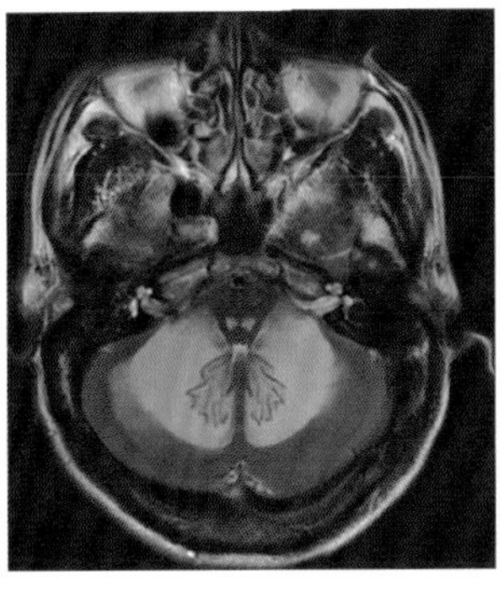

图 1 T_2WI 小脑平面

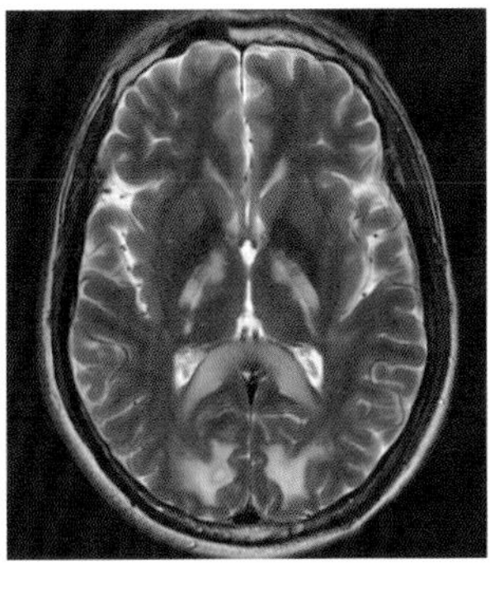

图 2 T_2WI 基底核平面

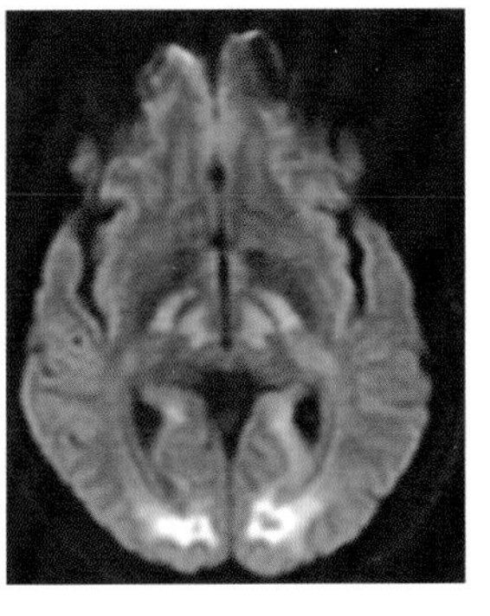

图 3 DWI（$b=1000\ s/mm^2$）

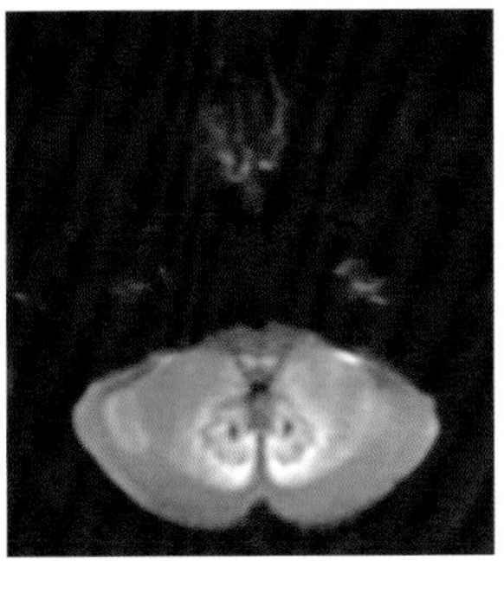

图 4 DWI（$b=1000\ s/mm^2$）

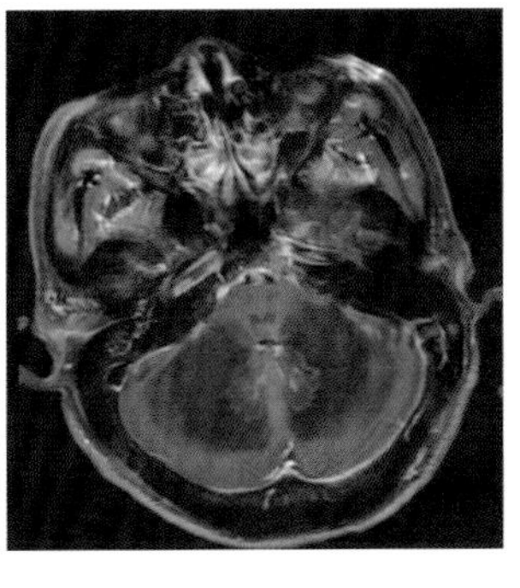

图 5 轴位增强

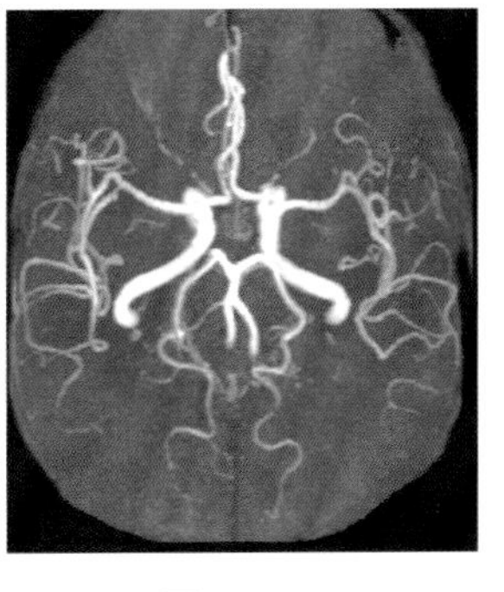

图 6 MRA

定性征象分析

1. 基本征象：双侧大脑半球、小脑表现为对称性异常信号，MRI 显示 T_2WI 呈高信号，DWI 呈明显高信号，MRI 增强扫描未见异常强化；双侧大脑半球、小脑病变均呈对称性病变。脑动脉成像均未见异常，排除脑动脉引起的血管疾病。

2. 特征性征象：

（1）双侧小脑白质对称性大片状异常信号，呈蝶翼状，称“蝶翼征”（图 1），齿状核可受累。

（2）病变累及幕上脑实质，可见横断面上内囊后肢病变呈“八”字形，称“八字征”（图 2）。

（3）病变累及脑干，表现为脑干中央两侧对称性的椭圆形异常信号，称“中空征”。

综合临床资料和较特征性定性征象，应考虑到海洛因脑病的可能。

综合诊断

男，41 岁。四肢无力，言语不清 1 个多月。专科检查无神经系统定位体征。有吸毒史 5 年，口服“海洛因” 1 g/d，至今戒毒 1 年。双侧大脑半球、小脑表现为对称性异常信号，MRI 显示 T_2WI 呈高信号，DWI 呈明显高信号，MRI 增强扫描未见异常强化。双侧小脑白质对称性异常信号，称“蝶翼征”。双侧内囊后肢病变呈“八”字形，称“八字征”；脑干中央两侧对称性的椭圆形异常信号，称“中空征”。

综合临床资料和特征性 MRI 表现，诊断为海洛因脑病可能性大。

鉴别诊断

长期吸毒病史，加上以幕上半球、脑干及小脑白质为主的特征性对称病变，诊断海洛因脑病多不困难。但仍需与以下病变鉴别：

1. 多发性硬化：双侧脑室旁散在点片状病灶，纵轴与脑室壁多垂直，部分融合，反复发作，新旧病变同时存在。

2. 线粒体脑病：多发于顶枕叶、颞叶、基底核区，小脑少见；病变通常不对称，以灰质为主，病灶新旧并存，形态及部位多变；旧病变局部脑组织以萎缩为主，皮质变薄，脑沟变宽，极少出现软化灶。

3. 肝豆状核变性：以基底核为主的中枢神经系统病变及肝脏损害，同时伴肾脏受损及角膜病变。豆状核、尾状核、脑干、丘脑、小脑及额叶对称性信号异常，以豆状核明显；伴大脑皮质和白质萎缩。

疾病综述

海洛因脑病与烫吸海洛因有关，多发生于戒毒期间，是以脑白质对称性空泡样改变为主要病理特征的疾病。以小脑受损为首发症状，多以步态不稳、言语不清为首发症状。脑脊液穿刺结果多正常。MR 显示病变位于双侧大脑半球、小脑白质区，为对称性异常信号，T_2WI 呈高信号，DWI 呈明显高信号。MRI 增强扫描未见异常强化。双侧小脑白质对称性异常信号，称“蝶翼征”；双侧内囊后肢病变呈“八”字形，称“八字征”；脑干中央两侧对称性的椭圆形异常信号，称“中空征”。

综合临床资料和特征性 MRI 表现，可诊断为海洛因脑病。

核心提示

本病例的核心在于定性诊断上。海洛因脑病具有一定的影像特点，双侧小脑白质“蝶翼征”、双侧内囊后肢“八字征”、脑干中央“中空征”均为较特异性征象。当发现 MR 特征性表现时，由于部分患者不愿透露吸毒病史，反复询问病史对于诊断至关重要。

参考文献

[1] 张雪林，邱士军，连海英，等. 海洛因脑病 MRI 与病理对照分析 [J]. 临床放射学杂志，2007，9（26）：851-852.

[2] Raoul Sutter，Peter W，Kaplan. Neuroimaging Correlates of Acute Encephalopathy [J]. Journal of Clinical Neurophysiology，2013（5）：517-525.

[3] 李庆峰，王文学，欧阳可勋，等. 吸食海洛因所致海绵状白质脑病 MRI 表现（附 4 例报告）[J]. 现代医学影像学，2009，4（18）：96-97.

〔高明勇　赵　海〕

1.2 脑中线囊性畸胎瘤破入脑室

临床资料

女，29 岁。头痛、恶心、呕吐伴疲倦乏力和纳差半年。

专科检查：无神经系统定位体征；肌力、肌张力未见异常；生理反射正常，病理反射未引出。

辅助检查

脑脊液生化：葡萄糖 1.61 nmol/L，氯 116.5 nmol/L，蛋白 256.00 mg/dL。

影像学资料

CT、MRI 检查如图 1～图 10 所示。

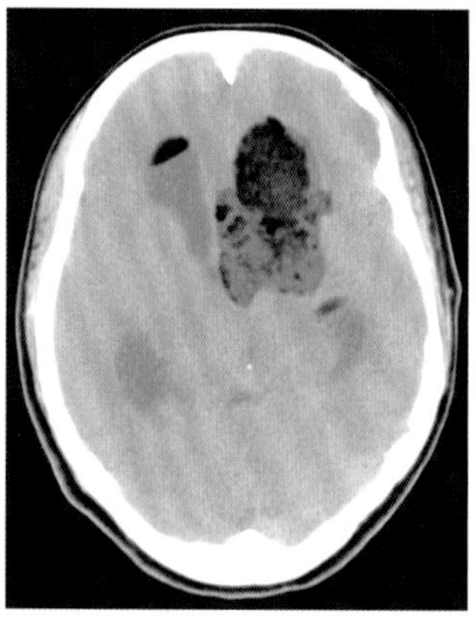

图 1 CT 平扫

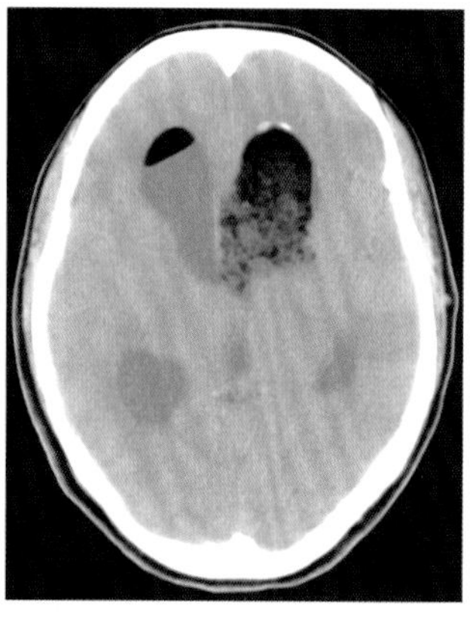

图 2 CT 平扫

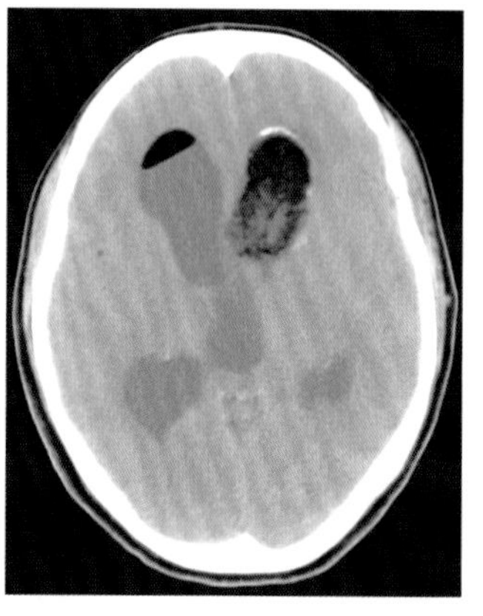

图 3 CT 平扫

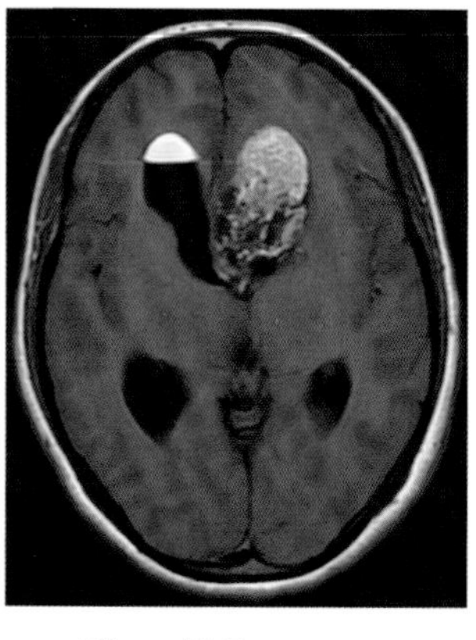

图 4 轴位 T_1WI

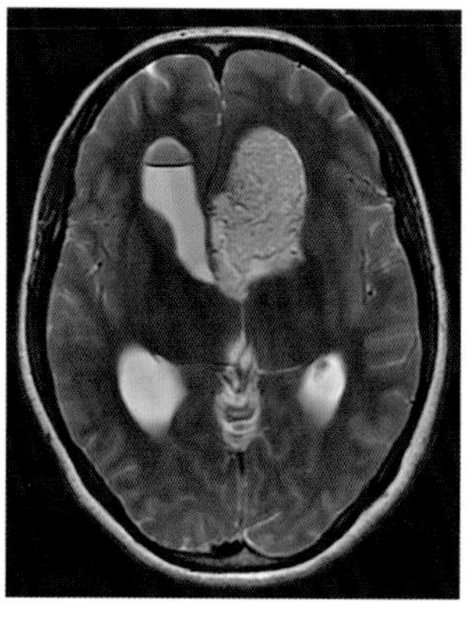

图 5 轴位 T_2WI

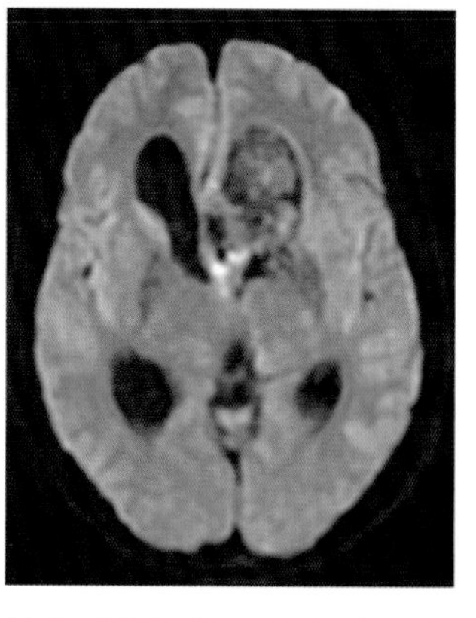

图 6 DWI（$b=1000\ s/mm^2$）

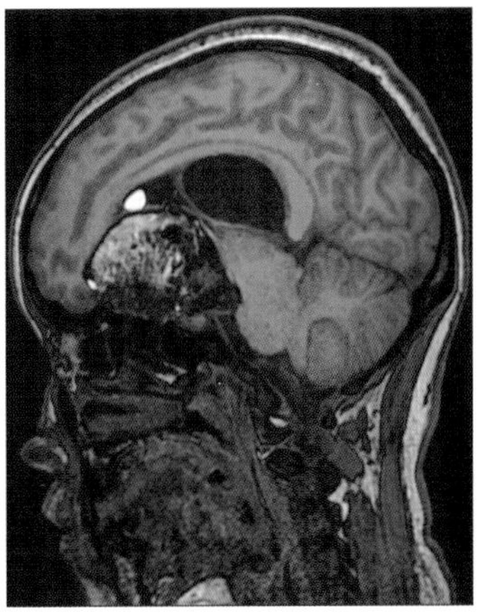

图 7 矢状位 T_1WI

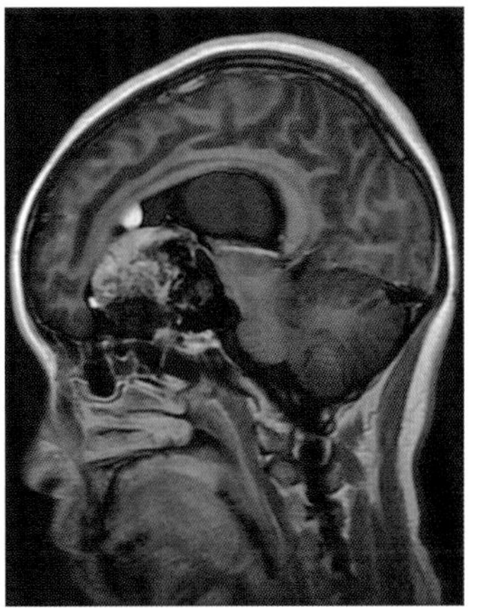

图 8 矢状位增强

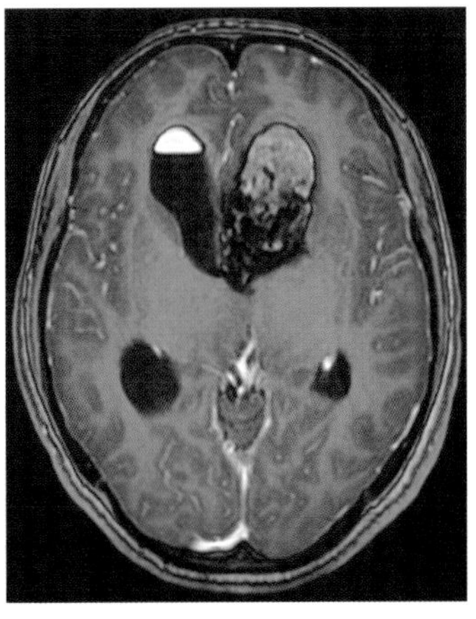

图 9 轴位增强

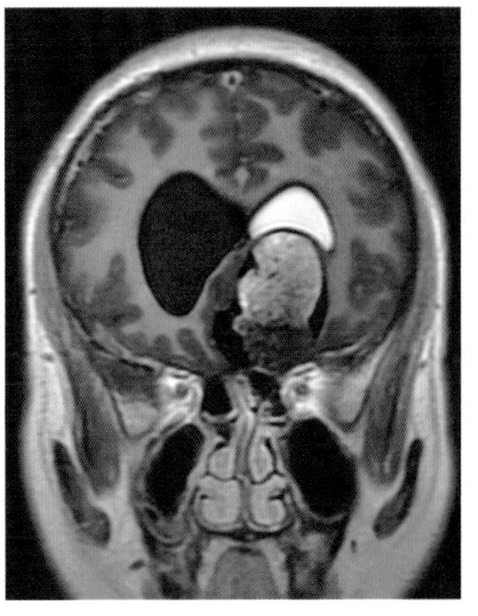

图 10 冠状位增强

定位征象分析

1. 包膜征：肿块边界清楚，与周围脑组织、脑室界限规则、清晰（图 7、图 10）。

2. 脑白质塌陷征：肿块压迫额叶脑组织，导致局部皮质灰质变薄，白质移位聚拢，左侧脑室前角受压、上移，中线右移（图 10）。根据上述征象，肿块定位来源于颅前窝底及鞍上偏左侧脑外组织。

定性征象分析

1. 基本征象：肿块有包膜，边界清楚，CT 平扫以低密度为主，边缘可见少许钙化；MRI 显示 T_1WI、T_2WI 呈混杂高信号为主，双侧脑室前角、左侧脑室下角及邻近蛛网膜下腔多发短 T_1 信号；MRI 增强肿瘤无明显强化。

2. 特征性征象：

（1）图 5 显示右侧脑室前角内液态脂肪与脑脊液形成的脂-液平面，并见化学位移伪影；图 4 显示双侧脑室及蛛网膜下腔多发脂肪信号，为囊性畸胎瘤或皮样囊肿破裂特征性表现。

（2）图 2、图 3 显示肿块边缘见条片状高密度钙化灶。

（3）图 4、图 5、图 7 和图 8 均显示肿块内呈多发点状、条状低信号，呈卷发样改变，是皮样囊肿较特征征象，对应组织学上皮肤附属成分如皮质角化物、毛发等。

综合上述一般征象和较特征性定性征象，定性诊断为皮样囊肿。

综合诊断

女，29 岁。无明显诱因头痛半年余，专科检查无神经系统定位体征。CT 和 MRI 显示颅前窝底中线偏左侧脑外占位病变，呈囊性，有包膜，肿块内见脂肪密度/信号及多发卷发样密度/信号，边缘少许钙化；DWI（b=1000 s/mm^2）显示无弥散受限；增强无强化。双侧脑室前角、下角及蛛网膜下腔散在脂肪密度/信号；额部脑组织受压，左侧脑室前角受压、上移；综合上述资料诊断为颅前窝底中线偏左侧皮样囊肿合并破裂及蛛网膜下腔播散。

鉴别诊断

鉴别诊断主要在于定性诊断，含脂质成分的颅内病变还有表皮样囊肿、脂肪瘤。

1. 表皮样囊肿：起源于外胚层，但其内不含皮肤附件，偏中线生长，病变具有向邻近蛛网膜下腔蔓延生长（见缝就钻、塑形生长）的特点，DWI 常呈弥漫均匀性高信号。

2. 脑内脂肪瘤：发生在中线位置（胼胝体压部、四叠体池、小脑上蚓部等）的脂肪性肿块，表现为典型的 CT 脂肪密度或 MRI 信号，密度和信号均匀，边界清晰，常合并有胼胝体发育不良。

手术探查

显微镜下从左额底探查，进入 3 cm 切开肿瘤包膜，见白色凝脂样组织，组织间杂有毛发，粘连在左侧视神经上，并有轻微推移。

病理结果

镜下所见：（颅前窝底肿瘤）：送检组织由分化良好的鳞状上皮及皮脂腺构成，可见大量破碎角化物，符合成熟型囊性畸胎瘤（图 12）。

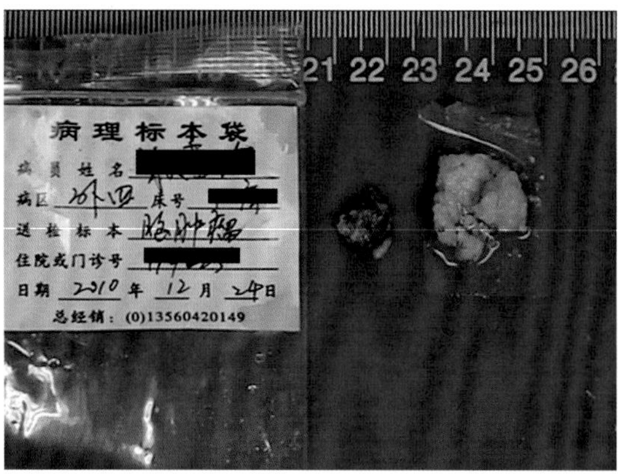

图 11 大体标本

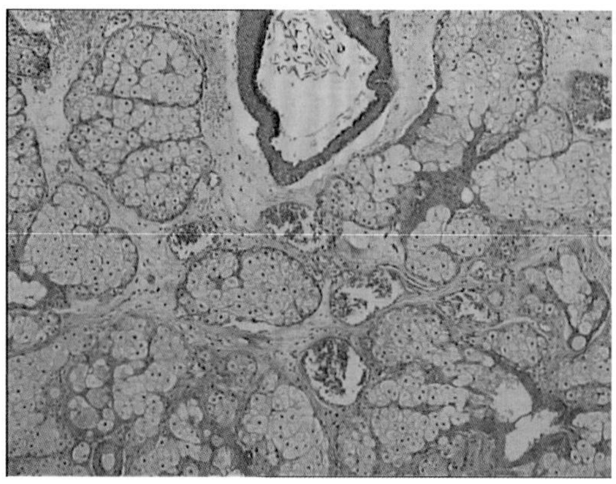

图 12 HE 染色（HE×200）

疾病综述

颅内成熟型囊性畸胎瘤又称皮样囊肿，其巨检和镜下形态特征同卵巢的相同肿瘤。来源于神经管闭合期异位的上皮细胞，含有皮肤的各种成分，如复层鳞状上皮、毛发、皮脂腺和汗腺等，常见钙化。好发于颅中线及中线旁，如鞍旁、颅前窝底及颅后窝，无性别差异，常见于30岁以下癫痫和头痛是最常见的临床表现，肿瘤破裂多为自发性，破裂后可引起化学性脑膜炎、血管痉挛、脑梗死等。肿瘤呈囊状，边界清楚，CT平扫多表现为负CT值密度影，囊壁可钙化；MRI平扫 T_1WI、T_2WI 呈高信号，由于其内含有毛发等成分，信号不均匀，脂肪抑制像可见高信号消失；肿瘤破裂后，蛛网膜下腔可见脂滴信号，脑室内脂肪-脑脊液界面可见化学位移伪影；囊肿一般无强化。

核心提示

本病例的核心在于皮样囊肿的脂性物质进入侧脑室，影像学有特征性表现，尤以MRI表现更具特征性。CT在发现钙化方面有优势，MRI对显示皮样囊肿破裂后所致的并发症，如化学性脑膜炎、脑梗死等优于CT。因而，脑室、蛛网膜下腔内发现脂滴后，需寻找原发病灶及确定脂滴的分布范围，特别是较小的皮样囊肿破裂因其内容物外溢而塌陷闭塞，仅见颅内脂滴而未见原发灶显示，不能排除为椎管内皮样囊肿破裂所致，故应行颅脑及全脊柱MRI扫描。

参考文献

[1] 孟令惠，何杰，崔健岭. 中枢神经系统肿瘤破裂脂滴进入脑脊液三例分析及文献复习［J］. 中华神经医学杂志，2014，13（6）：630-632.

[2] 代勤，张晓娜，王红梅，等. 颅内畸胎瘤的CT与MRI诊断［J］. 实用放射学杂志，2015，31（1）：153-155.

[3] Goyal N，Kakkar A，Singh P K，et al. Intracranial teratomas in children：a clinicopathological study［J］. Childs Nerv Syst，2013，29（11）：2035-2042.

[4] Arslan E，Usul H，Baykal S，et al. Massive congenital intracranial immature teratoma of the lateral ventricle with retro-orbital extension：a case report and review of the literature［J］. Pediatr Neurosurg，2007，43（4）：338-342.

[5] Chen S，Ikawa F，Kurisu K，et al. Quantitative MR evaluation of intracranial epidermoid tumors by fast fluid-attenuated inversion recovery imaging and echo-planar diffusion weighted imaging［J］. AJNR，2001，22：1089-1096.

〔刘树学　任明达　高明勇〕

1.3 血管外皮细胞瘤

临床资料

男，65 岁。左下肢乏力伴加重 1 年半，右下肢乏力 2 天。

外院头颅 CT：右侧额部巨大占位，性质待定，周围脑实质水肿明显，中线向左侧移位。

专科检查：脑神经检查未见明显异常。肌力、肌张力正常，生理反射存在，病理反射未引出。双手轮替试验、跟膝胫试验阴性。

辅助检查

本院腹部、盆腔彩超未见异常。

实验室检查：AFP、CEA、CA199、非小细胞肺癌相关抗原等肿瘤指标均未见异常。

影像学资料

CT、MRI 检查如图 1～图 10 所示。

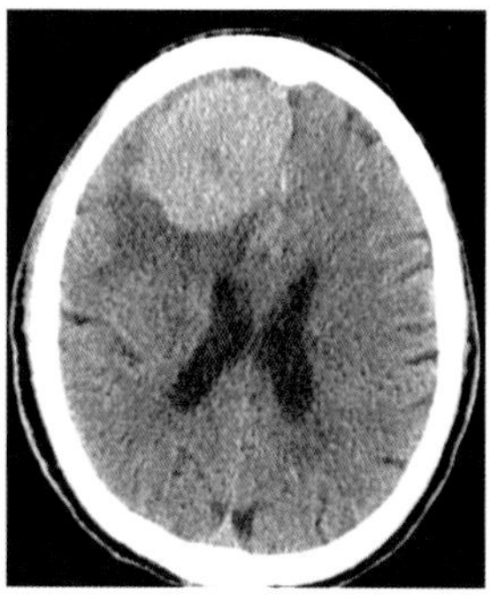

图 1 CT 平扫

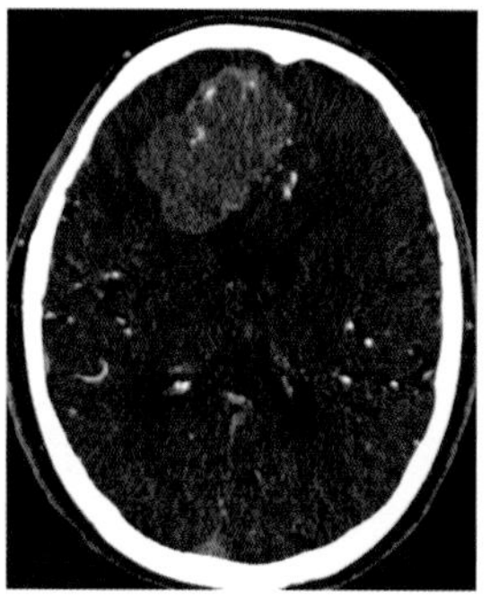

图 2 CT 增强

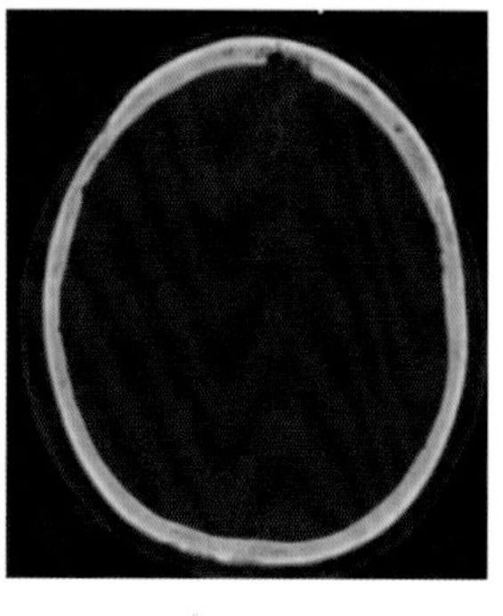

图 3 CT 骨窗

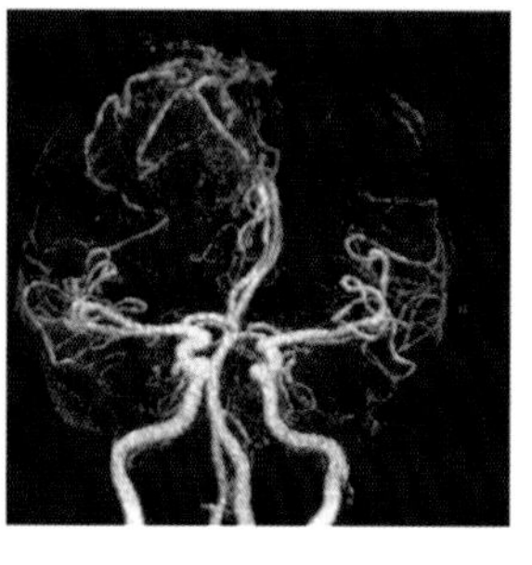

图 4 CTA 血管成像

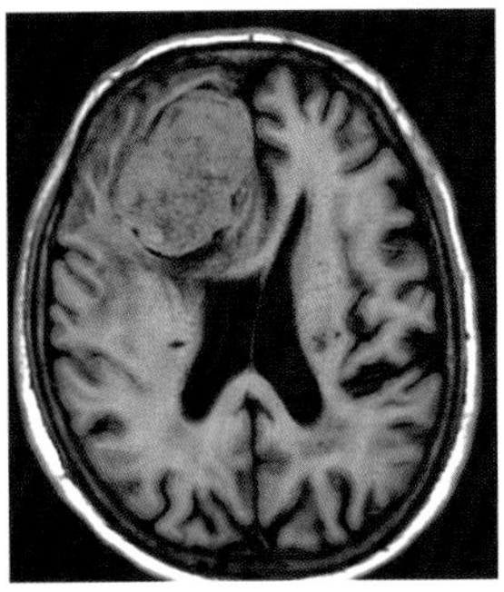

图 5 T_1WI

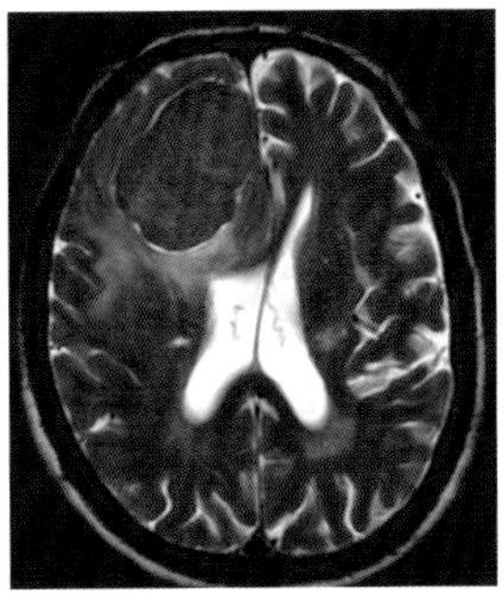

图 6 T_2WI

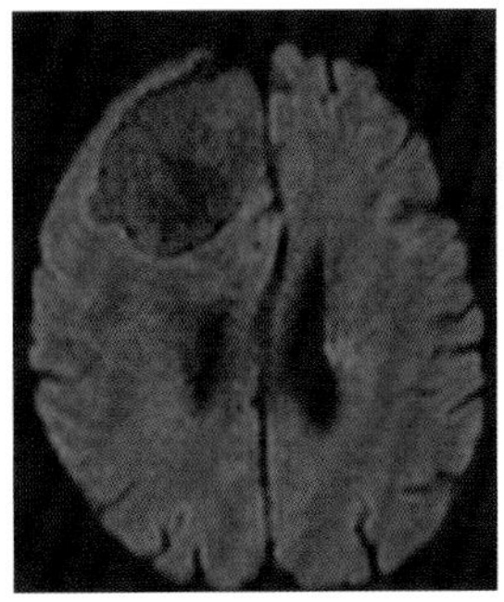

图 7 DWI（$b=1000\ s/mm^2$）

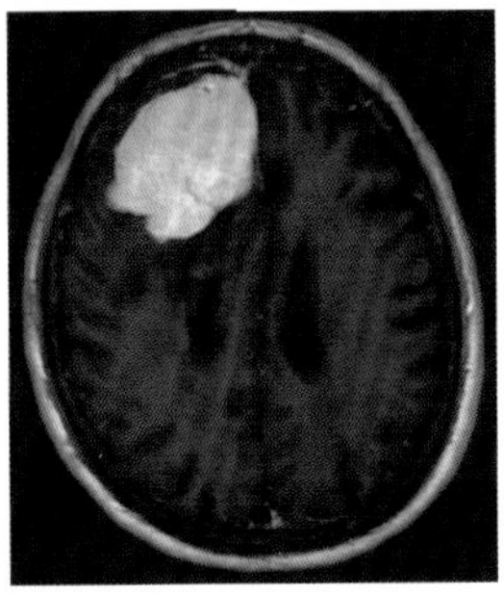

图 8 MRI 轴位增强

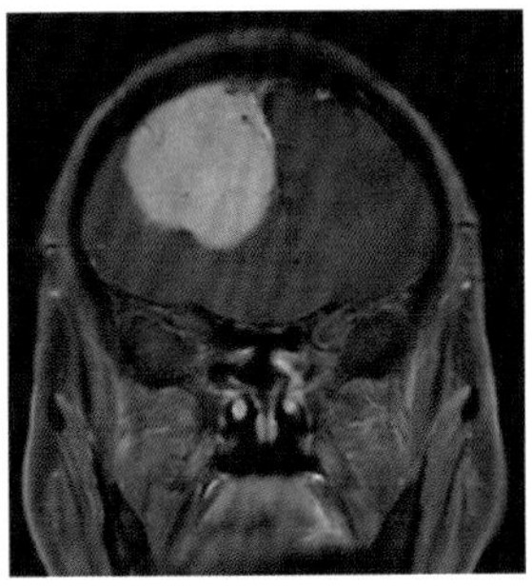

图 9 MRI 冠状位增强

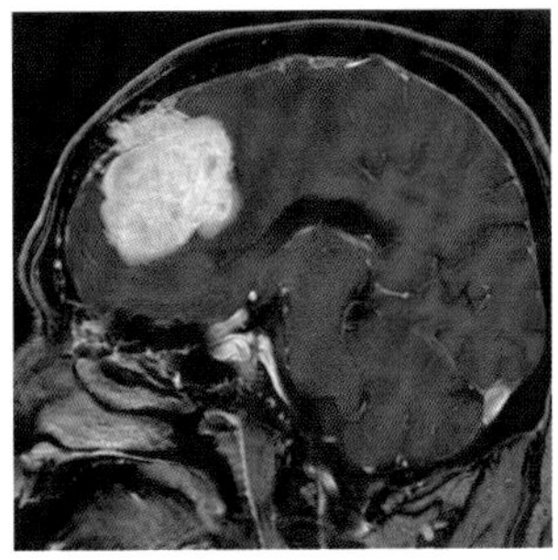

图 10 MRI 矢状位增强

定位征象分析

1. 脑外组织来源的征象：

（1）脑实质推压征：各方位 CT 和 MRI 图像显示右侧额叶脑组织只是受推压，向右侧、后方移位，并无受侵犯征象。

（2）脑脊液间隔征：肿块边缘与受压脑组织之间可见 T_2WI 高信号脑脊液征（图 11），该征象对确定肿块来源于脑外组织有特征性意义。

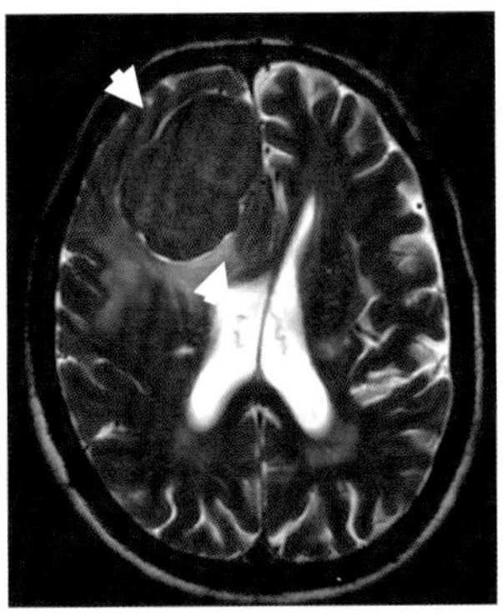

图 11 间隔征

肿块周边低信号包膜与受推压脑组织之间可见高信号脑脊液间隔（箭头示）

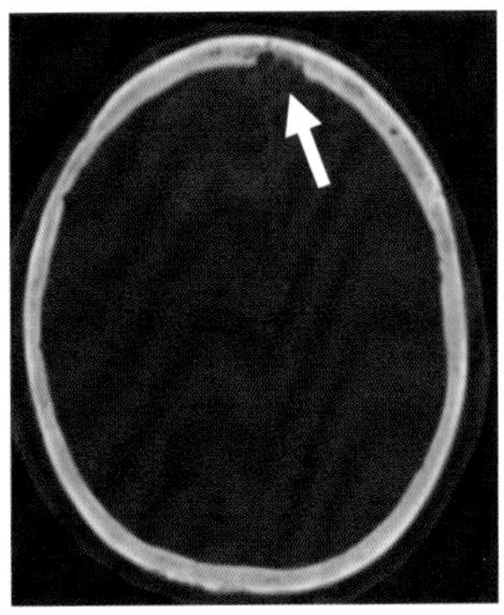

图 12 CT 骨窗

侵犯上矢状窦破坏左侧额骨，呈溶骨性骨质破坏，未见骨质增生（粗箭头示）

根据上述征象，肿块定位来源于脑外组织。

2. 脑膜来源的征象：

（1）脑膜尾征：图 8～图 10 显示有明显的脑膜尾征，提示脑膜受侵犯。

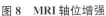

（2）溶骨性骨质破坏征：图3轴位CT骨窗显示肿块邻近额骨内板呈溶骨性骨质破坏，对确定肿块来源无价值，但额骨只是内板骨皮质破坏，额骨形态未见异常、无移位征象，表示颅骨被侵犯的可能性大（图12）。

综合上述征象，右侧额部肿块定位诊断来源于脑膜。

定性征象分析

1. 基本征象：CT平扫病变呈高密度，边界清楚，未见钙化，见斑片状低密度坏死，病变邻近额骨呈溶骨性骨质破坏，未见反应性骨质增生，骨质破坏区边缘未见硬化边。增强后病变强化明显，内见迂曲小血管，周围见大量增粗血管。MRI显示肿块T_1WI呈稍高信号、T_2WI呈等信号，内见流空血管，MRI增强扫描肿瘤实质部分中度以上均匀强化，肿块边缘可见脑膜尾征。

2. 特征性征象：

（1）肿块越过中线侵犯左侧额骨，呈溶骨性骨质破坏，未见反应性骨质增生及硬化边，与常见的脑膜瘤邻近骨质增生不同。

（2）图5、图6显示肿块内可见大量流空血管影，图2显示肿块内见迂曲强化血管，图4显示肿块周围见大量迂曲、增粗血管，这是血管外皮细胞瘤较特征的定性征象。

综合上述一般征象和较特征性定性征象，定性诊断为血管外皮细胞瘤。

综合诊断

男，65岁。左下肢乏力伴加重1年半，右下肢乏力2天，病程较长，专科检查无神经系统定位体征。CT和MRI显示右侧额部实性肿物，脑组织受推压向左、向后移位，肿瘤与脑组织之间可见明显脑脊液间隔征，肿瘤邻近额骨呈溶骨性骨质破坏，未见反应性骨质增生。DWI（$b=1000\ s/mm^2$）显示无明显弥散受限表现。CT和MRI增强均显示肿块内及周围见大量迂曲血管。综合上述资料诊断为颅内脑外血管外皮细胞瘤可能性大。

鉴别诊断

1. 根据定位诊断依据病变来源于脑膜，主要是与脑膜瘤鉴别。

大多数脑膜瘤在常规T_1WI和T_2WI像信号特点与脑组织很接近，该例与常见脑膜瘤信号、强化均无明显差别，肿块巨大，增强扫描肿块也有明显强化，可见斑片状坏死区。肿块内及周围见迂曲血管，侵犯颅骨呈溶骨性骨质破坏、无反应性骨质增生，这两个征象在脑膜瘤不常见，而是血管外皮细胞瘤较特征性的定性征象，结合患者的年龄，考虑血管外皮细胞瘤的诊断较为合理。

2. 邻近颅骨骨质破坏，还需要与颅骨来源的病变鉴别。

鉴别诊断依据主要是上述脑膜来源的征象：即脑膜尾征、额骨内板呈溶骨性骨质破坏，额骨形态未见改变。特别是额骨只是内板受侵犯，额骨未见形态改变对鉴别颅骨来源肿瘤有价值。

3. 病变来源于脑外，有明显强化，还需与神经源性肿瘤鉴别。

颅内脑外神经源性肿瘤虽有明显强化，但强化多不均匀，病变较大时多坏死明显。另外前上额部也不是神经源性肿瘤的好发部位，颅内神经源性肿瘤好发于桥小脑角区及颅中窝，与颅内神经走行方向一致，神经走行孔道常见增大。因此，颅内脑外神经源性肿瘤仅作为鉴别诊断较为合理。

手术探查

肿瘤位于右侧额部，肿瘤侵蚀额骨，硬膜血管增生，肿瘤灰红色，大小约5.5 cm×5.2 cm×

5.0 cm，质地坚韧，由右侧大脑前动脉及脑膜供血，供血极丰富，相邻蛛网膜已经破坏，矢状窦完全被肿瘤阻塞。

病理结果

1. 镜下所见：镜检肿瘤部分边界清晰，局部可见薄层纤维性包膜，肿瘤细胞较密集，呈流水样、席纹样及无序或血管外皮瘤样排列，瘤细胞边界不清，胞质轻度嗜酸性，核卵圆形或不规则，核膜清晰，染色质细腻，无明显核仁，核分裂象罕见（4/50HP）；见散在肿瘤细胞凋亡；背景为多少不一红染纤维样间质（图 14）。

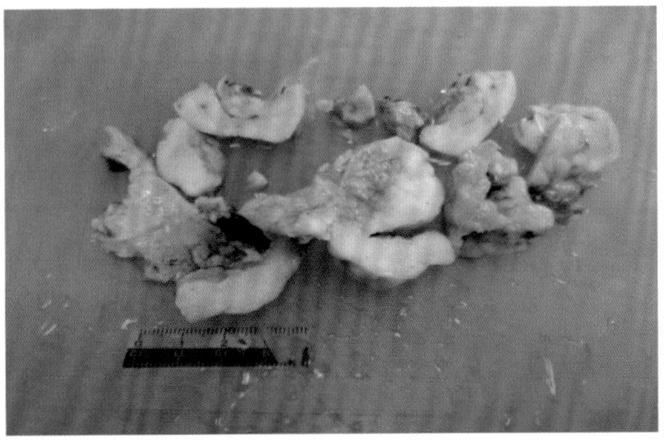

图 13 大体标本

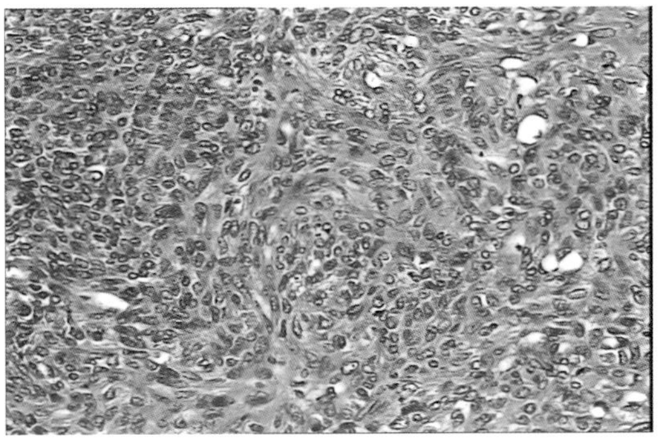

图 14 HE 染色（HE×200）

2. 免疫组织化学：Vim（+），EMA（−），PR（−），S-100（−），Ki67 2%(+)，GFAP（−），CD34（−），Actin（−），BCl-2 大部分（+），CD99（+），CK（−），网染示网状纤维围绕瘤细胞广泛分布。

结合 HE 形态和免疫组织化学及特殊染色结果，病变符合：血管外皮细胞瘤，WHOⅡ级。

疾病综述

2016 年 WHO 中枢神经系统肿瘤分类中，将颅内孤立性纤维瘤和血管外皮细胞瘤调整为一种肿瘤，级别为 WHOⅡ级、Ⅲ级（间变性），血管外皮细胞瘤起源于脑膜原始间充质细胞，与脑膜瘤起源于脑膜上皮细胞不同。血管外皮细胞瘤与脑膜瘤比例约 1∶50。血管外皮细胞瘤常见发病年龄多为 30～50 岁，平均年龄 43 岁，男性略为好发，头痛为最常见表现，几乎总是附着于硬脑膜，典型为幕上、枕叶区域最常见。

血管外皮细胞瘤起源于脑膜，肿块多数边界清楚，可见坏死、囊变，无钙化，邻近骨质呈溶骨性骨质破坏，无硬化边及骨质增生，CT、MRI 增强扫描时多呈中等以上强化，肿块内及周围见迂曲血管为本病较为特征的 CT、MRI 定性诊断征象。

核心提示

本病例的核心在于定性诊断上。鉴别肿瘤来源于脑内外和来源于脑膜还是颅骨是我们工作中经常遇到的难题，本病例有典型脑脊液间隔征（图 2～图 11）及脑实质推压征，对鉴别病变是脑内还是脑外来源很有意义。而病变邻近额骨溶骨性骨质破坏、无骨质增生，肿瘤内及周围见大量迂曲血管是血管外皮细胞瘤与脑膜瘤的重要鉴别点。

参考文献

[1] Park MS，Araujo DM. New insights into the hemangiopericytoma/solitary fibrous tumor spectrum of tumor [J]. Curr Opin Oncol，2009，21 (4)：327-331.

[2] Anne G Osborn. Diagnostic Imaging：Brain. 北京：人民卫生出版社，2013：629.

[3] 陈谦，戴建平，高培毅，等. 颅内血管外皮细胞瘤与脑膜瘤的 MR 影像对照研究 [J]. 中华放射学杂志，2003，37 (6)：519-523.

[4] 杨智云. 脑膜血管外皮细胞瘤的影像诊断与鉴别诊断 [J]. 临床放射学杂志，2002，21 (3)：185-186.

〔陈钦贤　龙晚生〕

1.4 幕上脑实质间变型室管膜瘤

临床资料

女，8岁。反复呕吐1个月，头痛半个月。

1个月前无明显诱因下反复出现呕吐胃内容物，呈非喷射状，无四肢抽搐，未作特殊处理。半个月前仍有呕吐胃内容物，呈非喷射状，伴头痛，无不省人事，无抽搐。

专科检查：神志嗜睡，对答切题，检查尚合作，GCS评分14分（E3、V5、M6）；脑神经征（—）；颈抵抗，左上肢肌力0级，左下肢肌力3级，右上肢肌力5级，右下肢肌力5级，四肢肌张力正常；生理反射存在，病理反射未引出。

辅助检查

实验室检查：无明显异常。

影像学资料

CT、MRI检查如图1～图8所示。

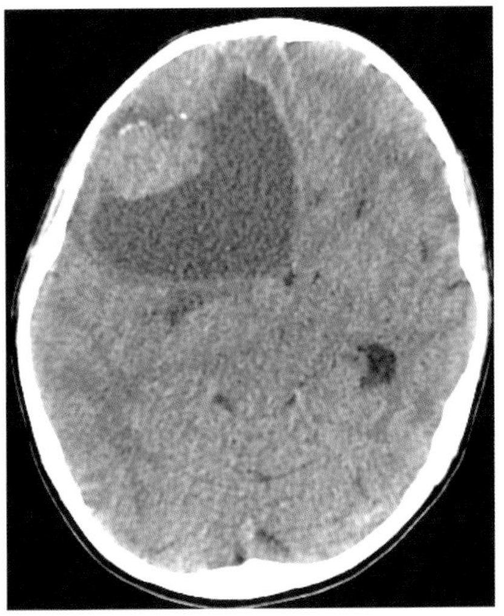

图1 轴位CT平扫

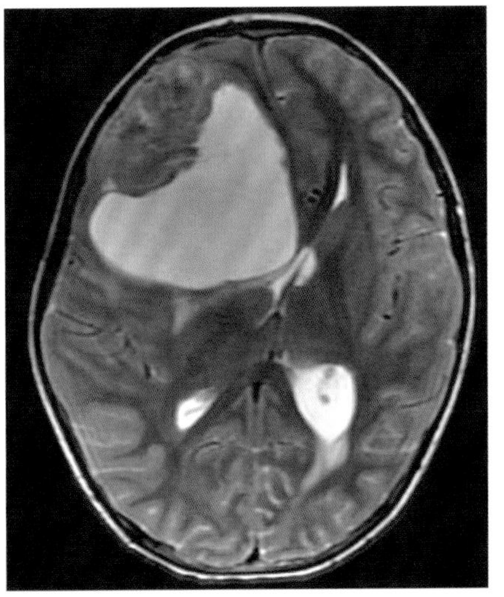

图2 T_2WI

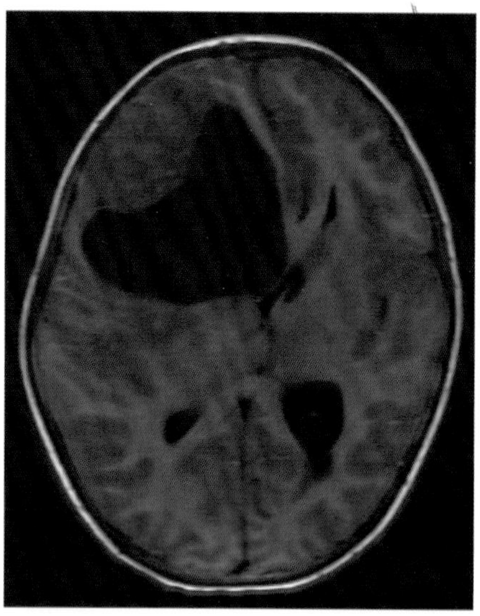

图 3 T_1WI

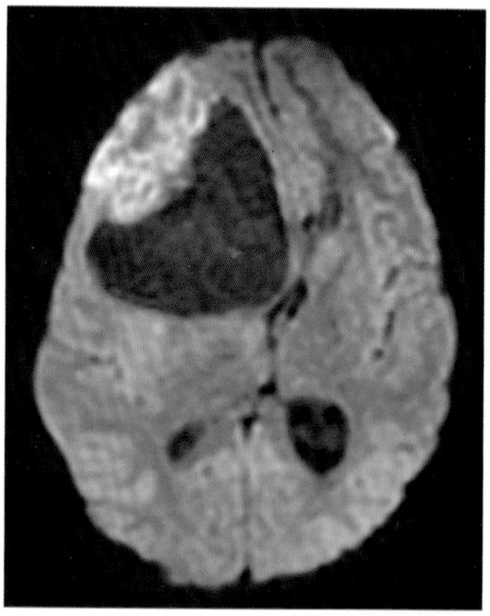

图 4 DWI

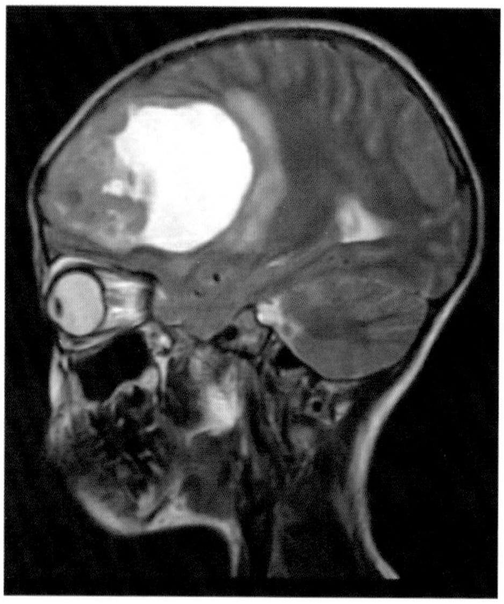

图 5 矢状位 T_2WI

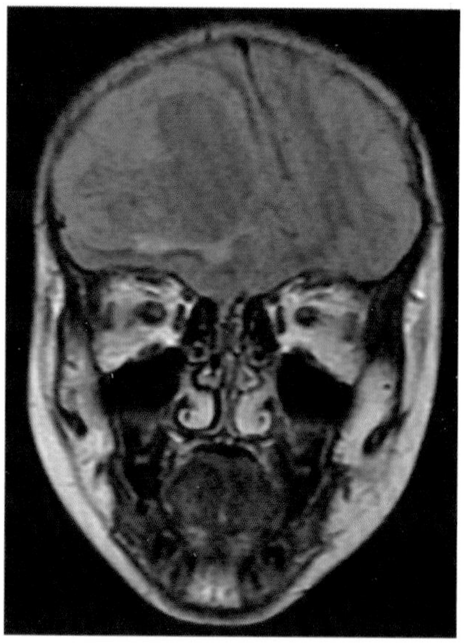

图 6 冠状位 T_2-FLAIR

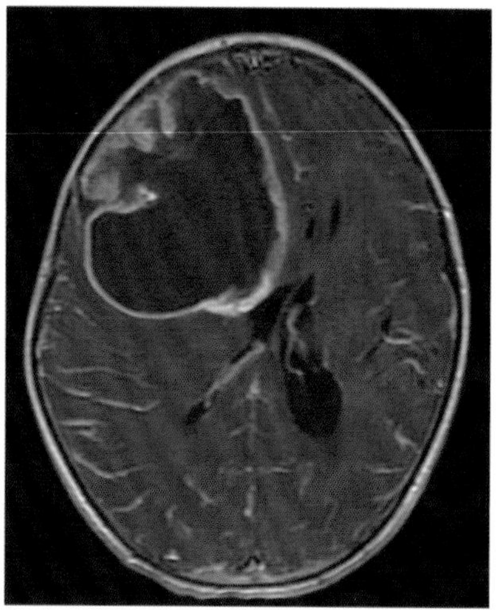

图 7 轴位增强

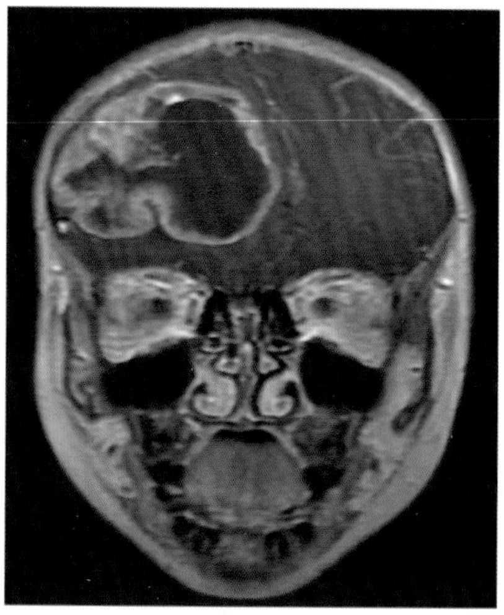

图 8 冠状位增强

定位征象分析

本病例病变定位于右侧额叶脑实质，因病变达到大脑凸面，需要做病变是来源于脑膜还是脑实质的定位分析。

肿块来源脑组织的依据：

1. 肿块最大径位于脑实质，肿块与颅骨交角为锐角（图 9 示）。

2. 肿块邻近脑皮质方向由内向外，局部脑回形态膨大：肿块脑灰质界面外移，脑回形态膨大，该征象对于确定肿块来源于脑内组织有特征性意义（图 10，箭头示）。

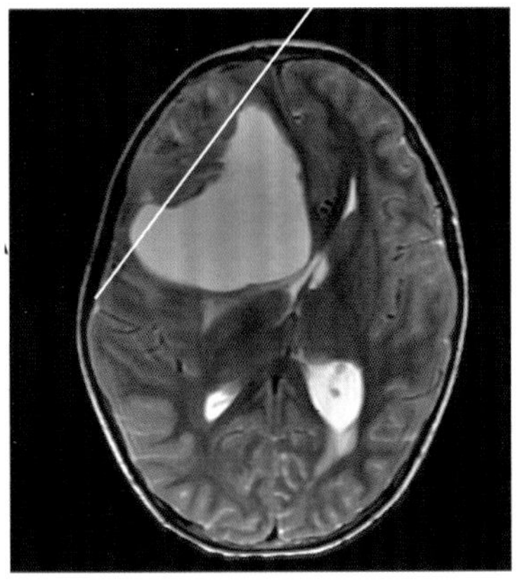

图 9　肿块最大经线位于脑实质范围（白线段示）

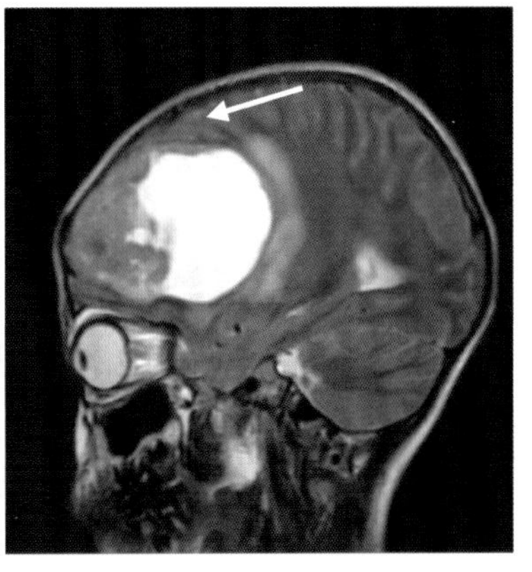

图 10　肿块周边可见软脑膜血管外移（白箭头示）

3. 增强扫描未见“脑膜尾征”。

根据上述征象，肿块定位来源于右侧额叶脑实质。

定性征象分析

1. 基本征象：CT 平扫显示右侧额叶病变呈混杂密度囊实性肿块，囊腔形态不规则，呈低密度，实性部分呈等密度，内见点状和小条状高密度钙化影。MRI 平扫显示病变为混杂信号的囊实性肿块，实性部分在 T_1WI 呈稍低信号，T_2WI 呈稍高信号，DWI 呈稍高信号；囊性部分在 T_1WI 呈低信号，T_2WI 呈高信号。增强扫描肿块呈明显不均匀强化伴囊壁环形强化。肿块周围见轻度水肿区，右侧侧脑室前角受压闭塞。

2. 特征性征象：肿块呈囊实性，CT 密度和 MRI 信号混杂，边界不清，其中有钙化，瘤周水肿轻，增强扫描不均匀明显强化，幕上脑实质肿瘤病变可出现这些征象（表 1）。

表 1　根据基本征象本病例可能的诊断

基本征象	囊实性	钙化	轻度瘤周水肿	不均质明显强化征
可能诊断	室管膜瘤	室管膜瘤	室管膜瘤	室管膜瘤
	星形细胞瘤	少突胶质细胞瘤	少突胶质细胞瘤	胶质母细胞瘤
	胶质母细胞瘤	低级别星型细胞瘤	低级别星型细胞瘤	脑脓肿
	PNET	神经节细胞瘤	神经节细胞瘤	
	神经节细胞瘤			

综合诊断

女，8岁。反复呕吐1个月，伴头痛半个月。专科检查左侧肢体肌力下降。CT平扫示右额叶囊实性肿物，肿瘤实质内见钙化灶。MRI示肿物边界不清，与脑实质分界欠清，肿块周围脑实质见轻度水肿区，增强扫描肿物实质不均匀强化，囊壁环形强化。

综合上述征象，结合小儿年龄，需考虑毛细胞星形细胞瘤或脑实质室管膜瘤诊断。

鉴别诊断

1. 毛细胞星形细胞瘤：常发生于儿童和年轻人，属于低级别星形细胞瘤，WHO Ⅰ级。大部分呈囊实性，边缘清楚，增强扫描肿瘤实性部分及囊壁可明显强化。瘤周水肿不明显。

2. 少突胶质细胞瘤：主要见于成人，好发于额顶叶，常合并钙化，但钙化多呈弯曲条带状或脑回样。少突胶质细胞瘤明显囊变少见，且增强扫描强化不明显。

3. 胶质母细胞瘤：多发生于成年人50岁后，肿瘤边界常不规则，可沿胼胝体跨越中线向对侧生长，呈蝴蝶样形状，且肿瘤强化明显，强化不均匀，瘤周水肿和占位效应均较显著。

4. 原始神经外胚层肿瘤（PNET）：PNET儿童与青少年多见，病程发展快，增强扫描显著强化，肿瘤常侵犯颅骨。

5. 神经节细胞瘤：大脑半球颞叶和小脑多见，多见于儿童和青年，病变多呈囊性和囊实性，可有囊壁结节性钙化，当病灶位于大脑半球时，与囊性幕上脑实质内室管膜瘤不易鉴别，出现短 T_1 信号是神经节细胞瘤的特点。

手术探查

肿瘤位于右侧额叶，大小约4 cm×4 cm×6 cm，呈囊实性，肿物外侧达脑皮质，向下至颅底，该肿物有一薄层包膜，周围血管多，血运丰富，于显微镜下可见肿物包膜与周围脑组织粘连紧密，额下回脑组织呈暗红色改变，并向周围脑组织侵犯性生长。切除额叶病变脑组织送病理学检查。

病理结果

1. 大体所见和镜下所见：右额叶肿瘤切开呈实性，质软（图9）。送检肿瘤组织，瘤细胞密度增高，瘤细胞围绕血管成乳头状或菊形团样排列，核分裂活跃，并见栅栏状坏死（图10）。

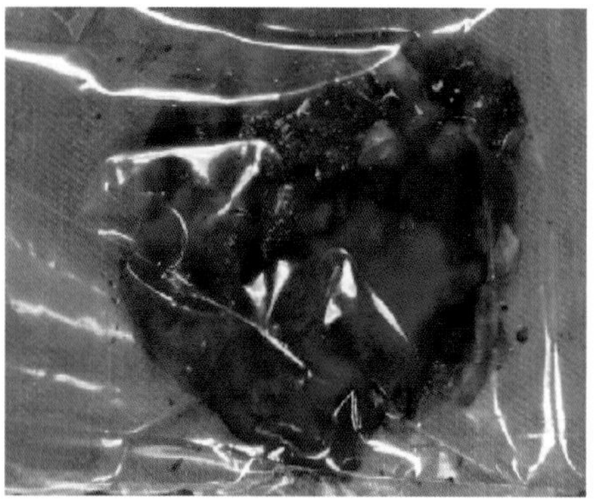

图11 大体标本

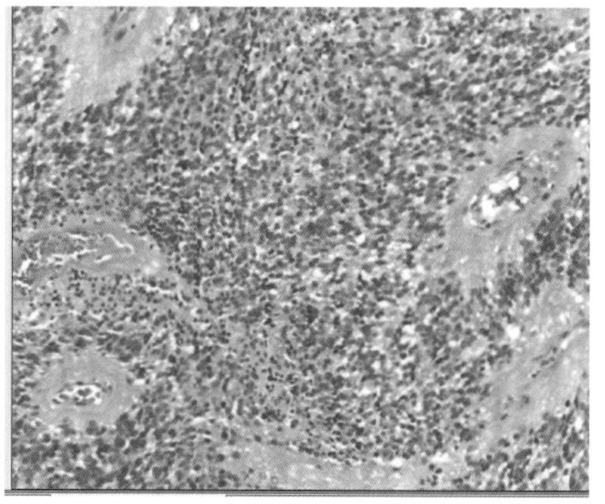

图12 HE染色（HE×200）

2. 免疫组织化学：GFAP（+），Vim（+），EMA（+），S-100 个别（+），CK（−），CD34 血管（+），CD99（−），P53 部分（+），Ki67 10%（+）。

结合 HE 形态和免疫组织化学结果，（右额叶）病变符合间变型室管膜瘤（WHO Ⅲ级）。

疾病综述

室管膜瘤又称室管膜胶质瘤，是来源于神经上皮组织的一种肿瘤，主要发生在脑室内，约 1/3 的室管膜瘤可发生在脑实质内，后者起源于室管膜的静止细胞。脑实质室管膜瘤可发生在大脑半球或小脑半球，大脑半球脑实质可以分为部分囊性型和完全实质型，前者常见于青少年，后者则主要发生在 50 岁左右。

部分囊性型室管膜瘤常见于顶叶，肿瘤通常较大，绝大多肿瘤直径大于 4 cm。肿瘤内囊变常很显著，肿瘤大部分由囊性构成，实质部分相对较少，位于肿瘤的一侧，以位于脑表面侧多见。实质部分钙化常见，可高达 60%，可呈条状、点状或不规则样。CT 平扫肿瘤实质部分常呈等或稍高密度，囊变部分呈低密度。MR T_1WI 肿瘤实质稍低于脑白质或呈等信号，囊变部分呈低信号，T_2WI 实质部分呈不均匀中等高信号或稍高于脑白质信号。肿瘤周围通常无水肿或水肿轻微，CT 或 MR 增强扫描肿瘤实质部分和囊变常同时出现强化，而囊性部分不强化。

2007 年 WHO 室管膜瘤肿瘤的分型包括室管膜下室管膜瘤（WHO Ⅰ级）、室管膜瘤（WHO Ⅱ级）、间变型室管膜瘤（WHO Ⅲ级）。大脑半球脑实质的间变型室管膜瘤与典型的良性室管膜瘤表现类似，也表现为囊实性，但实质常较多，肿瘤与正常脑实质的界限不清楚。间变型室管膜瘤的诊断主要示通过显微镜下组织学的判断，其典型的光镜下组织病理学特点是肿瘤细胞在血管周围呈假性菊花状排列、可见肿瘤细胞核分裂象。免疫组织化学检查肿瘤细胞均表达 GFAP、Vim、S-100。

核心提示

小儿大脑半球发现囊实性肿瘤，CT 密度和 MR 信号混杂，边界不清楚，增强扫描肿瘤实质不均匀明显强化，囊壁环形强化，应高度怀疑脑实质室管膜瘤可能。如肿瘤实质出现钙化灶，则诊断价值更高、更可靠。

参考文献

[1] 鱼博浪，王世捷，张明. 幕上脑实质室管膜瘤的 CT 和 MR 诊断 [J]. 中华放射学杂志，1997，31（11）：765-769.

[2] Nakamizo S，Sasayama T，Kondoh T，et al. Supratentorial pure cortical ependymom a [J]. J Clin Neurosei，2012，19（10）：1453-1455.

[3] 梁菊香，邓新源，罗志程. CT 及 MRI 在幕上脑实质室管膜瘤中的诊断价值 [J]. 医学影像学杂志，2016，26（7）：1178-1181.

[4] 徐焱，姚振威，韩芳，等. 幕上脑实质室管膜瘤影像表现及病理对照分析 [J]. 放射学实践，2014，32（9）：1031-1034.

〔李素娟 邹光成 高明勇〕

1.5 脑外生性多形性黄色星形细胞瘤

临床资料

女，56岁。反复右眼视物不清1年余，加重伴头晕15天。

患者1年多来无明显诱因反复出现右眼视物不清，视物模糊，无重影。15天前视物不清加重，伴头晕。曾于外院以“顶部矢镰旁脑膜瘤”住院治疗。

专科检查：右眼视物不清，双侧瞳孔等大等圆，光反射灵敏，眼球各向运动正常，伸舌无偏斜，额纹、鼻唇沟对称，颈软，左侧肢体肌力5级，四肢肌张力正常，双侧Hoffmann征、Babinski征阴性。

辅助检查

胸部DR未见异常。

实验室检查：AFP、CEA、CA199肿瘤指标阴性，余实验室检查未见异常。

影像学资料

MRI检查如图1～图8所示。

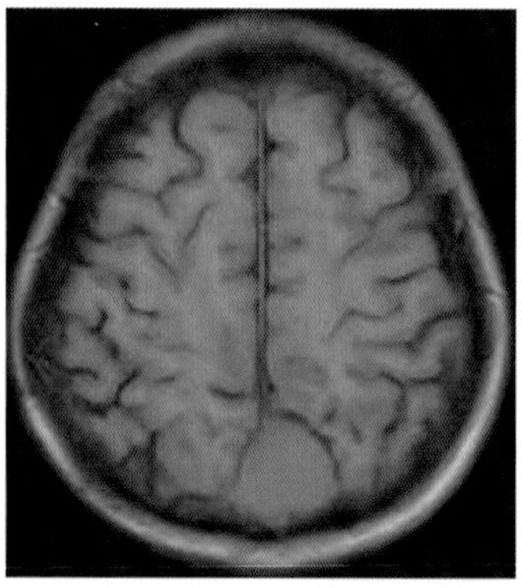

图1 T_1WI

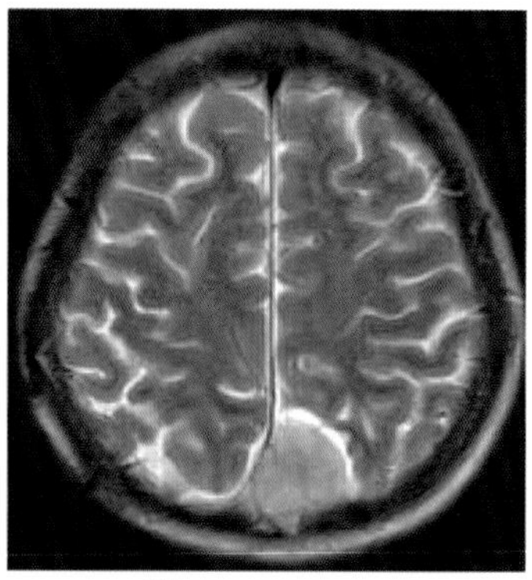

图2 T_2WI

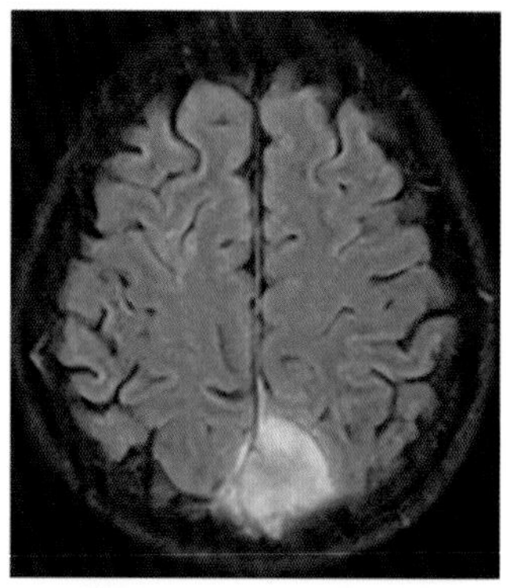

图3 T_2－FLAIR

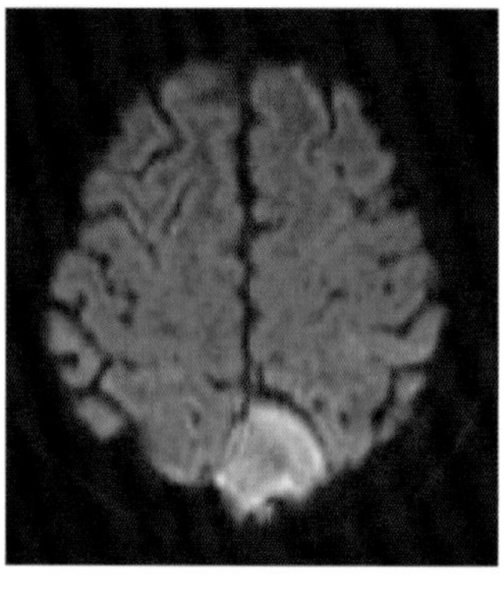

图4 DWI（$b=1000\ s/mm^2$）

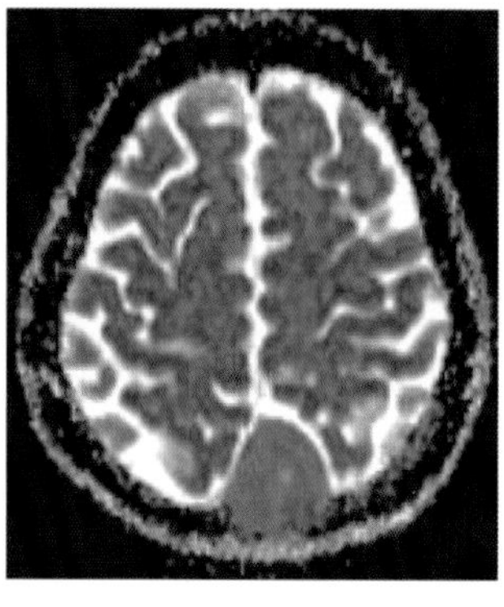

图5 ADC

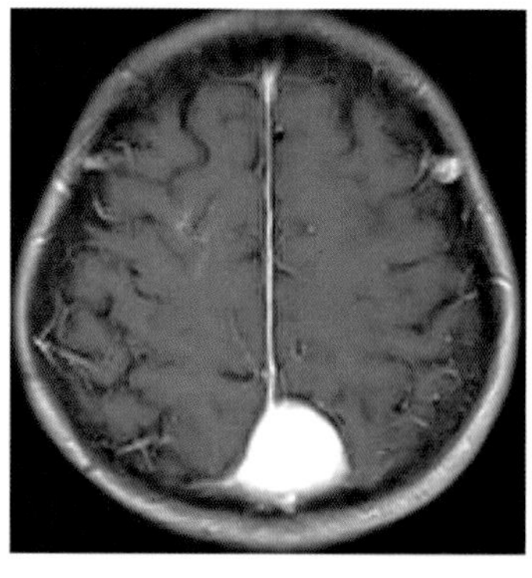

图6 轴位T_1WI＋增强

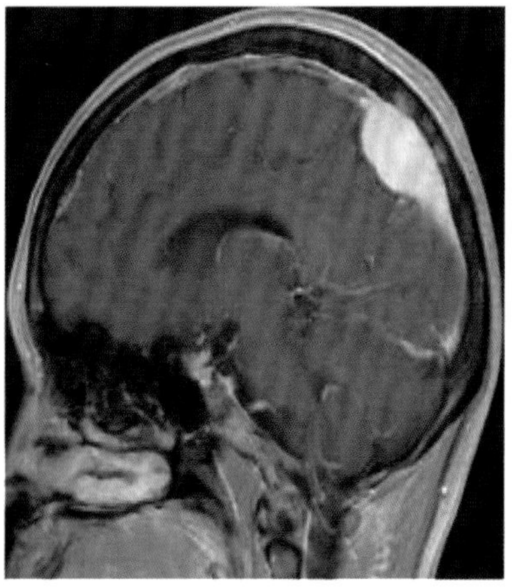

图 7 矢状位增强

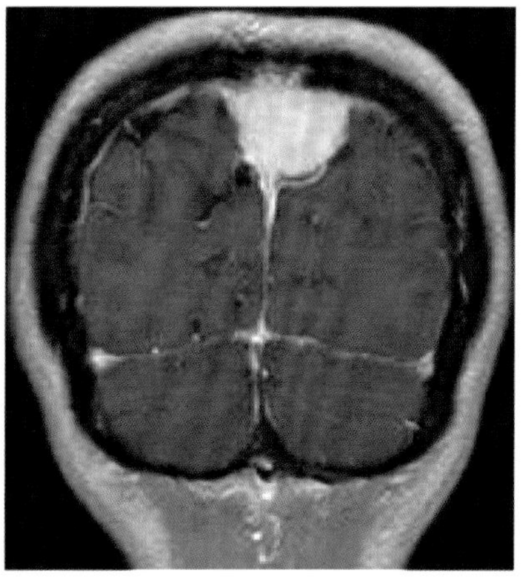

图 8 冠状位增强

定位征象分析

脑外肿瘤定位依据：

1. 脑实质推压征：各方位 MRI 图像显示双侧顶叶脑实质受推压，肿物与脑实质分界清，脑实质并无受侵犯表现。

2. 脑脊液间隔征：图 2 轴位 T_2WI 显示肿瘤组织与受压脑组织之间可见高信号脑脊液信号，该征象对确定肿块来源于脑外有特征性意义。

3. 上矢状窦受侵：各方位 MRI 图像显示上矢状窦与肿块分界不清，上矢状窦正常流空信号消失，该征象提示肿块侵犯上矢状窦。

4. 脑膜尾征：图 6、图 7 和图 8 显示有明显的脑膜尾征，提示肿块累及脑膜或脑膜来源。

5. 大脑镰增厚征：图 8 显示肿块位置大脑镰显示不清，下方大脑镰增厚，提示肿块位于脑外或大脑凸面脑肿瘤侵犯。

综合上述征象，顶部肿块定位脑外或脑内肿瘤外生性生长，来源于脑膜或脑内外生性恶性肿瘤侵犯脑膜、上矢状窦、大脑镰。

定性征象分析

1. 基本征象：肿块呈实性，与脑实质分界清，无囊变、坏死及出血，T_1WI 呈等信号，T_2WI 和 FLAIR 呈稍高信号，信号均匀。MRI 增强扫描肿块明显强化，强化均匀，可见脑膜尾征，大脑镰增厚，上矢状窦受侵犯。颅骨无增生硬化及骨质破坏。

2. 特征性征象：

（1）肿块在 T_1WI 呈等信号，T_2WI 呈稍高信号，信号均匀，与常见脑膜瘤信号基本相同。

（2）肿块在 DWI（$b=1000\ s/mm^2$）呈高信号，ADC 呈低信号，提示扩散受限，与常见脑膜瘤呈稍高信号稍有不同。

（3）增强扫描肿块显著强化，较脑膜瘤更明显，类似脑膜血管周细胞瘤强化。

（4）肿块局部脑膜尾征和矢状窦受侵，提示脑外肿瘤。

综合上述一般征象和特征性征象，诊断为脑外肿瘤，累及上矢状窦、大脑镰及脑膜，首先考虑脑膜瘤或血管周细胞瘤。鉴于多形性黄色星形细胞瘤常常发生于脑凸面，也可以引起脑膜尾征表现，待排黄色星形细胞瘤可能。

综合诊断

女，56 岁。反复右眼视物不清 1 年余，加重伴头晕 15 天，专科检查无神经系统定位体征。MRI 显示左顶部矢状窦旁实性肿块，边界清，脑组织受推压向内移位，肿瘤与脑组织之间可见明显脑脊液间隙征，大脑镰增厚，上矢状窦受侵犯，上矢状窦流空低信号消失。DWI（b=1000 s/mm^2）显示肿块扩散受限。增强扫描肿物明显均匀强化，无液化坏死、囊变及出血信号，脑膜增厚可见脑膜尾征。综合上述资料诊断为脑膜肿瘤或脑外生性肿瘤，本病例实体肿瘤，两者鉴别困难，定性诊断需依靠病理诊断。

鉴别诊断

主要与脑膜来源肿瘤：脑膜瘤和血管周细胞瘤鉴别。多数脑膜瘤在 T_2WI 和 T_1WI 均呈等信号，信号均匀，DWI 也呈稍高信号，明显均匀性强化，并且可见脑膜尾征。有时可见钙化，局部颅骨可见增生硬化。血管周细胞瘤与脑膜瘤表现相似，但血供更丰富，强化更明显。本病例的影像表现酷似脑膜瘤，要排除脑膜瘤依据尚不足。

手术探查

肿瘤位于顶部硬脑膜下，肿瘤大小约 3 cm×3 cm×4 cm，瘤体侵犯上矢状窦，形成瘤栓，上矢状窦后 1/3 段长约 6 cm 完全闭塞，肿瘤与大脑镰融合成一体，探查镰旁部分瘤体，连同大脑镰一并完整切除，肿瘤基底与脑组织可见数条引流静脉，灼烧断离，致肿瘤全切除。

病理结果

1. 镜下所见：梭形肿瘤细胞呈波浪状或旋涡状排列，细胞大小不等，核呈梭形、卵圆形或不规则形，见多数巨核或奇异性核，核染色深，可见核内包涵体，核分裂少见；间质小血管稍增生（图 9）。

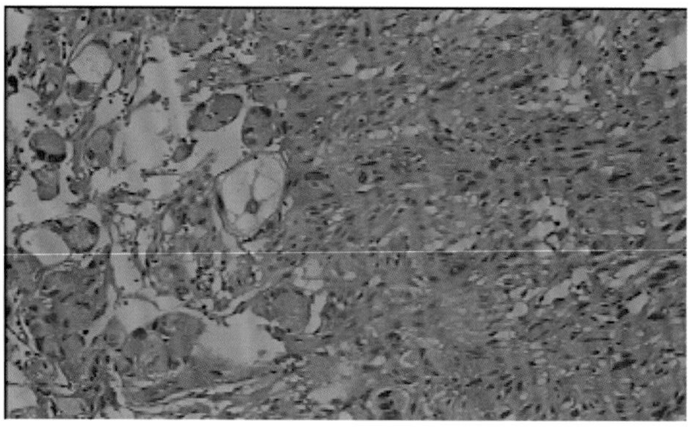

图 9 HE 染色（HE×100）

2. 免疫组织化学：Vim（+），EMA（+），GFAP（+），S-100（+/−），Desmin（−），Ki67 ≤3%（+）。

结合 HE 形态和免疫组织化学结果，符合（顶部矢镰旁）多形性黄色星形细胞瘤，WHO Ⅱ级。

疾病综述

多形性黄色星形细胞瘤（pleomorphic xanthoastrocytoma，PXA）是一种少见的低度恶性颅内胶质源性肿瘤，好发于颞叶，肿瘤常发生于脑实质表浅部位，故认为与其起源于脑表面软脑膜下星形细胞有关，肿瘤也可发生在脑深部，可能是软脑膜下神经组织异位于脑深部，或者起源于多潜能神经上皮干细胞。以儿童和年轻人多发，约 2/3 发生于 18 岁以下，可发生于老年人。临床起病缓慢，病程较长，最常见的症状是癫痫、颅内压增高。MRI 典型表现是脑内浅表位置囊实性肿块，多为大囊伴壁结节，壁结节通常紧邻脑表面或软脑膜，瘤周水肿轻或无，占位效应轻，肿瘤边界清楚，增强扫描实性部分和壁结节明显强化，囊壁和分隔可强化或不强化，也可以形成脑膜尾征。一些少见的实性 PXA，无明显囊变，由于肿瘤位于脑表面，肿瘤常累及邻近的软脑膜、硬脑膜，部分病变可以侵蚀邻近颅内板，造成类似脑膜瘤征象，因实性 PXA 缺乏特征性 MRI 征象，术前难以与脑膜瘤鉴别。

核心提示

PXA 为颅内少见肿瘤，典型表现为脑浅表位置的囊实性肿块，大囊伴壁结节，但本例为外生性实质性肿块，容易将其定位于脑外肿瘤，且影像表现酷似脑膜瘤，事实上术前我们将其误诊为脑膜瘤，因此该例 PXA 的定性诊断需依靠病理诊断。

参考文献

[1] 潘志立，余永强，胡晓峰. 多形性黄色星形细胞瘤的 CT、MRI 诊断 [J]. 医学影像学杂志，2009，19（10）：1219-1221.

[2] 陈小东，刘含秋，陆健，等. 多形性黄色星形细胞瘤的影像表现 [J]. 中国临床医学影像杂志，2012，23（8）：533-537.

[3] 吕超，漆松涛，杨开军，等. 颞叶起源的多形性黄色星形细胞瘤的临床特征 [J]. 中国神经精神疾病杂志，2013，29（5）：296-299.

[4] 余深平，贺李，庄晓曌，等. 脑多形性黄色星形细胞瘤的临床与 MRI 特征分析 [J]. 中国神经精神疾病杂志，2009，35（8）：467-471.

[5] 李卉，刘冲，马聪敏，等. 颅内多形性黄色星形细胞瘤一例 [J]. 放射性实践，2008，23（10）：1167.

〔陈 忠 梁长松 高明勇〕

1.6 脑内原发囊性淋巴瘤

临床资料

女，61 岁。右侧肢体乏力 10 余天。

10 余天前无明显诱因下出现右侧肢体乏力，构音不清，间有头晕、头痛，无畏寒发热。

专科检查：神志清楚，双侧浅感觉对称，右上肢近端肌力 3 级，远端肌力 0 级；右下肢肌力 3 级；左侧肢体肌力 4 级。

辅助检查

实验室检查：未见明显异常。

影像学资料

CT、MRI 检查如图 1～图 8 所示。

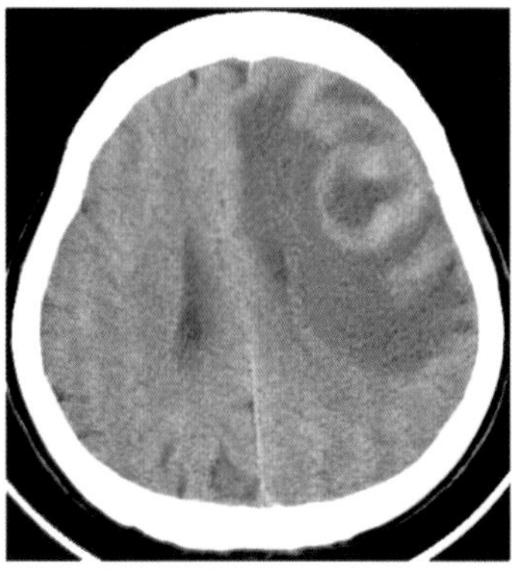

图 1 CT 平扫

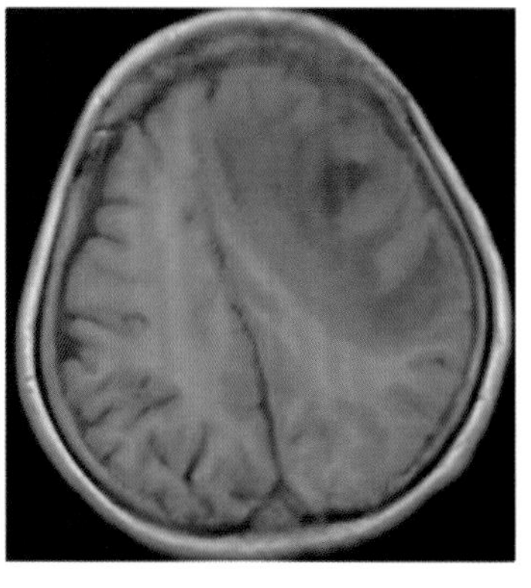

图 2 T_1WI

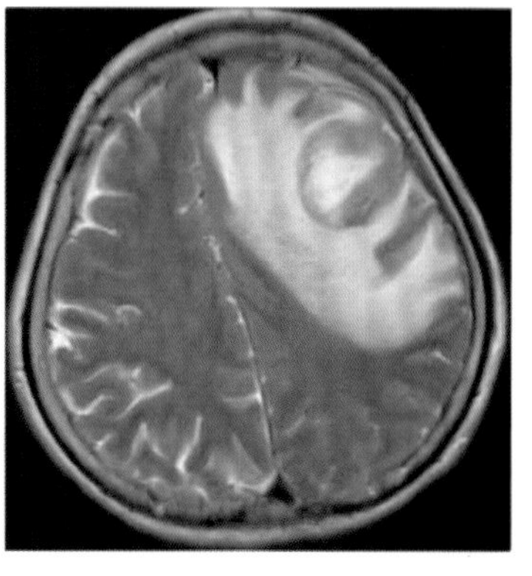

图 3 T_2WI

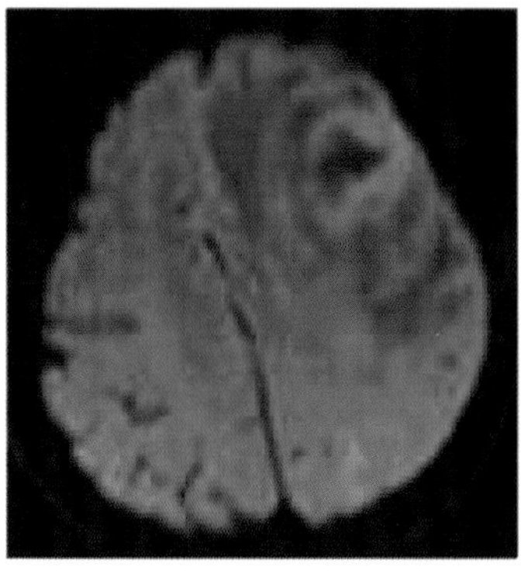

图 4 DWI（$b=1000\ s/mm^2$）

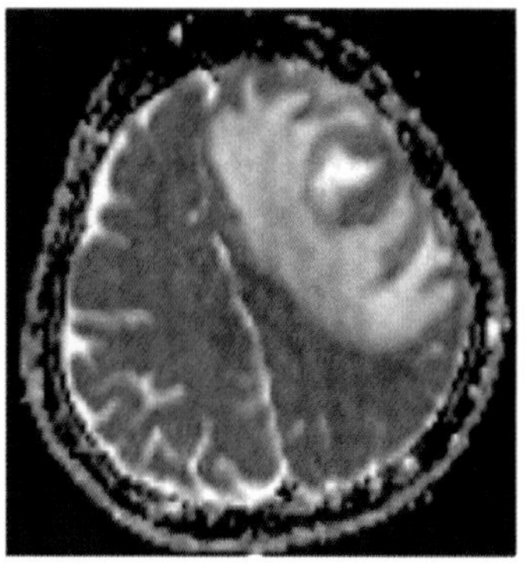

图 5 ADC

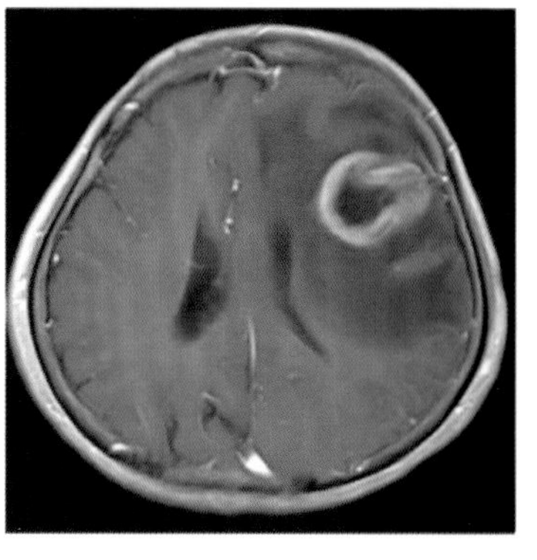

图 6 轴位 T_1-Gd-DTPA

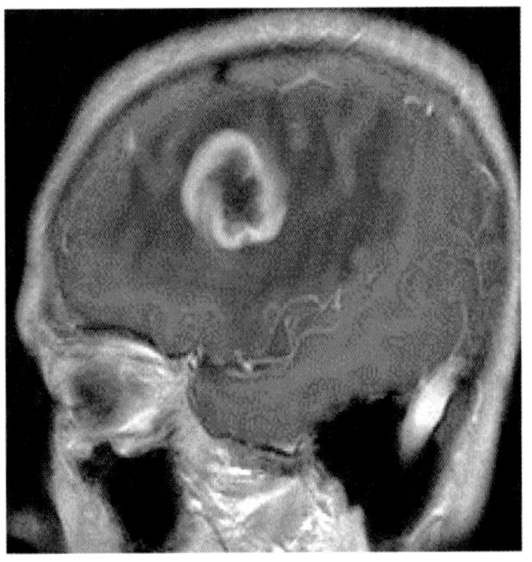

图 7 矢状位 T_1-Gd-DTPA

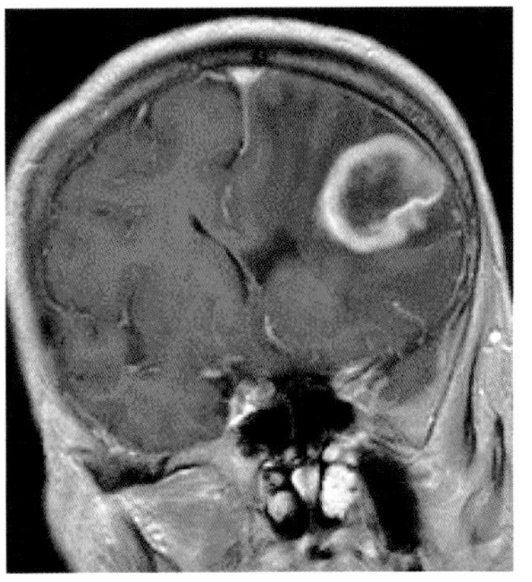

图 8 冠状位 T_1-Gd-DTPA

定位征象分析

肿块位于脑内，以下征象可以提示：

1. 基底锐角征：CT 及 MRI 各方位序列显示左额叶靠脑表肿物，肿块基底与颅骨内板呈锐角相交，该征象提示肿瘤位于脑内，脑外肿瘤常为钝角相交。

2. 肿块周围水肿征。图 3 MRI T_2WI 图显示大片指状水肿环绕瘤周，提示脑内恶性肿瘤。

定性征象分析

1. 基本征象：CT 和 MRI 扫描显示脑内囊实性肿块，CT 平扫显示肿块边缘实质部分呈高密度，中央部分呈低密度，周围脑水肿部分呈低密度。MRI 肿块边缘的实性部分在 T_1WI 和 T_2WI 均几乎呈等信号，DWI 呈稍高信号，增强扫描明显环状强化；肿块中央的囊性在 T_1WI 呈低信号，T_2WI 呈高信号，DWI 为低信号，未见强化。瘤周水肿，在 T_1WI 呈稍低信号，T_2WI 呈高信号，DWI 为低信号，未见强化。无脑膜尾征，颅骨无侵犯。占位效应明显，脑中线结构向右侧移位，左侧侧脑室受压变窄。

2. 特征性征象：

（1）图 1 CT 平扫示肿瘤实质密度高，提示肿瘤细胞密实，与脑内常见肿瘤胶质瘤不同。

（2）图 3 MRI T_2WI 序列示肿瘤实质呈稍高信号，与脑内常见肿瘤胶质瘤不同。

（3）图 4 高 b 值 DWI（$b=1000\ s/mm^2$）扫描肿瘤实质呈高信号，图 5 ADC 图呈低信号，提示肿瘤细胞密实，细胞密度高，核浆比例高，细胞周围间隙小，是脑内淋巴瘤较特征性征象。

（4）缺口征、脐凹征或尖角征：CT 平扫及 MRI 各序列、方位扫描示肿瘤分叶状，边缘可出现脐样或勒痕样缺损——脐凹征、缺口征，及尖角状突起——尖角征，是由于肿瘤生长过程中会遇到较大血管阻挡及各方向生长速度不一致所致，是脑内淋巴瘤较特征性征象。

综合上述一般征象和较特征性定性征象，诊断为脑内囊性淋巴瘤。

综合诊断

女，61 岁。10 余天前无明显诱因下出现右侧肢体乏力，构音不清，双侧浅感觉对称，右上肢近端肌力 3 级，远端 0 级，右下肢肌力 3 级，左侧肢体肌力 4 级。CT 和 MRI 显示左侧额叶皮质区囊实性肿物，与脑实质分界欠清，肿块分叶状，可见“脐凹征”、“尖角征”，肿瘤实质 CT 密度较高，MRI 呈稍长 T_1、稍长 T_2信号，DWI（$b=1000\ s/mm^2$）显示肿块扩散受限。增强扫描肿物明显强化，强化不均匀，中心囊变区无强化。

综合上述资料诊断为左额叶囊性淋巴瘤。

鉴别诊断

主要与脑实质内肿瘤相鉴别。

1. 胶质瘤：低级别胶质瘤呈长 T_1、长 T_2 信号，增强扫描无强化或轻度强化，高级别胶质瘤信号常不均匀，囊变坏死区大而不规则，增强扫描多呈不规则花环形强化。

2. 脑转移瘤：转移瘤常位于皮质下区，多发常见，“小肿瘤大水肿”是其特征，部分瘤内伴不规则囊变坏死区，有原发脑外恶性肿瘤史。

3. 其他：尚需与靠近脑表面及大脑镰的脑膜瘤鉴别。脑膜瘤为宽基底与颅骨相贴，肿块局部脑皮质扣压征或白质塌陷征，肿瘤钙化较常见，无“缺口征”及“尖角征”。

手术探查

肿瘤组织呈鱼肉状，无包膜，边界不清，瘤质地软，部分肿瘤质地稍韧，内有较多细小血管供血，四周把肿瘤切至正常脑组织处，肿瘤大小约 4 cm×3 cm×3 cm。

病理结果

1. 镜下所见：镜下见左额顶脑内可见增生小细胞，弥漫排列，细胞轻度异型，核分裂象罕见（图 9）。

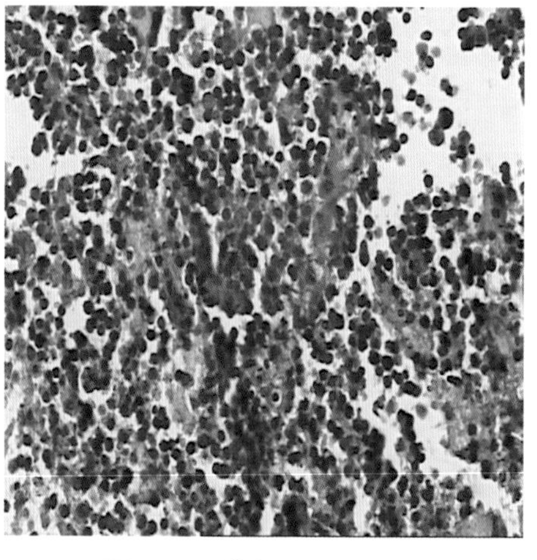

图 9　HE 染色（HE×100）

2. 免疫组织化学：GFAP 肿瘤细胞（－），LCA 肿瘤细胞（＋＋），Ki67 30％（＋），S-100 肿瘤细胞（－），CK（－）。

结合 HE 形态和免疫组织化学结果，符合（左额叶）非霍奇金淋巴瘤。

疾病综述

原发性脑内淋巴瘤是颅内较少见的恶性肿瘤，占成人原发性脑肿瘤的 1％～6％，占全身恶性肿瘤的 1％～2％。可发生于任何年龄，好发年龄 50～70 岁。脑内原发淋巴瘤多为非霍奇金淋巴瘤且大多为

B细胞型。发生幕上多于幕下，主要位于脑室周围深部脑组织区。常见MRI表现为病灶单发或多中心，T_1WI等或稍低信号，T_2WI等或稍低信号，DWI高信号，增强扫描明显均匀或不均匀强化，坏死囊变少，形态不规则，呈“握拳状”强化，边缘可出现脐样或勒痕样缺损，称“缺口征”“脐凹征”，及尖角状突起，称“尖角征”，瘤周水肿多较轻微。典型的脑内淋巴瘤影像表现较有特征性，可术前准确定性。

脑内淋巴瘤少见的MRI表现如下。①多发结节状或小片状病灶：病灶通常较单发小，境界不清，占位效应不明显；②囊实性病灶：肿瘤主体为较大的囊变区，瘤周水肿较明显；③脑室壁匍匐状病灶：沿脑室壁或室壁旁呈串珠状或结节状分布，少数病灶同时向脑实质内蔓延生长，脑室通路可因肿瘤阻塞而扩大积水；④脑膜样病灶，位于脑表面或脑实质外，侵袭邻近颅板，并可向颅外发展。

核心提示

脑内淋巴瘤影像表现有特征性：CT平扫肿瘤密度高，MRI T_2WI和T_1WI信号等或稍偏低，DWI扩散受限，信号均匀，显著强化，强化均匀，具有“缺口征”“脐凹征”“尖角征”。但部分表现不典型，本病例囊性淋巴瘤，形成的原因可能是肿瘤中心出现坏死，无特征性的瘤体均匀强化，代之以周围存活的肿瘤包绕中心坏死区而产生了环形强化。影像学上抓住其特征性征象，可提高对脑内淋巴瘤的诊断与鉴别诊断水平。

参考文献

[1] 王自勇，胡永胜，何新华，等. 磁共振多技术联合应用对诊断原发性脑内恶性淋巴瘤的价值［J］. 中国医学计算机成像杂志，2012，18（4）：289－293.

[2] 张体江，吕粟，月强，等. 脑内原发性非霍奇金淋巴瘤MRI诊断与鉴别诊断［J］. 放射学实践，2010，25（9）：994－998.

[3] 晏颖，张学林，邱士军. 原发性脑内淋巴瘤的MRI诊断［J］. 临床放射学杂志，2008，27（1）：10－13.

[4] 黄斌，宋英儒. 原发性脑淋巴瘤的影像学诊断现状及进展［J］. 放射性实践，2009，24（5）：569－572.

[5] 张禹，张龙江，葛锐，等. 原发性脑淋巴瘤的MRI功能成像和延迟强化特点［J］. 中国医学计算机成像杂志，2011，17（2）：97－103.

[6] 郭炳伦，黄文起，李玉周，等. 磁共振多技术联合应用对脑原发性淋巴瘤的诊断价值［J］. 中华临床医师杂志（电子版），2012，6（16）：4655－4658.

〔陈　忠　梁长松　高明勇〕

1.7 小脑实性血管母细胞瘤

临床资料

女，71 岁。头晕，头痛 5 天，加重 7 小时。

5 天前无明显诱因出现头晕，呈昏沉感，伴有头额部疼痛、发热和双下肢疲乏。7 小时前睡觉醒来时出现头晕症状明显，天旋地转感，改变体位时明显，头痛较前频繁伴恶心、呕吐。

专科检查：指鼻试验、跟膝胫试验稳准，Romber 试验（＋），走一字步不稳，未见自主运动。

影像学资料

MRI 检查如图 1～图 8 所示。

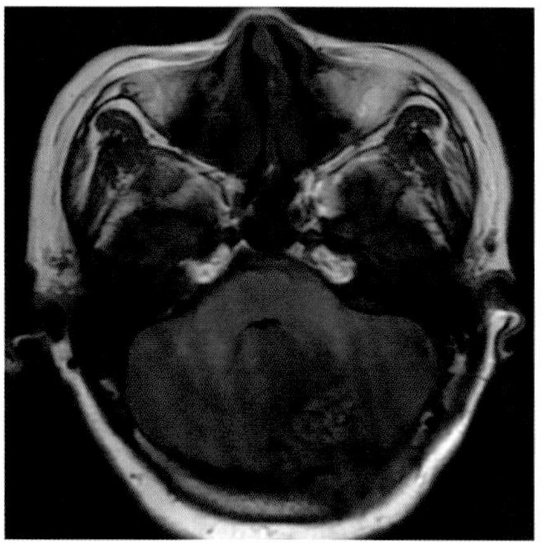

图 1　T_1WI

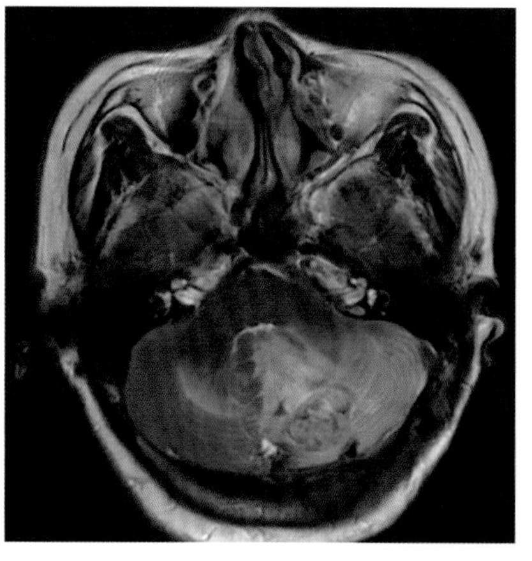

图 2　T_2WI

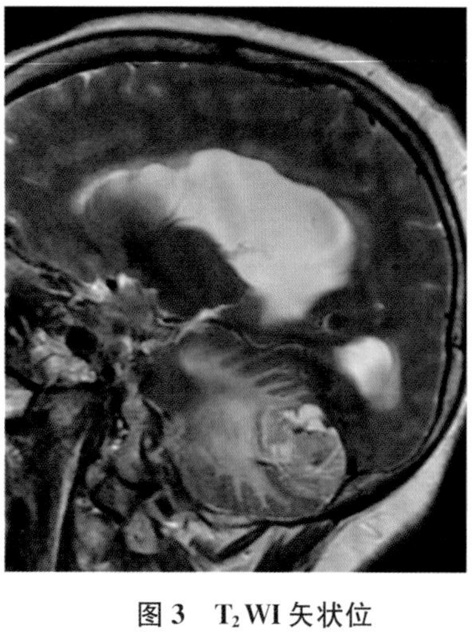

图 3　T_2WI 矢状位

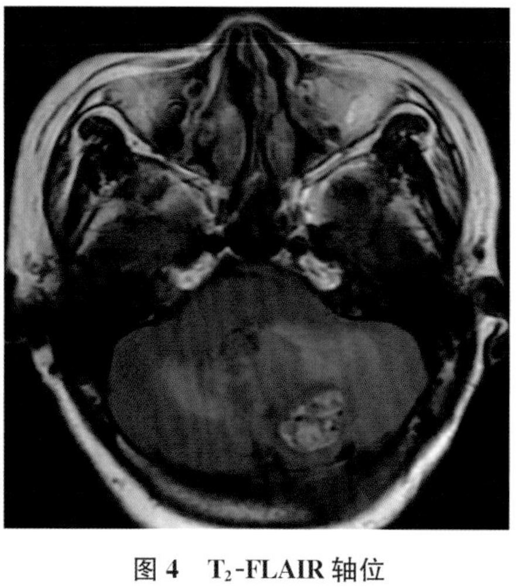

图 4　T_2-FLAIR 轴位

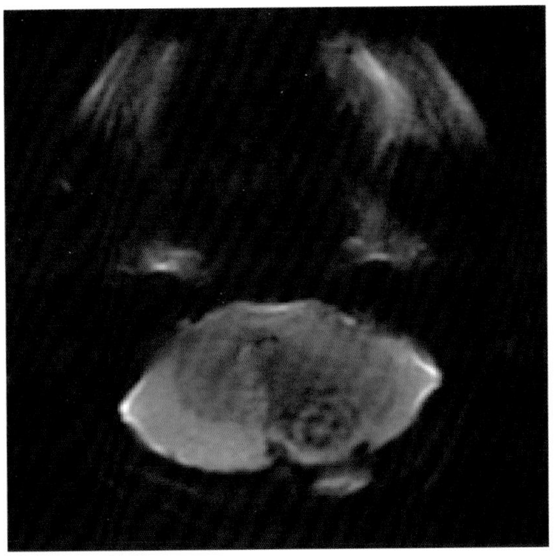

图 5 DWI（b＝1000 s/mm²）

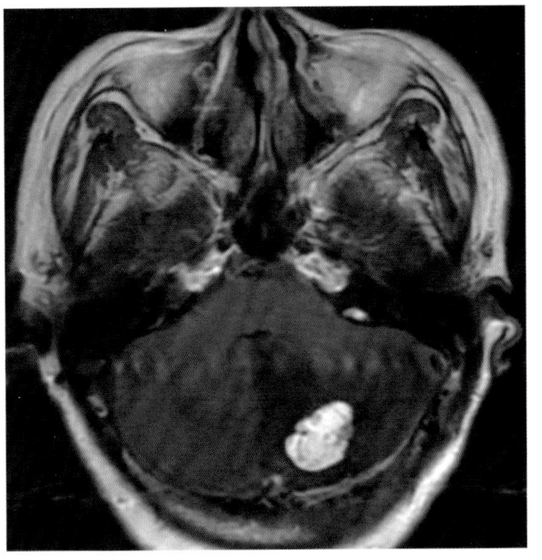

图 6 轴位增强

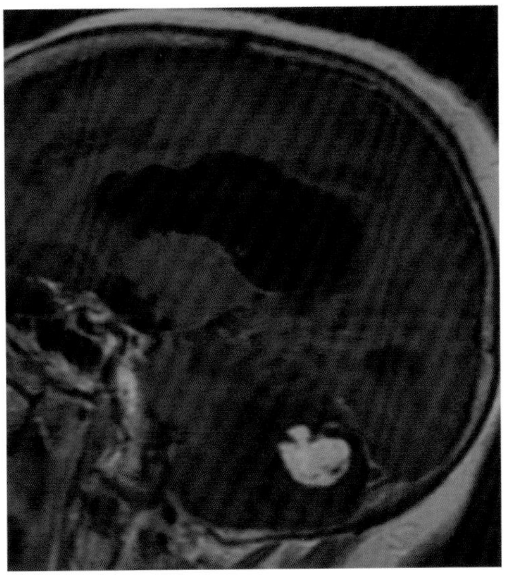

图 7 矢状位增强

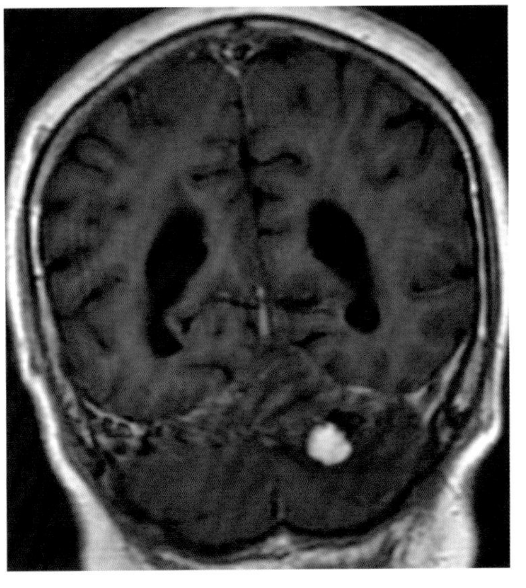

图 8 冠状位增强

定位征象分析

肿块位于小脑半球脑实质内征象：肿块周围被小脑半球脑实质围绕伴脑水肿，与颅骨无接触面。

定性征象分析

1. 基本征象：左侧小脑半球单发实性结节，呈分叶状，信号不均，T_1WI 混杂等信号（图 1），T_2WI 呈混杂稍高信号，其内可见少许弧形 T_1WI 高信号及蚯蚓状流空血管（图 2），DWI 呈低信号（图 5），增强扫描肿块明显强化（图 6～图 8），周围脑水肿明显，占位效应明显，第四脑室受压变窄，幕上脑室积水。出现这些征象小脑半球来源可能病变见表 1。

表 1　根据基本征象本病例可能的诊断

基本征象	单发实性结节	流空血管	明显强化征	DWI 呈低信号
可能诊断	血管母细胞瘤 胶质瘤 淋巴瘤 转移瘤 髓母细胞瘤 PNET	血管母细胞瘤 动静脉畸形	血管母细胞瘤 淋巴瘤 PNET 转移瘤	血管母细胞瘤

2. 特征性征象：

（1）肿瘤内或瘤周蛇形、迂曲的点、条状流空血管影（图 1～图 4），反映了肿瘤为富血供成分，为实质型血管母细胞瘤特征性 MR 表现之一。

（2）肿瘤实质显著强化且 DWI（$b=1000\ s/mm^2$）上呈低信号，是实质型血管母细胞瘤的重要特征。肿瘤实质部分主要由大小不等、致密的毛细血管网或海绵状血管网和呈团状、网状或弥漫分布的网状内皮细胞组成，所以强化后信号强度明显增高。实质型血管母细胞瘤含有大量的薄壁血管，组织结构十分疏松，形成 MRI 信号的主要是血管内缓慢流动的血液内的水分子，扩大的血管床使水分子具有高度的扩散空间，ADC 较高，DWI（$b=1000\ s/mm^2$）表现为低信号。

综合诊断

女，71 岁。头痛，头晕伴双下肢疲乏，病程长。根据 MRI 平扫及增强扫描和特征性定位、定性征象，诊断为实质型血管母细胞瘤可能性大。

鉴别诊断

脑内实性血管母细胞瘤主要与转移瘤、淋巴瘤相鉴别：

1. 转移瘤：一般发病年龄大，常有原发恶性肿瘤史，病灶变化快，强化程度相对较低，无瘤内及瘤周血管影。实性部分其 ADC 值均小于血管母细胞瘤，在 DWI（$b=1000\ s/mm^2$）上信号高于血管母细胞瘤，并认为当 ADC 值大于 $0.0021\ mm^2/s$ 时可获得特异性。

2. 淋巴瘤：T_2WI 信号几乎为等信号，DWI 高信号，特别是增强扫描时肿块强化非常明显，典型表现为握拳征、尖角征、缺口征、脐凹征。这是由于肿瘤生长过程中会遇到较大血管阻挡及各方向生长速度不一致所致。

手术探查

肿物位于左侧小脑半球，大小约 23 mm×17 mm×16 mm，质韧，血供丰富，边界清楚。

病理结果

1. 大体所见和镜下所见：大体所见为灰褐色碎组织。肿瘤组织主要由空泡状大间质细胞和毛细血管网构成，部分间质细胞胞质透亮，细胞核大小不一，稍深染，少数基质细胞核增大、异型，偶见核分裂象，部分区可见微囊形成，伴出血，局部见肿瘤组织伸入周围脑组织（图 9）。

2. 免疫组织化学：瘤细胞 EGFR（+），CD31 血管（+），CD34 血管（+），CK（−），EMA（−），GFAP（−），D10（−），Ki 67 约 10%（+）。

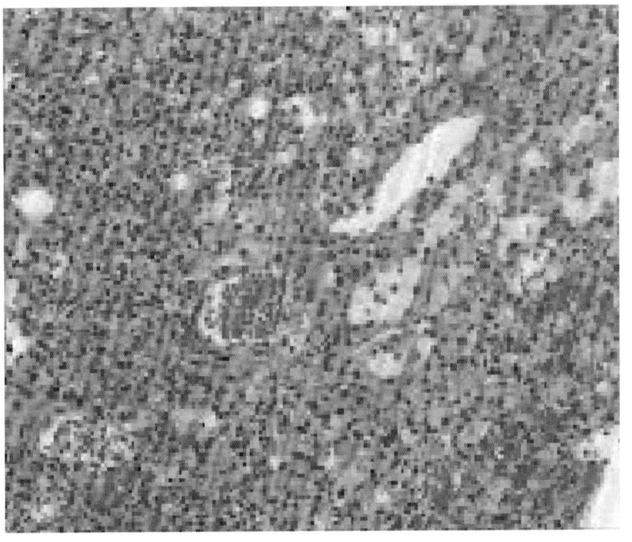

图 9 HE 染色，HE×200

结合 HE 形态和免疫组织化学结果，考虑血管母细胞瘤，WHO Ⅰ级。

疾病综述

血管母细胞瘤（HB）又称血管网状细胞，是中枢神经系统较少见的良性肿瘤。一般认为是由原始血管发育障碍和残余胚胎细胞形成，若合并视网膜血管瘤，肾，胰腺，肝及附睾肿瘤、嗜铬细胞瘤等称 Von Hippel-Lindau 综合征。该肿瘤好发于 20～40 岁，男性多于女性，好发于小脑半球。临床上常有缓慢进行性颅内压增高，伴有一侧小脑功能障碍，如头痛、头晕、行走不稳、恶心、呕吐及眼球震颤等，少数患者可有红细胞增多症。肿瘤呈暗红色，质地中等，血供丰富，不同类型的 HB 镜下组成成分不同，其中单纯实质肿块型 HB 由大量的薄壁毛细血管和富含嗜酸性胞质的间质细胞组成。

依据病理及影像学表现，可分为 4 种类型：单纯囊肿型、单纯实质肿块型、大囊伴小结节型、实质性肿块伴小的囊变，其中血管母细胞瘤最常见的典型表现为大囊小结节，单纯实质肿块型相对少见，容易误诊。

实性血管母细胞瘤切除率较囊性血管母细胞瘤要低。首先，实性血管母细胞瘤在术中相对于囊性血管母细胞瘤更容易产生大出血，且不易暴露出肿瘤的供血动脉。其次，实性血管母细胞瘤生长部位更靠近中线位置，位于第四脑室延髓等位置比例较高，增加了手术操作难度，也更容易损伤周围结构产生相应并发症，也使得肿瘤无法按照其他部位进行周围分离，如果按照严格标准，将会对患者造成严重无法治愈的并发症。实性血管母细胞瘤患者术后并发症出现的概率与并发症的严重程度要远高于囊性血管母细胞瘤。残存的肿瘤组织更容易造成出血，实性血管母细胞瘤的手术操作更容易对正常组织造成损伤，且肿瘤有很大一部分靠近脑干，以上因素都增加了实性血管母细胞瘤术后并发症的产生与加重。值得一提的是，虽然在这些部位肿瘤切除率较低，有所残留，但复发率却很低。

核心提示

实质型血管母细胞瘤多见于幕下小脑半球，瘤内或瘤周见扩张的血管流空信号影，肿瘤实质显著强化，且 DWI（b=1000 s/mm^2）上呈低信号为实质型血管母细胞瘤的特征性表现。少数 T_1WI 肿瘤内见点状高信号（图 1），可能与瘤内亚急性出血或含较多脂基质细胞有关，含脂基质细胞也是血管母细胞瘤的特点之一。

参考文献

[1] 刘佳，姜勇，吴鹏飞，等. 后颅窝血管母细胞瘤的影像学和治疗特点：59 例临床分析 [J]. 中国医科大学学报，2016，45 (4)：371 - 374.

[2] 刘年元，何晓鹏，韩福刚，等. 颅内实质型血管母细胞瘤的两种常规诊断 [J]. 重庆医学，2011，40 (28)：2877 -2880.

[3] 魏新华，田鑫，龙莉玲，等. 颅内实质性血管母细胞瘤的 MR 诊断及鉴别 [J]. 医学影像学杂志，2004，14 (6)：433 - 435.

[4] Cha J，Kim S T，Nam D H，et al. Differentiation of Hemangioblastoma from Metastatic Brain Tumor using Dynamic Contrast—enhanced MR Imaging [J]. Clinical Neuroradiology，2016：1 -6.

[5] Ono T，Sasajima T，Oda M，et al. Cerebellar hemangioblastoma with marked pleomorphism：a case report [J]. No Shinkei Geka Neurological Surgery，2012，40 (7)：643 - 650.

〔陈建初　李光明　刘　林　高明勇〕

1.8 髓母细胞瘤

临床资料

男，39 岁，右侧肢体乏力 3 个多月。

3 个月前，出现右侧肢体乏力，可负重，休息后可缓解，嘈杂环境下辨音差，无耳鸣、头痛、头晕，无站立不稳。

外院头颅 CT：右侧桥小脑角区占位，考虑脑膜瘤可能。

专科检查：双耳听力对称，双侧额纹、鼻唇沟对称。脑神经检查未见明显异常。右侧肢体肌力、肌张力减弱，左侧肢体肌力、肌张力正常，生理反射存在，病理反射未引出。

辅助检查

本院腹部、盆腔彩超未见异常。

实验室检查：AFP、CEA、CA199、非小细胞肺癌相关抗原等肿瘤指标均未见异常。

影像学资料

CT、MRI 检查如图 1～图 8 所示。

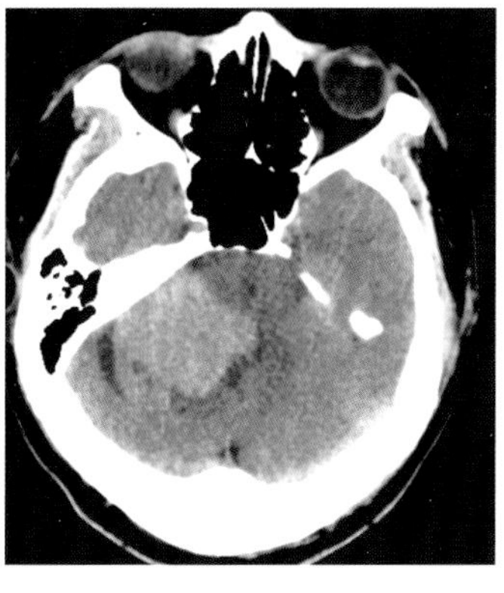

图 1 CT 平扫

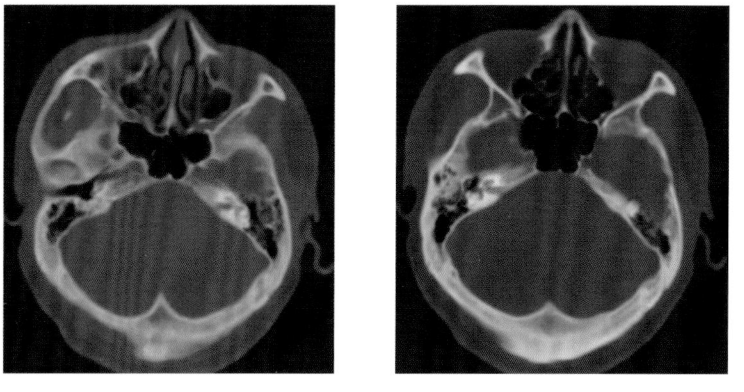

图 2 CT 骨窗

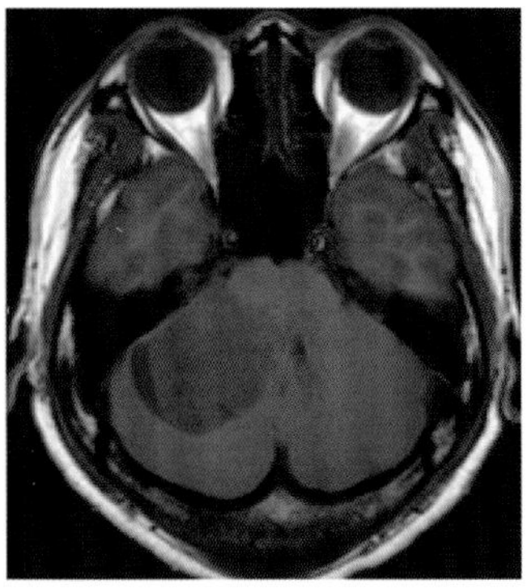

图 3　轴位 T_1WI

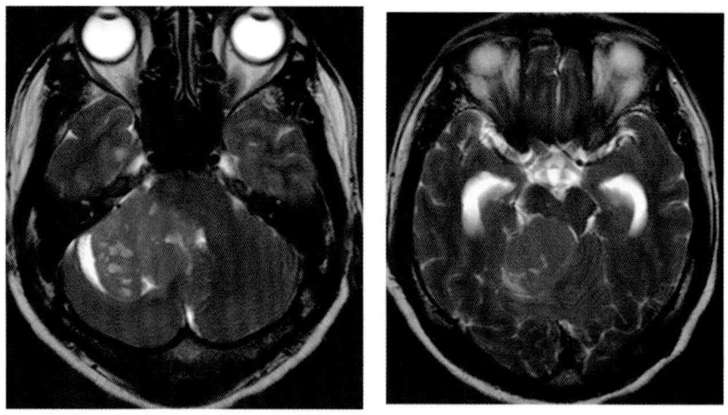

图 4　轴位 T_2WI

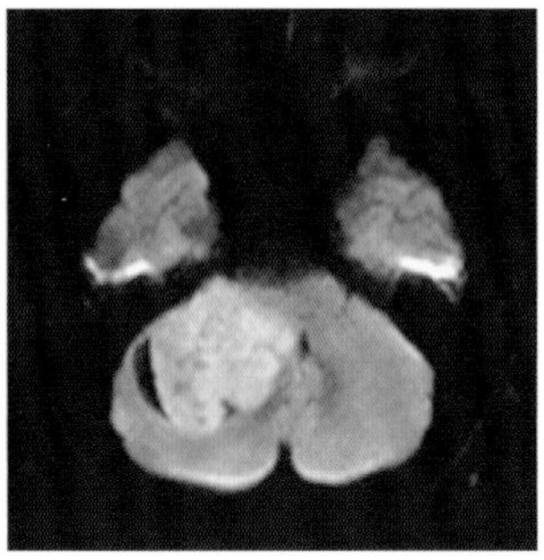

图 5　DWI（b=1000 s/mm²）

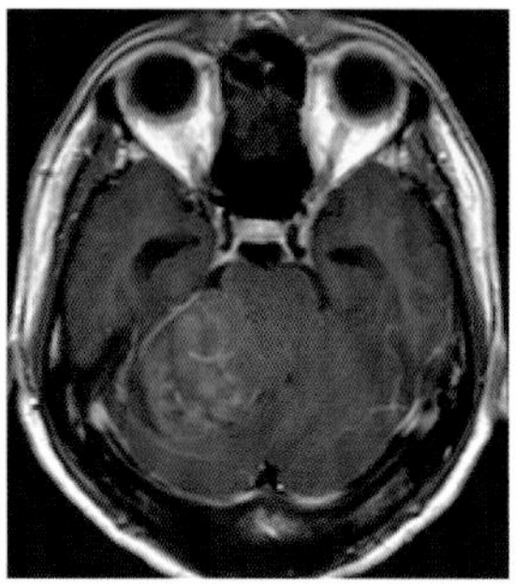

图 6　MRI 轴位增强

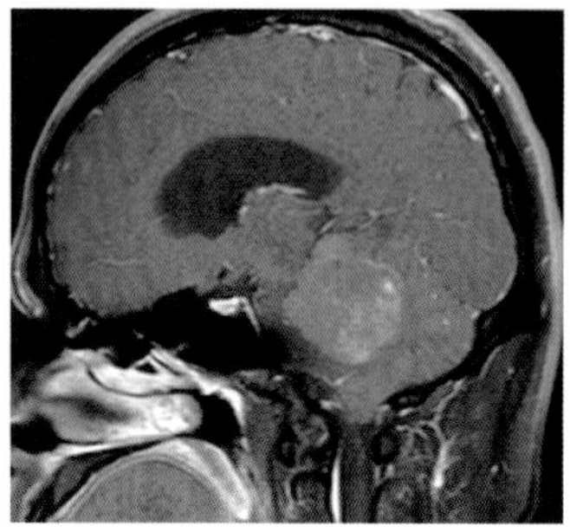

图 7　MRI 矢状位增强

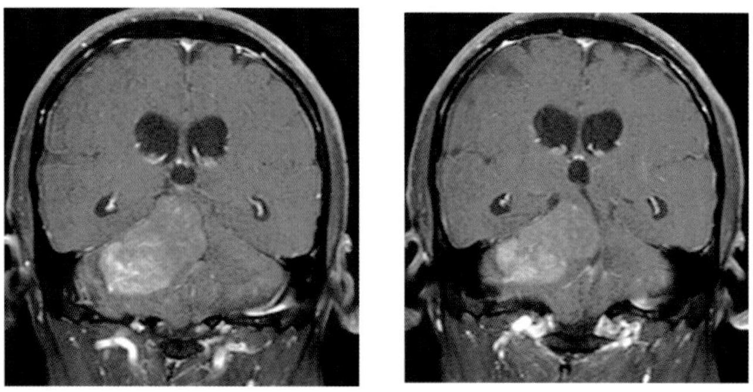

图 8　MRI 冠状位增强

定位征象分析

1. 病灶定位相对困难，以下相对提示脑内组织来源的征象：

（1）肿块周围桥小脑角区间隙均未见增宽：轴位 CT 和 MRI 图显示，肿块位于右侧桥小脑角区，但肿块周围桥小脑角区各方向间隙均未见增宽，肿块内及边缘见多发裂隙状液性信号影（图 4），但右后方较大液性信号区（图 9）与脑外间隙间见脑组织分隔，故右后方边缘液性信号考虑肿瘤边缘囊变。肿块与左侧大脑脚间仅见脑脊液而无脑组织（图 10），与脑外肿瘤推压征象不符合。

（2）无脑实质推压征：各方位 CT 和 MRI 图像显示，肿块与右侧小脑局部分界不清，小脑组织无明显推压、移位表现。

（3）无桥小脑角区脑外肿瘤常见征象：肿块周围未见脑膜尾征，右侧内听道无增宽，邻近未见骨质破坏及骨质增生。

虽然病变定位困难，但根据上述征象，肿块定位倾向于脑内来源肿瘤。

2. 小脑来源的征象：

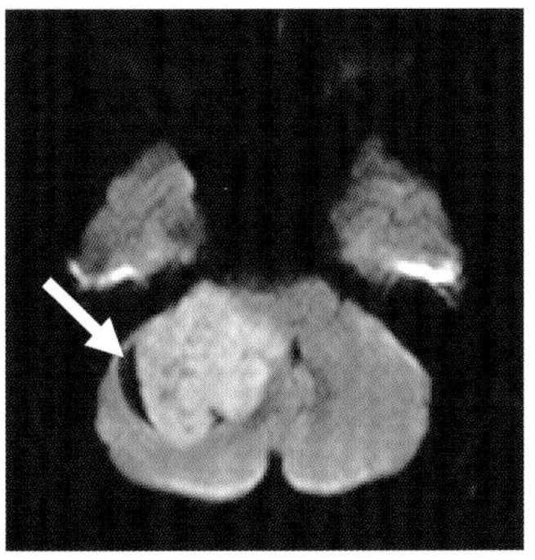

图 9 DWI

肿块右后侧液性信号区与桥小角间隙间见脑组织间隔（长箭头示）

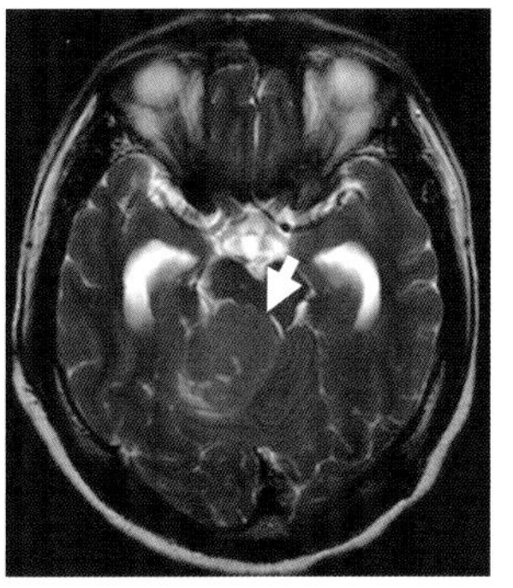

图 10 T_2WI

肿块与中脑间只有脑脊液间隔，而无脑组织分隔（箭头示）

（1）肿块主体位于右侧小脑，脑桥、中脑及大脑脚受压移位。

（2）第四脑室受压、变形，肿块前方、左侧与脑桥、中脑及大脑脚间见脑脊液分隔，肿块左前方与第四脑室间见脑脊液间隔征，该征象对确定肿块来源有定位意义。

综合上述征象，右侧桥小脑角区肿块定位诊断来源于右侧小脑半球。

定性征象分析

1. 基本征象：CT 平扫病变呈明显高密度，边界不清楚，未见钙化，内见低密度囊变区，病变周围骨质未见异常。MRI 显示 T_1WI 呈稍低、T_2WI 呈稍高信号，肿瘤内见多发裂隙状囊变区，肿块巨大，但周围脑实质未见水肿。MRI 增强扫描肿块呈中度强化，强化不均匀，可见条带状明显强化。

2. 特征性征象：

（1）CT 呈高密度，未见钙化，DWI 呈明显高信号提示弥散受限，说明肿瘤细胞稠密或者胞质少，核浆比例高。

（2）肿块 T_1WI 呈稍低、T_2WI 呈稍高信号，肿块巨大，但无瘤周水肿，增强扫描肿块不均匀强化，周围脑实质及第四脑室受压。

综合上述一般征象和较特征性定性征象，定性诊断为髓母细胞瘤。

综合诊断

男，39 岁。右侧肢体乏力 3 个多月，专科检查无神经系统定位体征。CT 和 MRI 显示右侧小脑肿块，肿块呈高密度，未见钙化，内见多发小囊变，肿块边界不清，周围脑组织受压，无瘤周水肿，DWI（b=1000 s/mm²）显示弥散运动受限表现。MRI 增强显示肿块轻－中度不均匀强化，第四脑室受压、变形。综合上述资料诊断为右侧小脑半球髓母细胞瘤可能性大。

鉴别诊断

1. 病变起源鉴别诊断：主要与小脑半球血管母细胞瘤鉴别。血管母细胞瘤为中老年人颅后窝最常见的原发肿瘤，约 1/3 可为实性肿瘤，而无大囊小结节征象，实性血管母细胞瘤瘤周亦无或轻微水肿，但实性血管母细胞瘤 DWI 弥散多无受限，血供丰富，明显强化，周围多见蛇形供血动脉。本病例鉴别诊断依据主要是病变弥散明显受限，与血管母细胞瘤不符合，周围未见蛇形供血动脉。

2. 病变定位困难，需要与右侧桥小脑角区常见肿瘤鉴别：桥小脑角区常见实性肿瘤多为神经源性肿瘤或脑膜来源肿瘤。神经源性肿瘤多为听神经瘤，内听道多不同程度扩大，肿瘤周围桥小脑角区间隙增宽，小脑病变无此征象，增强扫描神经源性明显强化，强化不均，可见坏死区。而脑膜瘤在常规 T_1WI 和 T_2WI 像信号特点与脑组织很接近，边界清晰，与脑组织间可见脑脊液间隔征，增强扫描肿块明显强化，强化较均匀，常见脑膜尾征。本病例均无这些较特征性的定位征象，故本病例不考虑神经源性肿瘤或脑膜来源肿瘤较为合理。

手术探查

打开桥旁池，显露天幕侧未见肿瘤，切除右侧小脑外上侧 2 cm 脑组织见肿瘤，肿瘤呈灰紫色，切面呈鱼肉状，质脆软，血管丰富，肿瘤前方桥脑处边界不清，其余边界较清，无包膜，肿瘤近全切。

病理结果

1. 镜下所见：镜检组织出血明显，见片状分布密集卵圆形细胞，细胞大小形态较一致，核深染、卵圆形，胞质稀少，核分裂可见，似见菊形团样结构，未见脑组织（图 12）。

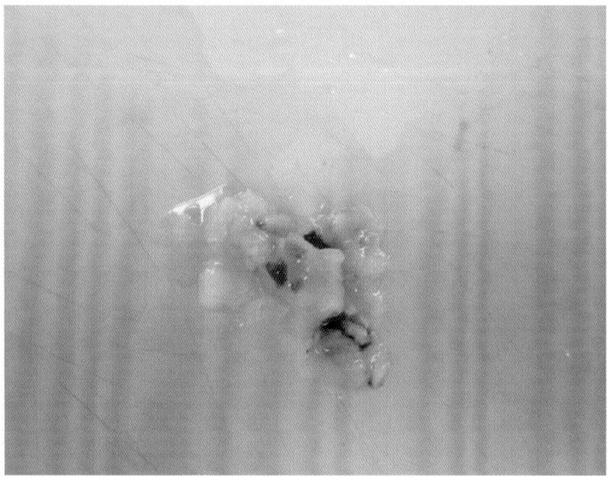

图 11 大体标本

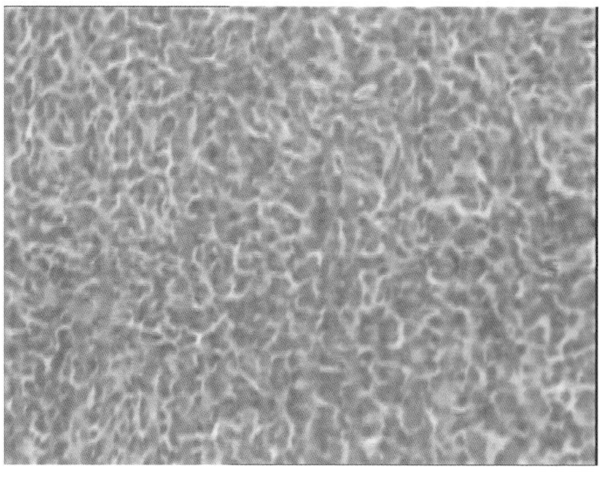

图 12 HE 染色（HE×200）

2. 免疫组织化学：CK（－），LCA（－），SYN（＋），CD56（＋），GFAP 部分细胞（＋），CD99（＋）。

病变为恶性肿瘤，考虑为髓母细胞瘤。

疾病综述

髓母细胞瘤属于胚胎性肿瘤，WHO Ⅳ级，常见于儿童，发病年龄多为 4～6 岁，大多数诊断时年龄为 5 岁，男女比例为（2～4）：1，多数起源于第四脑室顶（上髓帆），侧面起源（小脑半球）更常见于年龄较大儿童或成人。常见临床表现为共济失调、头痛呕吐。

因髓母细胞瘤肿瘤细胞致密，所以 CT 呈典型高密度，DWI 呈明显弥散受限，T_1WI 多呈稍低信号，T_2WI 呈稍高信号，即使肿瘤较大，水肿亦较轻微，肿瘤大小与瘤周水肿不成比例，增强扫描多强化明显，强化不均。本病例为常见病的少见发病年龄及发病部位，但 CT、MRI 有较为特征性的定性征象，为本病正确诊断提供帮助。

核心提示

本病例的核心在于定位诊断上。鉴别肿瘤来源于脑内或脑外是我们临床工作中经常遇到的难题，特别是肿瘤体积较大时。本病例主体位于右侧小脑，肿块各方向邻近桥小脑角间隙均未见增宽，肿块与对侧大脑脚间为脑室脑脊液无脑组织分隔，无桥小脑角区常见脑外肿瘤征象，对病变定位为右侧小脑病变有一定价值。

参考文献

[1] Riffaud L，Saikali S，Leray E，et al. Survival and prognostic factors in a series of adults with medulloblastomas [J]. J Neurosurg，2009，111 (3)：478 - 487.

[2] Anne G Osborn. Diagnostic Imaging：Brain. 北京：人民卫生出版社，2013：598.

[3] 李晏，黄飚，刘红军，等. 小脑髓母细胞瘤的 MRI 表现 [J]. 放射学实践，2009，24 (11)：1191 - 1194.

[4] 姜华伟，林均海，刘杰. 成人小脑髓母细胞瘤的 MRI 诊断 [J]. 临床放射学杂志，2007，26 (4)：330 - 332.

〔陈钦贤　龙晚生〕

1.9 第四脑室囊性脉络丛乳头状瘤

临床资料

男，38 岁。头痛 2 年余，加重伴有恶心、呕吐 45 天。

2 年前无明显诱因出现头痛，为间歇性胀痛，伴有恶心、呕吐，呕吐物为胃内容物，伴有头晕；近 1 个月余上述症状加重，伴有全身无力、行走困难、视物模糊，否认意识不清，否认四肢抽搐及吞咽困难。

辅助检查

实验室检查：无特殊。

影像学资料

MRI 检查如图 1～图 8 所示。

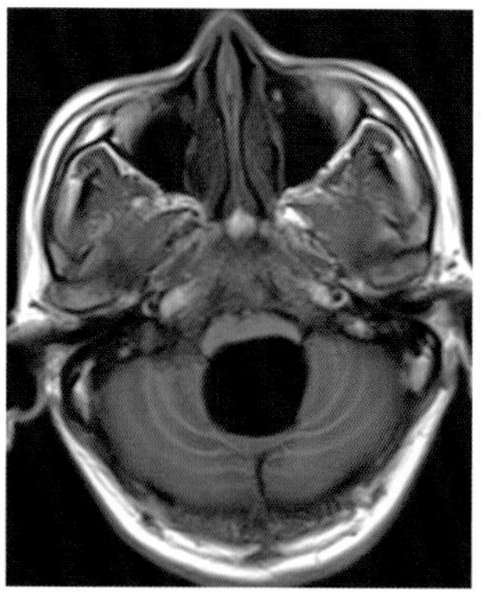

图 1 T_1WI 轴位

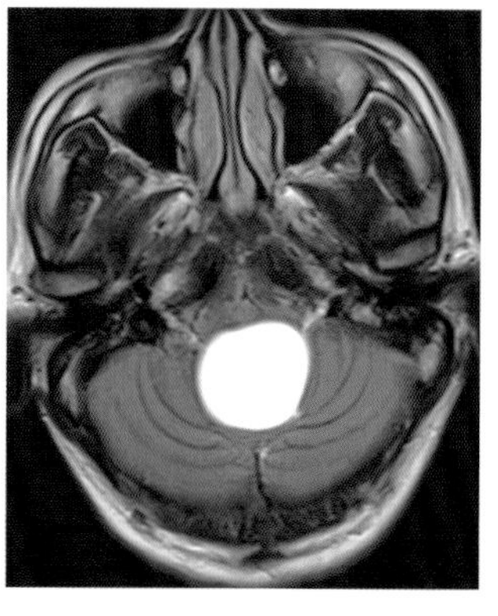

图 2 T_2WI 轴位

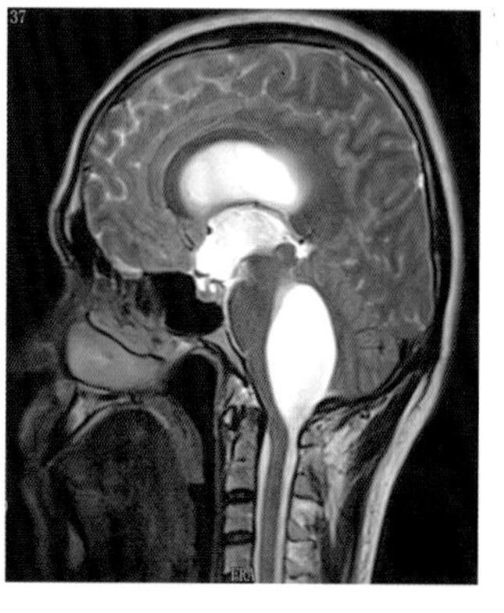

图 3 T_2WI 矢状位

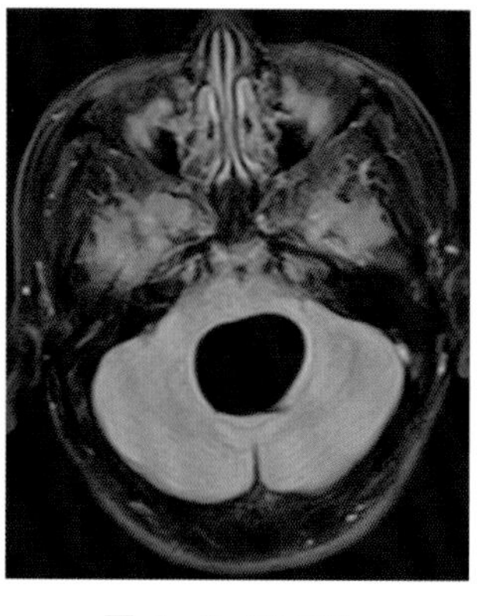

图 4 T_2-FLAIR

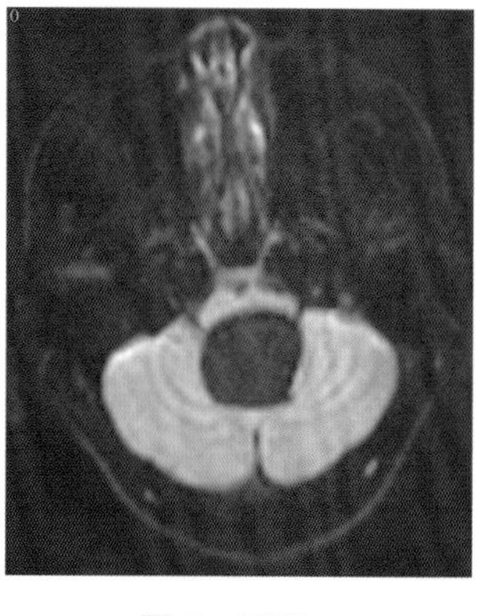

图 5 DWI

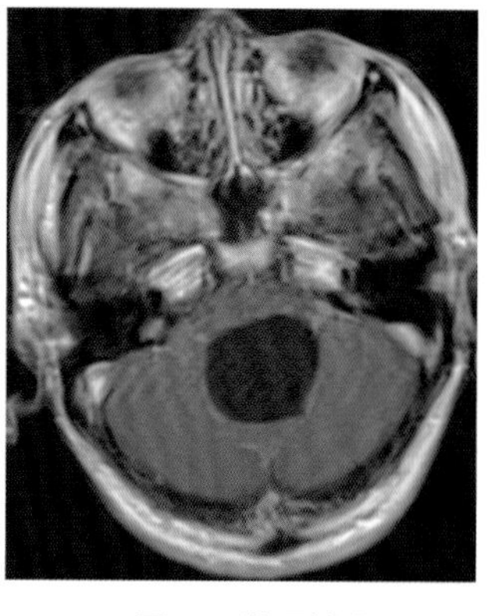

图 6 增强轴位

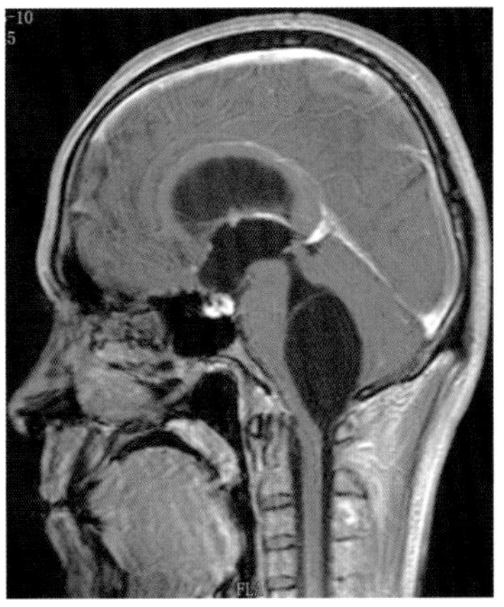

图 7 增强矢状位

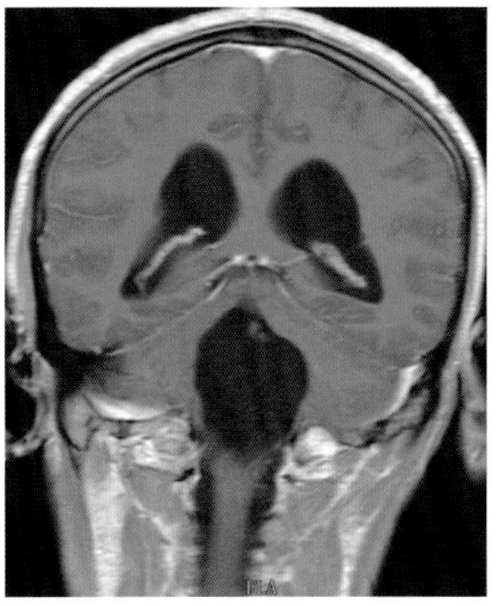

图 8 增强冠状位

定位征象分析

1. 第四脑室呈膨胀性扩大，脑干、小脑结构受压外膨，局部脑实质未见破坏影像。
2. 病变呈水滴状，其上端可见脑脊液信号。
3. 中脑导水管第四脑室端呈“喇叭口”或“杯口”样扩张，第四脑室正中孔区小脑延髓池扩大。
4. 幕上脑室积水。

根据上述征象，病变定位来源于第四脑室内。

定性征象分析

1. 基本征象：第四脑室囊性病变，边界清楚，水样信号，信号均匀，在 T_2WI 呈高信号，在 T_1WI 呈低信号，增强扫描无明显强化，仅在病变上部见轻度不完整的包膜样强化和点状或小结节样强化。

2. 特征性征象：

（1）囊实性病变，具囊壁和囊壁上突起的壁结节样结构，增强扫描可见平扫显示不清的乳头样或桑葚状强化。

（2）液性部分呈长 T_1 长 T_2 信号，T_2 压水/扩散低信号，无强化。

根据上述征象，定性为第四脑室肿瘤性病变。

综合诊断

脑室内囊实性占位；有囊壁、结节状或乳头状强化；脑室系统积水；应该考虑到脉络丛乳头状瘤的可能性。主要诊断点：①定位于脑室；②肿瘤病变；③脑室内主要结构为脉络丛，应该考虑到该组织肿瘤。

鉴别诊断

脑室内囊性病变（蛛网膜囊肿、脉络丛/淋巴管囊肿、胶样囊肿、神经上皮源性囊肿、寄生虫囊肿、发育性囊肿等），周围结构组织囊性病变突向脑室内生长或突向脑室（室管膜/室管膜下室管膜瘤、毛细血管型/血管母细胞瘤、成血管细胞瘤、淋巴管/水瘤等）。

病理结果

1. 大体所见：（第四脑室）囊壁样组织一堆，大小为 2 cm×1.5 cm×0.1 cm，囊壁菲薄，囊内容物已消失，灰白淡粉，质软（图 9）。

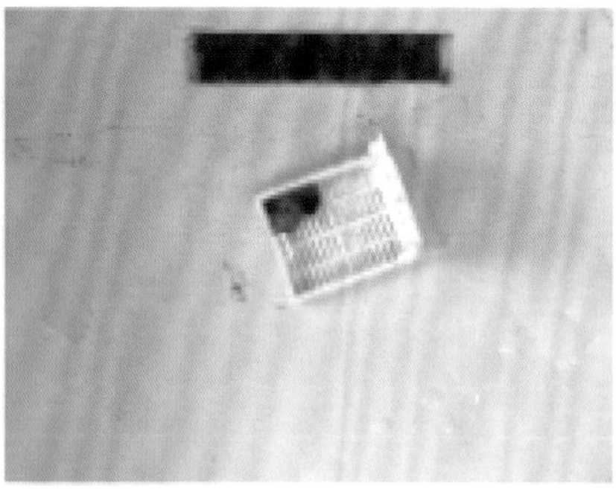

图 9　大体标本

2. 镜下所见：瘤细胞为单层规则的柱状上皮细胞，围绕在毛细血管和纤维组织组成的轴心周围，呈纤细乳头状，细胞大小一致，细胞核位于基底部，无异型性和核分裂（图 10）。

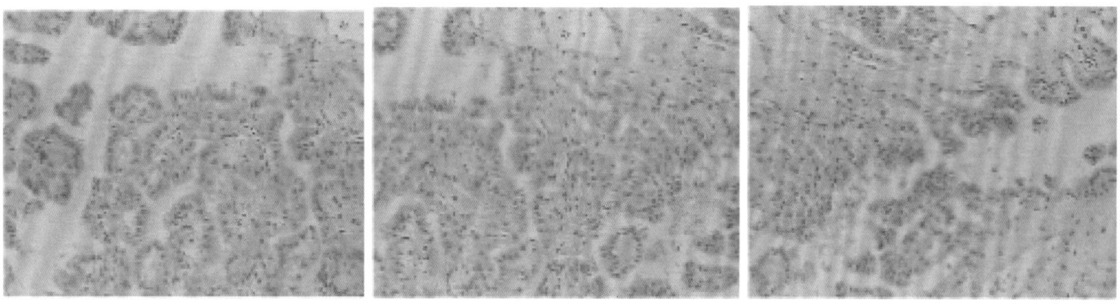

图 10　HE 染色（HE×200）

3. 免疫组织化学：CK（+），Vim（+），CK7（+），CK20（−），S-100（−），GFAP（+/−），TG（+/−），TTF-1（−）。

结合 HE 形态和免疫组织化学，符合脉络丛乳头状瘤伴囊性变出血；WHO Ⅰ级。

疾病综述

脉络丛乳头状瘤：位于脑室，脉络丛/附着脉络丛上生长。通常体积不大，膨胀性结节样生长，表面呈乳头状/桑葚状。与脑室分界清楚，邻近脑实质不受侵犯。经过孔裂池向脑室外生长。肿瘤分泌过多脑脊液、肿瘤引起脑脊液循环阻塞，以及肿瘤出血引起蛛网膜颗粒吸收脑脊液障碍，是造成脑室系统内积水的常见原因。

影像表现 CT 平扫常呈等密度或高密度，瘤内坏死、囊变及钙化少见。肿瘤较大时可发生大小不等的囊变。钙化呈点状或团块状。除囊变坏死外，多数肿瘤显著增强；少数肿瘤轻度增强或不增强。MRI 表现 T_1 呈等信号或低信号，T_2 信号变化不一，通常呈等信号或稍高信号。瘤内可见流空的血管影。增强肿瘤实质部分明显强化，囊变坏死区不强化。

脉络丛乳头状癌：密度和信号强度不均，反映癌肿内更多的坏死的存在。

同时伴有对邻近脑实质的侵犯和脑白质水肿。脉络丛乳头状瘤和癌都可发生细胞种植转移，癌多见，表现为颅内及颈胸椎管内柔脑膜上多发大小不等的结节灶或囊性病灶。

核心提示

脉络丛乳头状瘤囊性变多因肿瘤坏死、出血；因缺乏 CT、MRI 特征性的定性征象诊断很困难。脑室内脉络丛生长区域囊性病变，有囊壁或有结节及乳头状、桑葚状强化结节时，应考虑到乳头状瘤可能性。

参考文献

[1] Tanaka K, Sasayama T, Nishihara M, et al. Rapid regrowth of an atypical choroid plexus papilloma located in the cerebellopontine angle [J]. Journal of Clinical Neuroscience, 2009, 16 (1): 121-124.

[2] Boldorini R, Panzarasa G, Girardi P, et al. Primary choroid plexus papilloma of the sacral nerve roots [J]. Journal of Neurosurgery Spine, 2009, 10 (1): 51-53.

[3] 葛永强，李东，李振强，等. 脉络丛乳头状瘤的影像诊断 [J]. 实用放射学杂志，2013，29（7）：1054-1056，1066.

[4] 韩春，毕海霞，张福林，等. 脉络丛乳头状瘤 13 例临床病理分析 [J]. 复旦大学学报医学版，2013，40（5）：579-583.

[5] 高峰，刘正，赵艳娥，等. 非典型性脉络丛乳头状瘤的 MRI 表现 [J]. 医学影像学杂志，2012，22（7）：1056-1059.

[6] 孙建华，朱珍，梁宗辉. 脉络丛肿瘤的影像学诊断及鉴别诊断 [J]. 中国医学计算机成像杂志，2011，17（6）：494-497.

〔张德清　孟志华　高明勇〕

1.10 脑干乳头状瘤型脑膜瘤

临床资料

男，27 岁。左侧肢体麻木 4 个多月。

患者于 4 个多月前无明显诱因下出现左侧肢体麻木，先从左侧手指开始，呈逐渐加重，随后出现左下肢运动欠佳、左手指精细动作不协调，伴左侧额面部麻木。1 个月前出现进食后呛咳，无头痛，无头晕，无呕吐，到外院行头颅 MRI 提示“脑干占位性病变”。

专科检查：神清合作，对答切题，自主体位，GCS 15 分，双侧瞳孔等圆等大，D=3 mm，对光反射灵敏，颈软，四肢肌张力正常，肌力Ⅴ级。生理反射存在，病理反射未引出。

辅助检查

实验室检查：无特殊。

影像学资料

MRI 检查如图 1～图 12 所示。

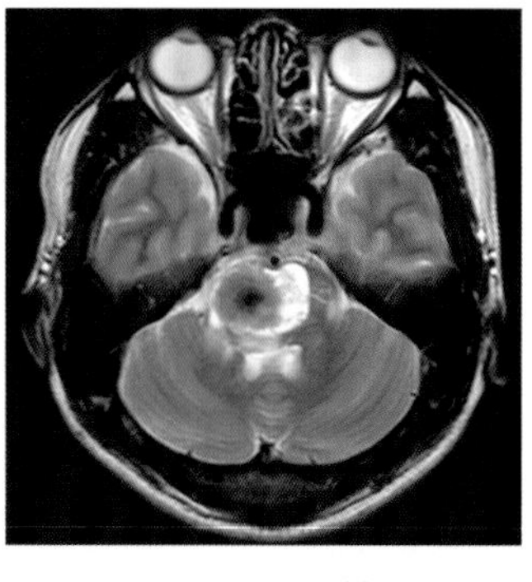

图 1 T_2WI 轴位

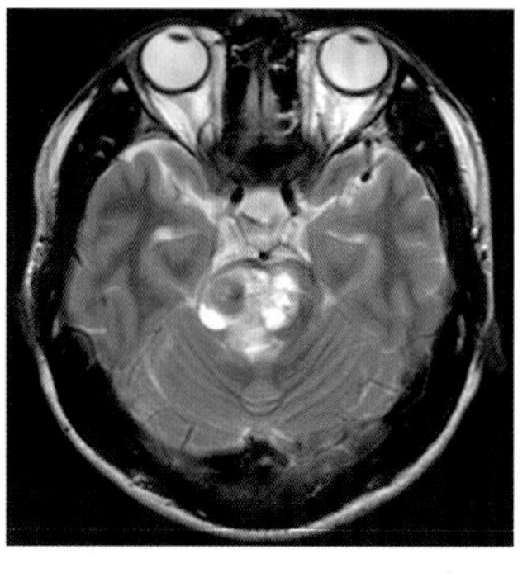

图 2 T_2WI 轴位

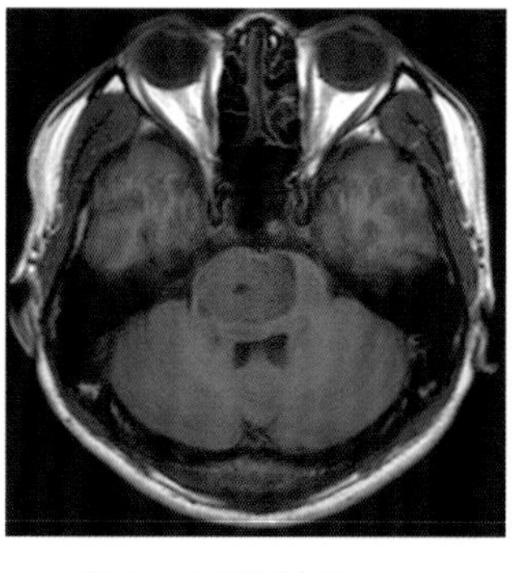

图 3 T_1WI 轴位

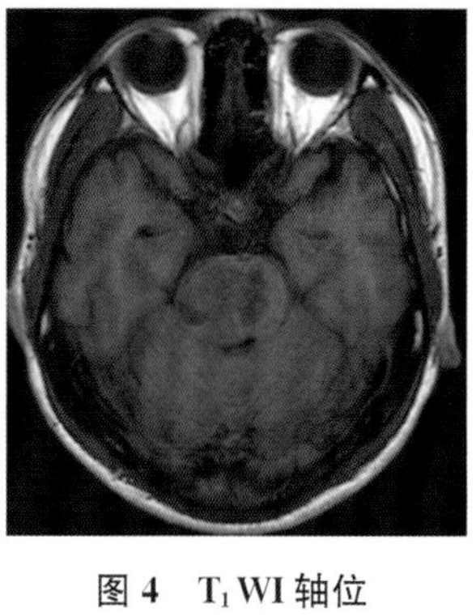

图 4 T_1WI 轴位

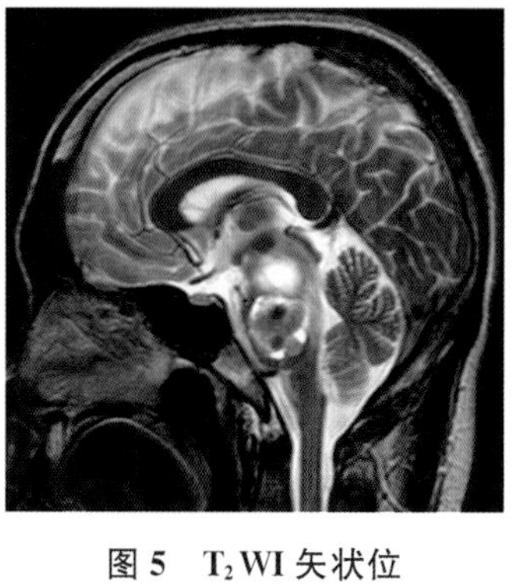

图 5 T_2WI 矢状位

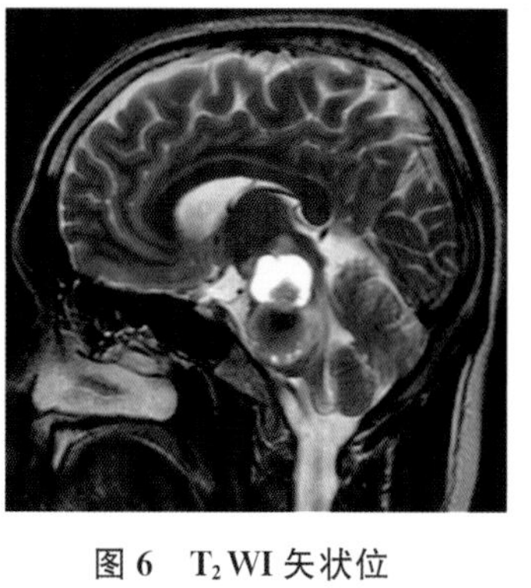

图 6 T_2WI 矢状位

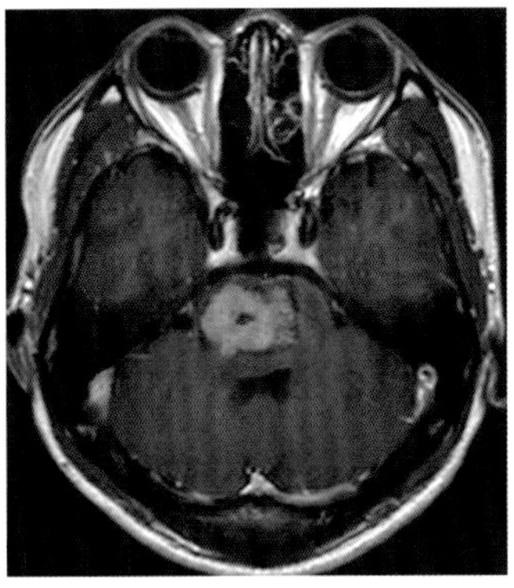

图 7 轴位增强

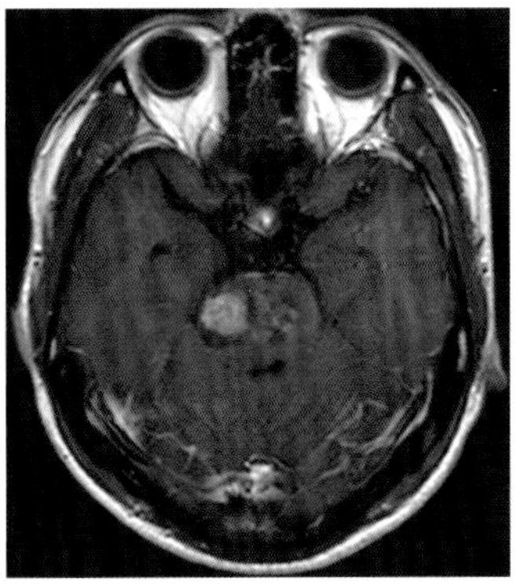

图 8 轴位增强

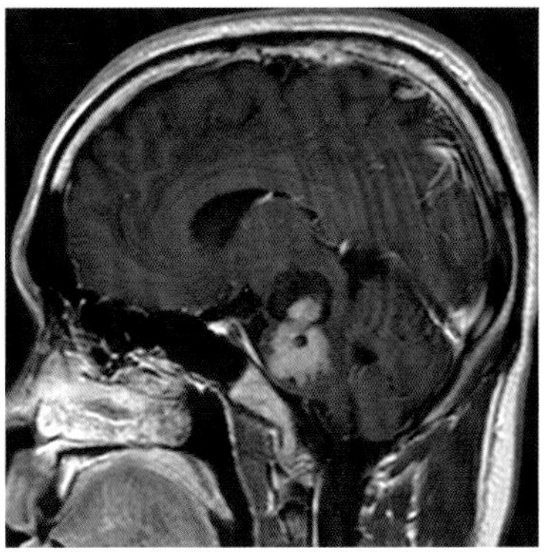

图 9 矢状位增强

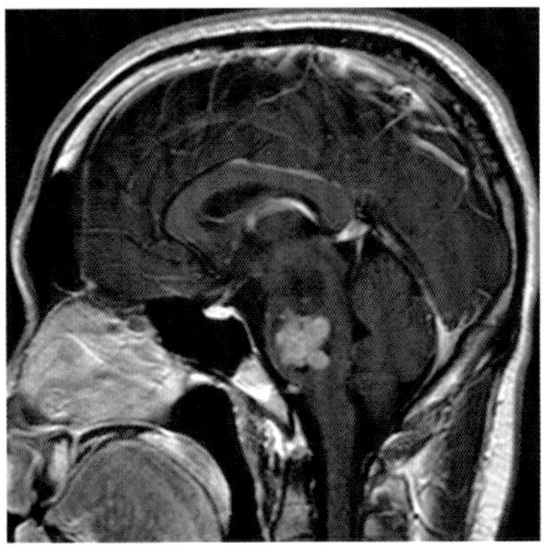

图 10 矢状位增强

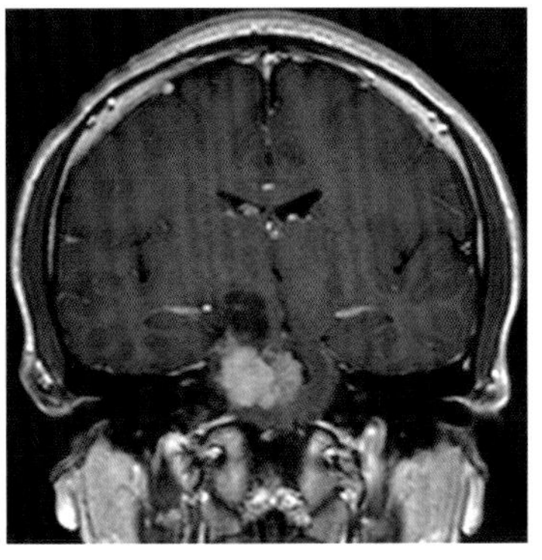

图 11 冠状位增强

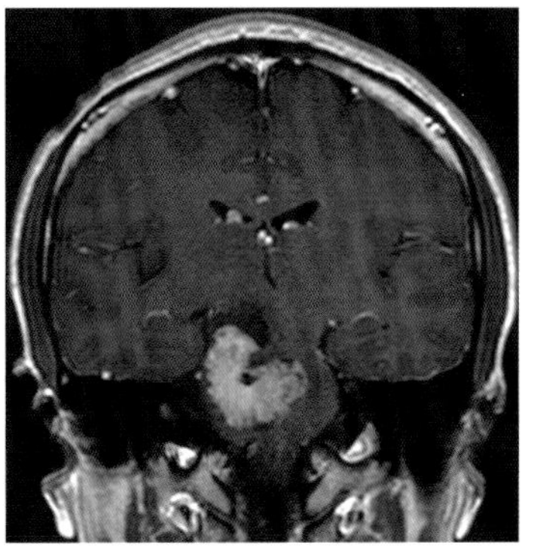

图 12 冠状位增强

定位征象分析

1. 肿块主要位于脑桥偏右部，有占位效应，第四脑室、中脑左部受压。

2. 右侧脑桥小脑角池清晰，未见邻近颅骨骨质增生，肿瘤周围轻度水肿。

根据上述征象，肿块定位来源于脑内（桥脑）。

定性征象分析

1. 基本征象：MRI 平扫示脑桥偏右部囊实性肿物，边缘呈分叶状，实性部分呈等 T_1、等 T_2 信号，囊变区呈脑脊液样长 T_1、长 T_2 信号。在 T_2WI 上于实性病变中见圆形更低信号影。增强扫描肿块实性部分明显均匀强化，囊变区无强化。肿块具占位效应，周围轻度水肿，第四脑室、中脑左部受压，幕上脑室未见扩张。

2. 特征性征象：肿块实性在 T_2WI 信号呈等信号，其中还见短 T_2、长 T_1 信号区提示钙化成分可能，增强后肿块实性部分明显均匀强化，呈蘑菇状、蕈状，提示肿块血供丰富。囊性部分不强化。

综合上述征象，鉴于肿块中可能存在钙化，不典型脑膜瘤需考虑。脑干胶质瘤（胶质母细胞瘤）、血管母细胞瘤、不典型淋巴瘤待排。

综合诊断

男，27 岁。因“左侧肢体麻木 4 个多月”入院，麻木由左侧手指开始，呈逐渐加重，伴左侧额面部麻木，随后出现左下肢运动欠佳、左手指精细动作不协调，1 个月前出现进食后呛咳。MRI 检查显示脑桥偏右部囊实性占位病变伴钙化，周围轻度水肿，第四脑室和中脑左部受压，幕上脑室未见扩张。增强实性成分呈蘑菇状、蕈状较明显强化，囊变区无强化。综合上述资料诊断为脑实质肿瘤病变，不典型脑膜瘤可能。

鉴别诊断

1. 脑干胶质瘤（胶质母细胞瘤）：胶质瘤是脑干最常见的肿瘤，根据肿瘤分级不同，病变强化方式不同。Ⅰ～Ⅱ级肿瘤强化不明显。Ⅲ～Ⅳ级肿瘤明显强化，水肿加重，边界不清。

2. 血管母细胞瘤：好发于小脑，肿块呈囊实性肿块，边界清楚，囊性部分包括囊壁部分均不强化，而实性部分显著强化。肿瘤边缘可见增多增粗的肿瘤血管，瘤周水肿一般无明显水肿。

3. 淋巴瘤：表现为显著均匀性强化肿块，边缘见分叶征、脐凹征、尖角征。

手术探查

肿瘤位于右侧中脑、桥脑，为一囊实性肿块，以实性为主，最大断面约 3.4 cm×2.3 cm，上下径约 4.0 cm，肿瘤质硬、边界清、血供稍丰富。

病理结果

1. 大体所见：大体所见为灰白碎块组织，大小为 3 cm×3 cm×1 cm，切面灰白，部分钙化(图 13)。

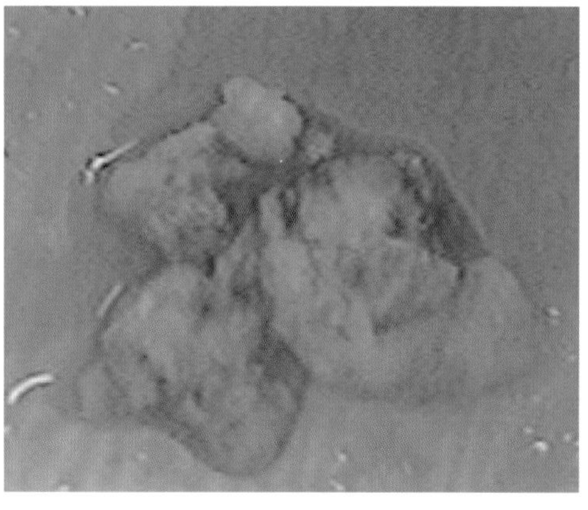

图 13 大体标本

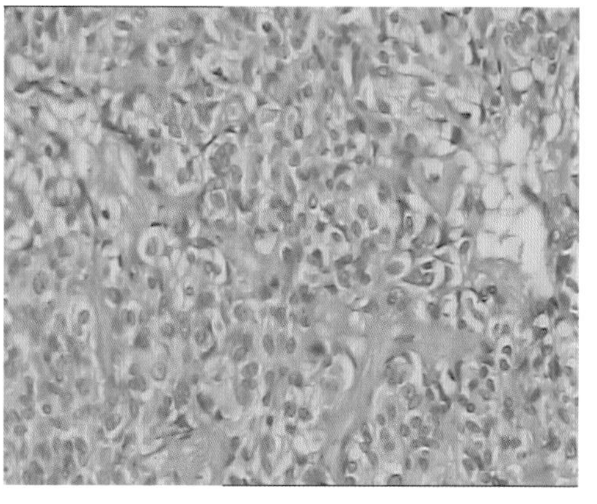

图 14 HE 染色（HE×100）

2. 镜下所见：核分裂象>4 个/10HPF，局部可见大量假菊形团结构（图 14）。

3. 免疫组织化学：CK（－），EMA（＋），Vimentin（＋），S-100（－），GFAP（－），Ki67（＋），PCNA（＋＋）。

结合 HE 形态和免疫组织化学结果，考虑（脑干肿瘤）乳头状瘤型脑膜瘤。

疾病综述

脑膜瘤约占颅内原发性肿瘤的 30%，主要起源于蛛网膜帽状细胞。根据 WHO 脑膜瘤分类，脑膜瘤分为 3 级：Ⅰ级为良性，Ⅱ级低度恶性，Ⅲ级恶性。Ⅱ级包括 3 个亚型：非典型性、透明细胞型及脊索样型。Ⅲ级亦包括 3 个亚型：横纹肌样型、乳头型及间变型脑膜瘤。乳头状瘤型脑膜瘤是脑膜瘤的恶性型（WHO Ⅲ级），发病率较低，多见于年轻人，包括儿童。好发于幕上间隙（特别是大脑凸面及矢状窦旁）。临床表现为进行性反复发作，常见局部浸润及沿软脑膜播散。患者预后不良，即使施行手术切除肿瘤，仍有极强的复发倾向。

乳头状瘤型脑膜瘤的影像学表现对诊断有一定提示意义，除具有典型脑膜瘤（实性成分呈等 T_1 等 T_2 信号，明显均匀强化）的表现外，有其自身的生物学特征影像表现。例如，分叶状生长，提示肿瘤生长迅速；内部信号不均，坏死囊变，瘤周水肿明显等，均提示恶性生长倾向，最终诊断主要依靠特征性的形态学特点和免疫学表型。

本病例病变实性部分信号与典型脑膜瘤相似（与脑皮质信号类似），呈分叶状，信号不均，并见囊变、钙化，符合恶性脑膜瘤表现，由于乳头状瘤型脑膜瘤罕见，容易误诊为胶质瘤。

核心提示

本病例的核心在于是否了解恶性脑膜瘤的影像表现。仔细阅片，其实性部分信号、强化程度及内部含钙化，可提示脑膜瘤，但诊断仍较困难，明确诊断仍依靠病理。

参考文献

[1] 崔金利，印弘，汤丽华，等. 恶性脑膜瘤 MRI 表现与病理的相关性研究 [J]. 实用放射学杂志，2009，25 (4)：465－468.

[2] 孙翠云，于士柱. 乳头状瘤型脑膜瘤 [J]. 中国现代神经疾病杂志，2010，10 (6)：668－670.

[3] 姜海涛，张健，费昶，等. 乳头状脑膜瘤三例报告并文献复习 [J]. 中华神经外科杂志，2013，29 (5)：489－491.

[4] 谢韬，金法等. 120 例脑膜瘤病理表型与肿瘤分级及预后的相关性研究 [J]. 东南大学学报（医学版），2016，35 (5)：688－691.

〔汪泽燕　肖学红　高明勇〕

1.11 隐球菌性脑膜脑炎

临床资料

女，30 岁。反复头痛，视物重影 3 个多月。

3 个多月前无明显诱因头痛，为胀痛，呈全头性，伴枕后疼痛，间伴头痛、耳鸣，伴向左侧视物重影。

专科检查：左眼向外活动受限，余反射正常；右眼正常；余未见异常。

辅助检查

实验室检查：白细胞计数 22.58×10^9/L↑，栓溶二聚体 1137.03 ng/mL↑。

急诊生化：氯化物 88.0 mmol/L↓，钠 121.5 mmol/L↓，超敏 C 反应蛋白 18.0 mg/L↑。

脑脊液穿刺结果：脑脊液压力>330 mmH_2O，无色透明脑脊液流出。脑脊液生化：蛋白0.64 g/L↑，氯化物 115.1 mmol/L↓。脑脊液墨汁染色查到隐球菌。

影像学资料

MRI 检查如图 1～图 6 所示。

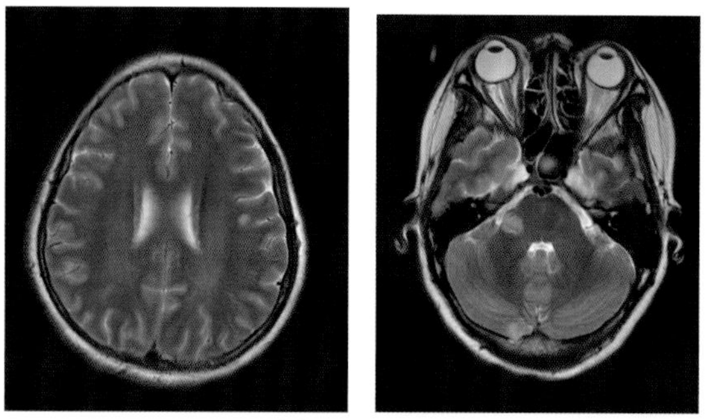

图 1　T_2WI

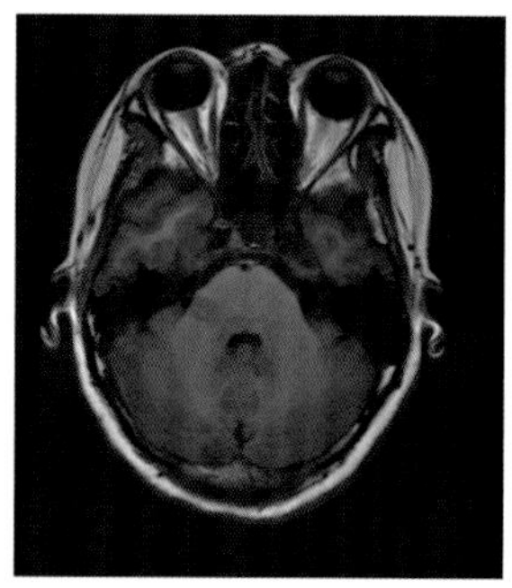

图 2　T_1WI

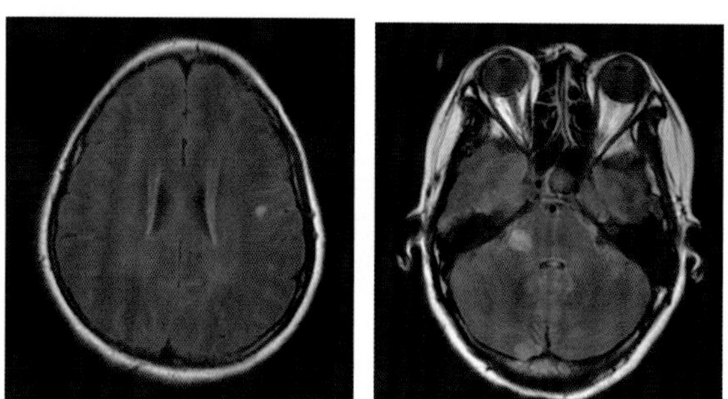

图 3　T_2-FLAIR

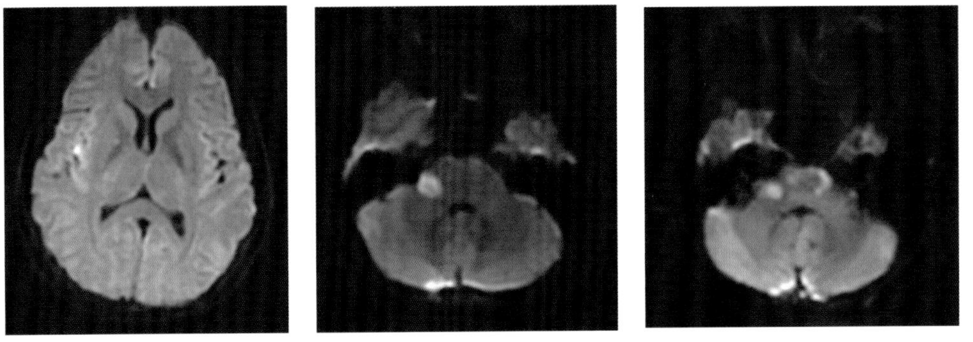

图 4 DWI（b=1000 s/mm²）

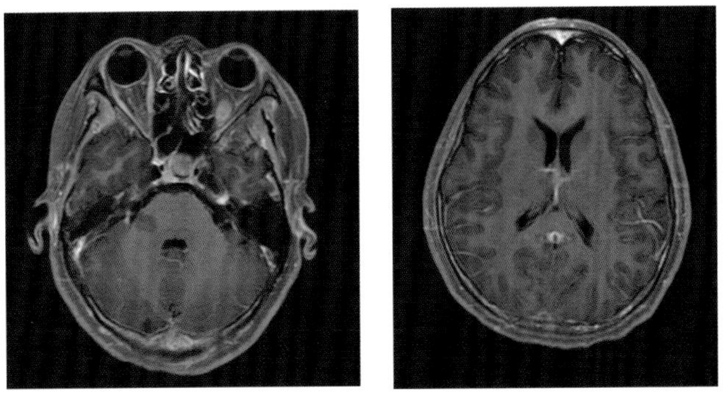

图 5 轴位 T_1 增强

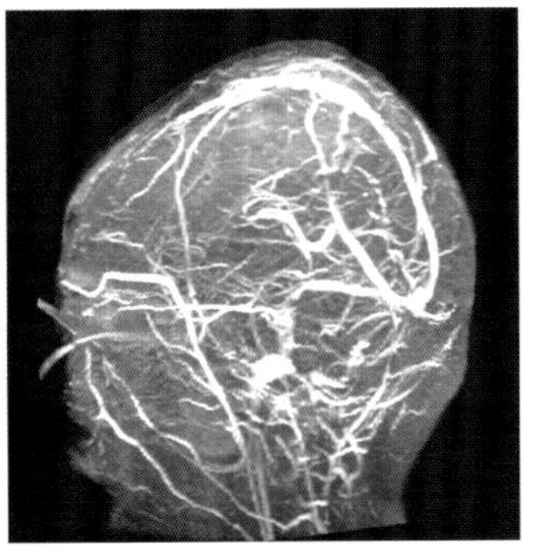

图 6 MRV 重建

定性征象分析

1. 基本征象：双侧大脑半球深部白质、基底核区、脑干和桥臂多发性病灶，不对称分布，在 T_2WI 和 T_2WI 压水序列均呈高信号，T_1WI 呈低信号，DWI 呈明显高信号，增强扫描脑实质内病灶未见强化，但双侧大脑半球、小脑幕表面柔脑膜弥漫性线状强化，相邻脑组织肿胀。MRV 诸静脉回流未见异常。

2. 特征性征象：

（1）脑实质多发性病灶在 T_2-FLAIR 呈高信号，T_1WI 呈低信号，DWI 呈明显高信号，无强化。这样的 MRI 表现出现在胶样假性囊肿（隐球菌荚膜产生的黏液、胶样物质充填扩张，形成小囊腔，内含大量隐球菌，呈肥皂泡样）、急性期脑梗死、多灶性脑炎等病变。

（2）双侧大脑半球、小脑幕表面柔脑膜弥漫性线状强化，相邻脑组织肿胀，提示存在柔脑膜炎。

综合临床资料和较特征性定性征象，应考虑到脑炎和隐球菌性脑膜脑炎可能。

综合诊断

女，30 岁。反复头痛，视物重影 3 个多月。专科检查：左眼向外活动受限。脑脊液穿刺结果：脑脊液压力>330 mmH_2O，脑脊液墨汁染色查到隐球菌。双侧大脑半球深部白质、基底核区和脑干多发性胶样假性囊肿形成，直径>5 mm，边界清楚，在 T_2WI 和 T_2WI 压水均呈高信号，DWI 囊内容物呈明显高信号，MRI 增强扫描未见异常强化。双侧大脑半球、小脑幕表面柔脑膜弥漫性线状强化，相邻脑组织肿胀。

综合临床资料和特征性 MRI 表现，诊断隐球菌性脑膜脑炎。

鉴别诊断

中枢神经系统隐球菌性脑膜脑炎主要需要与结核性脑膜脑炎、病毒性脑炎鉴别：

1. 结核性脑膜脑炎：多有发热及全身中毒征象明显，脑底池结构不清，脑底池脑膜广泛性增厚强化，脑实质结核瘤增强为环形强化。

2. 病毒性脑炎：以精神、意识障碍为突出表现，病情进展迅速。多累及脑实质深部白质区，病变范围较广泛，多见于双侧颞叶，多呈对称分布。

病理结果

如图 7 所示。

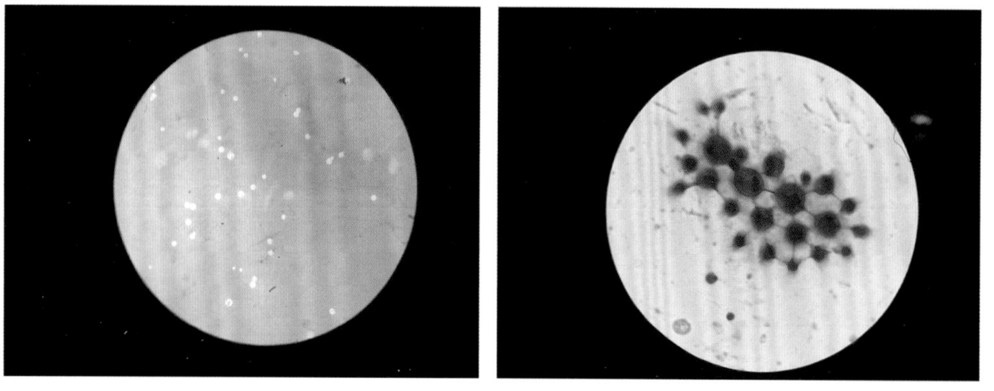

图 7　脑脊液墨汁染色找到隐球菌

疾病综述

隐球菌性脑膜脑炎多发生于 AIDS 患者或免疫抑制患者中，正常人群也可发病，但感染率极低。通过脑脊液墨汁染色查到隐球菌确诊。新型隐球菌主要沿血管周围间隙繁殖、蓄积并向脑深部侵入，使血管周围间隙扩大，在双侧大脑半球深部白质、基底核、脑干等部位形成多发肥皂泡样的胶样假性囊肿，其内含有新型隐球菌荚膜形成的黏液样物质；胶样假性囊肿在 T_2WI 和 T_2WI 压水均呈高信号，DWI 囊内容物呈明显高信号，MRI 增强扫描未见异常强化。双侧大脑半球、小脑幕表面柔脑膜弥漫性线状强化，相邻脑组织肿胀。

综合临床资料和特征性 MRI 表现，可诊断为隐球菌性脑膜脑炎。

核心提示

本病例的核心在于定性诊断上。隐球菌性脑膜脑炎具有一定的影像特征，即脑实质出现多发病灶，在 T_2WI 和 T_2-FLAIR 均呈高信号，T_1WI 呈低信号，DWI 呈明显高信号，未见强化，结合临床排除了急性脑梗死、病毒性脑炎等疾病，行脑脊液墨汁染色查到隐球菌可明确诊断。

参考文献

[1] 王劲，张雪林，张三泉，等. 隐球菌性脑膜脑炎的 CT、MRI 影像表现及其诊断意义 [J]. 中国医学影像学杂志，2003，3 (11)：194 - 196.

[2] Kambugu A, Meya DB, Rhein J, et al. Outcomes of cryptococcal meningitis in Uganda before and after the availability of highly active antire-troviral therapy [J]. Clin Infect Dis, 2008, 46 (11): 1694-1701.
[3] 林永青，宋兴旺. 新型隐球菌脑膜脑炎的 MR 特征 [J]. 临床医学工程，2014，6 (21): 689-690.

〔高明勇　赵　海〕

1.12 脑膜浆细胞瘤

临床资料

女，60 岁。反复头晕 2 个多月。

2 个月前，头晕后站立不稳，跌倒致左颞、枕部碰伤，自觉左侧耳后出现肿物，后自行消肿。3 天后同部位再次出现肿物。

外院头颅 CT：左侧颞枕部肿物，大小约 6.6 cm×4.3 cm×6.5 cm，局部颅骨骨质吸收、破坏，拟脑外病变富血供肿瘤，性质待定。

专科检查：左颞部可见一肿物，大小约 5 cm×3 cm×1 cm。脑神经检查未见明显异常。肌力、肌张力正常，生理反射存在，病理反射未引出。双手轮替试验、跟膝胫试验阴性。

辅助检查

胸部 CT 提示左肺上叶舌段、右肺中叶、右肺下叶小结节。

ECT：左侧颞骨、枕骨代谢异常增强，结合病史，考虑脑肿瘤侵犯颅骨所致（图 1）。

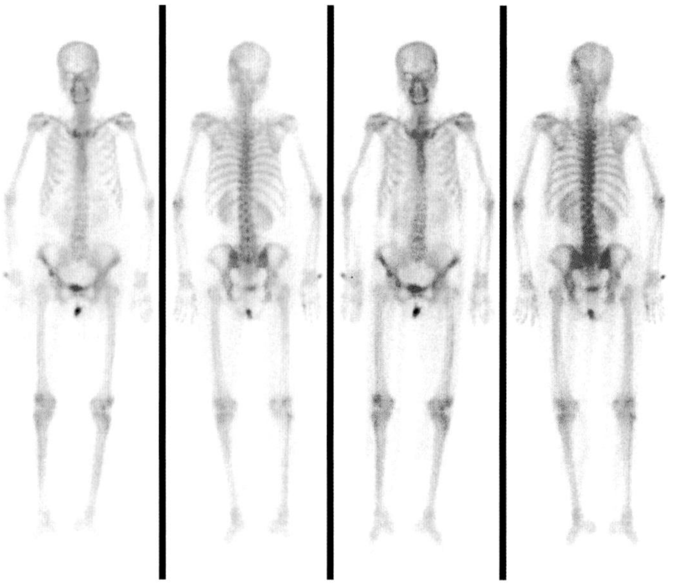

图 1　全身骨骼 SPECT 图

实验室检查：AFP、CEA、CA199、非小细胞肺癌相关抗原均未见异常。

影像学资料

CT、MRI 检查如图 2～图 11 所示。

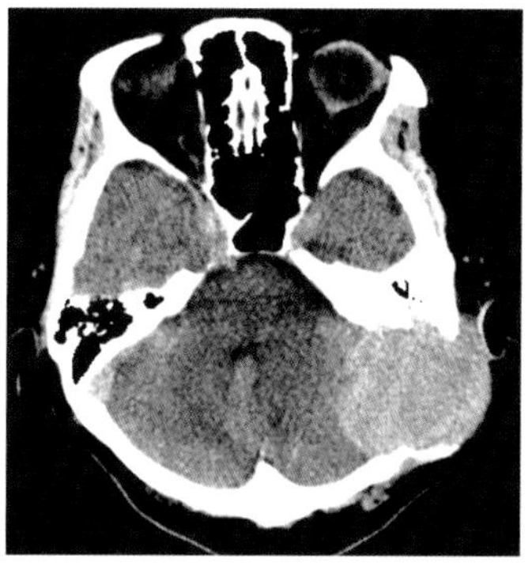

图 2 CT 平扫

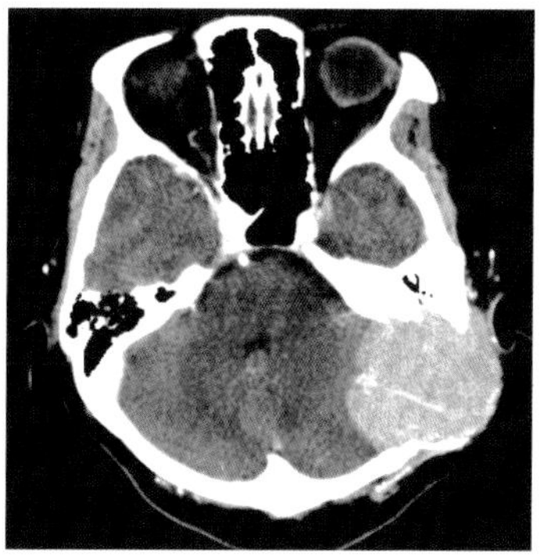

图 3 CT 增强

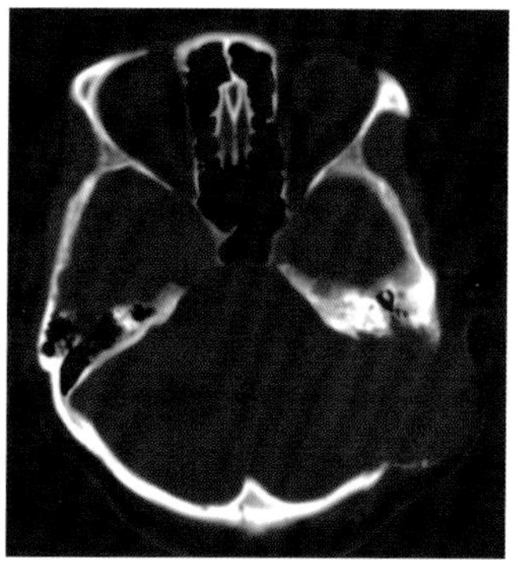

图 4 CT 骨窗

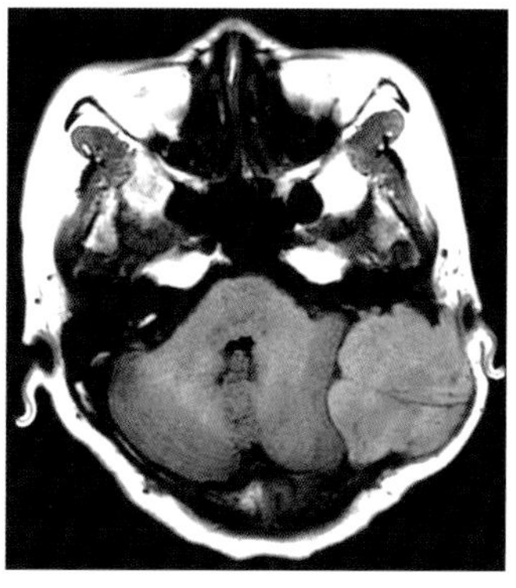

图 5 T_1WI

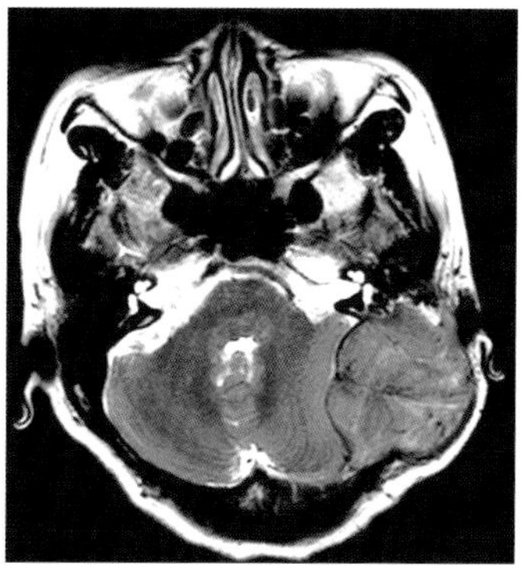

图 6 T_2WI

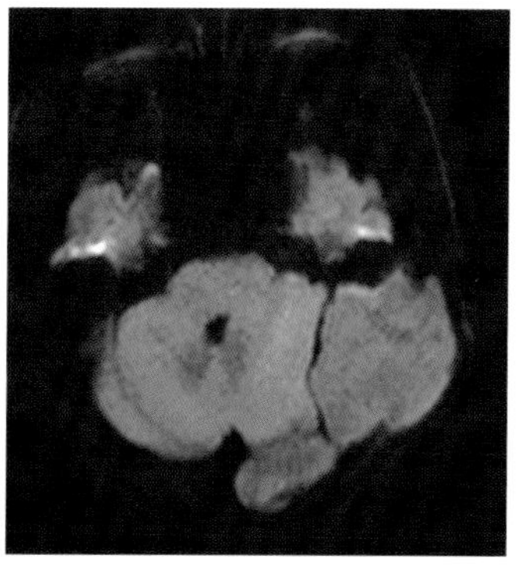

图 7 DWI（b=1000 s/mm^2）

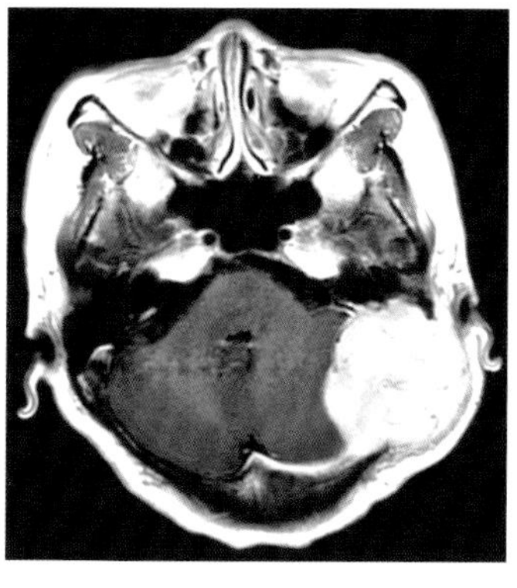

图 8 MRI 轴位增强

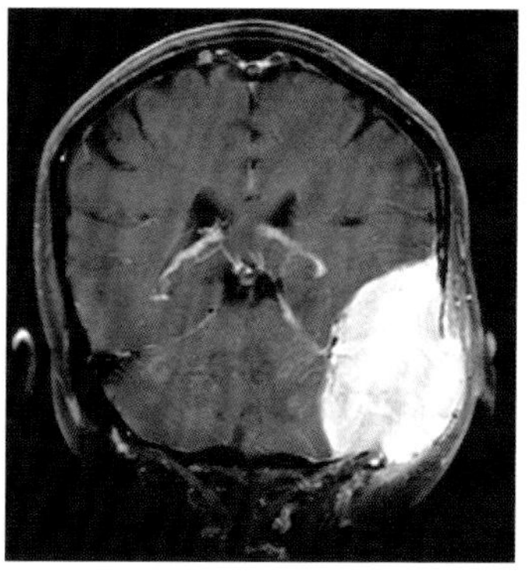

图 9 MRI 冠状位增强

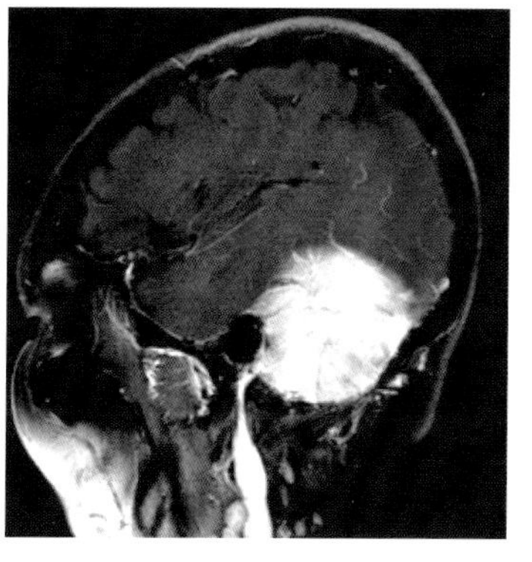

图 10 MRI 矢状位增强

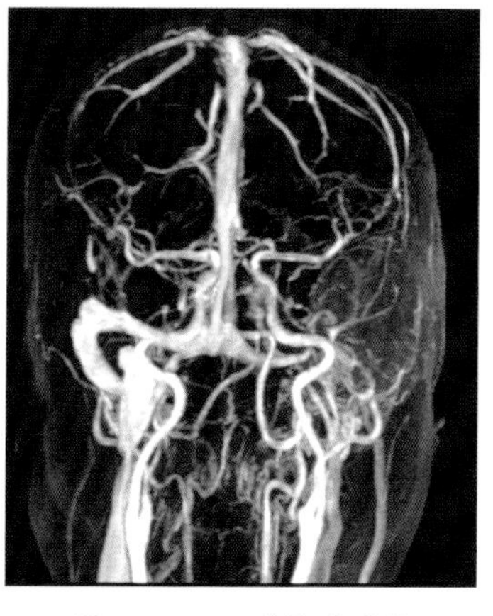

图 11 MRI 脑静脉成像

定位征象分析

1. 脑外组织来源的征象：

（1）肿块包膜征：轴位 CT 和 MRI 图显示，肿块边界清楚，特别是 MRI 图 5～图 7 显示肿块有完整的 MRI 低信号“包膜征”，肿块与脑组织分界清楚。

（2）脑实质推压征：各方位 CT 和 MRI 图象显示，左侧小脑脑组织只是受推压，向右侧移位，并无受侵犯表现。

（3）脑脊液间隔征：图 6 MRI T_2WI 图显示，肿块低信号包膜与受压脑组织之间可见高信号脑脊液征（图 12），该征象对确定肿块来源于脑外组织有特征性意义。

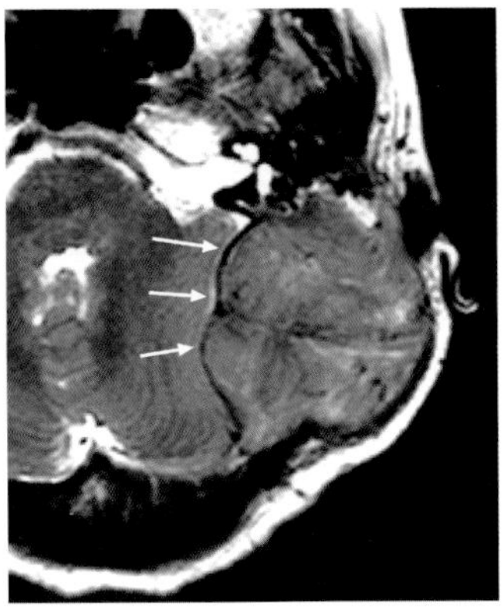

图 12　间隔征

肿块周边低信号包膜与受推压坏骨残脑组织之间可见高信号脑脊液间隔差距征（长箭头示）

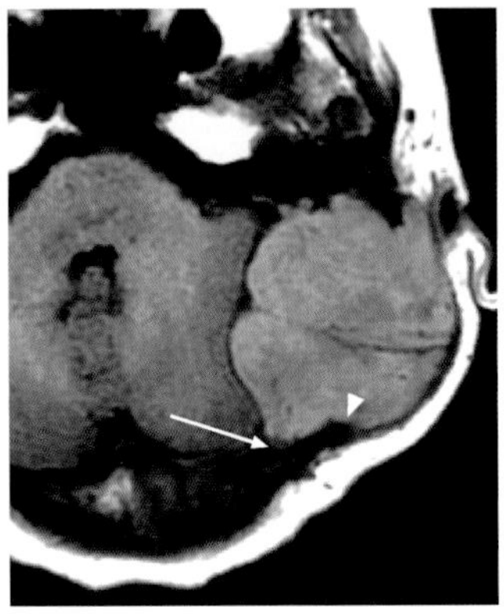

图 13　错位征

肿块远端（长箭头示）与骨破端（箭头示）之间有明显位置差距

根据上述征象，肿块定位来源于脑外组织。

2. 脑膜来源的征象：

（1）脑膜尾征：图 5、图 6、图 9 和图 10 显示有明显的脑膜尾征，提示脑膜受侵犯。

（2）骨皮质推移征：图 4 CT 轴位骨窗显示左侧颞骨残端呈虫咬状，对确定肿块来源无价值。但左侧枕骨残端骨皮质被掀起向外移位，表示颅骨可能有被侵犯的可能性。

（3）肿块与残留骨错位征：图 5～图 7 和图 9 显示，颅内肿块后缘与左侧枕骨的残留端明显不在一个点位上，两者相差 1.5 cm（图 13），且在这 1.5 cm 范围中左侧枕骨板障保留完好无破坏，该征象对确定肿块来源于脑膜有特征性定位意义。

综合上述征象，左侧颞枕部肿块定位诊断来源于脑膜。

定性征象分析

1. 基本征象：CT 平扫病变呈均匀稍高密度，边界清楚，未见钙化。病变周围骨质破坏明显，但颅骨破坏区未见硬化边。增强后病变强化明显。MRI 显示 T_1WI、T_2WI 均呈等信号和稍高信号。MRI 增强扫描肿瘤实质部分中度以上均匀强化，肿块有明显的包膜，可见脑膜尾征。图 8 和图 11 显示，左侧乙状窦受推压移位，无破坏征象。

2. 特征性征象：

（1）T_1WI、T_2WI 均呈等信号和稍高不均匀信号，与常见的脑膜瘤呈等信号不同。

（2）图 5、图 6 显示肿块内可见条状 T_1WI 低信号和 T_2WI 高信号。图 3、图 8～图 10 均显示增强后肿块内可见数量不一、形态各异、强化更显著的条状间隔，是浆细胞瘤较特征的定性征象，对应组织学上该条状间隔为血管丰富的疏松间质结构。

综合上述一般征象和较特征性定性征象，定性诊断为浆细胞瘤。

综合诊断

女，60 岁。左侧枕部无痛性肿物 2 个多月，专科检查无神经系统定位体征。CT 和 MRI 显示左侧颞枕部实性肿物，有明显包膜，脑组织受推压向内移位，肿瘤与脑组织之间可见明显脑脊液间隔征，肿瘤边缘与残留骨端有明显的错位征。DWI（$b=1000\ s/mm^2$）显示无明显运动受限表现。CT 和 MRI 增强均显示明显强化的条带间隔征。左侧乙状窦受推移。全身骨骼 SPECT 显像仅有左侧枕部代谢异常。综合上述资料诊断为脑膜髓外浆细胞瘤可能性大。

鉴别诊断

1. 病变起源鉴别诊断：主要与颅骨来源的病变鉴别。鉴别诊断依据主要是上述脑膜来源的 3 个征象：即脑膜尾征、残留颅骨推移征和肿块边缘与残留骨端错位征。特别是错位征对鉴别颅骨来源肿瘤很有价值。

2. 根据定位诊断依据病变来源于脑膜，需要与脑膜瘤鉴别。大多数脑膜瘤在常规 T_1WI 和 T_2WI 像信号特点与脑组织很接近，这一特点也很容易造成小的脑膜瘤常规 MRI 检查漏诊。本病例 MRI 平扫信号虽然与脑实质信号接近，但仍能清楚显示肿块。另外，虽然增强扫描肿块也有明显强化，但强化较均匀，没有明显的坏死区，调节窗位可清楚显示肿块内条状强化间隔，这一征象在脑膜瘤不常见，而是浆细胞瘤较特征性的定性征象，结合患者 60 岁的年龄，考虑浆细胞瘤的诊断较为合理。

3. 病变来源于脑外，有明显强化，还需与血管源性肿瘤鉴别。脑外血管源性病变虽有明显强化，但强化多不均匀。另外，血管源性肿瘤病灶内多有流空的血管影，本例没有。血管源性病变在病灶的周边常可见到粗大的异常血管，本例也没有。因此，脑外血管源性病变仅作为鉴别诊断较为合理。

手术探查

肿瘤位于左侧颞枕皮下及硬膜外，局部颅骨破坏严重，肿瘤呈灰白色，大小约 6 cm×6 cm×7 cm，质地中等，血管丰富，肿瘤基底位于枕部硬脑膜，局部脑膜部分增生、破坏。

病理结果

1. 镜下所见：（脑膜肿瘤）浆样细胞弥漫增生，肿瘤细胞弥漫分布，胞质红染，核偏位，核一侧有空隙，染色质片块状，肿瘤侵犯硬脑膜（图 15）。

2. 免疫组织化学：EMA（－），Vim（＋），LCA（＋），CD3（－），CD20（－），CD79a（＋），CD38（＋），CD138（＋），κ（＋），λ（－），Ki67 约 30%（＋），GFAP（－），NSE（－）。

结合 HE 形态和免疫组织化学结果，符合（左侧颞枕部脑膜）浆细胞瘤。颅骨未见肿瘤。

疾病综述

浆细胞瘤属于浆细胞系统的异常增殖引起的恶性肿瘤，主要分为多发性骨髓瘤、孤立性浆细胞瘤及髓外浆细胞瘤 3 类。以后者最为少见，约占浆细胞瘤 4%。常见发病年龄多为 40～60 岁，50 岁以上发病率明显增加。男女比例约为 2∶1。髓外浆细胞瘤通常以髓外软组织肿块的形式被发现，以浆细胞增

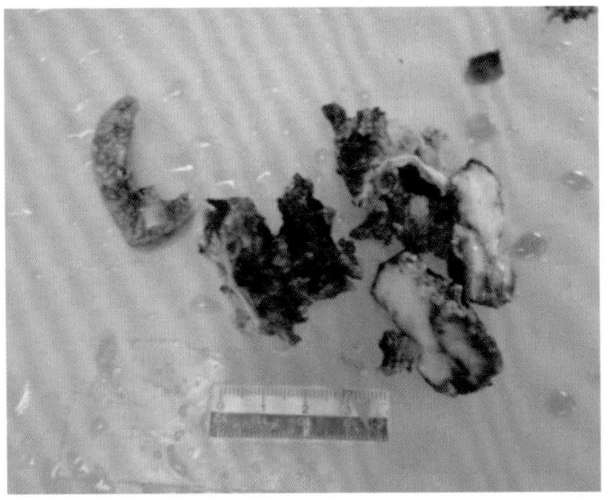

图 14 大体标本

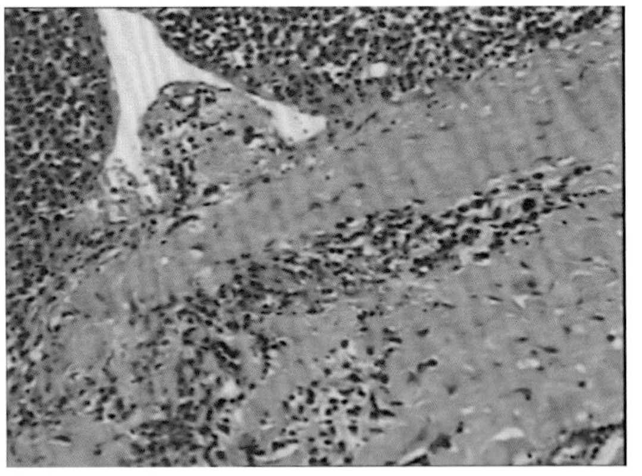

图 15 HE 染色（HE×100）

殖为特点，因浆细胞在全身分布广泛，因此本病可发生于骨髓以外的任何器官，主要以头颈部及上呼吸道常见。颅内浆细胞瘤可发生于硬膜内外，也可以发生于脑实质内。髓外浆细胞瘤临床表现多样，疼痛是惟一共同的临床表现。

因缺乏 CT、MRI 特征性的定性征象，髓外浆细胞瘤术前定性诊断很困难。肿块多数边界清楚，密度、信号较均匀，邻近骨质破坏区多无硬化边，CT、MRI 增强扫描时多呈中等以上强化，常能显示肿瘤内部或周边穿行的流空血管影，增强扫描肿瘤内部可见数量不一、强化更显著的条状间隔为本病较为特征的定性诊断征象。

核心提示

本病例的核心在于定位诊断上。鉴别肿瘤来源于脑内外和来源于脑膜还是颅骨是我们临床工作中经常遇到的难题。认识本病例的脑脊液间隔征（图 12）对鉴别病变是脑内还是脑外来源很有意义。肿瘤边缘与颅骨残端错位征（图 13）对鉴别病变来源于脑膜还是颅骨有重要价值。

参考文献

[1] Khalili RP, Mokhtari M, Fard SA, et al. Solitary dural plasmacytoma with parenchymal invasion [J]. AJNS, 2015, 10 (2): 102 - 104.

[2] Azarpira N, Noshadi P, Pakbaz S, et al. Dural plasmacytoma mimicking meningioma [J]. Turk Neurosurg, 2014, 24 (3): 403 - 405.

[3] 黄向阳，符丹卉，苏丹柯，等. 髓外浆细胞瘤的影像学表现及鉴别诊断 [J]. 广西医科大学学报，2013，30 (3): 389 - 391.

[4] 谷涛. 髓外浆细胞瘤的影像学表现 [J]. 中国医疗设备，2012，27 (6): 157 - 158.

〔龙晚生　赵振梁〕

1.13 非典型畸胎瘤样横纹肌样瘤

临床资料

女，2岁8个月。主诉：摔倒后呕吐1天，呕吐物为胃内容物，外院CT示右侧颞叶占位。

专科检查：对光反射存在，双眼球活动正常，肌张力正常。神志清醒，对答切题，记忆力、定向力正常。

辅助检查

Hb 113 g/L，纤维蛋白原↑，血浆D-二聚体升高↑。

影像学资料

MRI检查如图1～图5所示。

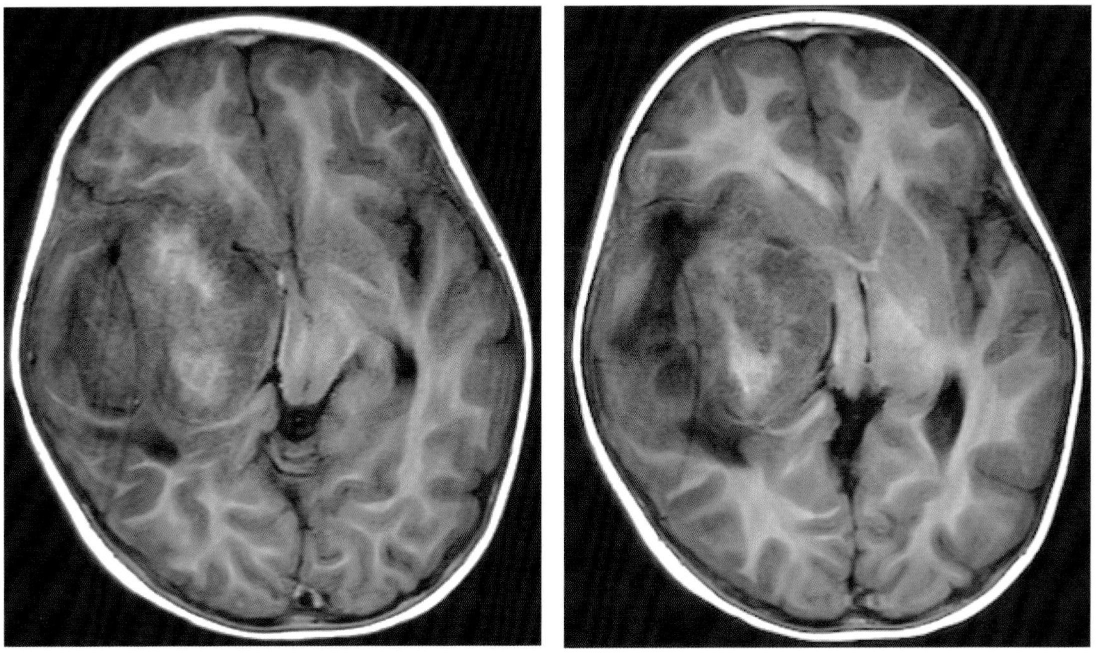

图1　T_1WI 轴位

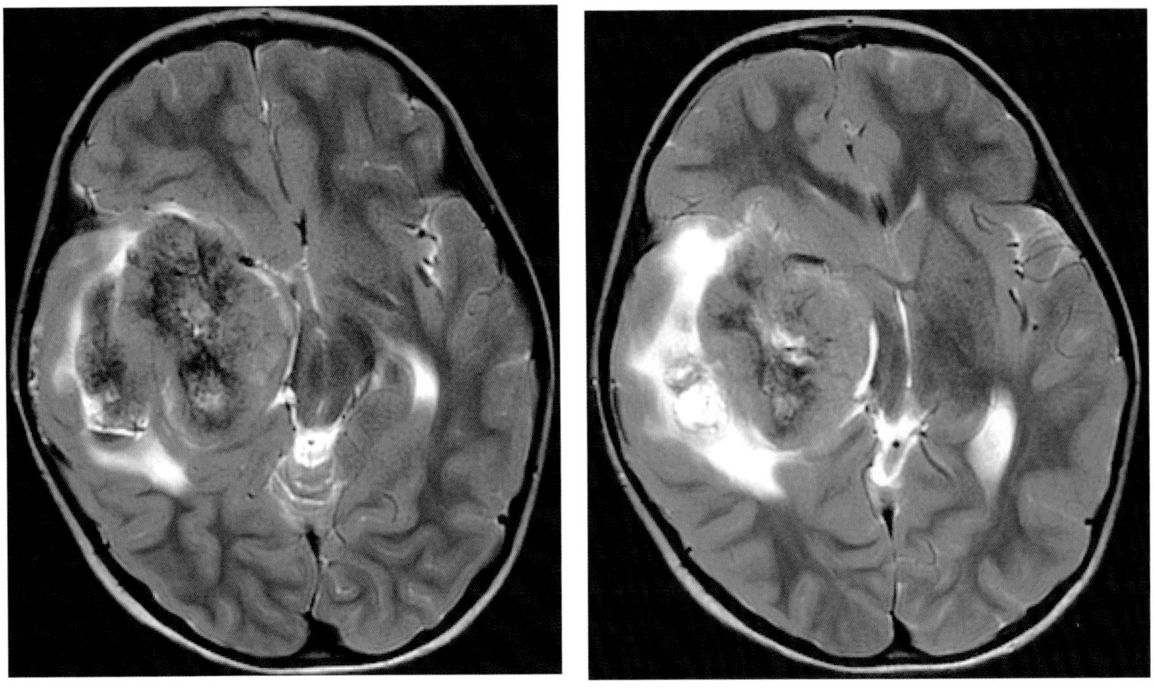

图 2　T_2WI 轴位

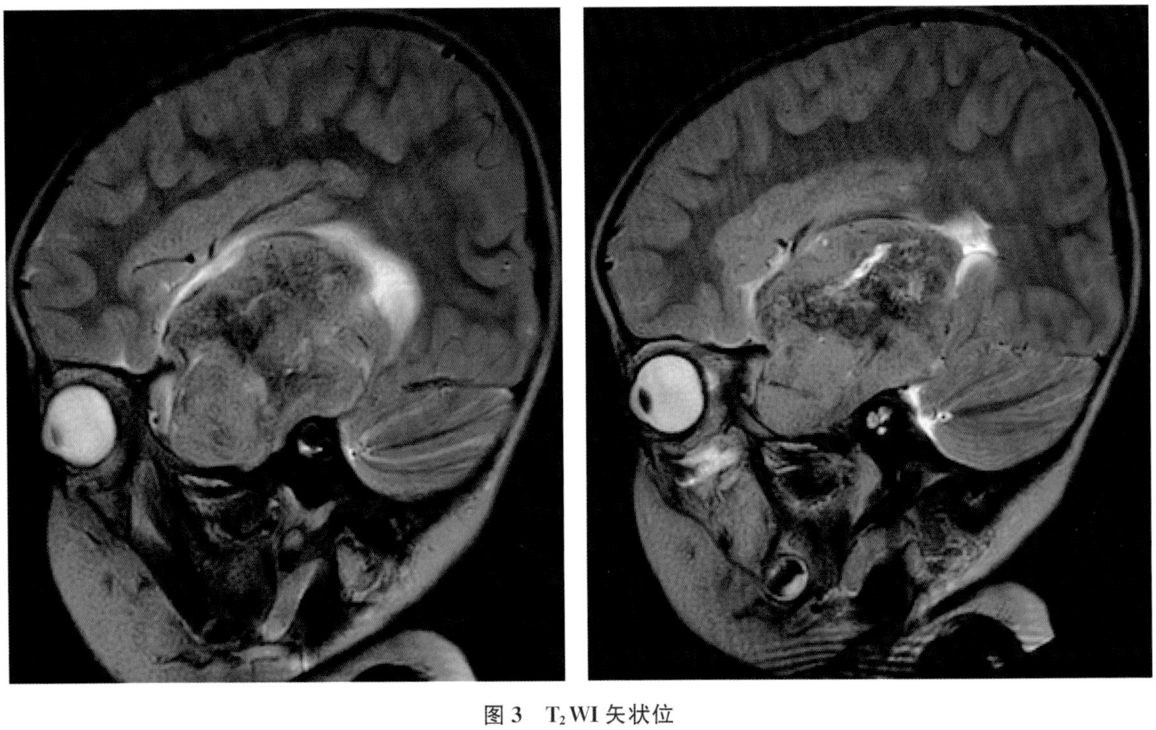

图 3　T_2WI 矢状位

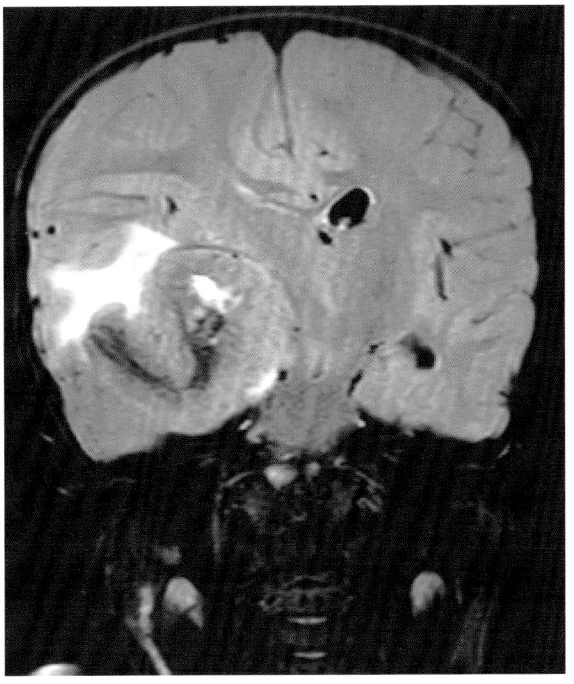

图 4 T_2-FLAIR 冠状位

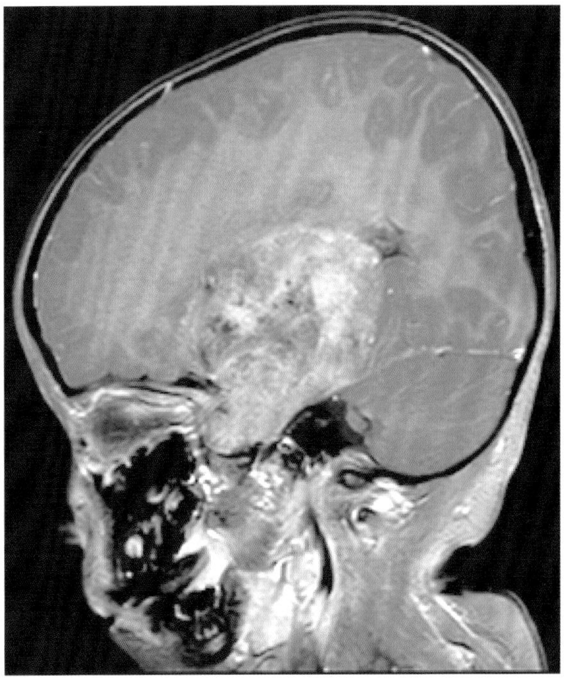

图 5 T_1WI 压脂增强矢状位

定位征象分析

病变位于右侧颞部，周围脑实质受压、水肿。大脑脚受压变形，双侧侧脑室及第三脑室受压变形，特殊定位征象有：

1. 右侧外侧裂池受压变扁并向前、外侧移位（图 6、图 7 箭头示）。

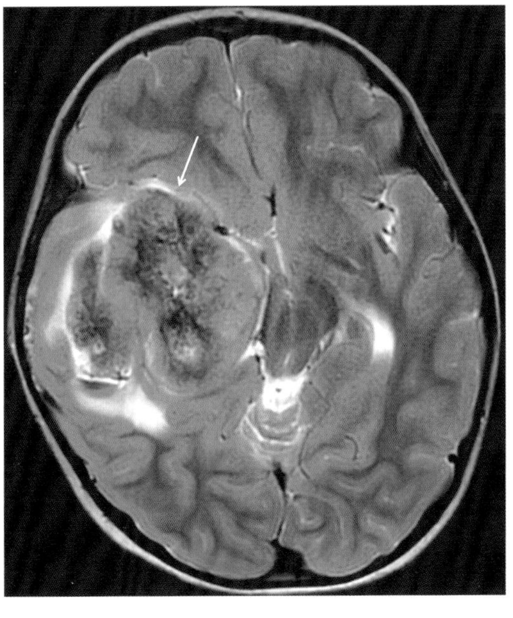

图 6 T_2WI 轴位

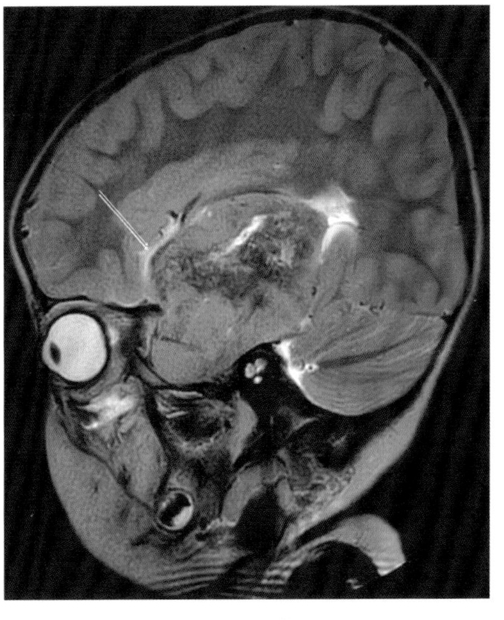

图 7 T_2WI 矢状位

2. 病变与颞叶紧密相连，无明确分界（图 8 箭头示）。

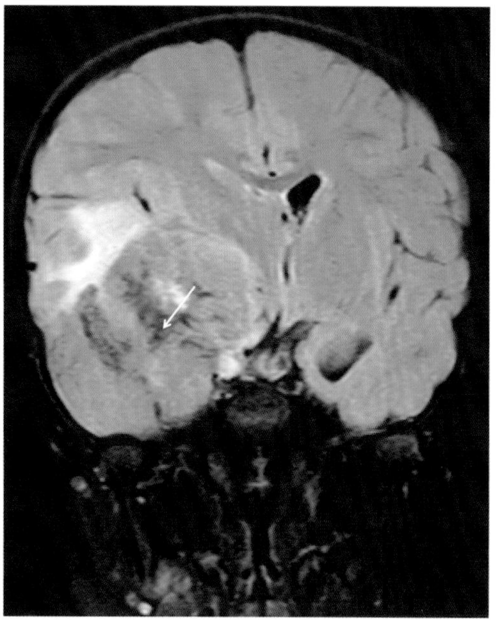

图 8 T_2-FLAIR 冠状位

综合上述征象肿块定位诊断来源于右侧颞叶。

定性征象分析

1. 基本征象：病变呈团块状，等 T_1 稍长 T_2 信号，内部信号不均匀，见片状坏死囊变区。病变中央见片状短 T_1 短 T_2 出血信号。增强扫描病变明显不均匀强化。

2. 特征性征象：

（1）DWI 弥散受限，且病灶周围脑实质轻中度水肿（图 9）。

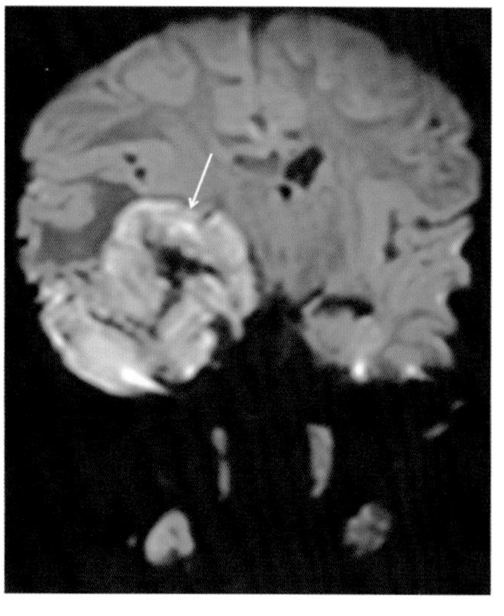

图 9 DWI

（2）波浪状环征：肿块呈不规则厚环状强化，中央坏死囊变。该征象对不典型畸胎瘤样横纹肌样瘤有特征性意义（图 10）。

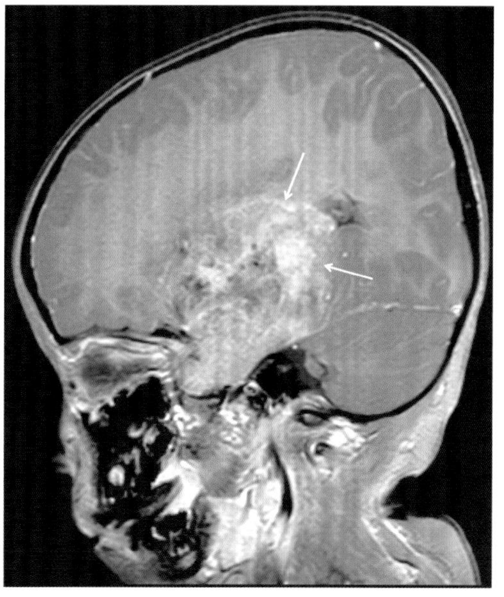

图 10 T_1WI 压脂增强矢状位

综合诊断

女，2 岁 8 个月。有呕吐。纤维蛋白原和血浆 D-二聚体升高提示体内出血存在凝血活动。MRI 检查 DWI 弥散受限，增强扫描呈不规则厚环状强化呈现典型波浪状环征，综合诊断考虑为非典型畸胎瘤样横纹肌样瘤可能性较大。

鉴别诊断

1. 髓母细胞瘤：发病年龄多为 5～7 岁儿童，平均年龄 6 岁，较非典型畸胎瘤样横纹肌样瘤发病年龄大。部位多发生于幕下中线位置，以小脑蚓部多见，且常突入第四脑室。MR 表现 T_1WI 和 T_2WI 以等信号多见，常伴有囊变。增强扫描多为不均匀明显强化表现，没有波浪状环征表现。

2. 胶质瘤：胶质瘤为儿童常见脑内肿瘤，位于大脑半球者瘤体常较大，T_1WI 瘤体可为低、等或混杂信号，T_2WI 呈高信号，常可见大小不等的囊变区，瘤周常有不规则水肿。增强扫描多呈中等度以上强化，强化形式多不均匀，该例影像表现不能完全排除胶质瘤的可能性。

手术探查

肿瘤约 5.4 cm×5.6 cm×5.8 cm 大小，质地软，血供丰富，里面有沙砾样及陈旧血块，肿瘤与正常脑组织边界不清，有假包膜，基底位于颅中窝底硬膜。

病理结果

1. 镜下所见：肿瘤细胞核圆、深染、核质比大，部分细胞偏位，核分裂象易见（图 11）。

2. 免疫组织化学：CK（－），EMA 局灶上皮（＋），Vim（＋），SMA（＋），GFAP（＋），CD99（＋），Syn 局灶上皮（＋），CgA（－），Desmin（－），MyoD1（－），WT_1（－），Myogenin（－）。

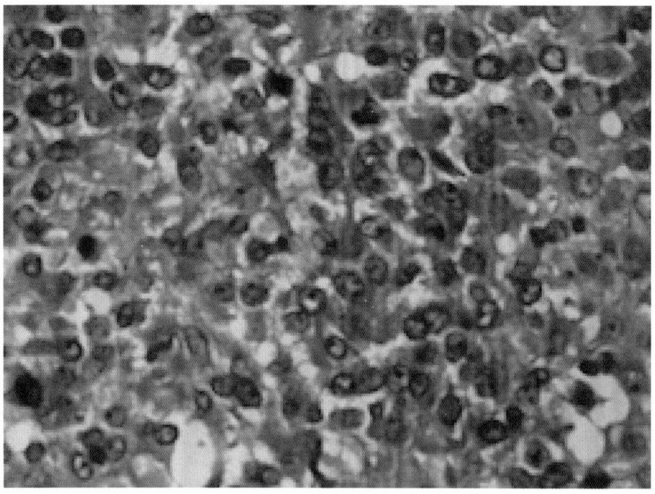

图 11　镜下示横纹肌样细胞（HE×400）

病变为恶性肿瘤，考虑为非典型畸胎瘤样/横纹肌样瘤，WHO Ⅳ级。

疾病综述

非典型畸胎瘤样横纹肌样瘤（atypical teratoid/rhabdoid tumors，AT/RT）是一种罕见的具有侵袭性的儿童胚胎肿瘤，由横纹肌样细胞、原始神经外胚层细胞伴间质和上皮成分构成。AT/RT 可以发生在中枢神经系统的任何部位，最常发生的部位为幕下脑实质内。发病年龄大多小于 3 岁，男性多见，临床表现为：头痛，颅内压增高。由于组织学及影像学表现相似于原始神经外胚层肿瘤（primitive neuroectodermal tumor，PNET）和髓母细胞瘤（medulloblastoma，MB），所以 AT/RT 常被误诊。

AT/RT 影像学表现为婴幼儿颅内异质性占位，由于肿瘤细胞密集，细胞间隙紧密，CT 平扫表现为稍高密度占位，T_1WI 为等信号，T_2WI 呈稍高、等信号，DWI 表现为弥散受限呈高信号，ADC 为低信号。肿瘤内部囊变、坏死多见，可见出血及钙化。增强扫描，肿瘤通常为中重度明显强化，波浪环状强化为 AT/RT 较特殊的表现。与原始神经外胚层肿瘤相比，AT/RT 通常表现为中度水肿。AT/RT 容易发生蛛网膜下播散，积极手术切除和术后辅助化学治疗能延长生存时间，但是预后仍差。

核心提示

非典型畸胎瘤样横纹肌样瘤增强扫描肿瘤呈波浪环状强化，这一特殊表现是非典型畸胎瘤样横纹肌样瘤的特异性表现。本病虽然少见，但婴幼儿脑实质内肿瘤，尤其发生在幕下、偏离中线位置的，要考虑到非典型畸胎瘤样横纹肌样瘤可能。

参考文献

[1] Koral K, Gargan L, Bowers DC, et al. Imaging characteristics of atypical teratoid-rhabdoid tumor in children compared with medulloblastoma [J]. Ajr American Journal of Roentgenology, 2008, 190 (3): 809.

[2] Bhattacharjee M, Hicks J, Langford L, et al. Central nervous system atypical teratoid/rhabdoid tumors of infancy and childhood [J]. Journal of Neurosurgery, 1996, 85 (1): 56-65.

[3] Meyers SP, Khademian ZP, Biegel JA, et al. Primary intracranial atypical teratoid/rhabdoid tumors of infancy and childhood: MRI features and patient outcomes [J]. Ajnr American Journal of Neuroradiology, 2006, 27 (5): 962-971.

[4] Arslanoglu A, Aygun N, Tekhtani D, et al. Imaging findings of CNS atypical teratoid/rhabdoid tumors [J]. Ajnr

American Journal of Neuroradiology, 2004, 25 (3): 476 - 480.
[5] Warmuth-Metz M, Bison B, Dannemann-Stern E, et al. CT and MR imaging in atypical teratoid/rhabdoid tumors of the central nervous system [J]. Neuroradiology, 2008, 50 (5): 447 - 452.
[6] Jin B, Feng XY. MRI features of atypical teratoid/rhabdoid tumors in children [J]. Pediatric Radiology, 2013, 43 (8): 1001 - 1008.
[7] Parmar H, Hawkins C, Bouffet E, et al. Imaging findings in primary intracranial atypical teratoid/rhabdoid tumors [J]. Pediatric Radiology, 2006, 36 (2): 126 - 132.
[8] Hilden JM, Watterson J, Longee DC, et al. Central nervous system atypical teratoid tumor/rhabdoid tumor: Response to intensive therapy and review of the literature [J]. Journal of neuro-oncology, 1998, 40 (3): 265 - 275.

〔龙晚生　李月月〕

1.14　颅内囊变出血性脑膜瘤

临床资料

女，77岁。左侧肢体乏力逐渐加重3个月。

专科检查：左侧肢体肌力3级，右侧肢体肌力正常，四肢肌张力正常。生理反射存在，病理征未引出。

辅助检查

腹部CT：肝脏多发囊肿、双肾小囊肿。

胸部正位片未见异常。

头颅CT平扫：右颞叶占位并出血。

实验室检查：WBC 12.44×10^9/L；K 2.70 mmol/L ；尿酸（UA）106.5 μmol/L。

影像学资料

CT和MRI检查如图1～图7所示。

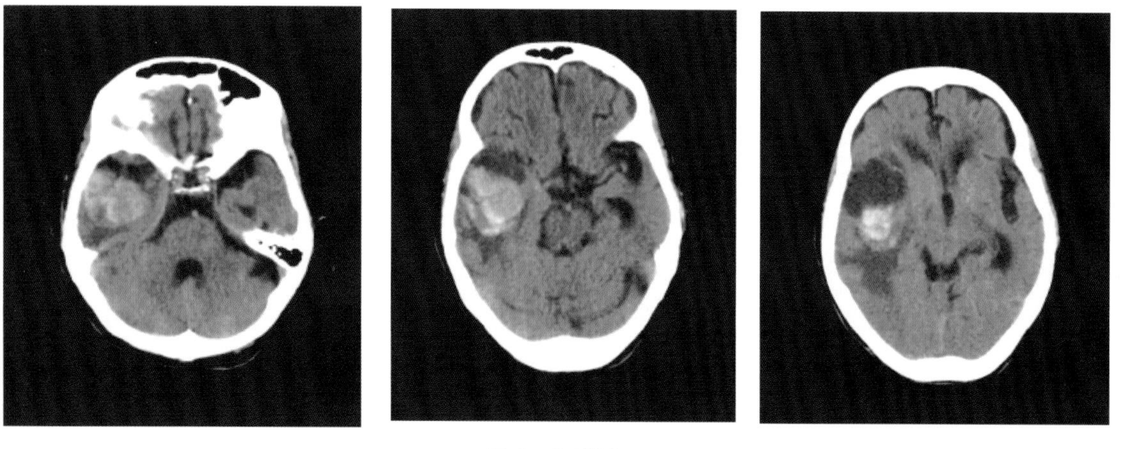

图1　CT平扫

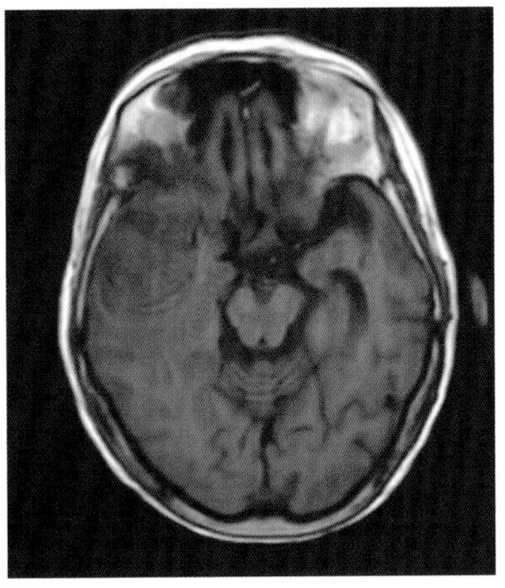

图2 T_1WI

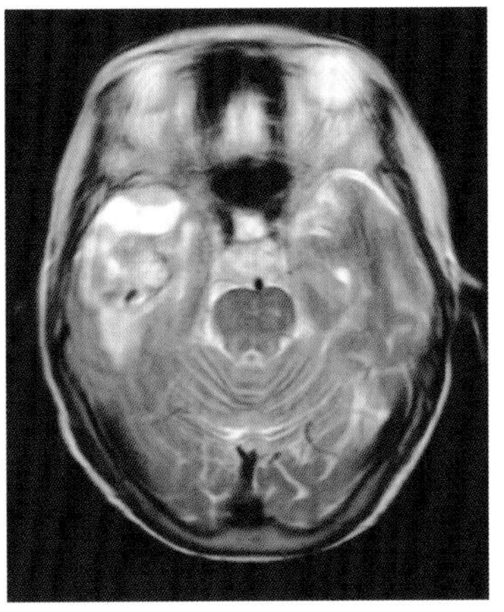

图3 T_2WI

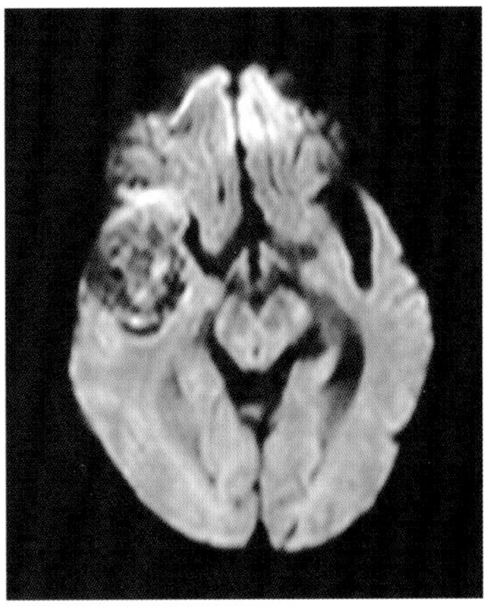

图4 DWI（$b=1000\ s/mm^2$）

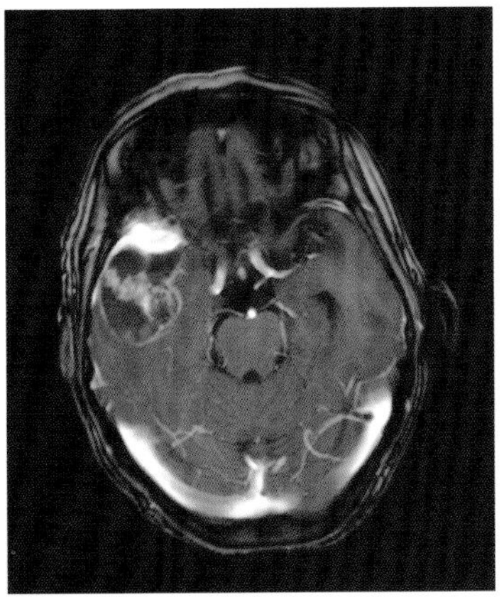

图5 轴位增强

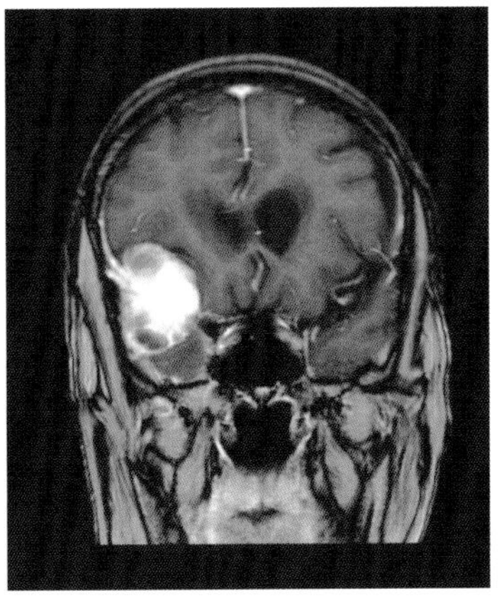

图6 冠状位增强

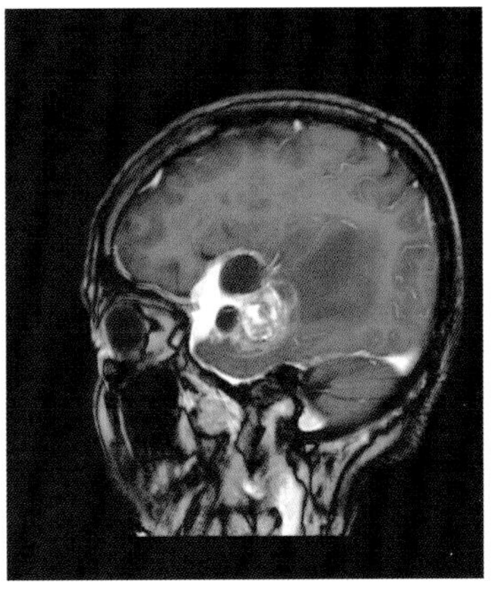

图7 矢状位增强

定位征象分析

脑外肿块征象：

1. 右侧颞部肿块与颅骨呈宽基底相贴，局部颅骨内板完整。
2. 肿块周围脑皮质推压征（图4）。
3. 肿块邻近局部脑膜增厚伴脑膜尾征（图6）。

综合上述征象，肿块定位来源于右颞部硬脑膜。

定性征象分析

1. 基本征象：CT平扫显示病变呈低密度囊状影和高密度出血影，边缘较清，邻近颅骨未见破坏。MRI示T_1WI呈等低信号，T_2WI呈高等低混杂信号，增强见肿块实性部分明显强化伴局部脑膜增厚强化，见脑膜尾征。CT示内中高密度区未见明显强化。

2. 特征性征象：

（1）CT平扫：肿块内高密度，提示出血；增强MRI见不规则囊状非强化区，提示肿块囊变。

（2）脑外肿块并硬脑膜尾征，提示硬脑膜起源肿瘤。

（3）肿块前缘部分呈实性，强化非常明显，且DWI呈高信号，紧贴颅骨。

综合上述一般征象和特征性征象，考虑脑膜瘤伴肿瘤囊变和出血可能。

综合诊断

女，77 岁。左侧肢体乏力 3 个月。CT 和 MRI 示肿瘤呈囊实性伴出血，边缘清，宽基底与颅骨相贴，局部脑皮质稍推压，DWI（$b=1000\ s/mm^2$）肿块呈高低混杂信号，增强扫描肿块实性部分明显强化伴脑膜尾征。

综合上述资料诊断为脑膜瘤囊变、出血。

鉴别诊断

颅骨内板下肿瘤除考虑脑膜瘤外，还需与硬脑膜血管周细胞瘤和大脑凸面脑实质肿瘤鉴别。脑膜血管周细胞瘤，一般以实性为主，在 CT 和 MRI 平扫与脑膜瘤难以鉴别，但增强扫描时血管周细胞瘤比脑膜瘤血供更加丰富，强化更加明显，一般无脑膜尾征。发生在脑表面的肿瘤如节细胞胶质瘤、DNET（胚胎发育不良性神经上皮瘤）和多形性黄色星形细胞瘤，多见于年轻人和颞叶，常有癫痫症状，病变以囊实性多见，实性部分可轻中度强化，其中多形性黄色星形细胞瘤也可以有脑膜尾征出现。

手术探查

全切除肿物，术中见粉红色肿物显露，质地较软，局部见坏死灶，血供较丰富，肿物与周围组织部分粘连，部分与大脑中动脉粘连，小心分离出大脑中动脉。肿物大小约 4.5 cm×4.0 cm×4.0 cm，基底与蝶骨嵴脑膜相连。

病理结果

1. 镜下所见：送检（右颞叶占位）肿物由上皮样脑膜细胞和梭形纤维性细胞混合组成，瘤细胞排列疏密不均，部分区域稀疏，细胞体积较大，染色质细，核分裂象可见，部分区域核质比值增高，无定型核，血肿区可见坏死（图 8）。
2. 免疫组织化学：GFAP（－），Olig-2（－），ENA（＋），PR（＋），Ki67（index 约 8%）（图 9）。

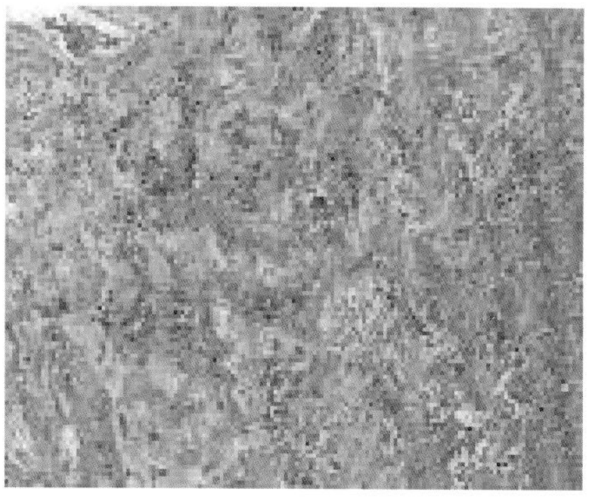

图 8 HE 染色（HE×200）

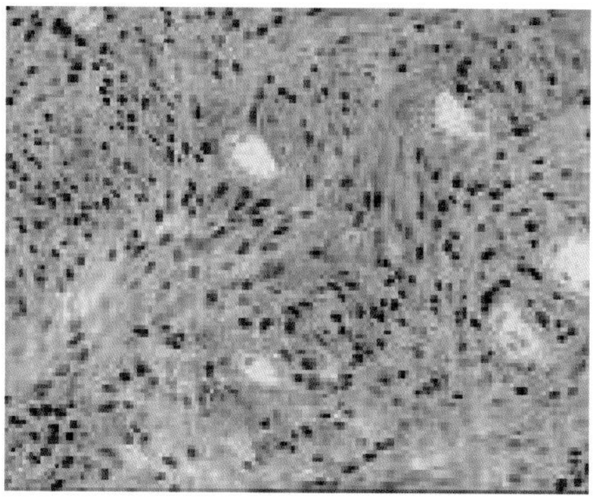

图 9 免疫组织化学

结合 HE 形态和免疫组织化学结果，符合（右颞叶）脑膜瘤（WHO Ⅰ级），局部细胞生长活跃。

疾病综述

脑膜瘤是起源于脑膜及脑膜间隙的衍生物，发病率占颅内肿瘤的19.2%，发病高峰年龄在45岁，儿童少见。许多无症状脑膜瘤多为偶然发现。50%位于矢状窦旁；大脑凸面，大脑镰旁者也多见。其次为蝶骨嵴、鞍结节、嗅沟、小脑桥脑角与小脑幕等部位。脑膜瘤生长在脑室内者很少。1989年Wilms等在MRI图像中首先描述了“脑膜尾征”，1990年Goldsher等制定了“脑膜尾征”的MRI诊断标准，即在增强T_1WI上，肿瘤邻近硬膜增厚并且信号强度增加。“脑膜尾征”是肿瘤浸润和富血管的脑膜瘤局部炎症反应共同作用的结果，且大多数脑膜尾征组织中存在肿瘤细胞浸润，提示临床医生在切除脑膜瘤瘤体的同时，应常规切除脑膜尾征对应的脑膜组织，预防和减少术后脑膜瘤的复发。

核心提示

脑外肿瘤伴“脑膜尾征”是诊断脑膜瘤的一个高度特异征象，是鉴别脑膜瘤与其他颅内肿瘤的常见而有效的影像学表现。

参考文献

[1] 程敬亮，赵艺蕾，王斐斐，等. 脑膜瘤“脑膜尾征”的MRI表现及其病理学基础［J］. 磁共振成像，2010，1（2）：115－119.
[2] Goldsher D，Litt AW，Pinto RS，et al. Dural“tail”associated with meningiomas on Gd-DTPA-enhanced MR images：characteristics，differential diagnostic value，and possible implications for treatment［J］. Radiology，1990，176（2）：447－450.
[3] 刘忆，漆松涛. “脑膜尾征”与脑膜瘤部位及其病理类型的关系［J］. 中国临床神经外科杂志，2010，15（6）：321－323.
[4] 高德宏，宁文德，李玉智，等. “脑膜尾征”与脑膜瘤相关的MR强化表现［J］. 实用放射学杂志，2001，17（2）：102－104.

〔彭永军　陈婵清　高明勇〕

1.15 颅骨板障型脑膜瘤

临床资料

男，72 岁。发现左侧颞部肿物 3 个月。

患者 3 个月前因左眼睑肿胀发现左侧颞部肿物，伴左眼视力轻微下降、流泪。无左颞部及左眼疼痛，无皮肤潮红，无局部皮温升高。无恶心、呕吐、头晕、头痛。

专科检查：左侧颞部触及一隆起肿物，大小约 4 cm×4 cm×1 cm，质中，边界不清，表面尚光滑，无局部皮肤潮红，无皮温升高，无破溃，活动度差，无压痛。

辅助检查

SPECT 骨扫描：左眶上骨、眶外骨及部分颞骨、颧骨骨盐代谢异常活跃。

PET-CT：CT 平扫于左侧额颞顶骨处可见骨质吸收明显，颅骨内外板变薄，呈膨胀性生长，颅骨外缘软组织呈梭形肿胀；FDG 显像于左侧额颞顶骨处可见条带状放射性分布浓聚影，最长约 1.2 cm×4.0 cm，最大 SUV=16.94，颅骨外缘增厚的软组织处轻度放射性分布增高。考虑非肿瘤性病变可能性大（颅骨嗜酸性肉芽肿?）。

实验室检查：CEA 正常，其余生化检查结果未见异常。

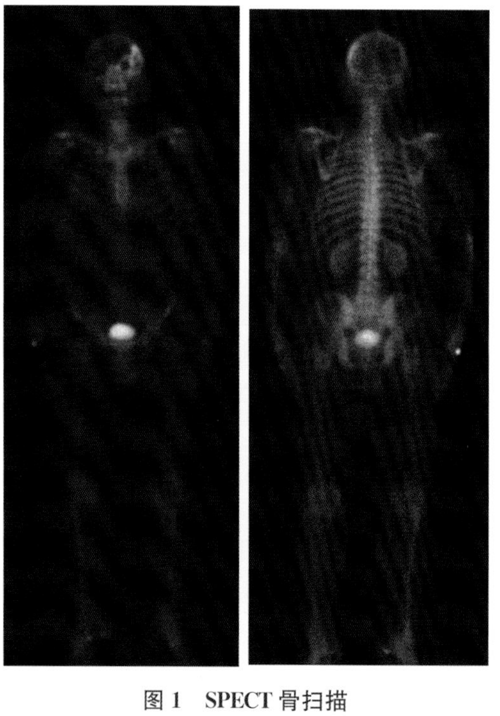

图 1 SPECT 骨扫描

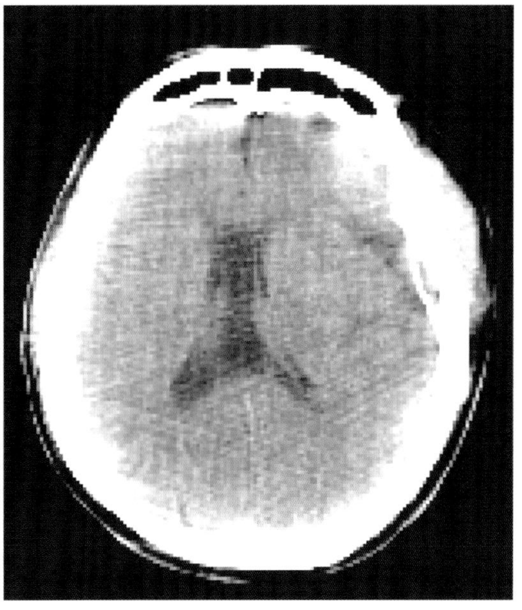

图 2 CT 轴位

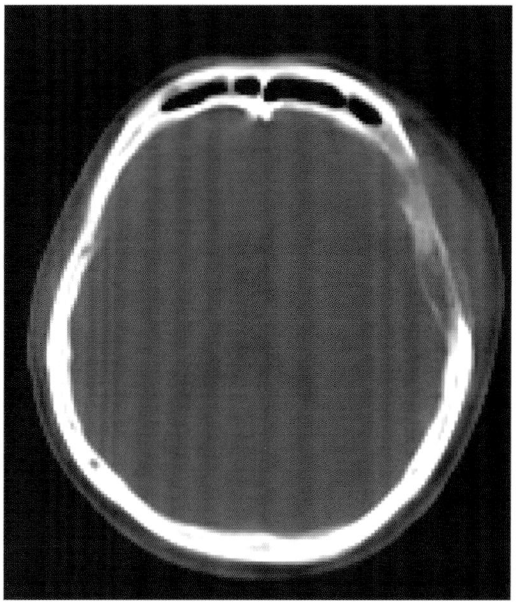

图 3 CT 骨窗

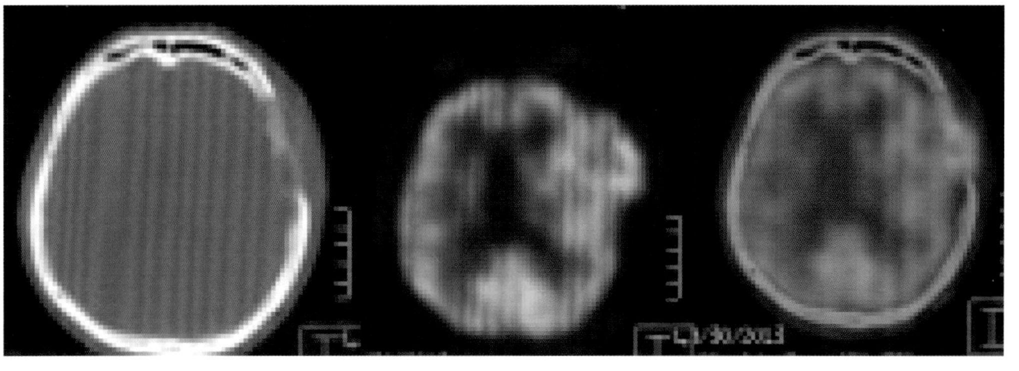

图 4 PET-CT 代谢融合图

影像学资料

MRI 检查如图 5～图 9 所示。

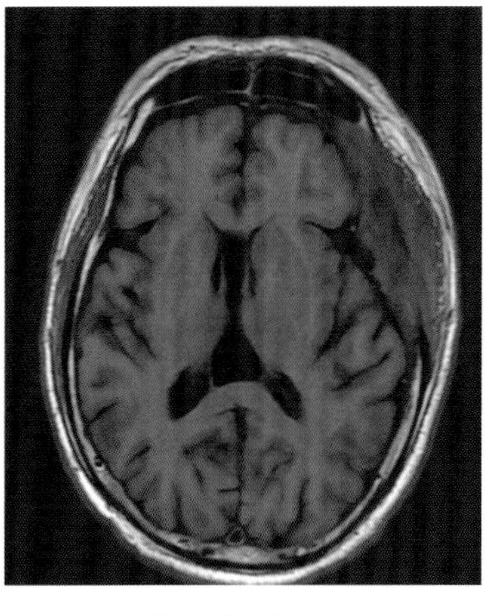

图 5 T_1WI

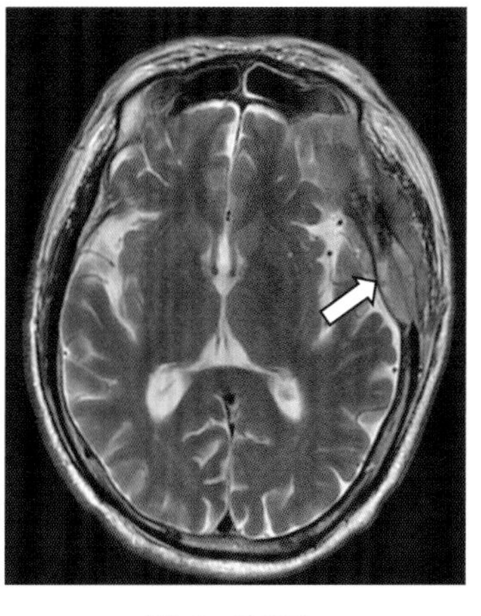

图 6 T_2WI

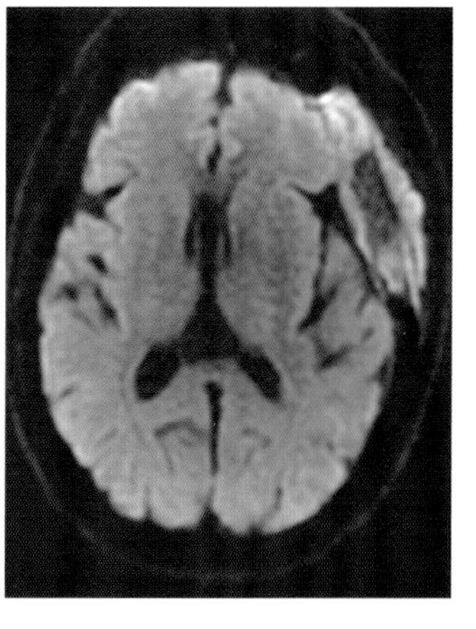

图 7 DWI（b=800 s/mm²）

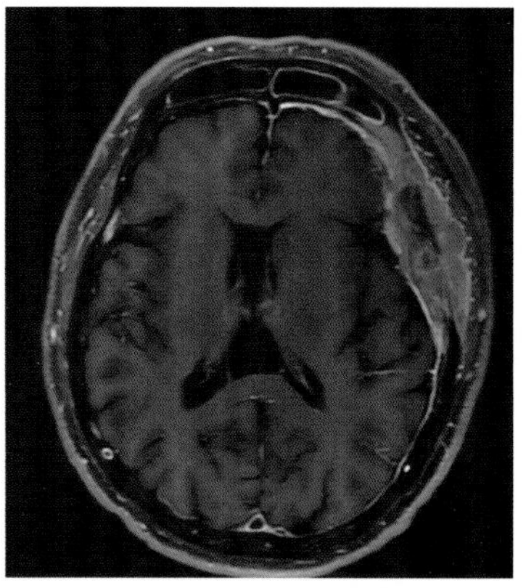

图 8　轴位增强

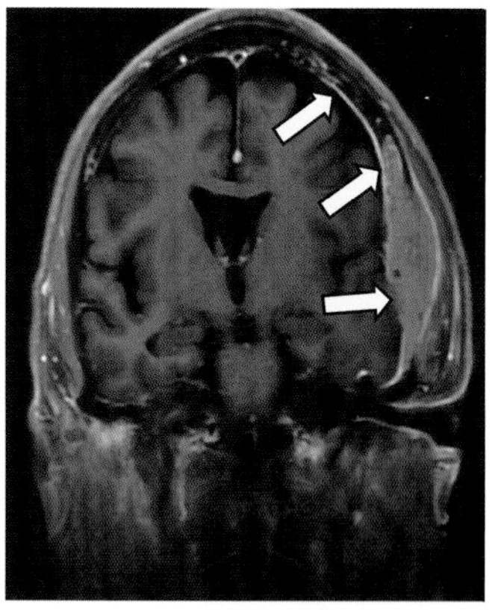

图 9　冠状位增强

定位征象分析

1. 病变以左侧颞骨为中心形成软组织肿块，CT 显示左侧颞骨不均匀性溶骨性破坏（图 3），中心部分骨质硬化，MRI 示颞骨为中心“梭形”病变；病变中心在 CT 上呈高密度部分在 T_2WI 为低信号，提示病变位于颞骨。

2. MRI 冠状位增强扫描增厚、强化的硬脑膜稍内移（图 6、图 9 箭头示），提示为硬脑膜外病变。

3. 脑实质推压征：左侧颞叶脑组织稍受推压，向右侧稍微移位，并无受侵犯表现。

4. 脑脊液间隔征：T_2WI 显示病变与左侧颞叶脑组织之间可见高信号脑脊液征（图 6），上述征象均提示左侧颞部脑外病变。

综合上述征象，提示病变来源于颞骨板障。

定性征象分析

1. 基本征象：CT 示左侧颞骨不均匀性骨质破坏并梭形软组织肿块，在 T_2WI 呈稍高信号、T_1WI 呈稍低信号，DWI 也呈稍高信号，增强扫描明显强化。病变同时累及颞肌和硬脑膜，左侧硬脑膜广泛增厚（图 9），考虑颞骨恶性肿瘤性病变。

2. 特征性征象：

（1）CT 平扫病变呈稍高低混杂密度（图 2），在 T_2WI 呈稍高和低混杂信号，大部分病变在 DWI 为稍高信号，增强扫描明显强化，累及硬脑膜，影像学表现与脑膜瘤改变类似。

（2）颞骨不均匀骨质破坏伴骨质硬化和轻度膨胀（图 9），提示低度恶性骨肿瘤。

综合上述一般征象和特征性征象，需考虑颞骨低度恶性肿瘤可能。

综合诊断

男，72 岁。因左眼睑肿胀发现左侧颞部肿物。病变以左侧颞骨为中心形成软组织肿块，左侧颞骨轻度膨胀性骨质破坏伴少许硬化，病变 T_2WI 呈稍高信号，弥散信号稍高，强化较明显。首先考虑到颅骨常见的肿瘤：转移瘤、多发性骨髓瘤、骨肉瘤、嗜酸性肉芽肿等。由于 SPECT 全身骨扫描和 PET-CT 仅见颅骨受累，未见其余骨骼异常，无原发肿瘤表现，可排除颅骨转移瘤改变，需要考虑颞骨原发性颅骨肿瘤改变。

鉴别诊断

1. 骨肉瘤/原始神经外胚层肿瘤（PNET）：鉴别诊断困难，需依靠病理学检查。

2. 浆细胞瘤/淋巴瘤：不存在成骨，钙化发生也少见；颅骨破坏呈穿凿样或渗透性破坏，膨胀性破坏极罕见。

3. 转移瘤：有原发肿瘤病史，病变多为多发，鉴别诊断困难，鉴别需依靠病理学检查。

手术探查

切开颞肌筋膜，见肌肉下、颞额骨肿物，粉白色、质脆，鱼肉状，有骨质破坏。

病理结果

1. 大体所见：灰白、灰褐色碎组织，大小为 15 cm×14 cm×2 cm，部分切面灰白、灰黄色。

2. 镜下所见：肿瘤组织由短梭形、卵圆形细胞构成，呈编织状排列，部分细胞胞质丰富，核偏位，胞核空亮，瘤细胞异型明显，核分裂象易见，细胞密集区域约 20 个/10HP；部分区域间质性黏液变性，肿瘤大片坏死，局部侵犯骨组织及横纹肌组织（图 10、图 11）。

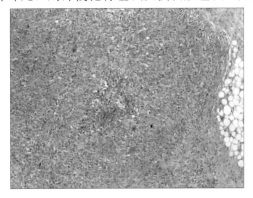

图 10 HE 染色（HE×40）

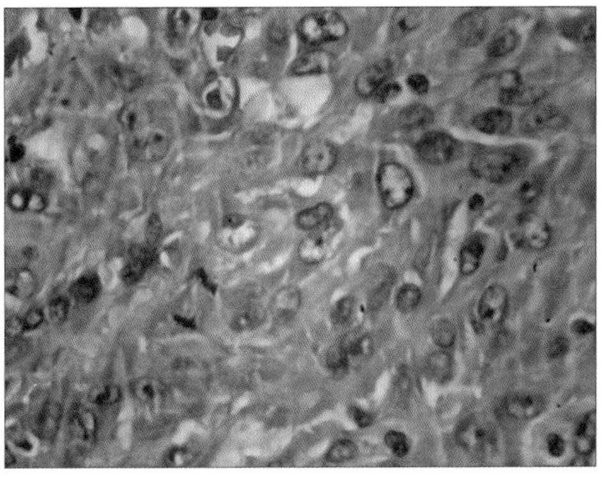

图 11 HE 染色（HE×400）

3. 免疫组织化学：B 号石蜡，Vimentin（+），S-100 散在少量（+），EMA（−），GFAP（−），CK（−），PR（−），Ki67 约 40%（+）。F 号石蜡，Desmin（+），h-CD 部分（+），EMA（−），S-100散在少量（+），MyoD1（−），SMA（−），PR（−）。E 号石蜡，EMA 部分（+），CD34（−）。

结合 HE 形态和免疫组织化学结果，符合间变型脑膜瘤，WHO Ⅲ级。

疾病综述

脑膜瘤起源于蛛网膜帽状细胞，绝大多数脑膜瘤位于硬脑膜，好发于大脑凸面，凸向脑沟生长。非典型部分的脑膜瘤位于脑内、颅内外沟通、鼻窦、颈静脉孔区、颞下窝和颅骨等部位。本病变位于颞骨，以左侧颞骨为中心形成软组织肿块，符合颅骨板障型脑膜瘤改变。

板障型脑膜瘤是一种异位脑膜瘤。一般认为，其起源于胚胎期颅骨板障内异位蛛网膜内皮细胞，或源于神经外胚叶的神经鞘神经膜细胞。现在普遍的看法认为起源于胚胎发育时残留于硬膜外组织内的蛛网膜细胞。

除具有颅内脑膜瘤 CT 和 MRI 特点外，还会有颅骨不同程度膨胀、骨质破坏、骨质增生和钙化等混合性表现。板障型脑膜瘤骨质的影像学表现可分为3类：成骨性、溶骨性和混合性。文献显示绝大多数颅骨脑膜瘤属于成骨性改变，约占51%，溶骨性约占32%，混合性约占6%。本例为混合性。因此需与颅骨其他肿瘤如骨肉瘤、转移瘤、骨髓瘤、嗜酸性肉芽肿、骨纤维结构不良、动脉瘤样骨囊肿等病变鉴别。

核心提示

本病例以左侧颞骨为中心形成软组织肿块伴左侧颞骨轻度膨胀骨质破坏和中心区骨质硬化，信号表现类似脑膜瘤，并见硬脑膜增厚强化，难以用骨髓瘤、转移瘤、嗜酸性肉芽肿和骨纤维结构不良等肿瘤解释，诊断思维需考虑到板障型脑膜瘤可能。

参考文献

[1] 文新年，黄婷婷，唐纪兰，等. 板障型脑膜瘤的影像学表现 [J]. 实用放射学杂志，2013，29 (7)：1050-1053.
[2] 党燕威，谭志彬，刘立军. 临床少见的颅骨板障型脑膜瘤一例报告 [J]. 临床误诊误治，2011，24 (4)：34.
[3] 刘华，周四清，潘仁寿. 板障型脑膜瘤一例 [J]. 临床放射学杂志，2004，23 (7)：609.
[4] Chiu SH，Wang ID，Sytwu HK，et al. Atypical meningioma [J]. J Neurosurg，2013，118 (4)：912-913.

〔高明勇　刘健萍〕

1.16　颅骨窦组织细胞增生症（Rosai-Dorfman 病）

临床资料

女，39 岁。左枕部头痛 10 个月。

10 个月前无明显诱因出现左枕部头痛，程度不剧烈，间歇性出现。无发热、头晕。多次于外院就诊，予对症处理，改善不明显。

专科检查：左枕部可见局限隆起，约 1.5 cm×1.5 cm，未见红肿、脓点，触之质硬，固定，轻度压痛，无波动感。

辅助检查

外院 B 超：枕部颅骨局部不连续，可见实性团块。

PET-CT：CT 示左侧顶骨局部骨质缺损，缺损区可见软组织密度影，形态较规则，未见明确硬化，其余颅骨未见明确异常征象；PET 示上述骨质缺如部位团状 FDG 高代谢，边界欠清，浓聚影与相邻大脑皮质影分界不清，SUVmax=13.4。与 10 个月前 CT 对比，病灶明显增大，病变累及脑膜。

实验室检查：无特殊。

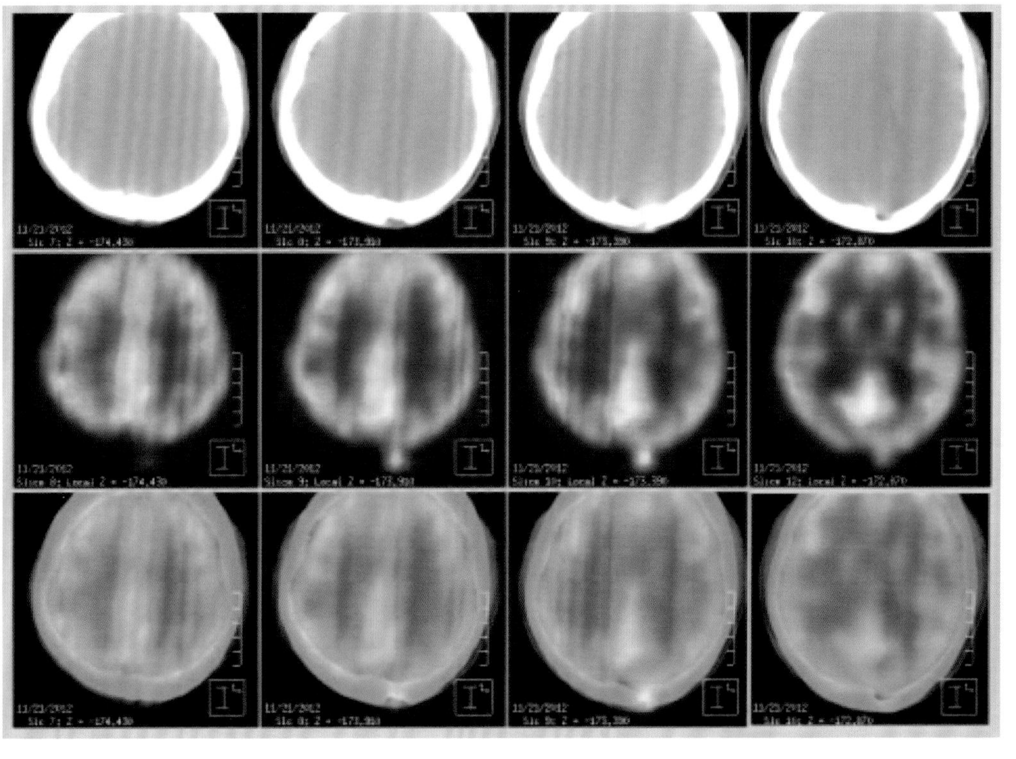

图 1　PET-CT 代谢融合图

影像学资料

CT 检查如图 2、图 3 所示。

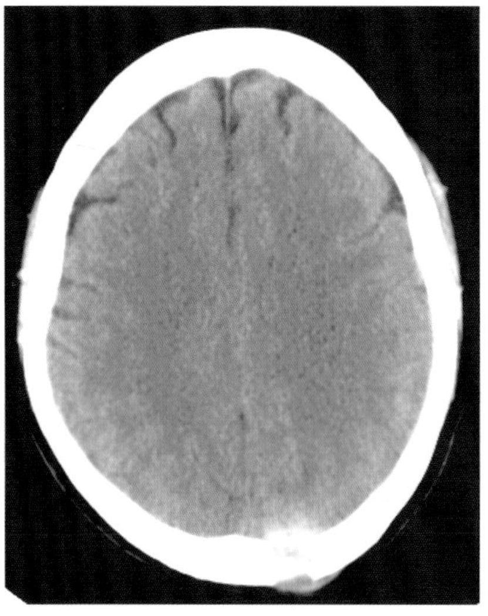

图 2　CT 平扫

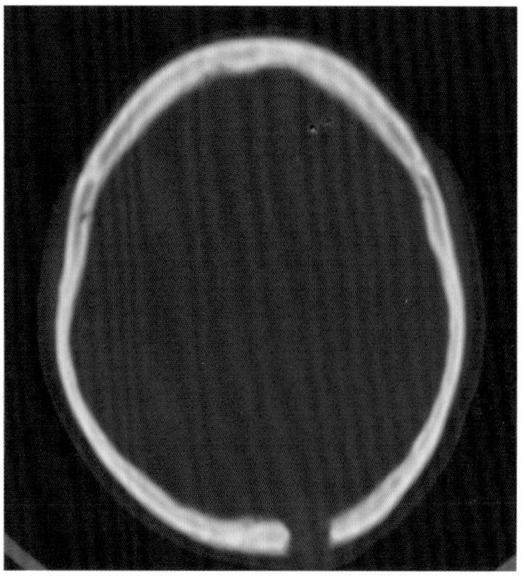

图 3　CT 骨窗

MRI 检查如图 4～图 10 所示。

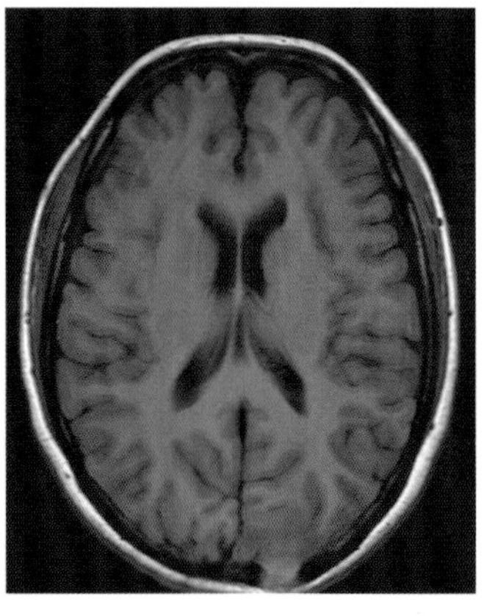

图 4　T_1WI

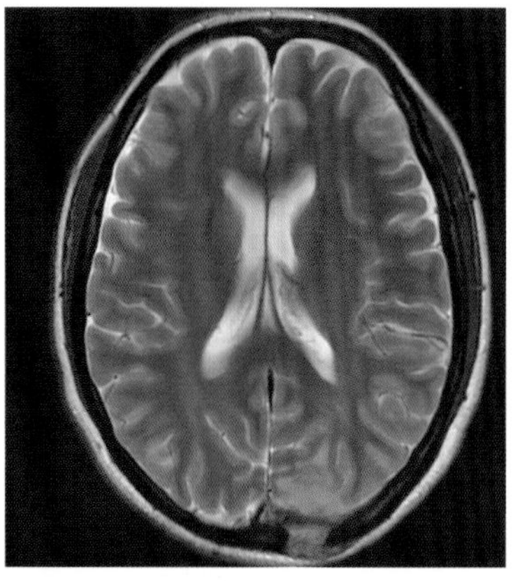

图 5　T_2WI

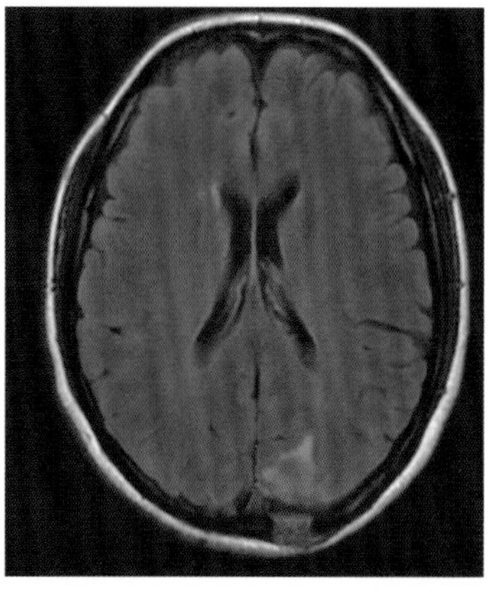

图 6　T_2-FLAIR

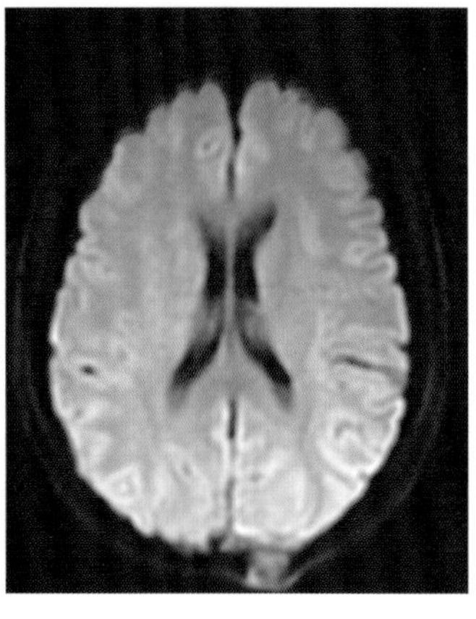

图 7　DWI（$b=1000\ s/mm^2$）

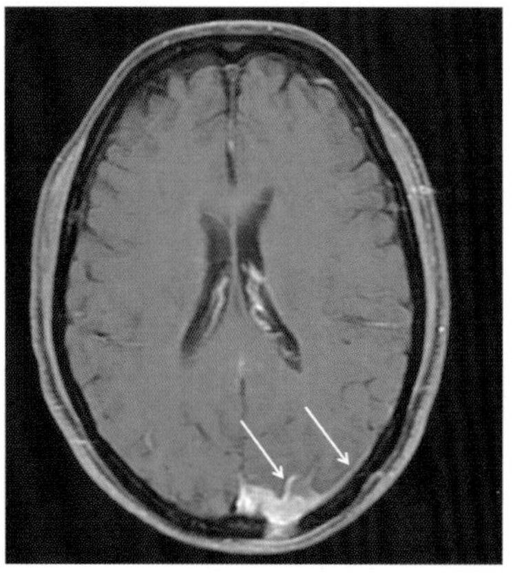

图 8　轴位增强

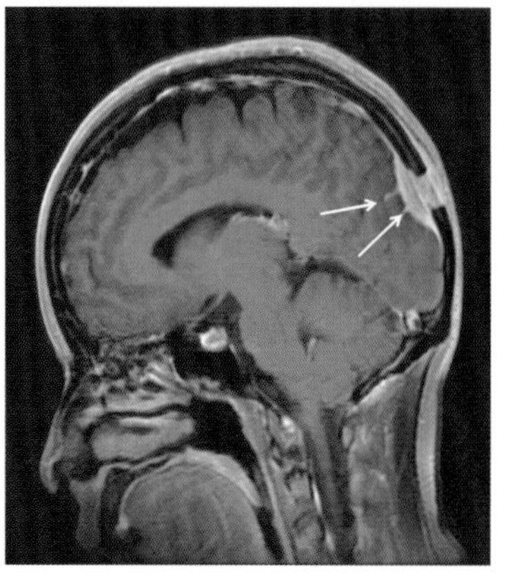

图 9　矢状位增强

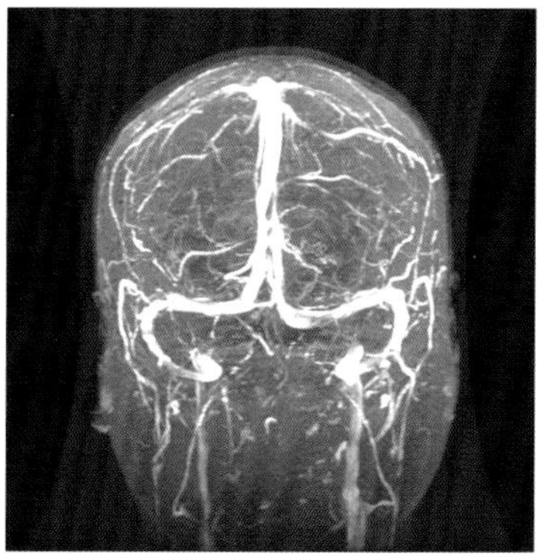

图 10 MRV 重建

定位征象分析

1. 脑灰质塌陷征：各序列图像上可见脑回受压推移，提示为脑外病变，以图 9 表现明显。

2. 矢状位可见病变呈蘑菇样，跨颅骨骨板两侧，主体部分位于颅内，小部分位于头皮下（图 9）。

3. 硬脑膜尾征：图 8、图 9 显示有明显的脑膜尾征，提示脑膜受侵犯。

综合上述征象肿物位于脑外，来源于颅骨骨质或硬脑膜可能。

定性征象分析

1. 基本征象：CT 示颅骨呈穿凿样溶骨性破坏，边缘清楚，密度均匀，未见钙化和骨质硬化（图 2、图 3）。MRI 示病变形态不规则，呈分叶状，在 T_1WI 呈稍低信号，T_2WI 呈稍高信号，DWI 呈稍高信号，明显均匀性强化，可见脑膜尾征，邻近脑沟内柔脑膜增厚、强化（图 9 白箭头示），脑组织轻度水肿，与上矢状窦分界不清（图 5、图 6、图 8）。

2. 特征性征象：

（1）颅骨穿凿样缺损，无硬化和钙化。

（2）病变血供丰富，硬脑膜和柔脑膜同时受累，特别是脑沟内软脑膜强化（柔脑膜伪足征或刺参征，图 9 白箭头示）是特征性表现。

（3）病变在 DWI 信号轻度增高，与脑膜瘤、骨髓瘤、转移瘤、淋巴瘤等高信号不同。

（4）PET：FDG 高代谢可排除脑膜瘤。

综合上述一般征象和特征性征象，首先考虑颅骨 Rosai-Dorfman 病。

综合诊断

女，39 岁。左顶骨溶骨性破坏软组织影，病变形态不规则，分叶状生长并沿帽状腱膜下间隙浸润，病变未见钙化或骨质硬化，在 T_2WI 呈稍高信号，增强后病变均匀一致强化，特征性软脑膜受累。结合病变主体部分位于颅内，定位脑膜起源的肿瘤或肿瘤样病变可能性大，定性诊断组织细胞相关疾病（Rosai-Dorfman 病）可能，但完全排除颅骨来源淋巴瘤证据尚不足。

鉴别诊断

病变位于颅骨和硬脑膜，需与以下病变鉴别：

1. 硬脑膜孤立性浆细胞瘤：非常罕见，其影像学表现与脑膜瘤难于鉴别，一般不累及颅骨，通常由病理明确诊断。

2. 颅骨孤立性浆细胞瘤：颅骨病变其CT和MRI部分征象与Rosai-Dorfman病有相似之处，但病变具假包膜征，与脑实质分界清楚，周围无脑水肿，不出现柔脑膜伪足征或刺参征。

3. 嗜酸性肉芽肿：以颅骨为中心的骨质破坏，偏侧性生长相对少见，深分叶状生长也少见，罕见沿帽状腱膜下间隙浸润。

4. 脑膜瘤：信号较有特征性，在T_2WI和T_1WI基本上与脑实质相似，强化明显，DWI为中-高信号，鉴别不难。如局部颅骨受累，一般为增生硬化；若存在骨质破坏，常为硬化及破坏同时存在，可伴钙化，不表现为沿帽状腱膜下间隙浸润。

5. 单发转移瘤：颅骨骨质破坏，一般有其他部位恶性肿瘤病史，DWI呈高信号，可累及硬脑膜，一般不出现柔脑膜伪足征或刺参征。脑实质或全身其余有多发骨转移灶。

手术探查

左枕部肿物大小约3 cm×2 cm×2 cm，质软，呈鱼肉状，部分质韧，黄白色，血供丰富，侵犯颅骨内外板，突破硬脑膜，侵入左枕叶及矢状窦。

病理结果

1. 镜下所见：病灶多位于硬脑膜，纤维结缔组织间见大量成片的合体细胞样组织细胞，胞质丰富淡染，可见核仁，胞质内见中性粒细胞、浆细胞和淋巴细胞，间质见大量浆细胞及中性粒细胞浸润（图11、图12）。

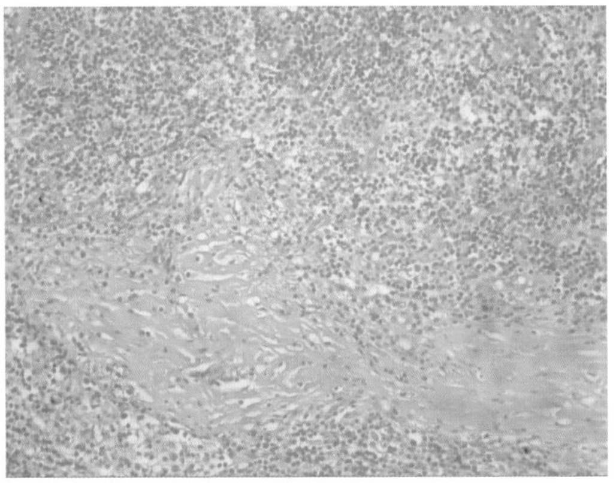

图11 HE染色（HE×100）

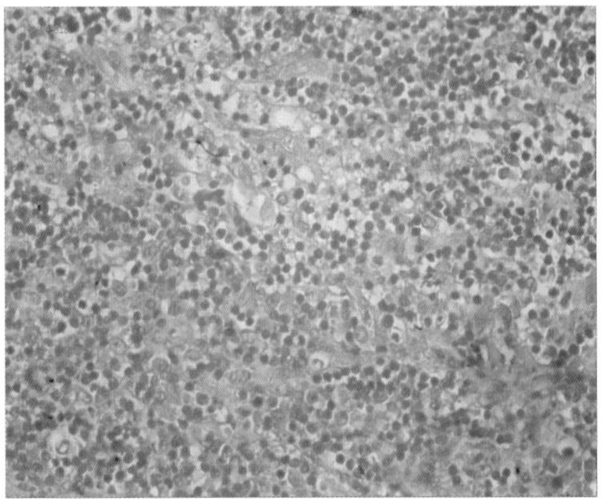

图12 HE染色（HE×400）

2. 免疫组织化学：组织细胞S-100（+），CD68（+），CD1a（−），CD23（−），Ki67约3%（+）。特染PAS（−）。

结合HE形态和免疫组织化学结果，考虑Rosai-Dorfman病，局部脑组织和软脑膜也见病变累及。

疾病综述

Rosai-Dorfman病（RDD）又称窦组织细胞增生症伴巨淋巴结病，是一种少见的组织细胞增生性病变；大多发生于淋巴结内，结外病变以皮肤及上呼吸道多见，中枢神经系统的少见，不到4%，且主要发生于脑膜。颅内RDD多累及硬脑膜及其相关结构，好发于大脑凸面、鞍区、颅中窝、矢状窦旁及其海绵窦旁等硬脑膜（与脑膜瘤有相同的好发部位），大部分病变都有脑膜附着。发生于脑膜者大多因临床及影像诊断为脑膜瘤行手术治疗。病变少见颅骨受累，多表现为溶骨性破坏。本例因溶骨性破坏，术前也误诊为嗜酸性肉芽肿，浆细胞瘤，淋巴瘤。RDD 最大的病理特点是增生的组织细胞体积很大，其直径相当于淋巴细胞的 10～30 倍，在低倍镜下，成片增生的组织细胞形成淡染的结节状区。颅内 RDD 在 MRI T_1WI 呈等信号、T_2WI 为等-低信号，对应病理体积很大增生的组织细胞。有文献报道，部分颅内 RDD 表现为外周 T_2WI 为等-低信号，病变中心为 T_2WI 更低信号，可能是本病的特征性信号表现，推测可能的病理基础是巨噬细胞活跃的吞噬作用产生的自由基的显影。病变一般质均，钙化、出血、坏死罕见。增强扫描多为均匀强化，伴有硬膜尾征和柔脑膜强化。RDD 发生颅骨溶骨性破坏需与转移瘤、浆细胞瘤、嗜酸性肉芽肿、淋巴瘤等鉴别，如不伴柔脑膜强化和局部脑水肿改变，仍需依靠病理确诊。

核心提示

颅骨穿凿样骨质破坏，同时累及硬脑膜、软脑膜并伴局部脑水肿，如出现特征性柔脑膜伪足征或刺参征，可提示颅骨窦组织细胞增生症（Rosai-Dorfman 病）。

参考文献

[1] 甘梅富，周涛，余心如，等．淋巴结外 Rosai-Dorfman 病．中华病理学杂志，2005，34（3）：137－139.

[2] 袁菁，高培毅．颅内 Rosai-Dorfman 病 MRI 表现并文献复习．影像诊断与介入放射学，2015，24（2）：97－102.

[3] Lou X，Chen ZY，Wang FL，et al．MR findings of Rosai-Dorfman disease in sellar and suprasellar region．Eur J Radiol，2012，81（6）：1231－1237.

[4] 张家堂，郎森阳，蒲传强，等．中枢神经系统 Rosai-Dorfman 病的 CT 和 MRI 表现．中华放射学杂志，2008，42（12）：1253－1256.

[5] Idir I，Cuvinciuc V，Uro-Coste E，et al．MR perfusion of intracranial Rosai-Dorfman disease mimicking meningioma．J Neuroradiol，2011，38（2）：133－134.

〔高明勇　刘健萍〕

1.17　蝶窦内异位垂体腺瘤（EPA）

临床资料

女，64岁。反复头痛10多天。

10多天前无明显诱因出现头痛，无恶心呕吐，无意识障碍，无抽搐，无二便失禁。

专科检查：神志清醒，精神可，对答切题，言语流利，查体配合，头颅无畸形；血压189/101 mmHg。

辅助检查

实验室检查：EB病毒IgA抗体、CEA、AFP均为阴性。

影像学资料

CT、MRI检查如图1～图9所示。

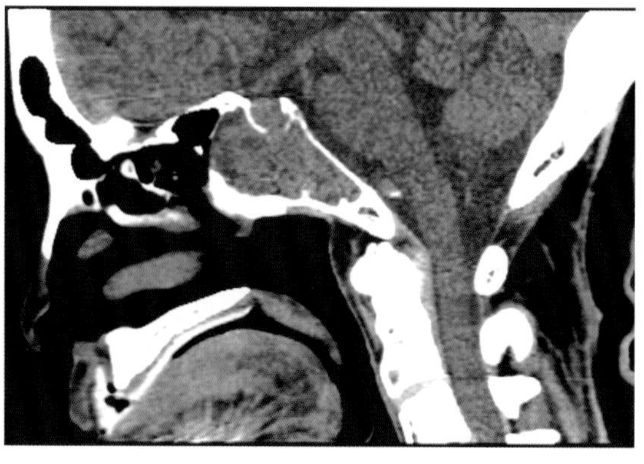

图1　CT矢状位重组

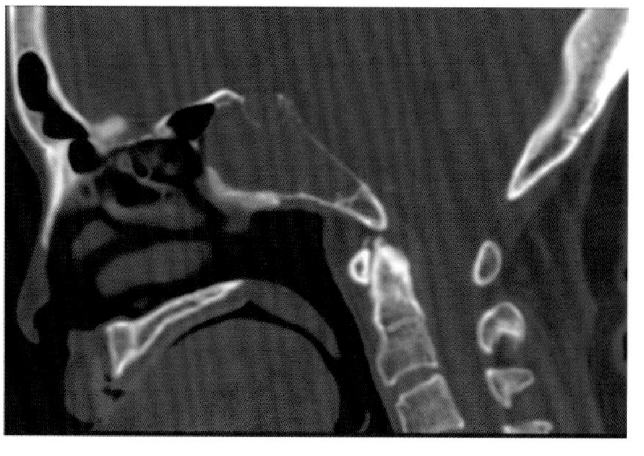

图2　CT矢状位重组骨窗

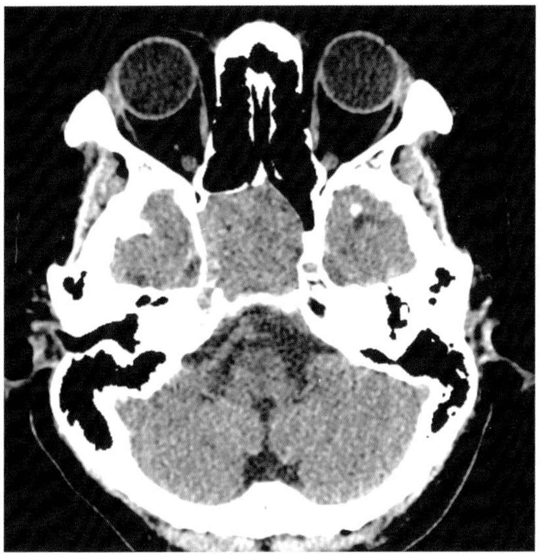

图 3 CT 轴位

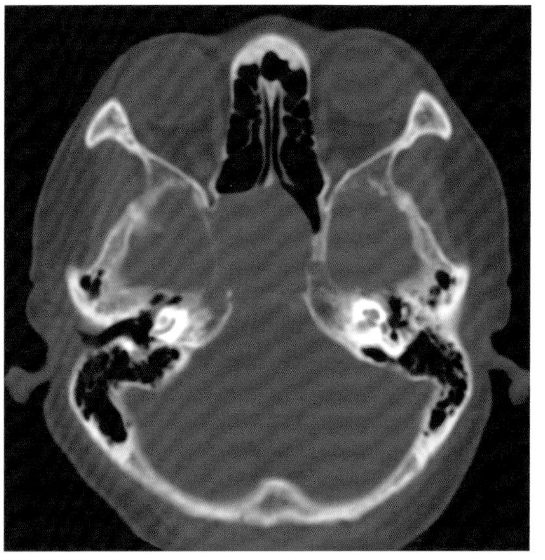

图 4 CT 轴位骨窗

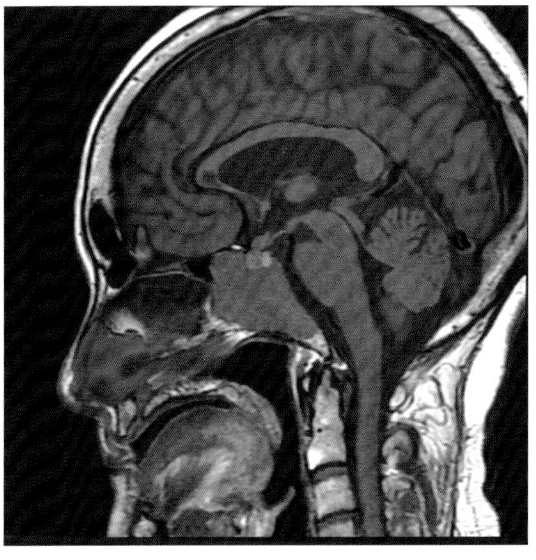

图 5 矢状位 T_1WI

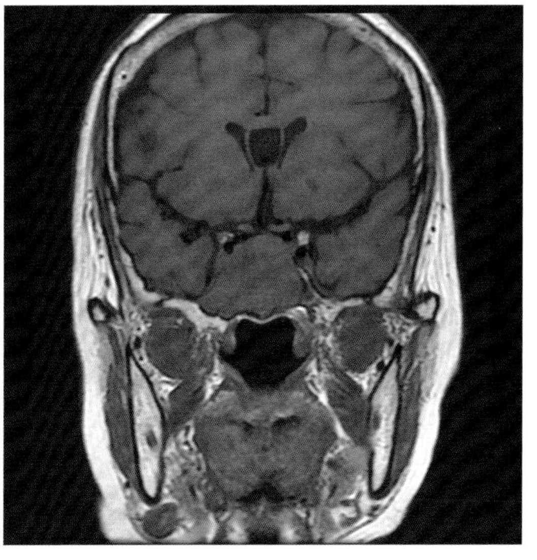

图 6 冠状位 T_1WI

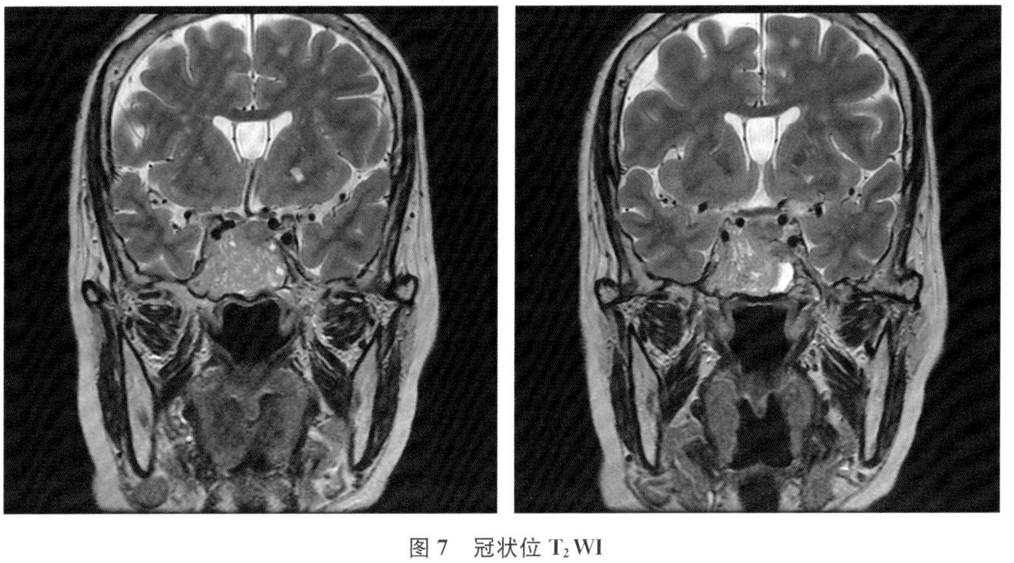

图 7 冠状位 T_2WI

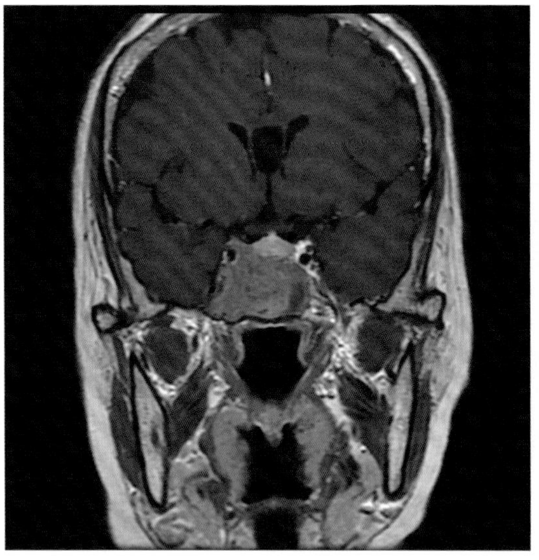
图 8　冠状位增强

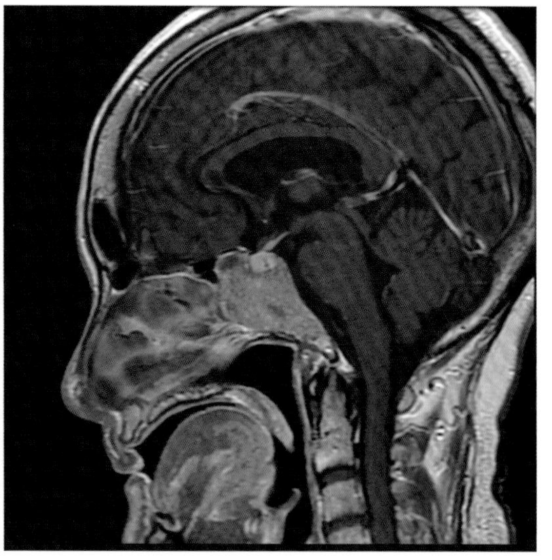
图 9　矢状位增强

定位征象分析

肿块位于蝶窦内依据：

1. 蝶窦腔消失，蝶窦腔内被软组织病变填充。
2. 枕骨斜坡骨质破坏，窦腔扩大。
3. 鞍底完整，垂体形态、信号和位置正常。
4. 肿块累及右侧海绵窦，包绕右侧颈内动脉。

综合上述征象，肿块定位诊断来源于蝶窦，侵犯右侧海绵窦。

定性征象分析

1. 基本征象：CT 显示蝶窦内软组织密度，斜坡骨质轻度膨胀性破坏，骨皮质变薄。肿块呈等密度，无钙化，右侧海绵窦受累。MRI 显示肿块呈 T_1WI 等信号，T_2WI 稍高信号，信号不均匀，内部伴小囊变、坏死；增强扫描病灶强化程度低于正常垂体。

2. 特征性征象：肿块内可见不均匀的点状长 T_1、长 T_2 信号，以 T_2WI 为著，表现为“小泡征”；对应组织学基础为肿瘤内扩大的腔隙，其内有分泌物积聚。增强扫描肿块的实性部分明显强化，而分泌物积聚的腔隙无强化，二者混合形成特征性的“筛孔样”结构，对 EPA 诊断具有提示意义。

综合上述一般征象和较特征性定性征象，诊断异位垂体腺瘤可能性大。

综合诊断

女，64 岁。无明显诱因头痛 10 多天。CT、MRI 显示斜坡骨质膨胀性破坏，蝶窦内不规则肿块，无钙化，肿块内部表现为“小泡征”；增强扫描呈“筛孔样”改变。另鞍底硬脑膜完整，垂体正常；肿块与鼻咽顶壁分界清楚。综合上述资料诊断为斜坡异位垂体腺瘤可能性大。

鉴别诊断

主要与发生在斜坡、蝶窦的占位鉴别。

1. 颅底脊索瘤：CT 平扫主要表现为斜坡区不均匀混杂密度肿块，可有碎骨或钙化；MRI 的 T_1WI 呈混杂信号，T_2WI 呈明显高信号，增强扫描病变呈轻-中度强化。

2. 侵袭性脑膜瘤；T_1WI 及 T_2WI 呈等信号，增强后明显强化，并且可见脑膜尾征，肿瘤邻近骨质以增生、硬化居多。

3. 软骨类肿瘤：常见到点、结节、环形等软骨钙化，增强后病变多呈斑状或蜂窝状强化。

4. 蝶窦癌：多造成窦壁骨质明显破坏，在 T_1WI 和 T_2WI 呈中等信号，增强后中度强化。

5. 转移瘤：多有原发肿瘤的病史，病变生长较快，造成斜坡或窦壁骨质破坏伴软组织肿块。

手术探查

显微镜探查见蝶窦内肿瘤组织，呈黄白色，表面有假包膜，边界清楚，血供丰富，质韧，切除大部分蝶窦、斜坡、颅前窝底深部及两侧肿瘤组织，蝶窦腔内远隔位置及海绵窦、颈内动脉周围、下斜坡少许肿瘤残留。

病理结果

1. 镜下所见：瘤细胞围绕血管呈片状排列，细胞圆形，体积较小，细胞核未见明显异型（图 11）。

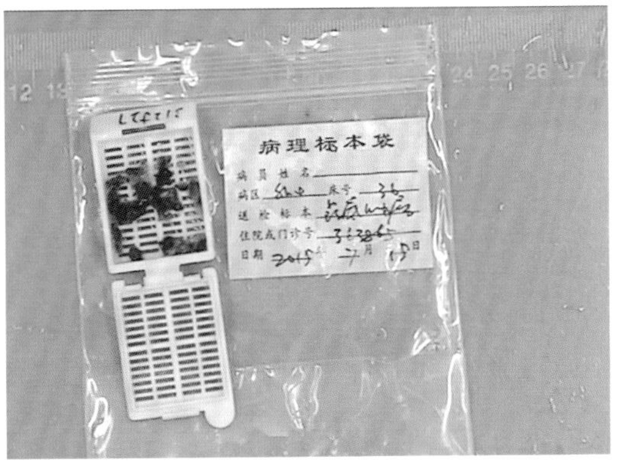

图 10 大体标本

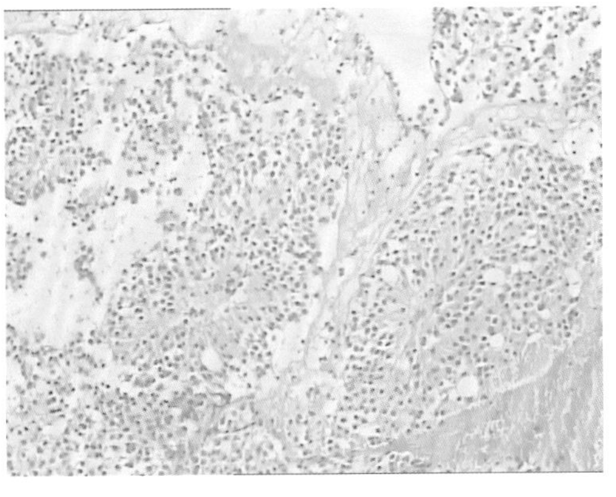

图 11 HE 染色（HE×100）

2. 免疫组织化学：EMA（－），S-100 点状（＋），Syn（＋），GFAP（－），CD56（＋），CgA（＋），NSE（＋），Ki67 2%（＋）。

结合 HE 形态和免疫组织化学结果，符合（蝶窦及斜坡）垂体腺瘤，瘤细胞增生活跃。

疾病综述

垂体腺瘤起源于腺垂体细胞，是成人鞍区常见的肿瘤。绝大部分垂体腺瘤位于蝶鞍内，发生于蝶鞍以外的、不与鞍内正常垂体组织相延续的垂体腺瘤称异位垂体腺瘤（ectopic pituitary adenomas，EPA）。EPA 在颅内、外均可发生，最常见的位置是蝶窦、鞍上、斜坡等。分为功能性和无功能性两类。主要临床表现为内分泌功能紊乱和肿瘤发生部位的局灶性症状。EPA 引起的内分泌功能紊乱与其分泌的激素成分直接相关。局灶性症状包括慢性鼻窦炎、头痛、梗阻性症状、视野缺损以及神经功能障碍等。约8%的患者因为其他原因检查而偶然发现无功能性 EPA。EPA 的组织学类型与一般垂体腺瘤相同。

CT 及 MRI 检查能确定 EPA 的部位及范围，特征性的表现为鞍底硬脑膜完整及蝶鞍垂体正常的同时，斜坡、蝶窦内不规则肿块并伴有骨质破坏。CT 平扫表现为稍高或等密度。MRI 显示 T_1WI 稍低或等信号，T_2WI 呈等或稍高信号，内部信号多不均匀，可发生坏死、囊变。

核心提示

本病例的核心在于鉴别诊断上。临床上斜坡区域肿块常见，鉴别诊断包括脊索瘤、软骨肉瘤、转移瘤、浆细胞瘤、鼻咽癌和垂体腺瘤等。尤其是本例 EPA 无内分泌功能紊乱，鉴别诊断确实困难。需要认真分析逐一排除，MRI 检查肿块内部 T_2WI 的“小泡征”及增强扫描的“筛网样”改变，对 EPA 诊断具有特征性提示意义。因此，对于发生在斜坡的占位性病变，而蝶鞍、垂体表现正常，肿块又具有上述特点时，应该考虑到异位垂体腺瘤的诊断。

参考文献

[1] 朱莹，刘方舟，宋明强，等. 颅外异位垂体腺瘤 3 例临床病理观察 [J]. 诊断病理学杂志，2016，23（3）：197-201.

[2] 穆林森，张红波，陈谦学，等. 斜坡异位泌乳素垂体腺瘤 1 例临床分析并文献复习 [J]. 临床神经外科杂志，2016，13（1）：16-20.

[3] 陈聪，毛伟玉，侯波，等. 异位垂体腺瘤的磁共振成像表现 [J]. 中华神经外科杂志，2015，31（10）：1007-1010.

[4] 邓桂芬，王振熊，杨涛. 蝶窦异位侵袭性垂体腺瘤一例 [J]. 中华放射学杂志，2013，47（12）：1149.

[5] Yang BT，Chong VF，Wang ZC，et al. Sphenoid sinus ectopic pituitary adenomas：CT and MRI findings [J]. Br J Radiol，2010，83（987）：214-218.

〔刘树学　任明达　高明勇〕

1.18 颅前窝底颅内外鼻旁窦沟通脑膜瘤

临床资料

女，65 岁。反复右鼻塞、流涕 3 年加重伴头晕 1 天。
体格检查：右鼻腔可见大量息肉样新生物填塞，较多脓涕。

辅助检查

实验室检查：无明显异常。

影像学资料

CT、MRI 检查如图 1～图 12 所示。

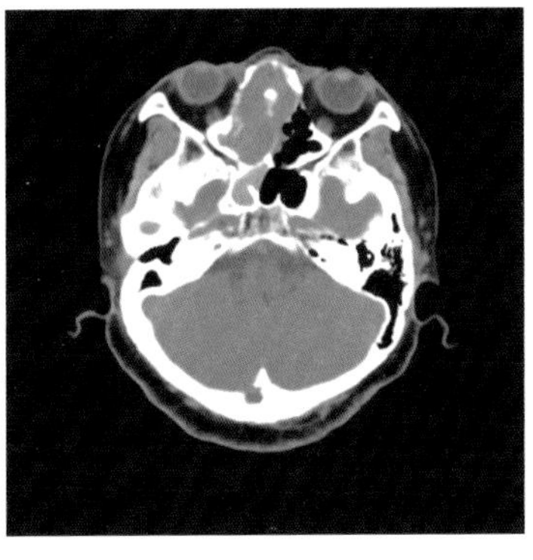

图 1 CT 平扫

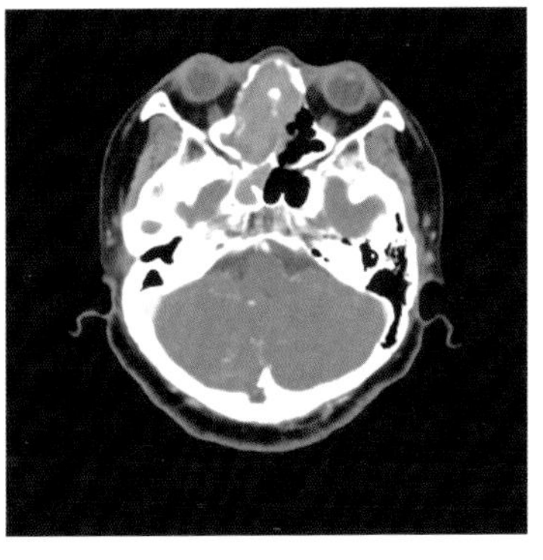

图 2 CT 增强

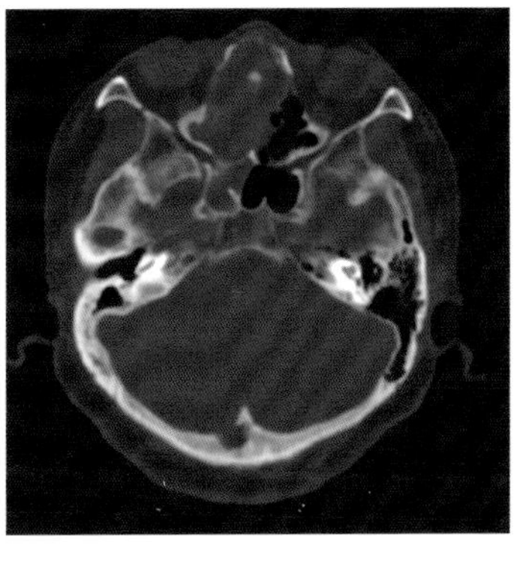

图 3 CT 骨窗

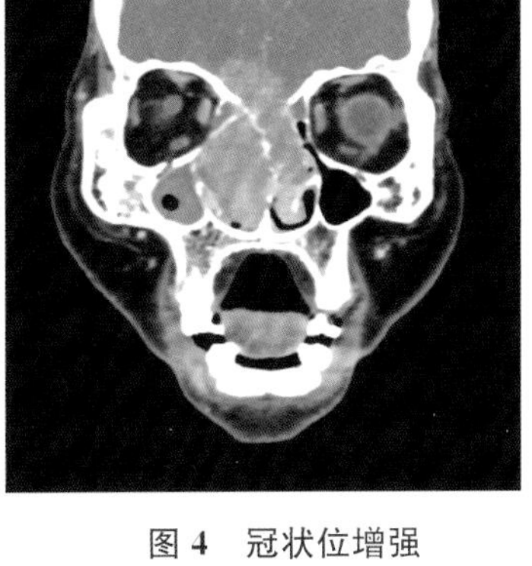

图 4 冠状位增强

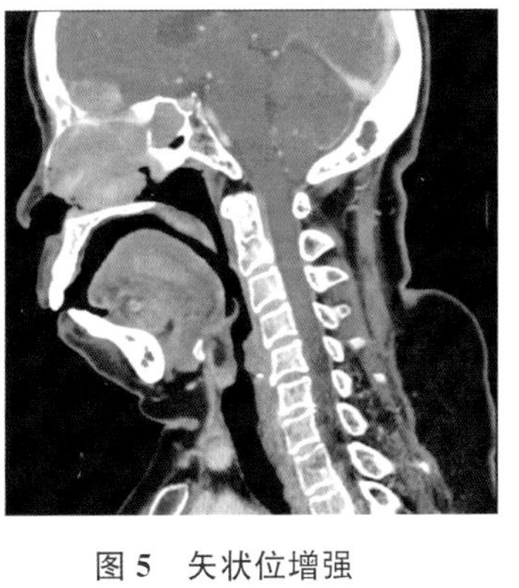

图 5 矢状位增强

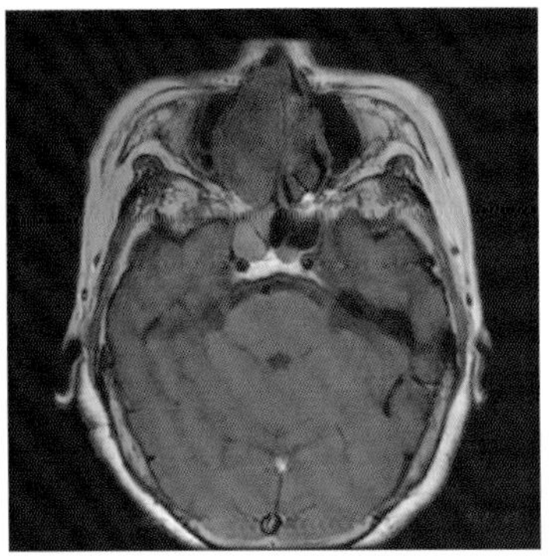

图 6 T_1WI

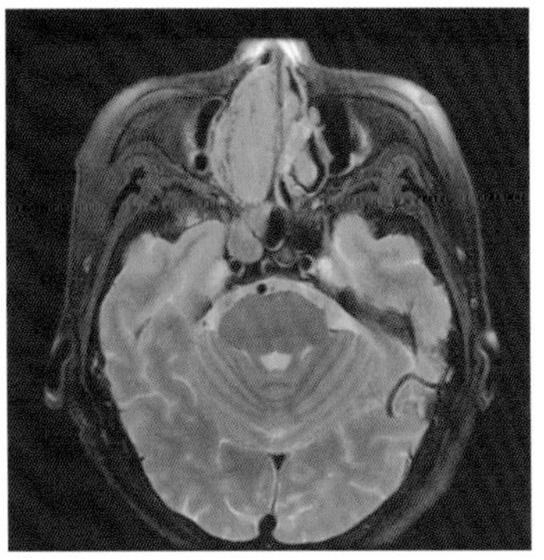

图 7 T_2WI 压脂

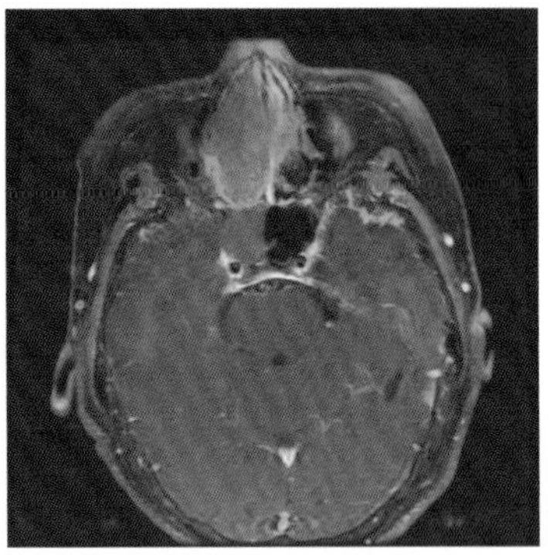

图 8 轴位增强

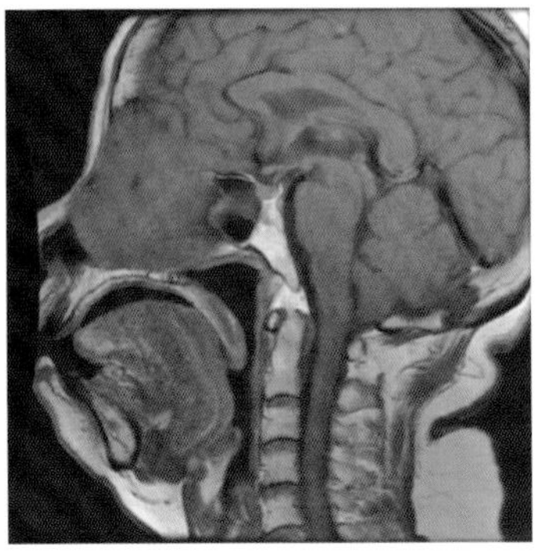

图 9 矢状位 T_1WI

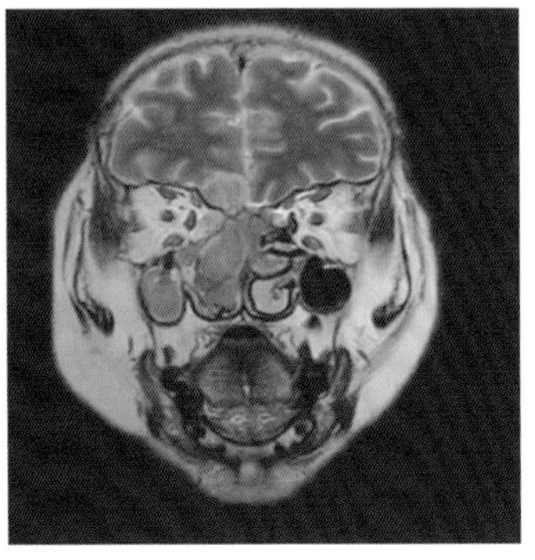

图 10 冠状位 T_2WI

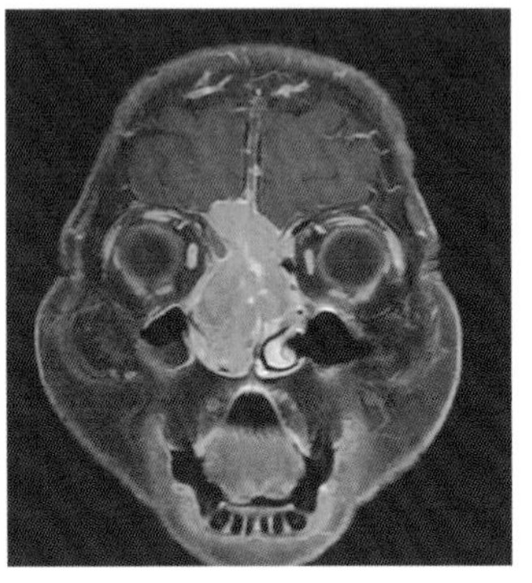

图 11 冠状位增强

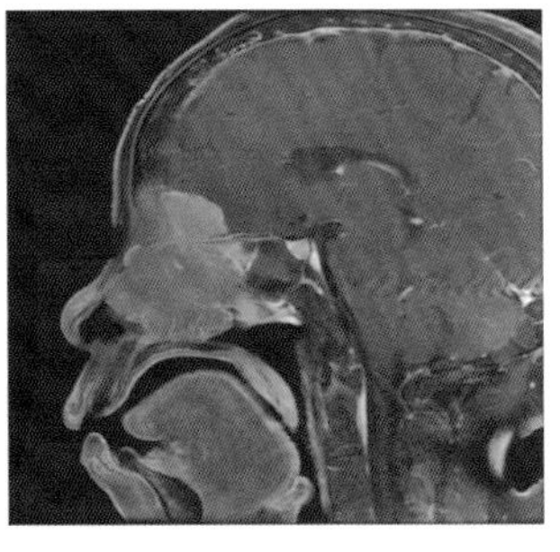

图 12 矢状位增强

定位征象分析

肿块主体位于双侧鼻窦、鼻道，并向上长入前颅底。

定性征象分析

1. 基本征象：CT 示肿块呈软组织密度，密度较均匀，增强扫描较明显强化。
2. 特征性征象：
(1) CT 病变呈等密度，且密度均匀。MRI 呈等 T_1 等 T_2 信号，信号均匀，增强扫描较明显强化。
(2) 鼻腔和窦腔膨胀扩大，骨质受压吸收改变。
(3) 颅内肿块与鼻窦肿块表现特征一致。
综合上述基本征象及特征性征象，诊断为鼻窦脑膜瘤可能性大。

综合诊断

女，65岁。反复右鼻塞、流涕3年加重伴头晕1天。CT和MRI发现双侧鼻窦、鼻道及颅前窝内软组织肿块，密度均匀，呈等T_1等T_2信号，增强扫描明显强化。窦腔及鼻道膨胀扩大，骨质受压吸收改变。综合上述资料诊断为脑膜瘤可能性大。

鉴别诊断

此病变累及鼻窦及颅前窝，需要与鼻息肉、嗅神经母细胞瘤进行鉴别：

1. 鼻息肉：一般呈等、长T_1，长T_2信号，有时信号可不均匀，增强扫描可见强化，但强化多不均匀，内见黏液样、水样信号改变。

2. 嗅神经母细胞瘤：最常见症状是鼻出血和鼻塞，T_1WI信号低于脑组织，T_2WI呈不均匀高信号。

神经内镜探查

内镜探查下见双侧鼻腔内肿物，右侧鼻腔肿瘤完全填塞，左侧鼻腔肿瘤部分填塞。肿瘤呈鱼肉状，分叶状，质硬，边界清楚，血供丰富，鼻中隔及双侧中鼻甲均被肿瘤组织浸润。

病理结果

1. 镜下所见：肿物由上皮样呈片状、旋涡状排列，细胞界限不清，围绕厚壁血管排列（图14）。

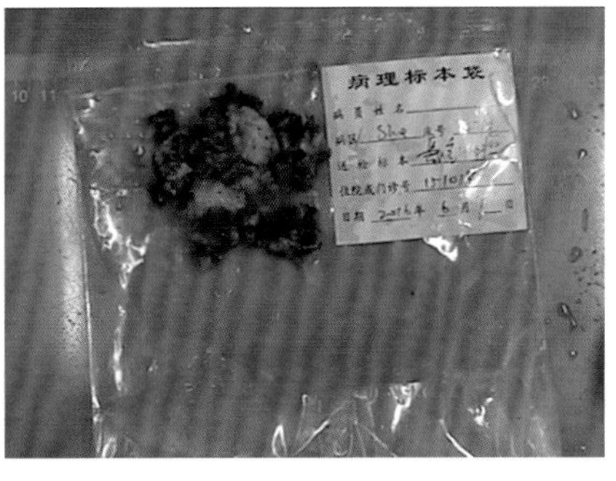

图13　大体标本剖面图

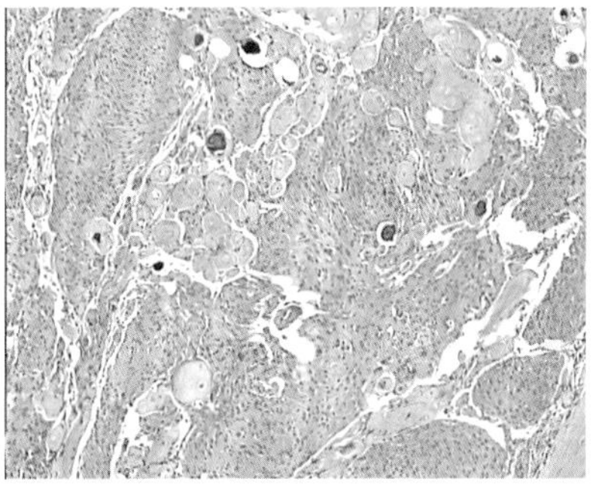

图14　HE染色（HE×100）

2. 免疫组织化学：组织披覆的上皮分化良好，上皮下可见瘤细胞成团分布，细胞胞质丰富红染，部分可见钙化，间质可见胶原增生，CK（－），PR 5%（＋），GFAP（－），Ki67约3%（＋），Vimentin（＋），EMA（＋）。

综合HE形态和免疫组织化学结果，符合脑膜瘤。

疾病综述

异位脑膜瘤是指发生于中枢神经系统以外的脑膜瘤。常发生于头颈部感觉器官附近或沿神经分布走行和脊柱旁。异位脑膜瘤病理表现和颅内脑膜瘤相同。鼻窦脑膜瘤约占异位脑膜瘤的11%，源于异位的蛛网膜组织。异位脑膜瘤临床表现常无特异性，发生于鼻旁窦及鼻腔内的异位脑膜瘤患者可出现鼻塞、鼻出血、嗅觉减退、前额痛等。多呈略高或等密度，等 T_1 等 T_2 信号，有时密度/信号可不均匀，砂粒体型可见条片状不规则钙化，邻近结构受压变形若无明显破坏，肿块实性部分增强扫描明显均匀强化。

核心提示

鼻窦内软组织肿块，呈等 T_1、等 T_2 信号，信号均匀，增强扫描较明显强化时（与颅内脑膜瘤特点相同），骨壁结构受压变形，应想到此病可能。砂粒体型脑膜瘤可见钙化，有时可完全钙化。

参考文献

[1] 赵峰，邹丽萍，赵霞. 鼻腔继发性异位脑膜瘤误诊为嗅神经母细胞瘤 [J]. 临床误诊误治，2015，28（10）：35-37.
[2] 高洋，康厚艺，张伟国. CT 诊断鼻腔鼻窦脑膜瘤 1 例 [J]. 中国医学影像技术，2010，26（8）：1459.
[3] 张有为，易幕华. 鼻腔鼻窦原发异位脑膜瘤 1 例 [J]. 实用放射学杂志，2014，30（5）：890-891.

〔杨伟聪　刘树学　高明勇〕

1.19 颅底骨转移累及颅中窝

临床资料

男，59岁。右侧面部麻木5个月，头痛伴言语不清1个月。

患者于5个月前无明显诱因出现右侧面部麻木不适，到当地医院诊断考虑为“周围神经炎”，予以针灸理疗、对症治疗，未见明显缓解。1个月前开始出现头痛，持续性钝痛，阵发性加剧，伴言语含糊，咬字不清，双侧下肢乏力，行走缓慢，到广州某附属医院就诊，诊断考虑为右侧颅中底占位，今为进一步治疗来我院就诊，门诊以“颅内占位”收入院。自发病以来，精神状态较差，食欲很差，饮水、吞咽容易出现呛咳，吞咽困难，进食量少。

辅助检查

胸部X线摄影未见异常。

实验室检查：AFP、CEA、CA199、非小细胞肺癌相关抗原均未见异常。

影像学资料

CT检查如图1～图9所示。

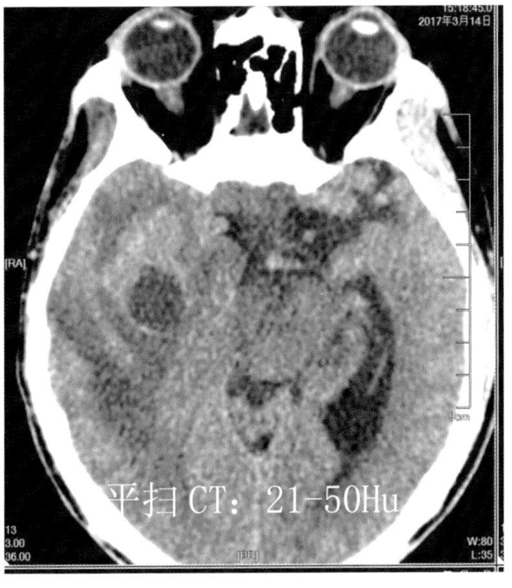

图1 CT平扫，轴位

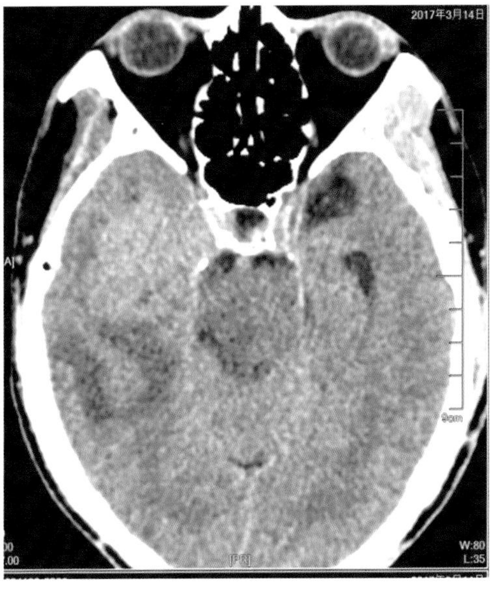

图2 CT平扫，轴位，接近颅底层面

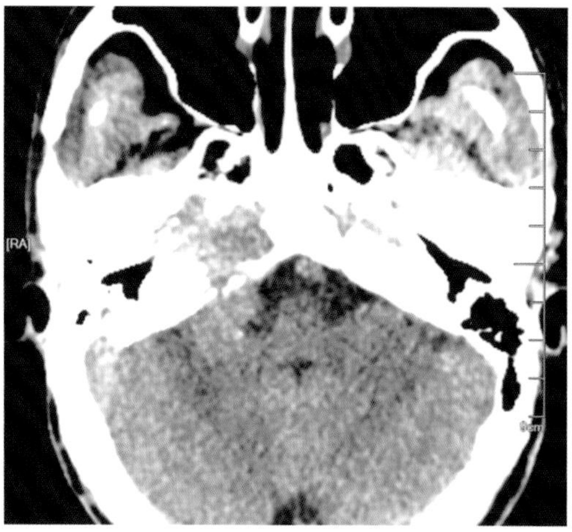

图 3　CT 平扫，轴位，颅底层面

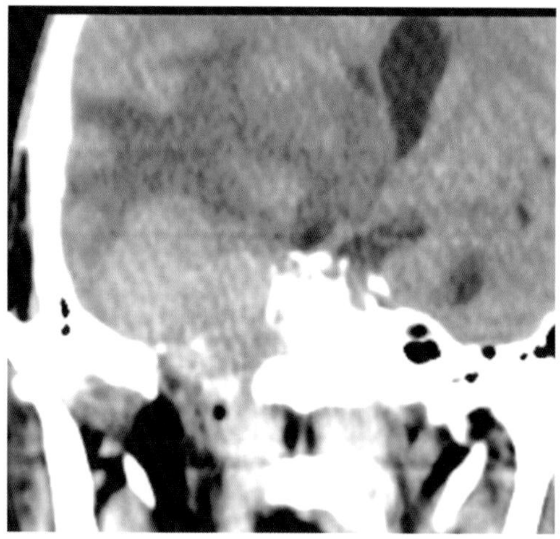

图 4　CT 平扫，冠状位重建

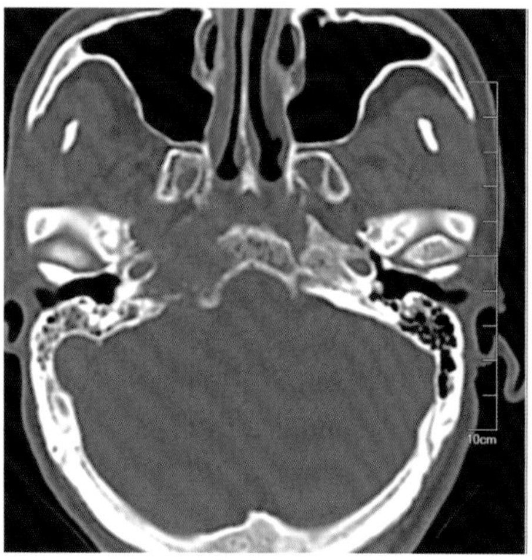

图 5　CT 平扫，轴位，骨窗，与图 3 同一层面

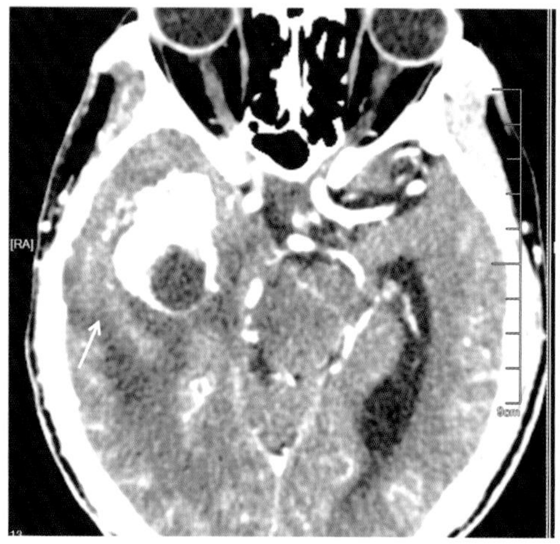

图 6　增强，轴位，与图 1 同一层面

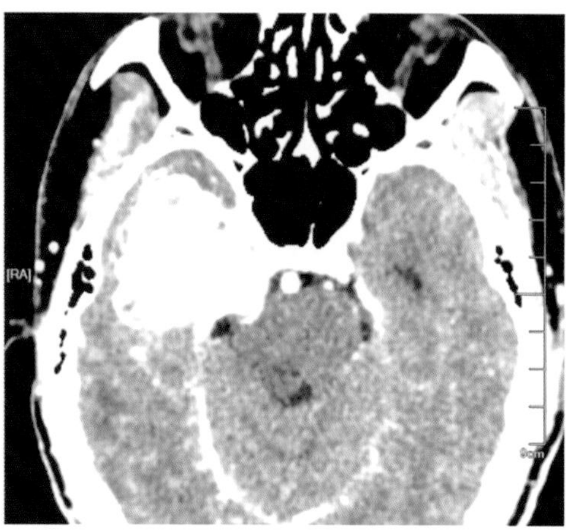

图 7　增强，轴位，与图 2 同一层面

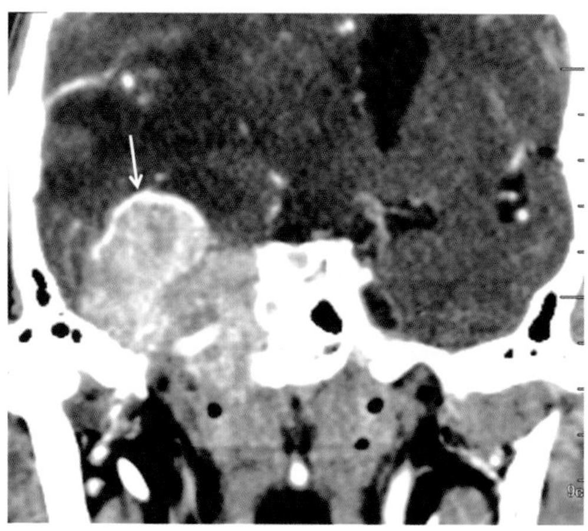

图 8　增强，冠状位重建

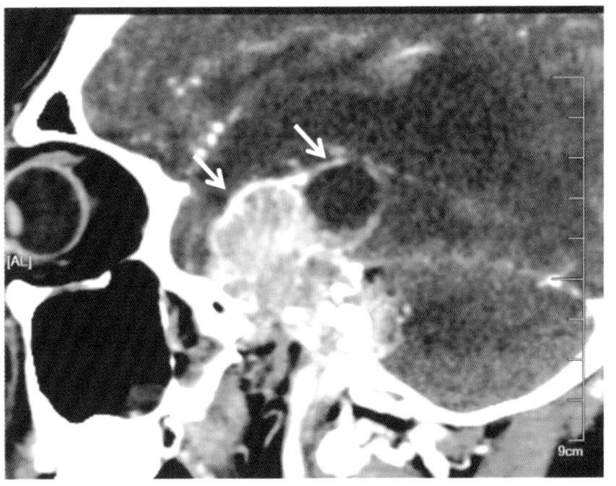

图9 增强，矢状位重建

定位征象分析

1. 非脑组织来源的征象：

(1) 肿块上部与脑组织的关系：轴位CT图像显示，肿块上部与颞叶不能分开，但较边界清楚，囊性部分位于肿块之内，说明不位于颞叶脑组织（图1、图6）。

(2) 肿块的主要位置：肿块的中心部位位于右侧颅中窝近颅底，并有颅中窝骨质破坏（图5）。各方位观察，肿块位于右侧颞叶脑组织以下，与颅骨宽基底接触，经颅底骨质破坏区进入颅底外面，内侧与海绵窦相连，无分界（图7、图8）。

该征象对确定肿块不是来源于脑组织有特征性意义。

2. 脑膜及脑膜周围结构来源的征象：

(1) 肿瘤上缘硬脑膜增厚，图8、图9显示肿块上缘边缘清楚，并有线状强化（箭头示），手术证实为增厚的硬脑膜。

(2) 右侧颞叶水肿，肿块上方脑组织见低密度肿，但未见肿块密度，提示仅为脑组织水肿。

(3) 骨质破坏和肿块经过破坏的骨质侵入颅外的征像，肿块破坏颅中窝骨质，包括蝶骨大翼、颞骨岩部和蝶鞍右侧，并见邻近的颅外组织增厚、与破坏区的肿块相连（图8）。该征象对确定肿块来源于脑膜及硬脑膜以外有特征性定位意义。

综合上述定位征象，肿块定位不是来源于脑组织，仅凭上述征象不能确定肿块来源于哪种单一组织。可定位在颅中窝部位的硬脑膜及硬脑膜以外的结构，导致颞叶水肿、侵犯颅底骨质及颅底外面、海绵窦。

定性征象分析

1. 基本征象：CT平扫病变呈肿块状，密度较高且均匀，CT值为50 Hu，内见一规则囊变区。边界欠清楚且不规则，未见钙化。与肿块邻近的颅中窝骨质呈溶骨性破坏，未见硬化边，肿块经骨质破坏区侵入颅后窝和颅底外面。增强后病变强化明显，强化程度不一，硬脑膜及肿块外侧部分强化程度高于内侧部分（图8）。同时见海绵窦消失、被肿块代替。

2. 特征性征象：

(1) 肿块的恶性肿瘤征象：肿块内囊变坏死，实质部分增强明显强化，同时表现出不同区域强化程度不一，说明肿块血供丰富、其内组织异质性高；广泛侵犯周围结构，呈浸润性生长。

(2) 肿块的转移性肿瘤征象：图1～图9显示肿块平扫、增强密度较高，与原发于头颅的肿瘤不同。位于硬膜外，累及硬脑膜、硬膜外、颅骨、海绵窦和颅中窝以外，提示既有软组织破坏，又有骨质破坏。其密度和分布特点提示转移瘤可能。

综合上述一般征象和特征性定性征象，考虑转移瘤。随后患者在查找原发瘤的检查中，实验室检查示总前列腺特异性相关抗原 528.54 ng/mL，故考虑前列腺癌颅中窝转移。

综合诊断

男，59 岁。出现面部麻木、偏头痛、语言不清等症状数月，其病程较短，经对症治疗无缓解反而进行性加重，考虑是三叉神经受肿瘤侵犯所出现的临床症状。CT 平扫密度高，内有囊变坏死，增强明显、不均一强化，从肿瘤部位看，不为原发于某一组织的表现。除上述颅底结构受累、破坏外，与肿块相邻的脑组织也出现水肿，说明也受到累及。综合上述临床症状、CT 表现，结合前列腺特异性抗原 PSA 明显增高，诊断前列腺癌右侧颅中窝转移。

鉴别诊断

根据肿块发生的部位、较高的密度、明显强化等 CT 表现，应与以下肿瘤相鉴别：

1. 脑膜瘤：多发于中老年女性，本例为男性患者，发病率较低。密度高而均匀，较少见囊变坏死，常伴有钙化，边缘清楚，与脑组织之间可见脑脊液“环抱征”，增强可见硬脑膜“尾征”。而本例表现为边界不清、广泛破坏的肿块，与脑膜瘤不同。

2. 淋巴瘤：可发生于各种年龄，CT 表现密度均匀一致，一般无囊变坏死。边缘清楚，增强后强化程度低于本例肿瘤。淋巴瘤常全身多发，可见其他部位受浸润和淋巴结肿大。

3. 血管外皮瘤：颅内血管外皮瘤，原认为是脑膜瘤的一种亚型，但其免疫组织化学证实与脑膜瘤完全不同，它是起源于毛细血管周围的外皮细胞，而非起源于蛛网膜粒。血管外皮瘤发病年龄较转移瘤患者年轻，平均 45 岁。CT 表现类似脑膜瘤，较脑膜瘤更容易发生囊变、出血坏死，增强扫描表现为血供更为丰富，可见较多的垂直进入肿瘤的血管结构，此为血管外皮瘤的特征表现。而转移瘤一般不见有丰富的血管进入肿瘤内。

手术探查

星形切开硬脑膜，见脑肿胀明显，从右侧颞叶下回进入脑组织，见肿瘤粉红色，质软，大部分包膜完整，供血丰富，有较多细小血管自脑组织环绕肿瘤周边，基底与颅中窝颅底硬脑膜粘连紧密，右侧海绵窦旁、小脑幕缘明显，分离部分脑组织与肿瘤间隙，见肿瘤内面光滑与其下面的脑组织易分离，沿硬膜下分离肿瘤组织基底，切断肿瘤血供。大部分切除肿瘤组织，在硬脑膜断端用电凝烧灼止血。

病理结果

取出右侧颅中窝占位灰白暗红碎组织 1 堆，大小为 5 cm×5 cm×1 cm，质软。

1. 镜下所见：细胞排列成腺泡样结构，细胞核大，浓染，见较多的核分裂象（图 10）。

2. 免疫组织化学 ：AMACR（＋），CK，PSA（＋），CDX2（－），CK20（－），CK7（－），TTF-1（－），Villin（－），NapsinA（－），Ki67 70％（＋）。

结合 HE 形态和免疫组织化学结果，考虑右侧颅中窝转移性腺癌，前列腺癌转移。

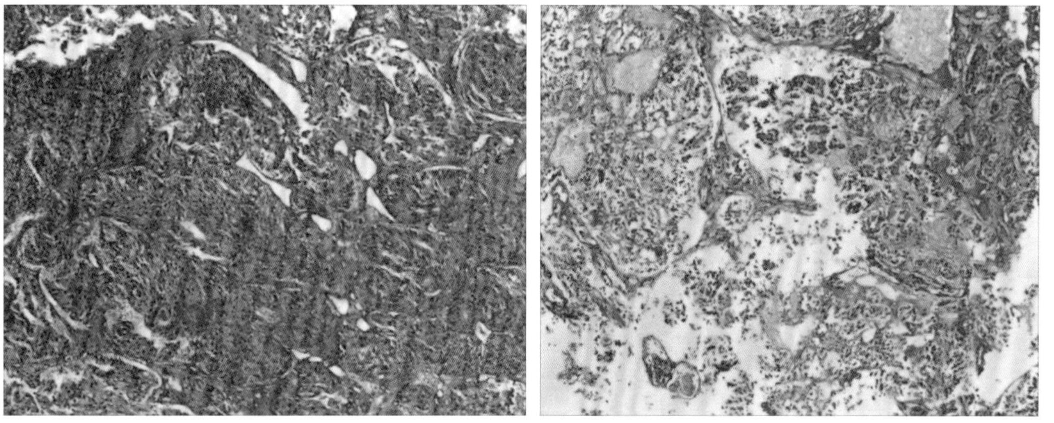

图 10 HE 染色（HE×200）

疾病综述

前列腺癌为男性生殖器官最常见的恶性肿瘤，多发生于中老年，发病率随年龄增长而增高。我国前列腺癌发病率呈逐年上升的趋势。病理镜下观肿瘤由前列腺分泌细胞组成的侵袭性恶性上皮性肿瘤。无论肿瘤大小，常发生淋巴结转移或骨转移。而其他部位转移较少见。本例前列腺癌颅中窝转移，如果对其恶性征象和转移瘤特征认识不足，又没有充分了解临床病史，极容易误诊为头部常见的肿瘤。

对于本例患者，手术病理（免疫组织化学）证实颅中窝肿块为前列腺癌转移，在临床实属少见。文献报道前列腺癌血行转移主要发生于骨质，本例患者无法证实肿瘤转移灶是否先停留在颅骨，然后继续生长是不得而知的。根据文献报道前列腺癌的细胞类型不同，在 CT 上所表现出的密度不同，约 50% 以上前列腺癌 CT 表现为等、略高密度，故本例肿块密度较高可能与其组织特点有关。从本例患者的临床表现、CT 特征，特别是周围侵犯性表现，高度提示恶性肿瘤。其肿瘤发生部位在各个方位均累及多个结构，此为转移瘤的表现，结合患者的特异性实验室检查，是能够作出正确诊断的。

核心提示

就本病例临床症状和 CT 表现，诊断恶性肿瘤比较容易，但在不了解患者的全身情况和原发肿瘤的情况下，完全可能被误诊为头部其他的恶性肿瘤。要考虑本病例患者为转移瘤，关键是能认识到肿瘤侵犯了多个邻近的结构，而没有来源于某一解剖结构或组织的征象，此为转移瘤的常见影像学表现。在考虑到转移瘤的可能后，进一步对全身情况进行评估，对诊断前列腺癌颅中窝转移有价值。

参考文献

[1] 杨 阔，孙建涛，于明杰，等. 前列腺癌影像学误诊分析 [J]. 中国医师进修杂志，2008，31（11）：74-76.

[2] 肖利华，郑晓林，蔡庆文，等. MR 扩散加权成像对前列腺癌的诊断价值 [J]. 临床放射学杂志，2010，29（7）：923-925.

[3] 许国胜，王仁发，张宇峰. 前列腺增生与肿瘤的 CT 表现对比研究 [J]. 放射学实践，1999，14（3）：185-187 .

[4] 祝跃明，金中高，姚振威，等. 颅内血管外皮细胞瘤的 CT 和 MRI 表现 [J]. 实用肿瘤学杂志，2007，21（1）：58-60.

〔郑晓林　高明勇〕

1.20 左颈部巨淋巴结增生症（Castleman 病）

临床资料

女，50 岁。发现左侧颈部肿块 6 年，近日增大。

专科检查：左侧颈部胸锁乳突肌上段触及大小约 3.5 cm×3.0 cm 肿块，质硬，局部轻压痛，表面尚光整，边清，活动较差。

辅助检查

实验室检查：EB 病毒阴性，余无明显异常。

影像学资料

CT 检查如图 1、图 2 所示。

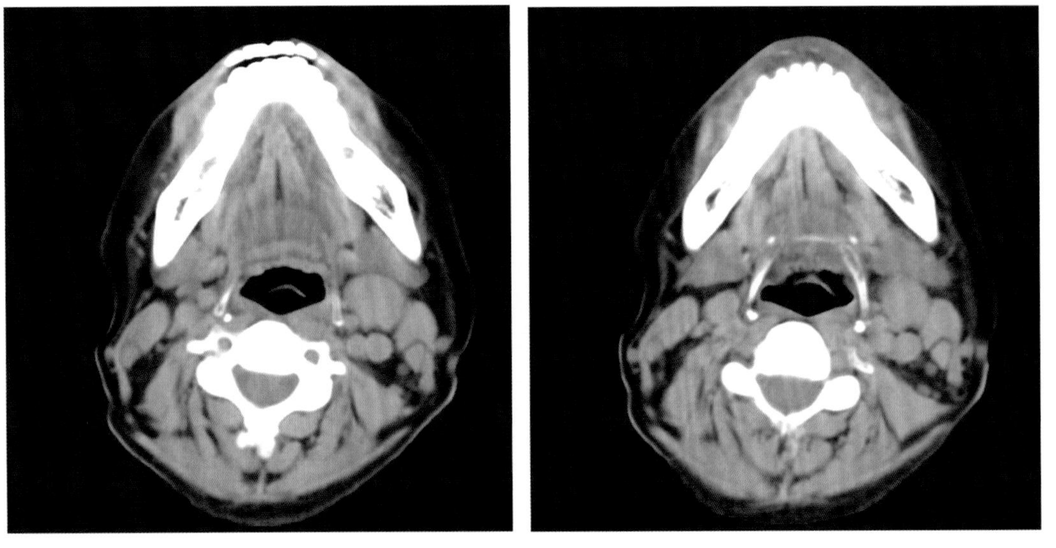

图 1 轴位 CT 平扫

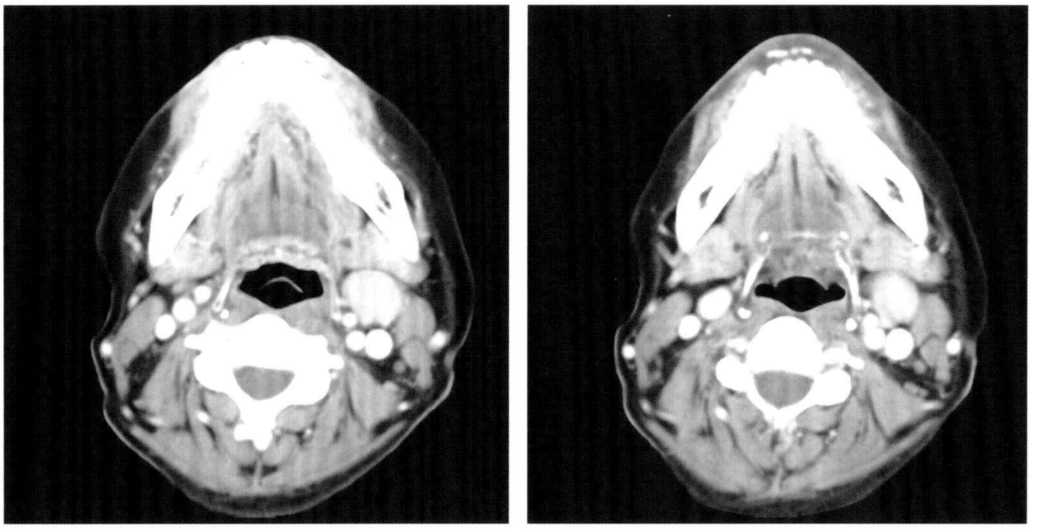

图 2 轴位 CT 增强

定位征象分析

病灶定位于舌骨平面左侧颈动脉间隙依据：病灶前方为颌下腺，外侧为胸锁乳突肌，内后方为颈内动静脉，左侧颈内动静脉受压向内后侧移位。病灶与左侧颌下腺、胸锁乳突肌及颈内动静脉分界清楚。

定性征象分析

1. 基本征象：肿块呈类圆形，单发，边界清楚，密度均匀，与周围结构分界清晰，增强扫描呈明显均匀强化。

2. 特征性征象：肿块于动脉期显著均匀性强化，病灶内侧可见小血管影（图 3 箭头示）。

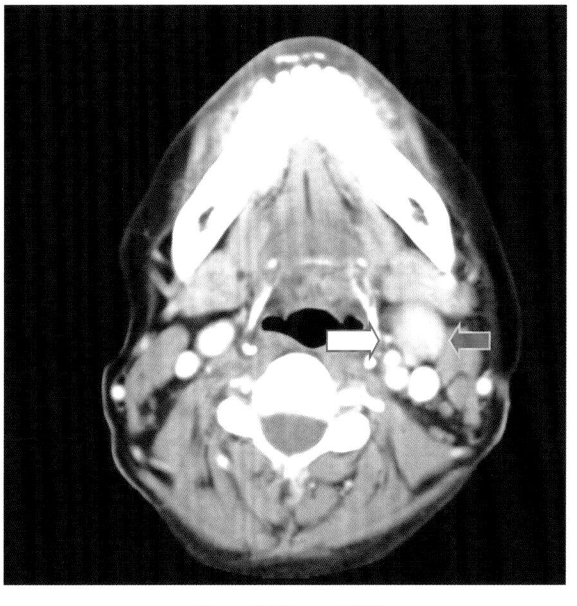

图 3 轴位 CT 增强

根据颈动脉间隙所含结构：颈内动脉或颈总动脉靠前，颈内静脉靠后外，Ⅸ～Ⅻ对脑神经（特别是迷走神经）位于动静脉之间，交感链位于颈内动静脉内侧，颈深部淋巴结位于颈动静脉外侧。本例病灶位于颈动静脉外侧，提示起源于颈深部淋巴结。因此，综合上述基本征象和特征性征象，考虑左颈部巨淋巴结增生症（Castleman 病）。

综合诊断

女，50 岁。发现左侧颈部肿块 6 年，实验室检查无异常。CT 平扫及增强提示肿块来源于左侧颌下区，边清，密度均匀，增强扫描呈明显均匀强化，诊断为左侧颈部巨淋巴结增生。

鉴别诊断

1. 副神经节瘤：血供丰富，强化明显，在强化方式上与巨淋巴结增生症有相似之处。但因肿瘤发生在交感链，位于颈内动静脉内侧，颈内动静脉受压向前外侧移位。

2. 神经鞘瘤：颈动脉间隙神经鞘瘤呈纵行生长，长轴与神经走行一致，易囊变、坏死，密度不均。因肿瘤位于颈内动静脉之间，故颈内动静脉受压分离移位。

3. 淋巴瘤：多发肿大淋巴结或融合成块，密度均匀，颈内动静脉受压可向内侧移位，且血管可被肿瘤包绕。相对巨淋巴结增生症来说，淋巴瘤强化程度较轻，一般呈轻-中度均匀强化。

4. 淋巴结转移：原发肿瘤病，肿大淋巴结密度不均匀，多呈轻中度强化或环状强化。甲状腺癌淋巴结转移，多位于颈深组，多有钙化并伴囊变，见明显强化壁结节。

手术探查

肿块位于左侧胸锁乳突肌上 1/3 内侧，质中，无粘连。沿肿块表面分离，肿块上部与腮腺相连，连同少许腮腺组织将肿块一并切除。

病理结果

1. 镜下所见：冰冻左颈部肿物，淋巴结组织，结构保存，皮质、髓质均可见萎缩的滤泡，滤泡中心可见玻璃样变的小血管呈“棒棒冰”样伸入，滤泡间区淋巴细胞增生，较多浆细胞及少量嗜酸性粒细胞浸润，玻璃样变的小血管易见（图 4）。

2. 免疫组织化学：CD20 大部分（+），CD79a 部分（+），CD45RO 部分（+），CD3 部分（+），Ki67 10%（+），CD21 及 CD23 均为滤泡网状支架（+），Bcl-2（+），PAX-5 大部分（+），CD5 大

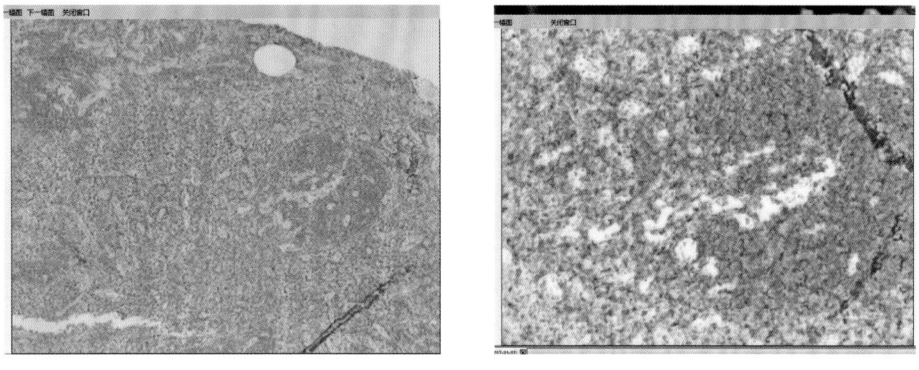

图 4　HE 染色（HE×200）

部分（+），MUM-1 部分（+），CD10（−），CyclinD1（−），Bcl-6（−）。

冷冻及常规石蜡切片诊断：左颈部肿物送检组织镜下形态学改变结合免疫组织化学结果，符合巨淋巴结增生症。

疾病综述

Castleman 病（Castleman'disease，CD）又称巨淋巴结增生，是一种少见、原因不明的淋巴结增生性疾病，由 Castleman 等首先报道而得名。多发生于纵隔及腹膜后，发生于颈部较少，极易误诊为其他富血供肿瘤。

CD 病理上分为透明血管型、浆细胞型，混合型少见。以透明血管型多见，约占 90%，无明显临床表现，手术切除后一般不复发，预后良好，CT 多表现为孤立的边界清晰的类圆形或分叶状肿块，增强扫描后病灶多明显均匀强化，CT 值与邻近大血管相近，一般无坏死液化或出血，这与肿瘤丰富的血供、良好的侧支循环以及淋巴滤泡组织本身不易坏死的特性有关，部分患者 CT 平扫出现中心分支状、斑点状或簇状钙化及放射状低密度，具有一定的特征；浆细胞型及混合型所占比例较少，CT 表现无特异性，常伴乏力、贫血、血沉快、血丙种球蛋白升高等全身表现及实验室指标异常，呈进行性病程及恶性结果。

核心提示

颈动脉间隙局限型 CD 较少见，关键是明确病变位置是在颈内动静脉的外侧（淋巴结病变好发位置），且 CT 增强动脉期明显强化，静脉期持续强化，时间-密度曲线呈速升-慢出型。

参考文献

[1] 陈荣华，吴宏洲，陈恩德，等．颈外侧部肿块的影像学诊断与鉴别诊断［J］．中国医学影像学杂志，2012，20（6）：412－415.

[2] 刘玲，杨群培，魏懿，等．颈部 Castleman 病影像表现及病理对照［J］．中华放射学杂志，2010，44（3）：323－325.

[3] 李佩玲，常妙，刘婷，等．巨淋巴结增生症的多层螺旋 CT 表现［J］．中华放射学杂志，2013，47（1）：64－67.

[4] 邱传亚，张勇，薛彩霞，等．Castleman 病 CT 及 MRI 表现特征与病理类型［J］．实用放射学杂志，2012，28（2）：252－254，263.

〔邹光成　黄少健　高明勇〕

1.21 鞍区脊索样型脑膜瘤

临床资料

女，64岁。2年前无明显诱因下出现视力下降，1周前症状加重。

专科检查：双眼视力粗测为眼前指数，双颞侧偏盲，双眼球向内凝视，外展受限，双侧瞳孔等大、等圆，对光反射灵敏；双侧肌力、肌张力正常，病理征未引出。

辅助检查

雌二醇、垂体催乳素升高，促肾上腺皮质激素降低，游离三碘甲腺原氨酸稍降低，余无特殊。

影像学资料

CT、MRI检查如图1～图12所示。

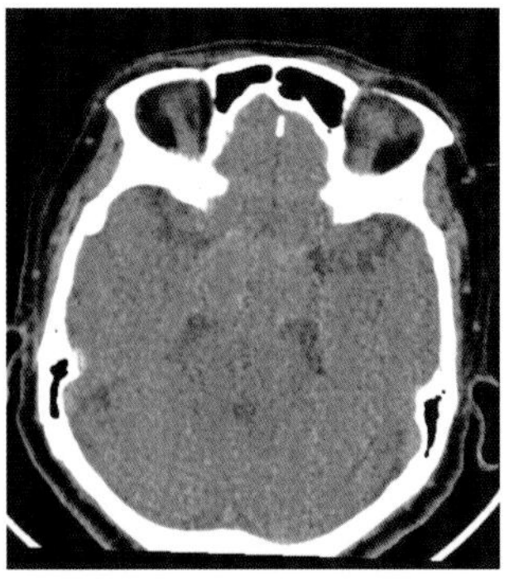

图1 CT平扫轴位

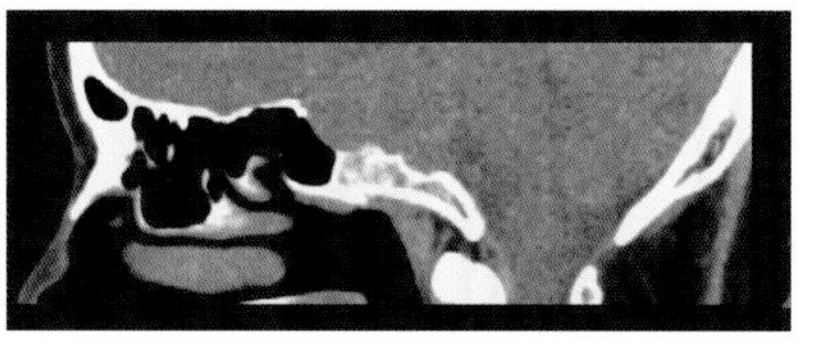

图2 CT冠状位

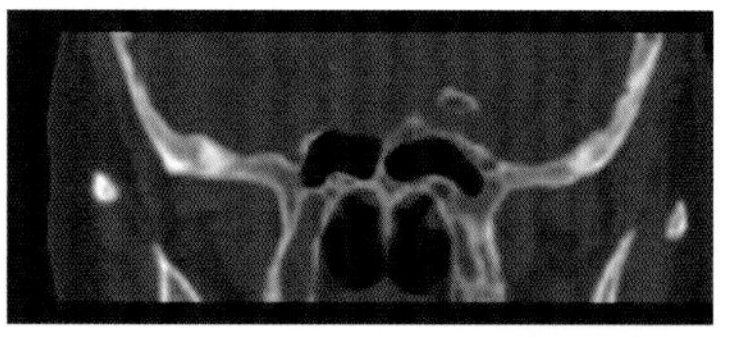

图3 CT矢状位骨窗

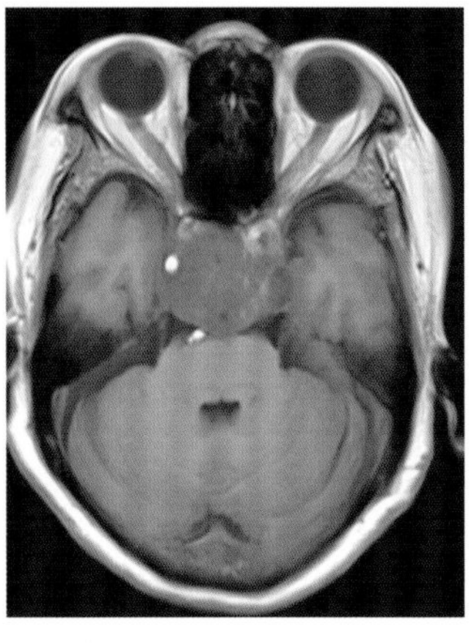

图4 T_1WI

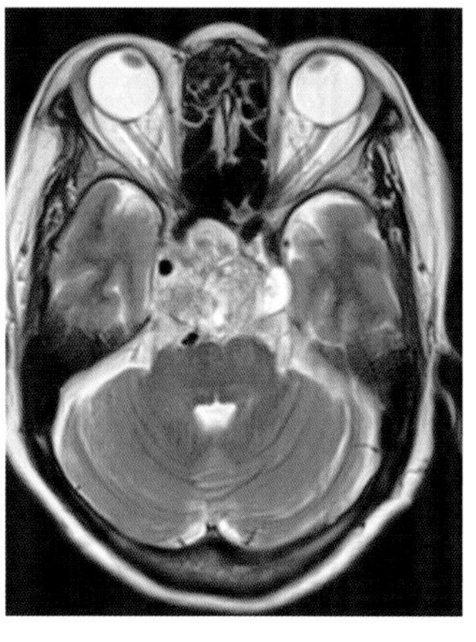

图5 T_2WI

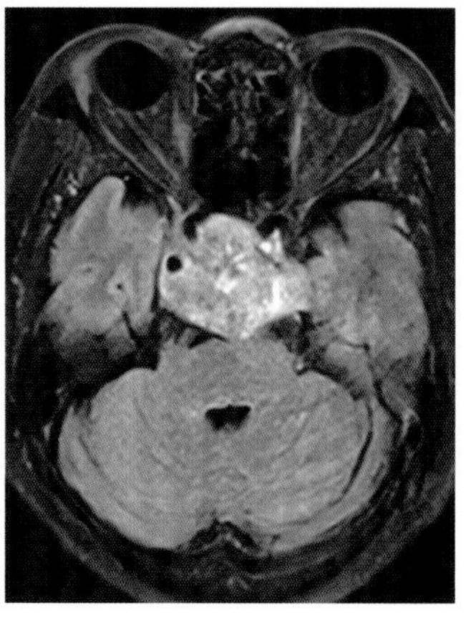

图6 FLAIR

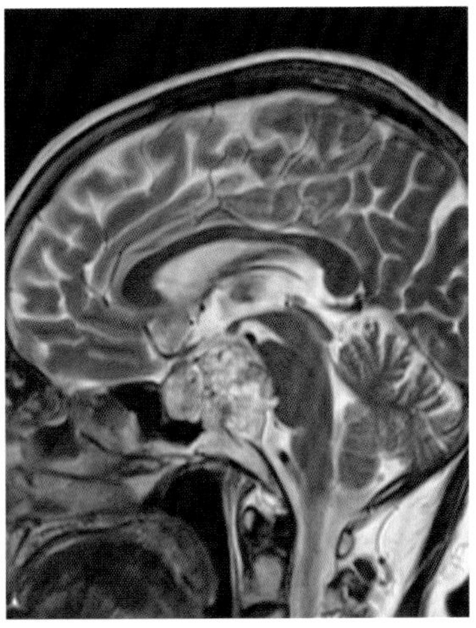

图 7 矢状位 T_2WI

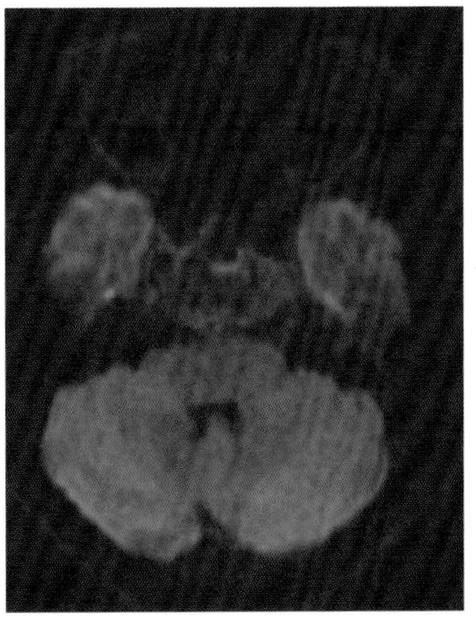

图 8 DWI（$b=1000\ s/mm^2$）

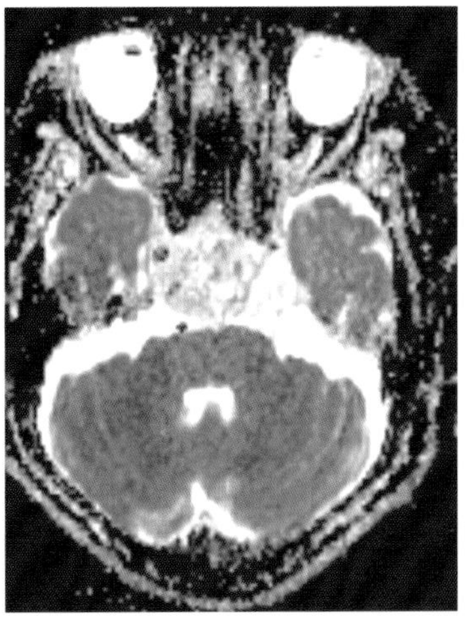

图 9 ADC

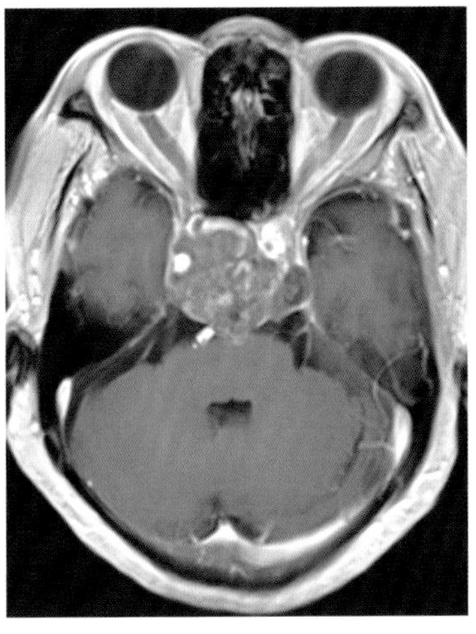

图 10 轴位 T_1WI 增强

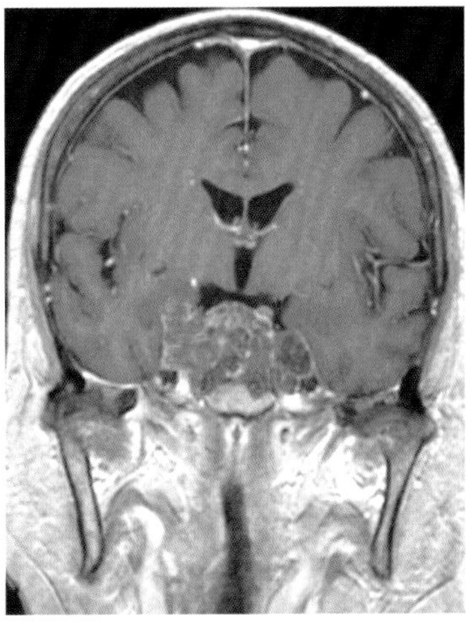

图 11 冠状位 T_1WI 增强

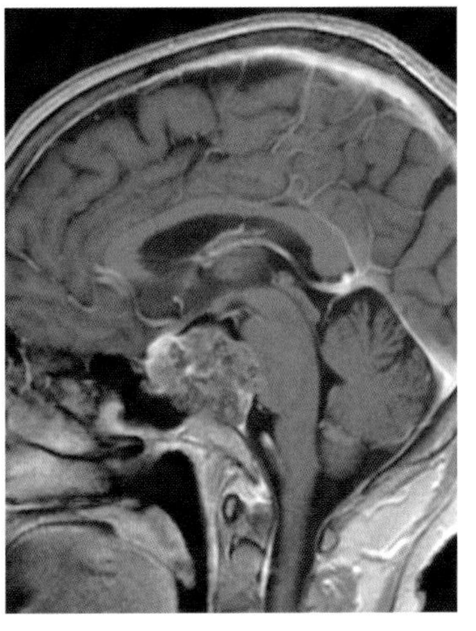

图 12 矢状位 T_1WI 增强

定位征象分析

肿块主体位于鞍区，占据鞍内及鞍上，鞍底骨质完整，海绵窦及颈内动脉被包绕，特征性征象包括：

1. 肿块与鞍底及斜坡宽基底相连，由鞍内向鞍上生长，视交叉受压，与鞍上结构分界清楚。

2. 肿块侵犯两侧鞍旁，包绕双侧海绵窦及颈内动脉。

3. 增强扫描肿瘤前上方见明显强化垂体结构（图 13 粗箭头示），并向前受压推移、变形，其上缘可见与垂体柄相连（图 13 细箭头示）。

4. 可见脑膜尾征（图 14 箭头示）。

肿块定位鞍区脑外肿瘤，可排除垂体及鞍区骨质来源，主要考虑脑膜来源。

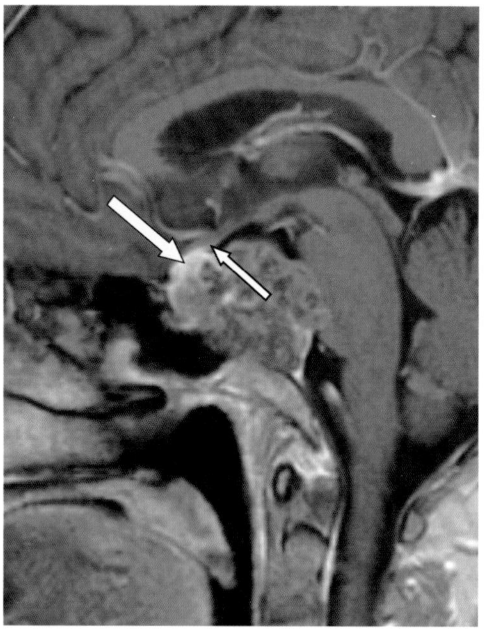

图 13 矢状位 T_1WI 增强

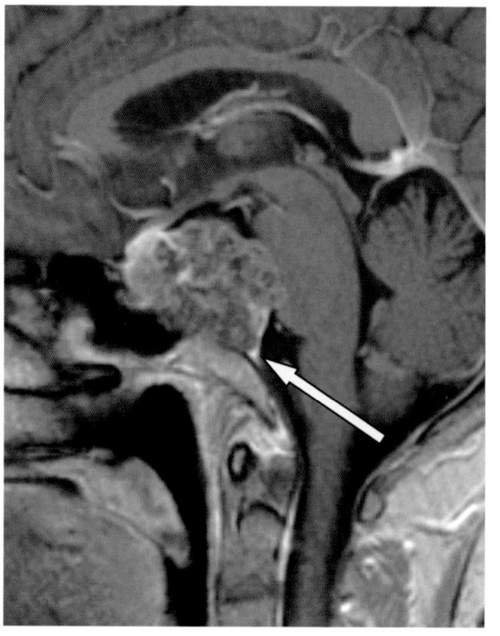

图 14 矢状位 T_1WI 增强

定性征象分析

1. 基本征象：CT 平扫密度均匀，鞍底骨质无破坏。MRI 平扫 T_1WI 为不均匀低信号，T_2WI 为不均匀等、高信号，增强扫描呈不均匀强化，肿块前方可见变形垂体结构，可见脑膜尾征。

2. 特征性征象：

（1）MRI 平扫 T_2WI 为不均匀等、高信号，与肿瘤内含黏液成分相关。

（2）增强扫描肿块呈不均匀强化，呈蜂窝状、筛网状强化（图 11、图 12），是脊索样型脑膜瘤特征性表现。

（3）肿块略呈分叶状，浸润性生长，侵犯双侧海绵窦。

综合上述一般征象及较特征定性征象，定性为脊索样型脑膜瘤。

综合诊断

女，64 岁。视力下降 2 年并加重 1 周，性激素检查异常，CT 及 MRI 检查鞍区软组织肿物，垂体受压变形，向前上移位，视交叉及脑干结构受压，分界尚清楚，增强扫描肿物呈蜂窝状、筛网状强化，下缘可见脑膜尾征，鞍底骨质无破坏，综合上述资料诊断为鞍区脑膜瘤可能性大。

鉴别诊断

本病主要与侵袭性垂体瘤、颅咽管瘤及脊索瘤鉴别。与垂体瘤主要鉴别点为鞍内仍见变形垂体结构；与颅咽管瘤鉴别点为后者多以青少年鞍上肿物，多以囊性及囊实性为主，边缘可见蛋壳样钙化；与脊索瘤鉴别点为鞍底及斜坡骨质无破坏。

手术探查

经蝶窦入路行鞍区肿瘤切除术：沿蝶窦开口咬开蝶窦壁，见鞍底骨质明显变薄，打开鞍底后见鞍内肿物约 3.5 cm×4 cm×3 cm，肿物呈鱼肉状，质地实，稍软。

病理结果

1. 镜下所见：（鞍区肿瘤）细胞呈类圆形或胖梭形，胞质丰富或中等量，淡粉染，核呈圆形或卵圆形，间质水肿、黏液变性（图 15）。

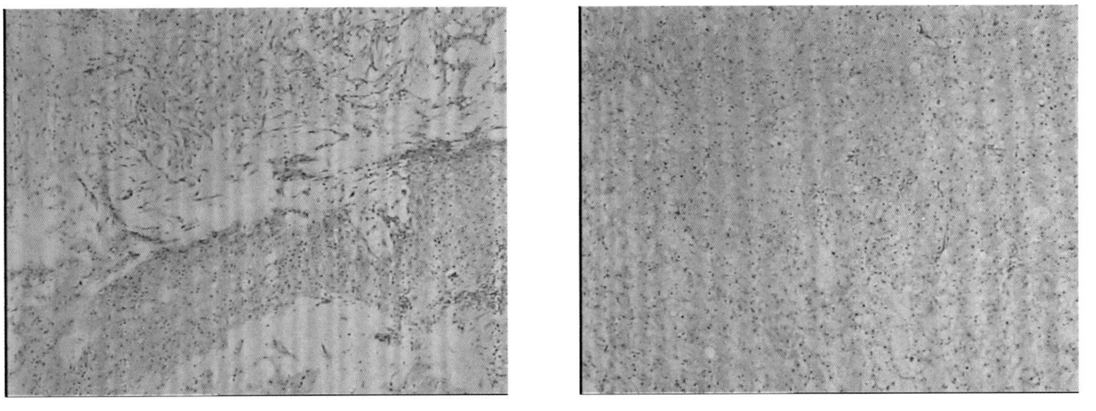

图 15 HE 染色（HE×100）

2. 免疫组织化学：GFAP（－），S-100（＋/－），GH（－），LH（－），FSH（－），TSH（－），ACTH（－），PRL（－），EMA（＋＋），Vim（＋＋），Ki67<1%（＋）。

3. 特殊染色结果：AG（＋＋＋）。

4. 病理诊断：（鞍区）脊索样型脑膜瘤，WHO Ⅱ级。

疾病综述

脊索样型脑膜瘤是脑膜瘤中少见的一种类型，文献报道较少，

临床及病理均易误诊。确诊主要依赖组织病理学及免疫组织化学检查。Connors 在 1980 年首次报道，并于 1988 年由 Kepe 等人命名。2007 年 WHO 分型，为Ⅱ级，当肿瘤切除不全时常复发。脊索样型脑膜瘤可发生于任何年龄，以成年人更为多见，女性多于男性。发生部位多见于幕上，亦可见于颅底、颞部、椎管等部位。临床表现主要是原发肿瘤在局部占位引起的相关症状。病理上肿瘤组织因含黏液成分不同，T_2WI 呈等、高信号为主。影像学检查主要以 MRI 为主，表现为 T_1WI 呈等信号，T_2WI 呈高信号，增强扫描后呈明显均匀或不均匀强化，表现为“筛网状”或“蜂窝状”强化，易侵犯周围组织。

核心提示

脊索样型脑膜瘤好发于幕上，亦可见于颅底、颞部及椎管，呈等 T_1 长 T_2 信号，强化明显，可见脑膜尾征，具典型脑膜瘤的一般特征，其不同之处在于脊索样脑膜瘤含黏液成分因而 T_2WI 呈高信号，增强扫描可呈“筛网状”或“蜂窝状”强化，易侵犯周围组织，具有一定特征性。

参考文献

[1] 杨金晶，钱银锋，张婧婧，等. 脊索样脑膜瘤的影像学表现 [J]. 中国介入影像与诊断学，2014，11 (03)：149-152.

[2] 冯奇星，戴建平，陈绪珠. 脊索样型脑膜瘤的 CT 和 MRI 表现 [J]. 临床放射学杂志，2015，34 (08)：1204-1208.

[3] Pond JB，Morgan TG，Hatanpaa KJ，et al. Chordoid Meningioma：Differentiating a Rare World Health Organization Grade Ⅱ Tumor from Other Meningioma Histologic Subtypes Using MRI [J]. AJNR，2015，36 (7)：1253-1258.

〔陈 忠 陈泽文〕

1.22 颈部间隙脑膜瘤

临床资料

女，24 岁。发现左侧颈部无痛性包块 4 个多月。
专科检查：包块质硬，活动度稍差。

辅助检查

实验室检查：无特殊。

影像学资料

CT 检查如图 1～图 6 所示。

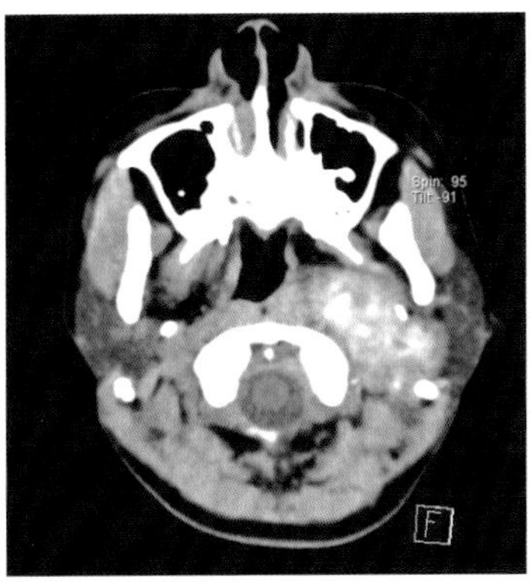

图 1 轴位 CT 平扫

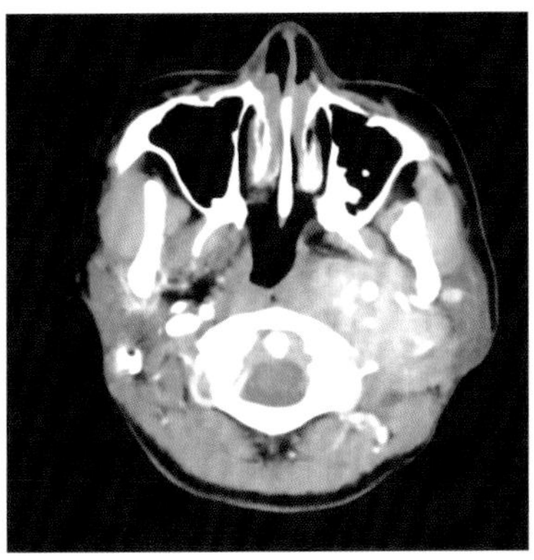

图 2 动脉期

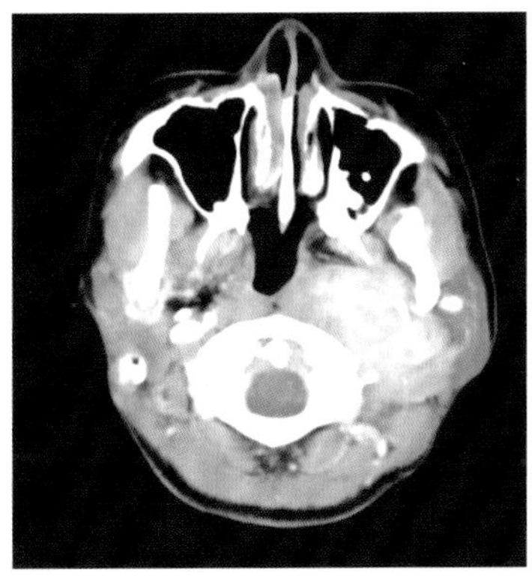

图 3 静脉期

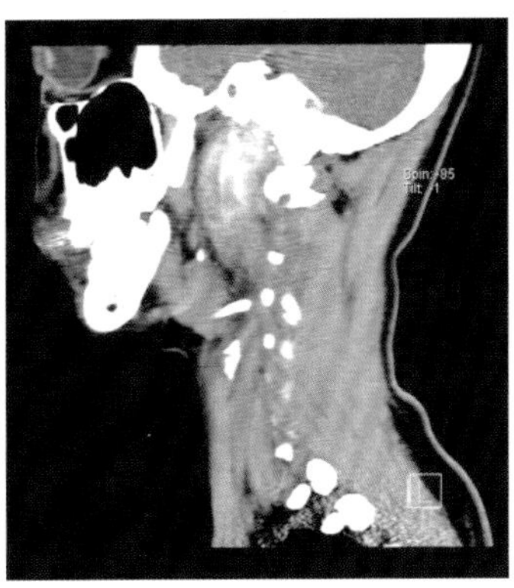

图 4 平扫矢状位

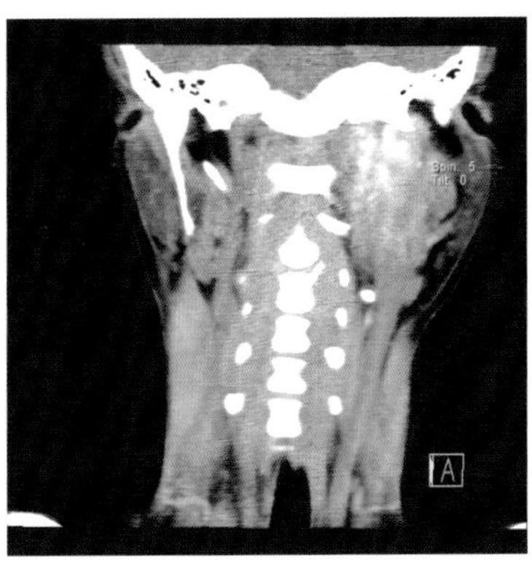

图 5 平扫冠状位

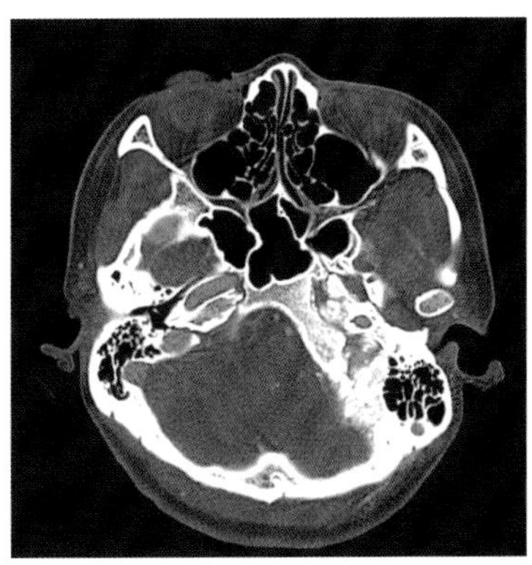

图 6 轴位骨窗

定位征象分析

病灶定位于鼻咽平面左侧咽旁间隙－颈动脉鞘间隙征象：咽旁间隙后部低密度脂肪组织消失，局部被肿块占据，咽旁间隙前部存在，向后向下伸入到颈动脉鞘间隙内，左侧茎突向外推移。肿块向内侧压迫左侧头长肌，左侧颅底颞骨岩部骨质密度增高。

定性征象分析

1. 基本征象：肿块呈梭形，边界欠清晰，内有钙化，邻近颅骨增生硬化增厚，增强扫描肿块持续明显强化。

2. 特征性征象：

(1) 肿块邻近的颅底骨质硬化，未见溶骨性破坏征象。脑膜瘤对于骨质刺激引起骨质增生硬化可能性较大。

(2) 肿块沙砾样钙化灶，脑膜瘤可以发生。

(3) 持续明显强化，平扫肿块动脉期 CT 值约 69 Hu，动脉期 CT 值约 82 Hu，静脉期 CT 值约 109 Hu，呈持续明显强化，表明肿瘤是富血供肿瘤，脑膜瘤、副神经节瘤和血管源性肿瘤均有类似改变。

(4) 肿块与颅底左侧破裂孔关系密切，提示肿块可能经过颅底通道沟通颅内外，该征象对神经源性肿瘤及颅外脑膜瘤有定性诊断意义。

综合诊断

女，24 岁。左侧咽旁无痛性肿块，活动欠佳，实验室检查各项肿瘤指标正常。根据 CT 平扫及增强扫描较有特征性的定位定性征象，诊断为左侧咽旁颅外脑膜瘤可能性大。

鉴别诊断

1. 神经鞘瘤：肿块常常发生囊变，少有钙化，持续不均匀性强化，邻近骨质可出现压迫性吸收。

2. 副神经节瘤：血供非常丰富，动脉期强化明显，肿瘤内和周围可见肿瘤血管显示。

3. 软骨类肿瘤：瘤内出现环状钙化，骨质受累时少出现骨质增生硬化，但强化程度较轻。

超声下穿刺活检手术记录

左侧耳垂下方皮下软组织内可见一个等回声团块，部分包绕颈动脉，边界欠清。

病理结果

1. 大体所见：左耳后肿物，灰白组织 3 条，长 0.5～1.0 cm。

2. 镜下所见：镜下见大量砂粒体，砂粒体融合形成不规则钙化；另见少许脑膜内皮细胞，瘤细胞大小一致，核卵圆形，染色质稀薄，可见核内包涵体，局灶可见旋涡状结构（图 7）。

3. 免疫组织化学：瘤细胞 EMA（＋），S-100（＋），Vimentin（＋），Ck-pan（－），C34（－），GFAP（－），CD21（－）。

4. 病理诊断：（左耳垂下）颅外砂粒体型脑膜瘤（WHO Ⅰ级）。

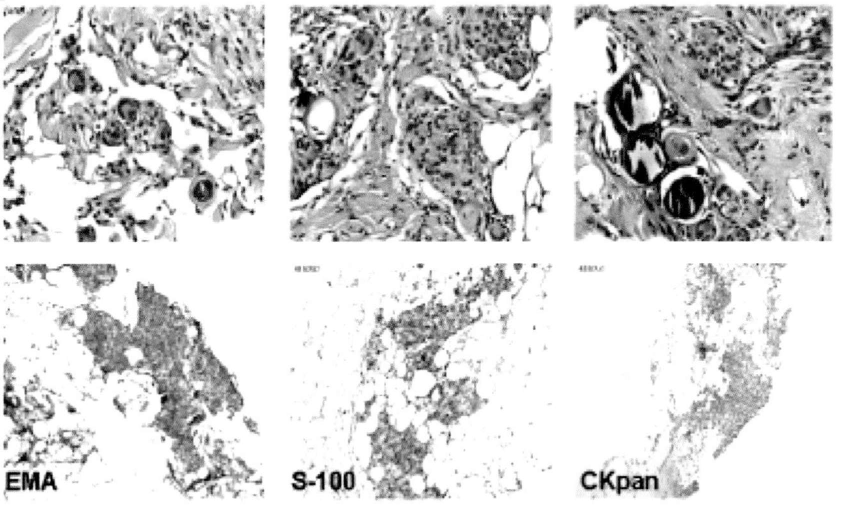

图 7 HE 染色（HE×200）及免疫组织化学

疾病综述

脑膜瘤是颅内及脊椎内常见肿瘤之一，约占颅内肿瘤 15%～20%，而发生在颅外及脊椎外的脑膜瘤，即异位脑膜瘤，非常罕见，仅占其 1%～2%。

异位脑膜瘤常发生于头颈部感觉器官附近或沿神经分布走行和脊柱旁，如眼眶、颅骨、鼻旁窦、鼻咽及皮肤等，少见部位有肺、肘关节周围等。异位脑膜瘤可见于任何年龄，而以中年较多，而且女性多于男性。其临床表现常无特异性，主要取决于肿瘤发生的部位、大小及对周围组织的受侵袭破坏的程度等。

异位脑膜瘤的免疫组织化学结果也与颅内脑膜瘤一样，与其生发细胞的间叶与上皮的双相特征相一致。所有的异位脑膜瘤对 EMA、Vimentin 呈阳性反应，CD34（－），CK（－），PCNA（＋/－），PROG 的阳性显示率高于 ESTR，同时对胶质纤维酸性蛋白和平滑肌肌动蛋白反应阴性，其余免疫组织化学标记物全为阴性反应；S-100 结果不一，约 50%呈阳性，主要为纤维母细胞型；细胞角蛋白和 EMA 阳性程度不一。

核心提示

异位脑膜瘤 CT 表现为圆形或类圆形软组织肿块，边界清楚，临近组织受压移位，邻近骨质可增生硬化增厚，瘤内可出现沙砾样或斑点状的钙化影，增强扫描呈明显强化。

参考文献

[1] 孟庆梅，张洪业. 非典型性脑膜瘤的 CT、MRI 表现 [J]. 中国 CT 和 MRI 杂志，2014，12（04）：66－68.

[2] 袁玉刚，韩德民，于振坤，等. 头颈部异位脑膜瘤（附 10 例报告）[J]. 临床耳鼻咽喉科杂志，1999，13（09）：411－412.

[3] 张敏华，王元勋，王锦荣. 原发性颅外脑膜瘤 4 例免疫组织化学观察及临床病理分析 [J]. 临床与实验病理学杂志，1994，10（03）：235－236.

[4] 乐维婕，余强. 颅外脑膜瘤的 CT 和 MRI 表现 [J]. 中国医学计算机成像杂志，2011，17（06）：490－493.

〔梁奋雄　杜中立　高明勇〕

1.23 头颈部木村病

临床资料

女，69 岁。患者 2013 年 5 月无明显诱因发现左侧颌下淋巴结肿大，未做特殊处理，淋巴结逐渐增大，无疼痛。2014 年 6 月 28 日彩超检查示左侧颌下多个淋巴结肿大，大小约 1.0～1.8 cm。患者自起病以来，无其他不适症状。2014 年 6 月 30 日行 MR 检查，2015 年 10 月 10 日又行 CT 检查。

专科检查：2014 年 6 月 30 日体格检查发现左侧咬肌区软组织肿胀，颌下腺及颌下淋巴结增大。

辅助检查

实验室检查：白细胞计数 7.32×10^9/L，其中嗜酸性粒细胞计数 1.1×10^9/L，占 15%；癌胚抗原（CEA）10.29 μg /L；其余实验室检查均未见异常。

影像学资料

2014 年 6 月 30 日 行 MRI 检查（图 1、图 2），2015 年 10 月 10 日 CT 检查（图 3）。

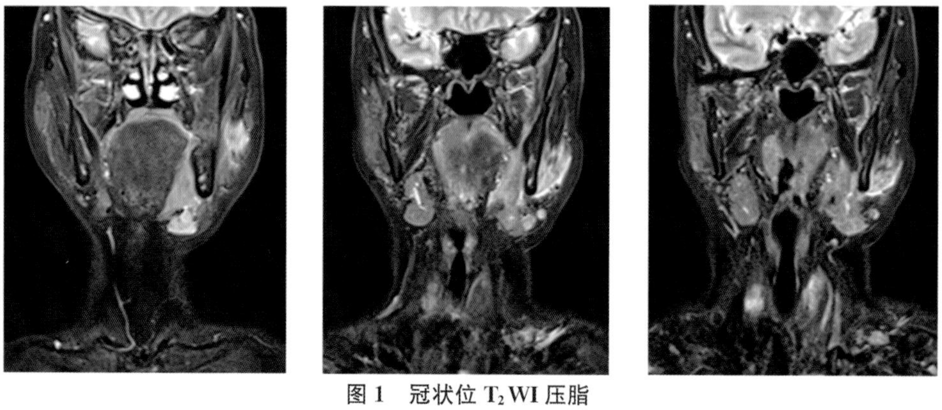

图 1 冠状位 T_2WI 压脂

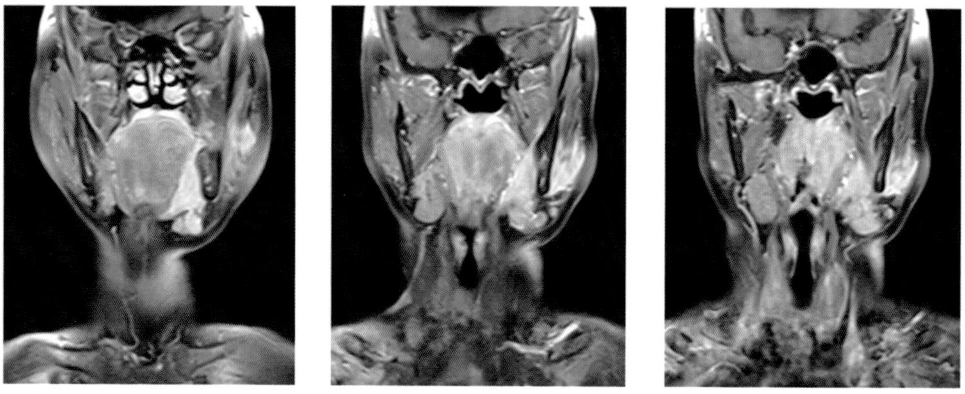

图 2 T_1WI 压脂增强

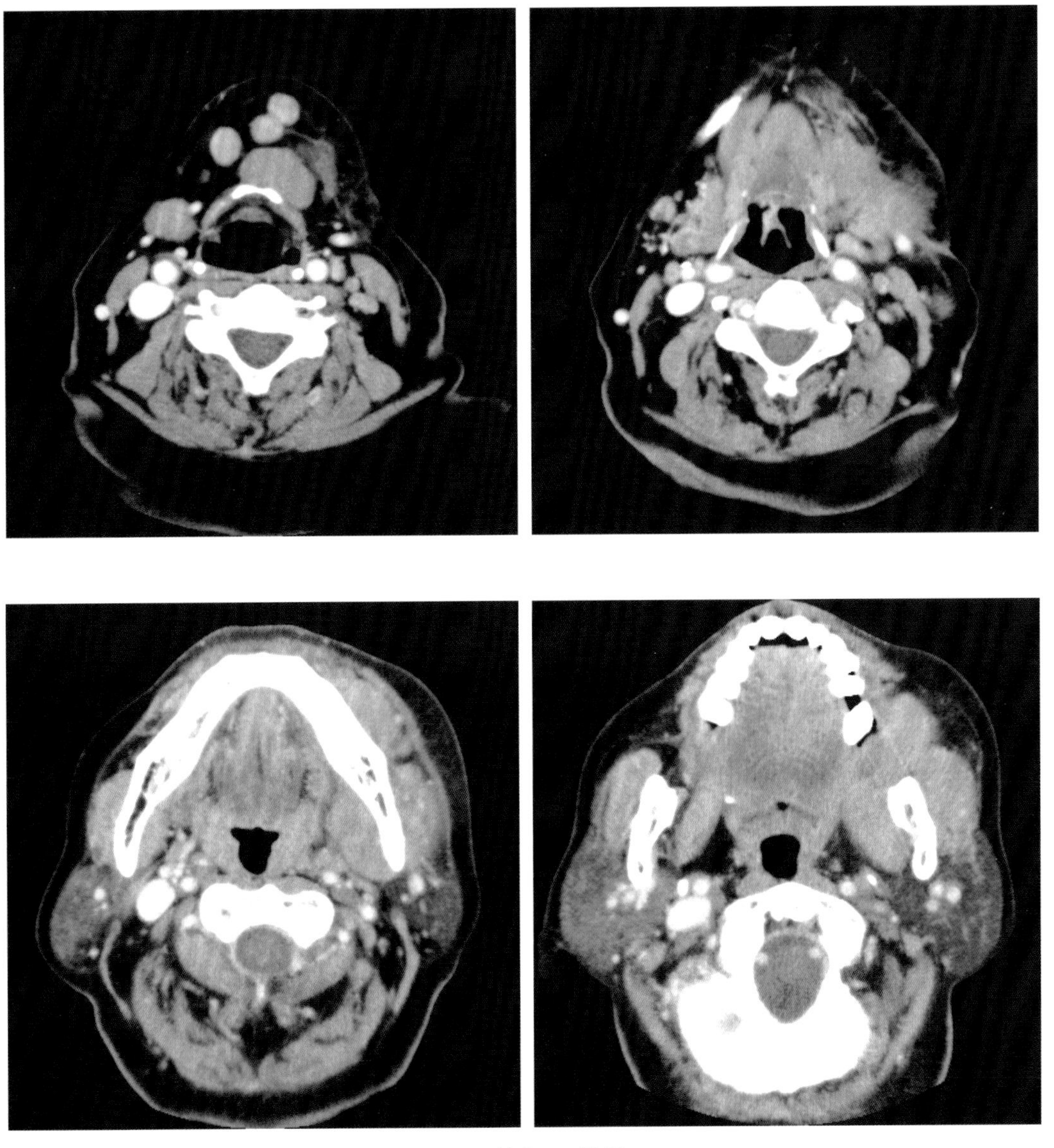

图 3 轴位 CT 增强

定位征象分析

2014 年 6 月 30 日 MR 扫描显示左侧颌下淋巴结、颌下腺增大，左侧咬肌、下颌舌骨肌明显肿胀且信号异常，T_1WI 呈等信号，脂肪抑制 T_2WI 呈明显高信号（图 1），其中咬肌病变边界不清，增强扫描病变明显强化（图 1、图 2）。2015 年 10 月 10 日 CT 检查，除了左侧颌下腺、舌下腺、咬肌、下颌舌骨肌病变范围增大外，还累及了左侧翼内肌、颊肌、颊筋膜，双侧颌下、颈部受累的淋巴结亦进一步增大增多，右侧腮腺肿胀，内部密度增高，呈轻中度均匀强化。提示患者病程较长，病变呈逐步进展过程，病变累及头颈部唾液腺、肌肉及筋膜、淋巴结为主（图 3）。

定性征象分析

病变发生于头颈部，累及范围广，以唾液腺、淋巴结、肌肉为主，累及肌肉的病变边界模糊，但病变区平扫及增强密度均匀，左侧面颊部、颈部皮下脂肪层有肿胀表现，可排除恶性肿瘤或恶性肿瘤导致淋巴结转移，提示病变为炎性或肉芽肿性病变。

综合诊断

患者病变累及唾液腺、多个淋巴结为主，并有肌肉、皮下脂肪及筋膜受累，病变区无明显坏死且强化均匀，可考虑淋巴瘤、淋巴结结核、Castelman病、转移瘤、木村病等可能。淋巴瘤中青年多见，常双侧侵犯，淋巴结大小不一，受侵部位广泛，主要为咽后组、颈静脉链周围及颈后三角区淋巴结，增强有较明显强化。淋巴结结核主要位于颈静脉周围及静脉区，可有干酪样坏死及钙化，增强可见环形强化，可以排除。转移瘤发病年龄较大，有原发肿瘤病史，肿大淋巴结多位于其淋巴引流区域，增强呈不均匀强化。Castelman病也可见于颈部，CT表现为单发肿大淋巴结，边缘光整或分叶，增强明显均匀强化。木村病常广泛累及头颈部唾液腺、淋巴结、肌肉等软组织。病变较缓慢，病程较长，无液化坏死。实验室检查外周血嗜酸性粒细胞百分比及绝对值增高，因此本例应考虑木村病可能性大。

手术探查与病理结果

手术切除左侧颌下淋巴结，边界清，切面灰白。镜检纤维肌组织内见淋巴组织增生明显，伴大量淋巴滤泡样结构形成，局部组织细胞样细胞增生，部分聚集形成结节样，伴少量多核巨细胞形成，大量嗜酸性粒细胞浸润，见大量增生小血管（图4），病变符合木村病。

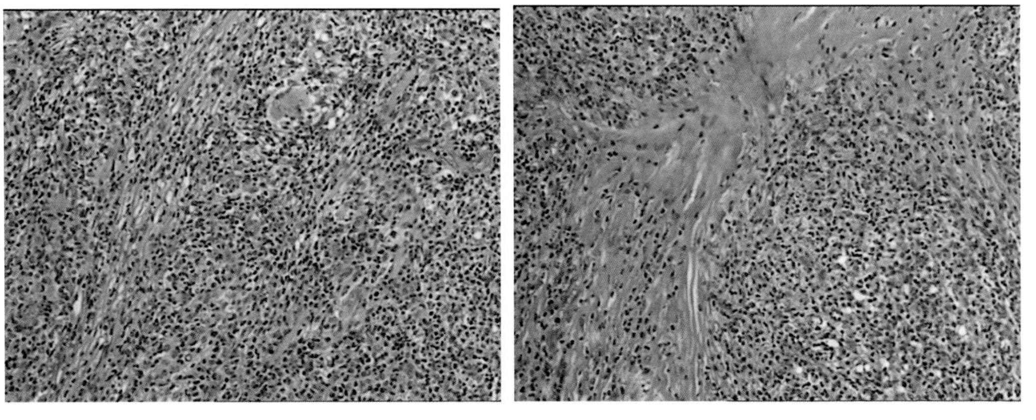

图4 HE染色（HE×200）

疾病综述

木村病是一种良性的淋巴组织增生性疾病，由我国金显宅等在1937年首先报道，当时以嗜伊红细胞性增生性淋巴肉芽肿命名。1948年日本学者Kimura等以“伴有淋巴组织增生的特殊肉芽肿”对本病进行了系统的描述，之后多数学者遂称此病为Kimura病（Kimura'disease，KD）。部分文献也使用嗜酸性淋巴肉芽肿、嗜酸性淋巴滤泡增生、嗜酸性淋巴滤泡肉芽肿等多种名称。

木村病的病因不明，绝大多数学者认为可能与T细胞免疫调节紊乱及IgE介导的Ⅰ型免疫反应有关，也有人认为与白假丝酵母菌感染、工作环境和个人卫生习惯有关。本病多以颈面部无痛性淋巴结和（或）软组织肿块首先起病，进展缓慢。好发于颜面、颈部、锁骨上窝、肘窝及腹股沟等处，颊部和腮腺之间发病占46%；有时淋巴结肿大是本病的惟一表现。本病可累及肾脏，表现为肾病综合征，可合并湿疹、纵隔和肺门淋巴结肿大、哮喘、溃疡性结肠炎、血管炎等。本病可发生于任何年龄，20～40岁多见，男性发病率高于女性。

木村病组织学上以小血管增生、大量嗜酸性粒细胞浸润、淋巴细胞增生及滤泡形成、纤维组织增生为基本病变。病变所累及腮腺、颌下腺的腺体组织破坏、腺泡萎缩、炎细胞浸润，淋巴结内增生的淋巴滤泡、生发中心均呈反应性增生，所有上述改变，均提示木村病在病理上是一系列慢性炎症的组织学改变。木村病的实验室检查主要表现为外周血嗜酸性粒细胞百分比（10%～70%）及绝对值增高，治疗后嗜酸性粒细胞百分比及绝对值降低。近年有学者发现患者血清 IgE 抗体增加，增生之淋巴滤泡内亦有 IgE 存在，从而考虑此病可能属于特异性变态反应性疾病。

影像学检查显示病变常累及头颈部，尤其腮腺，可单侧或双侧，亦可单发或多发，可累及邻近皮肤，多伴有颈部、颌下淋巴结肿大。病灶可呈规则结节状或不规则团片状，边缘模糊，无包膜。CT 平扫病灶呈低密度，密度常比较均匀，部分也可不均匀，增强后病灶可见轻到中度均匀或不均匀强化，强化程度主要取决于病灶内增生的血管及纤维成分的分布及所占比例。MR 检查病灶均呈 T_1WI 等低信号，T_2WI 高低混杂信号，增强后强化明显且不均匀，无液化坏死或钙化灶。肿大淋巴结均见明显强化，部分肿大淋巴结可融合成团。本例患者发生于老年女性，病变累及腮腺、颌下腺、舌下腺、咬肌、下颌舌骨肌、左侧翼内肌、颊肌、颊筋膜，颌下及颈部受累的淋巴结，且病变呈逐渐进展过程，影像学表现与上述一致。

核心提示

木村病多累及头颈部淋巴结、唾液腺、肌肉等，病程时间较长，症状不明显，病变密度或信号均匀，边界可不清，病灶内较少见大片的液化坏死，实验室检查外周血嗜酸性粒细胞计数及百分比增高。本病临床及影像学表现具有一定特征性，结合相关实验室检查，可以作出本病的初步诊断，最终确诊仍需病理证实。

参考文献

[1] 卢涛，陈韵彬，方燕红. 腮腺木村病的影像诊断 [J]. 中国医学计算机成像杂志，2011，17（4）：304－306.
[2] 梁锦发，郭真真，陈汉威，等. 头颈部木村病的多层螺旋 CT 表现 [J]. 中国 CT 和 MRI 杂志，2013，11（5）：19－21.
[3] 袁小平，黄莉，黄穗桥，等. 头颈部木村病的临床特点和 MRI 表现 [J]. 实用中国医药，2010，5（34）：25－27.
[4] 谭志，刘文慈，李元歌，等. 腮腺及淋巴结木村病的多层螺旋 CT 表现 [J]. 广东医学院学报，2015，33（5）：600－603.
[5] Baba A，Ojiri H，Dogru M，et al. An Unusual Clinical Presentation of Kimura Disease Manifesting with a Typical Cephalocervical Lesion and an Atypical Subcutaneous Hip Mass Lesion [J]. Intern Med，2016，55（8）：1017－1020.

〔龙晚生　胡茂清〕

1.24 椎管内原始神经外胚层肿瘤（PNET）

临床资料

女，45 岁。双下肢乏力渐加重 4 多个月，不能行走 1 周。

患者 10 个月前开始出现腰部隐痛，自觉影响不大，未行检查和治疗。4 个月前出现双下肢麻木感，随后渐出现行走乏力，仍未行治疗，随着时间增长上述症状渐加重，近 1 周因双下肢无力伴完全不能走动就诊。

专科检查：腰椎明显叩击痛，无明显肿块触及，四肢无畸形，双下肢水肿（＋）。双下肢肌力 1 级，肌张力欠佳。

辅助检查

左下肢静脉彩超提示：左股总静脉、股浅静脉、股深静脉、腘静脉、大隐静脉血栓形成伴完全梗阻。

实验室检查：肿瘤指标未查。

影像学资料

MRI 检查如图 1～图 5 所示。

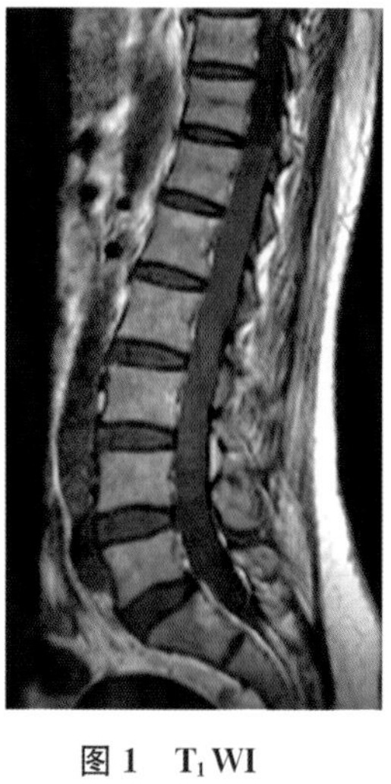

图 1 T_1WI

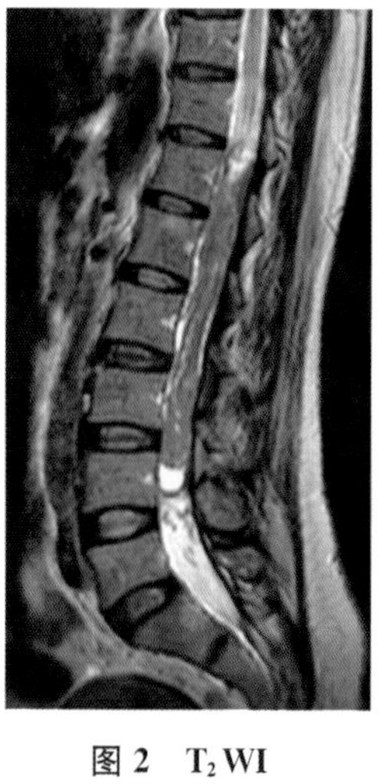

图 2 T_2WI

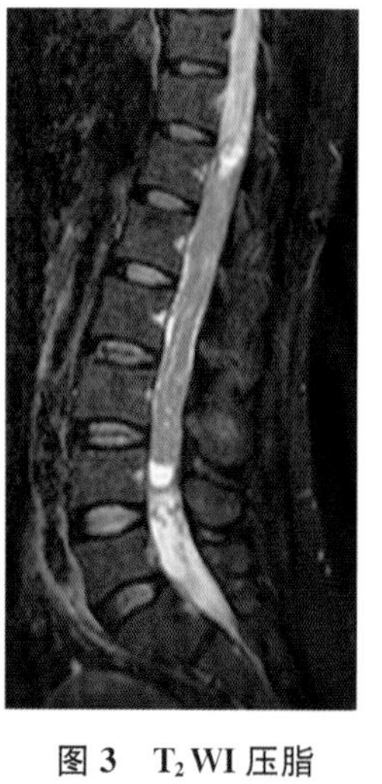

图 3 T_2WI 压脂

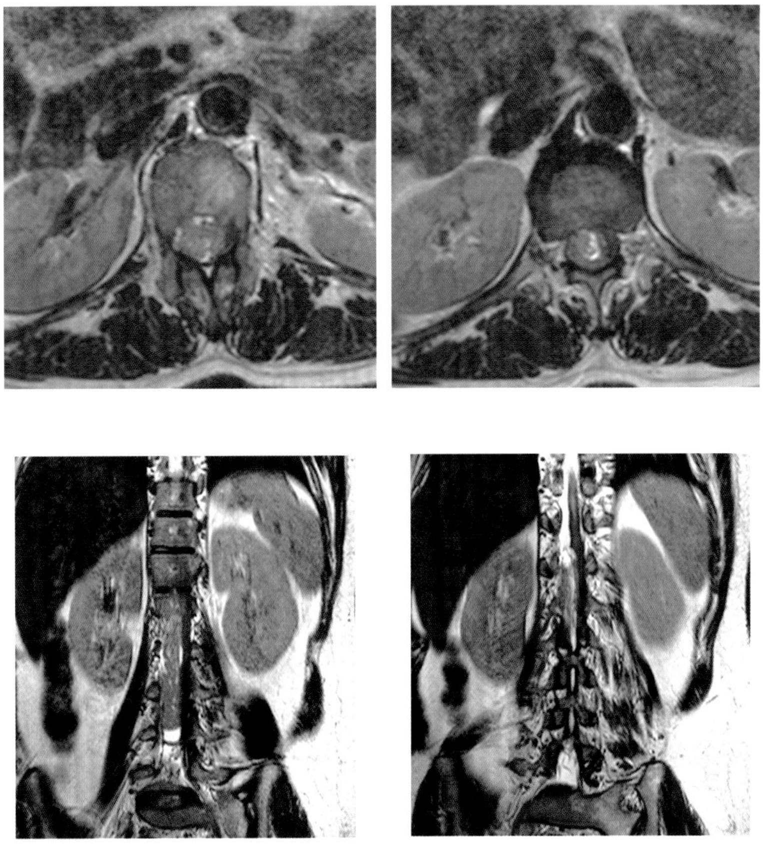

图 4 T_2WI

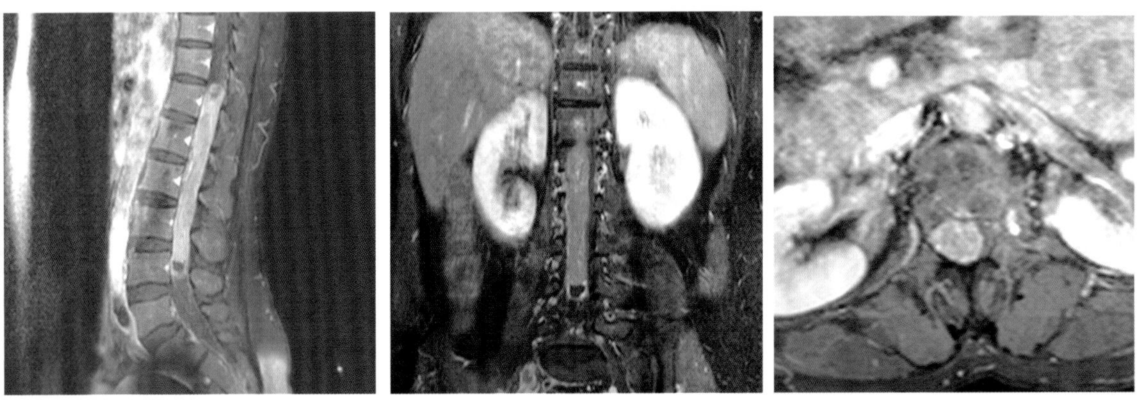

图 5 T_1WI+增强

定位征象分析

胸 12～腰 4 节段椎管内长棒状肿物，肿物沿椎管呈铸形填充，未见侵犯椎体及椎管旁结构，椎间孔无明显扩大。在肿物上端脊髓圆锥及马尾神经受压左移（图 6，箭头示），右侧蛛网膜下腔增宽。

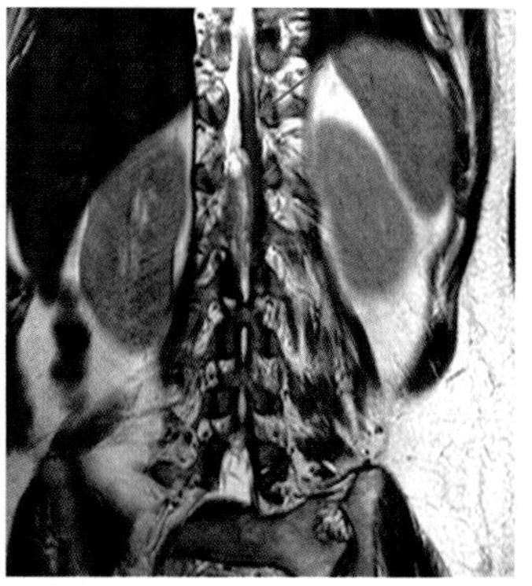

图6 脊髓圆锥及马尾神经受压左移（箭头示）

根据上述征象，肿块定位来源于髓外硬膜下腔。

定性征象分析

1. 基本征象：胸12～腰4节段椎管内髓外硬膜下偏右侧铸形长棒状占位病变，等T_1、稍长T_2信号，内部信号不均匀，多为实性成分，见散在小囊变灶，边界较清，强化明显；在病变下端局灶性囊变，呈长T_1、长T_2信号，未见强化。病变上端右侧蛛网膜下腔增宽，局部脊髓受压左移，胸10～12节段脊髓变性。

2. 特征性征象：肿块呈长棒状，等T_1、稍长T_2信号，增强扫描肿物呈中等强化，未见明显“脊膜尾”征。肿块大部分为实性成分，囊性成分少、小。局部有往椎间孔生长倾向，但椎间孔扩大并不明显。

综合上述一般征象和较特征性定性征象，考虑可能为神经源性肿瘤，不除外室管膜瘤或原始神经外胚层肿瘤（PNET）。

综合诊断

女，45岁。双下肢无力伴完全不能走动。专科检查：双下肢水肿（+），腰椎明显叩击痛，肌张力欠佳。MRI示胸12～腰4节段椎管内髓外硬膜下长棒状占位病变，以实性成分为主伴少量小囊灶，等T_1、稍长T_2信号，边界较清，局部有往椎间孔生长倾向，实性部分呈中等强度均匀强化，上下缘囊性部分无强化，无肿瘤疾病病史，综合上述资料结合发病率首先考虑为神经源性肿瘤，不除外室管膜瘤或原始神经外胚层肿瘤（PNET）。

鉴别诊断

1. 神经鞘瘤：为最常见的椎管内肿瘤。起源于施万细胞，颈胸段居多，20～40岁多见。肿瘤从硬膜囊向神经孔方向生长。T_2WI为高信号，肿块可出现特征性哑铃形表现，增强扫描显著强化，易发生囊变而呈环形强化。

2. 室管膜瘤：室管膜瘤为最常见髓内肿瘤。起源于中央管的室管膜细胞或者终丝的室管膜残留物，常好发于下腰髓、圆锥及终丝，多数为良性膨胀性生长，边界清楚。呈T_1低、T_2高信号，明显强化。约46%可发生囊变，可沿椎管内播散种植。

3. 淋巴瘤：老年人多见，囊变少见。信号上中等信号强度，强化明显。与本病也难于鉴别。

手术探查

手术显微镜 6 倍镜下在正中处纵形剪开硬脊膜及蛛网膜，见术野处右侧为肿瘤组织，上下径 15 cm，前后径 2 cm，左右径 1.5 cm。肿瘤有包膜，实质性，质软，血供十分丰富，为髓内肿瘤。镜下从肿瘤中间开始分块，先瘤内再瘤外切除肿瘤，最后全切肿瘤，瘤床仔细止血。

病理结果

1. 镜下所见：肿瘤细胞弥漫分布，由相对一致的小细胞组成，细胞核深染，胞质疏松，常见核分裂像，可见单个细胞及小灶坏死（图 8、图 9）。

2. 免疫组织化学：Vimentin（＋），CD99（＋），Bcl-2（＋），S-100 部分（＋），CD56（＋），MPO（＋/－），Ki67 30%（＋）。

结合 HE 形态和免疫组织化学结果，（胸 12～腰 4 椎管内肿瘤）考虑恶性小圆细胞肿瘤，符合 PNET。

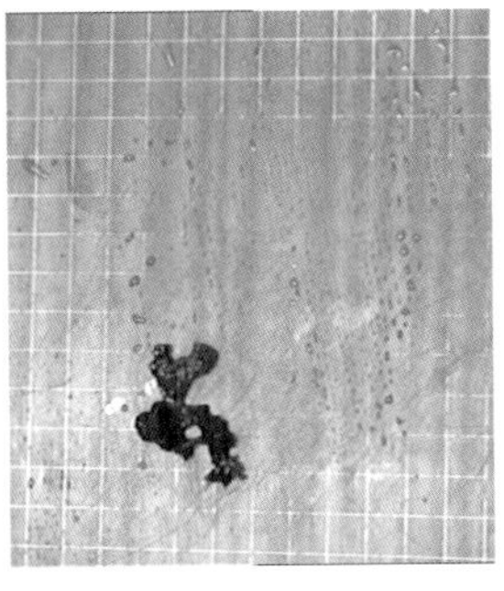

图 7 大体标本

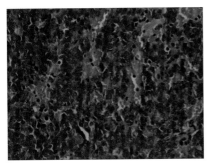

图 8 HE 染色（HE×100）

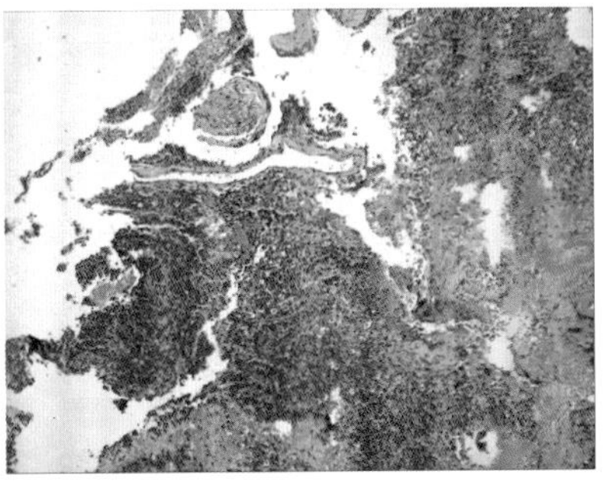

图 9 HE 染色（HE×200）

疾病综述

原始神经外胚层肿瘤（primitive neuroectodermal tumour，PNET），是起源于神经外胚层未分化的神经上皮细胞，属于小圆细胞恶性肿瘤，分化差，侵袭性强，容易复发和转移。分为中央型（c-PNET）和周围型（p-PNET），以外周型较常见。外周型是指发生于颅外骨骼系统及软组织的肿瘤。最初的定义尤因肉瘤（Ewing sarcoma，ES）与 PNET 属于两种疾病，ES 主要发生于骨髓间充质细胞，但两者的细胞形态、生物性特性等方面与起源于神经 p-PNET 上有类似性，因此将 p-PNET 归属 ES 家族，命名为 ES/PNET。PNET 以儿童和青少年多见，平均年龄为 20 岁。男性发病率略高于女性。可发生于全身各个部位，椎管内 PNET 在国内外的文献中几乎都以个案报道形式出现，病因不明。最常见的临床症状为局部疼痛、脊髓或神经根压迫症状。

因缺乏 MRI 特征性的定性征象，原始神经外胚层肿瘤术前定性诊断困难。MRI 上表现为髓外肿物，可发生于硬膜下或硬膜外，边界相对清楚。在 T_1WI 上多为等－低信号，T_2WI 上呈等－稍高信号，信号较均匀，增强后呈中等强化。肿瘤内如有坏死、囊变则强化不均匀，相邻骨质可受侵破坏，椎管内 PNET 可有外生趋势，亦可穿过椎间孔包绕神经根向外生长，相应椎间孔扩大，并形成椎旁较大软组织肿块。部分椎管内 PNET 是由颅内原发病灶“脱落”沿脑脊液转移而来，因此在明确诊断 PNET 时常规检查头颅 MR 以排除颅内 PNET。PNET 的确诊依靠病理学检查。HE 染色可初步诊断小圆细胞类肿瘤，尚需免疫组织化学进一步鉴别。本病例无明显椎体破坏，难与神经鞘瘤鉴别，本院收集一例相同部位神经鞘瘤（图 10、图 11），与本病例相似。

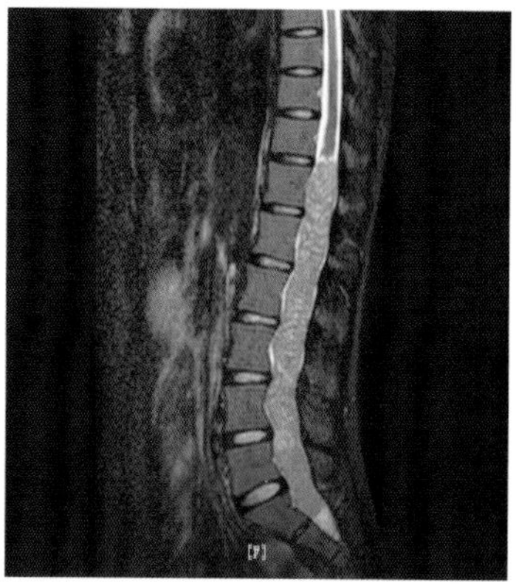

图 10　T_2WI

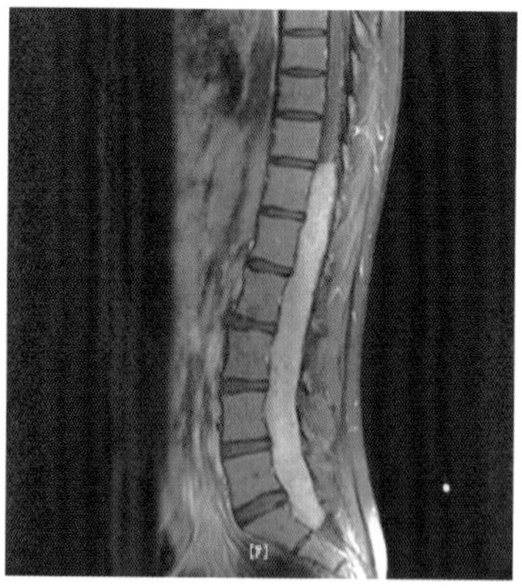

图 11　T_1WI＋增强

核心提示

PNET 临床及影像无特殊表现且发病率低，故术前误诊率较高，MRI 可以显示肿物的部位、范围、脊髓受压等情况，为手术提供帮助，定性诊断依靠病理。原发椎管内原始神经外胚层肿瘤的 MRI 表现无明显特征性，但 MRI 能较好地显示原发于椎管内原始神经外胚层肿瘤的大小、部位、境界及毗邻情况，尤其 MRI 上发现位于椎管内穿越椎间孔生长的肿块伴邻近椎体及附件受累时，应考虑原始神经外胚层肿瘤的可能。

参考文献

[1] 唐铠，杨俊，王东春，等. 椎管内原始神经外胚层肿瘤 [J]. 中华神经外科杂志，2006，22 (8)：506－508.

[2] 张龙，汪新华，宋莲淑，等. 椎管内原发性原始神经外胚瘤的诊断与治疗 [J]. 中华神经外科疾病研究杂志，2008，7 (3)：262－264.

[3] 孙永青，陈为军，蒋博明. 磁共振诊断椎管内原始神经外胚层肿瘤两例报道 [J]. 罕少疾病杂志，2015，22 (5)：54－56.

[4] 陈梅魁，姚庆东，李忠明. 椎管内原始神经外胚层肿瘤的 MRI 表现 [J]. 中国医学影像学杂志，2013，21 (3)：166－168.

[5] 顾文韬，车晓明，徐启武，等. 椎管内原始神经外胚层肿瘤的诊断与治疗 [J]. 中华神经外科杂志，2012，28 (6)：590－593.

〔钟　柱　肖学红　高明勇〕

1.25 肺癌致椎管内硬膜下少血供转移瘤

临床资料

男，61 岁。双下肢疼痛麻木约 1 个月，加重 3 天。

专科检查：腰椎生理曲度存在，未见明显侧弯畸形，前屈及平卧翻身均明显受限并可诱发下肢疼痛，腰部未见明显压痛及叩击痛。双下肢主动直腿抬高不能配合，左侧被动直腿抬高试验 70°（—），右侧被动直腿抬高试验 50°（+），双股神经牵拉试验难以配合，双侧“4”字试验均（—），双下肢肌张力、肌力及皮肤感觉均未见明显异常。双侧膝腱反射及右侧跟腱反射均未引出，病理反射未引出。VAS 评分：10 分，JOA 评分：10 分。

辅助检查

X 线检查如图 1 所示。

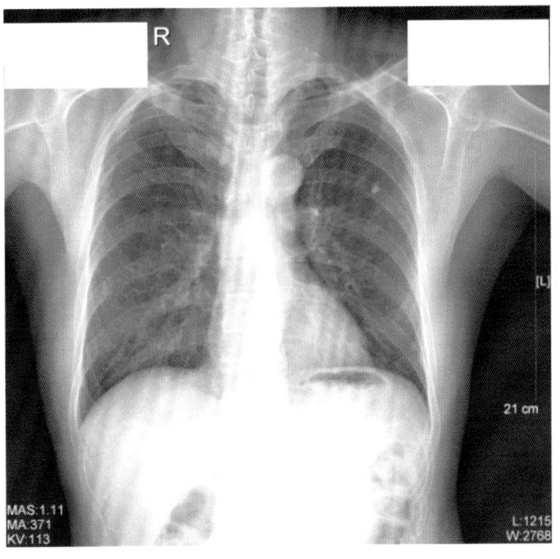

图 1　胸部正位片

实验室检查：血常规、肝功能、肾功能、电解质正常范围。

影像学资料

CT 和 MRI 检查如图 2～图 7 所示。

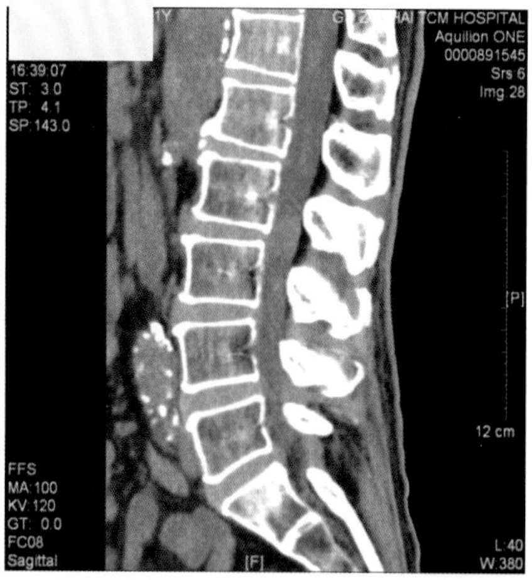

图 2　矢状位 CT 平扫

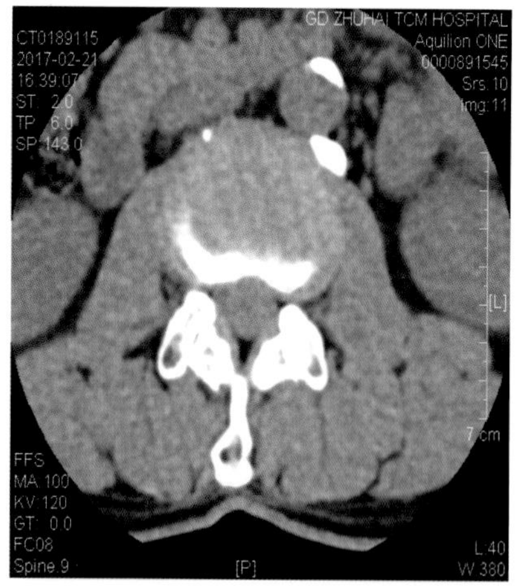

图 3　横断位平扫

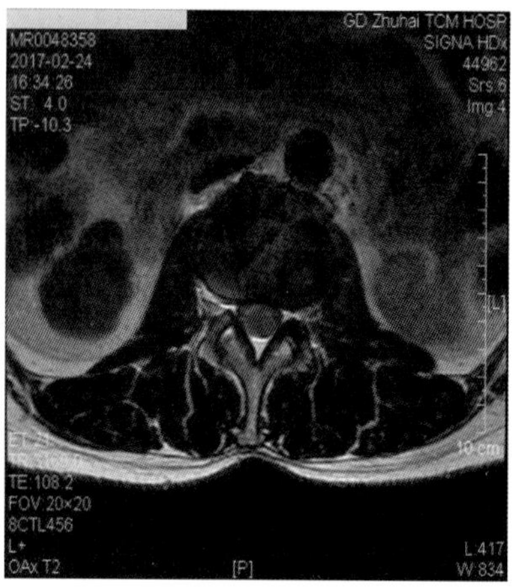

图 4　轴位 T_2WI

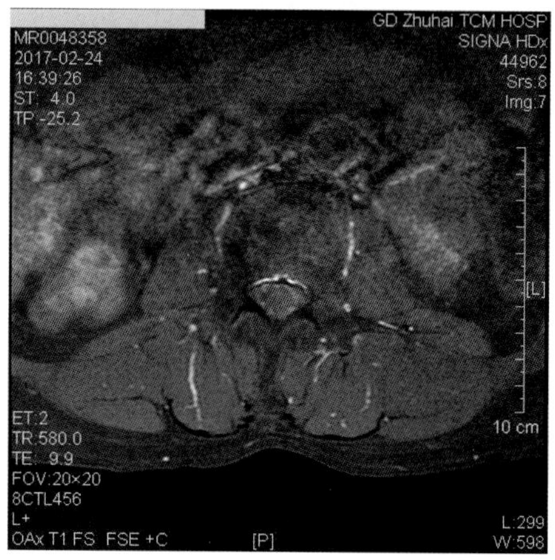

图 5　轴位增强

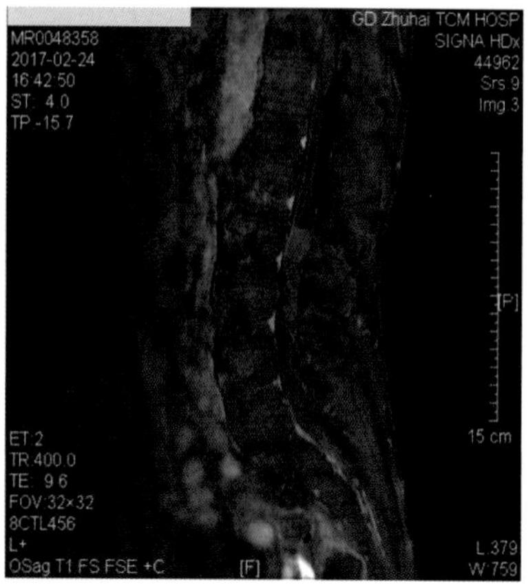

图 6　矢状位增强

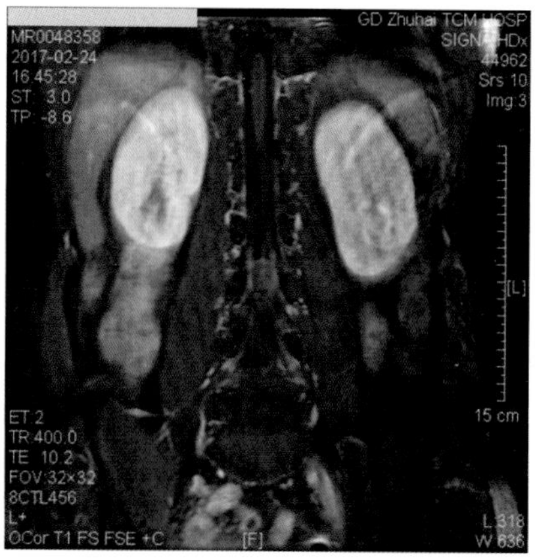

图 7　冠状位增强

定位征象分析

脊髓圆锥位于 T12/L1 椎间盘水平。L2/L3 椎间盘水平椎管内结节灶，位于椎管中央，类圆形，在结节的上下方均见马尾神经，而结节部马尾神经则受压移位到一侧，提示结节位于髓外硬膜下。结节邻近骨质未见明显破坏。

定性征象分析

L2/3 椎间盘水平椎管内髓外硬膜下实性结节，类圆形，大小约 19 mm×12 mm×16 mm，边界清楚。CT 呈稍高密度，密度均匀，未见钙化和出血。MRI 示 T_1WI 呈等信号，T_2WI 呈低信号，信号均匀。因 T_2WI 信号偏低，且信号均匀，首先考虑脊膜瘤，不排除无坏死囊变的室管膜瘤和神经鞘瘤。但增强后病灶仅呈轻度强化，不符合脊膜瘤或神经鞘瘤在增强后明显强化的常见表现。综合以上表现，考虑椎管内少见肿瘤或常见肿瘤的少见表现。

综合诊断

男，61 岁。双下肢疼痛麻木，进行性加重。肿物边界清，位于椎管内硬膜下。MRI 检查示实性肿瘤，增强后轻度强化。腰椎椎管内髓外硬膜下肿瘤以脊膜瘤、室管膜瘤或神经鞘瘤多见。腰段椎管内室管膜瘤是发生于终丝的髓内肿瘤，是腰椎椎管内常见的肿瘤，约占全部脊髓内肿瘤的 60%。另外，在 MRI 信号上，如果病变在 T_2WI 呈等信号或偏低的结节灶，信号均匀，增强扫描均匀性明显强化，应当首先考虑脊膜瘤。如果肿瘤信号不均匀，伴有囊变，呈不均匀性强化，应考虑神经鞘瘤，如伴有信号不均和出血，且强化不均匀，边界不清，伴椎管内多发种植小结节灶，则考虑室管膜瘤可能性大。本病例为孤立结节，虽然平扫信号符合脊膜瘤，但增强扫描仅轻度强化，与常见的脊膜瘤表现不符，结合年龄较大，需要考虑到椎管内转移瘤可能。神经系统转移瘤最多见来源于肺癌，因此，胸部 CT 检查是必需的。最终诊断尚需要病理确诊。

手术探查

肿瘤与马尾粘连紧密，没有明显的边界，肿瘤呈鱼肉状，血供丰富。

病理结果

1. 镜下所见：椎管内肿物 HE 染色可见短梭形及小卵圆形肿瘤细胞弥漫排列，核质比高，染色质胡椒盐样，提示转移瘤可能性大（图 8）。

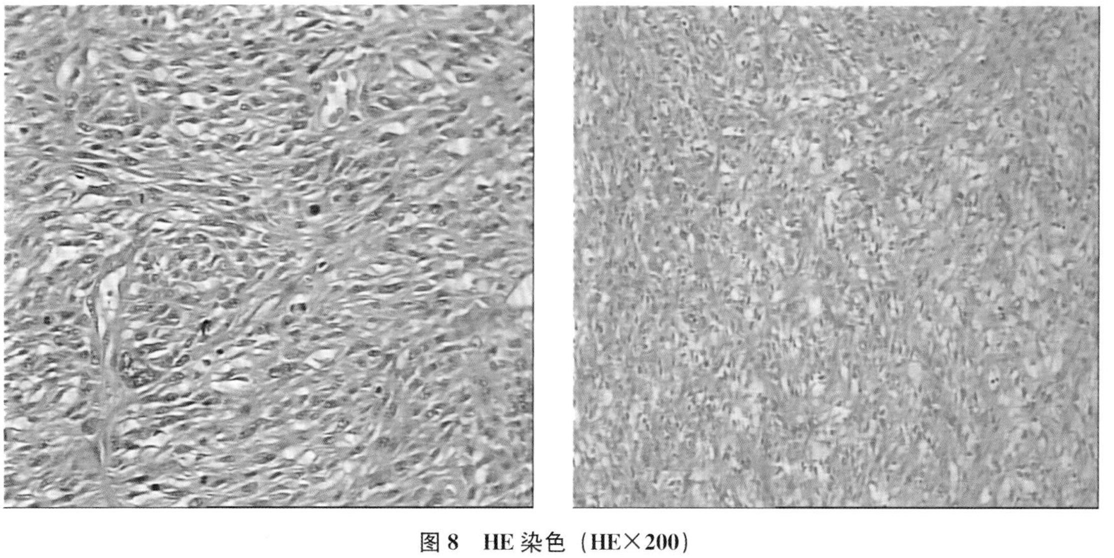

图 8　HE 染色（HE×200）

因术后病理提示腰椎椎管内肿瘤为转移瘤可能性大，故临床在术后进一步补充癌胚抗原和胸部 CT 检查。

2. 癌胚抗原（CEA）检查结果：癌胚抗原（CEA）定量 72.63 ng/mL↑。胸部 CT 检查示纵隔内气管隆突下（约平 T6～T7 椎体水平）不规则软组织肿块影，提示纵隔型肺癌可能性大。

胸部 CT 检查如图 9～图 12 所示。

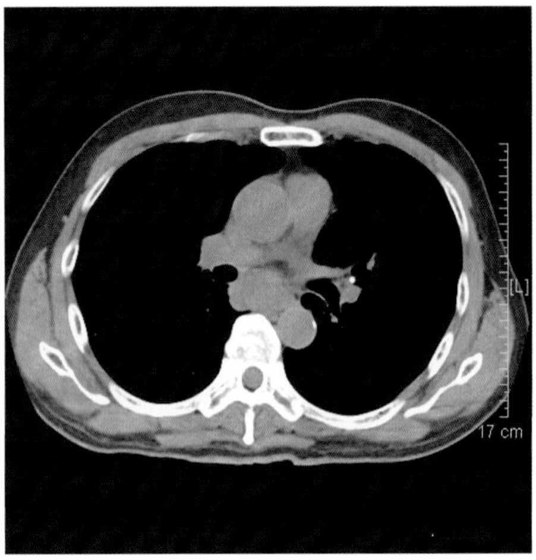

图 9 CT 平扫

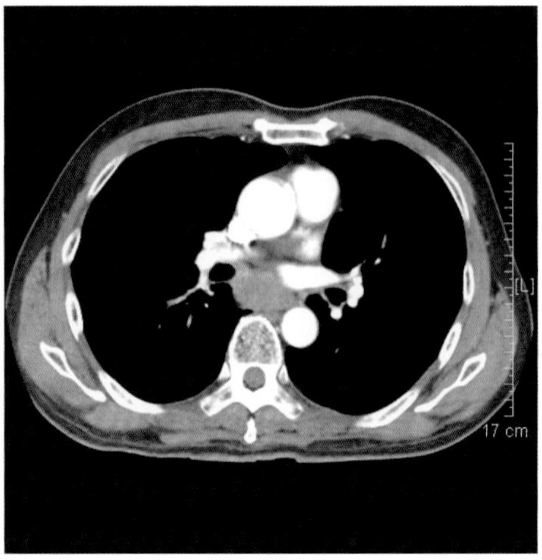

图 10 CT 增强

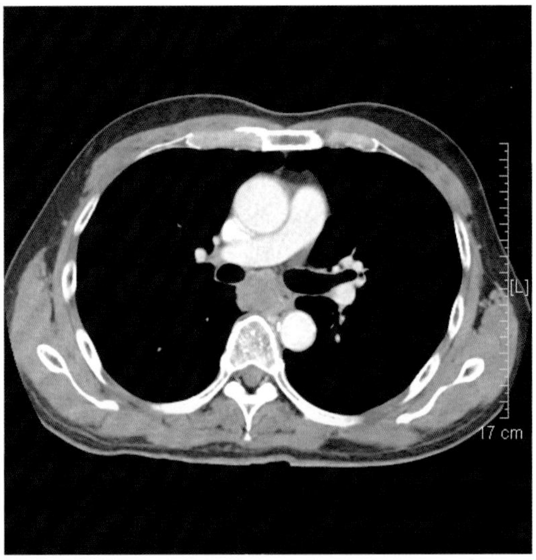

图 11 增强轴位

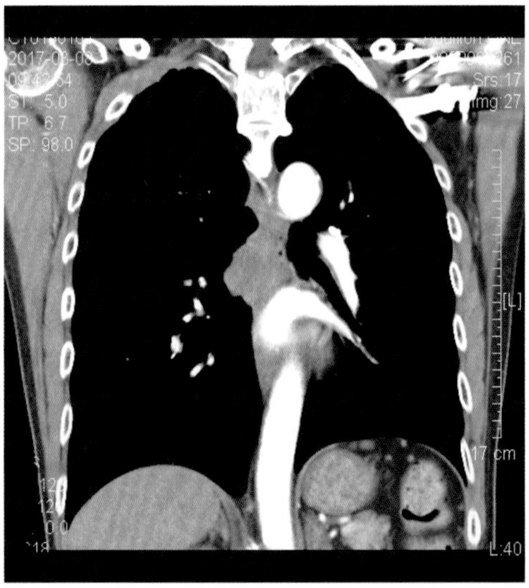

图 12 增强冠状位

疾病综述

文献报道，脊柱是最常见的骨转移部位，而发生于椎管内的转移瘤少见，不足脊柱转移瘤的 5%，而椎管内转移瘤原发灶中肺癌占 40%～50%，其次为乳腺癌、恶性黑色素瘤、淋巴瘤等。转移途径为动脉途径、椎静脉途径和通过神经根途径或脑脊液直接侵犯脊髓等。椎管内转移瘤的主要症状为疼痛，与肿瘤侵及神经根有关。本病例出现双下肢麻木疼痛，椎管内转移瘤的临床表现并无特异性，入院前未发现原发肿瘤病史，为临床医生早期明确诊治带来不少难题。本病例 MRI 增强检查肿瘤强化程度与常见的脊膜瘤、神经鞘瘤强化程度不相符值得注意。患者，中老年男性，双下肢疼痛麻木约 1 个月，加重 3 天入院。于我院行 CT 及 MRI 检查示 L2/L3 椎间隙水平椎管内占位性病变，考虑室管膜瘤、神经鞘瘤可能。入院常规胸片示：左上肺钙化灶，性质待定，请结合临床。主动脉硬化。因患者以腰椎间盘症状为首发症状，纵隔型肺癌位置较隐蔽，胸部入院常规 X 线片未能发现原发病灶，故临床及影像科医师未将转移瘤考虑在内，术后病理提示转移瘤，遂行肿瘤指标检查，行胸部 CT 检查，发现纵隔型肺癌。

核心提示

腰椎椎管内髓外硬膜下肿瘤包括脊膜瘤、神经鞘瘤或转移瘤等，其血供一般都很丰富，强化明显。本例转移瘤强化轻微，实属罕见。如果在术前发现有肺癌或肺癌病史，要想到椎管内转移瘤可能。

参考文献

[1] 周强，陈德玉，史建刚，等. 髓外硬膜下肿瘤的手术治疗与临床效果 [J]. 中国矫形外科杂志，2009，17 (7)：485-487.

[2] 刘加贝，顾锐，刘鹏，等. 肺癌腰椎管内硬膜下转移 2 例报告 [J]. 中国脊柱脊髓杂志，2013，23 (10)：958-959.

[3] Nather A，Bose K. The results of decompression of cord or cauda equina compression from metastatic extradural tumours [J]. Clin Orthop Relat Res，1982，169：103-108.

[4] Witham TF，Khavkin YA，Gallia GL，et al. Surgery insight：current management of epidural spinal cord compression from metastatic spine disease [J]. Nat Clin Pract Neurol，2006，2 (2)：87-94.

[5] Byrne，TN，Borges LF，Loeffler JS. Metastatic epidural spinal cord compression：update on management [J]. Semin Oncol，2006，33 (3)：307-311.

[6] 张静，王培军，袁小东，等. 脊髓髓内转移性肿瘤的 MRI 诊断及鉴别诊断 [J]. 中国医学影像技术，2007，23 (6)：852-854.

〔刘金丰　张　萌　高明勇〕

1.26 眼眶孤立性纤维瘤

临床资料

男，48岁。右眉弓下长一肿物2年。

2年前无明显诱因发现右眼眉弓长一小肿物，约绿豆大小。无眼痛、头痛，无畏光、流泪，无眼睛红肿、视物不清，无复视、眼前雾状遮盖，当时未予重视及诊治。2年以来，患者自觉肿物逐渐增大。余无特殊。

专科检查：右眼睑内侧眉弓下一鼻根部附近触及一肿物，质硬，活动差，边界清，表面无破溃。眼球运动正常。

辅助检查

实验室检查：肿瘤指标未查。

影像学资料

MRI检查如图1～图4所示。

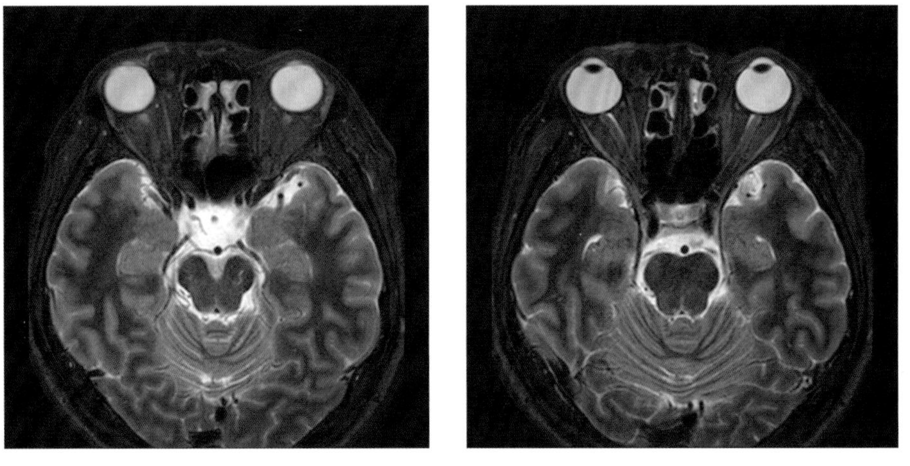

图1 T_2WI压脂

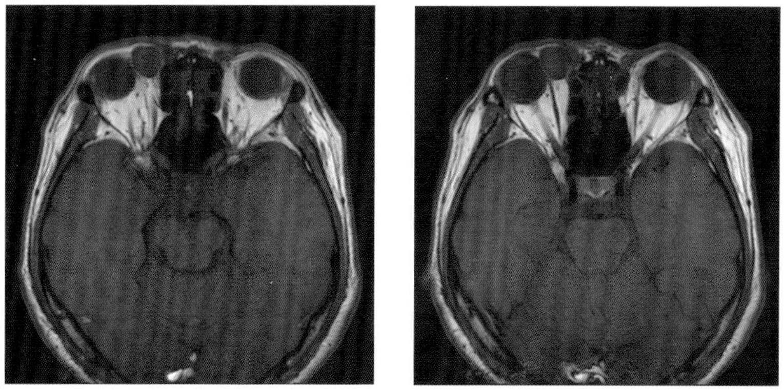

图 2 T_1WI 轴位

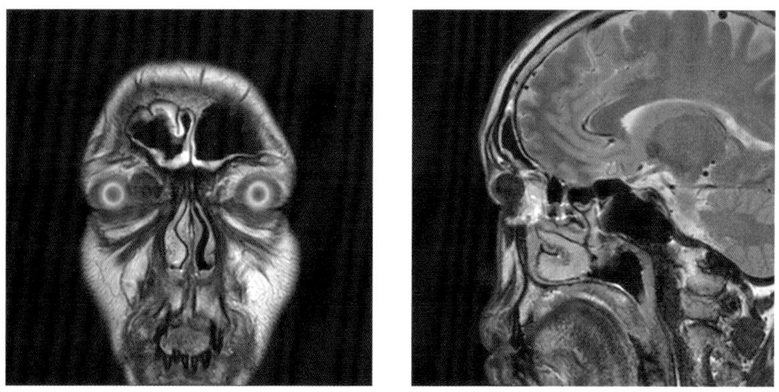

图 3 T_2WI 冠矢状位

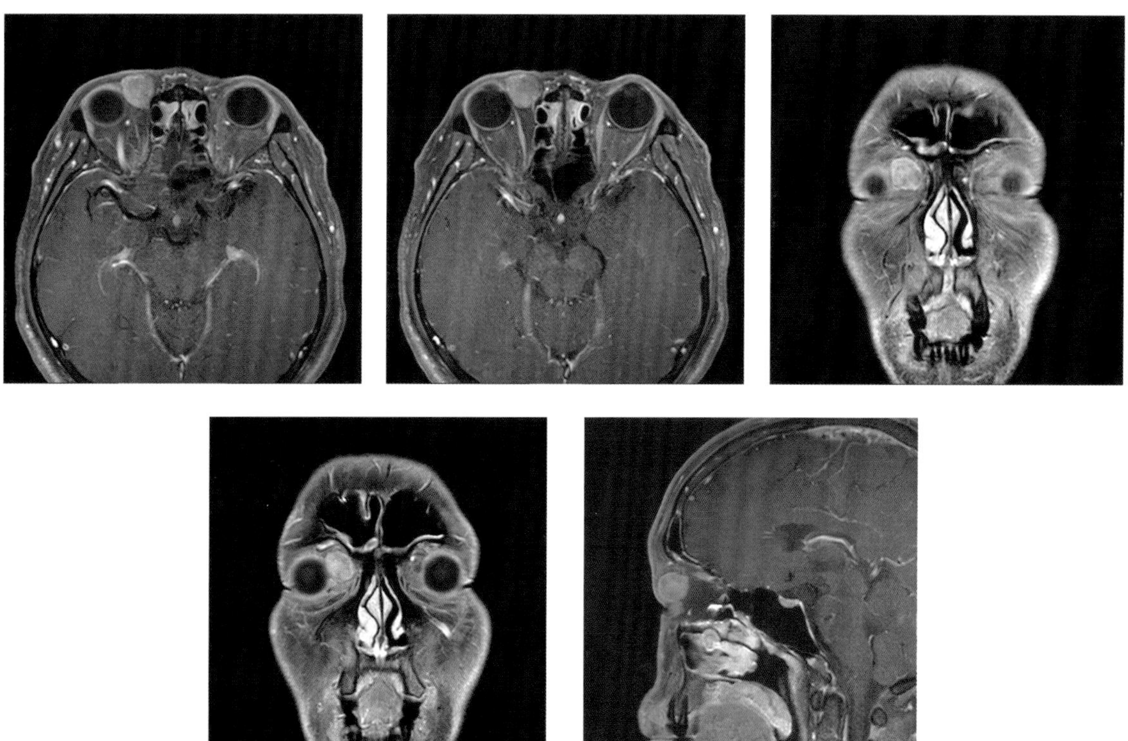

图 4 T_1WI+C 增强

定位征象分析

眶内肌锥外间隙（内上前间隙）占位定位依据：

肿块位于右侧眼眶内直肌眼球附着点的前内上脂肪间隙内（内上象限约 2 点钟方向），眼球受压外移，肿块与眶内脂肪组织分界清楚。眶后间隙未见肿块病变，视神经及眼外肌形态、信号正常。

根据上述征象，肿块定位来源于眶内肌锥外前间隙组织。

定性征象分析

1. 基本征象：单发类圆形肿块，在 T_1WI 和 T_2WI 呈均匀低信号，边界清晰、光滑，周围脂肪间隙清楚，眼外肌形态、信号正常，增强扫描后可见中度较均匀强化。

2. 特征性征象：

（1）病灶在 T_1WI 和 T_2WI 均为低信号，信号较均匀，提示病灶含水量少。

（2）增强扫描肿块呈中度强化，提示血供尚丰富。

（3）病灶圆形，边界清楚、光滑，与周围组织分界清楚，提示良性病变。

综合上述一般征象和特征性定性征象，考虑纤维来源肿瘤（孤立性纤维瘤）可能性大。

综合诊断

男，48 岁。右眼眶前内侧肿物 2 年，逐渐增大，边界清，眼球运动及视力正常。MRI 提示眶内肌锥外间隙肿物，眼球内侧壁及内直肌轻度受压，无受侵犯。在 T_1WI 和 T_2WI 均为低信号，肿块信号较均匀，增强扫描呈持续中等强化。综合上述资料考虑为纤维来源肿瘤（孤立性纤维瘤）可能性大。

鉴别诊断

1. 神经鞘瘤：眼眶神经鞘瘤起源于周围神经系统，是一类边界清晰，有包膜，缓慢生长的良性肿瘤，T_1WI 为低、T_2WI 等-高信号，伴囊变时信号不均，增强扫描实性部分明显强化。

2. 血管外皮瘤：发生在眶内、球后、眼肌圆锥内或眼外肌内，可为良性、交界性或恶性。T_1WI 等、T_2WI 多呈略高信号，缺乏孤立性致密胶原纤维形成的低信号，坏死区几乎见于所有肿瘤，且坏死显著；肿瘤血管丰富，增强后显著强化，多累及骨或邻近的其他组织。

3. 海绵状血管瘤：成人眼眶中的最常见的血管性肿瘤，T_1WI 呈等或略低信号、T_2WI 高信号，信号均匀，边缘锐利椭圆形肿物，明显强化，特征为动态增强呈渐进强化。

4. 炎性假瘤：好发于 40 岁左右，男性多见，可有疼痛。单眼多见，多为椭圆形、类圆形。呈持续明显强化，伴眼外肌增粗、眼环增厚、周围脂肪间隙模糊。硬化型炎性假瘤难以鉴别。

手术探查

沿眶上缘内上方弧形切开皮肤约 20 mm。分离软组织至骨膜，打开眶隔，沿眶缘扩大，充分暴露肿物。术中见肿物约 20 mm×25 mm 大小，边界尚清，质韧，与周边组织粘连紧密。用剥离子从眶壁侧分离，小心谨慎切除肿物后再充分检查有否肿物残留。检查眼球完整、视神经、提上睑肌无损伤，6－0可吸收缝线缝合眶隔、皮肤下软组织及皮肤。

病理结果

1. 镜下所见：瘤细胞主要由成纤维细胞、纤维细胞及胶原纤维构成。成纤维细胞核较大，呈枣核形，可见核仁；纤维细胞核较小，呈梭形。胶原纤维常形成粗细不等的纤维束，散布于纤维细胞之间（图6）。

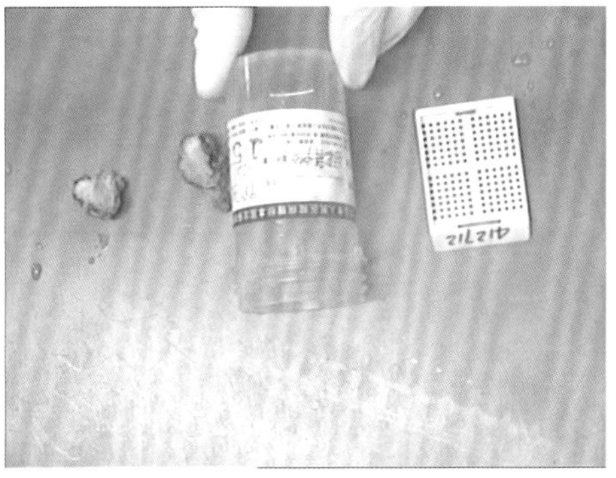

图5 大体标本

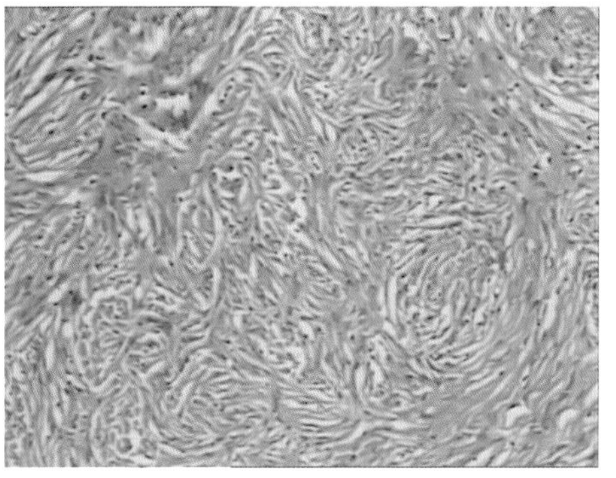

图6 HE染色（HE×200）

2. 免疫组织化学：CK（－），Vimentin（＋），Desmin（－），SMA（－），S-100（－），CD68部分（＋），CD34（＋）。

结合HE形态和免疫组织化学结果，符合孤立性纤维瘤。

疾病综述

孤立性纤维瘤（Solitary fibrous tumor，SFT）是一种罕见的梭形细胞肿瘤，其起源于间叶细胞、成纤维细胞。最常发生于胸膜、腹膜的壁层或脏层面，除外可发生于胸膜以外的各个部位，发生在眼眶的SFT少见。文献中报道的多数病例好发于成年人眼眶上方或外上方，发病年龄高峰在40～60岁。临床主要表现为眼睑肿胀、眼眶内肿物、眼球突出、复视，多无明显疼痛。

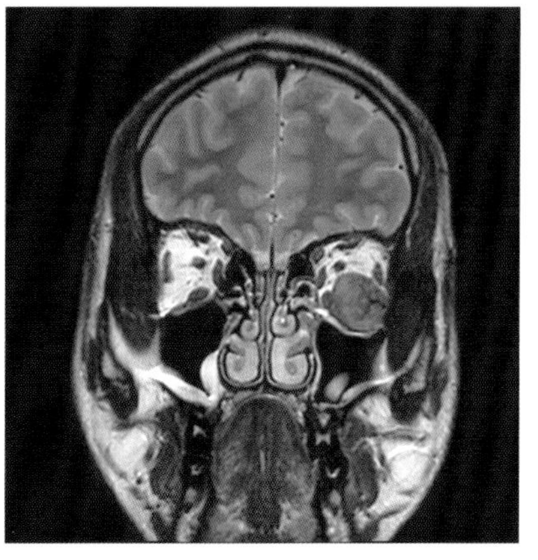

图7 T_2WI冠状位

影像学上表现为单发、边界清楚的圆形或椭圆形软组织肿块。在T_2WI上显示为低或等信号，反映了富含胶原纤维的组织学特点，T_2WI上可见高信号区域，主要是由于病变内部出血、坏死、囊变造成，也可能含有较新鲜的纤维组织。肿瘤较大，可坏死囊变，坏死区域以中心多见，形态多不规则；较小肿瘤信号则较均匀，无明显坏死，强化也均匀。Gigantelli等提出T_2WI上病灶为低信号和病灶内部信号不均匀是SFT的特征性表现。动态增强扫描动脉期肿瘤呈迅速、明显的均匀或不均匀强化，静脉期及延迟后肿瘤强化逐渐减弱，此亦被认为是MRI征象中最显著的特征。孤立性纤维瘤在T_1WI和（或）T_2WI上常可见条状或分支状血管流空信号（图7，另一病例）。

核心提示

本病例的核心在于定性诊断，病变位于肌锥外间隙，圆形结节，边界清楚、光滑，在T_2WI和

T_1WI 均呈低信号，增强扫描明显强化，应考虑孤立性纤维瘤。

参考文献

[1] Yang B T, Wang Y Z, Dong J Y, et al. MRI study of solitary fibrous tumor in the orbit [J]. American Journal of Roentgenology, 2012, 199 (4): 506-511.

[2] 赵慧彬. 眼眶孤立性纤维瘤的 MRI 表现 [J]. 放射学实践, 2010, 25 (6): 620-623.

[3] 林锦镛, 孙丰源, 王玉川, 等. 眼眶孤立性纤维瘤的临床病理学观察 [J]. 中华眼科杂志, 2012, 48 (11): 976-980.

[4] 石双任, 陈宏伟. 眼眶孤立性纤维瘤的 CT 及 MRI 特点 [J]. 中国医学影像技术, 2012, 28 (4): 652-655.

[5] 董继永, 杨本涛, 张武, 等. 眼眶孤立性纤维瘤的 MRI 诊断 [J]. 中华放射学杂志, 2012, 46 (3): 230-233.

〔钟 柱 肖学红 高明勇〕

1.27 鼻腔黑色瘤

临床资料

男，60 岁。左侧鼻塞伴反复鼻出血 1 年多。

1 年前无明显诱因下出现左侧鼻塞不适，鼻塞缓慢加重，至今左鼻已完全堵塞。期间伴反复左鼻出血，量时多时少，为鲜红色，有时为淡红色血涕。曾到外院就诊，予消炎止血对症治疗，症状反复。

专科检查：外鼻无畸形。左侧鼻腔见灰黑色肿物堵塞，肿物表面粗糙，有脓血性涕。左侧鼻内结构不能检见。右侧鼻腔黏膜充血，鼻中隔稍向右偏曲。鼻咽光滑，有少许脓血性涕，未见新生物。

辅助检查

EB 病毒 Rta 蛋白抗体 IgG、AFP、CEA、CA19-9 肿瘤指标阴性，余无明显异常。

影像学资料

CT 检查如图 1～图 5 所示，MRI 检查如图 6～图 8 所示。

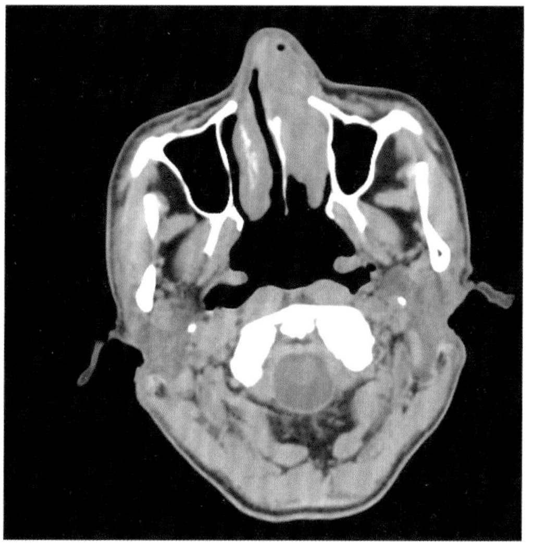

图 1 轴位 CT 平扫

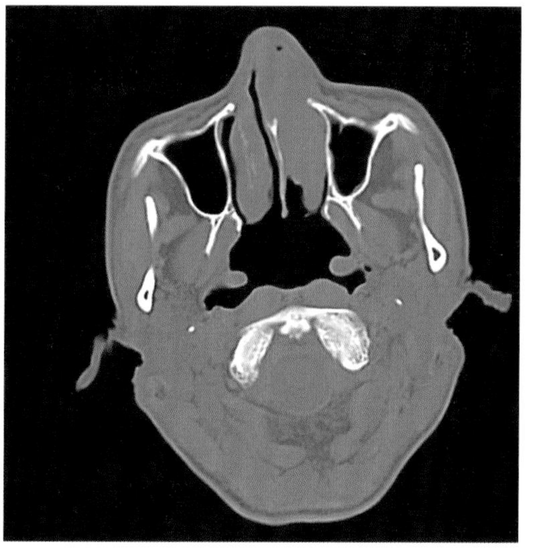

图 2 CT 骨窗

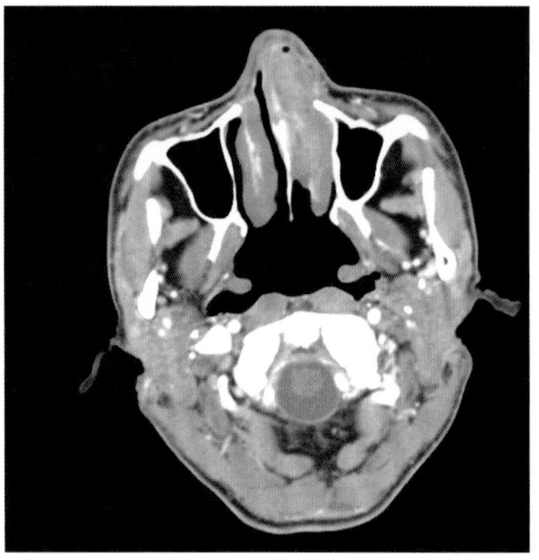

图 3　CT 动脉期

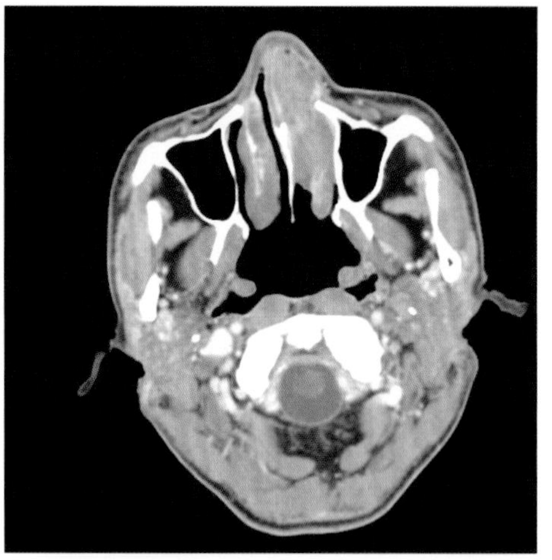

图 4　CT 静脉期

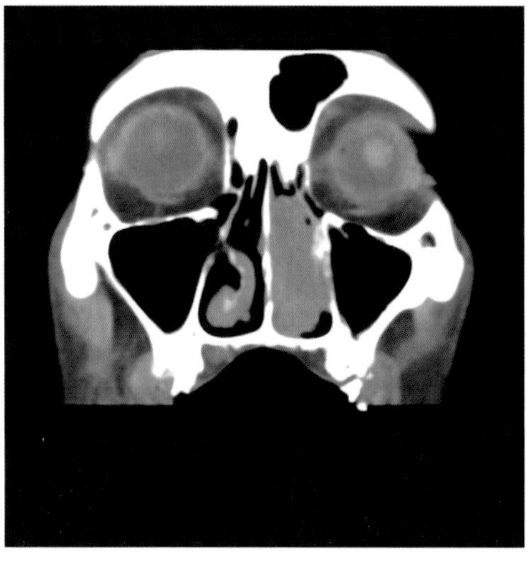

图 5　冠状位 CT 平扫

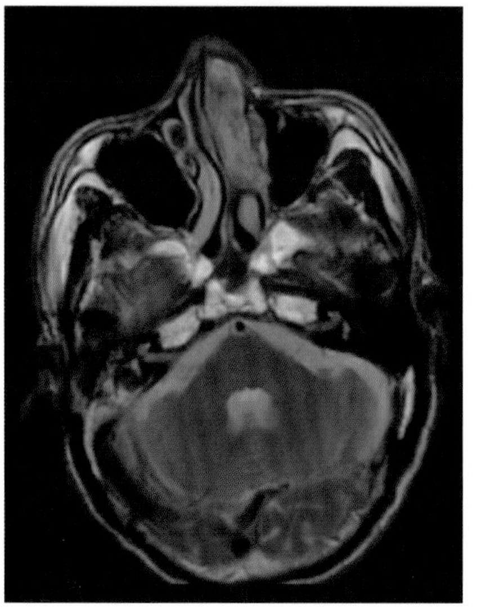

图 6　轴位 T_2WI

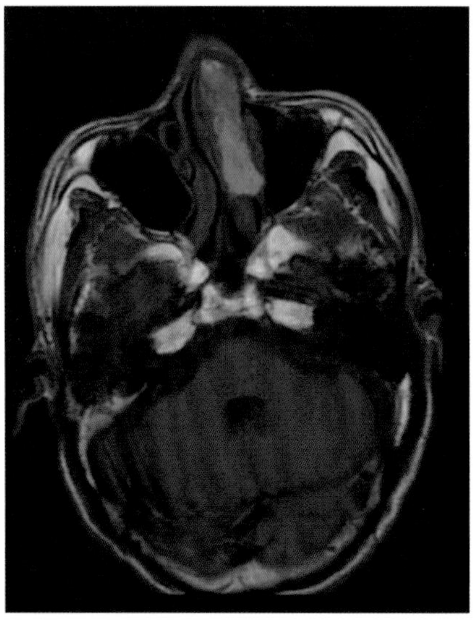

图 7　轴位 T_1WI

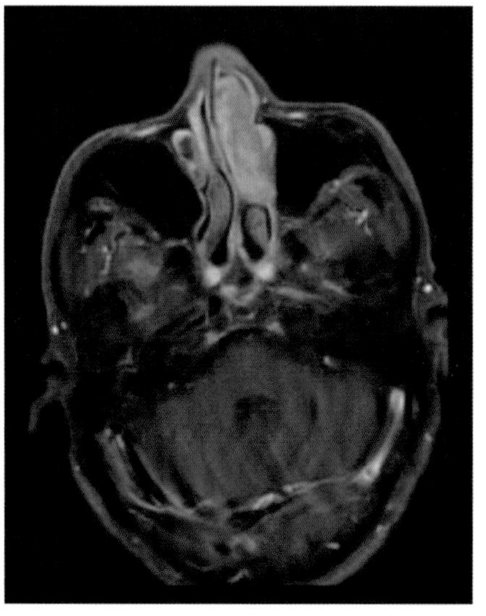

图 8　轴位 T_1WI 增强

定位征象分析

肿块中心位于左侧鼻腔，与鼻甲、鼻中隔分界不清，未侵犯鼻前庭皮肤软组织。(图 1、图 5)。

定性征象分析

1. 基本征象：CT 平扫病变呈软组织密度影，形态欠规则，密度不均匀，未见钙化和囊变（图 1)。邻近左侧上颌窦内侧壁骨质吸收变薄（图 2)。增强后病变明显强化。MRI 显示 T_1WI 呈不均匀高信号，可见斑片状低信号影，T_2WI 呈不均匀稍高信号，可见条片状低信号影。MRI 增强扫描肿瘤不均匀明显强化。

2. 特征性征象：MRI 在 T_1WI 呈不均匀高信号（图 7)，T_2WI 可见条片状低信号影（图 6)，这是黑色素瘤较特有的征象，其病理基础是黑色素瘤内含有黑色素成分，黑色素内稳定自由基的不成对电子与自由水相互作用能够缩短 T_1 及相对缩短 T_2 时间，该征象有定性诊断意义。

综合诊断

男，60 岁。左侧鼻塞伴反复鼻出血。专科检查左侧鼻腔见灰黑色肿物堵塞，肿物表面粗糙。实验室检查各项肿瘤指标正常。根据 CT、MR 平扫和增强扫描特征性定位、定性征象，诊断为左鼻腔黑色素瘤可能性较大。

鉴别诊断

1. 内翻性乳头状瘤：好发于 30～50 岁男性。一般无鼻出血症状，以鼻塞为主诉。MR 显示为大小不等的束状、线条状结节影，增强扫描呈“脑回样”强化方式。CT 无明显骨质破坏。

2. 鼻腔鳞癌：发病年龄较大，病程短。CT 表现为鼻腔内密度不均匀的不规则肿块。MRI 表现为 T_1WI 呈中等信号、T_2WI 高信号，信号不均匀。鼻腔鳞癌呈浸润性生长，邻近骨质破坏明显。

3. 淋巴瘤：好发于鼻腔，特别是鼻前庭。骨质破坏不明显，可累及鼻部皮肤导致皮肤破溃。MR 信号较均匀，T_1WI、T_2WI 呈等信号，增强扫描均匀强化。

手术探查

鼻内镜下检查见左侧鼻中隔近鼻顶黑色肿物，彻底切除鼻顶部分鼻中隔及部分鼻骨，切取鼻中隔切缘组织送病理。

病理结果

1. 镜下所见：送检黏膜组织见异型增生上皮样细胞呈巢片状浸润性生长，瘤细胞呈梭形，核大深染，核仁明显，核分裂可见，并见大量黑色素沉积及大片坏死（图 9)。

2. 免疫组织化学：Melan-A（+)，S-100（+)，HMB45（+)，Ki67 15%（+)，CK（弱+)，EMA（弱+)，CEA（弱+)，P53（-)，Syn（-)，CgA（-)，CD56（-)。

结合 HE 形态和免疫组织化学结果，(鼻腔及鼻中隔肿物）病变符合恶性黑色素瘤。

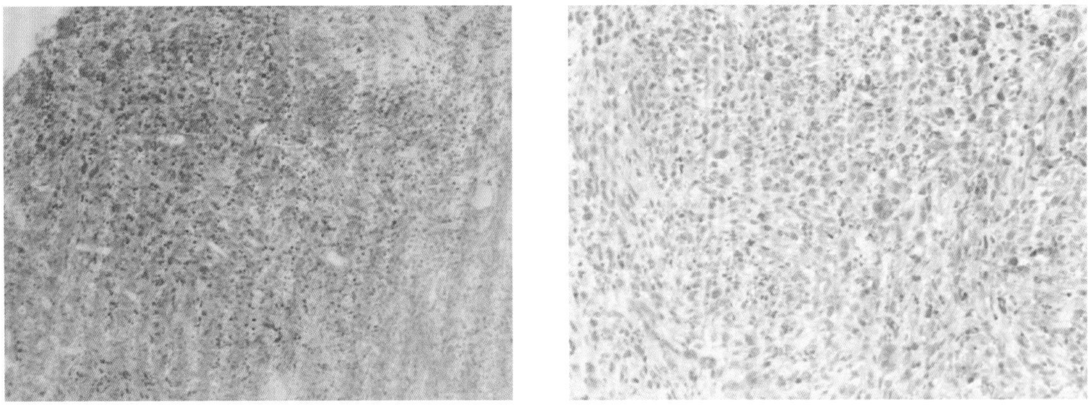

图 9 HE 染色（HE×100）

疾病综述

鼻腔鼻窦原发恶性黑色素瘤（sinonasal mucosal malignant melanomas，SMMM）是一类起源于成色素细胞和痣细胞的恶性肿瘤，属于鼻腔鼻窦罕见肿瘤。鼻腔为最常发生部位，其次为鼻腔与鼻窦同时发生。好发年龄为 40～70 岁。早期临床表现以单侧鼻出血或鼻塞多见。

鼻内镜下肿块可因黑色素含量的不同表现为黑色、灰黑色、棕色或暗红色等不同颜色，质脆及易出血。病理特点是 Melan-A、S-100、HMB45、络氨酸酶阳性。电子显微镜下可见黑色颗粒与黑色素复合体。

SMMM 的 CT 表现为鼻腔鼻窦内不规则稍高或等密度肿块，增强后不均匀的中、重度强化。MR 对黑色素极敏感，由于黑色素内稳定自由基的不成对电子与自由水相互作用能够缩短 T_1 及相对缩短 T_2 时间，肿瘤内的黑色素成分越多，其 MRI 表现越具有特征性。SMMM 根据 MR 不同表现可分为 4 型。①黑色素型：T_1WI 呈高信号，T_2WI 呈低信号；②非色素型（少或不含黑色素）：T_1WI 呈高/等信号，T_2WI 呈高/等信号；③出血型：表现为不同出血时期的 MR 特征；④混合型：T_1WI 及 T_2WI 均呈混杂信号。

核心提示

鼻塞、鼻出血来诊，鼻内镜下肿块呈灰黑色，要考虑黑色素瘤可能。MRI 在 T_1WI 呈不均匀高信号，T_2WI 见条片状低信号为鼻腔鼻窦黑色素瘤较特有的征象，对定性诊断有价值。

参考文献

[1] 张青，王振常，鲜军舫，等. 鼻道、鼻咽恶性黑色素瘤的 MRI 诊断［J］. 中华放射学杂志，2011，45（10）：947-950.

[2] Xu QG，Fu LP，Wang ZC，et al. Characteristics findings of malignant melanoma in the sinonasal cavity on magnetic resonance imaging［J］. Chin Med J，2012，125（20）：3687-3691.

[3] Moreno MA，Roberts DB，Kupferman ME，et al. Mucosal melanoma of the nose and paranasal sinuses，a contemporary experience from the M. D［J］. Anderson Cancer Center. 2010，116（9）：2215-2223.

[4] 尹如娇，朱云，赵卫，等. 鼻腔鼻窦原发恶性黑色素瘤的影像学表现［J］. 实用放射性杂志，2017，33（1）：24-27.

[5] 叶勇军，周利民，张文伟，等. 鼻腔及鼻窦原发性恶性黑色素瘤 CT 和 MRI 的诊断价值［J］. 医学影像学杂志，2016，26（8）：1384-1386.

〔李素娟　高明勇〕

1.28 鼻腔神经鞘膜瘤

临床资料

女，68 岁。发现鼻中隔肿物 1 个月。

1 个月前，发现鼻中隔肿物并逐渐增大，无明显鼻塞，间或少许流涕。无嗅觉下降，无头痛，无发热，无喷嚏，无鼻涕倒流，一直未予理会。

专科检查：鼻中隔前部可见一肿物，质软，表面光滑。

辅助检查

胸部 X 线检查：双肺未见异常，主动脉硬化。

实验室检查：AFP、CEA、CA199、非小细胞肺癌相关抗原均未见异常。EB 病毒抗体测定阴性。

影像学资料

CT、MRI 检查如图 1～图 9 所示。

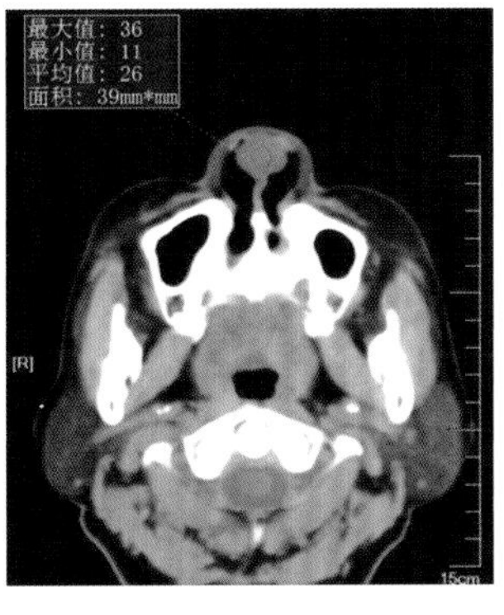

图 1　CT 平扫

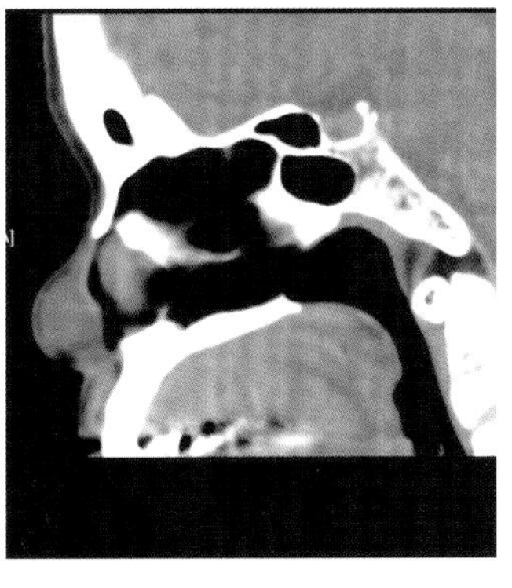

图 2　CT 平扫（矢状位）

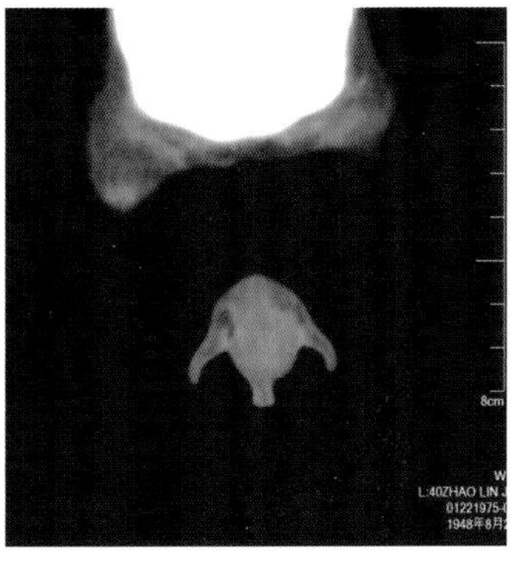

图 3　CT 平扫（冠状位）

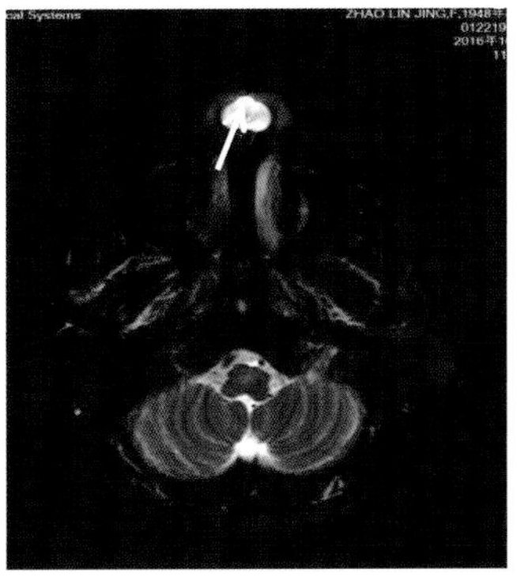

图 4　T_2WI 压脂轴位

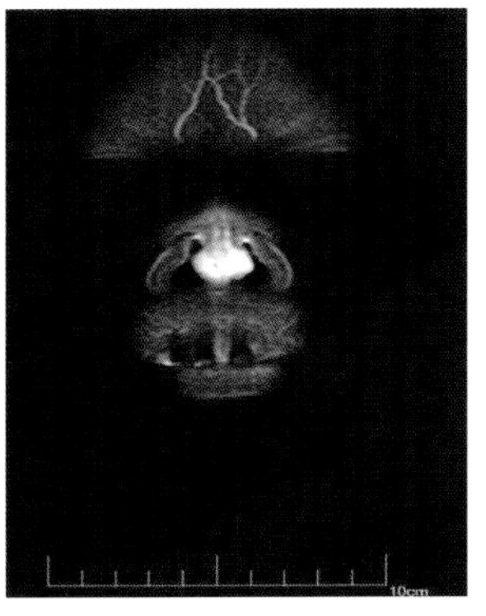

图 5　T_2WI 压脂冠状位

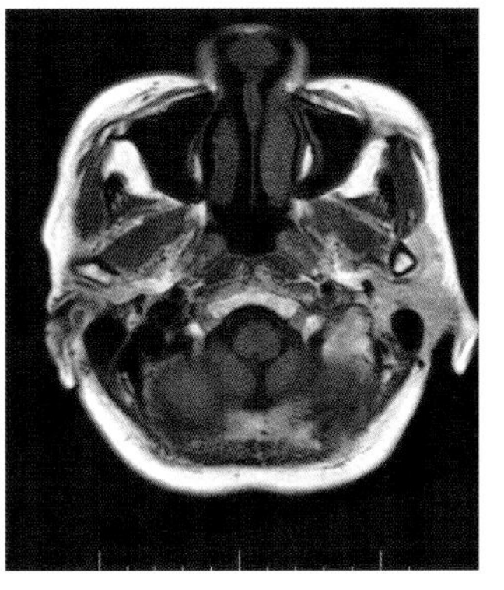

图 6　T_1WI 轴位

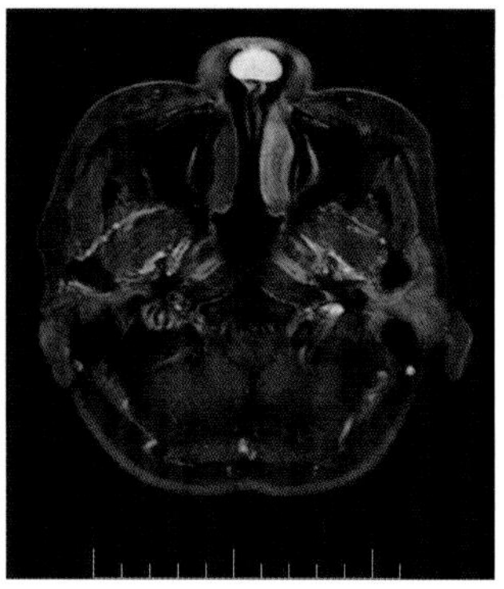

图 7　T_1WI 压脂轴位增强

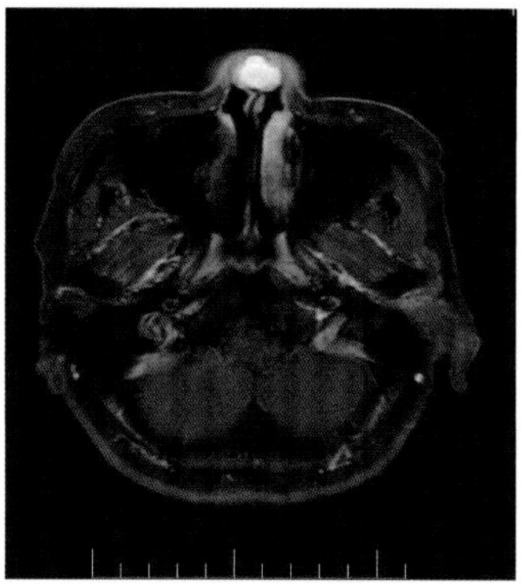

图 8　T_2WI 压脂轴位增强，为图 7 相邻层面

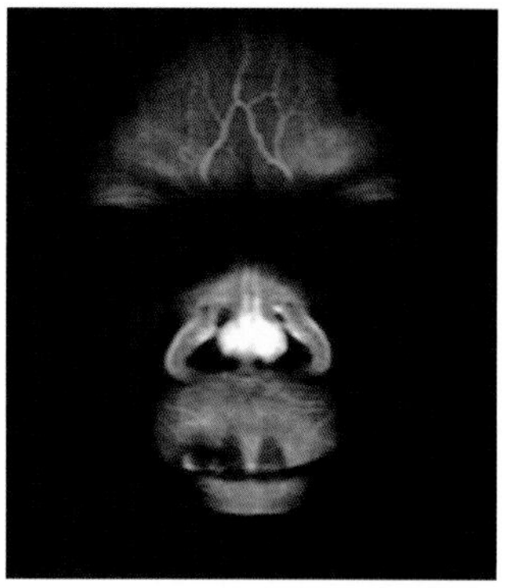

图 9　T_2WI 压脂冠状位增强

定位征象分析

1. 结节位于鼻前庭征象：

(1) 鼻前庭在解剖学上位于鼻腔的前下部，左右各一，由鼻中隔分开。其与位于后方的固有鼻腔的分界为鼻阈，即鼻前庭后缘的脊形隆起（图 4，箭头示）。

(2) 结节前侧与壁背下部邻近，后缘位于固有鼻腔的前下方（图 10 箭头示），图 4 显示结节位于双侧鼻阈（箭头示）之前。

2. 结节来源于鼻中隔软骨部征象：图 1 显示结节来源于鼻中隔前部（软骨部），其密度低于后部的骨部，跨鼻中隔突入双侧鼻腔，前壁与鼻背分界清楚（图 11）。

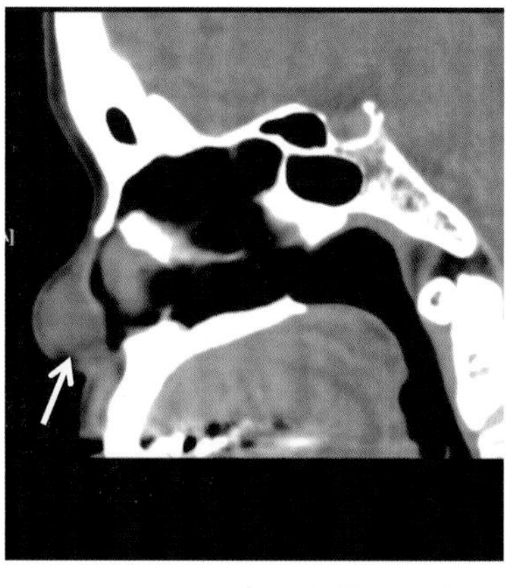

图 10　CT 平扫，矢状位重建

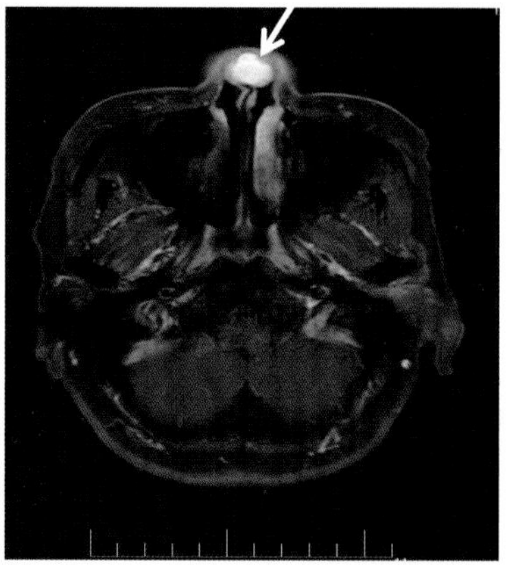

图 11　T_1WI 压脂轴位增强

根据上述征象，肿块定位来源于鼻中隔软骨部鼻前庭内。

定性征象分析

1. 基本征象：CT 平扫和 MRI 病变呈卵圆形，边界清楚，CT 上密度均匀，未见钙化，似见包膜（图 2、图 3）。病变与鼻背分界清楚，未见侵蚀征象，邻近鼻中隔未见增厚（图 1～图 6）。MRI 增强后病变强化明显，邻近结构未见强化（图 7～图 9）。以上基本征象提示结节为良性肿瘤性病变。

2. 特征性征象：

(1) T_2WI 结节边缘锐利，呈明亮高信号，其内见少许小条、点状低信号均呈等信号和稍高不均匀信号（图 4 箭头示），此 MRI 的 T_2WI 信号特点为神经鞘瘤的特征改变，病理基础为以网状型（Antoni B 型）为主，细胞稀少，排列成稀疏的网状结构，细胞间有较多的液体；束状型（Antoni A 型）成分较少，该成分细胞互相紧密平行排列呈栅状或不完全的旋涡状。

（2）图 7～图 9 显示病变增强扫描明显、均匀强化，强化程度为持续性（轴位、冠状位时间不同）。

综合上述一般征象和较特征性定性征象，定性诊断为鼻腔内鼻中隔神经鞘膜瘤。

综合诊断

女，68 岁。鼻前庭处鼻中隔结节状病变，无鼻出血，临床观察表面光滑。辅助检查未见异常。CT 和 MRI 定位明确，边缘光整，肿瘤未见坏死和周围侵犯等恶性征象，T_2WI 以高亮信号为主，内见条状、点状低信号，结合 CT 平扫病变无钙化，考虑所含的成分不同，增强扫描于延迟期明显、均匀强化，考虑为鼻腔内神经鞘膜瘤。

鉴别诊断

主要与来自鼻腔的常见病变鉴别。

1. 来自于鼻腔黏膜的上皮癌：鼻腔上皮癌在病理上多为鳞状细胞癌和腺癌，临床表现多有鼻腔溃疡、鼻出血等症状。CT、MRI 检查在形态上多呈扁平形，浸润性生长，与周围结构分界不清，表面凹凸不平，有溃疡形成。MRI 的 T_2WI 信号低于神经鞘膜瘤，增强强化程度较低。

2. 鼻腔海绵状血管瘤：海绵状血管瘤边缘较光整，T_2WI 呈明显高信号。临床体检其表面呈红色，位于一侧鼻腔内，无包膜，增强扫描含纤维瘢痕部分无强化或强化明显延迟。

手术探查

探查肿物位于鼻中隔前端，凸向双侧鼻腔，大小约 2.0 cm×1.5 cm，质软，实性肿物。左侧鼻腔缘肿物表面切开黏膜，组织钳分离黏膜与肿物边缘，剥离并取出肿物。

病理结果

1. 大体所见：鼻中隔肿物，灰白半透明乳头状肿物 1 个，大小约 2.5 cm×1.5 cm×1.5 cm，切面灰白质中（图 12）。

2. 镜下所见：送检肿瘤组织广泛黏液变性，瘤细胞平行排列，细胞胞质较少，局灶见少量胞质粉染的瘤细胞呈小片状，散在分布，核均呈长梭形，细胞异型性不明显（图 13）。初步诊断意见：（鼻中隔）梭形细胞肿瘤，考虑为神经鞘瘤，建议加做免疫组织化学进一步诊断。

3. 免疫组织化学：Vim（+），S-100（+），CD56（+），CD34 血管（+），Desmin（－），GFAP（－）。

结合 HE 形态和免疫组织化学结果，符合（鼻中隔）神经鞘膜瘤。

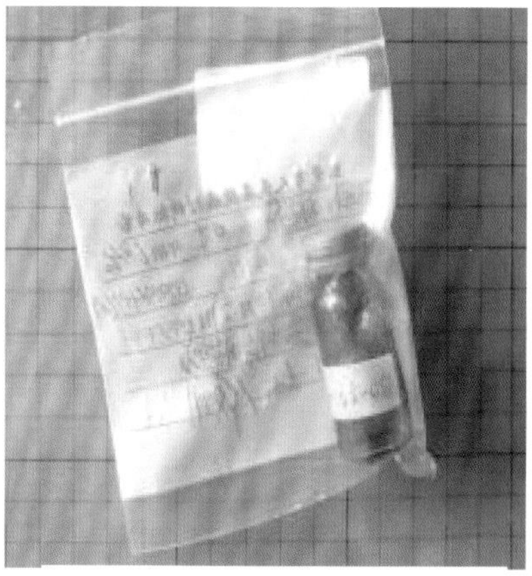

图 12　大体标本

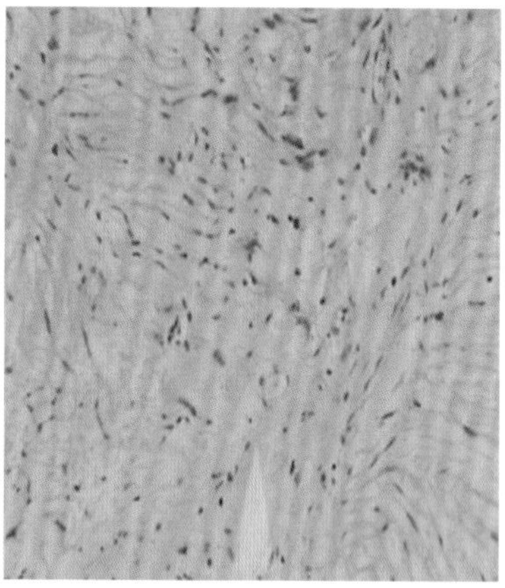

图 13　HE 染色（HE×200）

疾病综述

神经鞘膜瘤又称雪旺细胞瘤，是由周围神经的 Schwann 鞘（即神经鞘）所形成的良性肿瘤。患者多为 30～40 岁的中年人，无明显性别差异。常生长于脊神经后根，如肿瘤较大，可有 2～3 个神经根黏附或被埋入肿瘤中；发生于前庭神经或蜗神经时亦被称为听神经瘤。头面部或身体其他末梢部位神经鞘膜瘤发生率非常低，常因为部位不典型而误诊为其他肿瘤。

肿瘤表现为圆形或椭圆形，常有完整的包膜，与其发源神经粘连。切面灰白以至灰黄色，可有黏液变性及囊性变。镜下有束状型及网状型两种。一型为束状型（Antoni A 型），细胞细长，梭形，境界不清，核长椭圆形，互相紧密平行排列呈栅状或不完全的旋涡状；另一型为网状型（Antoni B 型），细胞稀少，排列成稀疏的网状结构，细胞间有较多的液体，常有小囊腔形成。以上两型结构往往同时存在于同一肿瘤中，加之典型的形态，形成 CT、MRI 的影像学表现的基础。

回顾本病例的 CT、MRI 表现，位于鼻前庭，起源于鼻中隔软骨部的神经末梢，为少见发生部位。但其形态、边缘及内部结构、增强特征均符合神经鞘膜瘤的影像学表现，在与鼻腔常见的病变充分鉴别，加以排除，诊断神经鞘膜瘤是具有一定根据的。本病例无囊变，可能是因肿瘤体积较小的结果。

核心提示

本病例的核心在于定位诊断上。如果将发病部位作为重点考虑，很难考虑神经鞘膜瘤的诊断。但周围神经鞘膜瘤的 CT 和 MRI 表现具有特征性，CT 和 MRI 能准确地显示肿瘤形态、内部结构及与邻近结构的关系，对诊断有重要帮助，故本病例的诊断基础应该置于对肿瘤的病理结构和影像学特征之上。

参考文献

[1] 王天，张涛．鼻前庭神经鞘膜瘤一例 [J]．实用医学杂志，2013，29（13）：2214.
[2] 王一，李姗姗，尹相媛，等．周围神经鞘瘤的 CT 和 MRI 分析 [J]．医学影像杂志，2012，22（1）：71－74.
[3] 丁小南，袁建华，王志平．周围神经鞘瘤的 CT 和 MRI 表现 [J]．放射学实践，2009，24（3）：305－308.

〔郑晓林　高明勇〕

1.29 鼻咽部脊索瘤

临床资料

男，21 岁，咽部不适 2 天。

患者 2 天前因咽部不适在外院行纤维喉镜示鼻咽部新生物。无伴反复鼻塞、流涕，无血涕、臭味涕，嗅觉无减退。

专科检查：鼻咽部顶壁隆起，表面光滑伴血管扩张。

辅助检查

鼻咽镜：鼻咽部顶壁隆起，表面光滑伴血管扩张，似黏膜下囊肿样物（图 1）。

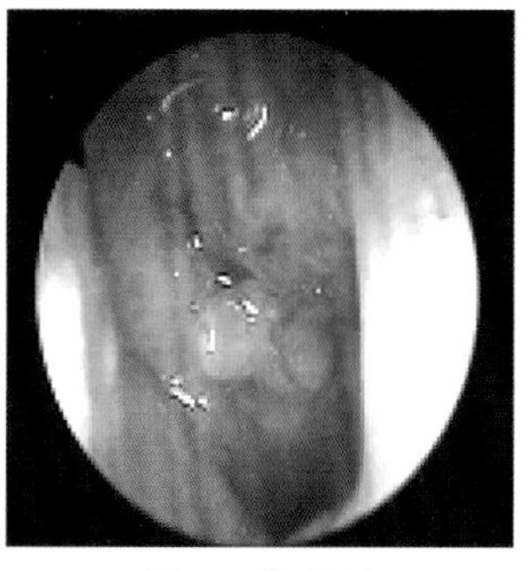

图 1 鼻咽镜

实验室检查：常规生化检查无异常，未行肿瘤指标检查。

影像学资料

MRI 检查如图 2～图 6 所示。

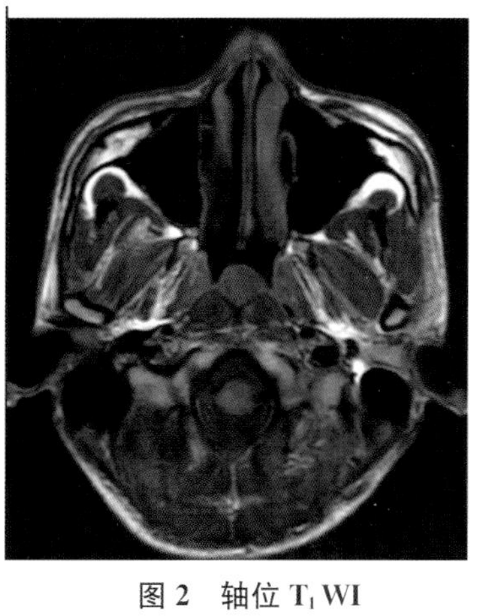

图 2 轴位 T_1WI

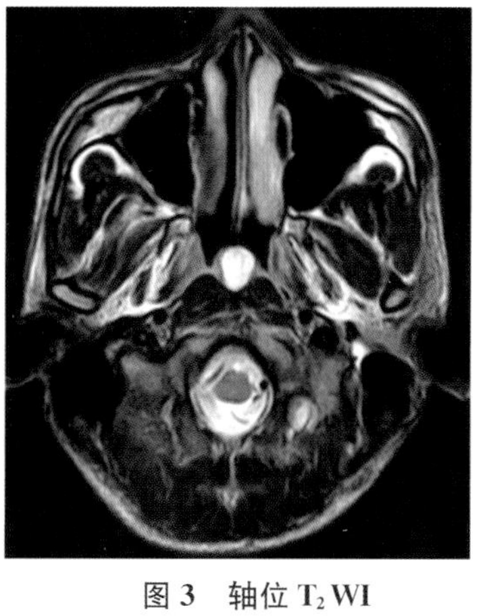

图 3 轴位 T_2WI

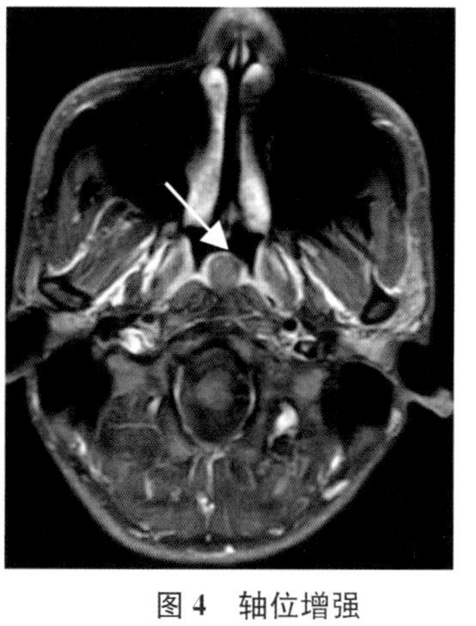

图 4 轴位增强

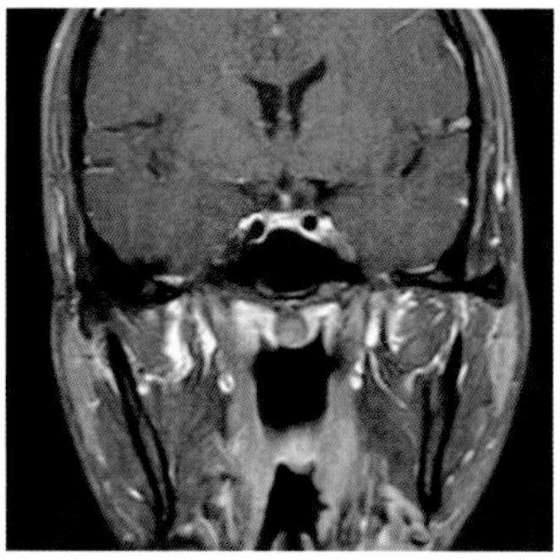

图 5　冠状位增强

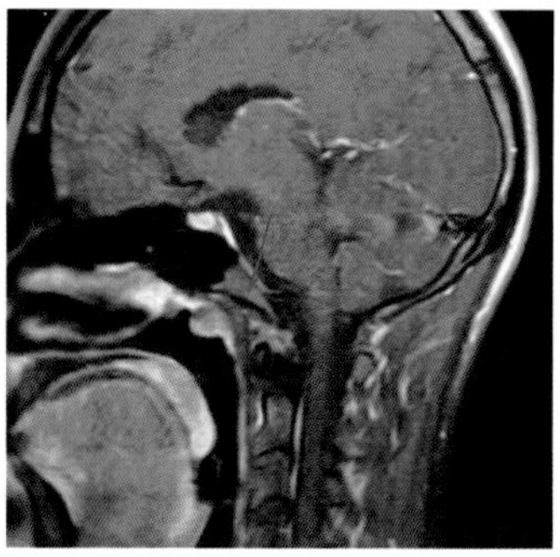

图 6　矢状位增强

定位征象分析

1. 病变表面覆盖黏膜（图 4 箭头示），与正常鼻咽黏膜相延续，信号和强化程度与正常黏膜一致；双侧头长肌结构形态和信号正常，提示病变位于黏膜下。

2. 矢状位增强（图 6 箭头示）可见颅底与枕骨斜坡线状低信号骨皮质线连续，未见中断，提示病变非颅底或枕骨斜坡骨质起源。

以上征象提示病变位于鼻咽顶后壁黏膜下。

定性征象分析

1. 基本征象：病变位于鼻咽中轴线上，在 T_2WI 呈明显高信号，T_1WI 呈低信号，Gd-DTPA 增强扫描呈渐进性轻度强化，强化较均匀，提示病变为非囊性或液性病变。

2. 特征性征象：

（1）病变位于颅底中线附近，非颅底和枕骨斜坡起源。

（2）病变信号和强化表现与常见脊索瘤相同。在 T_2WI 呈明显高信号，T_1WI 呈低信号，Gd-DTPA 增强扫描呈渐进性轻度强化。信号和强化特点与鼻咽黏膜下囊肿、鼻咽血管瘤和鼻咽癌不同。

综合上述定位、一般征象和特征性定性征象，MR 表现符合鼻咽脊索瘤改变。

综合诊断

年轻男性，咽部不适为首发症状。鼻咽部中轴线上病变，在 T_2WI 明显高信号并渐进样轻度强化，提示大量黏液或胶冻样成分可能，综合上述资料诊断为斜坡脊索瘤可能性大。

鉴别诊断

1. 鼻咽囊肿：病变常发生在鼻咽顶后壁中线区，其大小、形态和 MRI 平扫的信号特点均与该例病变相似，唯一不同的是增强扫描不强化。

2. 鼻咽纤维血管瘤：肿块分叶状轮廓，可局限性骨质侵蚀。T_1WI 呈等信号，T_2WI 呈高信号且不均匀，瘤内血管流空信号和明显不均匀强化等征象。

3. 鼻咽癌：鼻咽软组织肿块，信号特点为 T_2WI 呈稍高信号，T_1WI 呈稍低信号，中度强化，可侵犯鼻咽周围结构包括颅底及枕骨斜坡。表现为鼻咽病变向周围侵犯趋势。

手术探查

术中见鼻咽顶部正中有囊肿样肿物，表面有血管纹，无明显包膜，与周围组织界限清楚。沿肿物边缘约 1 mm 切除鼻咽部肿物，肿物内有胶冻样内容物。

病理结果

1. 镜下所见：在黏液性间质中见瘤细胞散在分布。核呈圆形、卵圆形，部分细胞核稍大，有一定异型性，核分裂罕见，胞质丰富红染，含有大小不等的空泡（图 7、图 8）。

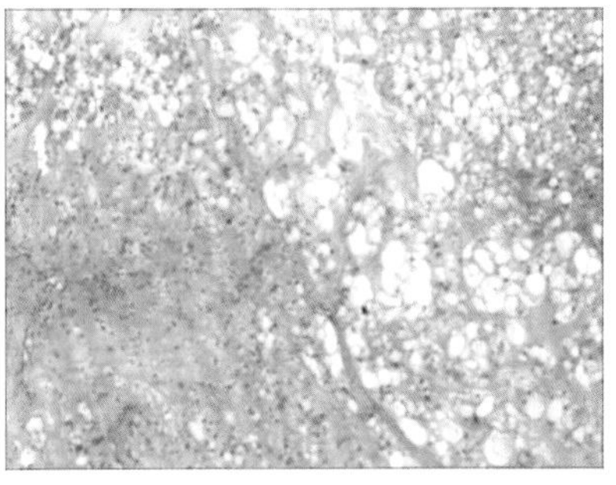

图 7 HE 染色（HE×40）

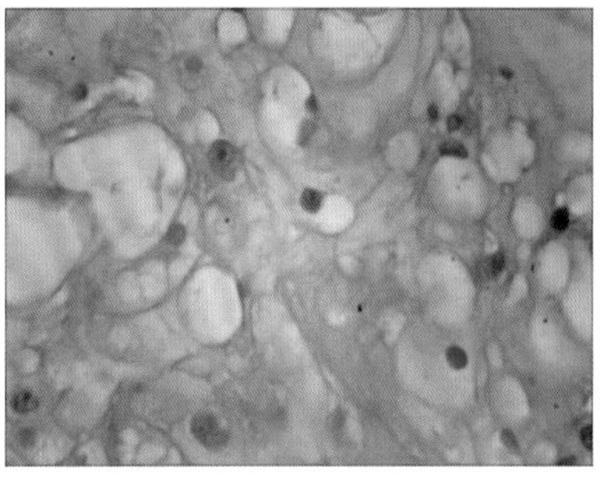

图 8 HE 染色（HE×400）

2. 免疫组织化学：CK(＋)，EMA(＋)，S-100(＋)，Calponin(－)，SMA(－)。

结合 HE 形态和免疫组织化学结果，考虑脊索瘤。

疾病综述

脊索瘤多发生于中轴骨，多位于骶尾部及枕骨斜坡（“一头一尾”分布）。颅底病变临床以头痛、鼻塞及面部麻木为首发症状。鼻咽部脊索瘤多为颅底、斜坡脊索瘤向下或向前生长突入鼻咽腔和鼻咽周围间隙形成肿块。脊索瘤大体呈胶冻样或黏液样，瘤体由少量瘤细胞和大量黏液样物质构成，故 MRI T_2WI 信号一般较高，T_1WI 信号一般较低，可类似液性信号，但脊索瘤具有持续、缓慢、轻中度强化。脊索瘤缓慢强化主要与肿瘤血供不丰富有关，而持续强化则可能与脊索瘤细胞或细胞间质的黏蛋白具有吸附 Gd-DTPA 分子特性有关。

核心提示

本病例脊索瘤位于鼻咽部黏膜下囊肿的好发部位，实为罕见。由于其大小、形态和信号特点均容易误诊为鼻咽黏膜下囊肿，如果能仔细观察发现有轻微强化表现，诊断不难。

参考文献

[1] 刘松龄，张云亭. 脊索瘤的病理和影像学表现［J］. 国外医学. 临床放射学分册，2001，24（4）：224－228.

[2] 蔡汉寿，李恒国. 54 例累及颅底的鼻咽癌、脊索瘤及垂体瘤的 MRI 影像［J］. 暨南大学学报（医学版），2007，28（6）：614－616

[3] 李枚格，王跃建. 鼻咽型脊索瘤 1 例［J］. 中国耳鼻喉头颈外科，2015，11（22）：592.

[4] 袁响林，胡长耀. 鼻咽脊索瘤与鼻咽癌的鉴别诊断［J］. 临床误诊误治，2001，14（5）：348.

[5] Kataria SP，Batra A，Singh G，et al. Chordoma of skull base presenting as nasopharyngeal mass［J］. J Neurosci Rural Pract，2013，4（1）：95－97.

〔高明勇　刘健萍〕

1.30 腮腺深叶混合瘤

临床资料

男，69 岁。

主诉发现左侧舌下肿物 1 个月。患者于 1 个月前发现左侧舌下有一肿物，约为鸽蛋大小。无疼痛不适，无进餐时增大进餐后缩小的现象。曾在当地按口腔炎抗炎治疗无好转，肿物逐渐增大。口腔颌面部外科情况：左侧咽旁可见一肿物突起，表面约为 3.0 cm×3.0 cm 大小，质地较硬，无压痛。左下颌下淋巴结 1 cm×1 cm大小，与皮肤粘连，无按压痛。

辅助检查

血常规、尿常规、肝胆生化及肿瘤标志物检查均未见异常。

影像学资料

CT、MRI 表现如图 1～图 8 所示。

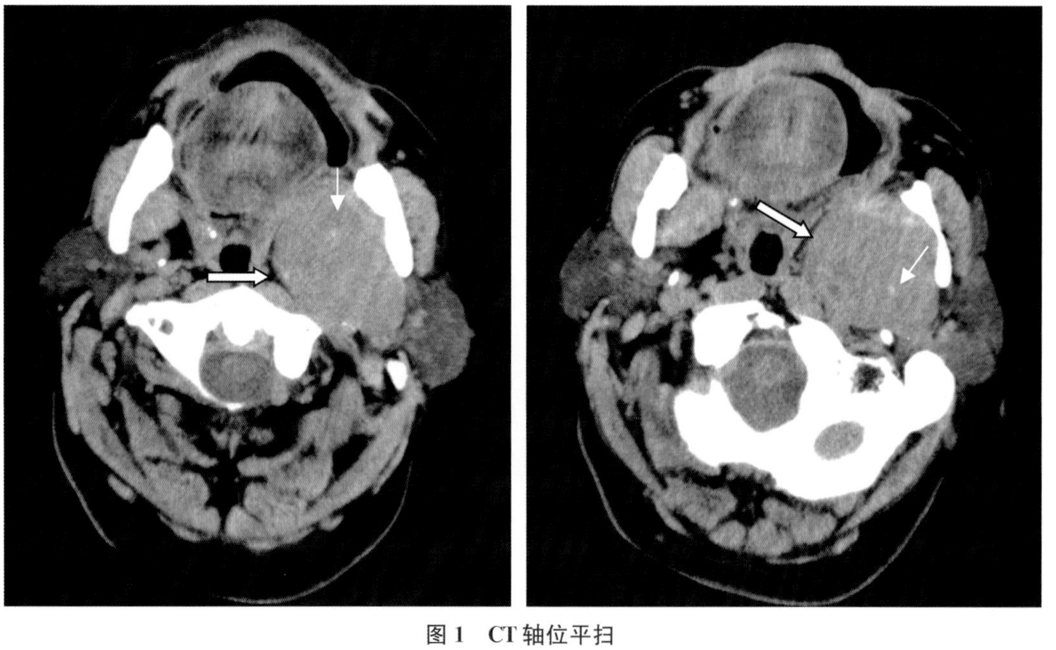

图 1 CT 轴位平扫

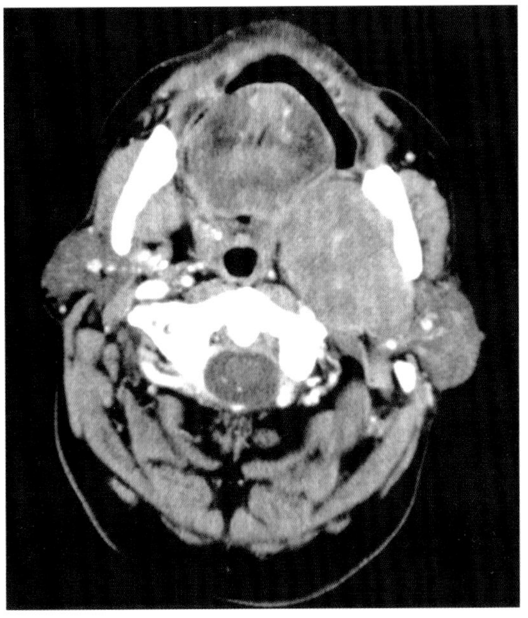

图 2　CT 轴位增强

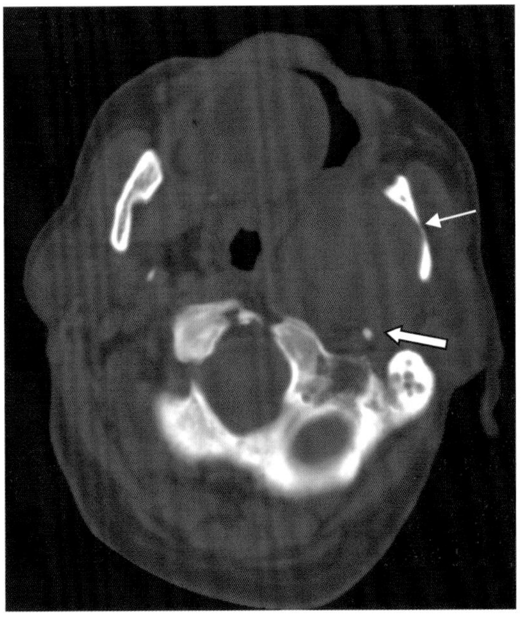

图 3　CT 轴位骨窗

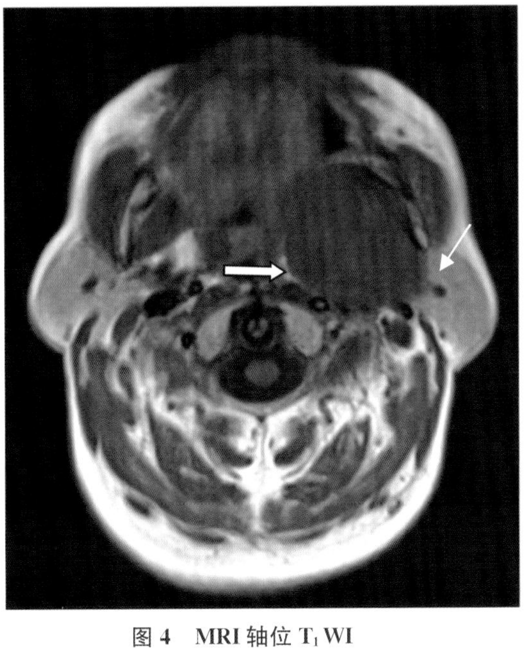

图 4　MRI 轴位 T_1WI

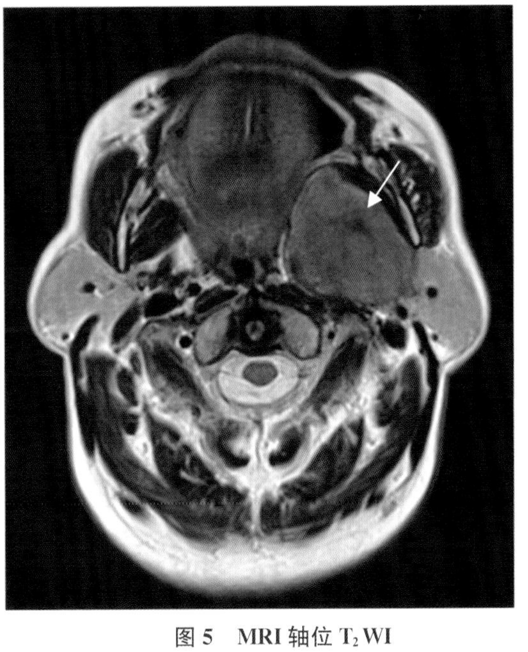

图 5　MRI 轴位 T_2WI

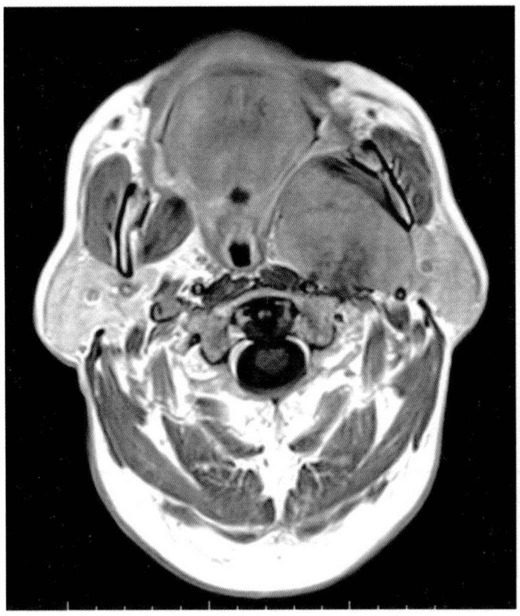

图 6 MRI 轴位 T_1WI 增强

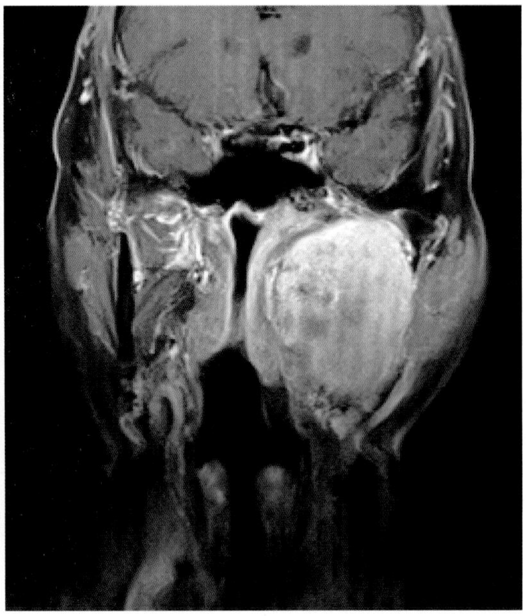

图 7 MRI 冠状位 T_1WI 增强

定位征象分析

病变位于左侧咽旁-茎突前间隙，主要征象包括左侧咽旁脂肪间隙受压向内侧移位，翼外板受压向前移位变形，翼内肌向前移位，翼外肌向前上移位，茎突向后移位，左侧下颌支变薄，下颌支内缘受压呈弧形改变。肿块外侧局部与腮腺深叶分界不清，可见瘤蒂深入腮腺深叶（图 1～图 7），可定位于腮腺深叶来源。

定性征象分析

肿块呈软组织密度，内无明显坏死区，但可见多发斑点状小钙化（图 1 箭头示）和多发局灶性强化差的区域（图 2）；肿块边界清楚，左下颌支受压变薄，无侵蚀破坏（图 3 箭头），无淋巴结增大，邻近组织受压但无侵犯，应考虑良性肿瘤。T_1WI 肿块呈低信号（图 4），T_2WI 呈稍高信号，信号不均匀，T_2WI 病灶内见多发小斑片状低信号区（图 5），增强扫描肿块呈渐进性不均匀强化，强化差区域提示病变含黏液或纤维成分（图 6、图 7），小钙化提示病变内含软骨基质成分可能性大。

综合诊断

本病例肿瘤位于腮腺深叶，类似咽旁间隙肿块，仔细观察可见肿块外侧与腮腺深叶分界不清，并有部分肿瘤组织位于腮腺深叶内，且咽旁脂肪间隙向内侧移位，邻近肌肉、骨质均呈受压移位改变，无侵蚀破坏征象，提示腮腺深叶来源良性肿瘤。其次，肿块边界清晰，包膜完整。CT 平扫肿块内见多发小钙化，MR 增强扫描呈渐进性强化，内部见斑片状含黏液丰富强化差的区域和形状不规则条片状纤维组织区域，应考虑混合瘤可能性大。

本病需要与其他咽旁间隙来源肿瘤相鉴别，腮腺深叶来源肿瘤位置偏外侧，与腮腺深叶无脂肪间隙存在，分界不清，咽旁脂肪间隙向内前方或内侧弧形移位，颈内动静脉受压向后移位，茎突向后移位。咽旁间隙来源肿瘤位置偏内侧，与腮腺深叶之间有脂肪间隙存在，分界清晰，腮腺深叶呈受压改变，其中茎突前间隙肿瘤引起咽旁脂肪间隙向外、向后方移位，茎突后间隙肿瘤引起咽旁脂肪间隙向前移位，颈内动静脉向外或向后移位，茎突向外或向前移位。

鉴别诊断

本病还需与其他腮腺肿瘤鉴别：

1. 腮腺 Warthin 瘤：多位于腮腺浅叶后下极，中老年男性多见，肿瘤由含嗜酸性成分的上皮和淋巴组织构成，细胞核密集。T_2WI 呈等、低信号，并可见最大径约数毫米至 1～2 cm 的囊变区，增强扫描肿块早期呈明显或肿块强化，延迟期强化程度减低，呈“快进快出”强化特点。

2. 基底细胞腺瘤：50～60 岁女性多见；CT/MR 平扫均具备良性肿瘤的一般特征，囊变较混合瘤和腺淋巴瘤常见，实性部分等密度，动、静脉期均有显著持续强化，静脉期强化程度明显高于混合瘤和腺淋巴瘤。

3. 腮腺恶性肿瘤：病变进展快，压痛明显，表现为形状不规则、边缘模糊不清、呈浸润性生长的肿块，易出血、坏死、囊变，可侵犯咽旁间隙，破坏邻近骨质。

手术探查

患者于气管内插管全身麻醉下行“口内外联合入路切除腮腺深部肿物＋腮腺全切＋面神经解剖”术，肿物 6.5 cm×5.0 cm×5.0 cm 大小，切面呈灰白色（图 8）。

病理结果

病理镜下示肿瘤组织表面可见包膜。肿瘤细胞形态多样，组织结构复杂，可见由腺上皮、肌上皮构成的双侧腺管状结构，管腔内可见嗜酸性分泌物，肿瘤性肌上皮细胞，黏液或软骨样组织（图 9）。病理诊断腮腺深叶混合瘤。

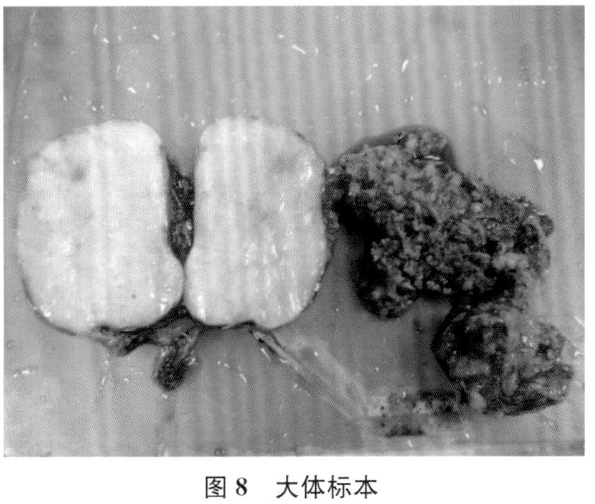

图 8 大体标本

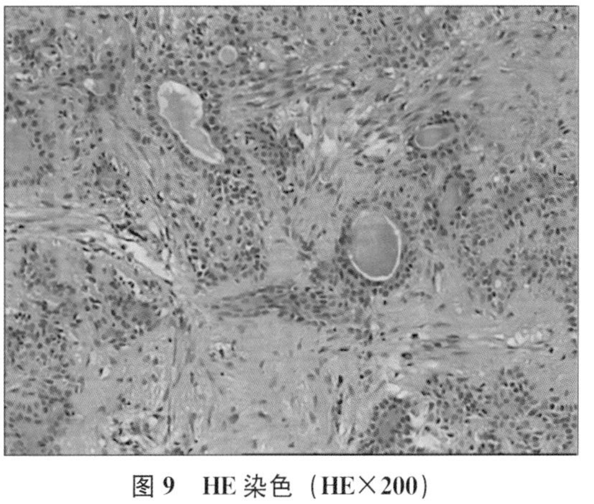

图 9 HE 染色（HE×200）

疾病综述

混合瘤又称多形性腺瘤（pleomorphic adenoma，PA），WHO 涎腺组织病变分类中定义为一种包膜情况不定，以镜下结构的多形性而非细胞结构的多形性为特点的肿瘤，为唾液腺最常见的肿瘤，多发生于腮腺。腮腺混合瘤一般具有完整结缔组织包膜，病理组织学特点是组织像复杂且有多形性多中心起源。病灶含腺上皮和肌上皮细胞等多种上皮结构，间质为不等量的黏液样和软骨样组织。镜下观察细胞排列呈索状或片状，可构成大小不等的囊腔，有纤维组织、黏液组织及软骨样组织等，以黏液组织最为突出，偶可见钙化组织。本病发病的年龄范围较广，30～50 岁多见，女性发病率稍高于男性。临床主要表现为无痛性、孤立性软组织肿块，一般不影响腮腺的分泌功能和面神经功能。本病预后良好，但未完整切除的肿瘤多数可以复发，部分肿瘤可发生癌变。

腮腺混合瘤多位于腮腺浅叶，肿瘤多呈类圆形、分叶状，边界清晰。直径较小的肿瘤密度和信号均匀而缺乏特征性表现。CT 平扫肿瘤密度一般高于腮腺，大部分密度较均匀，少数可见不均匀低密度区——肿瘤囊变或黏液组织，可伴有钙化；增强扫描肿瘤以渐进性强化为特征性改变，增强早期呈不均匀网格状、结节状轻度强化，延迟期对比剂均匀性填充。时间密度曲线呈缓慢持续流入型。肿瘤在 MRI T_1WI 多呈稍低或等信号，T_2WI 以高、稍高混杂信号为主，内见条状低信号胶原纤维分隔或钙化灶，肿瘤包膜呈弧形状低信号；增强扫描肿块呈渐进性不均匀强化。肿瘤边缘可帮助良恶性鉴别，良性者边缘清楚，无周边浸润；边界不清，有浸润征象者有恶变可能。少数腮腺混合瘤不均匀膨胀性生长而呈分叶状，其包膜可不完整，但其大部分边缘仍较清晰锐利。若腮腺肿块病史较长，当肿瘤生长加速，边缘不清时，应考虑有恶变可能。

核心提示

位于咽旁间隙肿瘤，如果与腮腺深叶分界不清或与腮腺深叶无脂肪间隙存在，咽旁脂肪间隙受压向内弧形移位，茎突向后移位，可以考虑腮腺深叶来源肿瘤；如果可见肿瘤蒂深入腮腺深叶，可作为腮腺深叶肿瘤定位诊断的重要征象。肿瘤边界清楚，密度或信号不均匀，可见钙化、黏液变区或纤维性低信号区，可考虑腮腺混合瘤。

参考文献

[1] 冯红梅，徐志峰，潘爱珍. 腮腺多形性腺瘤和腺淋巴瘤的 MSCT 灌注成像研究［J］. 放射学实践，2015，30（2）：131－135.

[2] 于小平. 侵及咽旁的腮腺深叶肿瘤影像学表现［J］. 实用放射学杂志，2015，31（1）：28－30.

[3] Jain S，Hasan S，Vyas N，et al. Pleomorphic Adenoma of the Parotid Gland：Report of a Case with Review of Literature［J］. Ethiop J Health Sci，2015，25（2）：189－194.

[4] Varoquaux A，Fakhry N，Gabriel S，et al. Retrostyloid parapharyngeal space tumors：a clinician and imaging perspective［J］. Eur J Radiol，2013，82（5）：773－782.

〔龙晚生　胡茂清〕

1.31 双腮腺 Mikulicz 病

临床资料

女，64 岁。发现双侧腮腺肿物 5 年。

5 年前发现双侧腮腺无痛性肿物，呈缓慢渐进性增大，无红肿热痛症状，无面部感觉障碍，有口干，未行任何检查及治疗。既往 20 年前有子宫全切手术史，有癫痫病史 30 年。

专科检查：双侧腮腺部位外观稍饱满，皮肤无破溃或红肿，双侧均可触及类圆形肿物。右侧肿物大小约 4.0 cm×3.0 cm，左侧肿物大小约 4.0 cm×5.0cm，肿物质地稍硬，表面光滑，边界清晰，无压痛，无粘连，局部皮温无升高。全身未触及肿大浅表淋巴结。

辅助检查

实验室检查、胸片、心电图均无异常发现。

超声检查：双侧腮腺稍弥漫性增大，右侧腮腺内见一个混合性肿块、左侧腮腺内见两个混合性肿块，边界清，内回声不均匀，周边及内部见较丰富血流信号（图 1）。

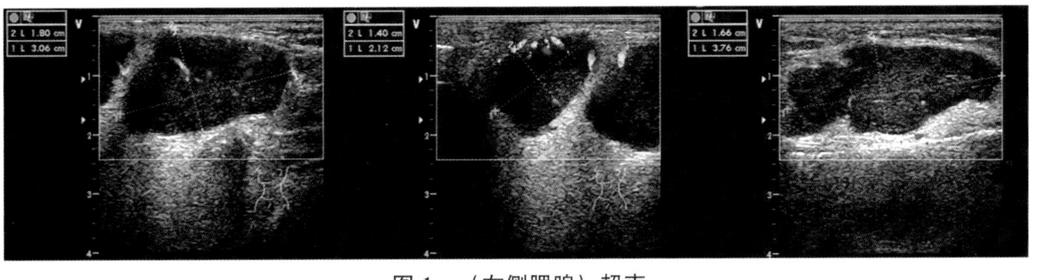

图 1 （左侧腮腺）超声

影像学资料

CT 检查如图 2～图 5 所示。

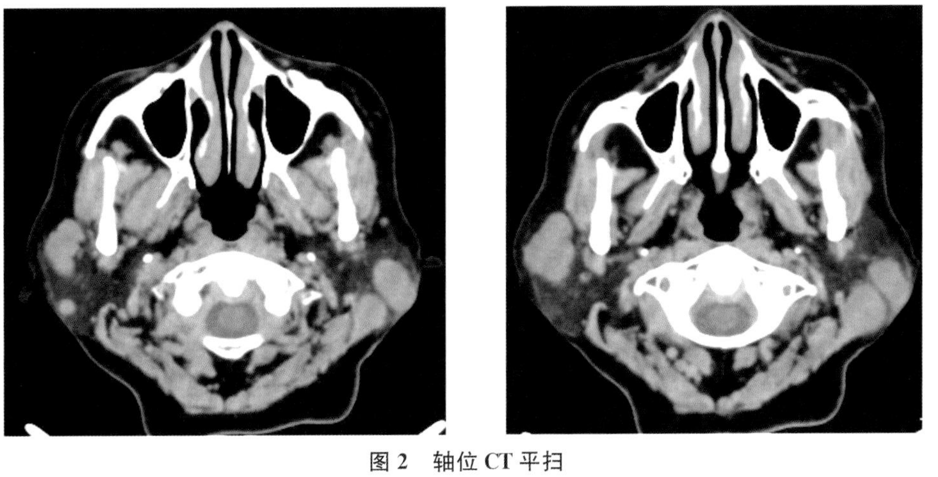

图 2 轴位 CT 平扫

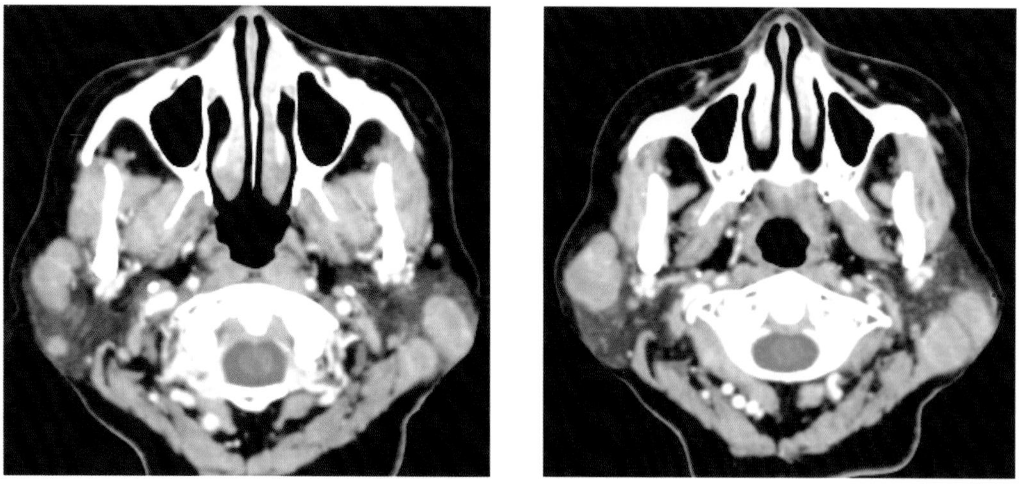

图 3　CT 增强扫描

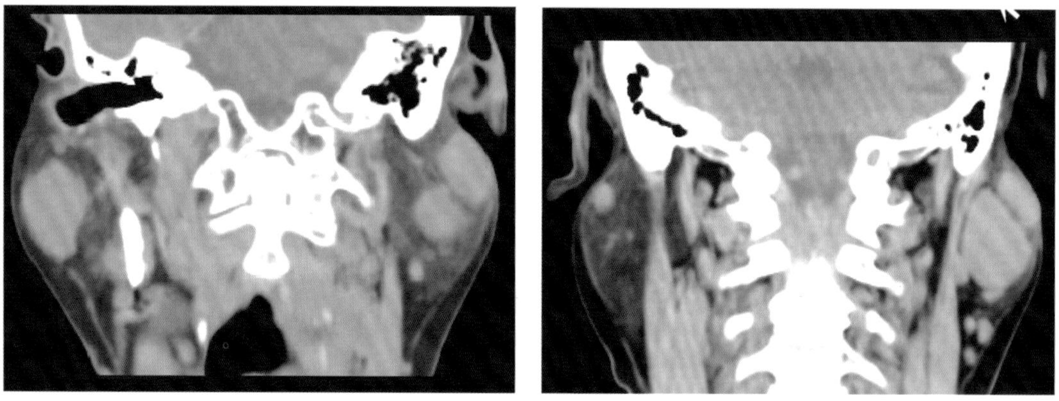

图 4　CT 平扫冠状位重建

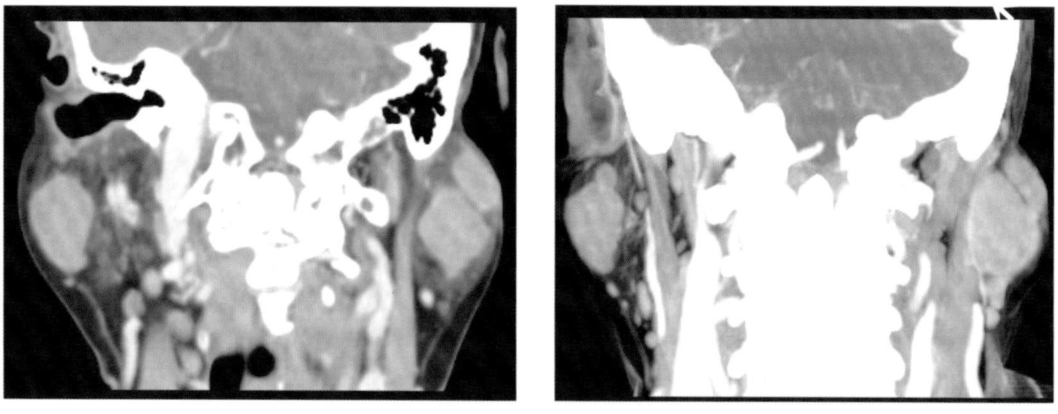

图 5　CT 增强冠状位重建

定位征象分析

肿块位于双侧腮腺，特征性定位征象：颈部 CT 轴位（图 2）、CT 冠状位（图 4）均显示多发肿块位于双侧腮腺内，边界清，边缘光滑。

定性征象分析

1. 基本征象：双侧腮腺对称性肿大，腮腺实质密度稍增高。腮腺轮廓略外凸，腮腺浅叶见多发大小不等结节状稍高密度影（与肌肉组织对比），边界清，边缘光滑，部分略呈浅分叶状，密度均匀，未见囊变坏死区。平扫 CT 值 51～56 Hu，邻近脂肪间隙清晰，增强扫描中度强化，CT 值 70～89 Hu。出现这些征象的腮腺可能病变见表 1。

表 1 根据基本征象本病例可能的诊断

基本征象	双侧腮腺肿大	腮腺实质密度稍增高	双侧多发结节	中度强化征	结节密度均匀
可能诊断	Mikulicz 病 干燥综合征	Mikulicz 病 干燥综合征	Mikulicz 病 干燥综合征 腺淋巴瘤 腮腺间隙淋巴结转移	Mikulicz 病 干燥综合征 多形性腺瘤 腺淋巴瘤 腮腺间隙淋巴结转移	Mikulicz 病 干燥综合征 多形性腺瘤 腺淋巴瘤 腮腺间隙淋巴结转移

2. 特征性征象：

（1）双侧腮腺对称性弥漫肿大，腮腺实质密度稍增高，双侧多发实性结节。

（2）自身免疫性疾病：Mikulicz 病、干燥综合征，多见于中老年女性，为单侧或双侧腮腺弥漫性肿大，颌下腺或舌下腺也可同时肿大。临床上有眼干、口干、类风湿关节炎病史及双侧泪腺增大等体征，两者很难鉴别，干燥综合征症状更明显，本病例仅表现口干，支持 Mikulicz 病更为可能。

综合上述一般征象、特征性定性征象及临床症状，定性诊断为双腮腺 Mikulicz 病或干燥综合征，前者可能性大。

综合诊断

女，64 岁。慢性病程，双侧腮腺肿大，双侧多发无痛性肿块，活动度尚佳。临床症状有口干，实验室检查各项肿瘤指标正常。根据 CT 平扫和增强扫描特征性定位、定性征象，诊断为双腮腺 Mikulicz 病或干燥综合征，前者可能性大。主要鉴别诊断为多形性腺瘤、腺淋巴瘤。主要鉴别点为腮腺弥漫性肿大或萎缩，腮腺实质密度稍增高，双侧多发实性结节，临床症状表现可伴有明显的眼干、口干及双侧泪腺增大等体征。

鉴别诊断

1. 多形性腺瘤：常为单侧单发的孤立病灶，病变结节多数相对较大，早期强化不明显，呈延迟强化，很少合并腮腺弥漫性肿大。

2. 腺淋巴瘤：好发于老年男性，常有吸烟史，表现为多发性（一侧或两侧腮腺多发肿物），多质性（囊实病灶并存），增强扫描早期强化明显，延迟后密度逐渐减低，呈“速升速降”的强化特征，无腮腺肿大或萎缩改变。临床无口干、眼干等症状。

3. 腮腺淋巴结转移：多单侧受累，多伴有相邻间隙的淋巴结增大，受累腮腺无弥漫肿大，残存腮腺实质密度多正常，结合原发灶病史可资鉴别。

手术探查

取肿物上斜形切开，暴露腮腺包膜，切开包膜，腮腺内多发肿物，包膜完整，沿肿物钝性分离，包膜光滑，灰白色，质中。将肿物切除送检。

病理结果

1. 镜下所见：双侧肿物均见淋巴组织增生，淋巴滤泡形成、增生，细胞无明显异型性，内见残留小导管及上皮样细胞团，呈散在、片状分布，伴嗜酸性白细胞浸润及纤维组织增生（图6、图7）。

2. 病理诊断：双侧腮腺良性淋巴上皮性病变（Mikulicz病）。

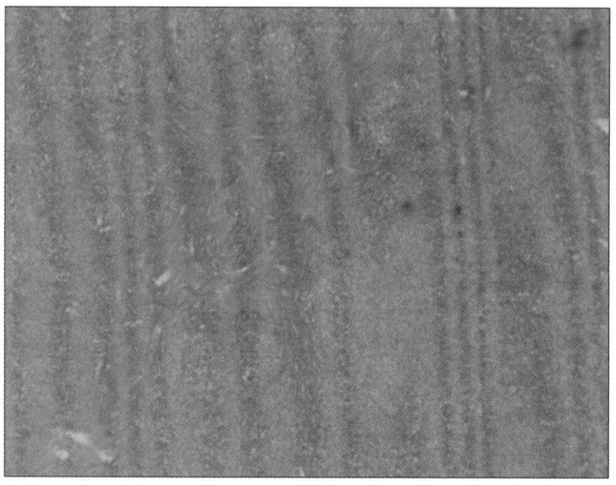

图6 HE染色（HE×100）

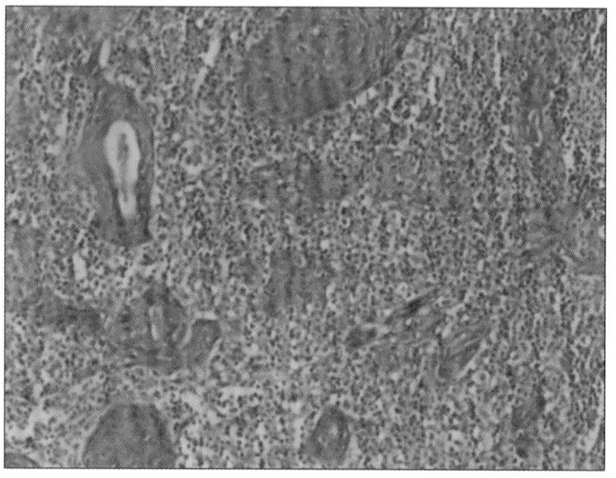

图7 HE染色（HE×200）

疾病综述

Mikulicz病（Mikulicz's disease，MD）由波兰医生Mikulicz-Radecki首次发现并报道。而病理学改变称为良性淋巴上皮病变则由Godwin收集11例病例后总结得出，现病理学多以此命名。其是一种原因不明的以单/双侧泪腺、唾液腺肿大为特征的慢性疾病。病理上可见纤维组织玻璃样变性、增生，大量淋巴细胞浸润和淋巴滤泡形成，逐渐取代萎缩的腮腺组织。病因尚未明确，主要倾向于与自身免疫性有关的慢性非特异性炎症，与IgG4密切相关，血清中IgG4显著升高及免疫染色可见受累组织内大量IgG阳性浆细胞浸润，而抗-SSA、抗-SSB抗体阴性。临床上可发生于任何年龄，但以30岁以上女性多见。表现为单侧或双侧腮腺病变，以结节为主。结节与周围组织分界清楚，早期腮腺肿大，晚期萎缩，可合并颌下腺和泪腺病变。由于唾液腺受累，唾液分泌减少，有口、鼻、咽部干燥症状，不伴有其他自觉症状及全身症状。Mikulicz病腮腺病变表现为多数双侧腮腺对称发病，呈弥漫性腮腺肿大或萎缩，可合并双侧颌下腺和泪腺病变；少数为单侧腮腺病变，以结节为主。CT表现缺乏特征性。Mikulicz病主要与干燥综合征鉴别。后者是干燥状角膜、结膜炎、腮腺肿大、多发性关节炎并存的多系统慢性、自身免疫性疾病。干燥综合征好发于40岁以上的中年女性，腺体肿大常为间断性，临床症状虽与Mikulicz病类似，但其有明显的眼干、口干及类风湿关节炎等症状，且血清学检查IgG4水平正常，抗-SSA、抗-SSB抗体阳性。本病最后确诊有赖于病理组织学检查。

核心提示

双侧腮腺对称发病，呈弥漫性腮腺肿大或萎缩，双侧多发结节，合并双侧颌下腺和泪腺病变，伴有眼干、口干及类风湿关节炎等症状有助于 Mikulicz 病诊断，但需与干燥综合征鉴别，疑诊时应行相关实验室检查，如血清学检查 IgG4 阳性，抗-SSA、抗-SSB 抗体阴性，则支持 Mikulicz 病诊断。

参考文献

[1] Godwin JT. Benign lymphoepithelial lesion of the parotid gland adenolymphoma，chronic inflammation，lymphoepithelioma，lymphocytic tumor，Mikulicz disease [J]. Cancer，1952，6 (5)：1089－1103.

[2] 郑麟蕃，吴奇先. 口腔病理学 [M]. 上海：上海科学技术出版社，1992.

[3] 林玮，陈华，吴庆军，等. IgG4 相关性米库利兹病临床研究 [J]. 中华医学杂志，2013，93 (13)：973－975.

[4] 于世风. 口腔组织病理学 [M]. 第 5 版. 北京：人民卫生出版社，2003.

[5] 解晓斌，王民秀. Mikulicz 病 4 例临床分析 [C]. 海峡两岸中医药发展大会论文集，2008：325.

〔陈任政　刘红宣　高明勇〕

1.32 海绵窦海绵状血管瘤

临床资料

男，43岁。头痛1天。

患者于1天前无明显诱因下出现头痛，胀痛，休息后可稍缓解。无头晕，无肢体乏力，无视物模糊，无肢体抽搐，无大小便失禁。到我院就诊，门诊查颅脑CT示左颞叶高密度灶，为治疗门诊以“左颞叶占位”收入院。自发病以来，精神状态一般，食欲一般，睡眠良好，大便正常，小便正常，体重无明显变化。

辅助检查

胸部X线检查未见异常，实验室检查亦未见异常。

影像学资料

CT、MRI检查如图1～图10所示。

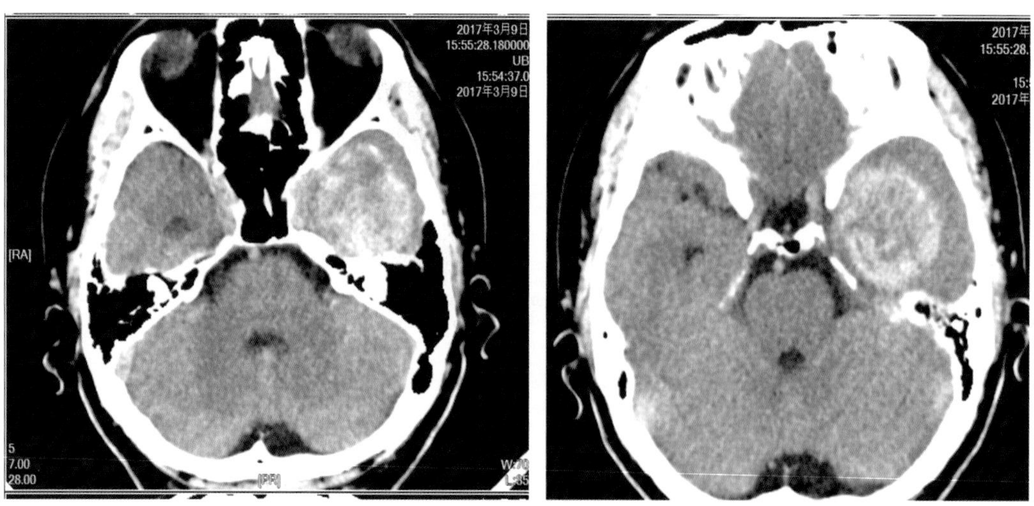

图1 CT平扫

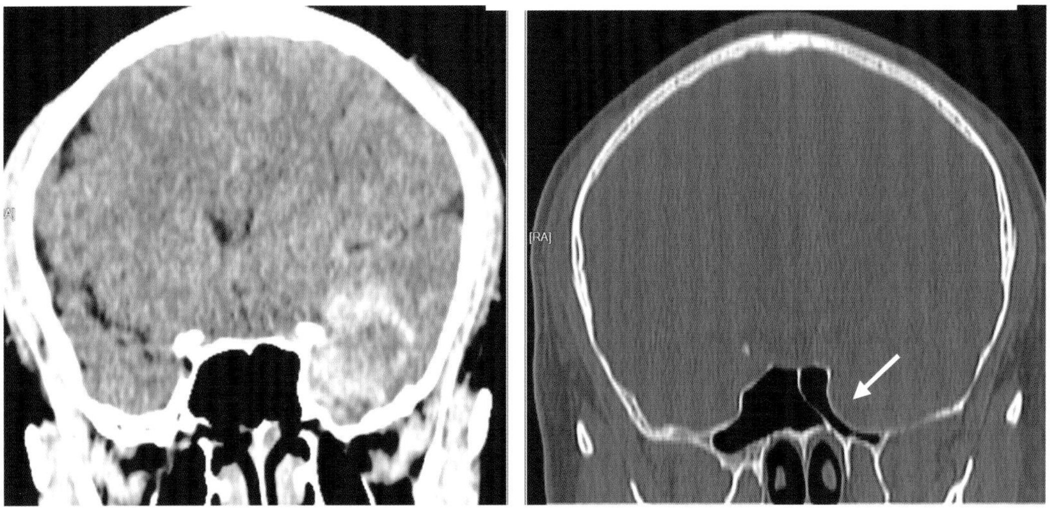

图 2 CT 平扫冠状位

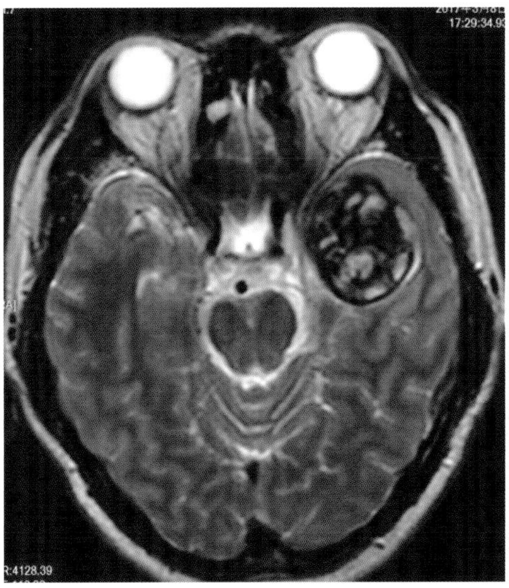

图 3 T_2WI 轴位

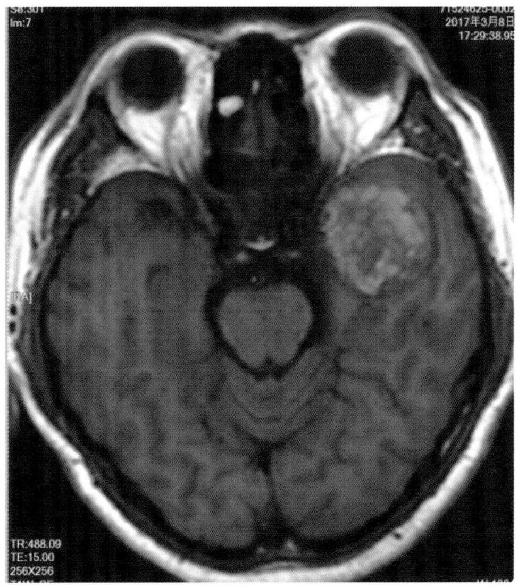

图 4 T_1WI 轴位

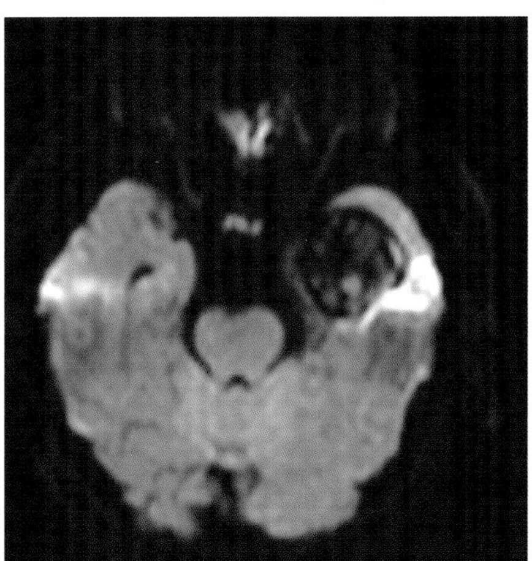

图 5 DWI（b=1000 s/mm^2）

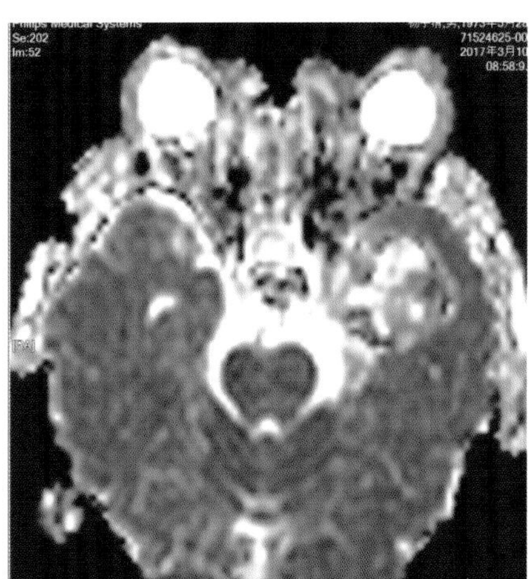

图 6 ADC 图

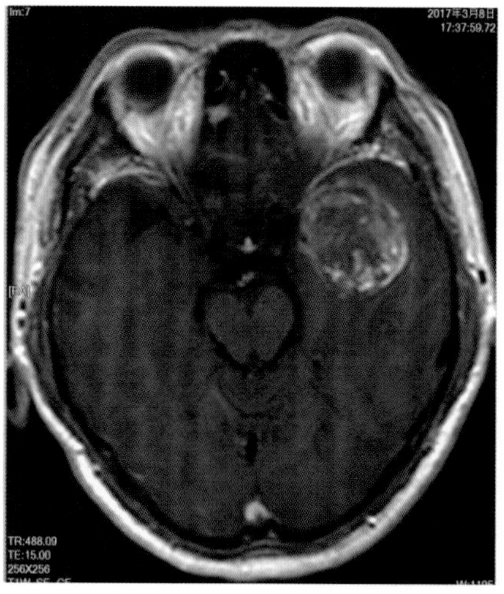

图 7　轴位增强

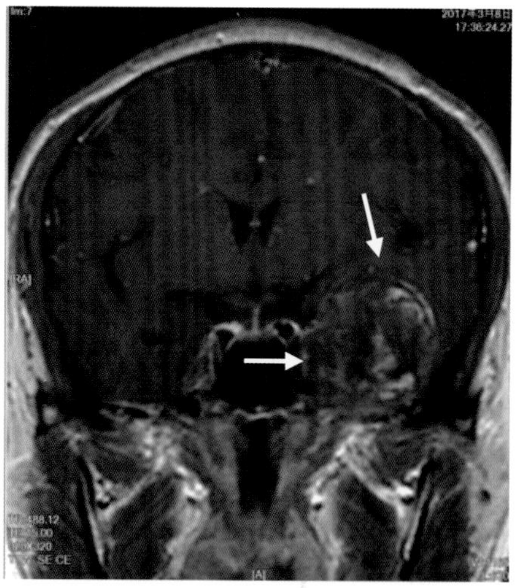

图 8　冠状位增强

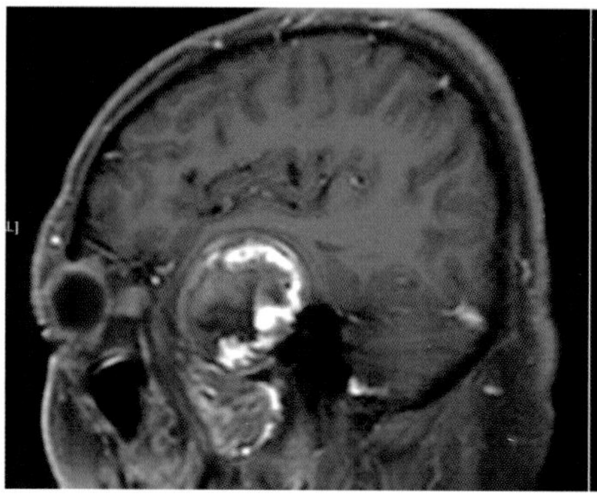

图 9　矢状位增强

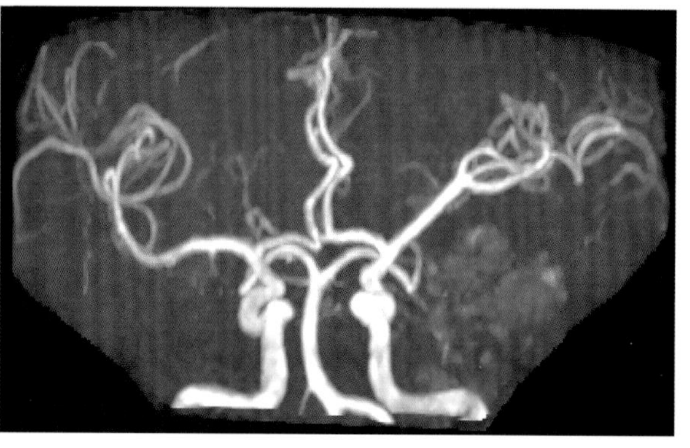

图 10　MRA

定位征象分析

1. 脑外组织来源的征象：

（1）肿块包膜征：轴位 CT 和 MRI 图显示，肿块边界清楚，特别是 MRI 图 3～图 9 显示肿块有完整的 MRI 低信号“包膜征”，增强见肿块包膜呈线状强化（图 8 上方箭头示），肿块与脑组织分界清楚。

（2）脑实质推压征：各方位 CT 和 MRI 图像显示左侧颞叶颅中窝侧脑组织只是受推压，向上、外移位，T_2WI（图 3）见脑脊液“环抱征”。

（3）颅骨受压塌陷征：CT 冠状位骨窗显示与肿块相邻的颅中窝底和蝶窦外侧壁骨质呈弧形移位，该征象提示肿块颅骨相贴并慢性生长和压迫改变（图 2 箭头示）

根据上述征象，肿块定位来源于脑外组织。

2. 海绵窦来源的征象：

（1）肿块内侧与海绵窦之间无间隙：CT 平扫（图 1、图 2）肿块内侧与海绵窦外侧壁无间隔，提示肿块与海绵窦关系密切。

（2）海绵窦结构消失：图 1CT 平扫示肿块侧海绵窦消失，被肿块代替。图 8 显示右侧海绵窦清楚、结构正常，而左侧海绵窦区与肿块不能分开。

（3）海绵窦上缘硬脑膜“环抱征”：图 8 显示海绵窦上缘硬脑膜与肿块上缘硬脑膜相延续，呈线状强化（箭头示），该征象提示肿块来源于海绵窦有特征性定位意义。

综合上述征象，左侧颅中窝肿块来源于左侧海绵窦。

定性征象分析

1．基本征象：CT 平扫病变呈高密度，周边密度高于中央部密度，边界较清楚，未见钙化和坏死区。肿块相邻的骨质呈弧形受压和变薄，但无中断、破坏，也无硬化。MRI 显示肿瘤具有清楚的边界，脑皮质受压移位。T_1WI 呈不均匀高信号、T_2WI 以低信号为主，内见局灶性高信号。MRI 增强扫描肿瘤从周围向中央渐进强化，肿块有明显的包膜，未见脑膜尾征。DWI 呈混合信号，弥散受限不明显，ADC 图以高信号为主。3D-TOF-MRA（图 10）左侧大脑中动脉受压上抬，但血管形态正常。上述一般征象提示肿瘤为良性可能性大。

2．特征性征象：

（1）CT 平扫显示肿块呈高密度，但邻近骨质未见增厚和破坏，与脑膜瘤表现不同。

（2）T_1WI 为不均匀高信号、T_2WI 以低信号为主，说明肿瘤含钙质成分或含铁血黄素成分可能，且多 DWI 弥散不受限，ADC 图信号增高，均见于海绵状血管瘤。

（3）增强扫描肿瘤从边缘向中央渐进性强化。图 9（矢状位）扫描时间较周围和冠状位延迟，见边缘呈结节状明显强化，为脑外海绵状血管瘤的特征性改变。

综合上述一般征象和较特征性定性征象，定性诊断为左侧海绵窦海绵状血管瘤。

综合诊断

男，43 岁。仅有头痛的临床表现，全身一般状态良好，专科检查无神经系统定位体征，实验室检查正常。CT 和 MRI 显示左侧颅中窝实性肿块，有明显包膜，脑组织受推压向内移位，肿瘤与脑组织之间可见明显脑脊液间隔征，肿块上方硬脑膜呈线状强化，但与海绵窦无界限。肿瘤邻近骨质变薄无破坏。CT 为高密度，MRI 为混合信号，DWI（$b=1000\ s/mm^2$）显示病变无明显弥散受限表现。MRI 增强显示肿块从周围向中央区呈明显渐进强化。

鉴别诊断

1．与脑膜来源的肿瘤鉴别：

（1）脑膜瘤：脑膜瘤在临床上多见于中老年女性，而本病例为中年男性。本例肿瘤仅见硬脑膜强化，但无硬脑膜增厚、硬脑膜尾征，强化形式为典型的海绵状血管瘤表现，未见颅骨增厚。

（2）脑膜浆细胞瘤：发病年龄多为 50 岁以上，肿瘤生长迅速，病史较短。常出现硬脑膜尾征和颅骨破坏。肿块内可见条状 T_1WI 低信号和 T_2WI 高信号，增强后肿块内可见数量不一、形态各异、强化更显著的条状间隔，是浆细胞瘤较特征的定性征象。

2．与非硬脑膜来源的肿瘤鉴别：

（1）淋巴瘤：淋巴瘤可发生于任何年龄，常有发热、全身乏力等症状，肿瘤与 CT 平扫上为高密度，密度非常均匀。MRI 呈 T_1WI 低信号，T_2WI 高信号，信号均匀，增强呈中等度强化，伴有骨质破坏。

（2）神经鞘膜瘤：海绵窦神经鞘膜瘤常出现颅神经症状，CT 平扫为低密度，边缘清楚，MRI 呈明显的 T_1WI 低信号、T_2WI 高亮信号，边缘清楚，囊变明显。增强扫描多为环形明显强化。其信号、内部结构与海绵状血管瘤不同。

手术探查

自颞叶外侧硬膜下入路，牵开外侧颞叶可见肿瘤，与其下面的硬脑膜粘连紧密，肿瘤质地韧，血运丰富，肿瘤与周围脑组织边界欠清，肿瘤占据整个颞窝，内侧侵犯海绵窦，后方侵犯岩骨嵴，前方到达眶上裂。肿瘤基底位于海绵窦侧壁。肿瘤压迫外侧裂将外侧裂的大脑中动脉推挤向后上方，沿包膜将肿瘤与周围结构分离后分块切除。完整切除肿瘤组织及颅底与之粘连的硬脑膜。

病理结果

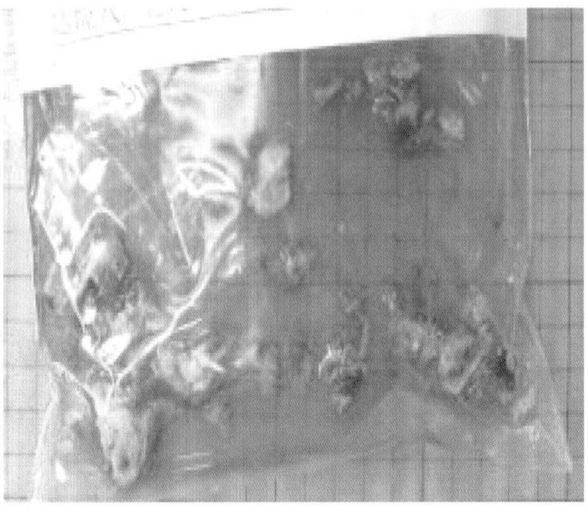

图 11　大体标本

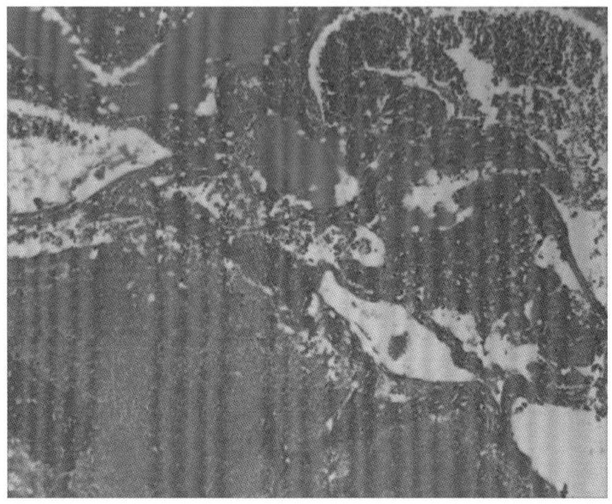

图 12　HE 染色（HE×200）

1. 大体所见：从左侧颅中窝取出灰白暗红不规则组织 1 堆，大小 9 cm×9 cm×1 cm，其内可见不规则破碎腔隙，腔内见暗红血块样内容物（图 11）。

2. 镜下所见：肿瘤由衬有血管内皮的血管、血窦组成，内含红细胞。血管之间见纤维结缔组织。（图 12）

3. 病理诊断：左侧海绵窦混合型血管瘤（海绵状血管瘤与蔓状血管瘤混合）伴大片出血。

疾病综述

海绵窦海绵状血管瘤较少见，占海绵窦肿瘤的 0.4%～2.0%，好发于颅中窝鞍旁区，与发生于此部位的脑膜瘤、神经鞘膜瘤、垂体瘤难以鉴别。由于术前不易正确诊断，其解剖结构特殊而富含血管，术中可能造成不能控制的大出血。故术前准确诊断对选择治疗方法非常重要。海绵窦海绵状血管瘤病理成分，呈类圆形或哑铃状，与海绵窦外侧壁邻近。CT 平扫常为高信号或等高信号，无囊变、坏死。MRI 为 T_1WI 低信号，T_2WI 高亮信号，增强表现为明显强化。但文献报道部分肿瘤 CT 平扫为低密度，在 MRI 也可表现为高、低混合信号。因为 CT 密度和 MRI 信号差别较大，为诊断带来一定困难。本病例海绵窦海绵状血管瘤周围硬脑膜显示清楚，提示为脑外来源，自海绵窦外侧壁向外生长，使定位于海绵窦有困难，手术则证实肿瘤基底部位于海绵窦外侧壁。肿瘤 CT 呈明显高密度，MRI T_1WI 为不均匀高信号，T_2WI 以低信号为主，内有结节状高信号，表现均不典型，但在 MRI 增强，轴位、冠状位和矢状位先后扫描，肿瘤自边缘向中央渐进性明显强化，可提示为海绵状血管瘤特征性强化方式，对定性诊断有价值。

核心提示

本病例的关键是确定肿块为脑外肿瘤和进一步定位起源于海绵窦。肿瘤本身的CT密度、MRI（包括DWI）信号改变，特别是MR增强扫描所表现出的渐进性强化，对诊断海绵窦（脑外）海绵状血管瘤有重要意义。本病例CT表现无骨质破坏或增厚，MRI无硬脑膜尾征等，可与其他颅内肿瘤鉴别。

参考文献

[1] 于凡，肖智博. 海绵窦海绵状血管瘤的CT和MRI诊断及临床应用价值［J］. 重庆医科大学学报，2013，3（9）：1085-1088.

[2] 贺业新，张辉，刘起旺，等. 海绵窦区海绵状血管瘤的磁共振诊断［J］. 山西医科大学学报，2005，36（1）：105-109.

[3] 莫小春，周　玮，董吉顺. 海绵窦海绵状血管瘤的影像诊断及病理特征分析［J］. 医学研究杂志，2014，43（7）：140-144.

〔郑晓林　高明勇〕

2 胸　　部

2.1　肺巨大孤立性纤维瘤

临床资料

男，48岁。反复咳嗽、咳痰1个多月。

1个多月前无明显诱因出现咳嗽、咳痰，呈阵发性，咳白色黏痰，偶有痰中带血丝，鲜红色，量少，活动后无加重。无胸痛、胸闷、气促，无寒战、发热、盗汗。起病以来体重减轻约3 kg。

专科检查：双肺呼吸音粗，右下肺呼吸音减弱，闻及少许湿啰音，无异常支气管呼吸音。右下肺野叩及浊音。

辅助检查

外院胸片：右下肺轻度炎症，右膈抬高，膈面欠光滑，未排除右膈下病变。

外院腹部B超：腹部未见异常，肝脏上方稍低回声，膈下病变?

实验室检查：AFP、CEA、CA125、CA199均正常。

影像学资料

CT检查如图1～图4。

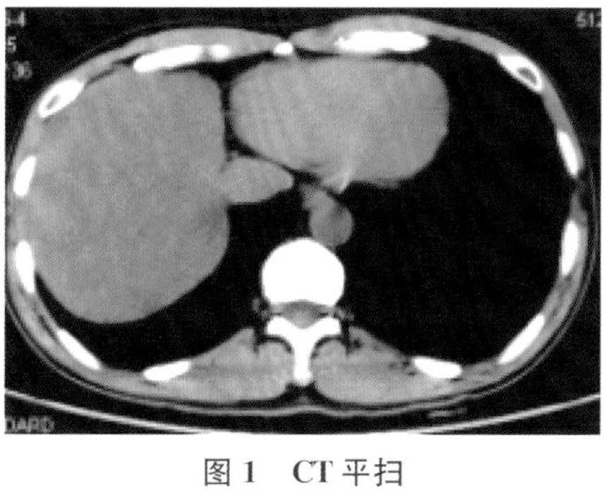

图1　CT平扫

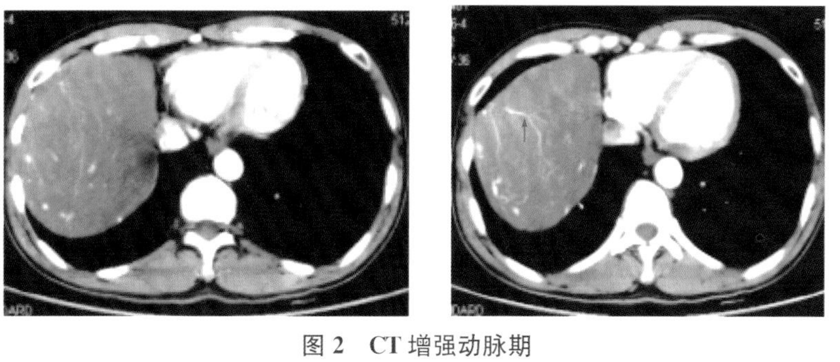

图2　CT增强动脉期

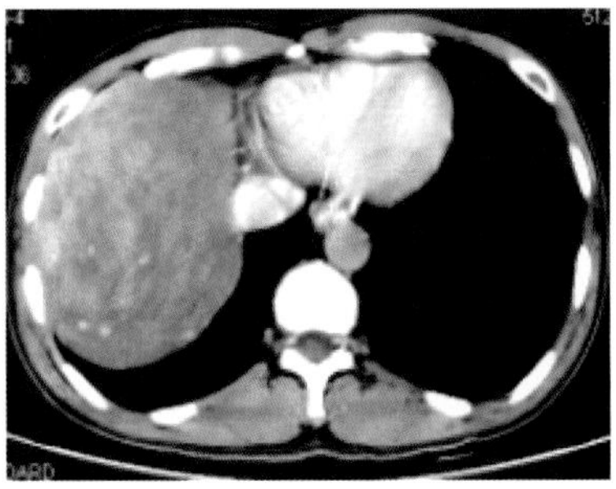

图 3　CT 增强静脉期

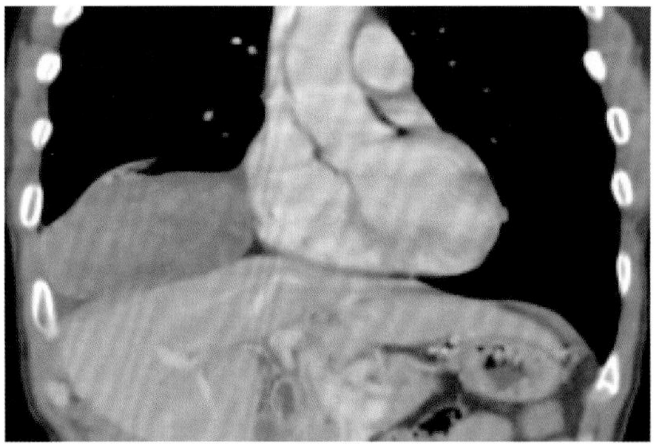

图 4　CT 冠状位重建

定位征象分析

肿块巨大，占据右下肺野，与胸壁胸膜、膈肌和纵隔关系密切，定位上主要是确定肿块是起源于肺、胸膜、膈肌还是纵隔。

CT 冠状位重建图像显示肿块位于膈肌上方，紧贴膈肌、胸壁和右心缘，但与膈肌、胸壁和右心缘的交角均呈锐角（图 4）。CT 轴位显示肿块与胸壁和右心缘的交角也呈锐角（图 1～图 3），提示肿块非膈肌、胸膜或纵隔起源，借此确定肿块位于肺内。相反，如果交角邻近结构为钝角，其来源就可能是膈肌、胸壁或纵隔等。

定性征象分析

1. 基本征象：右下肺巨大椭圆形实性软组织肿块，形态规则，边界光滑，无分叶，密度较均匀，增强时于动脉期肿块内见多条状血管影，肿块实质渐进性中度强化。静脉期强化呈轻度花斑状，延迟扫描强化均匀。无胸腔积液产生。以上均提示良性肿瘤性病变。

2. 特征性征象：

（1）巨大肿块，密度较均匀，边缘清楚、光滑，无分叶和毛刺。

（2）病变血液供应丰富，动脉期病变内可见粗大供血血管（图 2 箭头示），该征象对诊断孤立性纤维瘤具有特征性意义。

综合上述一般征象和较特征性定性征象，定性诊断为右下肺孤立性纤维瘤。

综合诊断

男，48 岁。反复咳嗽、咳痰 1 个多月。右下肺巨大椭圆形软组织肿块，形态较规则，边界光滑，无分叶，等或稍低密度，渐进样明显强化，病变内粗大血管。无胸腔积液。纵隔及肺门无肿大淋巴结。可定性诊断为右下肺孤立性纤维瘤。

鉴别诊断

1. 肺错构瘤：钙化多见，特别是爆米花样钙化具有特征性征象，肿块无强化或轻度强化。

2. 硬化性血管瘤：肿块边缘清楚、光滑，强化非常明显，有空气新月征、晕征、血管贴边征和瘤内钙化等征象。

3. 炎性假瘤：肿块边缘尖角征、切边征，密度不均匀，不均匀性强化。

手术探查

右肺底穿刺活检术。

病理结果

1. 镜下所见：（右肺底）镜下见瘤组织束状排列，部分区胶原化黏液变。间质血管壁玻璃样变性。瘤细胞梭形，个别圆形、核大、深染。排列成条索状、小巢状及片状，无特殊结构。（图 5）

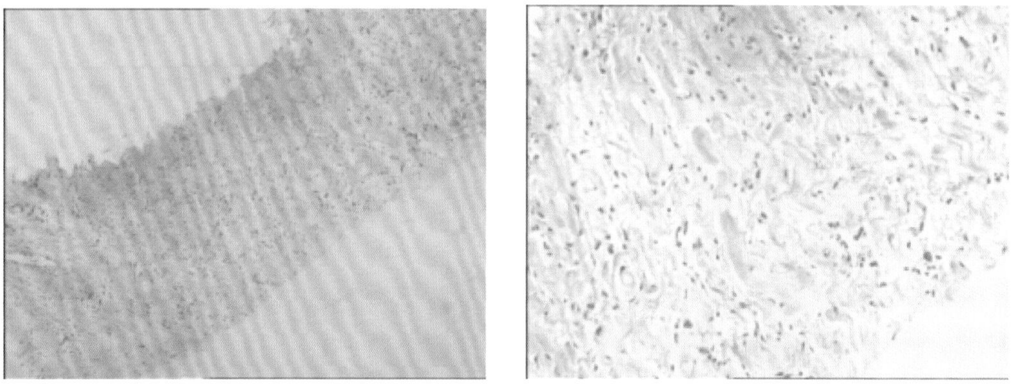

图 5　HE 染色（HE×100）

2. 免疫组织化学：CK（+），EMA（+），S-100（+），Calponin（-），SMA（-）。

结合 HE 形态和免疫组织化学结果，符合孤立性纤维瘤。

疾病综述

孤立性纤维瘤（SFT）起源于间皮下纤维结缔组织，好发于胸膜、腹膜，也可以发生于肺、纵隔、眼眶等器官。发生于肺的 SFT 少见。发病高峰年龄为 40～60 岁，女性略多。可能与雌激素有关，部分患者可有肥大性骨关节炎，非胰岛素性低血糖症。SFT 多为生长缓慢的无痛性包块，界限清楚，有纤维性假包膜。病变由不规则排列的胶原纤维束和梭形成纤维细胞样的细胞构成。镜下 SFT 的瘤细胞大小较一致，含少量胞质，短、长梭形，核染色质均匀分布，细胞排列形态多样，呈“无特征构像”的排列模式，可见胶原较少、呈小簇状或网状穿插于细胞间的细胞密集区与胶原丰富、呈粗带状并可形成瘢痕结节样的密集胶原束细胞疏松区的构像。胶原束细胞疏松区对应 CT 平扫呈片絮状低密度。病灶大部分为良性，多表现为类圆形软组织密度肿块，大小不一，境界清晰、光整，少数肿块有分叶，但是分叶不是该肿瘤的恶性征象。少数肿块边缘带蒂，可以在胸膜腔内滑动，该表现对于胸膜 SFT 的诊断具有特征性。肿块较小时密度多较均匀，随着肿块的逐渐增大其内部出现大小不等的坏死区；钙化并不少见，可呈点状或云絮状、不规则状等，常发生在较大的肿瘤，且与肿瘤坏死有一定的关系。肿块较大时可因黏液变性、出血、坏死、囊变而表现为混杂密度，不均匀强化，文献称之为“地图样”强化，但实际临床工作中出血、坏死、囊变少见。较小的肺内 SFT 表现为相对均匀中等程度强化。SFT 可表现为多种强化方式，同一肿瘤也可以多种强化方式共存，这与 SFT 肿瘤血供、瘤内细胞密集度和胶原纤维是否成熟及玻璃样变密切相关，表现为轻中度或明显的均匀或不均匀的强化。动态增强多呈持续强化或进行性延迟强化，静脉期强化 CT 值高于动脉期。少数肿瘤动脉期可有丰富的异常血管供血，此为较特征性的影像表现。

核心提示

本病例关键点除定位准确外，还有肿块组织学上梭形成纤维细胞样密集区及胶原束细胞疏松区病理基础与CT等密度及片絮状低密度对应，另外，CT增强改变和明显强化的血管影也是孤立性纤维瘤较特征性的影像表现。

参考文献

[1] 孙宗琼，岳建国，谭旭东，等．肺孤立性纤维瘤CT征象及病理对照分析［J］．中华放射学杂志，2012，46（5）：464-465.

[2] 韩丹，吕绍茂．肺孤立性纤维瘤一例［J］．临床放射学杂志，2006，25（12）：1183-1184.

[3] 连林娟，钟殿胜，徐东波，等．右下肺叶巨大孤立性纤维瘤一例［J］．中华结核和呼吸杂志，2011，34（11）：865-866.

[4] Elatiqi K，Yassine N．Pleural fibrous solitary tumor［J］．Pan Afr Med J，2015，22：339.

〔高明勇　刘健萍　罗学毛〕

2.2　肺结节病

临床资料

女，34 岁。体格检查胸片发现肺部阴影 2 个月。

患者 2 个月前体格检查胸片发现肺部阴影。无咳嗽、气促，无发热、盗汗；起病以来无明显体重减轻。

专科检查：双肺呼吸音清，未闻及干、湿啰音。双侧颈部可触及肿大淋巴结，表面光滑，活动度差，无压痛。肝、脾肋下未及。

辅助检查

实验室检查：结核抗体阴性，Hb 98 g/L（正常范围 113～151 g/L），淋巴细胞比值 0.127（正常范围 0.20～0.40），淋巴细胞绝对值，WBC、RBC 正常。

影像学资料

X 线检查如图 1、图 2 所示。

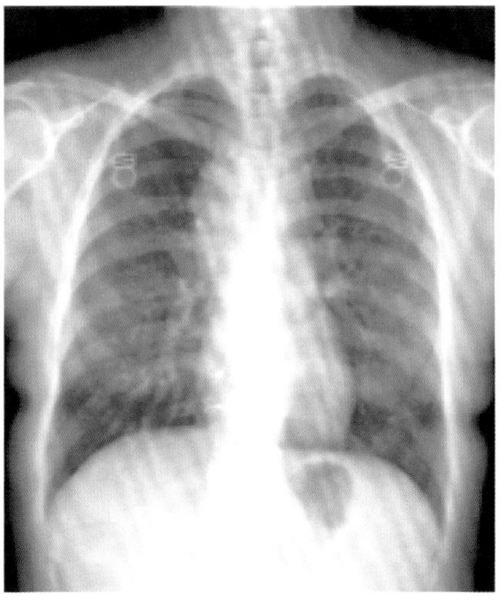

图 1　正位胸片

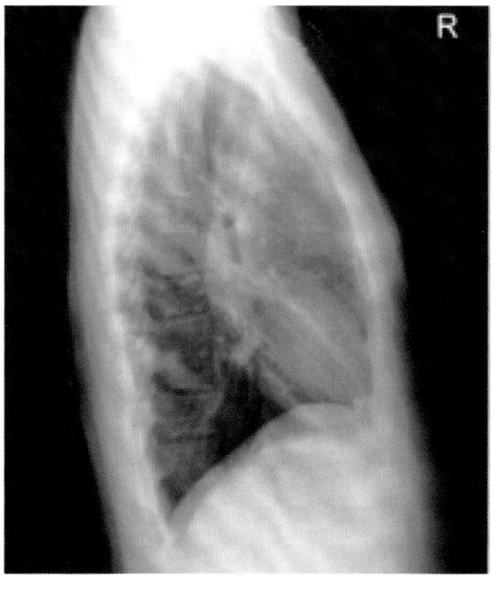

图 2　侧位胸片

CT 检查如图 3～图 13 所示。

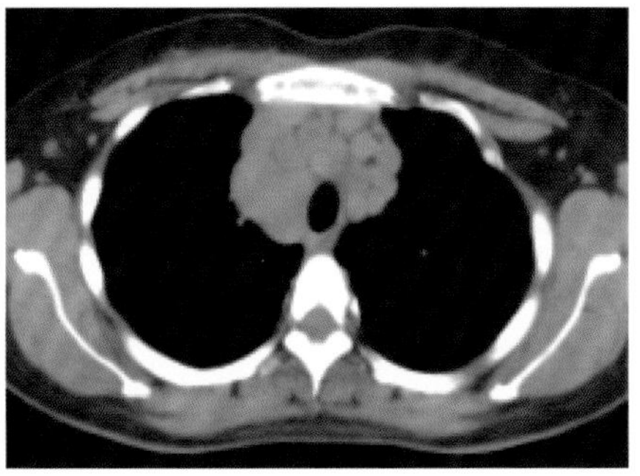

图 3 CT 平扫

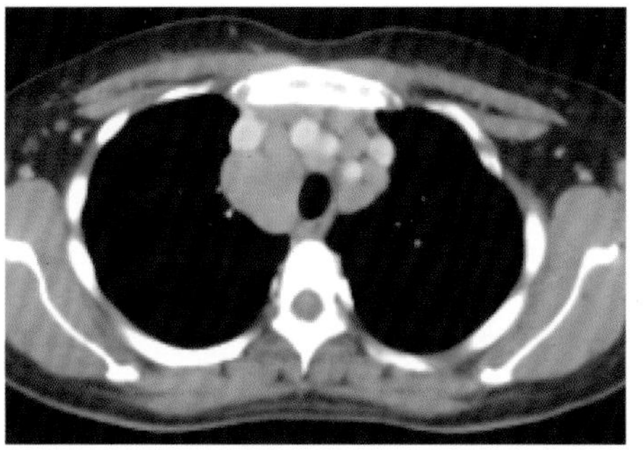

图 4 与图 3 同层面增强

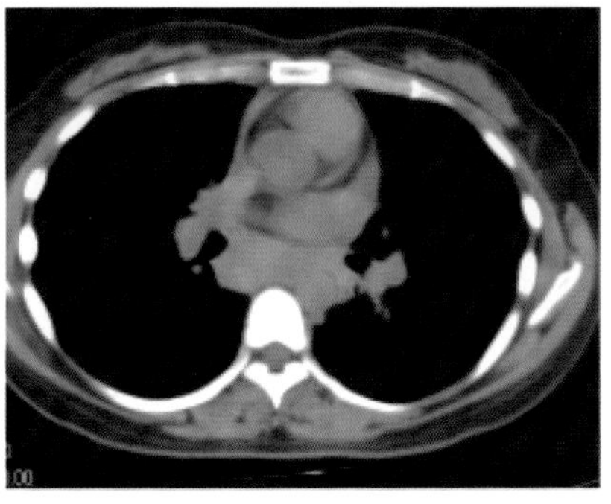

图 5 CT 平扫

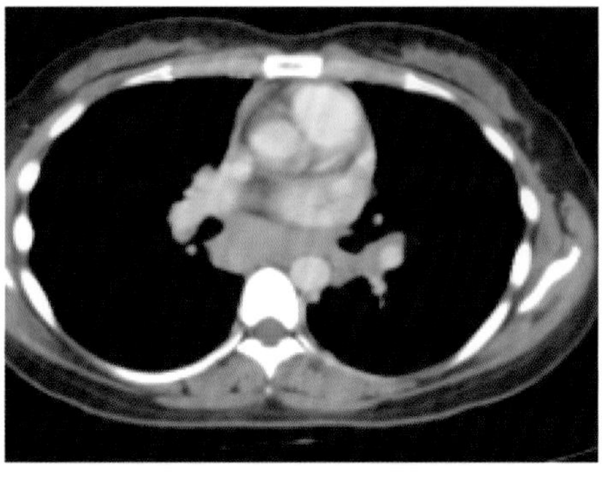

图 6 与图 5 同层面增强

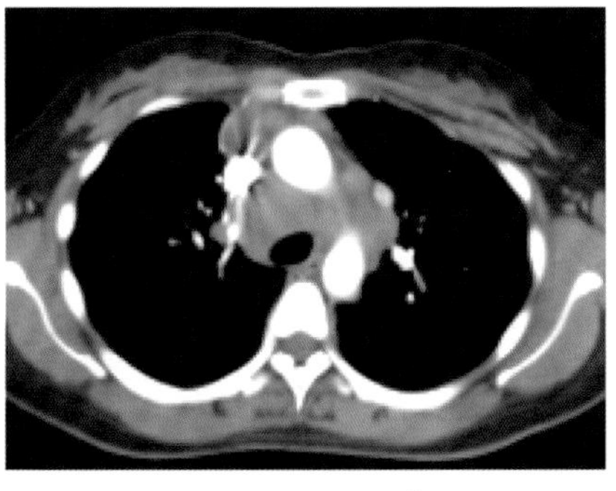

图 7 CT 增强

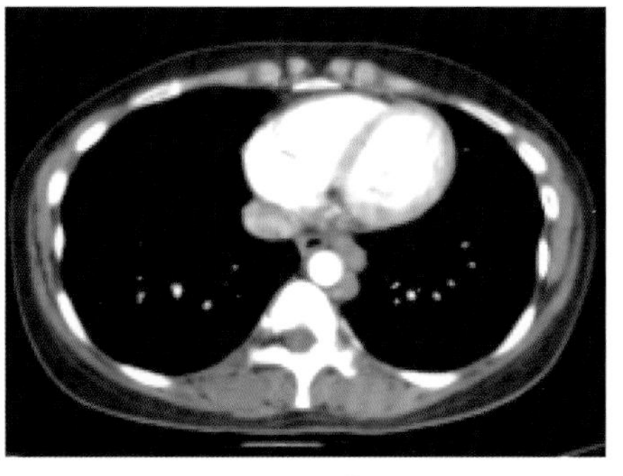

图 8 CT 增强

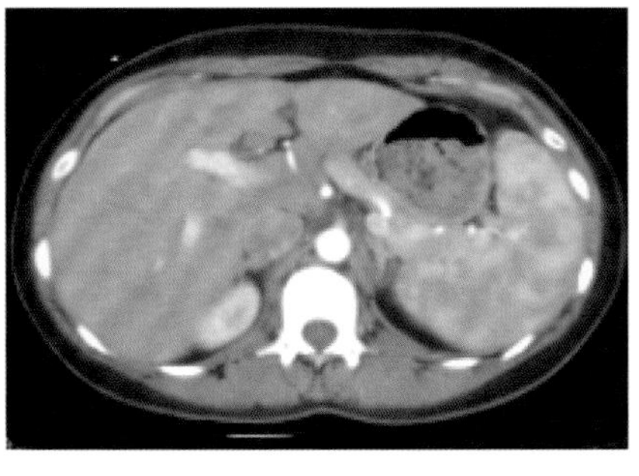

图 9 CT 增强

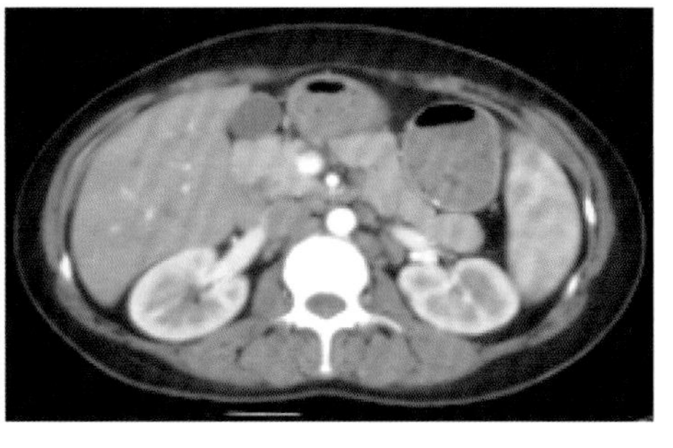

图 10 CT 增强

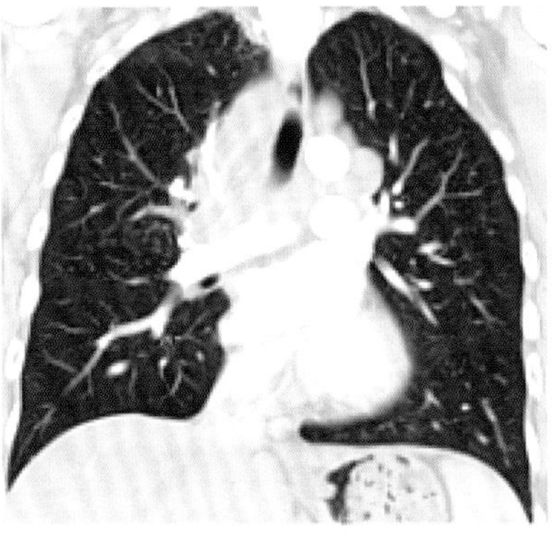

图 11　CT 增强冠状位重建

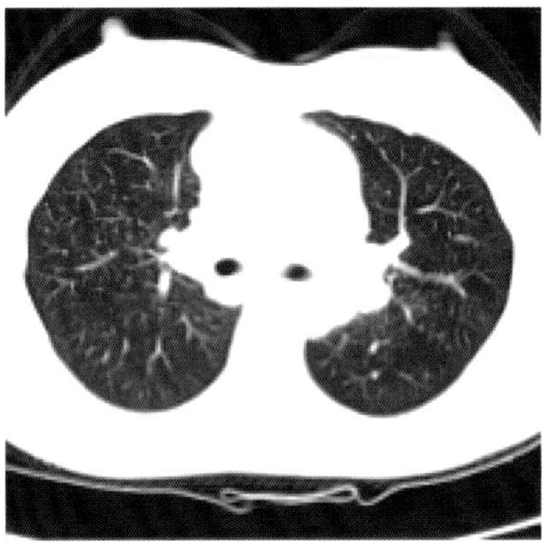

图 12　CT 增强轴位肺窗

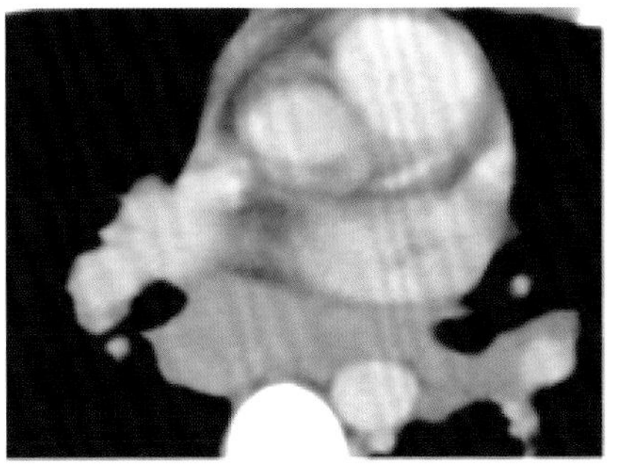

图 13　CT 增强（放大图）

定位征象分析

1. 多个结节病变位于大血管、主肺动脉窗及气管分叉处周围，提示病变位于纵隔（中后纵隔）和双侧肺门，左右分布大致对称（图 1～图 8）。

2. 双肺实质对称性弥漫分布肺间质性病变，以双肺内中带明显（图 11、图 12）。

定性征象分析

1. 基本征象：

（1）纵隔及肺门多发结节，质均，未见坏死；病变渐进样轻度强化，包埋纵隔血管，血管无明确侵犯或变窄（图 4、图 6～图 8、图 13），提示为肿大淋巴结；心包无积液。

（2）双肺内病变呈弥漫小粟粒状，病变周围未见明确渗出。

2. 特征性征象：

（1）纵隔、肺门、腹膜后及脊柱旁淋巴结肿大，胸部正位片类似倒“八”字分布（图 1）。

（2）各淋巴结未见融合。尽管病变较大，相互间紧贴，但仍隐约可见各自完整分界（图 4、图 6、图 7、图 10、图 13）。

（3）双肺内中带近肺门处类似蝶形分布（图 11、图 12），该征象在结节病多见，淋巴瘤呈散在分布多见。

（4）双肺纹理稍增粗，肺内病变与肺纹理走形较一致，部分于细小肺纹理末端小结节形成，形成“树上苹果征”（图 11、图 12），提示病变为间质性病变。

（5）肝、脾稍肿大，腹膜后、脊柱旁多发肿大淋巴结（图 9、图 10），结合超声伴双侧颈部淋巴结对称性肿大，提示为全身性系统性疾病。

综合上述一般征象和较特征性定性征象，定性诊断为全身性系统性疾病（淋巴系统疾病），纵隔及双肺受累，考虑结节病可能性大。

综合诊断

女，34 岁。体格检查发现肺门病变，无全身或局部征象；BCA 未提示血液系统性问题。纵隔、肺门淋巴结增大，密度均匀，结节间互相不融合，肺内病变以肺门为中心呈粟粒样蝶形分布，拟诊为肺结节病。

鉴别诊断

1. 淋巴瘤：累及双肺及纵隔、肺门淋巴结。临床上患者多有乏力、消瘦、发热等症状；BCA 等有一定程度提示血液系统疾病可能；淋巴瘤结肺内浸润多呈散在分布，不呈特征性的蝶形分布。

2. 纵隔、肺门淋巴结结核：临床上患者多有乏力、消瘦、发热等结核中毒症状；局部肿大淋巴结融合、干酪样坏死并环状强化。部分淋巴结可见钙化，而结节病一般不发生淋巴结钙化。

3. 肺泡细胞癌肺门及纵隔淋巴瘤转移：肺门淋巴结较纵隔者明显，淋巴结容易发生坏死、融合。腹膜后淋巴结受累极少见。

4. 肺门、纵隔淋巴结转移瘤：有原发肿瘤病史，肺门病变大小不一；纵隔淋巴结或多或少存在坏死，融合，病变破坏淋巴结结构，形态不规则。

手术探查

右颈部淋巴结活检，取出淋巴结大小约 3.5 cm×1.5 cm，质中，边界清。

病理结果

镜下所见：镜下见非干酪样结节密集排列，见上皮样细胞构成的结节，结核分枝杆菌 DNA 检测为阴性，病变为结节病（图 14、图 15）。

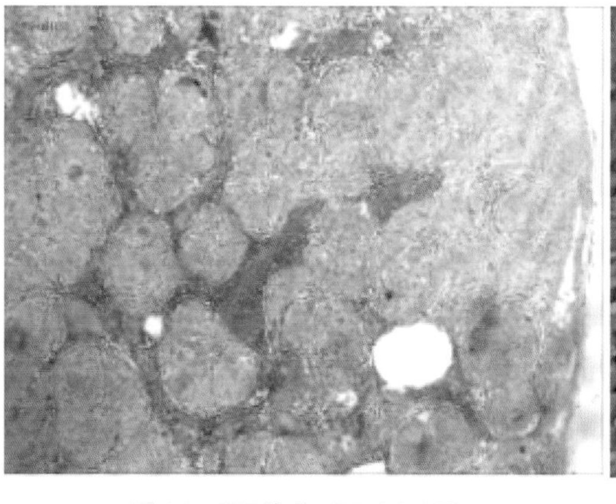

图 14 HE 染色（HE×400）

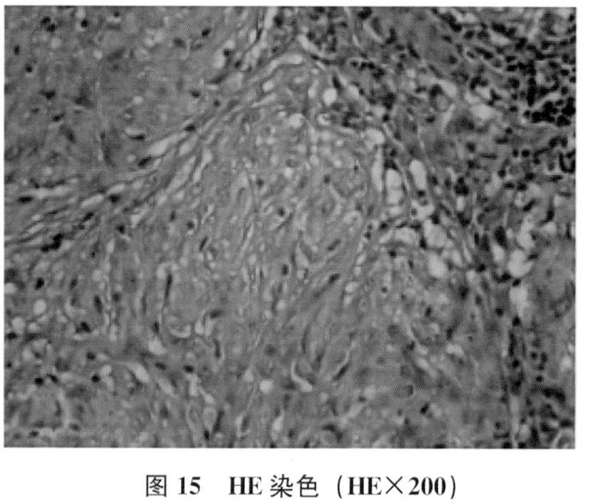

图 15 HE 染色（HE×200）

疾病综述

结节病是一种原因不明的非干酪性坏死性肉芽肿为病理特性的系统性疾病。肉芽肿由上皮细胞、巨噬细胞和多核巨细胞构成。病变常累及多个部位，90%以上累及胸部。临床表现缺乏特异性，大多数病例起病慢，症状轻微，常见症状有咳嗽、胸闷、胸痛、乏力、低热、食欲不振、肌肉酸痛等。淋巴结肿大是最常见的表现，可伴或不伴肺内浸润。一般认为典型的淋巴结肿大为双侧对称性肺门淋巴结肿大，伴有气管旁（气管前腔静脉后）和主动脉弓下（主肺动脉窗）淋巴结增大，呈倒“八”字分布。结节病的淋巴结增大除了分布上的特点外，淋巴结的形态学和增强密度改变也有特点，一般结节病的淋巴结增大无明显融合和外侵，与周围结构界限较为分明，密度均匀，增强后较均匀轻中度强化，没有坏死。因为结节病肉芽肿沿淋巴管及其周围的间质分布，而中轴的淋巴管更为丰富，故主要表现为支气管血管束的结节状或串珠状增厚，伴有弥漫性小结节，常见累及肺周边的小叶间隔及胸膜下间质，但不如中轴间质明显。典型肺内改变主要是上肺为主、肺门为中心的、双侧对称性的支气管血管束不规则增粗伴有弥漫性小结节形成。这种分布特点与血行播散的肺粟粒性结核和肺转移瘤相似，但粟粒性结核只有结节而无间质增厚，转移瘤以周边肺为主。当结节数量很多时可融合成直径>1 cm 的大结节，但较少见。不典型病例肺部病变表现可多样，可表现为团块、磨玻璃影、支气管血管束增粗、小叶间隔增厚、肺纤维化、空气潴留、支气管狭窄、胸膜病变等。

核心提示

本病主要病变分布特征：①纵隔、肺门、腹膜后及脊柱旁淋巴结肿大，倒“八”字分布，质均，不融合；②肺内病变以肺门为中心呈粟粒样蝶形分布。

参考文献

[1] 林建煌，于红，李惠民. 胸部结节病 CT 影像表现 [J]. 中国医学计算机成像杂志，2011，17（2）：118-121.

[2] 马骏，朱晓，华孙希，等. 结节病肺部改变的 CT 征象分析 [J]. 2006，40（9）：923-928.

[3] Park HJ，Jung JI，Chung MH，et al. Typical and Atypical Manifestations of Intrathoracic Sarcoidosis [J]. Korean J Radiol，2009，10：623-631.

〔高明勇　刘健萍　罗学毛〕

2.3 肺韦格纳肉芽肿

临床资料

女，69 岁。反复咳嗽、咳痰 5 个月，加重 1 个月。

5 个月前无明显诱因出现刺激性咳嗽，咳白痰，伴双侧胸痛，咳嗽和深呼吸时明显，不剧烈，可忍受，加重并咳血丝痰、低热 1 个月，伴乏力，无潮热、盗汗，无心悸、气促。起病以来体重无明显变化。

专科检查：双肺呼吸音粗糙，双下肺闻及湿啰音，无胸膜摩擦音。

辅助检查

实验室检查：2 型糖尿病，血糖 13.49 mmol/L，糖化血红蛋白 7.4%；WBC 11.02×10^{9}/L，中性粒细胞绝对值 9.12×10^{9}/L，中性粒细胞比值 0.828，其余单核细胞、嗜酸性粒细胞、嗜碱性粒细胞正常；流行性感冒病毒（简称流感病毒）、呼吸道合胞病毒、腺病毒抗体测定，肺炎支原体正常；甲、乙型流感病毒抗原阴性。CA199、CA125、CA242、AFP、CEA、NSE、SCCA 肿瘤指标均正常。

影像学资料

CT 检查如图 1～图 6 所示。

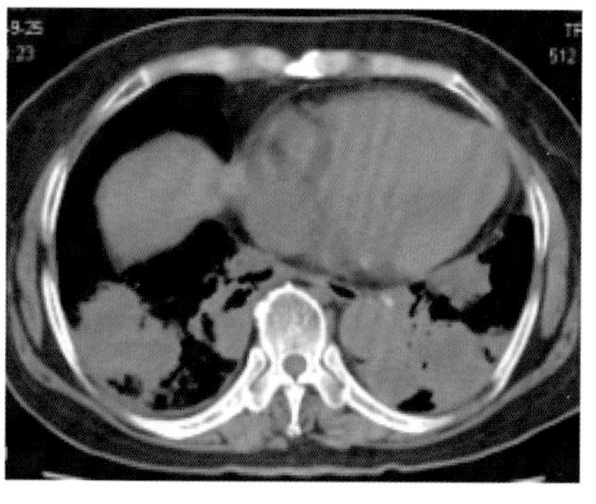

图 1　CT 平扫

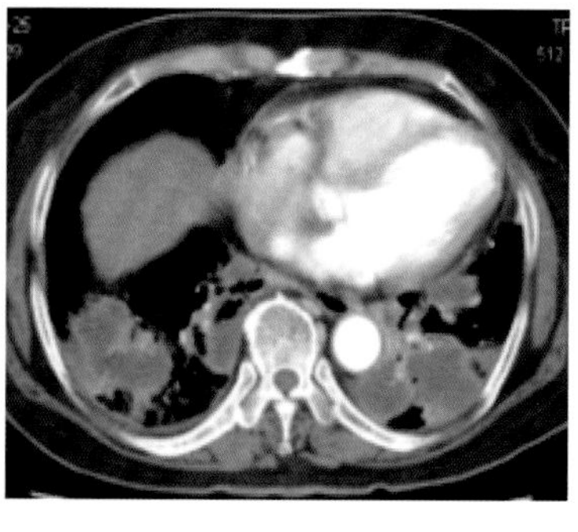

图 2　CT 增强（与图 1 同层面）

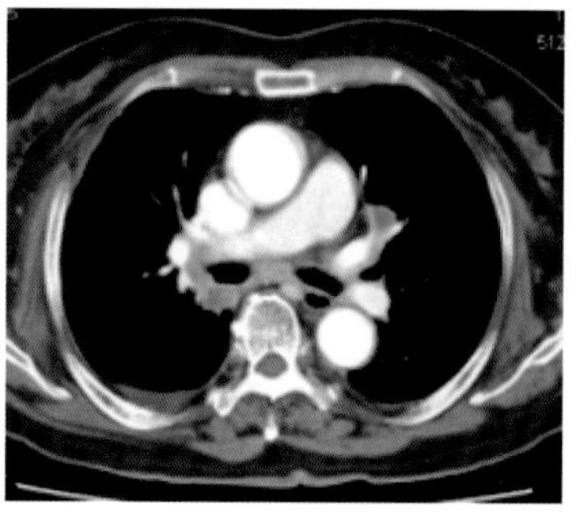

图 3　CT 增强

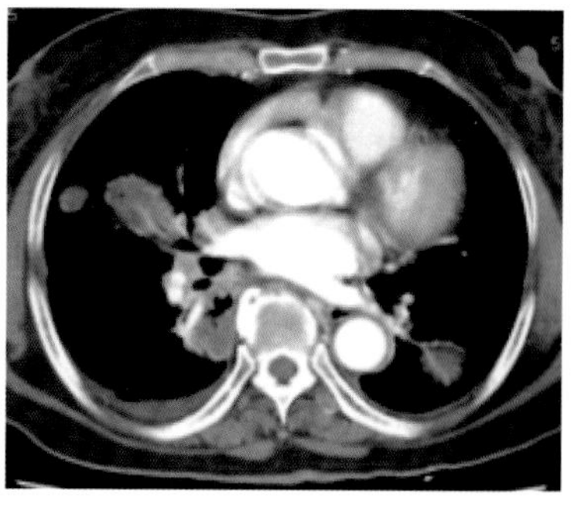

图 4　CT 增强

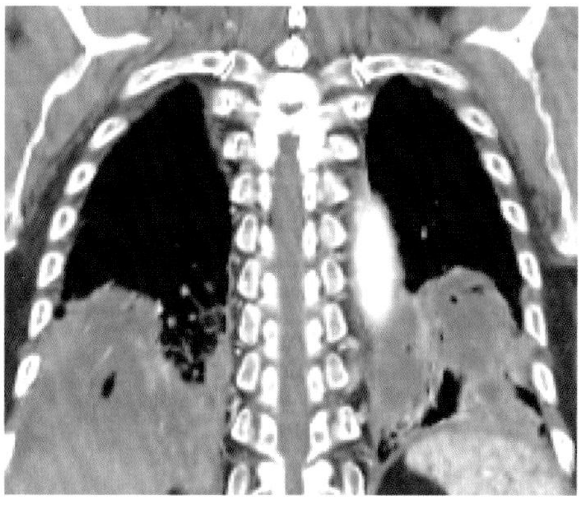

图 5　冠状位增强

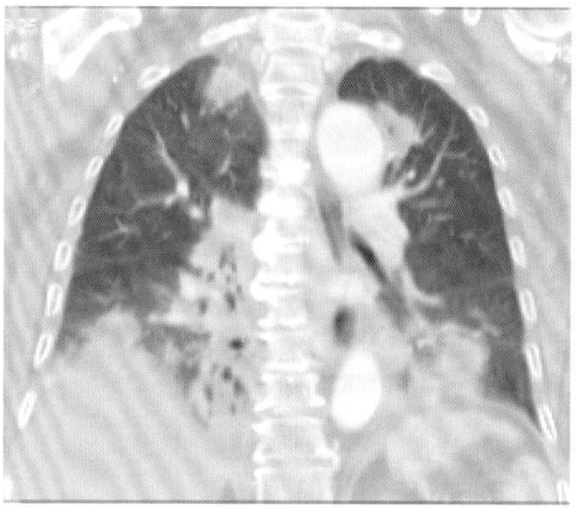

图 6　冠状位肺窗

治疗 3 周后复查，与治疗前比较，如图 7～图 14 所示。

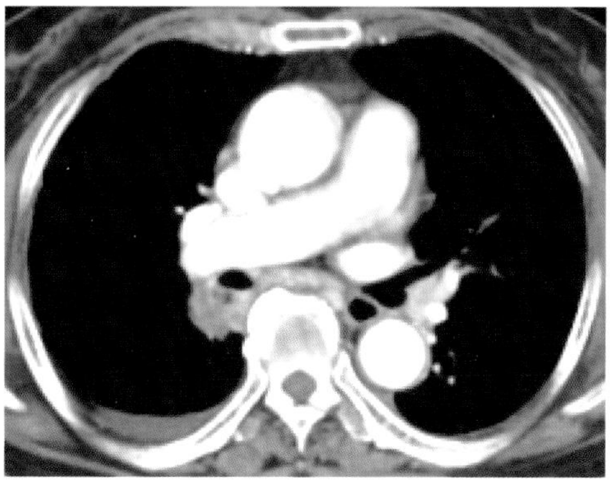

图 7　治疗前轴位增强

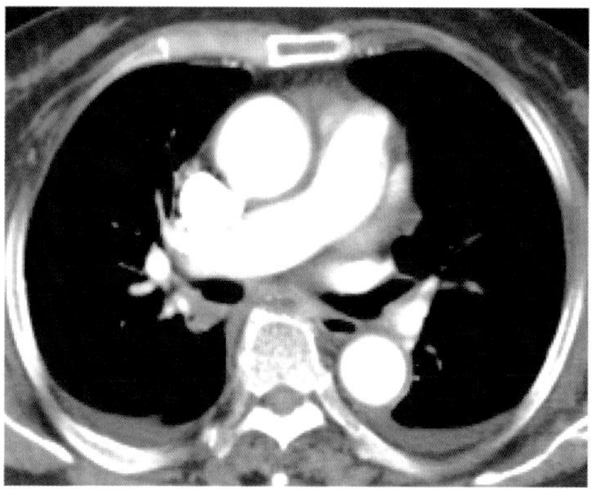

图 8　治疗后（与图 7 同层面）

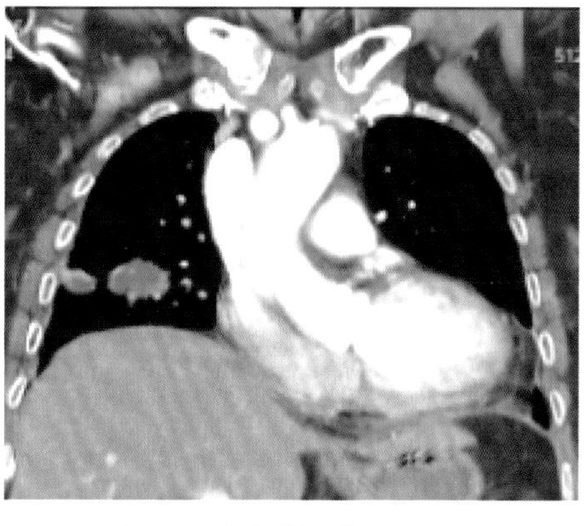

图 9　治疗前冠状位

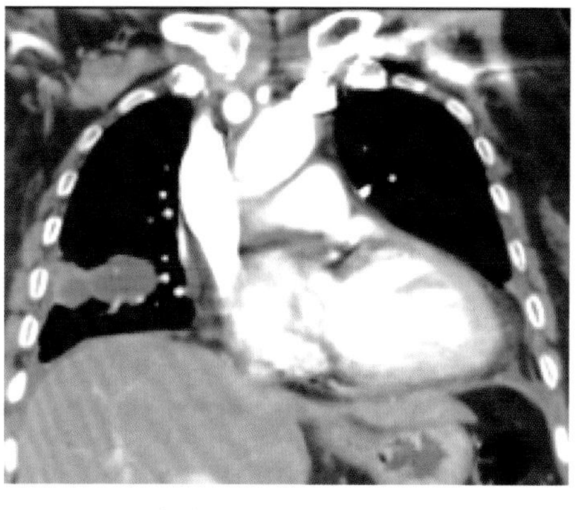

图 10　治疗后（与图 9 同层面）

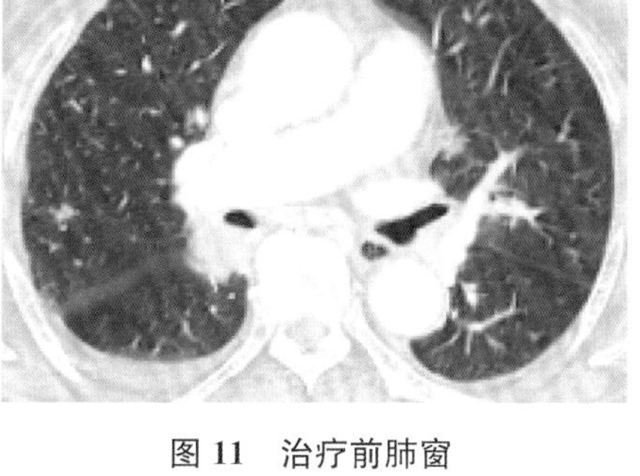

图 11　治疗前肺窗

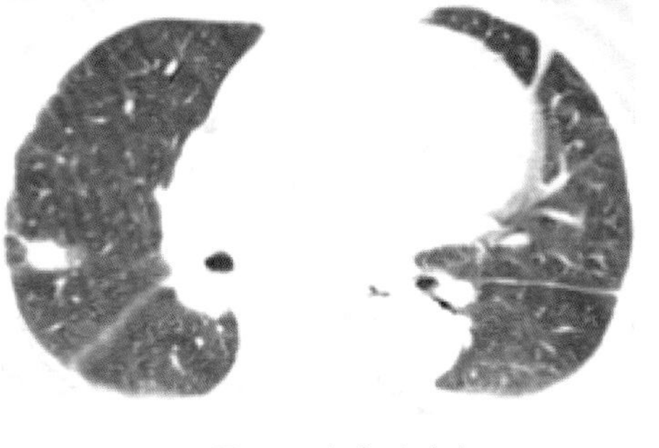

图 12　治疗后肺窗

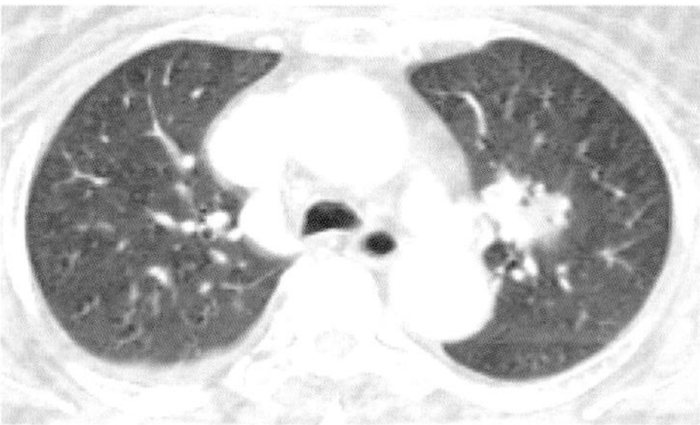

图 13 治疗前肺窗

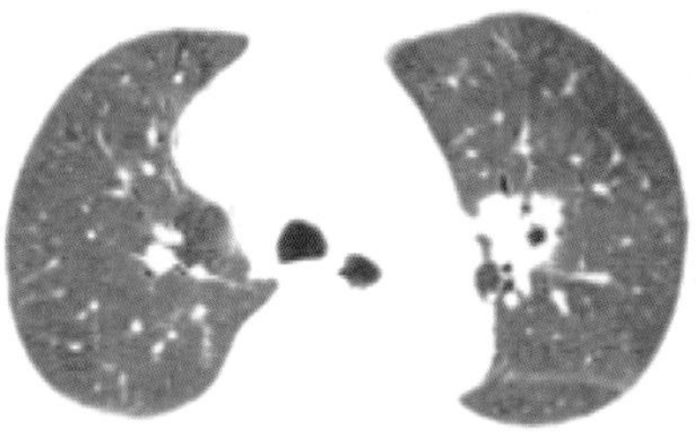

图 14 治疗后（与图 13 同层面）

定位征象分析

本病灶位于双肺，散在分布，以双下肺明显，定位明确。

定性征象分析

1. 基本征象：双肺多发实变影，散在分布，形态多样，大小不等，以双下肺明显，部分病变可见支气管充气征。肺门、纵隔淋巴结增大，肺门淋巴结密度不均匀。双侧少量胸腔积液。

2. 特征性征象：

（1）坏死明显：双下肺病变坏死明显，呈无强化大片状液性密度影，部分病变与支气管相通排出，形成细小空洞（图 5、图 6、图 14）。

（2）多形性：双肺病变表现多样，呈结节、肿块、毛玻璃、条索状等表现，边缘有分叶征、毛刺征、晕征、刀切征、坏死、空洞、支气管闭塞、支气管充气征等形态多样，良恶性征象均可见。

（3）易变性：3 个月复查病变反复、易变，一处吸收，另一处又加重。（图 7～图 14）

综合上述一般征象和较特征性定性征象，定性诊断为韦格纳肉芽肿。

综合诊断

女，69 岁。反复咳嗽、咳痰 5 个月，加重 1 个月。双肺多发实变影，散在分布，以双下肺明显。病变形态多样，坏死明显，部分病变与支气管相通排出。双肺门及纵隔淋巴结增大，也见小灶性坏死。治疗后 3 个月复查，病灶呈易变性和反复性表现，一处吸收，另一处又加重。结合患者有糖尿病史，可符合韦格纳肉芽肿改变。

鉴别诊断

1. 肺结核：结核中毒症状，好发于双肺上肺及下肺背段，与该病例双下肺病变好发相区别；病变常伴钙化，坏死较韦格纳肉芽肿轻，肺门及纵隔淋巴结常受累，易见环状强化改变。

2. 肺真菌（霉菌）感染：与韦格纳肉芽肿有时候鉴别困难，但其坏死没韦格纳肉芽肿明显，动态观察病变改变有助于两者的鉴别。

手术探查

超声引导下肺部病变穿刺活检术。

病理结果

镜下所见：(右侧肺部）镜下见肺组织，间质纤维组织增生，可见白细胞性破碎性血管炎和地图样坏死，其周围为栅栏状排列的组织细胞、淋巴细胞稀少的肉芽肿样反应和上皮溃疡形成，部分组织有坏死（图 15、图 16)。

特殊染色：PAS(－)，抗酸(－)；结核分枝杆菌 DNA-PCR(－)。符合韦格纳肉芽肿。

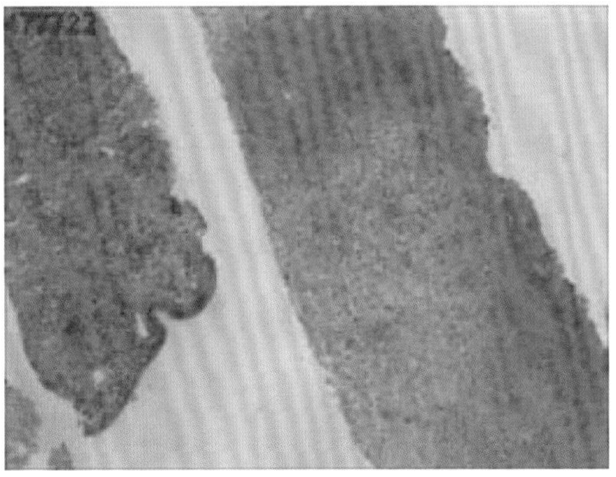

图 15　HE 染色（HE×40）

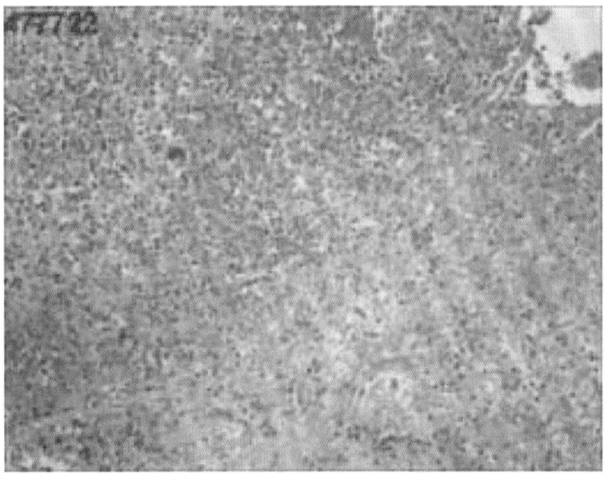

图 16　HE 染色（HE×100）

疾病综述

韦格纳肉芽肿较为少见，是一种累及多器官的坏死性肉芽肿性血管炎性疾病，其病理以血管壁炎症及肉芽肿形成为主要特征。是一种主要侵犯上下呼吸道和引起肾小球肾炎及小血管炎症的全身性疾病。患者以耳鼻部症状最为常见，出现上呼吸道、肺部及肾脏病变时，形成典型的三联征。文献报道，该病被诊断时耳鼻喉、肺脏与肾脏的累及率约分别为 93%、55%、54%，而整个病程中三者的受累率分别约为 100%、90%和 80%。c-ANCA 对于诊断韦格纳肉芽肿病的特异度及敏感度很高（两者均可达 90%以上），尤其在活动期的病变。“三多一洞”是韦格纳肉芽肿病的主要影像学表现，即多样性（可为结节、肿块、浸润影，可伴发空洞及支气管气相）、多发性、多变性、空洞形成。其中多变性是其重要的特点，病灶的易变化性和反复性，一处吸收，另一处又出现新病灶。采取合理的治疗方法，病变在短期内将会明显吸收改善。较少出现肺门和纵隔淋巴结肿大，但本病例肺门、纵隔淋巴结均见受累。肉芽肿临床表现复杂，影像学表现与多种疾病的肺部病变有一定的重叠，容易造成误诊。因此，对该病进行影像学诊断时应结合临床全面分析或动态观察影像学变化，必要时进行穿刺病理学检查，以减少误诊。

核心提示

本病诊断要点为抓住病变的“三多一洞”特征，即多样性（可为结节、肿块、浸润影，可伴发空洞及支气管气相）、多发性、多变性、空洞形成。

参考文献

[1] 万齐，赵康艳，李新春，等．肺韦格纳肉芽肿病 CT 征象分析［J］．放射学实践，2013，28（11）：1128－1131.

[2] Martinez F，Chung JH，Digumarthy，SR，et al．Common and uncommon manifestations of Wegener granulomatosis at chest CT：radiologic-pathologic correlation［J］．Radiographics，2012，32（1）：51－69.

［3］王香莲，谈瑞生，刘霞．肺韦格纳肉芽肿病的CT影像分析并文献复习［J］．实用医学影像杂志，2015，16（6）：494－497．
［4］林光武，周纯武，嵇鸣．韦格氏肉芽肿的典型与非典型胸部CT表现［J］．实用放射学杂志，2010，26（5）：655－657．

〔高明勇　刘健萍　罗学毛〕

2.4　肺肉瘤样癌

临床资料

男，71 岁。无诱因出现间断咳嗽，以干咳为主，无咯血，无呼吸困难、胸闷，无发热。体格检查：左上肺局部叩诊呈浊音，双肺呼吸音清，未闻及干、湿啰音。

影像学资料

胸片、胸部 CT 检查如图 1～图 10 所示。

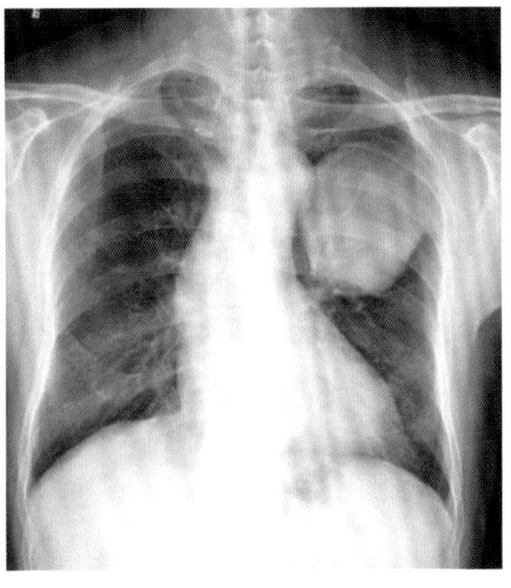

图 1　胸部正位片

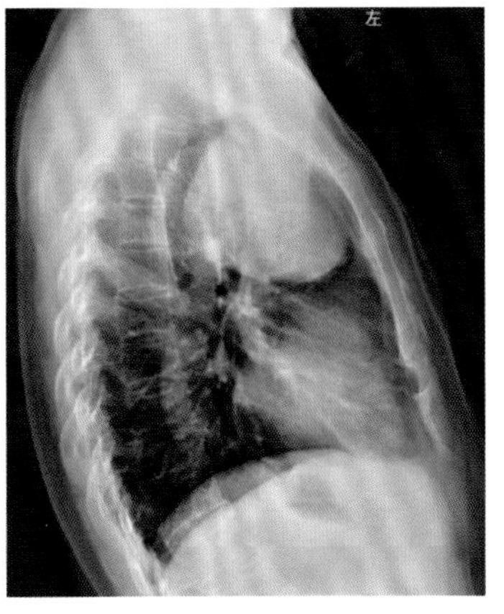

图 2　胸部侧位片

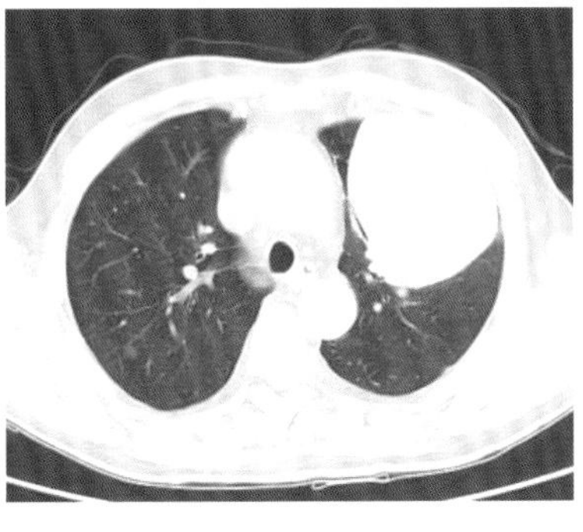

图 3　CT 肺窗轴位

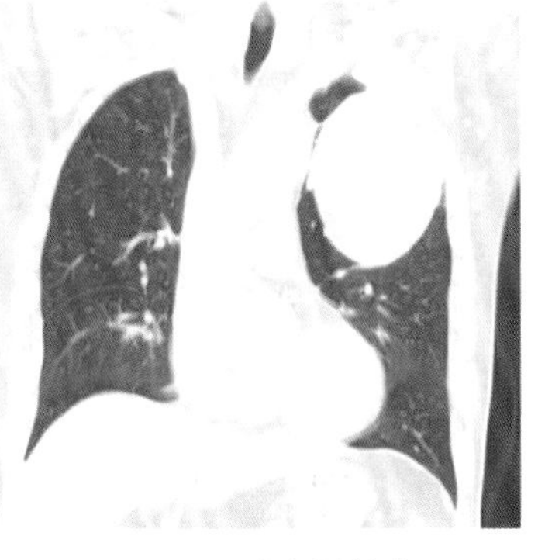

图 4　CT 肺窗冠状位

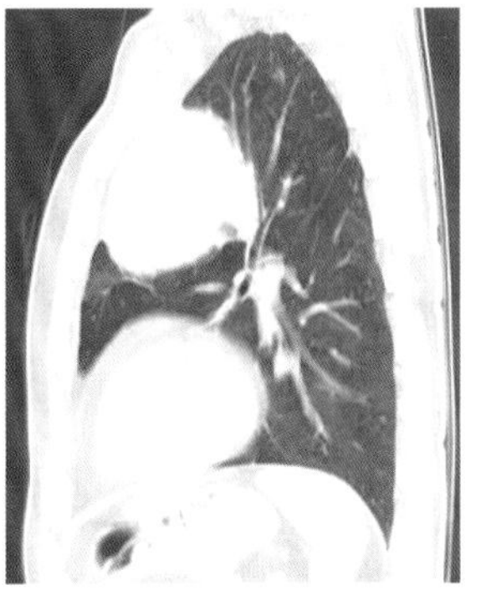

图 5　CT 肺窗矢状位

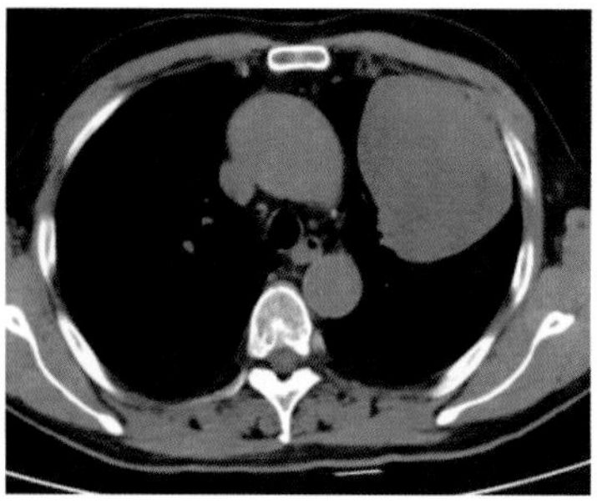
图 6 CT 纵隔窗

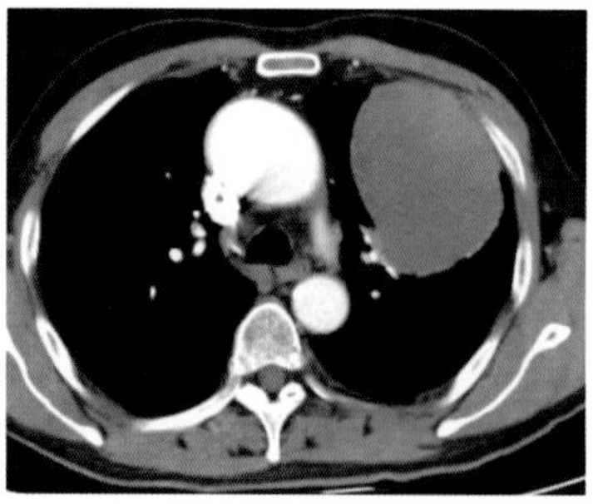
图 7 CT 增强第一期

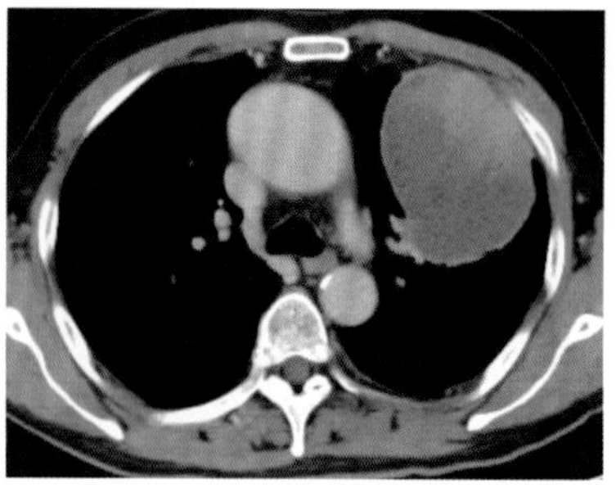
图 8 CT 增强第二期

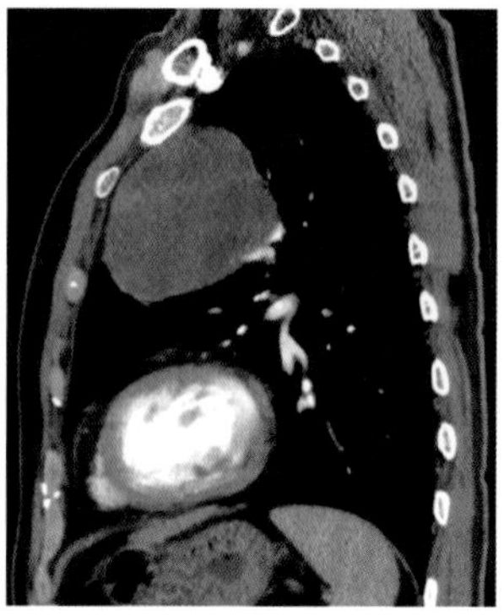
图 9 CT 增强扫描第一期

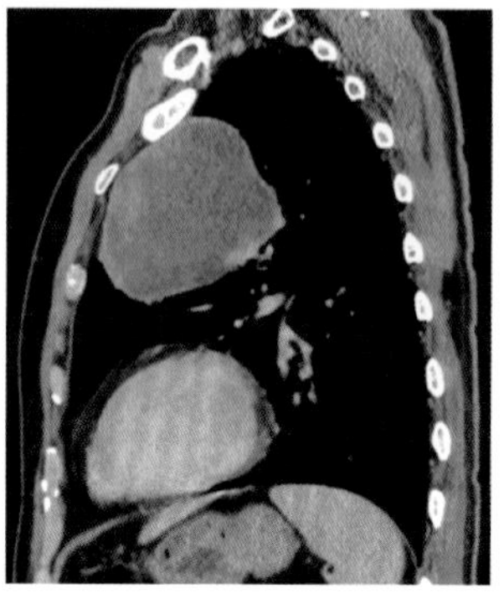
图 10 CT 增强扫描第二期

定位征象分析

肺组织来源的征象：

1. 轴位 CT 扫描及多方位重组显示，病灶的主体大部分位于左上肺前段内；病灶中心亦位于肺组织内。

2. 病灶大部分与胸壁接触处均呈一锐角改变。

3. 图 11 显示，病灶后分见一段支气管分支被包绕其内，支持为肺组织来源病变，具有相对特征性。

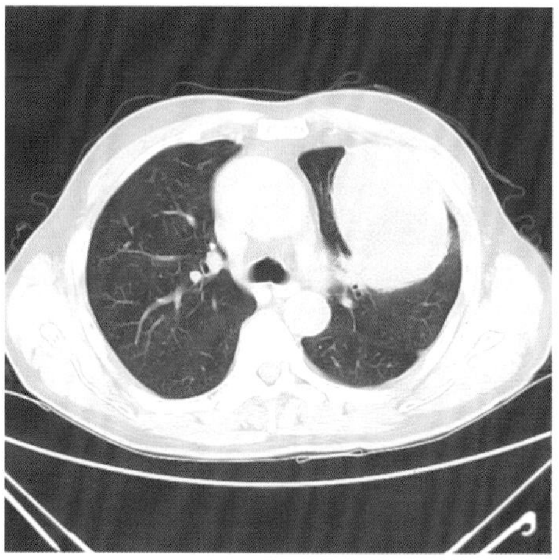
图 11 CT 横断位肺窗

根据上述征象，肿块定位来源于肺组织。

定性征象分析

1. 基本征象：CT平扫病变为一巨大团块状软组织密度灶，密度不均匀，中央见低密度坏死区，未见钙化影，相应左上肺叶后段见一支气管被包绕，余左上肺叶段支气管受压移位。病灶局部贴近左前胸壁，邻近胸膜局部无明显增厚，邻近肋骨未见破坏，胸壁脂肪间隙仍可见。

2. 特征性征象：病灶位于左上肺前段内，体积较大，长径达10 cm，中央见不规则的坏死区，且坏死范围较大，部分达肿瘤边缘，肿块边缘光滑，无明显分叶，无毛刺，邻近胸膜局部稍增厚。增强扫描，肿块呈不规则片状强化，中央为无强化坏死区，坏死区达肿瘤边缘，局部形成环状强化。本例病变虽未见明显纵隔、肺门淋巴结转移，但右上肺后段磨玻璃小结节，未能完全排除为转移灶可能。

综合上述一般征象和较特征性定性征象，考虑为肺肉瘤样癌可能性大。

综合诊断

男，71岁。胸部正侧位片、胸部CT平扫及增强扫描与多方位重组显示左上肺前段巨大团块状软组织密度灶，无明显分叶，无毛刺，边缘光滑，邻近胸膜局部稍增厚，后段一支气管被包绕。增强扫描，肿瘤坏死区无强化，坏死区达肿瘤周边部分形成局部的环状强化，其余部分形成肿瘤的内侧瘤周的不规则、不均匀强化。综上所述考虑为肺肉瘤样癌可能。

鉴别诊断

1. 周围型肺癌：后者一般可见分叶、毛刺、胸膜凹陷征、空泡征、血管集束征等。增强扫描病灶强化较均匀。较大的肿瘤可以形成偏心性坏死空洞。

2. 肺肉瘤：后者一般体积比较大，边缘光滑，无毛刺、胸膜凹陷等，容易侵犯胸膜。增强扫描病灶呈不均匀强化。两者影像学鉴别较难。

3. 肺转移瘤：后者一般有原发肿瘤病史，病灶相对较小，且为多发。

4. 肺内良性肿瘤：如炎性假瘤等。

病理结果

1. （左上肺大体）镜下所见：肿瘤细胞呈片巢状分布，细胞核大、深染，异型性明显，瘤细胞呈短梭形或卵圆形，瘤巨细胞及核分裂象多见，肿瘤绝大部分坏死，伴较多炎症细胞浸润，结合免疫组织化学结果，病变诊断为肉瘤样癌，符合梭形细胞癌，肿瘤未累及胸膜，未见明确脉管及神经束侵犯（图12）。

2. 免疫组织化学：1A/1G：CK5/6（－），P63少量（＋），CK7（＋），TTF-1（－），CK（＋），CAM5.2部分（＋），NapsinA（＋），ALK（D5F3）（－），ALK-N（－），Ki-67 70%（＋），CgA（＋），Syn（－），CD56（－），NSE个别（＋），Desmin（－），SMA（－）。

3. 原位杂交：EBERs（－）。

疾病综述

肺肉瘤样癌是一组分化差、含有肉瘤或肉瘤样分化的非小细胞肺癌，发病率极低，占肺部恶性肿瘤的0.3%～4.7%，恶性程度高，预后差。2004年WHO将其分为5个亚型：多形细胞癌、巨细胞癌、

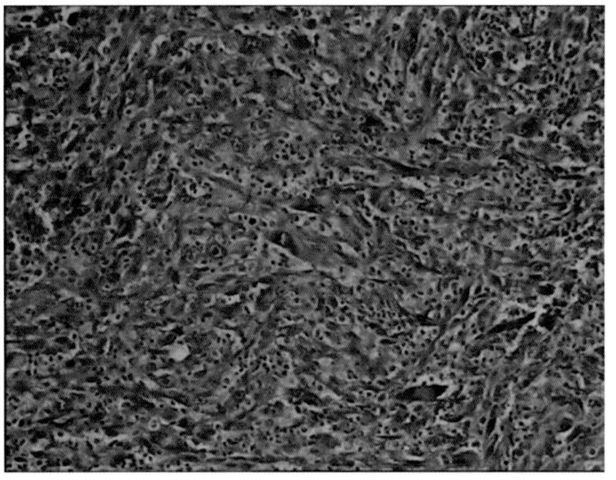

图12 HE染色（HE×100）

梭形细胞癌、癌肉瘤及肺母细胞瘤。临床表现以咳嗽、咳痰、咯血/血丝痰、胸痛为主，无明显特异性。患者多为中老年男性，男女比例约4∶1，平均年龄约60岁，且大多有长期吸烟史。

肺肉瘤样癌胸部影像学缺乏特征性表现，CT平扫多为软组织肿块影，体积较大，密度不均，多有坏死，边界光滑。CT增强扫描有一定的特点，呈部分环形或肿瘤内侧瘤周不规则、不均匀片状强化，中央为大片无强化坏死区。肿瘤发展可以侵犯胸膜，但很少有胸膜凹陷征，可有肺门及纵隔淋巴结转移。钙化、空洞、毛刺及胸膜凹陷征少见。总之，如在CT上发现肺内较大病灶，边缘清楚、密度均匀/不均匀病灶，患者年龄较大，增强扫描为明显不均匀强化，坏死达肿瘤边缘者，应想到本病的可能。

核心提示

本病例的核心在于定性诊断上。本病缺乏特征性的影像学表现，所以仅凭胸片及CT扫描很难在术前作出准确的诊断，但CT增强扫描，可以给我们一定的诊断依据，病理诊断还是最终的确诊手段。

参考文献

[1] 刘士远，陈起航，吴宁. 实用胸部影像学［M］. 北京：人民军医出版社，2012：373-379.
[2] 吴红珍，江新清，魏新华，等. 原发性肺肉瘤样癌的CT诊断［J］. 中国医学影像学杂志，2013，21（2）：85-87，91.
[3] 庞颖，夏黎明，曾祥芹，等. 肺肉瘤样癌的影像学表现［J］. 放射学实践，2011，26（2）：168-171.

〔陈　忠　钟景云　罗学毛〕

2.5　肺黏膜相关淋巴瘤

临床资料

男，44 岁。3 个月前无明显诱因出现咳嗽、咳痰，痰少，难以咳出。无畏寒、发热，无心悸、胸闷等不适，对症处理后症状改善，但仍有咳嗽。

2 天前患者出现寒战、发热，咳嗽、咳痰，痰少难以咳出。患者有吸烟史，无工业毒物、粉尘或放射性物质接触史。

辅助检查

实验室检查：痰（晨痰）涂片未找到抗酸杆菌，痰（晨痰）直接涂片查菌白细胞（+）、正常菌群，肺炎支原体阴性，痰（纤支镜）涂片镜下未找到真菌，痰（纤支镜）真菌培养无真菌生长。

影像学资料

CT 检查如图 1～图 8 所示。

2017 年 1 月 21 日第一次 CT 检查（图 1～图 6）

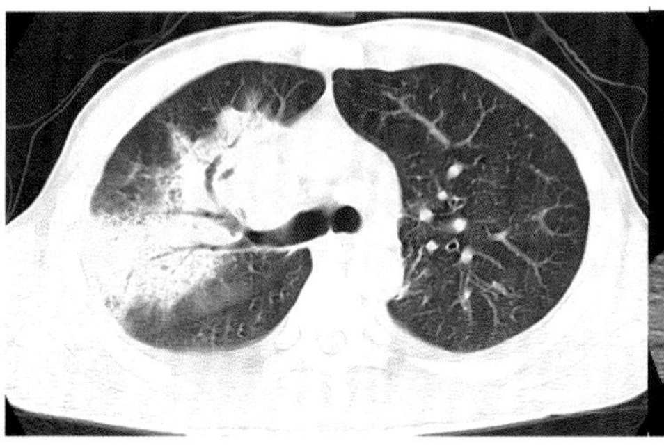

图 1　CT 平扫肺窗

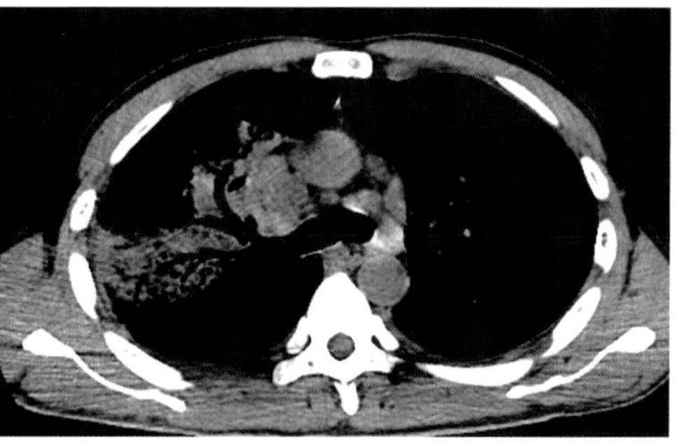

图 2　CT 平扫纵隔窗（与图 1 同层面）

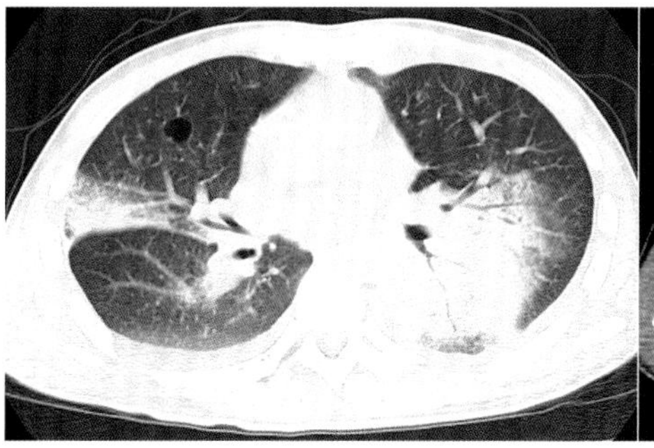

图 3　CT 平扫肺窗

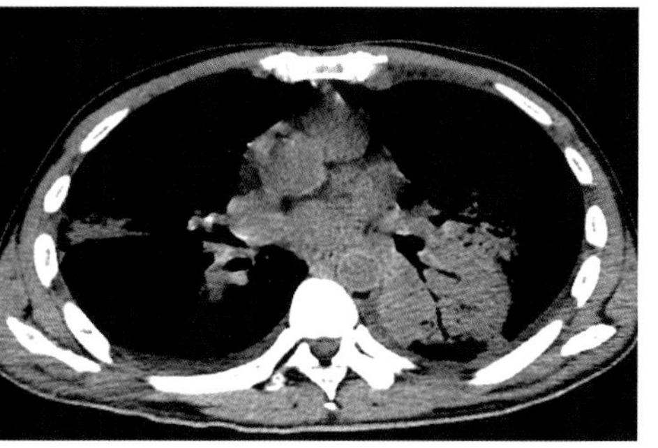

图 4　CT 平扫纵隔窗（与图 3 同层面）

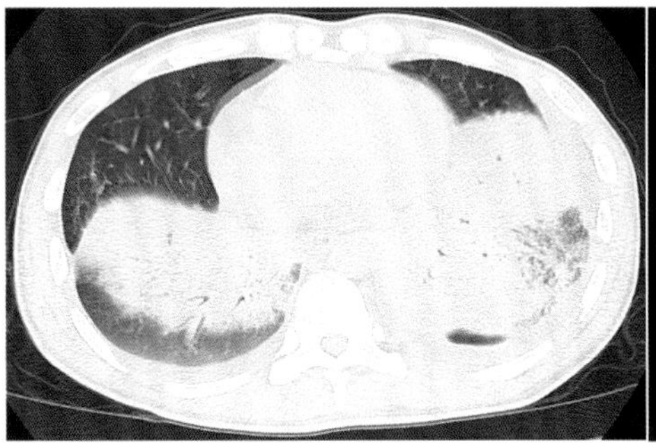

图 5 CT 平扫肺窗

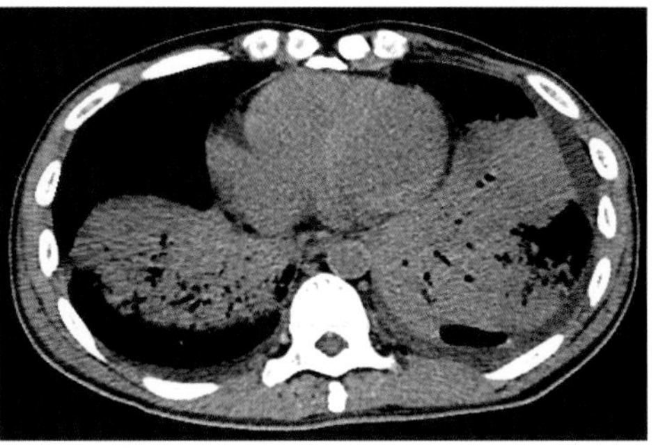

图 6 CT 平扫纵隔窗（与图 5 同层面）

抗感染治疗后，2017 年 2 月 2 日复查胸部 CT（平扫）上述多发病变无明显变化。

继续抗感染治疗后，2017 年 2 月 8 日复查第三次 CT（图 7、图 8），上述病变较前变化不明显。

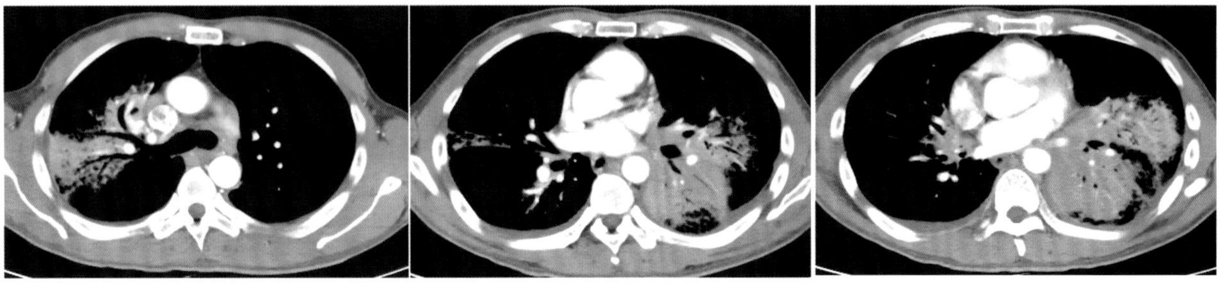

图 7 CT 增强

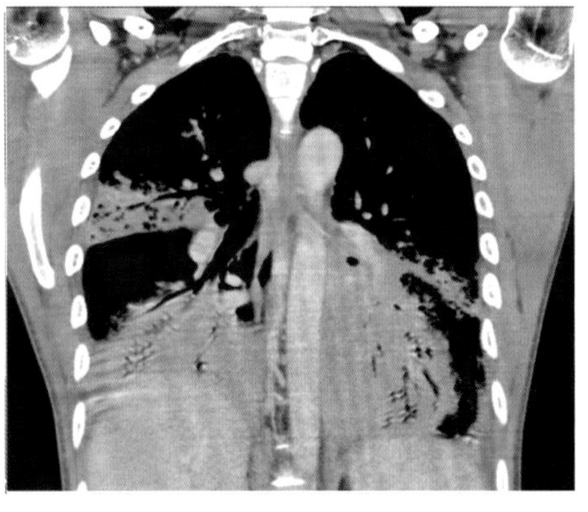

图 8 CT 增强冠状位重建

定位征象分析

定位比较明确，病变主要位于肺内。

定性征象分析

1. 基本征象：双肺可见多发条片状密度增高影，内见充气支气管征象，增强扫描实变影均匀较明显强化，内见明显强化血管影。

2. 特征性征象：双肺多发实变影，内见走行及形态正常的支气管，增强扫描实变病灶较明显均匀强化，内见明显强化的血管影，血管走行形态正常、无破坏征象。纵隔内未见明显肿大淋巴结。多次抗炎治疗后复查影像表现无明显改善。

综合上述一般征象和较特征性定性征象，考虑肺黏膜相关淋巴瘤可能性大。

综合诊断

男，44岁。初始症状仅咳嗽为主，3个月后合并发热。实验室检查各项肿瘤指标正常，真菌及结核相关检查阴性。胸部CT双肺多发片状实变影，内见充气支气管征，气管走行正常，增强扫描实变影较明显均匀强化，内见走行正常的血管影。纵隔未见明显肿大淋巴结。严格抗炎治疗（18天）后影像表现无明显改变。综合上述资料诊断为肺黏膜相关淋巴瘤可能性大。

鉴别诊断

病变表现为双肺多发实变，内见充气支气管征。鉴别诊断主要为肺炎、干酪样肺炎、支气管肺泡癌。主要鉴别点为肺炎有畏寒发热症状，抗炎治疗后吸收以周计。干酪样肺炎实变影密度不均匀，内可见虫蚀样空洞，往往伴有索条影、钙化、空洞，纵隔可有钙化淋巴结，治疗后吸收以月计，并有结核中毒症状。支气管肺泡癌多合并纵隔淋巴结肿大，合并支气管血管束增粗，实变型肺泡癌组织学以黏液型为主，因此增强扫描不规则强化为主，在低密度的肺组织内见高密度的树枝样分布的肺动脉影，一般血管走行迂曲，管壁僵硬，管腔不规则狭窄，远端分支减少；支气管呈枯树枝样，支气管壁凹凸不平，不规则，走行僵硬、扭曲。

支气管镜探查

左下叶前基底段可见肿物堵塞管腔，肿块表面凹凸不平，左下叶外基底段管腔狭窄，予取肿物组织送检，活检后少量出血。

病理结果

1. 镜下所见：送检微小组织，镜下见间质内弥漫增生的小圆形瘤细胞，胞质丰富，部分透明，核形略不规则，侵犯黏膜（图9）。

免疫组织化学：CK（－），CD56（－），Syn（－），CD79α弥漫（强＋），CD20、CD21弥漫（强＋），CD10部分（弱＋），Bcl-2（＋），T淋巴细胞CD3（＋），CD5（＋），CD38，CD138浆细胞（＋），Ki67约40％（＋）（图10）。

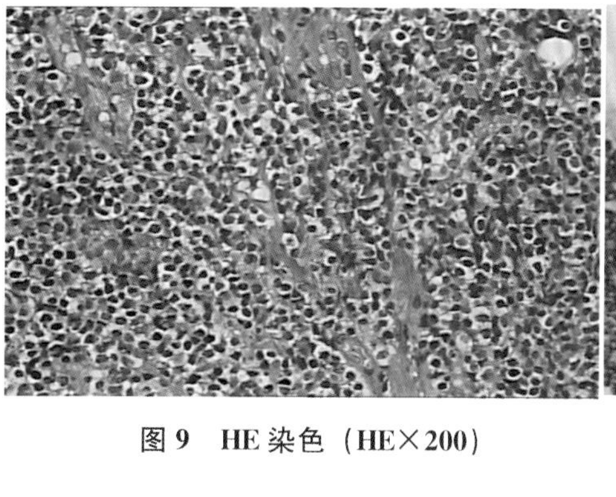

图9　HE染色（HE×200）

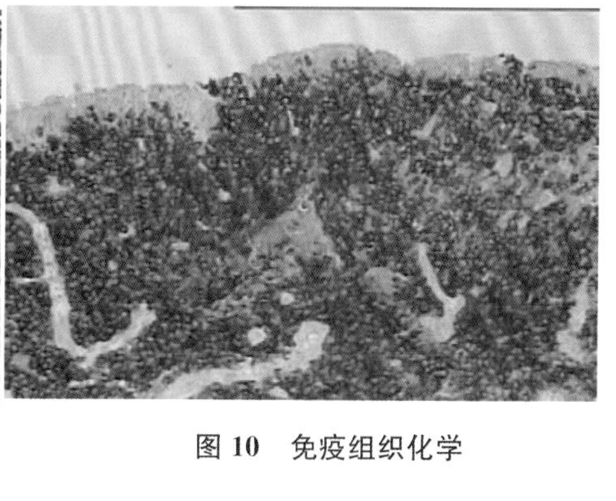

图10　免疫组织化学

结合HE形态和免疫组织化学结果，符合肺黏膜相关淋巴瘤。

疾病综述

肺黏膜相关淋巴瘤是来源于肺黏膜相关淋巴组织的结外边缘区 B 细胞淋巴瘤，而肺黏膜相关淋巴组织在正常生理状态下并不存在，而是在长期的慢性刺激下如慢性炎症、长期吸烟，自身免疫性病变等慢性 B 细胞功能失调疾病的影响下，形成肺黏膜相关淋巴瘤。好发于老年人，男性多于女性，具有病程长、进展慢、症状轻等惰性发展特点。临床表现无特异性，可有发热、咳嗽、咳痰、咯血、胸痛等，部分表现为消瘦，部分为偶尔或体检发现。一般抗炎治疗无效。

在 CT 上可以双肺野分布或单侧肺野分布，以双侧多见。主要分为结节、肿块型，肺炎、肺泡型，支气管血管淋巴管型，粟粒型，混合型。结节、肿块型及肺炎型最为多见。病灶边缘模糊呈棉絮状或磨玻璃样改变是本病的较为特征性征象，病理基础为肿瘤浸润周围组织使间质轻度增厚或气腔不完全充盈所致。支气管充气征及支气管扩张是另一相对特征性征象，病理基础为肿瘤组织起源于间质，因此肿瘤内常见原有解剖结构，纤维组织增生可导致牵拉性支气管扩张。增强扫描可见形态正常的肺动脉及肺静脉，实质部分较明显强化，强化较均匀。

核心提示

本病老年多见，男性稍多于女性。病程长，一般长达 2～5 年，发展极缓慢。双肺多发片状实变影，跨叶生长，类似肺炎改变，内见充气支气管征（支气管走行形态正常），增强扫描实变影较明显均匀强化，内见走行形态正常的肺血管，无肺门及纵隔淋巴结肿大者。抗炎治疗后无好转，需想到原发性肺淋巴瘤。

参考文献

[1] Khalili RP，Mokhtari M，Fard SA，et al. Solitary dural plasmacytoma with parenchymal invasion [J]. AJNS，2015，10 (2)：102-104.

[2] Azarpira N，Noshadi P，Pakbaz S，et al. Dural plasmacytoma mimicking meningioma [J]. Turk Neurosurg，2014，24 (3)：403-405.

[3] 李天女，黄庆娟，丁重阳，等. 肺黏膜相关淋巴组织型淋巴瘤的影像表现 [J]. 中华放射学杂志，2011，45 (2)：149-152.

〔杨伟聪　刘树学　罗学毛〕

2.6 “右肺”淋巴上皮瘤样癌

临床资料

女，75岁。3个月前无明显诱因感右侧肩胛间区隐痛，症状持续存在。近1个多月突感右前下胸部疼痛，呈持续性钝痛，伴轻度咳嗽，咳痰，夜间多，痰为白色黏痰。无咯血，无气紧，无午后潮热、盗汗。在当地诊所抗炎止痛治疗2周，症状减轻不明显。自发病以来食欲尚好，无明显消瘦，无烟酒嗜好。

体格检查：右中肺区叩诊实音，右侧上肺、下肺区、左肺叩诊音清，右中肺区呼吸音消失。

辅助检查

实验室检查：甲胎蛋白5.700 kIU/L，癌胚抗原1.200 μg/L，铁蛋白355.700 μg/L，EB病毒血清学未检查。

纤维支气管镜检查：见右中肺支气管出血，无明显占位病变。刷检未查及恶性细胞。

影像学资料

CT检查如图1～图10所示。

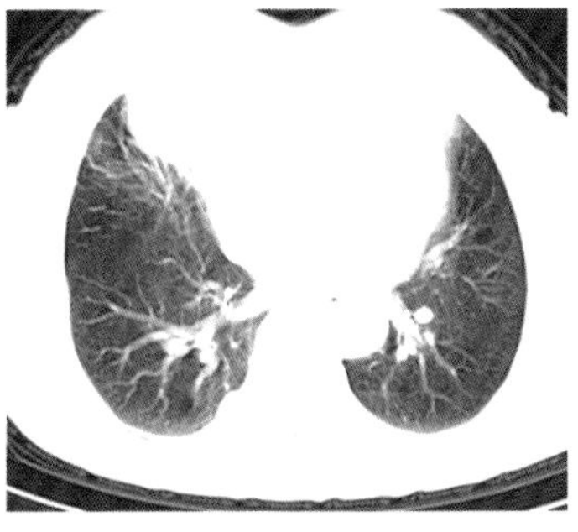

图1　CT轴位肺窗

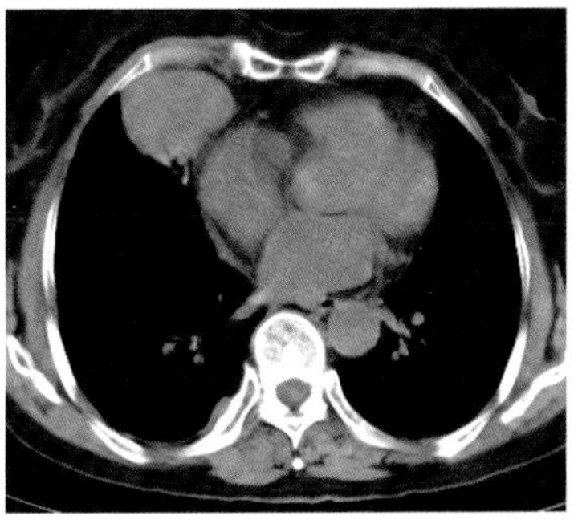

图2　CT纵隔窗

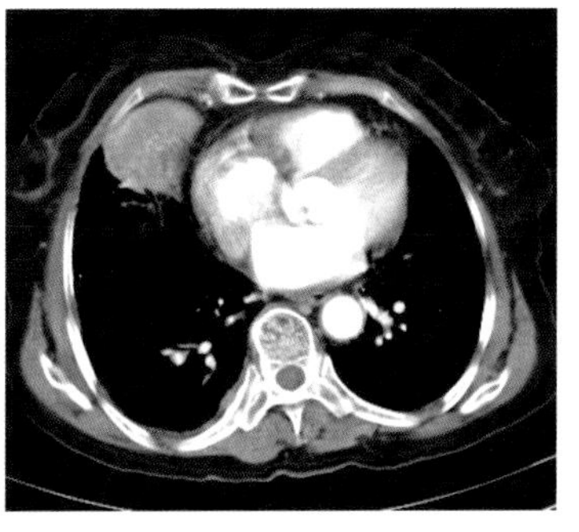

图3　CT动脉期

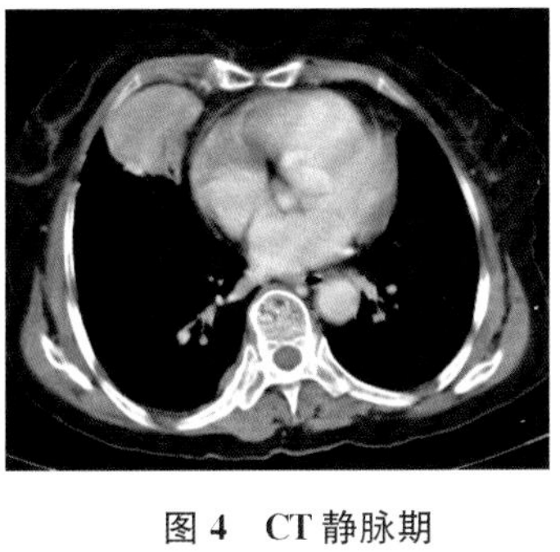

图4　CT静脉期

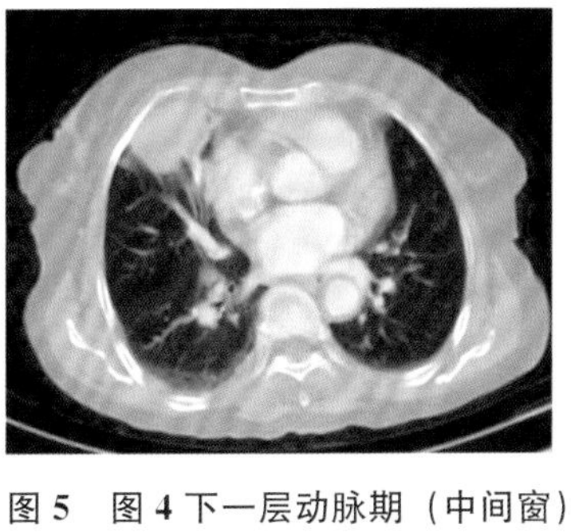

图5　图4下一层动脉期（中间窗）

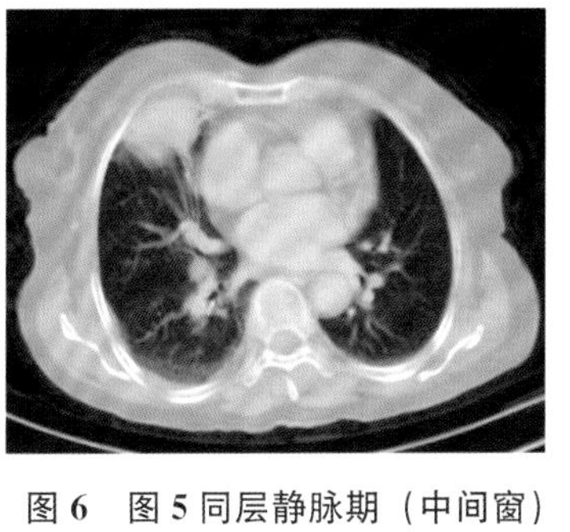

图6　图5同层静脉期（中间窗）

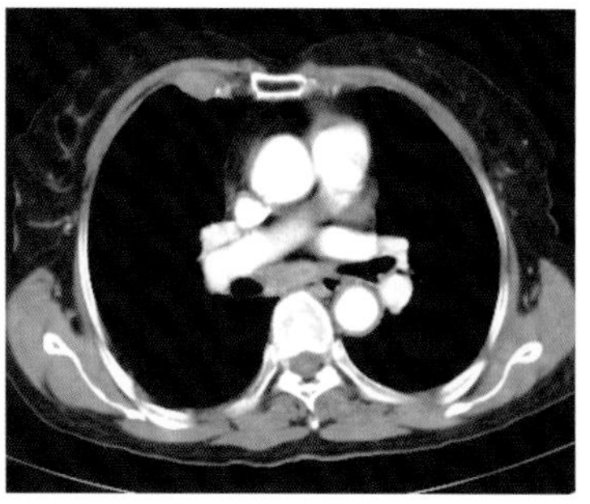

图 7　CT 动脉期

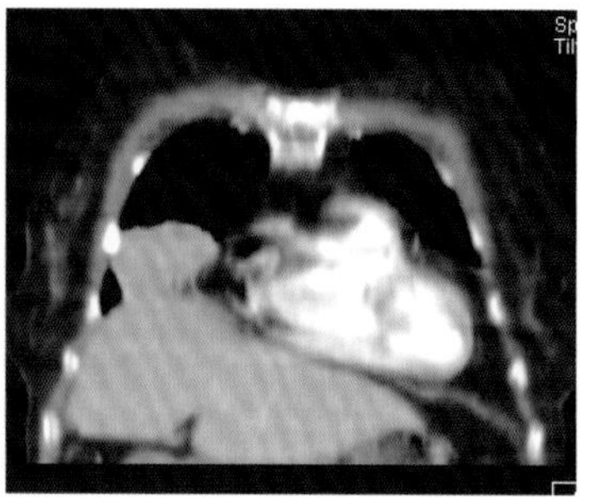

图 8　CT 静脉期冠状重建

定位征象分析

1. 肿块位于右肺中叶，边界清楚，肿块与胸膜、膈面交角为锐角（胸膜交界锐角征）（图 9 白箭头示）。

2. 肿块向肺门侧可见血管集束征（图 10 黑箭头示）。

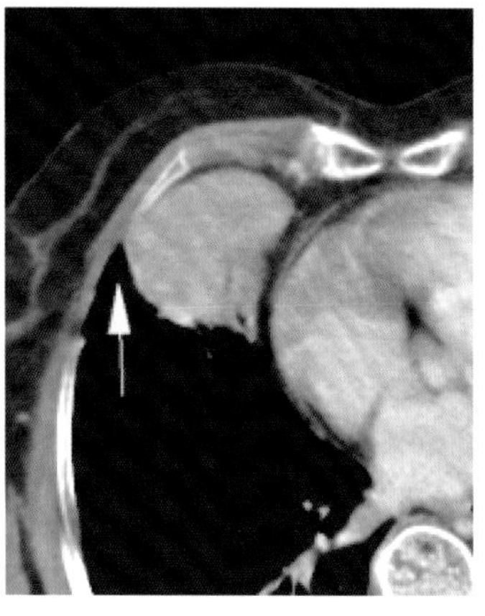

图 9　胸膜交界锐角征（白箭头示）

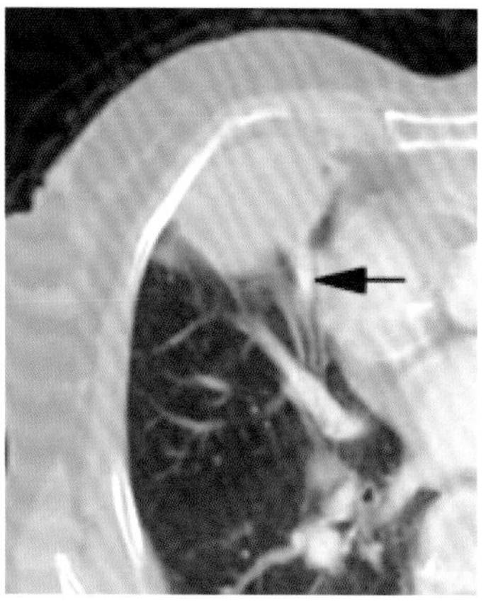

图 10　血管集束征（黑箭头示）

根据上述征象，肿块定位来源于右肺中叶。

定性征象分析

1. 基本征象：肿块呈类圆形，大小约 4.3 cm×5.2 cm，边界清楚，局部可见浅分叶状，密度均匀，CT 值 15～63 Hu，未见钙化或坏死区，增强扫描动脉期呈中度均匀强化，CT 值约 87 Hu，可见血管集束征，血管包埋征，静脉期持续强化，CT 值约 96 Hu，可见胸膜转移。伴右侧肺门及纵隔淋巴结转移。出现这些征象的可能病变见表 1。

表 1　根据基本征象本病例可能的诊断

基本征象	浅分叶征	血管集束征	均匀、持续强化征	血管或支气管包埋征	胸膜及淋巴结转移
可能诊断	肺或转移性鼻咽 LELC 常见类型肺癌 炎性假瘤 肺淋巴瘤	肺或转移性鼻咽 LELC 常见类型肺癌	肺或转移性鼻咽 LELC 炎性假瘤 肺淋巴瘤	肺或转移性鼻咽 LELC 常见类型肺癌 肺淋巴瘤	肺或转移性鼻咽 LELC 常见类型肺癌 肺淋巴瘤

2. 特征性征象：

(1) 血管集束征（图 10 黑箭头示）：是由增粗的支气管动脉或肺动脉组成，可能与恶性肿瘤细胞产生肿瘤血管形成因子，诱发肿瘤新生血管及肿瘤供血血管代偿性增多、增粗有关。

(2) 均匀、持续强化征：动脉期及静脉期呈均匀强化，CT 值 87～96 Hu，肿瘤实质强化均匀而持续，这与病理镜下肿瘤细胞聚集成堆，排列呈实性团巢状，间质有丰富的淋巴细胞及大量的纤维组织或伴有胶原化有关。该征象对肺 LELC 有一定诊断意义。

(3) 血管包埋征（图 11 黑箭头示）：常用来描述细支气管肺泡癌，是肿瘤沿肺泡壁生长浸润尚未完全破坏肺泡间隔，肺泡壁增厚或邻近肺泡内有分泌物，部分仍含气，形成肺炎型改变，增强时病变内见穿行的血管强化，称血管或支气管包埋征。文献报道该征象也是淋巴上皮瘤样癌的特征性改变。

(4) 病灶侵犯邻近胸膜（图 12 白箭头示）。

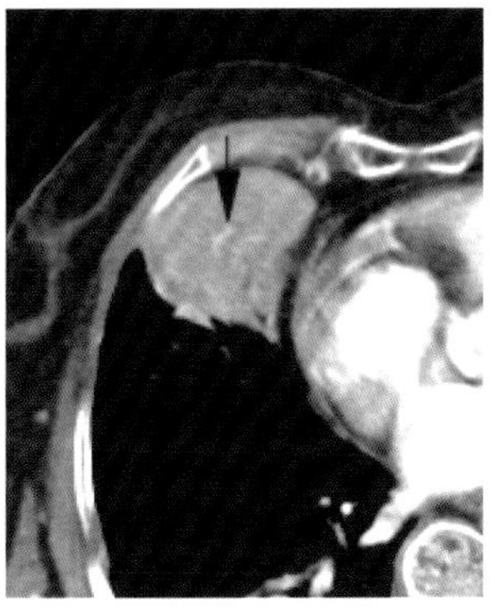

图 11　血管包埋征（黑箭头示）

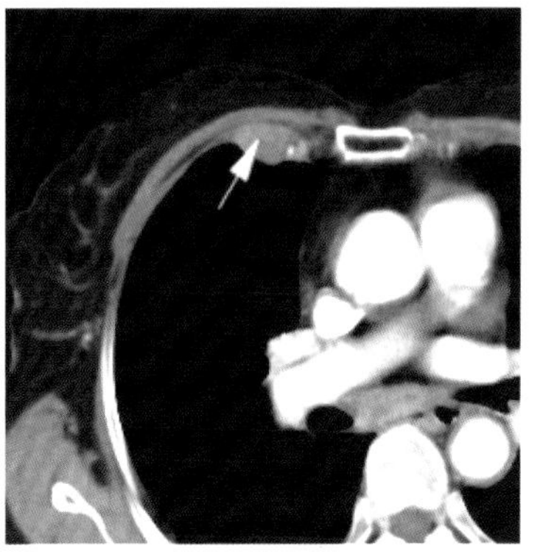

图 12　胸膜转移（白箭头示）

综合诊断

老年女性，右侧胸痛伴咳嗽咳痰 3 个多月，肿瘤标志物铁蛋白 355.7 μg/L（异常升高），右肺中叶贴近胸膜及靠近纵隔的单发肿块伴右侧胸膜、右侧肺门及纵隔淋巴结转移。根据 CT 平扫和增强一般征象和较特征性定性征象，诊断为“右肺”淋巴上皮瘤样癌可能性大。

鉴别诊断

1. 转移性鼻咽淋巴上皮瘤样癌：从组织学难以与肺淋巴上皮瘤样癌区分，必须依靠临床病史，本例鼻咽部检查未见异常，可以排除鼻咽部的原发灶。

2. 中央型肺癌：以软组织肿块，阻塞性炎症或阻塞性肺不张为主要征象，增强扫描一般不出现持续强化。本例软组织肿块实质强化均匀而持续。

3. 肺炎性肌纤维母细胞瘤（肺炎性假瘤）：为良性肿块，病灶多呈宽基底贴近胸膜伴胸膜增厚，病灶边缘形似桃尖的尖角样改变指向肺门（桃尖征），及病变中间某一层面可见一侧边缘局部平直呈刀切样改变（平直征）。本例有右侧胸膜、右侧肺门及纵隔淋巴结转移。

穿刺活检

CT 导引下经皮肺部肿块穿刺活检术：经 CT 平扫确定最佳穿刺平面及肿块最佳穿刺点，常规消毒、局部麻醉，用 16G 活检枪导针斜行刺入约 50 mm，经 CT 扫描确定针尖在肿块内，拔出针芯，用活检枪固定长度，向不同方向分别取出 3 个软组织标本，送病理学检查。

病理结果

1. 大体所见：灰白碎组织3个，直径0.5 cm（图13）。

2. 镜下所见：泡状核肿瘤细胞侵润，大量淋巴组织增生，间质纤维细胞及胶原纤维增生，包绕肿瘤细胞形成瘤巢（图14）。

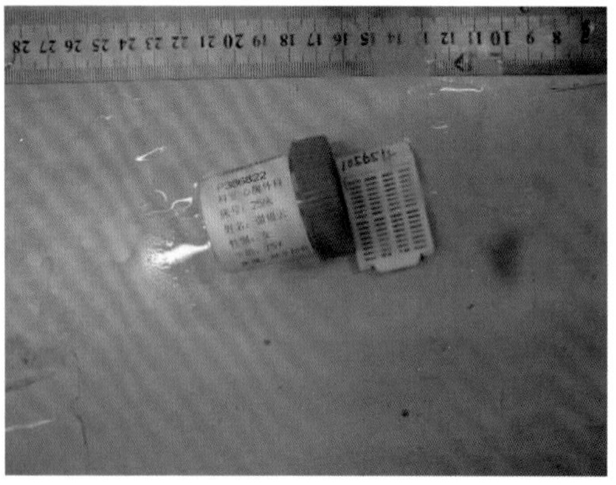

图13 大体标本

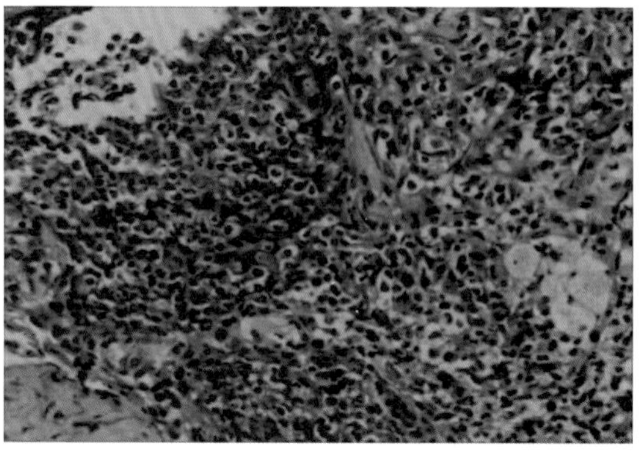

图14 HE染色（HE×100）

3. 免疫组织化学：CK5/6(+)，P63(+)，P40(+)，CK7(−)，TTF-1(−)，LCA(−)，SCLC(−)，Vimentim(−)，EBER原位杂交(+)。

4. 病理诊断："右肺"穿刺组织结合HE形态和免疫组织化学结果，病变符合"右肺"淋巴上皮瘤样癌。

疾病综述

原发性肺淋巴上皮瘤样癌（lymphoepithelioma-like carcinoma，LELC）属肺内罕见的恶性肿瘤，最新WHO（2015）肺肿瘤组织学分类中，LELC被归类于神经内分泌肿瘤的其他未分类癌中，而之前该病被归为肺未分化性大细胞癌的一个亚型（2004）。

淋巴上皮瘤样癌是发生于鼻咽部以外，在组织学上与鼻咽淋巴上皮瘤相似的肿瘤，多发生在鼻咽以外前肠起源的器官，包括口腔、唾液腺、腮腺、胸腺、肺以及胃等。从组织病理学检查上无法区分肺LELC和肺内转移性鼻咽LELC，诊断时必须排除鼻咽部的原发灶。

原发性肺LELC发病率无明显性别差异，年龄跨度较大，与吸烟无关。临床表现无特异性，以咳嗽的发生率较高，部分患者是在体检中发现。相对于其他类型的非小细胞肺癌，原发性LELC的预后效果更好。

原发性肺LELC影像表现与病理特点密切相关，镜下肿瘤间质可见大量的纤维组织或伴有胶原化，包绕肿瘤细胞形成癌巢，研究认为这与影像上增强扫描持续强化表现有密切相关性。CT表现以中央型单发肿块为主，靠近胸膜、纵隔，多呈圆形、类圆形，直径多较大，边界清晰，部分合并阻塞性炎症而边缘模糊，多密度均匀，伴或不伴分叶及毛刺征象。增强扫描肿块多均匀强化，可发生血管或支气管包埋征。肺LELC早期的病灶大都贴近胸膜，靠近纵隔，而晚期病灶易侵犯周边大血管与支气管，并发生淋巴结转移。

核心提示

原发性肺LELC的CT表现具有一定特征性，对于无明显临床症状的肺内孤立性、周围型肿块，边界清楚，靠近胸膜，伴或不伴分叶状及毛刺征，无空洞，少有钙化，增强扫描轻到中度强化且有延迟强化的表现，伴有血管或支气管包埋征，应考虑原发性肺 LELC 的可能，但最终诊断须依赖组织病理学及免疫组织化学染色。

参考文献

[1] 鲍军芳，魏新华，江新青，等. 原发性肺淋巴上皮瘤样癌的 CT 表现：附 14 例报告及文献复习［J］. 中国 CT 和 MRI 杂志，2016，14（11）：60－62.

[2] 蒋牧良，龙莉玲，秦雯，等. 原发性肺淋巴上皮瘤样癌影像表现与病理分析［J］. 中华放射学杂志，2016，50（2）：91－94.

[3] 孙厚长，王镇章，李喜梅，等. 原发性肺淋巴瘤的 CT 诊断与鉴别（附 6 例报道）［J］. 医学影像学杂志，2015，25（6）：1002－1005.

[4] Ooi GC，Ho JC，Khong PL，et al. Computed tomography characteristics of advanced primary pulmonary lymphoepithelioma-like carcinoma［J］. Eur Radiol，2003，13（3）：522－526.

〔文正青　陈文坚　罗学毛〕

2.7 食管神经鞘瘤

临床资料

男，60岁。进行性吞咽困难3个多月。

3个月前无明显诱因出现吞咽困难，自诉进食米饭有梗阻感，无明显胸骨后疼痛，无明显反酸，嗳气，无排黑便。上述症状进行性加重，至今可缓慢吞咽米饭。2011年胸部X线检查已发现右上纵隔内占位。

专科检查：双侧锁骨上窝未扪及肿大的淋巴结，余未见异常。

辅助检查

胃镜：食管隆起物查因，局部溃疡形成？食管巨大间质瘤？（图1、图2）

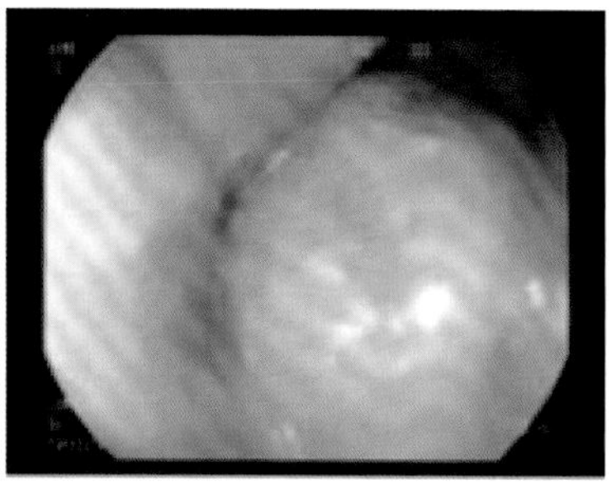

图1 胃镜

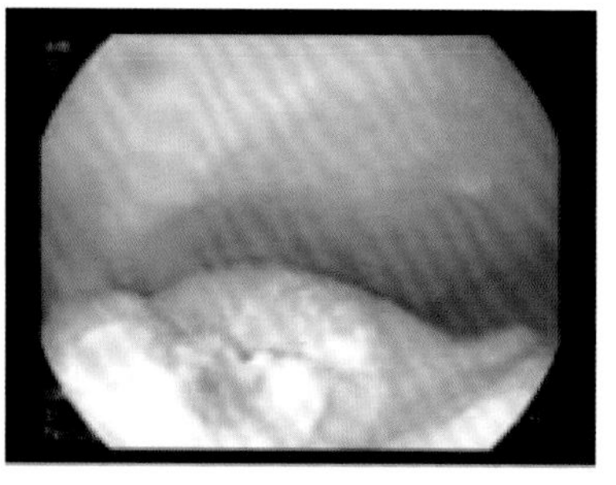

图2 胃镜

实验室检查：血生化及肿瘤指标均未见异常。

影像学资料

X线检查如图3～图5所示。

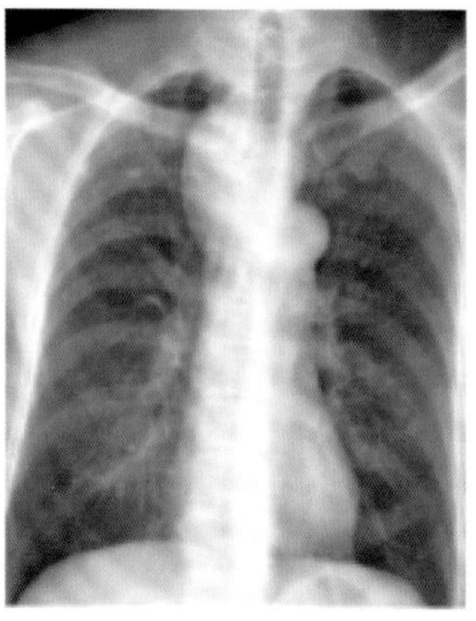

图3 胸片（2011年6月）

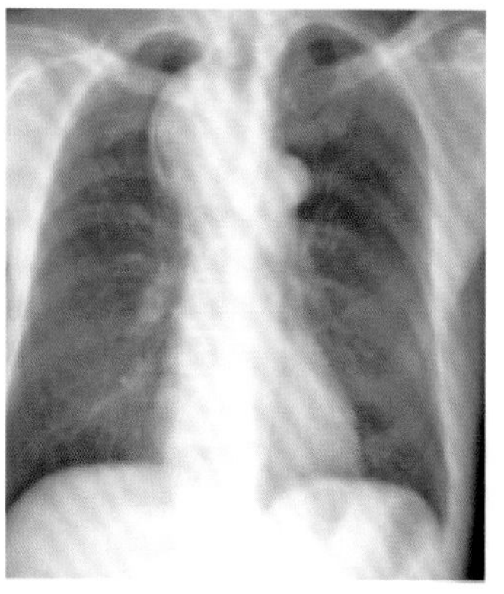

图4 胸片（2017年4月）

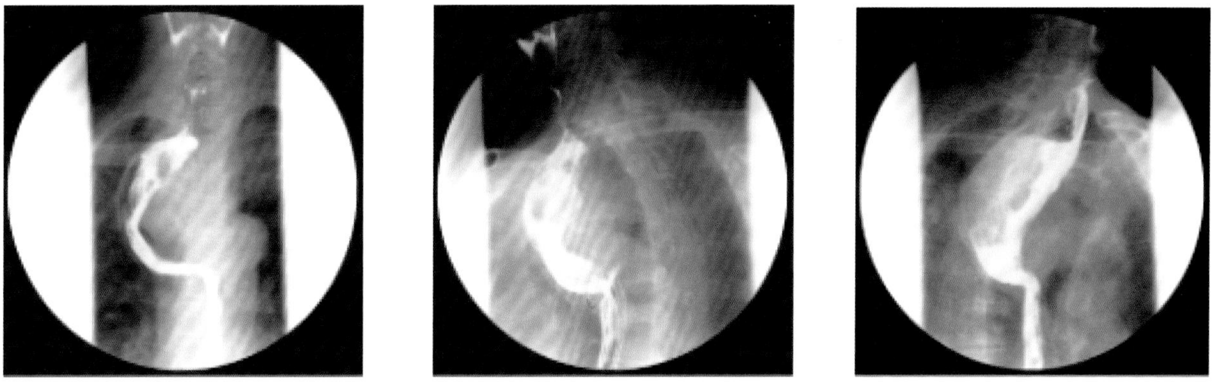

图 5　食道吞钡

胸部 CT 检查如图 6、图 7 所示。

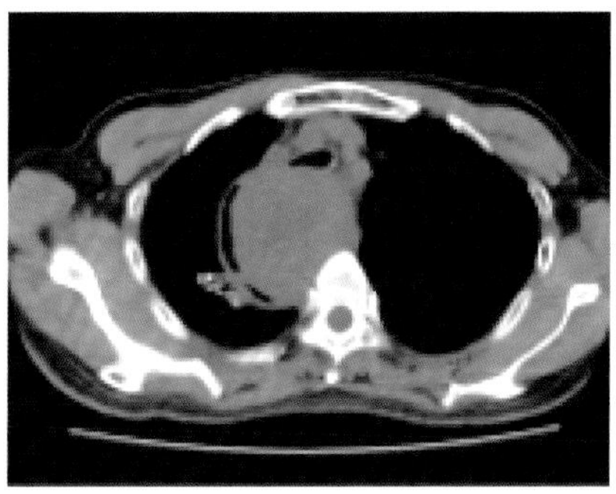

图 6　CT 平扫

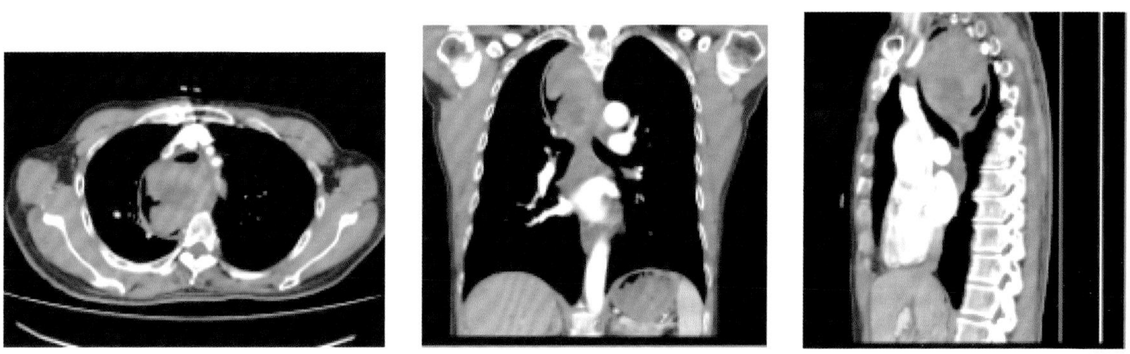

图 7　CT 增强动脉期

定位征象分析

1. 胃镜：食管腔内隆起性病变，黏膜表面大部分光滑，部分可见溃疡形成。

2. 食管吞钡检查：示病变段食管在钡剂通过时呈偏侧性扩张和巨大充盈缺损，局部管壁柔软，部分黏膜未见中断。

3. CT 检查：肿块右侧周围大部环绕充气食管腔，肿块左侧紧贴食管壁。

综合上述 3 种检查所见：判定肿瘤起源于食管壁。

定性征象分析

1. 基本征象：

（1）胸部X线示：2011年胸片发现纵隔内占位，2017年胸片示肿瘤较前略增大，肿瘤生长缓慢，提示良性肿瘤。

（2）食管吞钡检查示：病变段食管在钡剂通过时呈偏侧性扩张和巨大充盈缺损，局部管壁柔软，黏膜未见中断，进一步判断为食管良性肿瘤。

（3）CT平扫：肿块局限于食管腔，密度均匀，边界清楚；CT增强扫描显示肿瘤内囊变、表面凹陷缺损及溃疡形成。

2. 特征性征象：

（1）肿瘤生长缓慢，中央囊变坏死明显，囊变坏死区相邻黏膜深溃疡形成。

（2）CT动态增强扫描示动脉期肿瘤实质即明显强化，呈持续性强化，中央囊变坏死区未见强化。

综合上述一般征象和较特征性定性征象，应考虑到食管良性肿瘤：平滑肌瘤、间质瘤和神经鞘瘤等病变可能。

综合诊断

男，60岁。进行性吞咽困难3个多月，自诉进食米饭有梗阻感。2011年胸片检查发现右上纵隔内占位性病变，2017年胸片较前略增大。胃镜示食管腔内隆起性改变，黏膜大部分表面光滑；食管吞钡检查示病变段食管偏心性扩张，局部管壁柔软，钡剂通过缓慢，相邻上段食管未见扩张。CT平扫显示肿瘤局限于食管腔，表面见溃疡，周围结构受推移，未见周围侵犯，均提示肿瘤为良性。

鉴别诊断

主要与食管良性肿瘤相鉴别。

1. 平滑肌瘤：在食管良性肿瘤中最常见，形态多规则，分叶少见，坏死和囊变少见。增强多为渐进性强化，早期强化不明显。

2. 间质瘤：多呈圆形、类圆形，密度均匀，肿瘤较大可出现囊变、坏死，没有神经鞘瘤明显。增强为轻中度强化，与神经鞘瘤早期明显强化不同。

3. 食管癌：是食管最常见恶性肿瘤。肿瘤起源于食管黏膜，一般环管壁生长，造成管腔狭窄，黏膜破坏，腔内充盈缺损和溃疡，管壁僵硬伴狭窄上方食管扩张。可侵犯食管周围结构和淋巴结转移。与食管良性肿瘤截然不同。

手术探查

右侧胸腔未见积液，无胸膜结节。肿块位于食管上段，大小约13 cm×10 cm×8 cm，肿块与气管、右上肺局部粘连。

病理结果

1. 镜下所见：（食管）见黏膜下梭形细胞束状、旋涡状排列，细胞疏密不均，可见巨细胞，未见明显核分裂象，未见坏死，间质内淋巴细胞浸润，淋巴滤泡形成（图9）。

2. 免疫组织化学：CD117(－)，CD34血管(＋)，DOG-1(－)，Desmin(－)，SMA(－)，PGP9.5(＋)；S-100(＋)，Ki67约1%(＋)。

结合HE形态和免疫组织化学结果，符合食管神经鞘瘤。

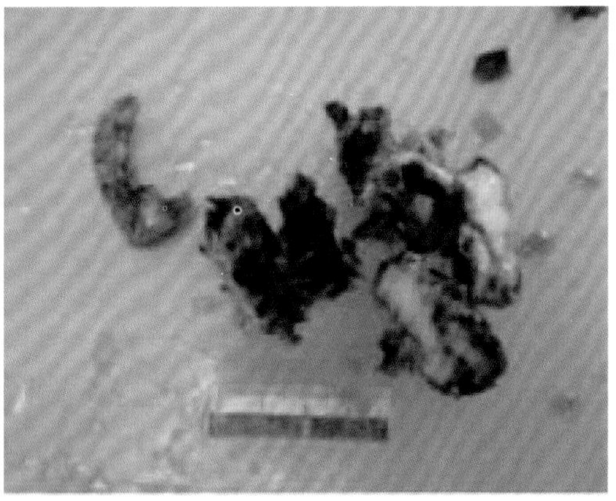

图 8　大体标本

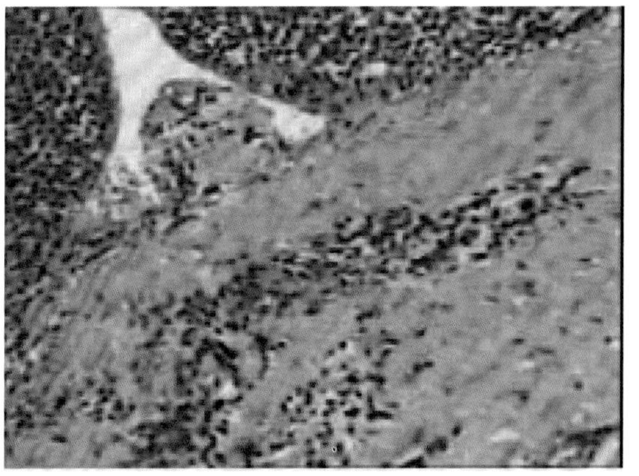

图 9　HE 染色（HE×200）

疾病综述

食管神经鞘瘤极为少见，国内外均为个案报道。食管神经来源于迷走神经及第 1～第 5 胸交感神经节联合形成的肌层间及黏膜下神经丛。临床上早期无任何症状，随肿瘤增大，发展为间歇性或非进行性吞咽困难。

食管神经鞘瘤与平滑肌瘤、间质瘤鉴别困难，术前多误诊为平滑肌瘤。经仔细分析，食管内神经鞘瘤还是具有一定特征性征象；肿瘤有分叶，容易坏死和囊变，坏死区发生在肿瘤表面穿破食管黏膜形成溃疡；CT 动态增强扫描示动脉期肿瘤实质即明显强化，呈持续性强化，这些表现与平滑肌瘤、间质瘤存在一定差异。

核心提示

本病例的核心在于定性诊断上。肿瘤生长慢，影像学表现提示食管良性肿瘤特征，结合肿瘤有分叶征、坏死或囊变、黏膜表面溃疡形成，需注意到食管神经鞘瘤的可能。

参考文献

[1] 张靖博，王颖．食管神经鞘瘤一例［J］．放射学实践，2005，20（9）：790.
[2] 邢伟，谭华侨，俞胜男，等．胃肠道神经鞘瘤和间质瘤的螺旋 CT 表现及对照研究［J］．临床放射学杂志，2006，25（6）：538－542.
[3] Kassis ES，Bansal S，Perrino C，et al. Giant asymptomatic primary esophageal Schwannoma［J］. Annals of Thoracic Surgery，2012，93（4）：81－83.

〔高明勇　赵　海　罗学毛〕

3　腹部与盆腔

3.1 肝结核

临床资料

男，56 岁。患者 3 个月前无明显诱因反复出现低热，可自行消退，发热无规律性，于当地医院查风湿四项无特殊，予抗感染治疗后，病情反复，病后轻咳，有痰，无鸡鸣样吸气，无鼻塞、流涕、咽痛。既往有“风湿性心脏病”史。

体格检查：T 36.7 ℃，P 74 次/min，R 20 次/min，BP 153/76 mmHg，全身皮肤巩膜无黄染，无皮疹，腹平软，无压痛、反跳痛，腹部未扪及包块，肝、脾肋下未扪及。

辅助检查

1. 实验室检查：白细胞不高，肝炎病毒阴性，AFP、CEA、CA19-9、CA125 无异常。
2. 胸部 CT 提示：①双肺尖、下叶后基底段纤维病灶；双侧上部胸膜稍增厚。②左上肺叶肺大疱。

影像学资料

CT 检查如图 1～图 4 所示。

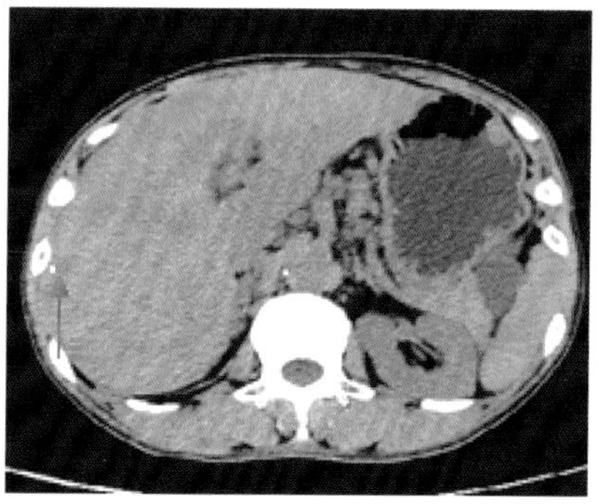

图 1 轴位 CT 平扫

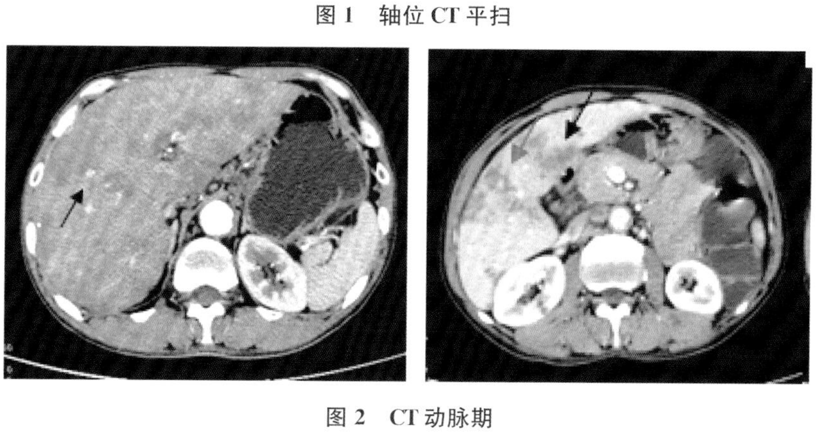

图 2 CT 动脉期

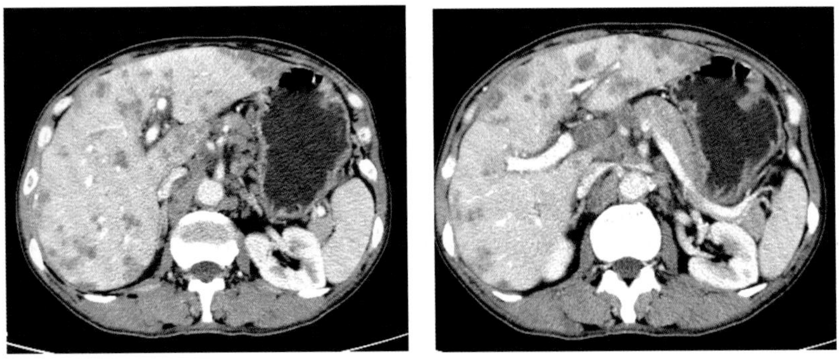

图 3 CT 静脉期

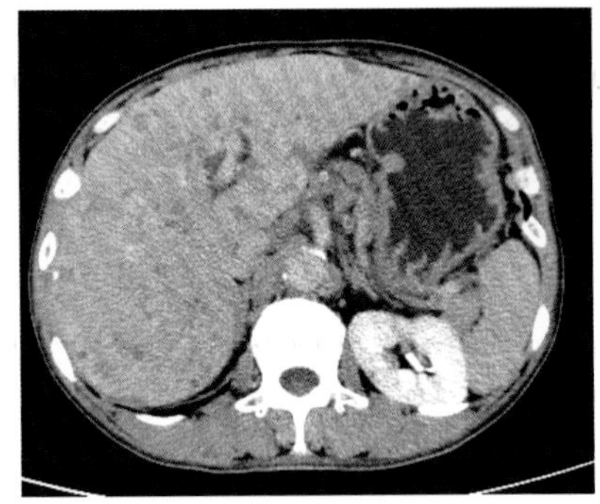

图 4 CT 延迟期

定位征象分析

肝左右叶实质内见弥漫性结节灶，伴有肝脏增大。肝内病灶增强扫描可见渐进性强化，病灶原发于肝脏。腹腔、肝门区、腹膜后可见多个淋巴结增大。

定性征象分析

1. 基本征象：

（1）肝左右叶弥漫性低密度病灶，边界较模糊，增强扫描轻度强化。

（2）腹膜后及肝门区肿大淋巴结轻度环形强化，部分较大的淋巴结增强扫描可见分隔样或环形强化（图 2、图 4）。

2. 特征性征象：

（1）病灶边缘模糊不清，少许病灶边缘部可见小点状钙化影（图 1 箭头示）。

（2）增强动脉期部分病灶内可见正常肝动脉穿行（图 2 箭头示）。说明肝支架系统没有破坏。

（3）三期增强扫描病灶密度变化表现多样性，部分病灶从周边向中央渐进式整个病灶全部强化。部分病灶仅周边强化，延时扫描病灶中央亦不强化，至延时期肝内可见多发低密度区（图 4）。说明病灶组织类型的多型性。

（4）肝门区、腹腔及腹膜后间隙多发淋巴结增大并环形强化，是结核较为特征性的表现。

综合诊断

男，56 岁。反复低热，轻咳，有痰，实验室检查各项肿瘤指标正常，CT 扫描显示肝内弥漫性稍低密度病灶并小点状钙化，增强扫描病灶轻度、持续强化，并表现出组织的多形性，结合腹腔和腹膜后间隙增大淋巴结强化特征，综合诊断为肝结核并腹腔结核可能性大。

鉴别诊断

主要与其他肝内弥漫性病变相鉴别：

1. 肝淋巴瘤：较早期的肝淋巴瘤 CT 检查可能没有任何征象。较严重的肝淋巴瘤可出现肝内多发病灶，病灶内亦见肝固有血管穿过，即所谓的“血管漂浮征”，但肝淋巴瘤少见出血、坏死、钙化，肝淋巴瘤肝体积增大更明显。

2. 肝转移瘤：肝转移瘤的典型CT征象为“牛眼征”，表现为中心低密度，周围环状增强带，最外层呈增强不明显的低密度带，少见有肝固有血管穿行于病灶之内。常有原发灶发现或有肿瘤病史。

3. 肝脓肿：病灶边缘有时可见低密度环，一般于增强扫描动脉期可见一过性增强，脓肿壁强化明显，并呈多房改变，而腹腔内及腹膜后肿大淋巴结少见液化坏死。

4. 肝寄生虫感染：分为肝棘球蚴病（肝包虫病）和肝吸虫病，两者肝内病灶钙化多见。肝棘球蚴病病灶多见囊状改变，部分病灶可见囊中囊征象；肝吸虫病肝脏呈不同程度肝硬化表现，可见汇管区扩大，扩大汇管区内的门脉分支扩张扭曲。另外，门静脉可见多形性的钙化斑，脾脏也可出现钙化灶，部分病例可出现肠系膜增厚、收缩。

病理结果

1. 肝穿刺镜检：肝小叶结构保存，局部区域见凝固性坏死，坏死组织周边类上皮细胞增生，伴较多淋巴细胞、浆细胞浸润，可见个别多核巨细胞（图5、图6）。

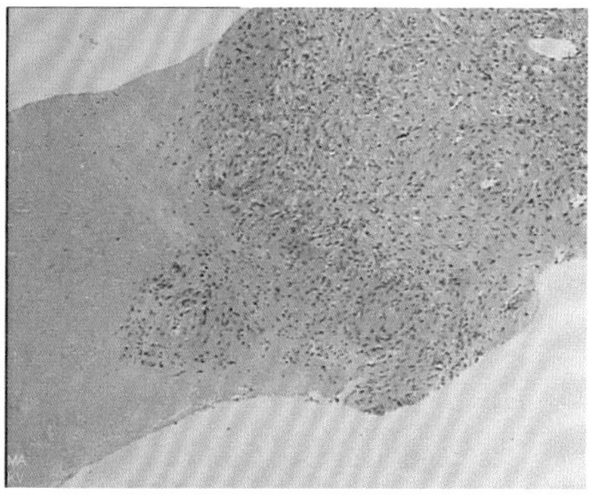

图5 HE染色（HE×100）

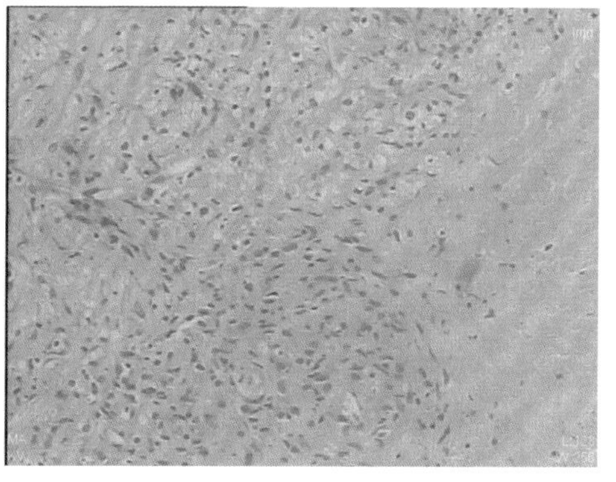

图6 HE染色（HE×200）

2. 免疫组织化学：HBsAg(－)，CK7小胆管(＋)，CK小胆管(＋)，CD68较多(＋)。

3. 特殊染色结果：抗酸(－)，六胺银(－)，PAS肝细胞(＋)。网纤示肝小叶结构保存，门管区纤维组织未见明显增生。

4. T细胞检测结果：①第一次结核感染T细胞（A抗原）16，T细胞（B抗原）18；②第二次结核感染T细胞（A抗原）16，T细胞（B抗原）15，③第三次结核感染T细胞（A抗原）16，T细胞（B抗原）15。

结合穿刺病理光镜、免疫组织化学、特殊染色和结核感染T细胞检测结果，考虑为肝（腹腔）坏死性肉芽肿性炎，结核可能性大。

治疗后复查

使用异烟肼、利福平、多烯磷脂酰胆碱胶囊（易善复）、盐酸莫西沙星、葡醛内酯药物进行抗结核及护肝治疗，1年5个月后复查，CT检查（图7～图10）示肝脏病灶、肝门区和腹部增大淋巴结基本消失。

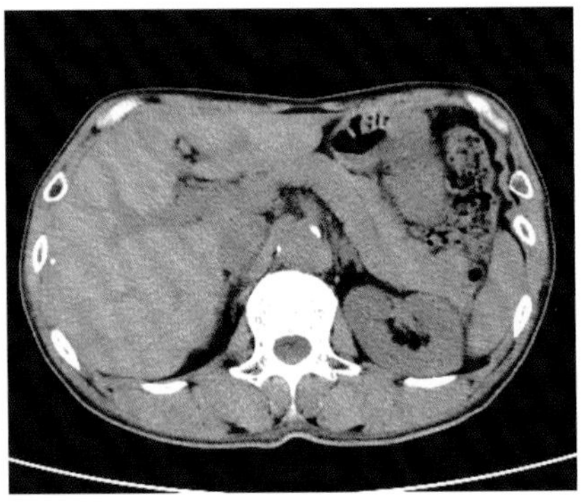

图 7 轴位 CT 平扫

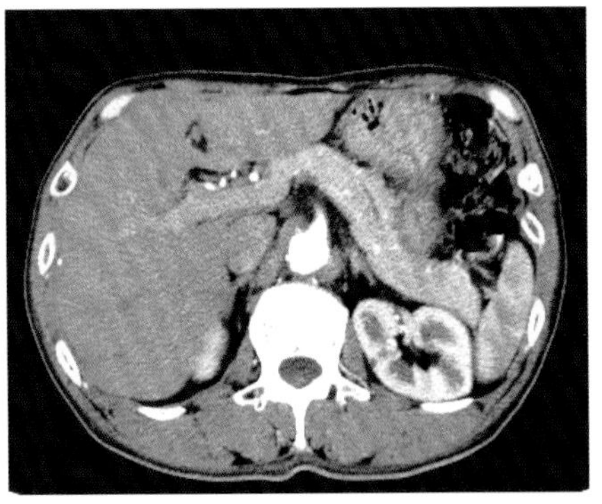

图 8 CT 动脉期

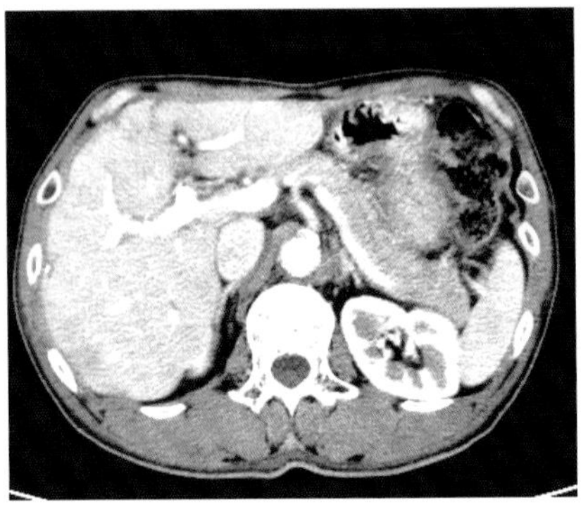

图 9 CT 静脉期

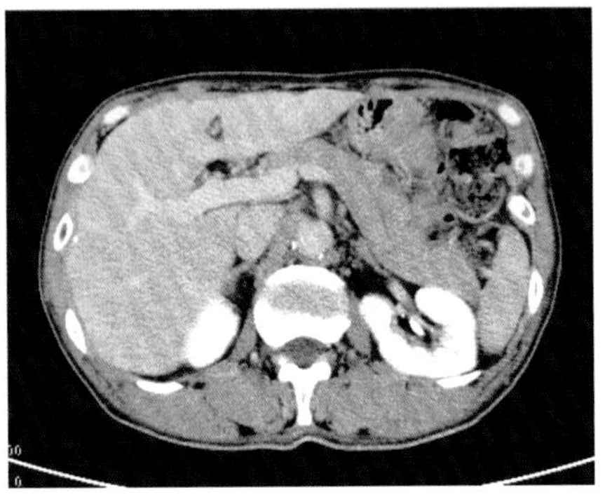

图 10 CT 延迟期

疾病综述

肝结核为全身性结核的一部分，为继发性结核。由于肝脏有丰富的单核吞噬细胞系统和强大的再生修复能力，因此只有当机体免疫力下降时才发病。

肝结核的分型有多种，目前尚无统一标准，常见的分为 5 型：①粟粒性肝结核；②结核瘤型（巨结节型）；③结核性肝脓肿；④结核性胆管炎；⑤肝浆膜性结核。粟粒性结核最常见，往往是全身血行播散的一部分，临床症状明显，诊断不难。结核瘤型系由较小的粟粒结节融合而成或由增殖型结核增大而成。临床症状无特征，或往往由体检发现，影像上容易误诊为肝癌或其他占位病变。

粟粒性结核在肝内形成弥漫性小的低密度结节，边界不清，有时仅表现为肝肿大和密度减低，增强扫描有利于病灶的显示，病程长的可见肝内散在点状钙化。结核瘤型（巨结节型）常表现为肝内单发或多发的结节，呈圆形或椭圆形，病灶内的钙化为其特征。典型的表现为“中心粉末状”或颗粒状钙化，也可表现为边缘钙化。增强扫描动脉期，绝大多数病灶是少血供的，无强化表现，也有少数病灶主要由肉芽肿组成，血供丰富，动脉期可有强化表现，在门静脉期和延迟期大多数的病灶可以见到周边强化，因病灶边缘的炎性肉芽肿和纤维组织增生在门脉期或延迟期有强化表现，而中心干酪样坏死或液化坏死均无强化，病灶内的纤维分隔也可强化。其他几种类型更为少见。结核性肝脓肿的表现和细菌性肝脓肿的表现相似，因病程缓慢，病灶周围的水肿不甚明显，有时两者不易鉴别。结核性胆管炎表现为肝内胆管扩张，程度为轻到中度，胆管壁增厚而且有强化，与炎性胆管扩张也不易区别。如有肝门淋巴结的肿大且具有中心极低密度、周边环形强化的特点时则有助于诊断。肝浆膜性结核极为少见，病变仅累及肝包膜而无肝内病变。局部肝包膜增厚伴有积液，肝实质可受压而边缘不光整或塌陷。

核心提示

肝结核患者结核性肉芽肿、干酪样坏死、纤维化和钙化为其基本病理特点，如 CT 扫描肝脏多发性病灶又表现出多形性特点，结合临床上有低热、盗汗、乏力等症状，应考虑到肝结核的可能性。

参考文献

[1] 周康荣，严福华，曾蒙苏. 腹部 CT 诊断学. 上海：复旦大学出版社，2011.
[2] 徐鹏举，严福华，程伟中，等. Evaluation of MRI in the diagnosis of hepatic tuberculoma [J]. 中华医学杂志（英文版），2004，5：782－784.
[3] 刘起旺，李媛. 肝结核的影像诊断 [J]. 临床放射学杂志，1992，5：242－243.

〔陈任政　司徒敏婷　龙晚生〕

3.2 肝囊性海绵状血管瘤

临床资料

女，59 岁。腹痛伴有发热 1 个多月。

患者 1 个月余前无明显诱因上腹部出现疼痛，阵发性加重，伴有右侧腰背部疼痛，全身皮肤瘙痒，伴有发热，体温 38.6 ℃，无畏寒。

既往有高血压病史 10 多年，自服降压药可控制。1987 年在我院行甲状腺切除术。

专科检查：腹平软，全腹轻压痛，反跳痛不明显。肝区有叩痛，右肾区叩痛。双下肢无水肿。四肢肌力、肌张力正常。

辅助检查

实验室检查：APF、CEA、CA125、CA19-9 均正常，CA724 10.2 U/mL↑。

影像学资料

CT、MRI 检查如图 1～图 12 所示。

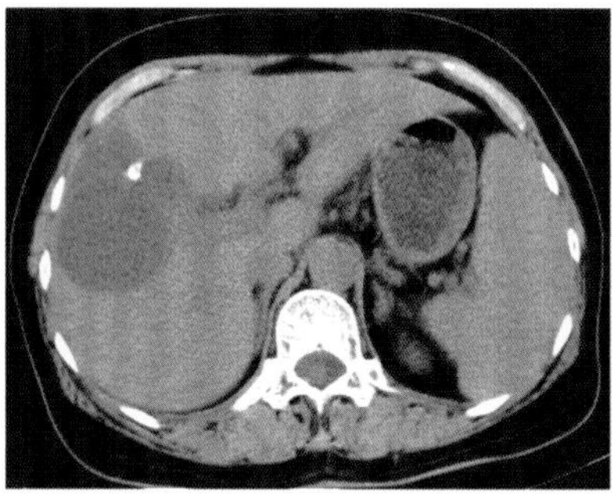

图 1 CT 平扫

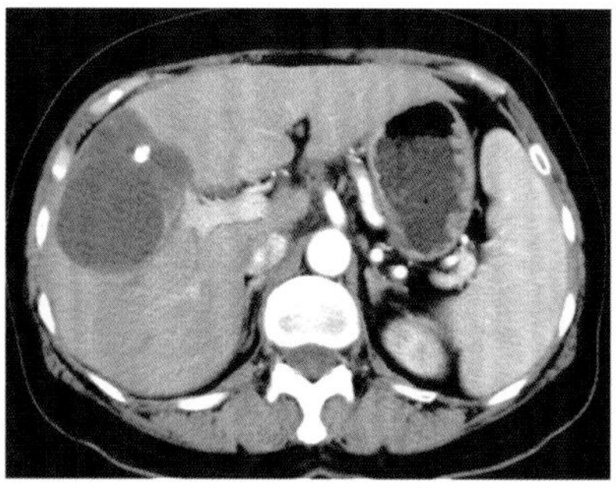

图 2 CT 动脉期

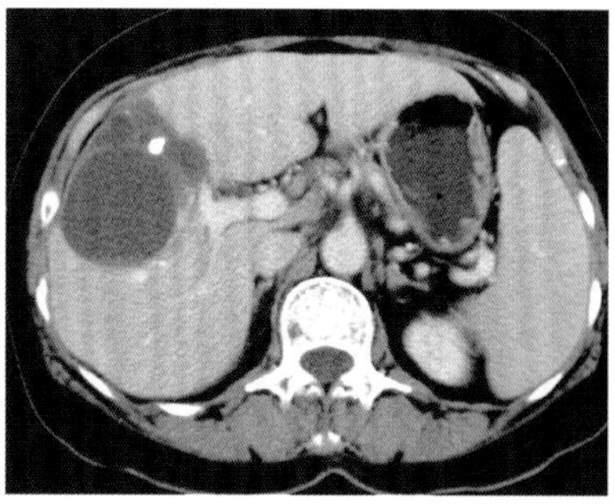

图 3 CT 门脉期

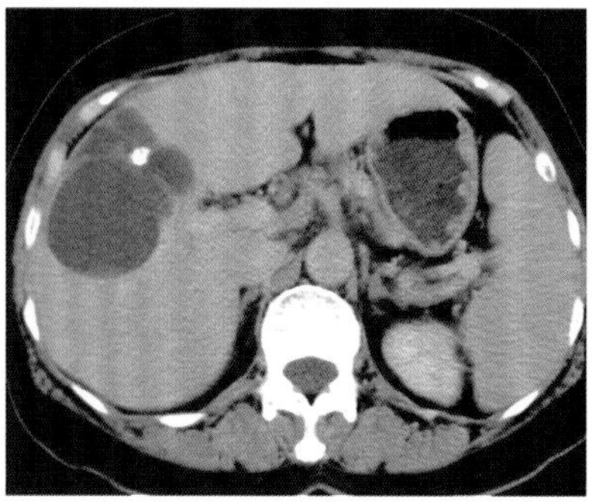

图 4 CT 延迟期

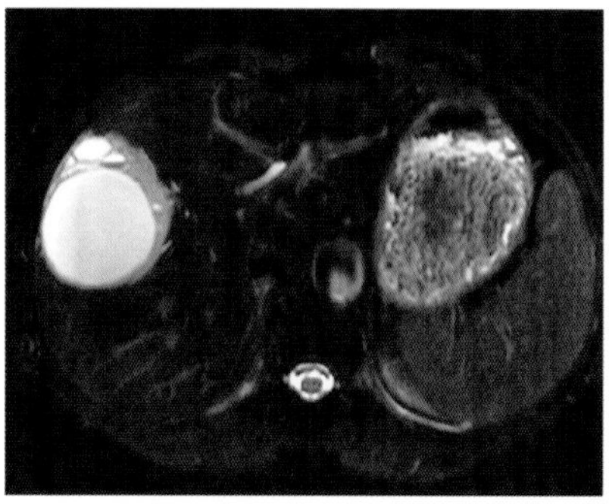

图 5 T_2WI-FS

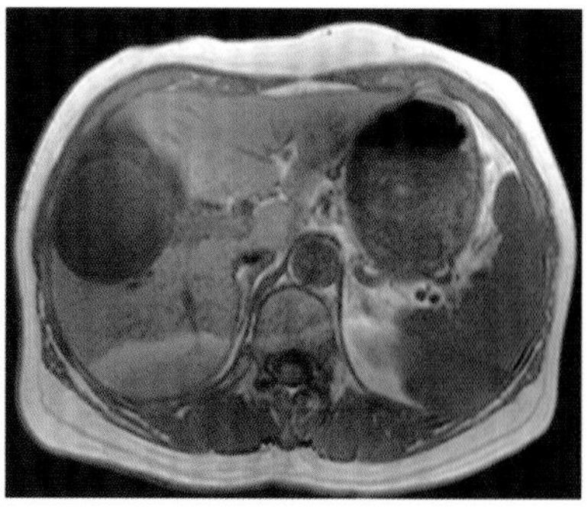

图 6 T_1WI

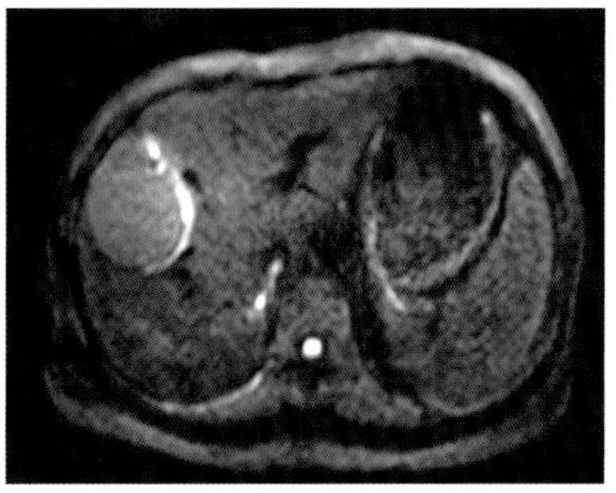

图 7　DWI（b=600）

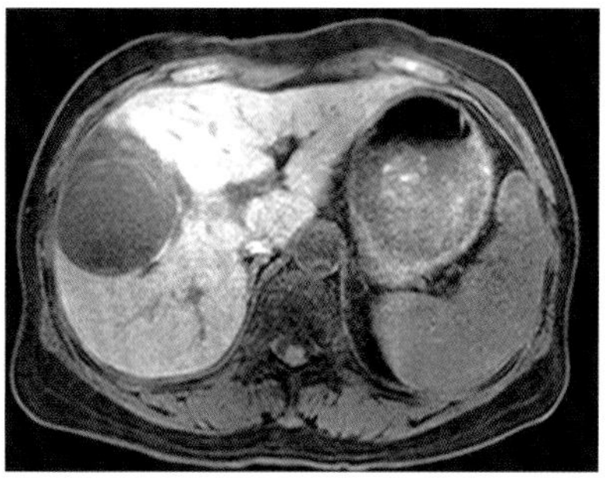

图 8　T_1WI-FS

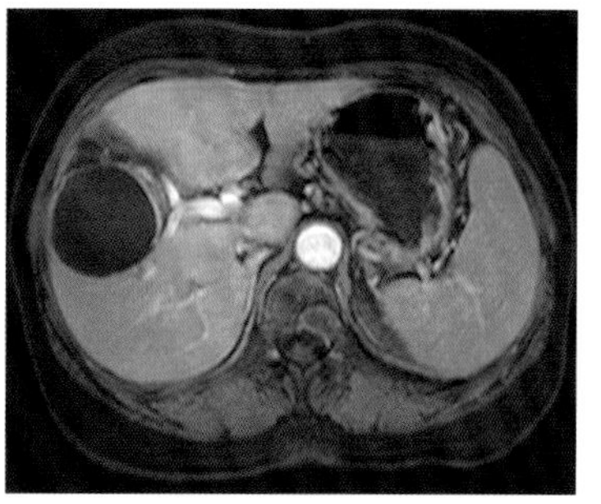

图 9　T_1WI-FS 动脉晚期

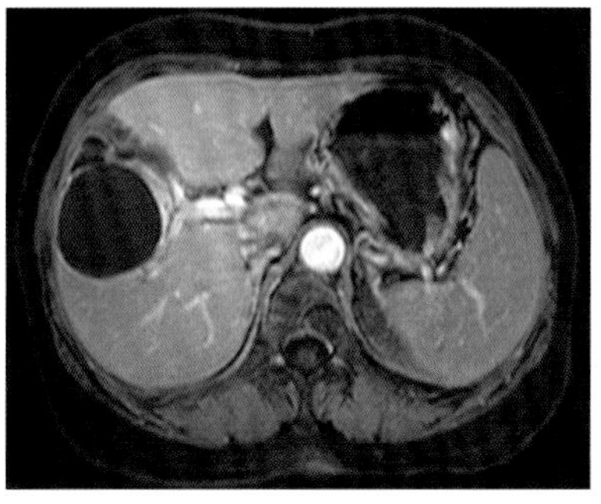

图 10　T_1WI-FS 门脉期

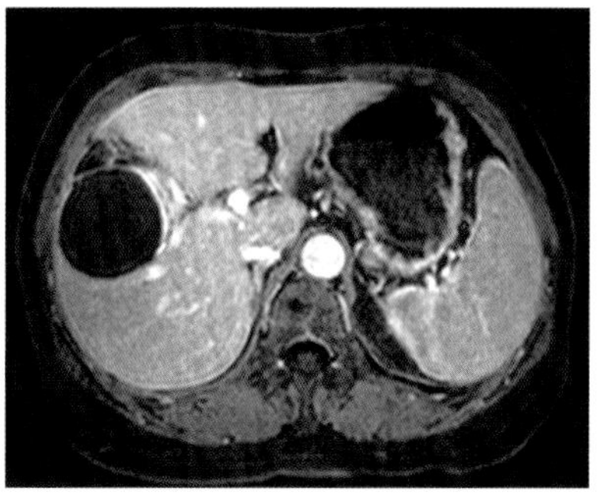

图 11　T_1WI-FS 延迟期

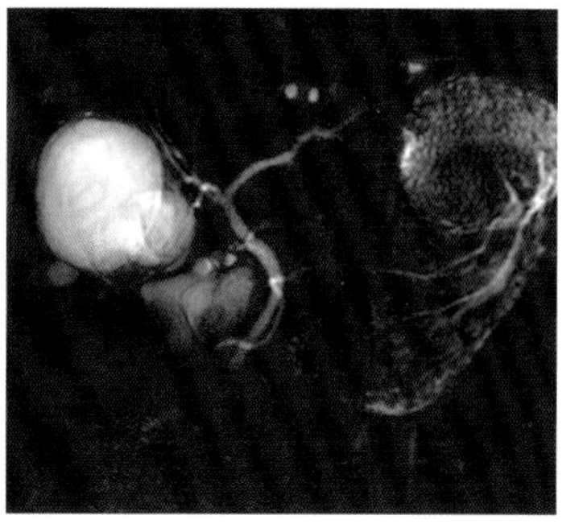

图 12　MRCP

定位征象分析

1. 肿块周围与肝实质无分隔，邻近肝包膜完整，未见包膜凹陷。
2. 肿块周围血管向四周方向推移。
3. MRCP 未见与胆管相连的直接征象，邻近胆管无扩张。

根据上述征象，肿块定位来源于肝组织。

定性征象分析

1. 基本征象：CT 平扫示肝右叶包膜下的囊实性肿物，以囊性为主，多个囊之间可见分隔，分隔及囊壁可见点状及条段状钙化。MRI 平扫囊变区呈水样长 T_1、长 T_2 信号，分隔及囊壁为等 T_1、短 T_2 信号，肿物边缘可见新月形的实性部分，呈均匀稍长 T_1、稍长 T_2 信号。DWI 序列提示实性部分弥散受限。增强扫描囊变部分无强化，实性部分呈渐进性并延迟强化。邻近门静脉受压推移，周围肝内胆管无扩张。

2. 特征性征象：

（1）肿物边界清晰，新月形实性部分呈均匀稍长 T_1、稍长 T_2 信号，DWI 高信号，增强呈渐进性并延迟强化。

（2）囊壁及分隔可见钙化。

实性部分 MRI 平扫信号、DWI 及增强表现与海绵状血管瘤高度一致。

综合诊断

女，59 岁。因“腹痛伴有发热 1 个多月”入院。近期体重无明显下降，实验室检查中肿瘤指标除

CA724 轻微升高，其他均为阴性。CT 和 MRI 显示肝右叶囊实性肿块伴囊壁及分隔钙化，CT 和 MRI 增强示新月形实性肿块成分均呈渐进性强化，并且晚期延迟强化。与胆囊及胆管未见相通，周围肝内胆管未见扩张，邻近门静脉受推压。综合上述资料诊断为海绵状血管瘤可能性大。

鉴别诊断

肝内病变以囊性成分为主，鉴别诊断主要包括：

1. 胆管囊腺瘤：胆管囊腺瘤也常表现为多房囊性病变及囊壁或分隔的强化，囊腺瘤可见乳头结构及胆管扩张，其实性分隔部分的 DWI 及强化明显不同于本例。

2. 肝棘球蚴病：因患者为广东本地居民，没有明确的牧区生活史。

3. 复杂性肝囊肿（可多发但无多房）、肝脓肿（临床有发热病史，但影像表现相差较远）及转移瘤等。

手术探查

标本剖开切面多房囊性，最大囊腔大小约 7 cm×5 cm×4 cm，见大囊旁为多个小囊，小囊壁稍偏厚，囊壁厚约 0.2 cm，囊壁光滑，其中一小囊内为浅土黄色蟹膏样物。

病理结果

1. 镜下所见：纤维组织增生形成多房囊腔，可见被覆单层扁平细胞，未见异型（图 14）。

2. 免疫组织化学：CK7(－)，Ki67＜5%(＋)，CK(＋/－)，CD34(＋)，CK19(－)，D2-40(－)。

3. 病理诊断：结合 HE 形态和免疫组织化学结果，符合（肝）海绵状血管瘤。

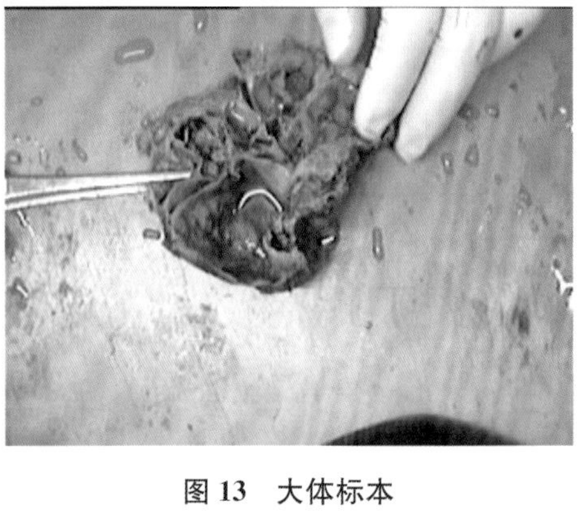

图 13　大体标本

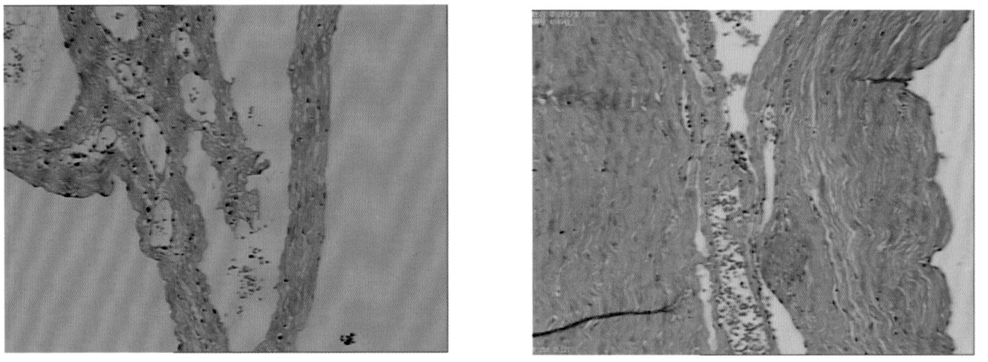

图 14　HE 染色（HE×100）

疾病综述

肝血管瘤包括海绵状血管瘤、硬化性血管瘤、血管内皮细胞瘤和毛细血管瘤4种病理类型，临床上以海绵状血管瘤最为常见。肝海绵状血管瘤约占肝脏良性肿瘤的70%，好发于30～50岁女性，男女比例约为1∶(4～5)，多数为单发，约20%～30%的患者为多发。肝海绵状血管瘤并非真性肿瘤，通常生长缓慢，预后良好，没有恶变倾向。如非短期内迅速增大或引起明显不适，一般无须临床干预。

海绵状血管瘤典型的影像学表现包括：CT平扫呈稍低或等密度；MRI平扫T_1加权像呈边界清晰的类圆形低信号，偶见等信号，在T_2加权像呈高信号，表现即“灯泡征”；弥散受限（DWI高信号、ADC低信号）。增强后CT及MRI均表现为由周边逐步向中心部填充样强化，延迟扫描瘤体可完全被对比剂填充，即“慢进慢出”。

海绵状血管瘤由于其血管腔或血窦内血液流动缓慢，易形成静脉石而表现为多发斑点状钙化，特别是体积较大的血管瘤。囊性海绵状血管瘤十分罕见，病理证实是由于瘤体中心部组织内血栓形成和出血性坏死所引起的液化或囊性变，国内外仅见个案报道，多数为多房囊性改变，一般无典型血管瘤的平扫及增强表现，术前难以确诊。本病例病变实性部分表现及周边的钙化灶均符合典型海绵状血管瘤表现，术前鉴别诊断时需提及海绵状血管瘤。

核心提示

本病例的核心在于是否了解肝海绵状血管瘤的不常见表现。仔细阅片，其实性部分表现、强化方式及周围合并钙化均为典型海绵状血管瘤的影像学表现。结合临床、实验室检查及患者的一般情况，肝海绵状血管瘤这一诊断依据较充分，不能被其囊变部分混淆诊断思路。

参考文献

[1] Cha EY, Kim KW, Choi YJ, et al. Multicystic cavernous haemangioma of the liver: ultrasonography, CT, MR appearances and pathological correlation [J]. Br J Radiol, 2008, 81 (962): 37-39.

[2] Hihara T, Araki T, Katou K, et al. Cystic cavernous hemangioma of the liver [J]. Gastrointest Radiol, 1990, 15 (2): 112-114.

[3] 邱丽华，何治元，孙贞超，等. 肝脏多发囊性海绵状血管瘤1例[J]. 中国医学影像技术，2006，22（12）：1837.

[4] 刘军，罗云. 肝脏弥漫性囊状海绵状血管瘤合并K-M综合征1例[J]. 中华肝脏病杂志，2014，22（6）：466-467.

[5] 高晓玉，邢伟. 肝内胆管囊腺瘤的影像学诊断和鉴别诊断[J]. 医学影像学杂志，2013，23（7）：1049-1052.

〔陆丹羽　肖学红　龙晚生〕

3.3 肝脏上皮样血管内皮瘤（多发型）

临床资料

女，48岁。上腹痛10多天。患者10多天前无明显诱因出现右上腹隐痛不适，持续性闷痛，无向他处放射，与进食及体位改变无关，无发热，无恶心、呕吐，无呕血、黑便，无身目黄染，当时未予诊治。

外院行CT检查：提示肝内多发占位性病变。

既往史：无特殊病史。

体格检查：无异常发现。

辅助检查

1. PET/CT：

(1) 肝内多发低密度占位，部分病灶伴糖代谢轻度增高，多考虑良性病变（感染）。

(2) 体部PET/CT图像未见其他糖代谢异常增高灶。

2. 实验室检查：血常规、血生化常规、CA125、AFP、CEA、CA19-9肿瘤标志物阴性。

影像学资料

CT平扫及三期增强扫描如图1～图5所示。

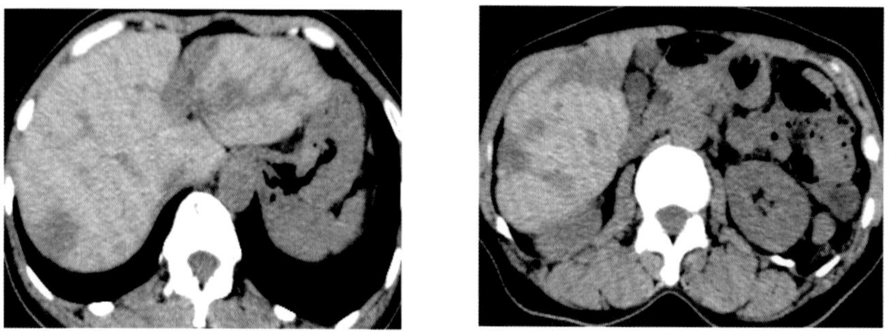

图1 CT平扫

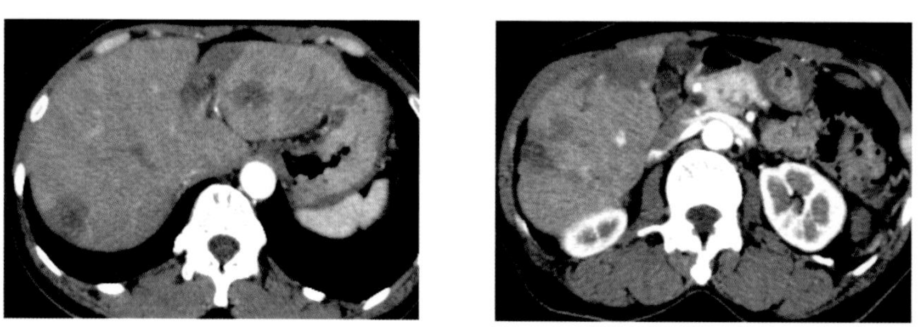

图2 CT动脉期

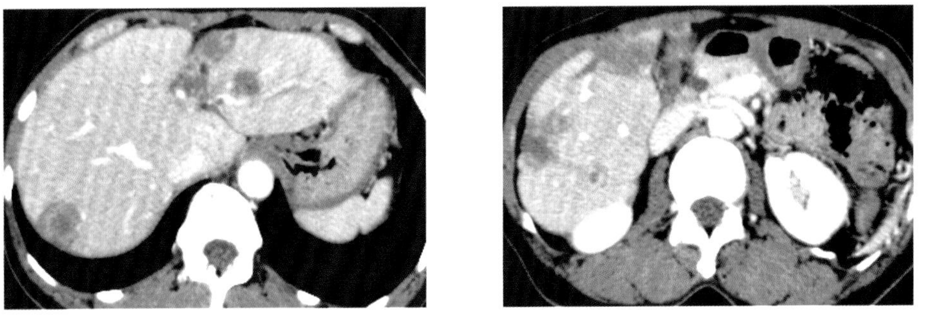

图 3 CT 静脉期

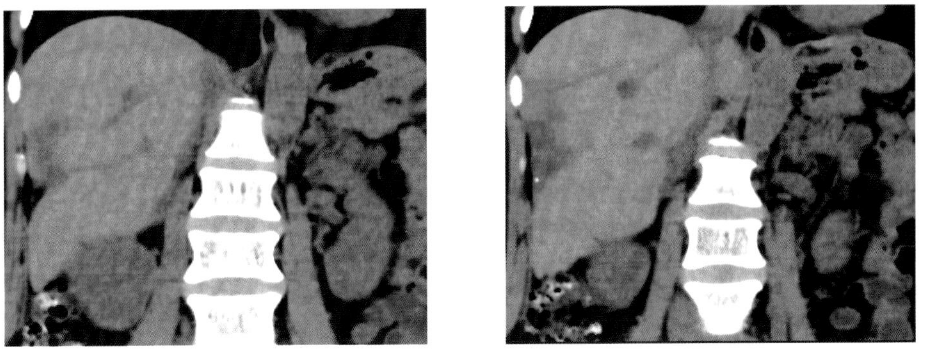

图 4 平扫冠状位

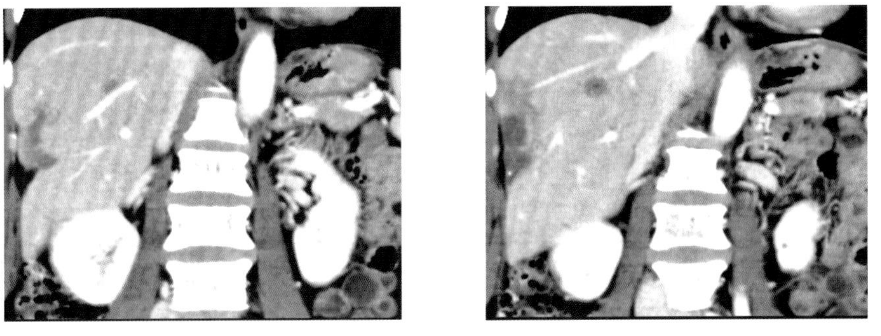

图 5 静脉期冠状位

定位征象分析

肿块边界较清楚，均位于肝脏轮廓内，主要位于肝周近包膜下，邻近肝包膜皱缩。

定性征象分析

1. 肝脏多发肿块，大部分呈类圆形，边界较清楚，呈稍低密度，部分肿块内见斑片状更低密度，部分肿块见钙化灶。

2. 肿块位于肝周近包膜下，邻近肝包膜皱缩，即“包膜回缩征”（图 3、图 5）。

3. 增强扫描动脉期肿块边缘轻度强化，静脉期肿块边缘持续强化，呈环形，显示“晕征”（图 3）。

4. 肝脏周围腹膜未见侵犯征象，门静脉、肝静脉及下腔静脉未见栓塞，腹膜后未见肿大淋巴结。

鉴别诊断

肝脏上皮样血管内皮瘤极为罕见，关于其影像表现的报道甚少，虽然其影像表现有一定的特征，但与肝脏其他血管源性肿瘤的影像学表现还是有所不同，但仍然要与肝脏多发病变如转移瘤、血管瘤鉴别。CT 多期增强扫描或 MRI 平扫及增强扫描的影像表现对病变鉴别有一定帮助。

1. 常见的肝脏恶性肿瘤（如肝细胞癌、胆管细胞癌）并肝内多发转移，肝细胞癌增强呈“快进快出”的强化特征，AFP 升高；胆管细胞癌边界不清，增强呈持续性不均匀强化，CA19-9 升高；均不符合本例病变的影像表现。

2. 多发转移瘤及淋巴瘤肝脏浸润在肝内分布散在，前者增强后呈“牛眼征”；后者增强呈无强化或整瘤轻度均匀强化，不符合本例病变的影像表现。

3. 良性病变或低度恶性肿瘤，如感染、海绵状血管瘤等。海绵状血管瘤多无临床症状，在肝内分布散在，增强动脉期呈边缘强化，静脉期及延迟期有造影剂持续填充。感染性病变，如真菌感染、结核，病变边界不清，增强后病变可无强化、环形强化。

综合诊断

女，48 岁。上腹痛 10 多天。CT 发现肝脏多发稍低密度肿块，部分肿块可见钙化，肿块边界清楚，位于肝周近包膜下，邻近包膜皱缩，增强后病变边缘呈持续性、环形强化，可见“晕征”。其影像表现有别于“快进快出”强化的肝细胞癌和边界不清、呈持续不均匀强化的胆管细胞癌。而其他肝脏多发病变中，转移瘤一般有原发肿瘤病史，位于肝包膜附近的，肝包膜常局限性突出；多发海绵状血管瘤一般无临床症状，分布无特征，无肝包膜皱缩，增强后无“晕征”；这些病变均可以逐个排除。病变定性方向可以考虑感染或良性、低度恶性肿瘤，但感染临床一般有发热，病变边界不清，有些会累及其他部位或器官；良性、低度恶性肿瘤可以考虑上皮样血管内皮瘤，但其极为罕见，最终确诊须依靠病理学和免疫组织化学检查。

病理结果

1. 镜下所见：镜检局灶肝组织内可见纤维组织增生伴玻璃样变及黏液样变性，纤维组织内可见肿瘤细胞呈小巢状、短条索状排列，细胞呈圆形或多边形，胞质丰富红染，核圆形、泡状，可见单个细胞内空泡形成，核偏位（图 6）。

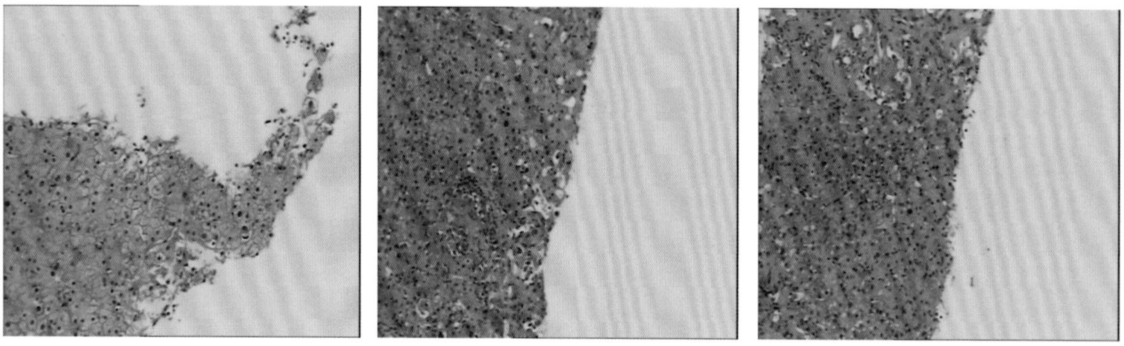

图 6 HE 染色（HE×200）

2. 免疫组织化学：Hepatocyte 肝细胞（＋），CK 肝细胞（＋），Ki67＞1%（＋），CD31（＋），CD34（＋），Actin（－），CK19（－）。

结合 HE 形态和免疫组织化学结果，病变为血管内皮细胞肿瘤，诊断为上皮样血管内皮瘤。

疾病综述

肝脏上皮样血管内皮瘤（hepatic epithelioid haemangioendothelioma，HEHE）是一种极为罕见的血管源性肿瘤，多发生于软组织、肺、骨、脑和小肠等脏器，原发于肝脏的非常罕见；常见于中青年女性，男女比例约为 2∶3；为低度恶性肿瘤，介于血管瘤与血管肉瘤之间。发病与口服避孕药、暴露于聚乙烯下、肝外伤或病毒性肝炎有关；临床无典型症状。不同时期有不同表现形式。①结节型：表现为各自独立的结节，直径 0.5～12.0 cm，多为早期表现；②弥散型：随着疾病的进展，肿瘤逐渐增大和融合，同时常伴有肝血管浸润，为结节型的晚期表现。CT 平扫：类圆形稍低密度影，境界较清，密度不均，可伴有斑片状、类圆形更低密度区，约 20%的病灶内可见钙化。多发性病灶瘤体大小差异很大，多分布在肝周近包膜下。CT 增强有两种强化模式：①呈类似于血管瘤的向心性强化模式；②呈动脉期周边显著环形强化，门脉期及延迟期边缘持续强化——“晕征”。“包膜回缩征”是肝脏上皮样血管内皮瘤较为特征性的表现。此征象不同于其他肝脏恶性肿瘤的假包膜向外膨胀的表现，推测此征象可能与肿瘤内含有纤维间质较多有关。“棒棒糖征”：正常肝静脉和（或）门静脉分支进入病灶边缘，并终止于病灶；糖果——病灶实体，长棒——静脉及门静脉。MRI 平扫：实质部分 T_1WI 呈均匀稍低信号，T_2WI 呈均匀中、高信号，病灶周围见不规则低信号环；病灶中央的液化坏死区呈 T_1WI 低、T_2WI 高信号改变，如果合并出血，则信号高低混杂。MRI 增强：与 CT 相仿，“晕征”更明显。

核心提示

肝脏上皮样血管内皮瘤是一种极罕见肿瘤，表现为多发肿块，CT 平扫呈稍低密度影，部分病灶可钙化，MRI 平扫实质部分 T_1WI 呈均匀稍呈低信号，T_2WI 呈均匀中、高信号，病灶周围见不规则低信号环。病灶中央可见液化坏死、出血。CT 增强向心性强化或环形强化，其特征表现有肿块位于肝周近包膜下、“包膜回缩征”，增强后显示的“晕征”和“棒棒糖征”。肝脏上皮样血管内皮瘤最终确诊主要依靠病理学检查。

参考文献

[1] 常瑞萍，甘露，王湛博，等．肝脏上皮样血管内皮瘤的影像学表现［J］．中华放射学杂志，2015，49（6）：449-453.

[2] 钱斌，胡晓华，陈宏伟，等．肝脏上皮样血管内皮瘤 CT 与 MRI 特征及病理对照［J］．中华放射学杂志，2012，46（2）：172-174.

[3] Läuffer JM，Zimmermann A，Kr henbühl L，et al．Epithelioid hemangioendothelioma of the liver：a rare hepatic tumor［J］．Cancer，1996，78（11）：2318-2327.

[4] Makhlouf HR，Ishak KG，Goodman ZD．Epithelioid hemangioendothelioma of the liver：a clinicopathologic study of 137 cases［J］．Cancer，1999，85（3）：562-582.

〔罗学毛　陈美容　龙晚生〕

3.4 肝脏上皮样血管内皮瘤（单发型）

临床资料

女，56 岁。反复颈部、腰部疼痛，以右侧腰部肾区疼痛为主，无小便疼痛。
体格检查：抬腿试验弱阳性。
专科体格检查：腹部查体（—）。

辅助检查

CEA、EB 病毒 IgA 抗体、甲胎蛋白肿瘤指标阴性。
超声检查：发现肝左内叶低回声团，性质待查，建议 CT 增强扫描（图 9）。

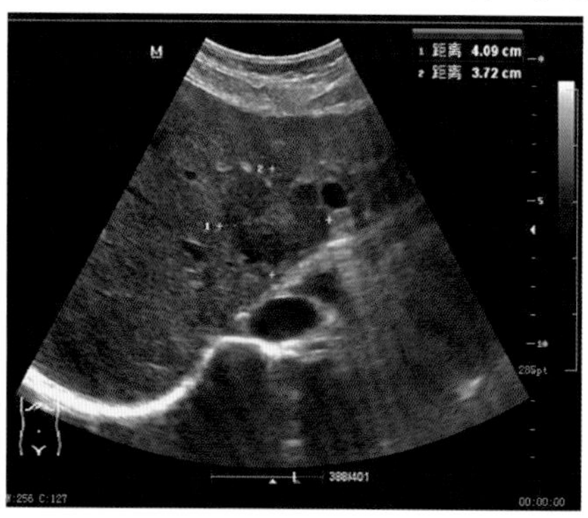

图 1 肝左叶可见几个圆形的无回声区，大小不等，最大约 11 mm×10 mm，边界清楚，壁薄，后方回声增强

影像学资料

CT 检查如图 2～图 5 所示。

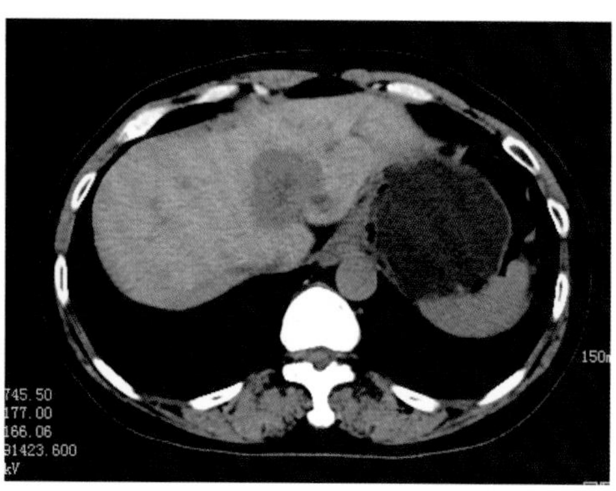

图 2 CT 平扫

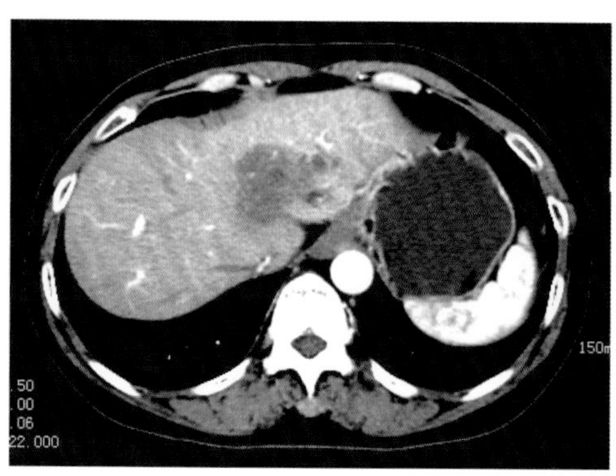

图 3 CT 动脉期

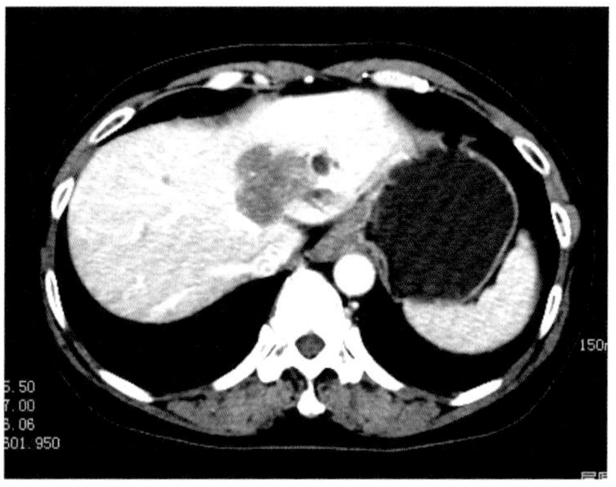

图 4 CT 静脉期

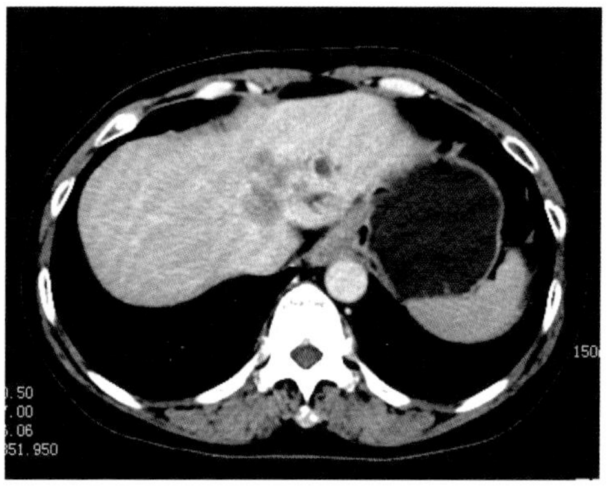

图 5 CT 延迟期

定位征象分析

肝脏来源的征象：肿块位于肝Ⅳ段，呈分叶状团块影，其内密度不均匀，与邻近第二肝门部分结构分界不清。

定性征象分析

1. 基本征象：肝左叶肿块呈膨胀性生长，边界不清，平扫其内密度不均匀，呈稍低密度改变（图2），增强扫描其内强化不均匀，呈渐进强化，延迟期强化范围扩大。病变累及肝中静脉。腹腔内及腹膜后未见明显肿大淋巴结。

2. 特征性征象：

（1）病变形态欠规整，增强扫描呈延迟不均匀强化，密度不均匀（图 3，图 4），推测其为肝内少见的血管源性肿瘤。

（2）延迟期呈晕环状改变（图 5），推测其为恶性肿瘤。

综合上述基本征象与特征性定性征象，定性诊断考虑肝脏恶性血管源性肿瘤可能性大。

综合诊断

女，56 岁。无腹部不适，实验室检查（一）。根据 CT 平扫及增强扫描特征性定位、定性征象，实验室检查结果，诊断为单发型肝脏上皮样血管内皮瘤（hepatic epithelioid hemangioendothelioma，HEHE）可能性大。

鉴别诊断

病变起源鉴别诊断：主要与肝脏来源的病变鉴别。

单发型 HEHE 易被误诊为胆管细胞癌或血管肉瘤，多发型 HEHE 易被误诊为转移瘤。转移瘤亦可表现为被膜回缩、肝内弥漫分布，但 HEHE 患者延迟期的渐进性向心强化、侵及静脉特征转移瘤不具备，可资鉴别。胆管细胞癌多数可出现对应胆管的扩张，未见胆管扩张时需要考虑到 HEHE 的可能。

手术探查

第二肝门处见肿物侵犯肝中静脉，肿物大小约 5 cm×4 cm，质地硬，边界欠清。行肝左叶切除术。

病理结果

1. 大体所见和镜下所见：灰红色肝组织 1 块，大小 19 cm×10.5 cm×4 cm，剖开见一灰白色结节，剖面面积约 4.5 cm×3.5 cm，切面灰白色实性质韧（图 6）。肿物内血管结构不清，由排列成短索状和小巢状细胞组成，局部基质呈浅蓝色，瘤细胞呈圆形、多边形，胞质丰富（图 7）。

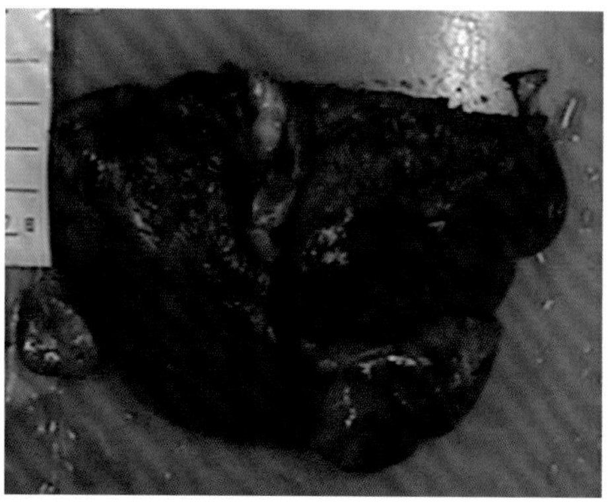

图 6　大体标本

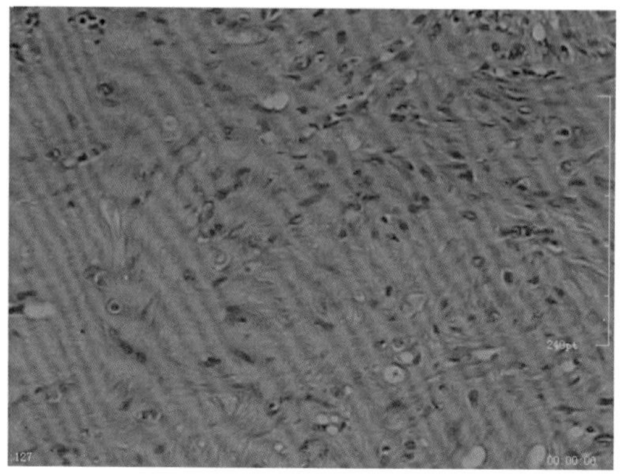

图 7　HE 染色（HE×400）

2. 免疫组织化学：CD34（＋），Vimentin（＋），CK（－），CD31（＋），CK19（－），Gly-3（－），Ki67 2%（＋），Hepa（－），AFP（＋）。

3. 病理诊断：结合组织学形态和免疫组织化学结果，符合上皮样血管内皮瘤。

疾病综述

HEHE 是一种少见的血管源性低度恶性肿瘤，由上皮样细胞、内皮细胞和树突细胞组成的具有独特边界特征的肿瘤，病因不明。

HEHE 男女患者比例为(1.6～2.0)∶1，好发年龄为 30～40 岁。HEHE 的临床症状常不典型，表现多样，一般从发病到确诊历时数月到数年。实验室检查血清胆红素、碱性磷酸酶、天冬氨酸氨基转移酶可升高，肿瘤标记物甲胎蛋白、CA19-9 多正常，少数患者癌胚抗原轻度升高。HEHE 的病理重要特征为具有细胞内血管腔的上皮样瘤细胞和血管内皮标志物染色阳性，免疫组织化学 CD34、CD31 和因子Ⅷ相关抗原阳性。肿瘤细胞由不同比例上皮样细胞和树突样细胞组成，并易侵及肝静脉和门静脉的末梢。因本病常为多发，故手术切除的机会不多。放疗和化疗对此病生存率的提高影响不大。

影像学表现：HEHE 的不同进程影像表现不同，可分为弥漫结节型和单发结节型，其影像表现由病理基础决定。HEHE 早期表现多为单发结节型，病灶易侵犯血管，主要在门静脉和肝静脉末梢内呈浸润性生长，到后期可表现为肝脏包膜下区域多发结节灶，并可出现融合。在影像上呈“晕环”征表现的结节，病变中央的低密度区代表了凝固性坏死、钙化和散在小出血灶，边缘高密度区代表了肿瘤活跃生长部位以及疏松结缔组织中的水肿带。病变内发生纤维增生反应，牵拉周围正常组织，示邻近包膜出现凹陷性改变，出现所谓的“包膜回缩征”。

核心提示

肝上皮样血管内皮瘤的临床、影像及生物学表现复杂多变，缺乏特征。若临床工作中发现肝脏包膜下单发或多发结节分布和“晕环”“肝静脉侵犯”及“包膜回缩征”征象时，应当注意肝上皮样血管内皮瘤的诊断。

参考文献

[1] 钱斌，胡晓华，陈宏伟，等. 肝脏上皮样血管内皮瘤CT与MRI特征及病理对照［J］. 中华放射学杂志，2012，46（2）：172－174.

[2] 常瑞萍，甘露，王湛博，等. 肝脏上皮样血管内皮瘤的影像表现［J］. 中华放射学杂志，2015，49（6）：449－453.

[3] 强军，高万勤，关文华，等. 五例肝脏上皮样血管内皮瘤的影像表现与病理对照分析［J］. 中华放射学杂志，2008，42（4）：432－434.

[4] Paolantonio P，Laghi A，Vanzulli A，et al. MRI of hepatic epithelioid hemangioendothelioma（HEH）［J］. J Magn Reson Imaging，2014，40（3）：552－558.

〔刘树学　张海涛　龙晚生〕

3.5 肝脏血管周上皮样细胞肿瘤

临床资料

女，42岁。体检腹部B超发现肝脏占位性病变2天。
专科检查：腹部平软，无压痛、反跳痛，肝、脾肋下未触及。

辅助检查

实验室检查：乙肝两对半、免疫三项和AFP、CEA、CA19-9均未见异常。

影像学资料

CT检查如图1～图5所示。

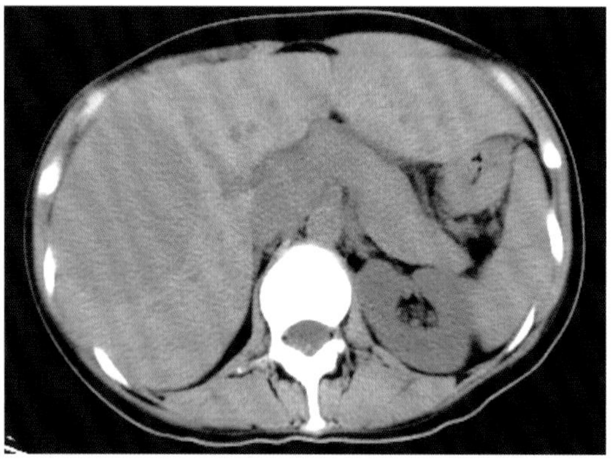

图1 CT平扫

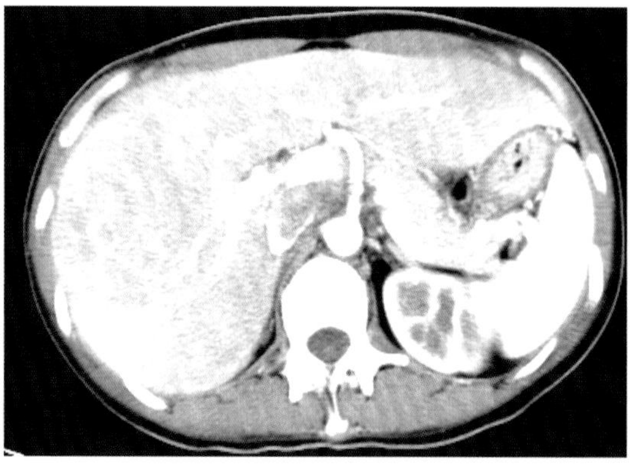

图2 增强动脉期

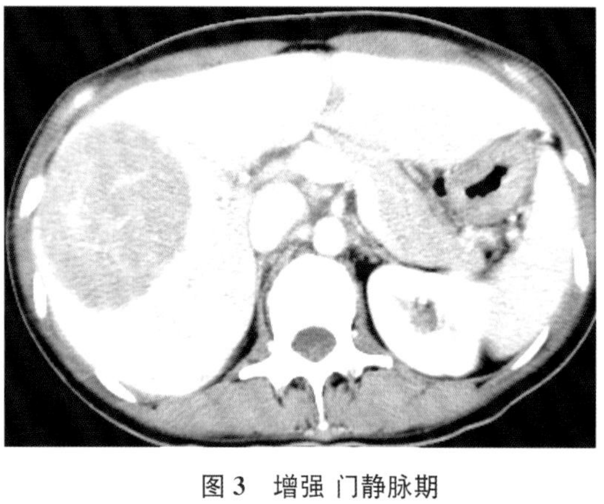

图3 增强 门静脉期

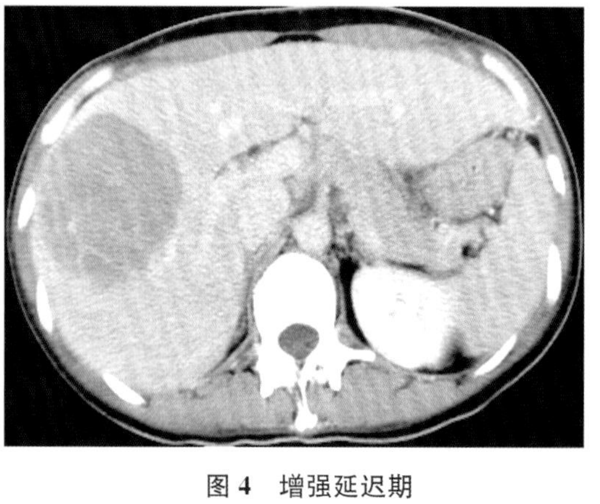

图4 增强延迟期

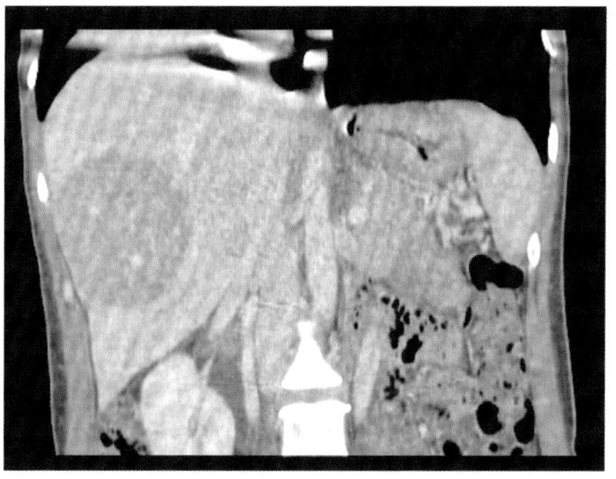

图 5 增强延迟期（MPR 冠状面重建）

定位征象分析

病变位于肝右前叶（Ⅴ/Ⅷ段）肝实质内，定位明确。

定性征象分析

1. 基本征象：肝右叶单发性类圆形肿块，边界清楚，呈均匀性稍低密度，未见钙化或出血征象。增强扫描动脉期表现为明显不均匀性强化，肿块中可见粗大迂曲血管影（图 2）；门脉期持续性强化，但强化幅度下降，边缘可见假包膜结构。

2. 特征性征象：

（1）肿瘤为单发，边界清楚。CT 表现为均匀性低密度，与肝细胞癌、胆管细胞癌和错构瘤混杂密度不同。

（2）动态增强扫描各期均表现富血供肿块，其中动脉期肿瘤实质和粗大增多的供血血管均明显强化，门脉期肿瘤实质强化下降，但其中仍然漂浮着明显强化的肿瘤血管影（图 3）。与肝细胞癌、肝局灶性结节增生（FNH）、肝海绵状血管瘤不同。

（3）无肝表面凹凸不平、肝叶比例失调、肝裂增宽等肝硬化征象。

综合诊断

女，42 岁。体检腹部 B 超发现肝脏占位。肿瘤指标均未见异常。CT 平扫显示为单发类圆形肿块，边界清楚，表现为均匀性低密度，增强扫描病变血供丰富，动脉期病灶表现为明显不均匀性强化，肿瘤中央可见粗大迂曲增强供血动脉影。门脉期强化幅度下降，边缘可见假包膜结构。

综合上述资料，应考虑到血管源性肿瘤（血管周上皮样细胞肿瘤，血管外皮瘤）可能。

鉴别诊断

主要与肝脏来源的供血丰富的肿瘤鉴别。

1. 肝细胞癌：大部分均有乙型病毒性肝炎、肝硬化病史，AFP 往往升高；血管周上皮样细胞肿瘤临床及实验室检查均无特殊表现，其供血血管粗大，肝细胞癌供血动脉较小，较易出血。

2. 肝局灶性结节增生：病灶中央瘢痕延迟强化为较为特征性表现。

3. 肝腺瘤：增强扫描供血动脉一般位于边缘，血管周上皮样细胞肿瘤供血动脉位于中央，其供血血管粗大。

4. 肝海绵状血管瘤：强化方式从周边结节状强化向心性充填。

手术探查

肿瘤位于肝脏Ⅴ/Ⅶ段，肿瘤大小约 5 cm×6 cm×5 cm，距离肝表面 0.5 cm，肿瘤质地软。无肝硬化，肝门淋巴结无肿大。

病理结果

1. 大体所见：（右半肝）肝组织 17 cm×12 cm×5 cm，切面距切缘 1 cm 见一大小 10 cm×9 cm×4 cm 的肿物，有显著坏死，中央囊性变，肿物旁肝组织未见异常（图 6）。

2. 镜下所见：肿物由上皮样细胞和梭形细胞构成，核分裂少见，围绕不规则血窦，间质较多淋巴细胞及浆细胞（图 7）。

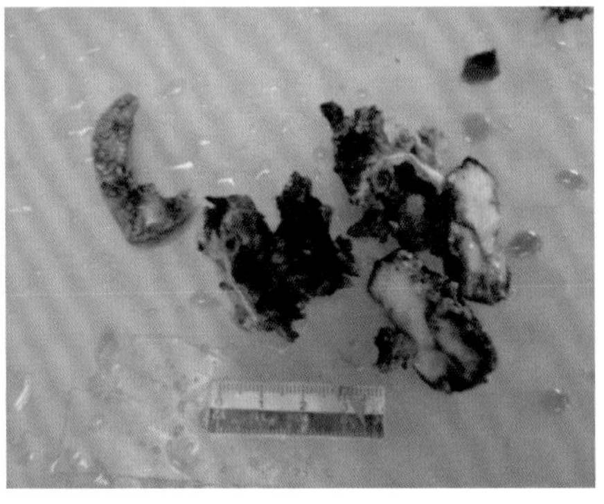

图 6 大体标本

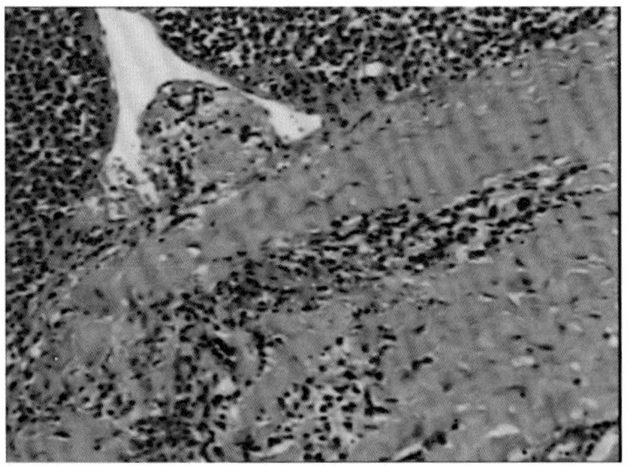

图 7 HE 染色（HE×200）

3. 免疫组织化学：Vim(+)，HMB45 灶状(+)，S-100 灶状(+)，SMA 灶状(+)，Ki67 约 30%(+)，CD34 血窦(+)，CK(−)，CK19(−)，CD21(−)，Desmin(−)，CD117(−)，Hepatocyte(−)，AFP(−)，HBsAg(−)，CgA(−)，Syn(−)。

结合 HE 形态和免疫组织化学结果，考虑为血管周上皮样细胞肿瘤（PEComa），低度恶性。

疾病综述

血管周上皮样细胞肿瘤最多见于女性子宫，其次为肾脏，肝脏罕见。肝脏血管周上皮样细胞肿瘤女性多见，好发年龄 40 岁～50 岁，多为单发。临床上，多由体检发现，症状不明显。血管周上皮样细胞肿瘤生物学行为大多表现为良性，偶尔表现为侵袭性，甚至可以类似于高度恶性肿瘤。

CT 平扫多显示单发圆形或类圆形软组织肿块，边界清楚，大部分表现为均匀性低密度，肿瘤较大时，内部可因含脂肪、坏死囊变及出血而密度混杂，罕见钙化。增强扫描所有病变均表现为血供丰富，动脉期病灶表现为明显不均匀性强化，肿瘤中央可见粗大迂曲增强供血动脉影。门脉期强化幅度下降，边缘可见假包膜结构。

核心提示

肝内类圆形肿块，边界清楚，具包膜结构，增强扫描动脉期肿瘤实质明显强化，其中见粗大迂曲的供血动脉影，门脉期肿瘤实质强化减退，但肿瘤血管仍然显影。没有乙肝型病毒性肝炎病史，肿瘤指标均正常。

参考文献

[1] 祝因苏，李丹燕，李红霞，等. 肝脏血管周上皮样细胞瘤的 CT 多期扫描诊断价值 [J]. 放射学实践，2012，3（27）：317－320.
[2] 赵秀丽，胡儒华，王平怀，等. 肝脏血管周上皮样细胞瘤的 CT 和 MRI 表现 [J]. 中国医学影像学杂志，2012，9（24）：669－673.
[3] Parfitt JR，Bella AJ，Izawa JI，et al. Malignant neoplasm of perivascular epithelioid cells of the liver [J]. Arch Pathol Lab Med，2006，130（8）：1219－1222.

〔高明勇　赵　海　龙晚生〕

3.6 含脂肪成分肝细胞癌

临床资料

男，63 岁。右上腹伴右肩疼痛 1 周。

患者于 2016 年 11 月 7 日晨起自觉右上腹持续性刺痛，放射至右肩部，无伴发热、畏寒、恶心、呕吐、腹胀等不适，患者自行服用中药（具体不详）症状稍有缓解。次日晚餐后无明显诱因再次出现右肩部剧痛，影响活动。

既往史：有“小三阳”病史；2012 年曾有左手外伤缝合病史。

专科检查：腹部平软，未见胃肠型及蠕动波，未触及异常包块，无压痛、反跳痛。移动性浊音（—）。

辅助检查

实验室检查：感染八项示乙肝“小三阳”，天冬氨酸氨基转移酶 55 U/L，γ-谷氨酰转移酶75 U/L，肿瘤标志物蛋白芯片糖链抗原 CA19-9 49.35 kU/L。

影像学资料

CT、MRI 检查如图 1～图 12 所示。

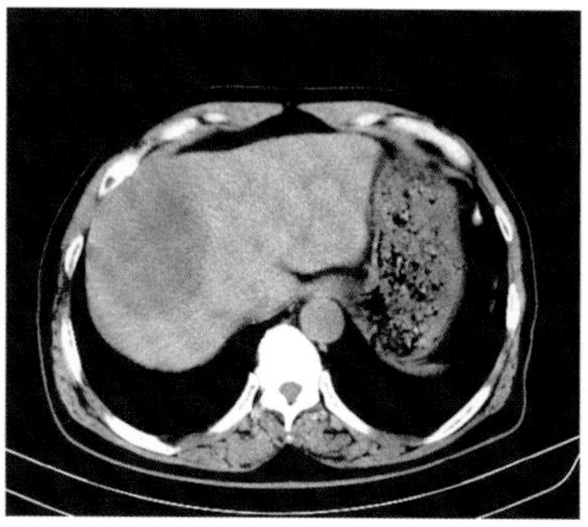

图 1 CT 平扫

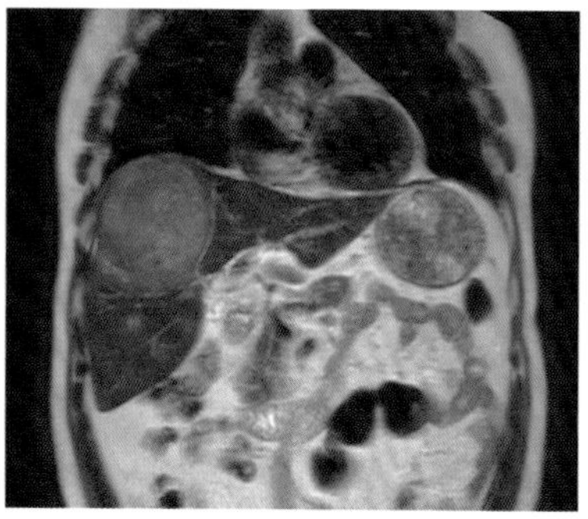

图 2 T_2WI 冠状位

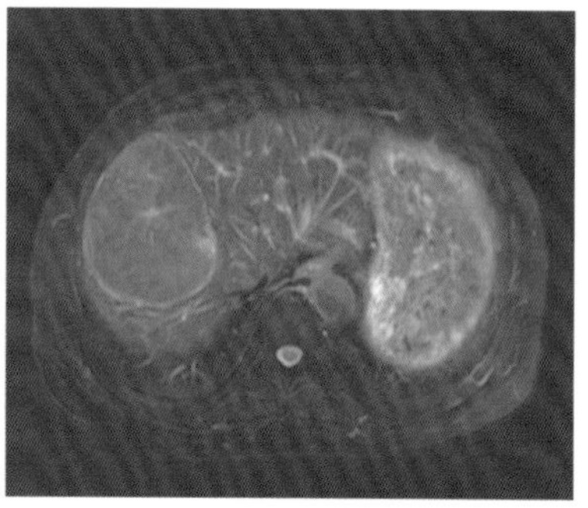

图 3 T_2WI-FS 横断位

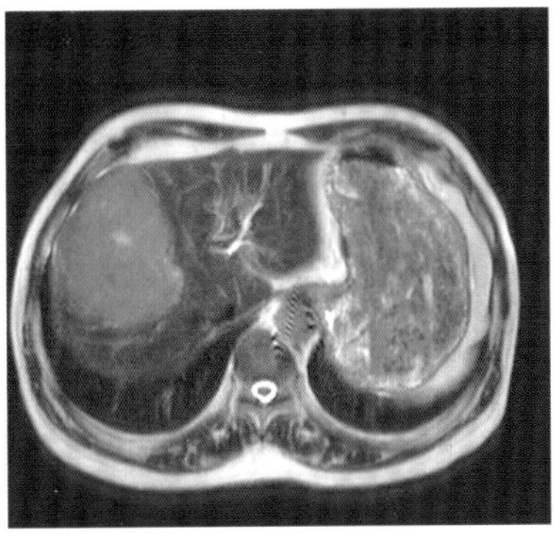

图 4 T_2WI 横断位

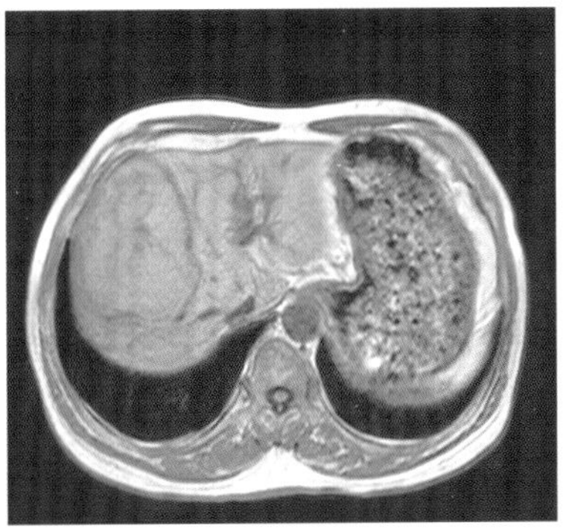

图 5 T_1WI 同相位

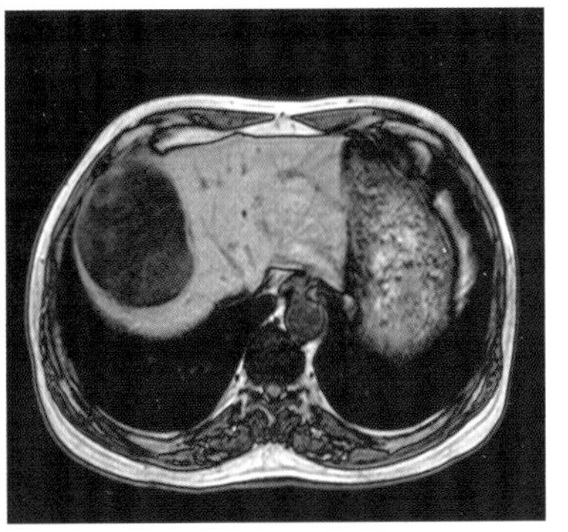

图 6 T_1WI 反相位

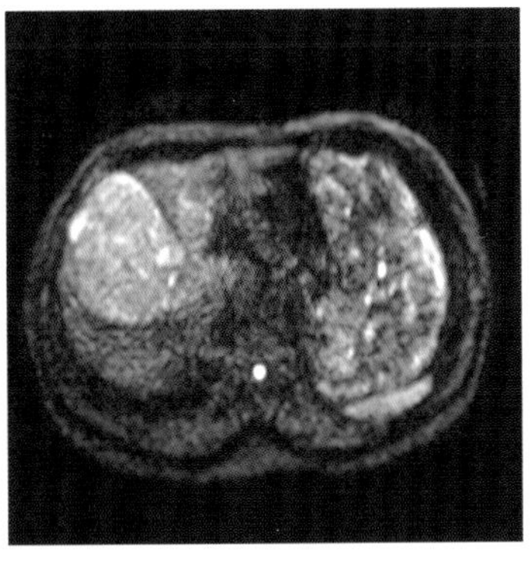

图 7 DWI（b=600 s/mm²）

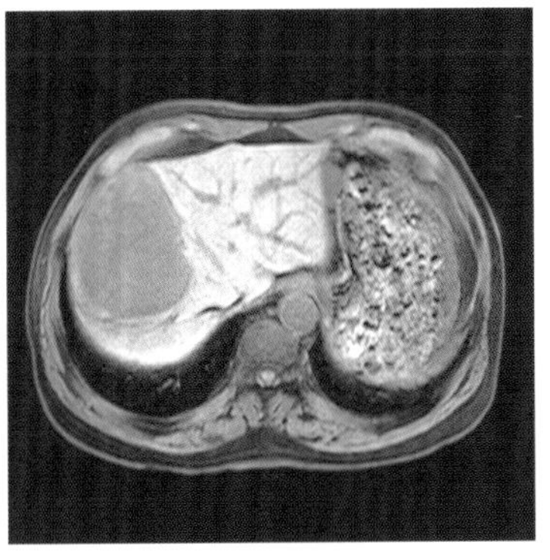

图 8 T_1WI-FS

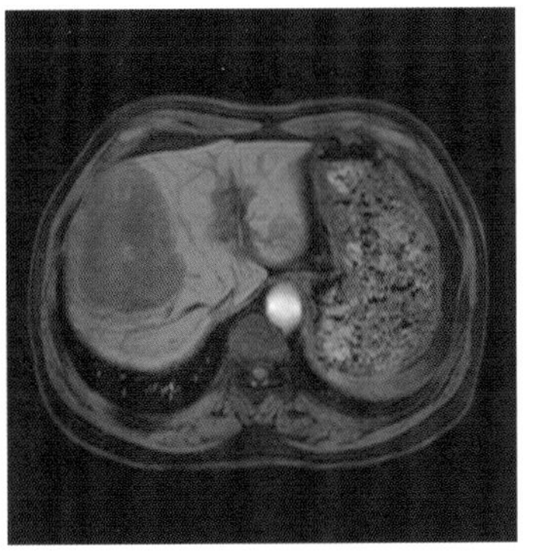

图 9 T_1WI-FS 动脉早期

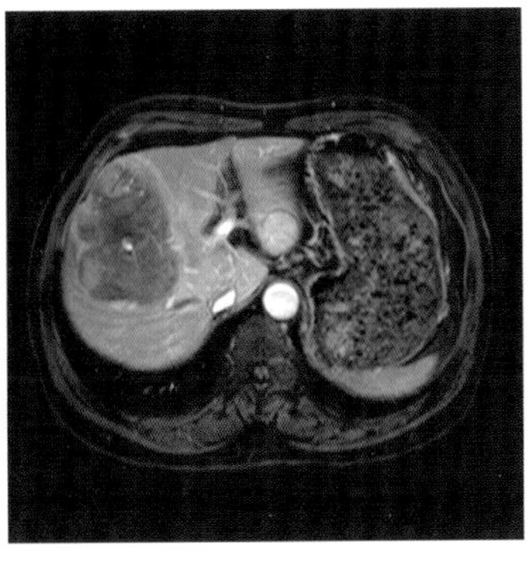

图 10 T_1WI-FS 门脉期

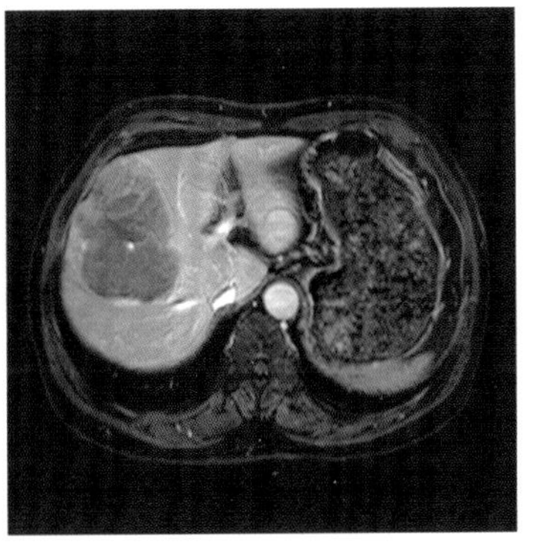

图 11 T_1WI-FS 平衡期

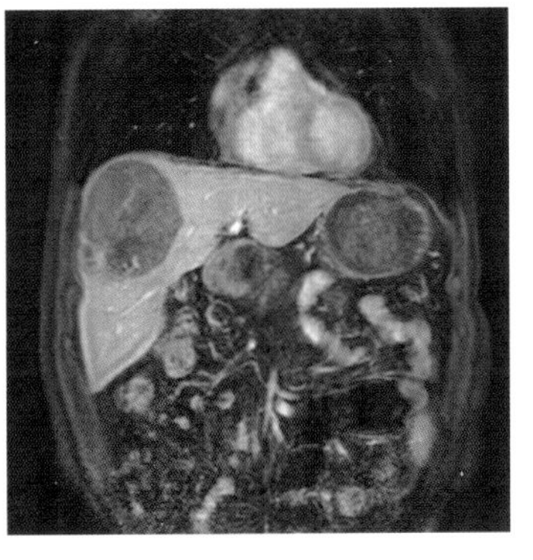

图 12 T_1WI-FS 冠状位

定位征象分析

本病例定位较明确，病变位于肝实质内，CT 和 MRI 轴位多层面显示肿块位于肝中静脉和肝右静脉之间，位于肝第Ⅷ段。

定性征象分析

1. 基本征象：

(1) CT 平扫病变呈不均匀低密度，边界欠清晰，未见钙化。病变周围肝门区、腹膜后未见淋巴结肿大，外院增强扫描资料不详。

（2）MRI 显示 T_1WI 同相位上呈等、稍高信号，反相位上可见大片信号降低区；T_2WI 上稍高信号，其内有高信号影；DWI 上信号略高，其内有高信号影；边界清楚，可见假包膜征象。动态增强扫描显示肿块动脉早期无明显强化，其内条状稍高信号影，门脉期肿瘤周围部分强化较明显，中央点状强化更明显，平衡期及延迟期强化减弱，其内可见小分隔影。

2. 特征性征象：

（1）化学位移双回波序列反相位像上全部病灶信号明显减低，提示病灶内含丰富的细胞内脂肪（图 6）。

（2）T_2WI-FS 序列上等信号，其内有高信号影，DWI 上不均匀高信号（图 4、图 7）。

（3）典型假包膜征象。

（4）多期增强扫描显示肿瘤中点状中心供血动脉，提示富动脉血供征象（本病例因扫描技术原因动脉期太早，门脉期又偏晚），对比剂廓清较早。

综合上述一般征象和较特征性定性征象，定性诊断为恶性病变，多考虑为含脂肪成分肝细胞癌可能性较大。

综合诊断

男，63 岁。右上腹伴右肩疼痛 1 周，既往有慢性肝炎病史，专科检查无特殊。实验室检查：感染八项提示“小三阳”；肝胆十五项提示肝功能受损；肿瘤标志物蛋白芯片提示 CA19-9 升高。CT 和 MRI 显示肝右叶第Ⅷ段占位性病变，边界尚清、可见假包膜；MRI 平扫化学位移成像反相位上病灶呈明显低信号，提示肿瘤富含细胞内脂肪成分，DWI 信号略高；MRI 增强扫描提示肿块内富肿瘤血管，对比剂廓清较早。综合上述资料诊断为肝右叶第Ⅷ段含脂肪成分肝细胞癌可能性大。

鉴别诊断

1. 肝脏血管平滑肌脂肪瘤：主要有 3 个方面。①假包膜征：该征象在肝脏血管平滑肌瘤远较原发性肝细胞癌少见。②脂肪成分：肝脏血管平滑肌脂肪瘤含不同比例的脂肪，脂肪含量较多时，多表现为成熟脂肪组织，CT 呈典型脂肪密度，MRI 同相位 T_1WI 高信号，频率饱和法脂肪抑制或水激励成像明显减低，这与本病例不同；而当脂肪含量不多时，脂肪呈散在灶性分布，同反相位也可以检出脂肪，但不似本例中的弥漫性细胞内脂肪分布，仍可鉴别。③增强扫描：本病例基本符合典型肝细胞癌“快进快出”的强化方式，不似血管平滑肌脂肪瘤迅速明显的动脉瘤样强化（血管瘤型）或渐进性强化（肌瘤型）。

2. 肝腺瘤伴脂肪变性：肝腺瘤可以有本病例中的假包膜及脂肪变性征象，但其早期强化较明显且持续时间较长，与本病例的增强表现明显不同。

手术探查

右肝肿物如拳头大，与膈肌有小部分粘连，左内叶脏面与镰状韧带间有少量粘连。切除肿瘤及部分肝组织，标本大小 12 cm×10 cm×10 cm，切面见一直径约 10 cm 灰黄结节，质中界清。

病理结果

1. 大体所见：部分肝 12 cm×10 cm×10 cm，切面见一直径约 10 cm 灰黄结节，质中界清（图 13）。

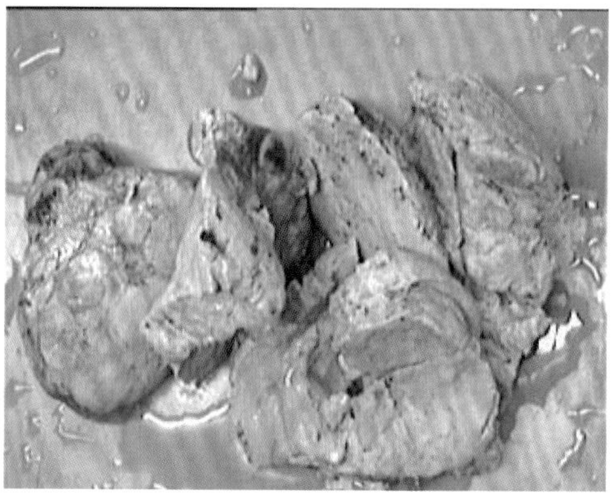

图 13 大体标本

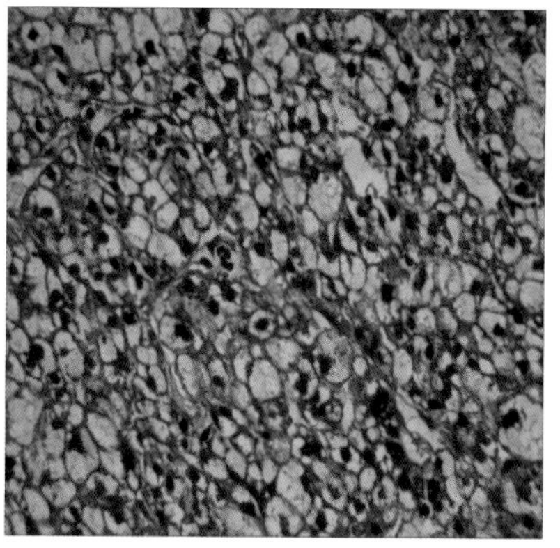

图 14 HE 染色（HE×400）

2. 镜下所见：肿瘤组织呈实性、片状、较大，胞质丰富，呈空泡状（图 14）。

3. 免疫组织化学：CK(广谱)(+)，AFP 染色欠佳，CK7(−)，CD10 小胆管(+)，GPC-3(−)，HSP70(−)，GS(+)，CD34 血窦(+)，Vimentin(−)。

结合 HE 染色和免疫组织化学结果，(肝肿物）符合中-低分化肝细胞癌（透明细胞亚型）。

疾病综述

原发性肝细胞肝癌为临床上常见的恶性肿瘤，常见发病年龄多为 30～60 岁，男性多见。发病与乙型、丙型病毒性肝炎及肝硬化密切相关。50%～90%的肝细胞癌合并肝硬化。影像学表现为单发或多发，圆形、类圆形或不规则形肿块，膨胀性生长，边缘有假包膜者则肿块边缘清楚。MRI 上肿块多为 T_1WI 低信号，T_2WI 不均匀较高信号，多期增强过程表现为典型“快进快出”强化现象，肿瘤的假包膜一般呈延迟强化表现。

含脂肪成分的肝细胞癌是指肝癌组织内有脂肪堆积和（或）癌细胞有明显的脂肪变性，是肝细胞癌的一种非常少见的类型，约占肝细胞癌的 0%～2%，常易误诊。含脂肪肝细胞癌由癌细胞脂肪代谢紊乱、发生脂肪变性导致。其与普通肝细胞癌最大的区别是在肿瘤组织中含有混合形式存在的脂肪成分，通常为水脂混合物，与单纯脂肪有所不同。含脂肪成分肝细胞癌的实质部分影像学表现与普通的肝细胞癌相似，利用 MRI 化学位移梯度回波序列探测癌灶中部分区域信号衰减来反映其中脂肪成分的存在，对于混合形式存在的脂肪的检出更具有敏感性，对含脂肝癌的诊断和鉴别诊断有重要意义。

核心提示

本病例的核心在于定性诊断及鉴别诊断。病变位于肝脏右叶第Ⅷ段，有假包膜及脂肪变性，CT 及 MRI 增强基本征象符合原发性肝细胞癌特点，其中含脂成分则需与肝脏血管平滑肌脂肪瘤及肝腺瘤等相互鉴别。由于本病例化学位移成像显示弥漫分布的细胞内脂肪，T_2WI 呈等、高混杂信号；DWI 较高混杂信号；有包膜；MRI 增强扫描提示肿块内富肿瘤血管，对比剂廓清较早；实验室检查提示“小三阳”及肝功能减退。综合上述表现，诊断含脂肪成分肝细胞癌证据充分。

参考文献

[1] 章李，刘智俊．含脂肝细胞肝癌的影像表现和鉴别诊断 [J]．临床放射学杂志，2014，33 (10)：1529－1532.
[2] 钟建平，王叶军．含脂肪原发性肝癌的影像学表现 [J]．放射学实践，2013，28 (6)：666－668.
[3] 王胜裕，蒯新平，贾宁阳，等．肝脏血管平滑肌脂肪瘤的 MRI 表现 [J]．临床放射学杂志，2014，33 (8)：1209－1212.
[4] 赵燕风，欧阳汉，王小艺，等．肝脏血管平滑肌脂肪瘤 MRI 表现 [J]．放射学实践，2014，29 (1)：64－68.

〔黄晓星 肖学红 龙晚生〕

3.7 混合型肝细胞–胆管细胞癌

临床资料

男，59岁。体检发现右肝占位10天。患者于10天前因体检MRI发现肝S7/S8交界处团块异常信号，当时患者未作特殊治疗。今日在家人劝说下来我院就诊，拟“右肝占位”收入院。

体格检查：神志清，心肺查体未见异常。双目及皮肤黏膜未见黄染，双手掌未见蜘蛛痣及肝掌。腹部平软，无压痛、反跳痛；未触及腹部肿物，肝、脾肋下未触及，墨菲征阴性。

辅助检查

甲胎蛋白（AFP）3.35 ng/mL，糖类抗原19－9（CA19-9）102.5 U/mL。余无明显异常。

影像学资料

CT和MRI检查如图1～图11所示。

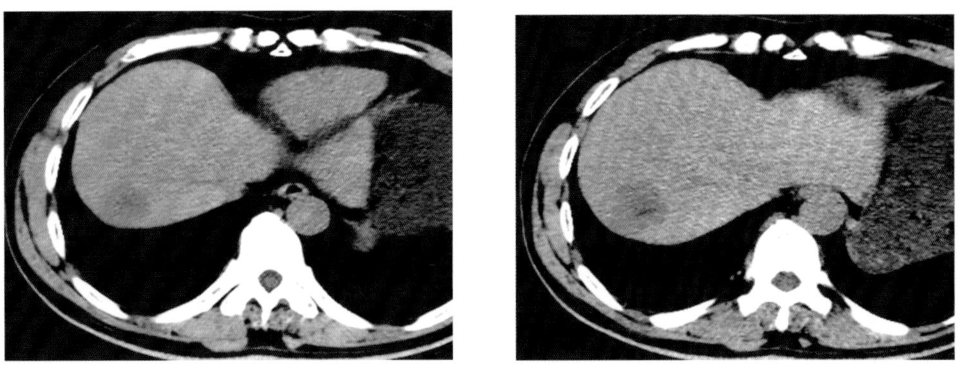

图1　CT平扫

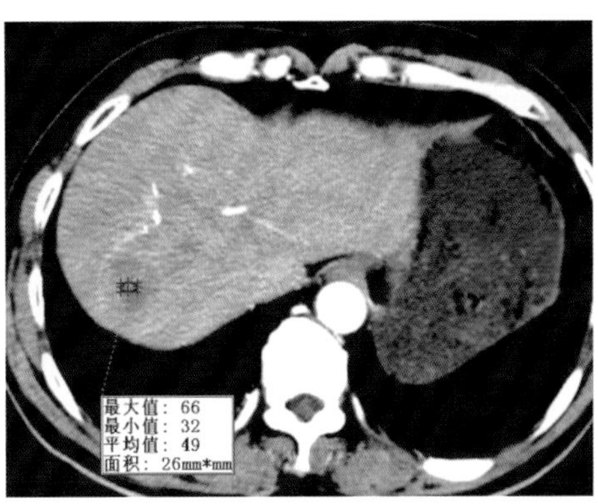

图2　CT动脉期

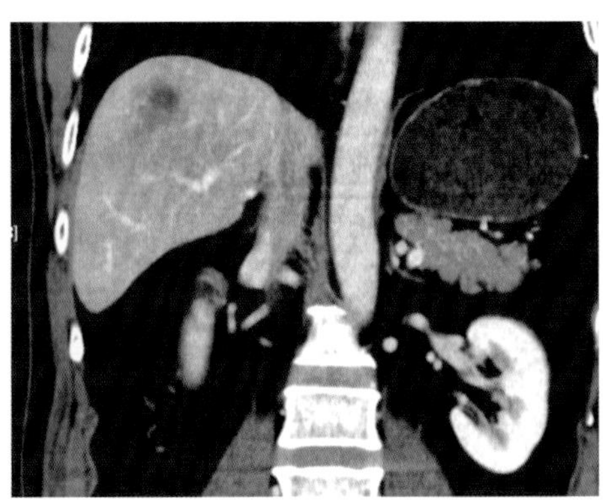

图3　CT静脉期冠状位

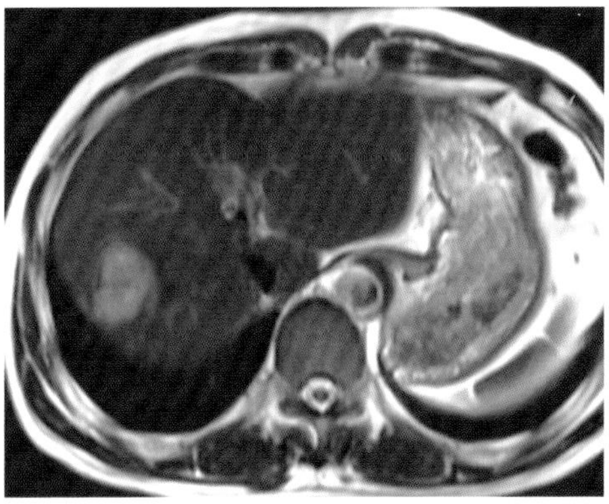

图 4 T_2WI 轴位

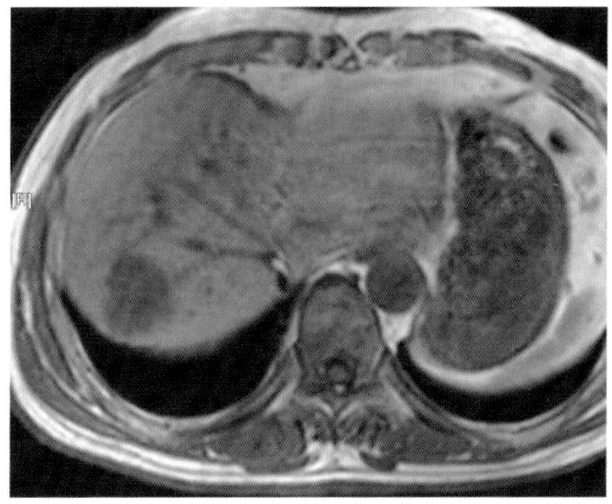

图 5 T_1WI 轴位

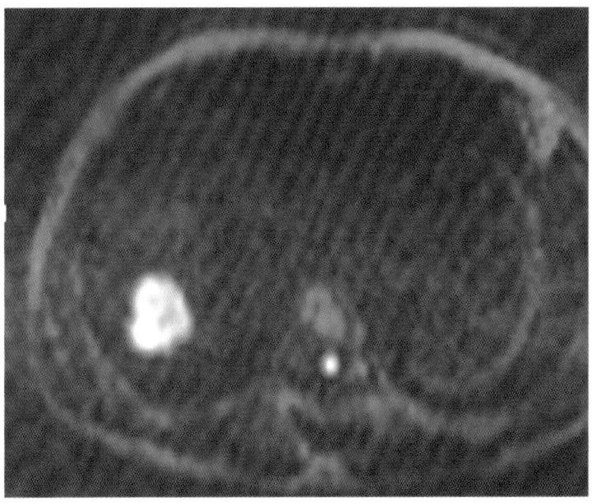

图 6 DWI b＝1000

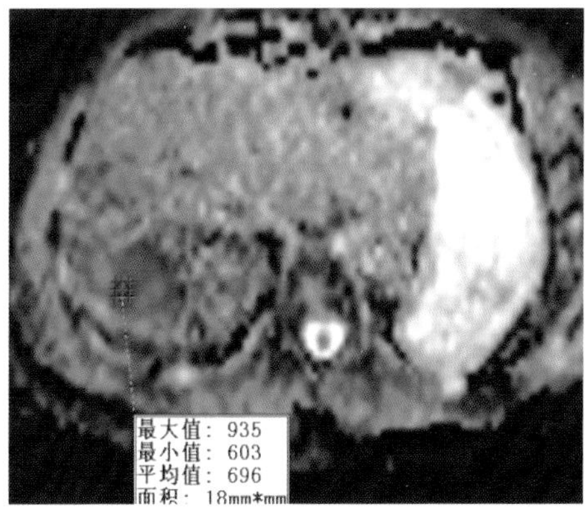

图 7 ADC 图（ADC 值 0.69×10^{-3} mm^2/s）

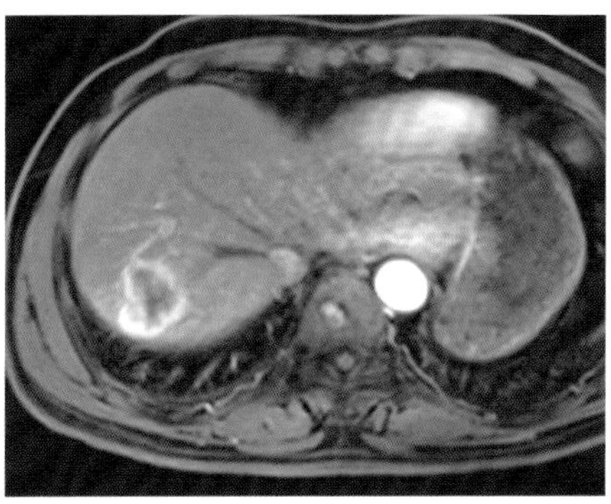

图 8 T_1WI-FS 动脉期

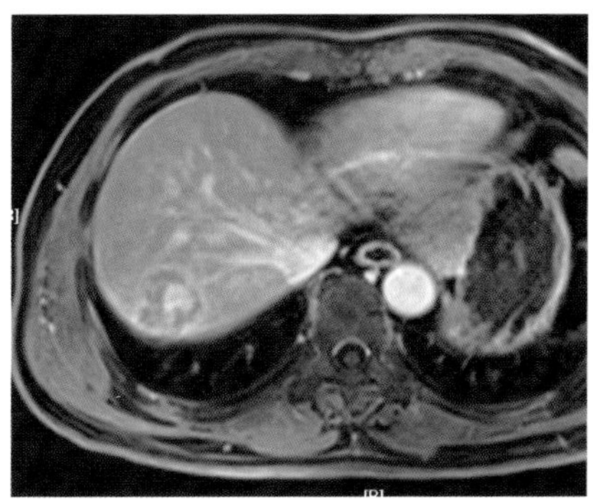

图 9 T_1WI-FS 静脉期

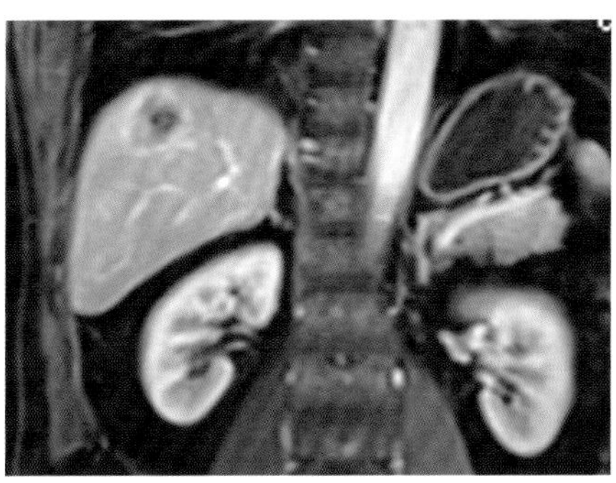

图 10 T_1WI-FS 延迟期冠状位

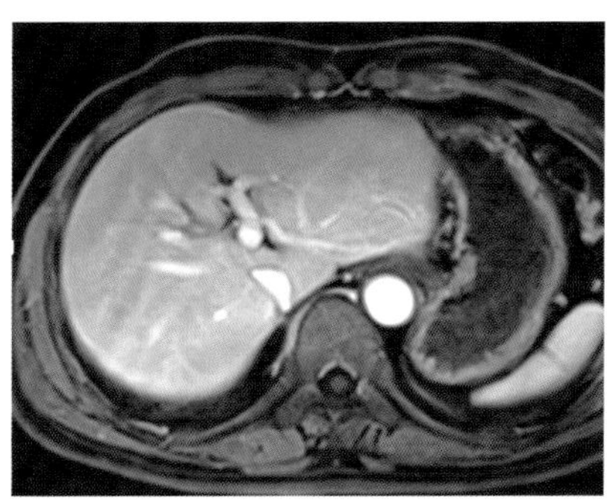

图 11 T_1WI-FS 延迟期

定位征象分析

肝脏结节状病变，位于肝实质内，肝右叶后上部，近肝顶处，肝脏包膜下（图 1），距离第一肝门、第二肝门较远，未累及肝脏重要结构。精确定位于肝脏第 7 段（S7）。根据如下：

1. 结节体积偏小，最大径＜3.5 cm，位于膈肌下方，偏后侧肝实质内。
2. 图 9MRI 轴位增强扫描，肝右静脉位于病灶的前方，图 12 箭头所示为肝右静脉。
3. 病变位于第一肝门上方，图 13 为第一肝门上部层面，箭头所示为病变下缘。

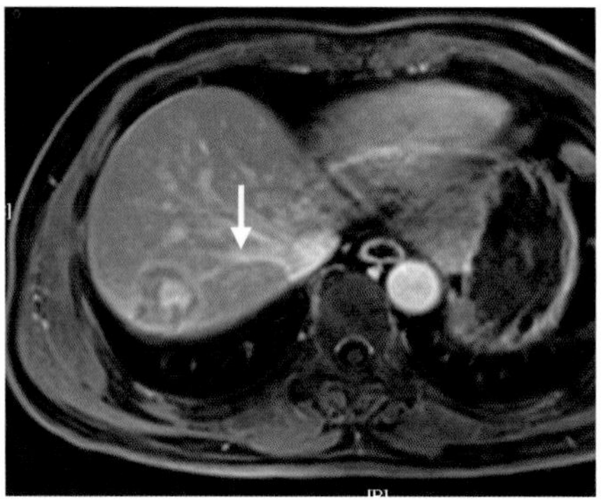

图 12　T_1WI-FS 静脉期（箭头所示为肝右静脉）

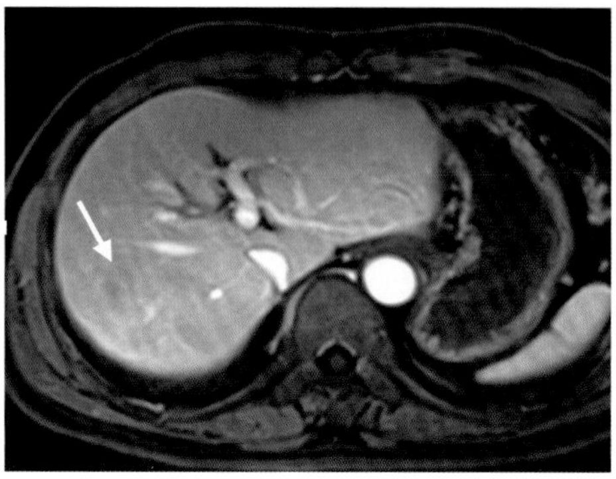

图 13　T_1WI-FS 延迟期（箭头所示为病变最下缘位置）

综合上述征象，定位诊断病变位于肝右叶 S7 段。

定性征象分析

1. 基本征象：

（1）肝右叶局灶性结节，CT 平扫形态不规则，边缘不清楚，密度不均匀，内有更低密度区，增强扫描动脉期结节周围似有轻度强化，门静脉期和延迟期强化均不明显（图 1～图 3）。

（2）MRI 表现结节与肝组织分界清楚，并有分叶征象，提示为生长不均匀的肿瘤性病变。T_2WI 结节信号中等强度至偏低，内有点状囊变（图 4、图 5）。DWI 呈明显弥散受限表现，ADC 值明显低于周围肝组织信号（图 6、图 7）。增强扫描于动脉期呈显著不规则强化，静脉期强化程度减退，延迟期强化程度进一步减退（图 8～图 11）。以上 CT 与 MRI 征象表明结节为恶性肿瘤，MRI 表现与 CT 有差别，原因是 MRI 组织分辨率高，使病变显示更清楚，增强扫描每期采集 MRI 需要时间长，可以捕捉到对比剂强化时间。

2. 特征性征象：

（1）结节 CT 上表现为边界不清的低密度区，MRI 上虽然边缘清楚，但无包膜，结合其密度和信号不是单纯肝细胞癌的表现，而类似胆管细胞癌。

（2）MRI 增强扫描，动脉期结节边缘区域明显强化，门静脉期周边强化迅速消退，而中央部位呈结节状明显强化。延迟期两部分均强化消退，提示肿瘤内含有两种不同的组织成分。

综合上述两个特征性的定性征象，定性诊断肝脏恶性肿瘤，以混合型肝细胞-胆管细胞癌可能性大。

综合诊断

男，59岁。发现肝脏占位性病变，无相关症状，实验室检查AFP正常，CA19-9增高，提示恶性肿瘤存在的可能。根据CT、MRI平扫和增强扫描表现，即CT结节中央部密度减低，类似坏死，但MRI上T_2WI信号较均匀，同时MRI多期增强强化不一致，说明肿瘤内不存在坏死，而是成分不同。诊断肝脏恶性肿瘤，混合型肝细胞—胆管细胞癌有一定根据。

鉴别诊断

1. 肝细胞癌：为肝脏最常见的恶性肿瘤，多在病毒性肝炎肝硬化基础上发生，AFP常增高。CT、MRI肿瘤边缘清楚，有假包膜，动脉期以中部首先强化为主，延迟期有规则的包膜强化。门静脉瘤栓常见。

2. 肝内胆管细胞癌：起源于肝内末梢胆管上皮，AFP阴性。发病年龄较肝细胞癌和混合型肝癌年轻。肿块无包膜，内见固定扩张胆管，增强动脉期轻度强化，延迟期强化较明显，常发生淋巴结转移。

3. 转移瘤：有原发性肿瘤病史，多发性肝内结节为主，囊变坏死较明显，增强多表现为血供不丰富。

4. 血管瘤：无症状，实验室检查各项指标正常。CT、MRI边缘均表现清楚，MRI上T_2WI呈明显高信号。增强扫描动脉期肿瘤边缘呈结节状明显强化，随着时间延长，强化范围扩大，高于正常肝组织。

手术探查

手术探查腹腔未见积液，肝大小正常，质软，较光滑；肝S7段可触及一大小约4.0 cm×3.5 cm×3.0 cm肿物，质中，边界尚清，与膈肌无粘连。胆囊位置、大小正常，囊壁无增厚。肝门部未触及肿大淋巴结，腹壁未触及结节。沿肿瘤外约1 cm处作切缘线，由浅入深逐步切开肝组织，切除肝右后叶送病理。

病理结果

1. 大体所见：肿物大小4.5 cm×3.5 cm×3 cm，切面灰黄色，质硬，边缘于局部侵入周围肝组织，神经或脉管未见明确癌侵犯。送检肝脏为硬化肝组织，呈小结节型肝硬化改变。(图14)

2. 镜下所见：见部分肿瘤细胞形态、排列类似肝细胞，胞质染色较浅，有核分裂；另一部分肿瘤细胞形态与排列类似胆管上皮，胞质染色深（图15)。

3. 免疫组织化学：Vim(+)，CK部分(+)，CK19部分(+)，Villin部分(+)，CK7部分(+)，CK8/18部分(+)，CDX2少数细胞(+)，Syn灶性(+)，CD34血管(－)，CD56(－)，CgA(－)，CEA(－)，CK20(－)，Glypican-3(－)，Hepatocyte(－)，PSA(－)，TTF-1(－)，LCA(－)，SALL4(－)，Ki67约65%(+)。

4. 病理诊断：右肝S7段低分化癌，混合型肝细胞癌-胆管细胞癌。

5. 病理会诊意见：（右肝S7段）低分化癌，结合免疫组织化学结果，考虑为混合型肝细胞-胆管细胞癌。

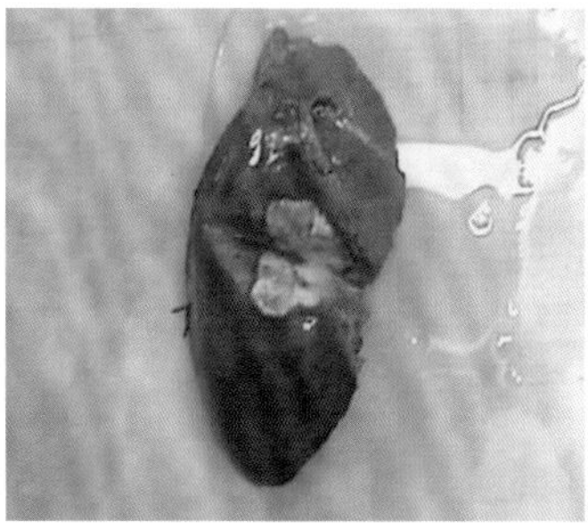

图 14 大体标本

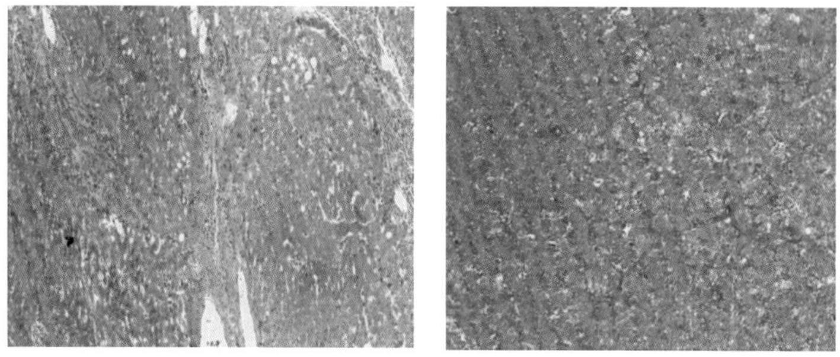

图 15 HE 染色（HE×200）

疾病综述

混合型肝细胞-胆管细胞癌是包含肝细胞癌和胆管细胞癌少见的肝脏原发恶性肿瘤，美国国立癌症中心大规模数据库资料显示，占肝脏原发性肝癌不足 1%。与同时有肝细胞癌和胆管细胞癌碰撞瘤不同，混合型肝癌实际上是肝细胞癌伴有局灶性管状化。混合型肝癌同时具有肝细胞癌和胆管细胞癌的特征，诊断和治疗存在不同于其他肝脏恶性肿瘤的特殊之处。但是由于发病率低，对于其临床特点和预后相关因素缺乏足够的认识。

在 CT、MRI 表现方面，相关文献不多，多见于个例报告，较大样本的分析更是少见。从本例的 CT 和 MRI 表现看，肿瘤各种征象既不像肝细胞癌也不像肝内胆管细胞癌，更没有其他类型肿瘤的征象，其 CT、MRI 表现的特点诊断肝脏恶性肿瘤把握性较大，进一步观察到肿瘤内密度/信号具有差别，MRI 增强扫描病变周围与中央区域强化时间不同步，说明肿瘤内具有不同的肿瘤组织。上述表现，特别是 MRI，对认识混合型肝细胞-胆管细胞癌具有一定价值。

核心提示

本病例具有典型肝内恶性肿瘤的 CT、MRI 征象。由于肿瘤内成分不同，MRI 信号、增强扫描的强化特点、DWI 和 ADC 的特征变化能显示肿瘤结构具有差异性，为混合型肝细胞-胆管细胞癌诊断提供强力依据。MRI 与 CT 相比，能提供更多的诊断信息。合理的 MRI 序列的应用对提高诊断的准确性大有帮助。

参考文献

[1] 周俭，吴志全，樊嘉. 胆管细胞癌临床特点及其与肝细胞癌的比较［J］. 中华普通外科杂志，2000，15（6）：330－332.

[2] 杨沛钦，郑晓林，邹玉坚. 肝内胆管细胞癌 CT、MR 表现与病理特征对照分析［J］. 中国 CT 和 MRI 杂志，2012，10（3）：50－53.

[3] 陆伦，邵丹丹，龙行安，等. 混合型肝癌的 CT、MRI 表现及临床病理分析［J］. 实用放射学杂志，2013，29（4）：579－582.

〔郑晓林　龙晚生〕

3.8 肝周围型胆管细胞癌

临床资料

男，55 岁。反复咳嗽 2 个多月。

患者于 2 个月前无明显诱因出现咳嗽，为阵发性，间伴少量白色黏痰，伴反复发热，多为低热，最高体温 38.9 ℃，伴尿频、尿急，夜尿增多。10 年前于我院确诊“肾结石”，服中药治疗，自诉已治愈。去年因胃出血于外院住院治愈出院。自诉对蚕蛹过敏。余无特殊。

专科检查：腹平软，全腹无压痛，无反跳痛，肝、脾肋下未及，墨菲征（－），移动性浊音（－），肠鸣音 4 次/min。双下肢无水肿，四肢肌力、肌张力正常。生理反射存在，病理反射未引出。

辅助检查

实验室检查：WBC11.76×10^9/L，APF（－），CEA（－），CA125（－），CA19-9（－），余未见明显异常。

影像学资料

CT、MRI 检查如图 1～图 9 所示。

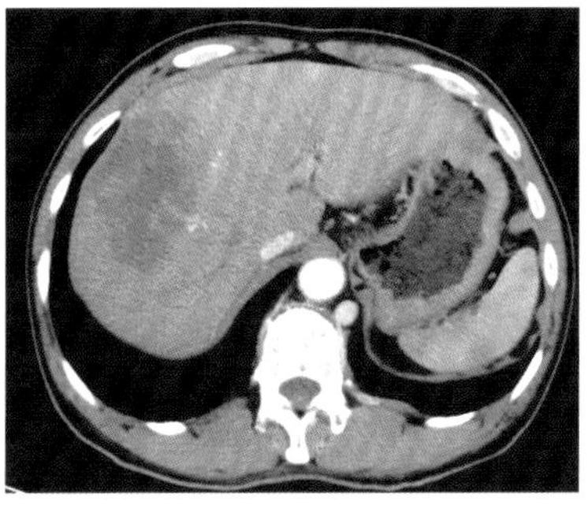

图 1 CT 动脉期

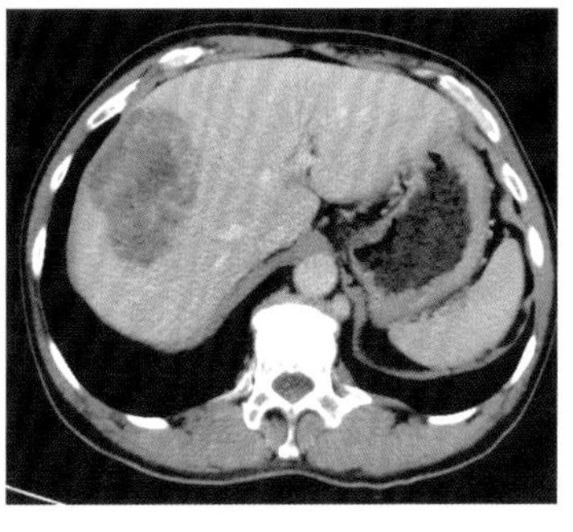

图 2 CT 门脉期

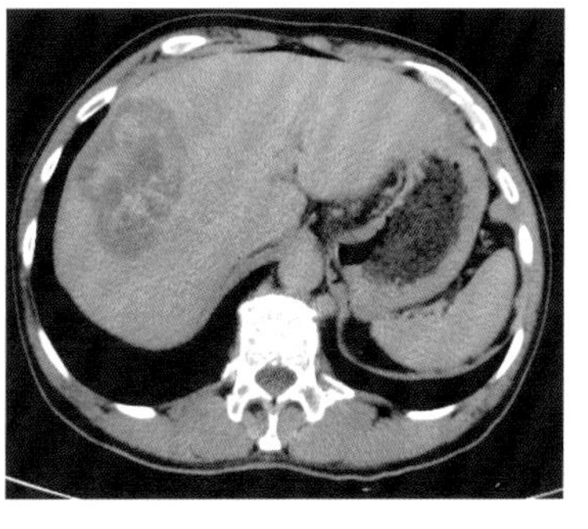

图 3 CT 延迟期

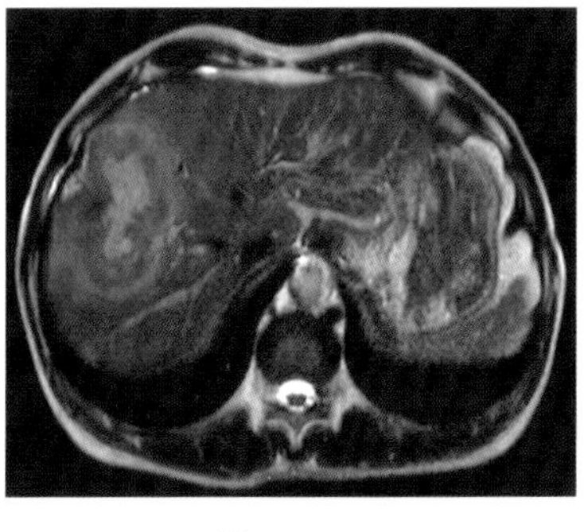

图 4 T_2WI

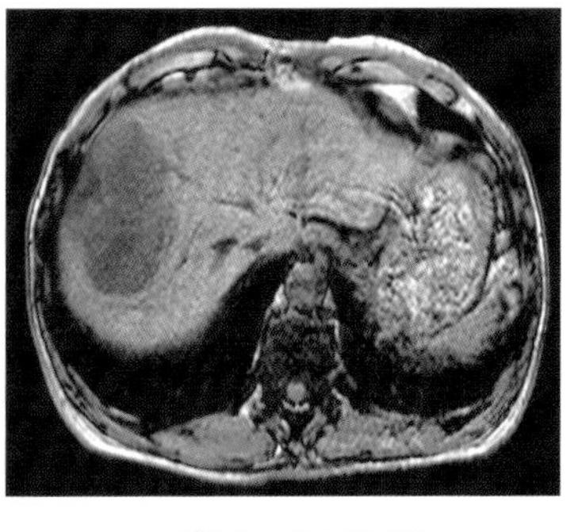

图 5 T_1WI-FS

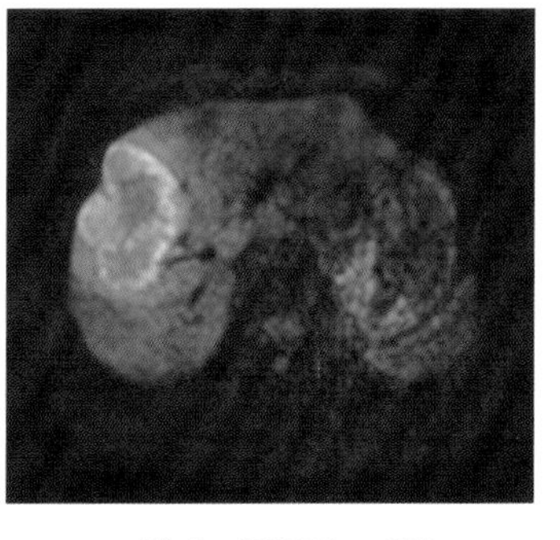

图 6 DWI b=600

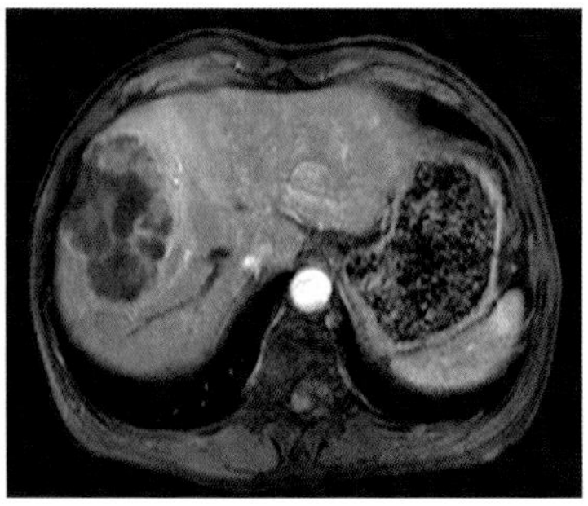

图 7 T_1WI 动脉期

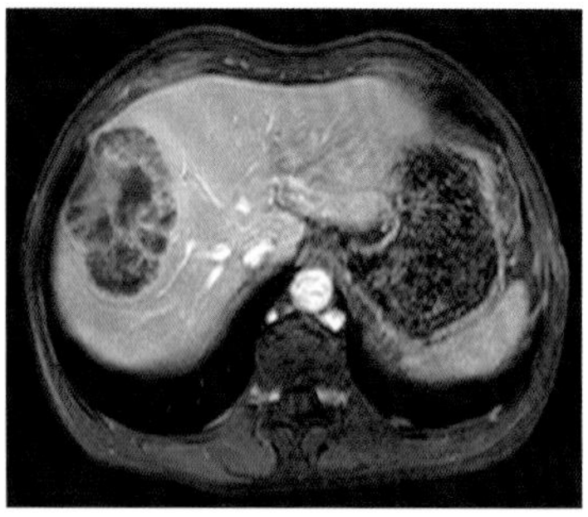

图 8 T_1WI 门脉期

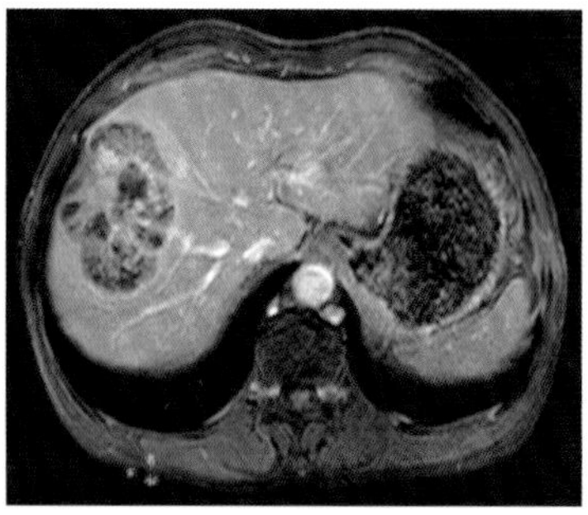

图 9 T_1WI 延迟期

定位征象分析

1. 肿块周围与肝实质无分隔，位于右叶外周处，可见肝包膜凹陷。
2. 肿块周围血管呈向四周方向推移。
3. 肿块主要位于肝中、肝右静脉之间，少部分位于肝右静脉后方，且位于右段间裂之上。

根据上述征象，肿块定位来源于肝右前叶上段、右后叶上段之间，主要位于肝右前叶上段（S8）。

定性征象分析

1. 基本征象：肝右叶上段（前叶为主）卵圆形肿块、浅分叶，信号混杂，MRI 上可见多层结构，中心部分 CT 呈低密度、MRI 上 T_1WI 低信号、T_2WI 高信号、DWI 信号不高，呈水样的密度和信号表现；中间实性部分 CT 等密度，T_1WI 等略低、T_2WI 稍高信号、DWI 高信号，MRI 上外周可见环形磨玻璃样 T_2WI 更高信号、DWI 信号不高，呈“晕征”样改变。三期动态增强扫描示：肿块中间实性部分分隔三期均可见强化，动脉期厚环样强化，内见网格状、星芒状强化，门脉期及延迟期呈渐行性填充样延迟强化，随着时间的延迟中央强化逐渐明显。邻近肝右叶包膜皱缩，邻近胆管及肝内外胆管未见扩张，周围结构及肝内余部未见异常结节、肿块；门静脉通畅，未见癌栓征象，肝门区及腹膜后未见肿大淋巴结。

2. 特征性征象：

（1）渐进性填充式强化：分叶状肿块，可见 3 层结构，实性部分可见少许 T_2WI 低信号纤维组织信号，外周可见“晕征”，动态增强动脉期周边部出现环状、花边状强化，中心无强化或出现轻度网格状强化，门静脉期强化范围向中心扩展，延迟期中心呈渐进性填充式强化，MRI 动态增强显示细节更清楚。

（2）肿块中间实性部分 DWI 高信号，中心 T_2WI 高信号区（多为坏死区），DWI 信号不高。

（3）病灶处邻近肝包膜皱缩。

综合上述一般征象和较特征性定性征象，考虑为恶性肿瘤，定性诊断为周围型胆管细胞癌可能性大。

综合诊断

男，55 岁。因“反复咳嗽 2 个多月”入院，有发热、尿路刺激征阳性，余无特殊。近期体重无明显下降，实验室检查中肿瘤指标均为阴性。CT 和 MRI 显示肝右前叶上段为主肿块，多层结构，中心坏死、中间实性部分 DWI 高信号、可见纤维组织信号，外周可见炎性反应晕征，邻近肝包膜皱缩，动态增强可见特征性中心延迟填充样强化，门静脉未见癌栓。

综合上述资料诊断为周围型胆管细胞癌可能性大。

鉴别诊断

肿块型 IHPCC 应注意与原发性肝癌、肝脓肿、肝海绵状血管瘤相鉴别。

1. 原发性肝癌：通常有肝炎、肝硬化基础，AFP 升高，“快进快出”强化模式与 IHPCC 截然不同，动态增强强化模式是两者重要鉴别点。

2. 肝脓肿：该患者有发热，白细胞升高，且 MRI T_2WI 上外周可见炎性反应晕征，极易误诊为肝脓肿。然而通常肝脓肿可出现气液平面，且中心脓液多黏稠、蛋白碎屑成分高，弥散受限，DWI 表现为高信号，而 IHPCC 中心多为坏死或黏液湖，通常 DWI 信号不高，另肝脓肿分隔及囊壁可呈蜂房样延迟强化，但不会出现 IHPCC 延迟填充样强化；另外需要特别注意的是，IHPCC 肿瘤区亦可出现化脓性炎症反应，因此外周也可出现晕征。

3. 肝海绵状血管瘤：MRI T_2WI 的信号改变有鉴别意义，海绵状血管瘤通常 T_2WI 信号较高，呈“灯泡征”，与 IHPCC 的多样信号不同；另外海绵状血管瘤呈“慢进慢出”样强化，延迟期病灶填充样强化，可填满整个病灶，最终与肝实质密度、信号接近。

4. 肝转移瘤：肝转移瘤表现多样化，有时鉴别困难。若有原发肿瘤病史，且出现多发病灶，可资鉴别。

手术探查

肝脏呈轻度肝硬化改变，肿物位于肝Ⅶ段与肝Ⅷ段之间，灰白色、质地硬，呈脐窝状，邻近肝包膜皱缩，与右侧膈肌粘连，大小约 11 cm×9 cm×8 cm，门静脉未见异常，腹腔其余脏器未见种植转移病灶。

病理结果

1. 镜下所见：瘤细胞几乎无明显腺管形成。细胞大小不一、多形性显著。细胞核大深染，核质比高，核分裂多见，可见病理性核分裂象。(图 11)

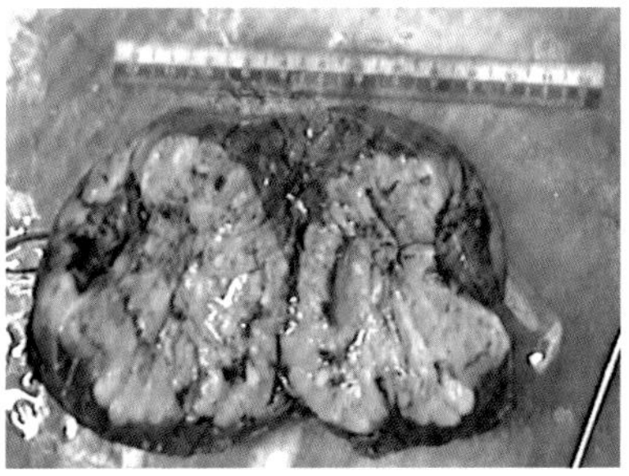

图 10　大体标本

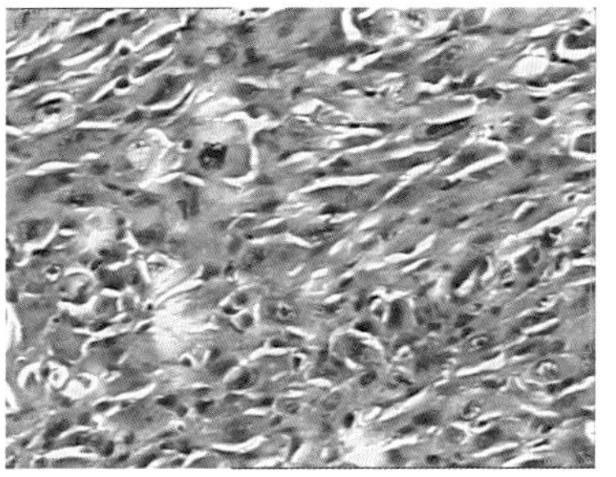

图 11　HE 染色（HE×400）

2. 免疫组织化学：HBsAg(－)，HBcAg(－)，C-erbB-2(－)，AFP(－)，CK19(弱＋)，TTF-1(－)，PCNA(＋＋＋)，nm23(＋)，P53(＋)，Ki67 80%(＋)。

3. 病理诊断：结合组织形态学和免疫组织化学结果，符合胆管细胞癌。

疾病综述

肝内周围型胆管细胞癌（intrahepatic peripheral cholangiocacinoma，IHPCC）是指起源于二级以上肝内胆管至赫令管的胆管上皮癌，属于原发性肝癌的一种少见组织学类型。其恶性度高，起病隐匿，临床表现无特异性，临床误诊率较高，早期诊断和手术切除病灶对提高 IHPCC 患者的生存率至关重要。IHPCC 的发病机制尚不完全清楚，目前多数学者认为与长期的肝内胆管结石合并感染、硬化性胆管炎、华支睾吸虫感染、先天性胆管囊肿等有关。

IHPCC 的生长方式有 3 种类型：肿块型、浸润狭窄型和腔内型。临床上以肿块型最常见。组织学上肿块主要由恶性肿瘤细胞、纤维组织、凝固性坏死和黏蛋白构成，在不同的组织类型和肿瘤的不同区域各种成分所占的比例和分布特点明显不同，在肿瘤外周主要由大量的肿瘤细胞和少数纤维组织构成，而在肿瘤的中央区主要由纤维组织构成，肿瘤细胞在其中分布稀疏。成活的肿瘤细胞是产生肿瘤早期强化的病理基础，而纤维组织是产生肿瘤延迟强化的病理基础。

影像学上肿块型者主要表现为肝内圆形、类圆形、分叶状及不规则形软组织肿块。增强扫描早期周围出现轻度至中度强化，强化带的厚薄不一，早期肿块中央多数无强化，或仅表现为轻度强化，可呈厚环、中心星芒状强化。随着时间的延迟中央强化逐渐明显，强化的程度和方式与肿瘤内部纤维组织的成分有关，可呈斑片状、条状、分隔状甚至均匀强化。因此延迟后的强化方式对于鉴别 IHPCC 具有非常重要的价值。当病灶内出现坏死灶或黏液湖时，则在 T_1WI 呈明显低信号，T_2WI 呈明显高信号，DWI 通常信号不高。另需注意的是部分患者发现肿瘤区有化脓性炎症反应，因此亦可以出现外周晕征改变。

纤维组织成分较多者在 MRI 上形成特征性的表现，即在 T_2WI 上肿瘤中央呈星芒状或条状低信号，延迟后该区域逐渐明显强化，此为 IHPCC 的特征 MRI 表现。另病灶处肝脏包膜出现萎缩亦被认为是 IHPCC 的特征性表现。

核心提示

本病例的核心在于病灶强化模式的分析，并了解 IHPCC 亦可有炎性反应的认知。通过上述特征性的动态强化表现及其他相关征象，可高度提示 IHPCC 的诊断。CT 及 MRI 检查各有优势，MRI 动态增强可提供更多细节，结合 DWI 功能成像能够提高 IHPCC 的检出率和诊断符合率，对临床治疗具有重要价值。

参考文献

[1] 李绍林. 肝内周围型胆管细胞癌 CT 和 MRI 诊断及病理基础研究［J］. 中华放射学杂志，2004，38（10）：1072-1074.

[2] Maetani Y，Itoh K，Watanabe C，et al. MR imaging of intrahepatic cholangiocarcinoma with pathologic correlation［J］. AJR，2001，176：1499-1507.

[3] Lee JW，Han JK，Kim TK，et al. CT features of intraductal intrahepatic cholangiocarcinoma［J］. AJR，2000，175：721-725.

[4] Zhang Y，Uchida M，Abe T，et al. Intrahepatic peripheral cholangiocarcinoma：comparison of dynamic CT and dynamic MRI［J］. J Comput Assist Tomogr，1999，23：670-677.

[5] Valls C，Guma A，Puig I，et al. Intrahepatic peripheral cholangiocarcinoma：CT evaluation［J］. Abdom Imaging，2000，25：490-496.

[6] Soyer P，Bluemke DA，Hruban RH，et al. Intrahepatic cholangiocarcinoma：findings on spiral CT during arterial portography［J］. Eur J Radiol，1994，19：37-42.

〔黄晓星　肖学红　龙晚生〕

3.9 非肝移植胆管铸型综合征

临床资料

女，60岁。受凉后畏寒、发热伴咳嗽、咳少量白痰3天。现感腹胀、腹部隐痛。1个月前曾患急性胰腺炎，既往有胆囊及胆管结石、胆管炎、胆囊炎病史。

体格检查：神志淡漠，皮肤巩膜中度黄染。体温40 ℃，腹肌紧张，无压痛及反跳痛。

实验室检查：白细胞 25×10^9/L，中性粒细胞比例增高。胆红素增高，血清总胆红素105 μmol，以结合胆红素为主。γ-谷氨酰转移酶、碱性磷酸酶增高。提示肝功能异常、梗阻性黄疸。

辅助检查

超声检查：肝脏颗粒增粗，胆道内回声不均匀，有强回声，考虑胆栓形成可能。

影像学资料

MRI检查如图1～图5所示。

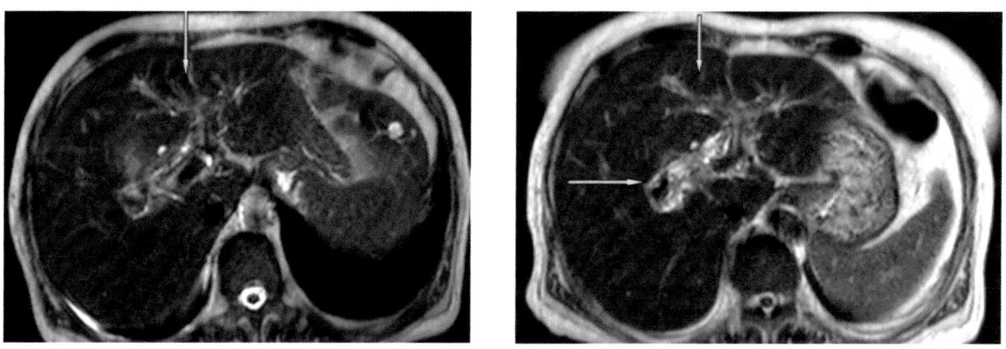

图1 轴位 T_2WI

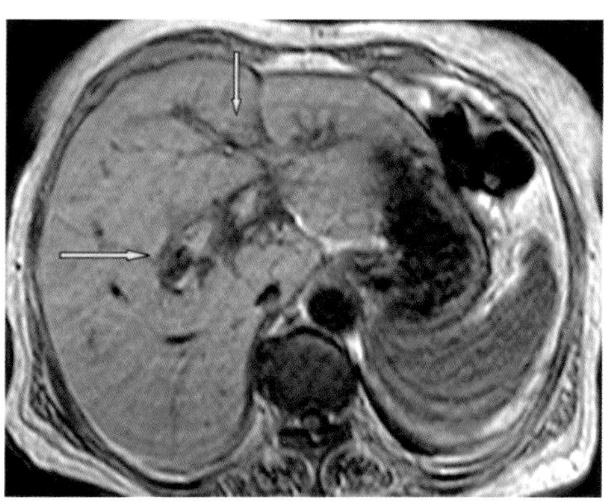

图2 轴位 T_1WI

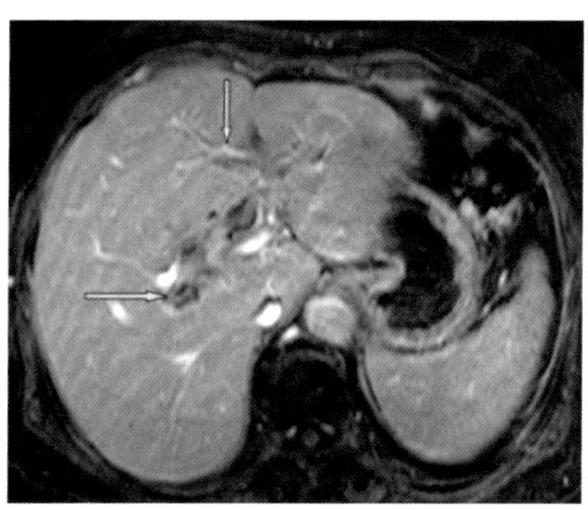

图3 T_1WI-FS 轴位增强静脉期

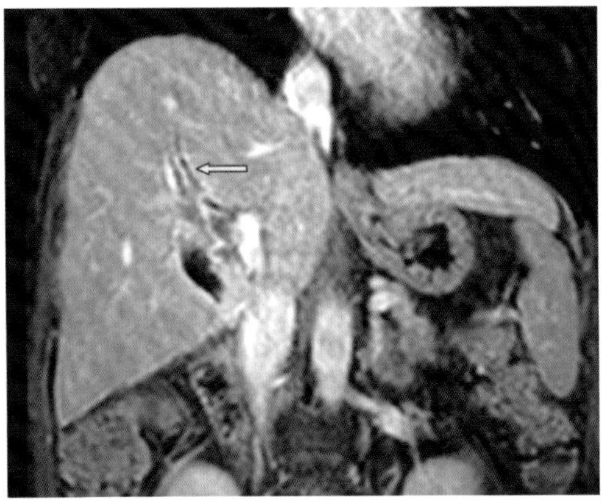

图 4　T_1WI-FS 冠状位增强静脉期

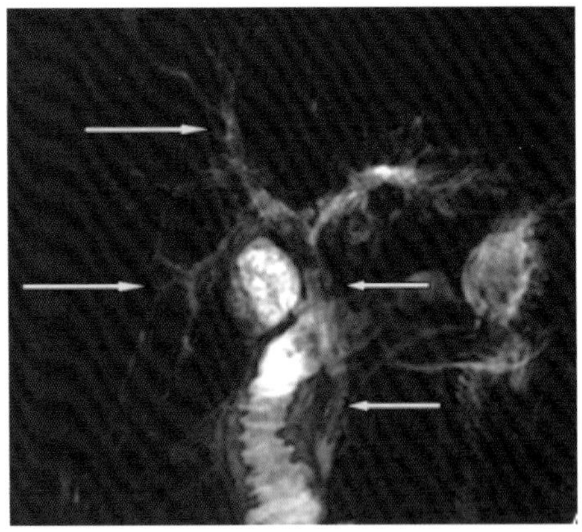

图 5　冠状位 MRCP

定位征象分析

T_1WI 和 T_2WI 轴位显示肝内管道系统扩张，且信号不均匀，在 T_2WI 像表现更明显（图 1、图 2）。在 MRCP 冠状位上，明确显示扩张的为肝内外胆管，且管壁不连续，管腔信号不均匀。因此，病变来源于肝内外胆管。

定性征象分析

1．基本征象：肝门区肝裂增宽，沿胆管分布向肝内延伸，T_1WI 低信号、T_2WI 高信号。T_2WI 肝门区胆管及肝左右叶胆管近段少许液性长 T_2 信号，内见小颗粒状、条状短 T_2 信号（图 1、图 2，箭头示），并肝实质内散在片状边缘模糊稍高信号区。胆总管液性长 T_2 信号明显减少。T_1WI 肝脏质地呈细颗粒状（图 2）。T_1WI 增强，肝左右叶胆管壁呈线状强化，肝右叶胆管近侧见条状等信号（图 4 箭头示）。分析以上征象，考虑肝门区炎症并有纤维结缔组织增生，胆管炎症，伴胆管周围炎和胆汁淤积性肝硬化改变。

2．特征性定性征象：

（1）MRCP 见肝内外胆管轻度扩张，边缘不清楚，其内液体信号强度减弱、不均匀，明显低于正常胆汁信号。但未见明确结石样充盈缺损，胆总管内见不清晰之轨道状低信号（图 4）。考虑胆管内胆汁成分异常，固体物质增多、液体减少所致。

（2）T_2WI 和 T_1WI 近侧胆管（肝门区）、远侧胆管（自肝门延伸到肝实质内）信号异常，特别是 T_1WI，胆管内见高信号改变（图 2 箭头示），与胆汁信号相反。

（3）增强扫描，见胆总管及其远侧分支管壁增厚、均匀性强化（图 3 箭头示）。同时见门静脉与之伴行，门静脉均匀强化，能进一步明确胆管所在位置及腔内异常情况。

综合诊断

女，60 岁。有发热、畏寒症状，并有黄疸。实验室检查白细胞增高，中性粒细胞比例增高，肝功能多项指标异常，黄疸指数增高。其中结合胆红素增高为主，提示阻塞性黄疸为主，肝细胞破坏性黄疸为辅。MRI 检查提示胆管炎、胆管内胆栓铸型，伴有肝硬化、胆管周围炎改变。从临床症状、实验室检查和 MRI 定位、定性征象综合分析，诊断为肝内外胆管弥漫性胆栓形成，并有铸型的可能性。

鉴别诊断

1．门脉性肝硬化：患者无明显炎症症状，实验室检查以血清蛋白减低为主，代偿期一般无黄疸，失代偿期以肝细胞性黄疸为主。MRI 表现肝脏各叶大小不一、比例失调，肝脏质地粗糙。胆管不扩张，MRCP 胆汁呈明显高信号。增强扫描，胆管壁无强化，可提示肝硬化为非胆源性。

2. 胆道结石：胆道结石一般合并胆管炎症，急性期炎症症状也较明显。MRI 检查 T_2WI 结石部位远端胆管明显扩张，其内胆汁为明显高信号，胆管边缘清晰、光滑。MRCP 胆管显示更为清楚。

手术探查

手术切开胆总管下端，未见胆汁流出。探查胆总管下端及其上方，见深褐色固体物，与胆管壁粘连紧密，遂细致将固体物与胆管壁分离，随后拔出固体物质，见其为与胆管及分支形态一致的铸型胆栓（图 6）。取出胆栓后，有脓液从胆总管末端流出。术后患者临床症状迅速改善，复查 MRI 胆管内异常信号消失（图 7），MRCP 胆管信号基本正常（图 8）。

病理结果

1. 大体所见：取出物大体标本显示为深褐色固体，与胆总管、肝总管及肝内胆管分支形态相吻合（图 6～图 8）。

2. 镜下所见：胆管表面黏膜大部分坏死、脱落，仅残留少量黏膜上皮，胆管内剥出物为凝集的胆汁，表面见纤维被膜包裹（图 9）。

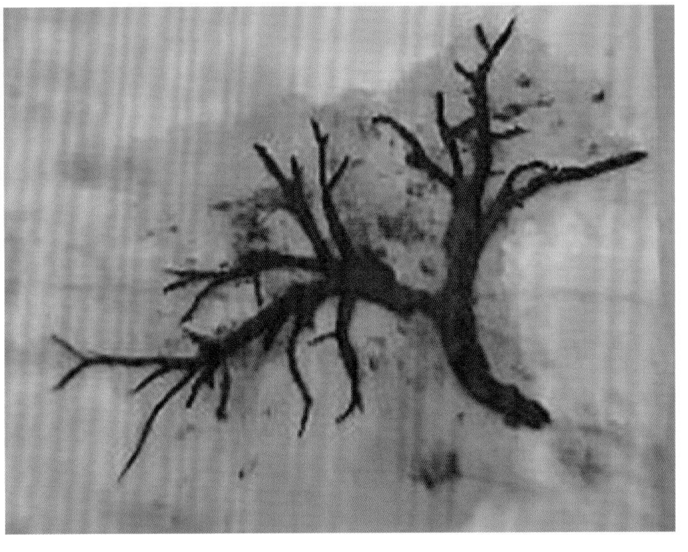

图 6　手术时从胆总管取出的胆管内铸型标本

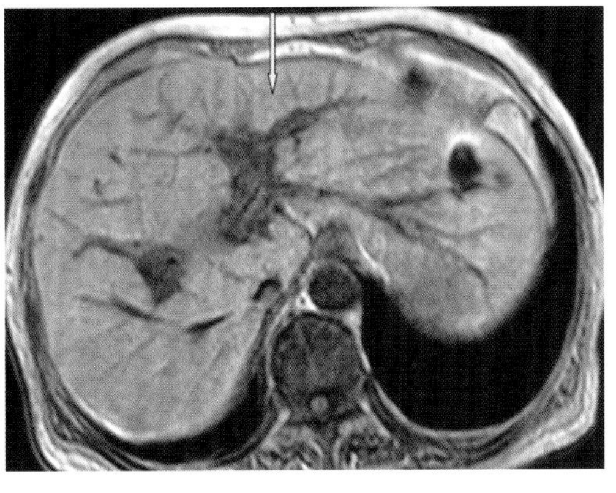

图 7　TWI 轴位

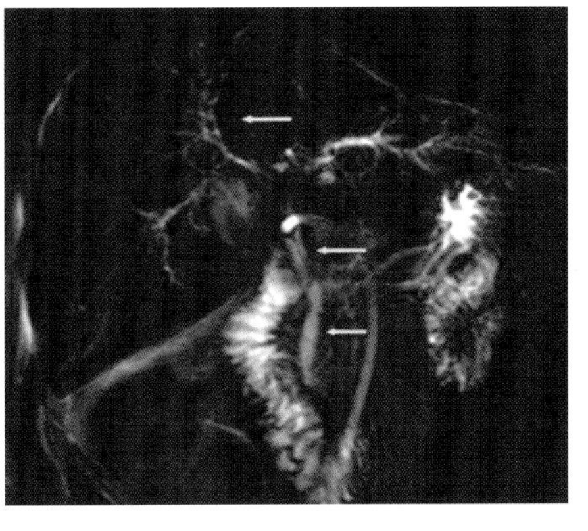

图 8　冠状位 MRCP

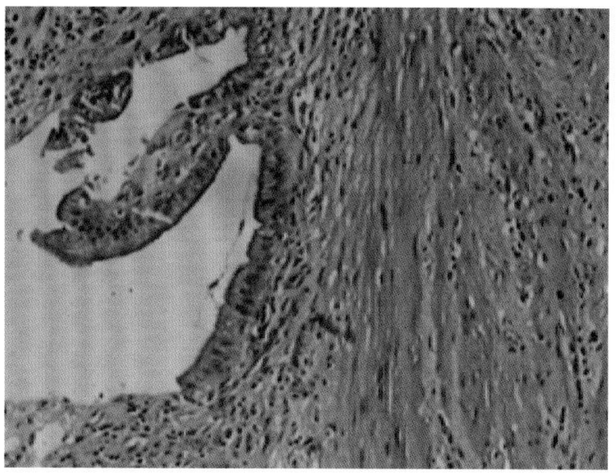 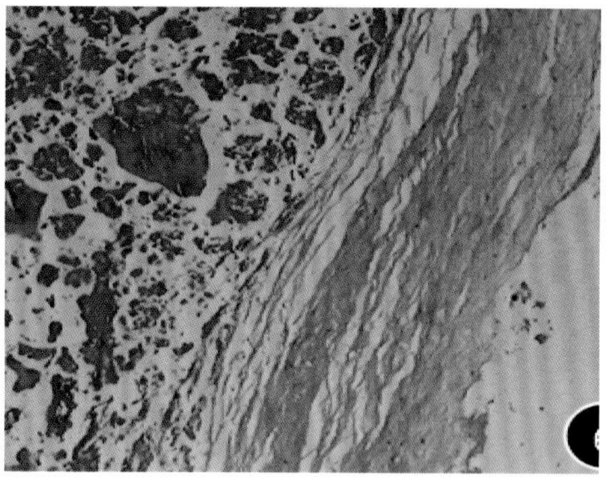

图 9 HE 染色（HE×200）

病理诊断：胆管坏死性炎，胆管内胆汁凝聚、铸型。胆管周围炎，胆汁淤积性肝硬化。

疾病综述

胆管铸型是指肝内外胆管胆泥样凝固物形成，形似树干树枝，最早由美国 Waldram 医生于 1975 年提出。胆管铸型综合征是指肝移植术后胆道并发症的一种，由 Starzl 教授于 1977 年正式提出，指肝移植术后在肝内外胆管内形成胆管铸型而导致的一系列临床症状，可发展为胆汁性肝硬化和肝功能衰竭，其发病机制现仍不十分清楚。在非肝移植患者非常罕见。2003 年 Byrne MF 等及 2008 年 Panagiotis Katsinelo 等均报道过非肝移植胆管铸型综合征。本病例非肝移植患者经胆囊切除、胆总管切开取石术治疗，患者恢复良好。由此可见，胆管铸型综合征并不只发生于肝移植患者。非肝移植胆管铸型综合征胆总管切开胆管铸型剥出对本病例疗效肯定。

本病例术前影像学表现值得回顾性分析，B 超提示胆栓形成可能，MRI 检查见肝门区及沿肝内胆管分布区域增宽，肝内胆管内未见典型长 T_2 液体信号，增强胆管壁增厚、线状强化，肝内胆管见等 T_1 信号充盈缺损。MRCP 示肝内外胆管液体信号减低，粗细不均，边缘不清楚，胆管内信号不均匀，部分胆管断续扩张，其内斑点、线条状或铸型等 T_1、短 T_2 信号。说明 MRI 尤其是 MRCP 的征象更具特异性，其表现与病理改变即胆管壁充血水肿、增厚，胆管内胆红素等凝集物铸型充填于管腔，致长 T_2 信号胆汁较少。铸型物表面不光整，即形成本病例所见的 MRI 改变。故 MRCP 观察肝内外胆管内填充物更直观、清晰。由于本病例在临床上少见，对其影像学表现认识不足，导致术前诊断欠缺。通过以上分析，影像学尤其是 MRI+MRCP 对非肝移植术后胆管铸型的诊断具有一定特异性，认识其 MRI 征象，对本病术前正确诊断及评估治疗方案有较大帮助。

本病例胆管铸型物光镜下为胆汁凝集，病理为坏死性胆管炎，影像学观察认为胆管铸型应有多种成分，这与以往在肝移植术后胆管铸型的患者标本有所不同，后者成分大部分为胆红素结晶，未见坏死胆管结构，二者之间是否存在差异还有待进一步相关研究。通过本病例的影像学分析，同时与病理相对照，对胆管铸型综合征的认识有了一定的提高。

核心提示

患者有胆管炎病史，实验室检查有阻塞性黄疸，而 MRI 则无明显胆管扩张、肿瘤和结石等导致胆道梗阻的原因。MRI 胆管增宽、边缘模糊不清，其内液体信号强度减低。MRCP 对胆管铸型诊断有重要价值，表现为胆管内呈轨道状或虚线状的结构。非肝移植胆管铸型综合征虽然少见，但根据患者临床表现、实验室检查，结合 MRI 的特征性征象，对诊断本病有很大的帮助。

参考文献

[1] 沈海平，郑晓林，方学文，等. 非肝移植胆管铸型综合征一例 [J]. 中华放射学杂志，2010，44 (2)：222－223.
[2] 何宇，张雷达，卢倩，等. 原位肝移植术后胆管铸型综合征病因分析及处理 [J]. 第三军医大学学报，2007，29 (11)：1102－1104.
[3] 朱晓丹，臧运金. 肝移植术后胆道铸型综合征 [J]. 中华外科杂志，2007，45 (15)：1034－1036.

〔郑晓林　龙晚生〕

3.10 胰腺实性假乳头状瘤

临床资料

女，12 岁。反复左侧腹痛不适 6 个多月。

6 个月前无明显诱因出现左侧腰部疼痛，为间歇性剧烈疼痛，伴腹部疼痛及放射痛、恶心、呕吐、冷汗等不适。上述症状反复发作，间隔时间不等，1～2 个月 1 次。3 个月后上述症状加重，疼痛间歇时间缩短，5～10 天 1 次。

专科检查：腹部及双肾区未触及包块，双侧肾区无叩击痛。

实验室检查：AFP、CEA、CA19-9、非小细胞肺癌相关抗原均未见异常。

影像学资料

CT 检查如图 1～图 5 所示。

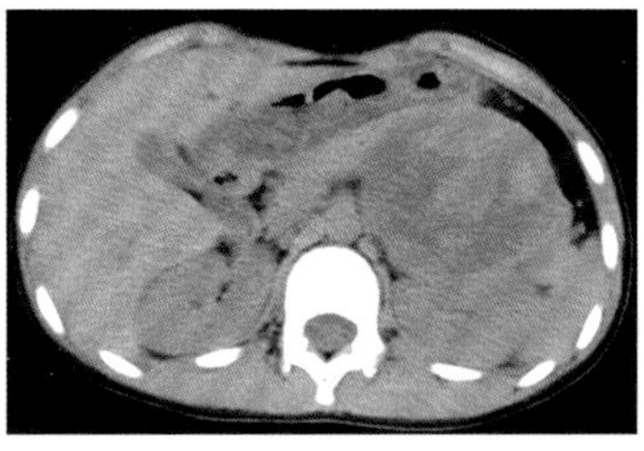

图 1　CT 平扫

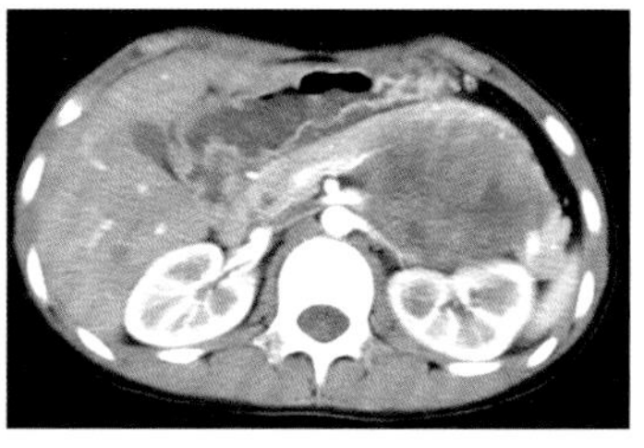

图 2　CT 动脉期

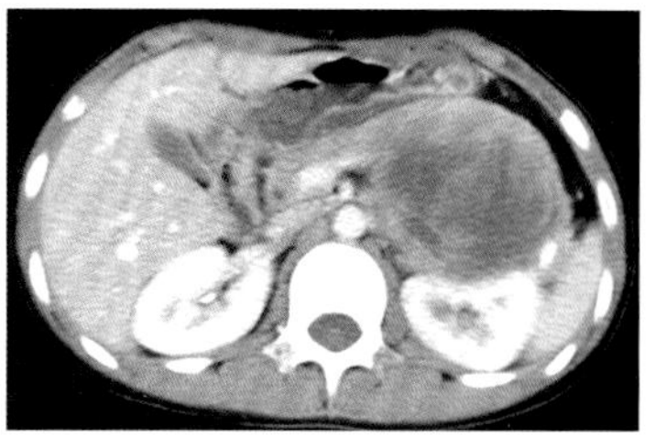

图 3　CT 静脉期

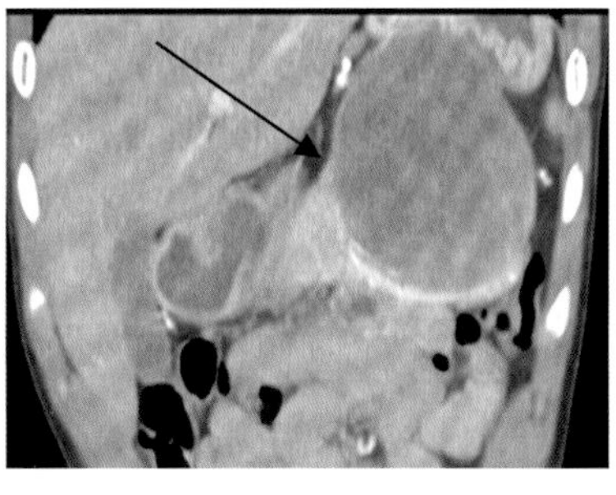

图 4　CT 冠状位静脉期

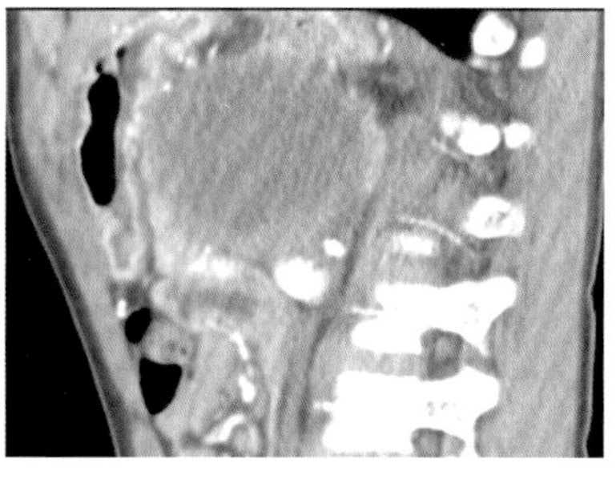

图 5　CT 矢状位静脉期

定位征象分析

如图 1～图 5 所示，肿块与脾脏及胃分界清楚，与胰腺分界不清，横轴位胰腺体尾部呈抱球状紧贴肿块，胰腺体尾部与肿块包膜相延续；图 4 冠状位显示胰体部呈明显的“喇叭口征”，胰腺的上下被膜与肿块的包膜相延续。综上所述，肿块来源于胰腺体尾部。

定性征象分析

1. 基本征象：

（1）胰腺体尾部囊实性肿块，有出血、坏死和囊变。平扫实性部分 CT 值为 45 Hu，增强后动脉期及静脉期 CT 值分别为 62 Hu 及 69 Hu，呈中度强化（图 1～图 3）。

（2）肿瘤呈圆形或椭圆形，胆总管和胰管未见扩张（图 1～图 5）。

2. 特征性征象：

（1）“浮云征”：由于肿块囊性变和不规则坏死，肿块内可见大片低密度区，肿块的实性部分和出血构成了肿块的高密度区，高密度区呈不规则形分布于低密度区内，无论平扫还是增强扫描，都形成“浮云征”（图 1～图 3）。

（2）增强扫描肿块实性部分呈持续性中等度强化。

综合上述征象，定性诊断为实性假乳头状瘤。

综合诊断

女，12 岁。左上腹部肿物，专科检查无定位体征。CT 显示左上腹部囊实性肿物，与脾、胃分界清楚，胰腺组织受推压向前下方移位，胰腺呈杯口状破坏，肿物平扫实性部分呈稍低密度，增强扫描呈持续性中等度强化，“浮云征”表现明显。综合诊断为胰腺体尾部来源实性假乳头状瘤可能性大。

鉴别诊断

鉴别诊断主要需与胰腺囊腺瘤、胰腺癌、胰腺假性囊肿及胰岛细胞瘤等进行鉴别：

1. 胰腺囊腺瘤：多见于中老年女性，其中浆液性囊腺瘤常为多房囊性结构，中央放射状钙化为其特征表现；黏液性囊腺瘤常为较大的单囊或多个大囊，囊壁可见壁结节，囊内有分隔，囊壁或分隔可见钙化。

2. 胰腺癌：常见于老年男性，低强化，易出现坏死和囊变；与正常胰腺组织分界不清，常侵犯周围组织器官，肝脏及淋巴结转移亦较常见。

3. 胰腺假性囊肿：常有胰腺炎病史，多为单纯囊性病变，囊壁较薄，无壁结节，少有分隔。

4. 胰岛细胞瘤：无功能性胰岛细胞瘤体积往往较大，其内部也可以发生囊变，但其属多血管性病变，早期强化，且钙化少。

手术探查

术中见左腹膜后肿瘤大小约 10.0 cm×8.0 cm×8.0 cm，顶向左上腹部，质韧，表面光滑，充血水肿，边界欠清，活动差，周围淋巴结可见肿大。腹腔无转移性肿瘤，肿瘤与后腹膜、肾脏、脾脏、胰腺粘连紧密，左肾受压，无法分离脾脏血管及肿瘤部分胰腺组织，予以肿块＋脾脏＋胰腺部分切除术。

病理结果

1. 大体所见：（左侧腹膜后肿瘤、胰腺、脾脏）送检组织 1 堆，其中肿物 8 cm×7 cm×6 cm，切面实性，灰黄灰褐色，见大量坏死，表面与胰腺粘连，胰腺大小 10 cm×3 cm×2 cm，胰腺周围纤维脂肪组织与脾脏粘连，脾脏大小 11 cm×7.5 cm×2.5 cm（图 6）。

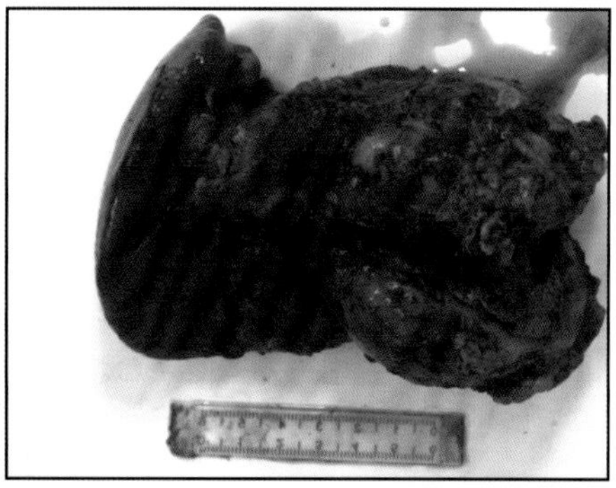

图 6 大体标本

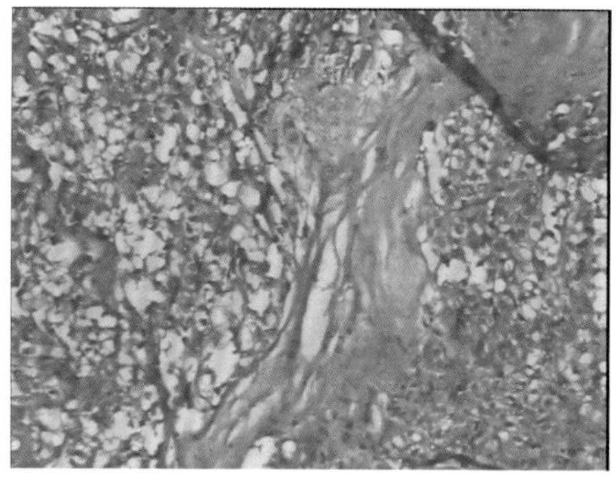

图 7 HE 染色（HE×200）

2．镜下所见：见细胞丰富的实性巢，其间有丰富的小血管，细胞围绕小血管形成所谓的假乳头状排列，间质可见黏液变，向周围胰腺浸润（图 7）。

3．免疫组织化学：Syn(＋)，CD56(＋)，CgA(－)，AACT(＋)，Vim(＋)，CD117(－)，CD10(－)。

4．病理诊断：胰腺实性假乳头状瘤。

疾病综述

胰腺实性假乳头状瘤是一种较为少见的低度恶性肿瘤。历史上本病曾用名较多，如实性乳头状瘤、乳头状囊性瘤、实性囊性瘤及囊性实性乳头状上皮肿瘤等。关于胰腺实性假乳头状瘤组织发生尚不清楚，有人认为来源于胰腺小导管，也有人认为起源于胰腺腺泡。但多数学者认为胰腺实性假乳头状瘤来源于胰腺的潜能干细胞，具有多向分化的能力。本病年轻女性多见，尤其多发生于黑人和东亚的年轻女性，男性罕见，据统计，84％的患者年龄在 35 岁以下，59％的患者年龄在 25 岁以下。肿块多数边界清楚，CT 增强扫描时多呈中等以上强化，肿瘤与胰腺边界多呈杯口状，胆总管及胰腺管一般不扩张；病灶呈囊实性结构肿瘤，实质部分呈“浮云征”，或实性、囊性部分相间分布。

核心提示

本病例的核心在于定位诊断上。鉴别肿瘤来源于胰腺体尾部是重点。本病例胰体部的“杯口征”、肿块内部的“浮云征”以及肿块实性部分的持续中等度强化对胰腺体尾部实性假乳头状瘤的诊断有重要价值。

参考文献

[1] 胡强．26 例胰腺实性假乳头状瘤患者的 CT 特征及诊断价值［J］．中国 CT 和 MRI 杂志，2016，2（2）：81－83.

[2] 李俊林，张晓琴，王琦，等．胰腺小实性-假乳头状瘤多层螺旋 CT 表现［J］．中国中西医结合外科杂志，2015，12（5）：588－591.

[3] 李阔，盛伟伟，周建平，等．CT 对胰腺实性假乳头状瘤的临床诊断价值：26 例病例报告［J］．中国医科大学学报，2015，44（4）：375－387.

〔刘干辉　孙俊旗　孟志华　龙晚生〕

3.11 胰母细胞瘤（PBL）

临床资料

男，6 岁。3 个月前，其父母无意中扪及其左上腹肿物，无疼痛，近几天有发热，未作处理。胃纳好，大小便正常，有消瘦。

专科检查：左上腹扪及实性肿块，边界欠清，稍有活动感，无明显压痛。

实验室检查：甲胎蛋白(AFP)246 μg/L，癌胚抗原(CEA) 0.3 μg/L，铁蛋白(FER)113.2 μg/L，红细胞计数(RBC)5.11×10^{12}/L，白细胞计数(WBC)6.8×10^{9}/L，血红蛋白 121 g/L。

B 超检查：脾与左肾之间见 10.0 cm×8.5 cm 肿物，考虑左上腹实性肿物。

影像学资料

CT 检查如图 1～图 7 所示。

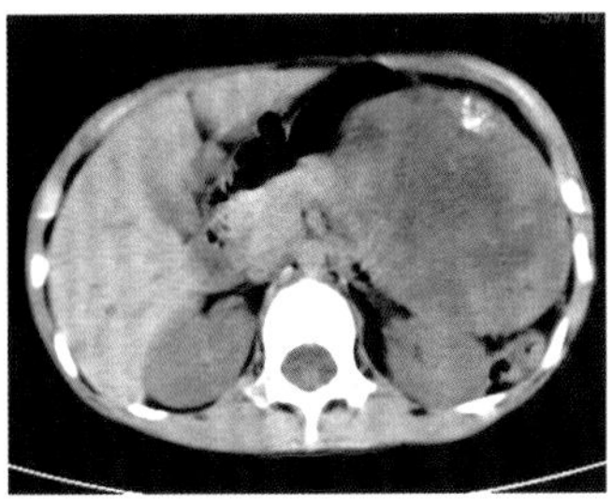

图 1 CT 平扫

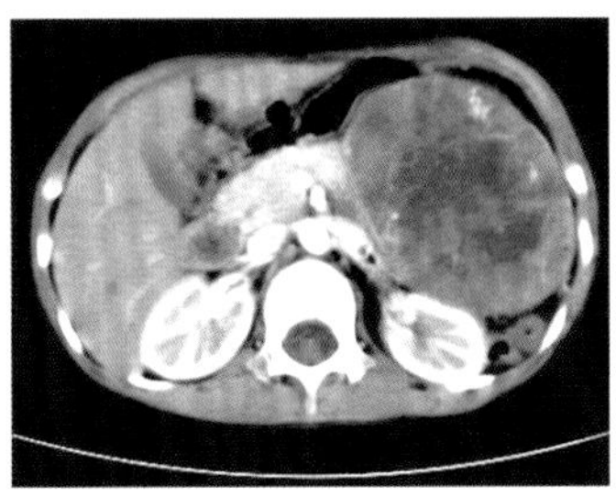

图 2 CT 动脉期

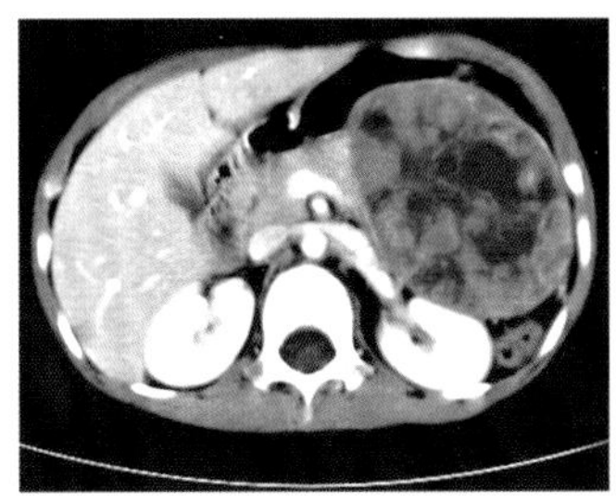

图 3 CT 静脉期

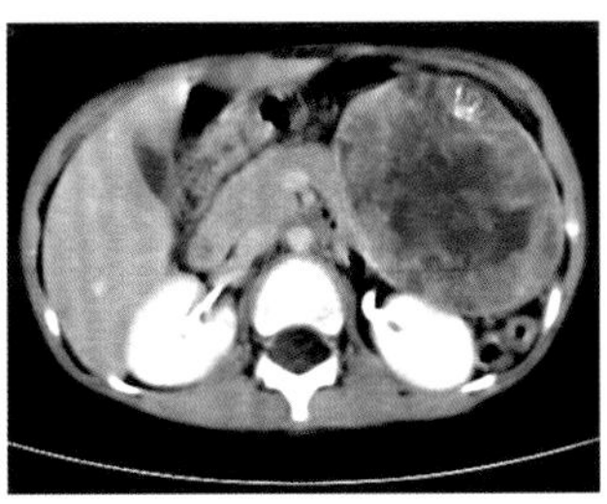

图 4 CT 延迟期

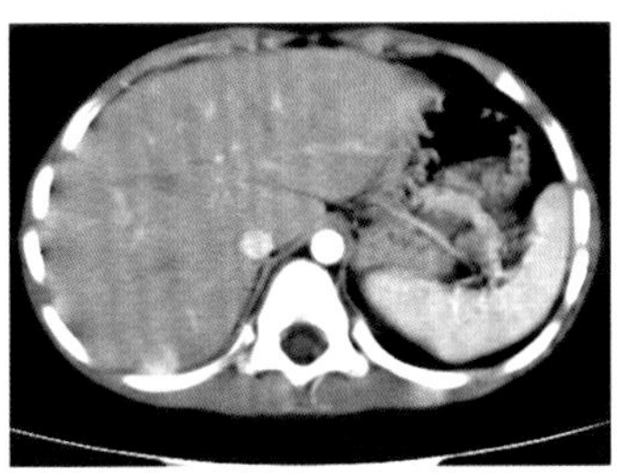

图 5 脾门层面 CT 动脉期

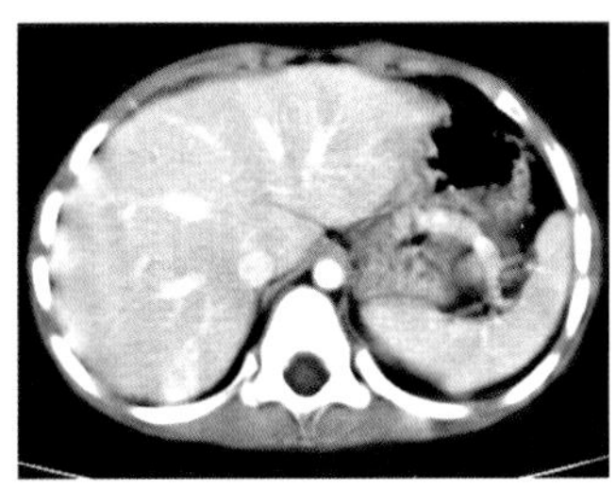

图 6 脾门层面 CT 静脉期

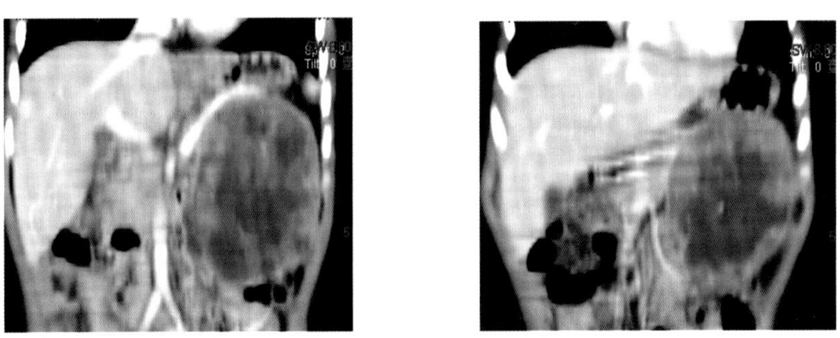

图 7 冠状位 CT 静脉期

定位征象分析

胰尾部结构消失，局部见一大小约 5.7 cm×7.0 cm 的类圆形占位性病变，瘤体较大，包膜较完整。向后压迫左肾和左肾动脉（图 8 黑箭头示）。脾脏受压向上移位，肿块与脾脏间脂肪间隙存在。

特征性定位征象：胰体部呈喇叭口状“杯口征”，且肿瘤与胰腺位于同一包膜内（图 8 白箭头示）。

根据上述定位一般性征象和特征性征象，肿块定位诊断来源于胰腺体尾部。

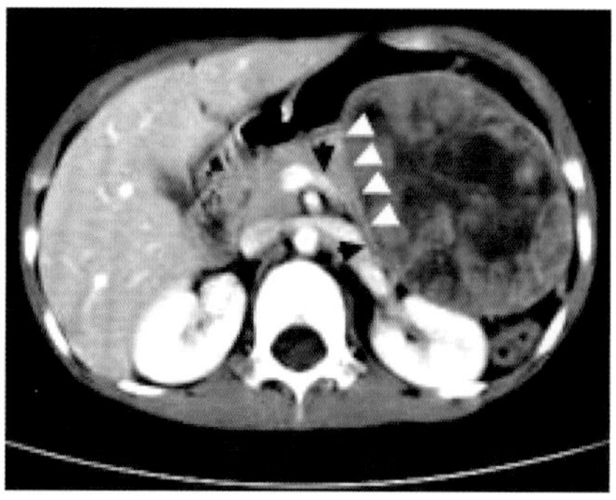

图 8　杯口征

胰体部呈喇叭口状“杯口征”（白箭头示），

脾静脉、左肾静脉受压向后内方移位（黑箭头示）

定性征象分析

1. 基本征象：胰体尾部巨大类圆形不规则软组织肿块，边界尚清晰，其内密度不均匀，多发低密度灶。增强扫描肿块强化不均匀，实性部分呈轻度渐进性强化，分隔有轻中度强化。可见多条滋养血管，其中，后方一条比较粗大（图 9 黑箭头示）。

2. 特征性征象：胰体尾部实性肿块，不规则坏死、沙粒状钙化并分隔状强化是胰母细胞瘤的特征性征象（图 9、图 10 黑箭头示）。

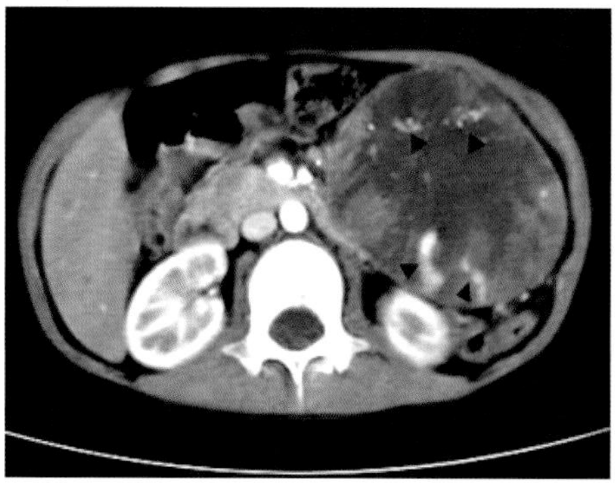

图 9　肿块内分隔状强化

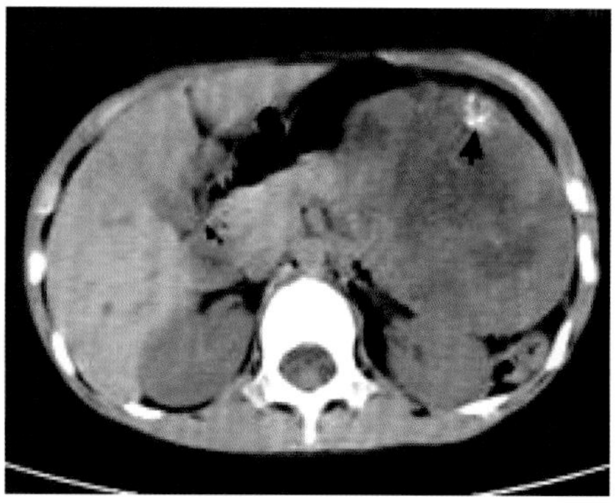

图 10　肿块沙粒状钙化

综合诊断

男，6 岁。无意间发现其左上腹扪及肿物，AFP 明显升高。根据 CT 平扫和增强扫描特征性定位、定性征象，诊断为胰体尾部胰母细胞瘤可能性大。

鉴别诊断

儿童胰腺肿瘤需要与实性乳头状上皮性肿瘤及胰腺导管腺癌鉴别。

1. 实性乳头状上皮性肿瘤（SPEN）：其发病人群年龄稍大，多见于10岁以上女性，CT表现为不均匀密度低的囊实性肿块，边缘清楚，肿块亦可见钙化，但钙化主要分布在病灶周围。增强扫描实性部分呈渐进性轻度强化，实性部分中有乳头状突起，但无分隔征象。本病例实性肿块伴坏死，病灶中心及周围均有沙粒状钙化，肿块见分隔状的强化，没有乳头状突起，实验室检查AFP明显升高，故SPEN可能性不大。

2. 胰腺导管腺癌：主要见于成年人。钙化、坏死和出血比较少见，属乏血管性肿瘤，增强后肿块轻度强化或强化不明显。

手术探查

取左侧肋缘下切口，左上腹巨大肿物来源于胰尾，约10.0 cm×8.5 cm×8.0 cm大小，前方与横结肠系膜根部紧贴，上后方贴近脾动静脉。

病理结果

1. 大体所见：肿物直径9 cm，包膜完整，切面灰黄灰红，质脆（图11、图12）。

2. 镜下所见：肿瘤细胞排列呈岛状及小梁状，纤维分隔，局部见坏死。可见“鳞状小体”分布其中（图13）。

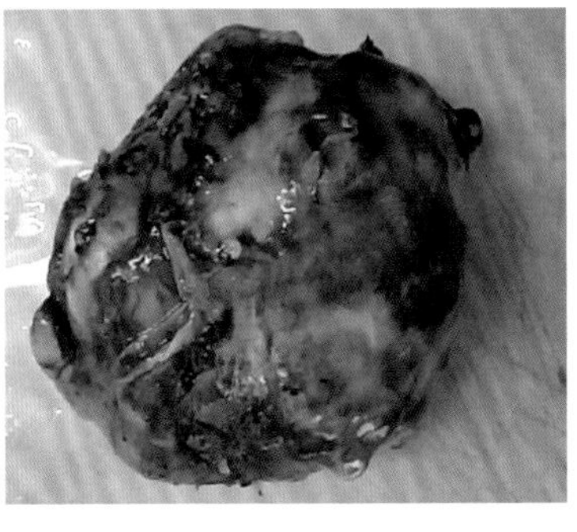

图11 大体标本

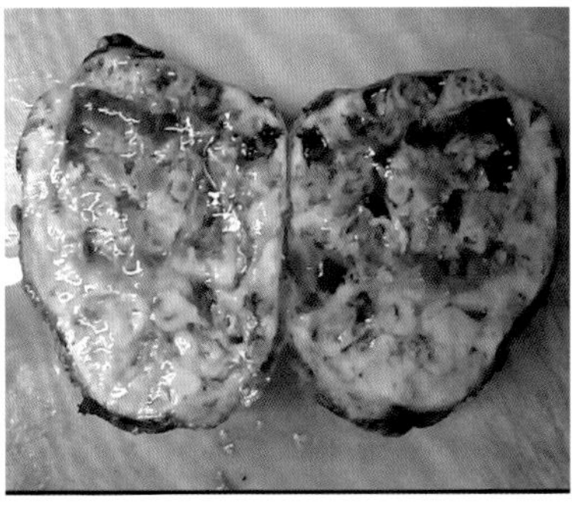

图12 大体标本剖面图

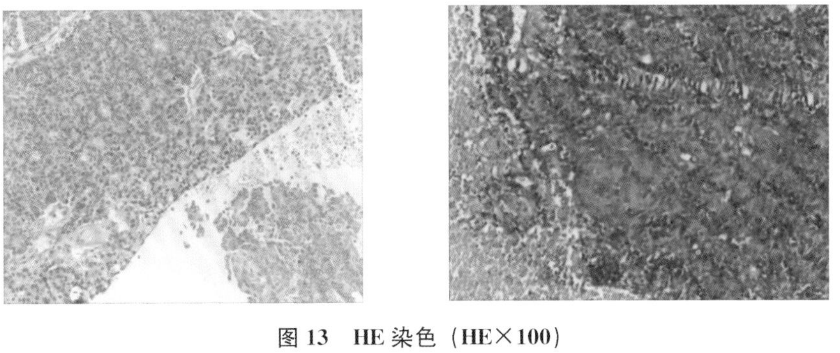

图13 HE染色（HE×100）

3. 免疫组织化学：CK(+)，CEA(+)，Syn(−)，CGA(−)，Ki67 3%(+)。

结合HE形态和免疫组织化学结果，病变符合胰尾胰母细胞瘤。

疾病综述

胰母细胞瘤（pancreatoblastoma，PB）是一种罕见的胰腺恶性上皮性肿瘤，但却是儿童胰腺最常见的恶性肿瘤之一，多见于10岁以下儿童，成人罕见。胰母细胞瘤生长较缓慢，多发生于胰头部。其临床表现无特异性，多为临床偶然发现，被发现时病灶已较大。实验室检查常有AFP、CA125、CA19-9升高，其中AFP可作为胰母细胞瘤术前诊断及判断手术预后的观察指标。本病例术后第4天复查AFP为46.7 μg/L，3个月后复查AFP为0.9 μg/L。

PB预后取决于是否有转移，在儿童如果发生转移之前完全切除肿瘤，则预后较好。有转移者预后差，常为肝脏和腹部淋巴结转移。本病例术后2年复发，行二期手术＋全身化学治疗。

影像学表现：

1. 胰头部多见，少数可发生于胰体胰尾部。轮廓光滑或呈分叶状的、较大的、单发的肿块。
2. 肿块内密度不均匀，中心常伴有囊变坏死。
3. 肿块内常可见沙粒样钙化。
4. 增强扫描实质部分多为轻度不均匀强化，少数呈渐进性明显强化；肿块纤维间隔可见强化。
5. MRI对于显示肿瘤包膜和不同时期的囊腔出血更有优势。

核心提示

发生于10岁以下的儿童腹部肿瘤，胰腺区边界清晰的分叶状实性或囊实性肿块，伴有沙粒样钙化，增强呈轻中度不均匀强化，结合实验室检查AFP明显升高，要考虑到胰母细胞瘤的可能。

参考文献

[1] Yang ZH, Gao JB, Yue SW, et al. Synchronous Ectopic Pancreatoblastoma in a Child: A Case Report [J]. J Korean MedSci, 2011, 26 (6): 832-835.

[2] 邢静静，高剑波，梁盼，等. 儿童胰母细胞瘤的CT诊断及鉴别（附3例报告并文献复习）[J]. 实用放射学杂志，2014，30（11）：1936-1938.

[3] 周健，李子平，冯仕庭，等. 胰母细胞瘤的CT表现（2例报道并文献复习）[J]. 影像诊断与介入放射学，2010，19（2）：91-93.

[4] 邹继珍，白云，何偲，等. 儿童胰母细胞瘤的临床病理分析 [J]. 中国小儿血液与肿瘤杂志，2014，19（5）：246-249.

[5] 刘洋，高剑波，高献争，等. 儿童胰母细胞瘤的临床表现、CT表现与病理改变的特点 [J]. 中国CT和MRI杂志，2015，13（1）：46-47，63.

〔文正青　严德星　龙晚生〕

3.12　脾脏炎性肌纤维母细胞瘤

临床资料

女，70 岁。体检发现脾脏占位 7 天。
患者 7 天前 B 超体检发现脾脏上极占位性病变，无不适。
专科检查：腹部软，全腹无压痛及反跳痛，肝肾区无叩痛，移动性浊音阴性。

辅助检查

实验室检查：AFP、CEA、CA19-9 均未见异常。

影像学资料

CT 检查如图 1～图 6 所示。

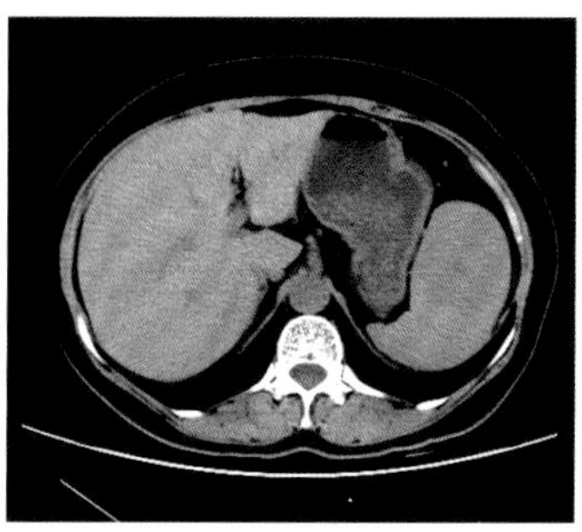

图 1　平扫

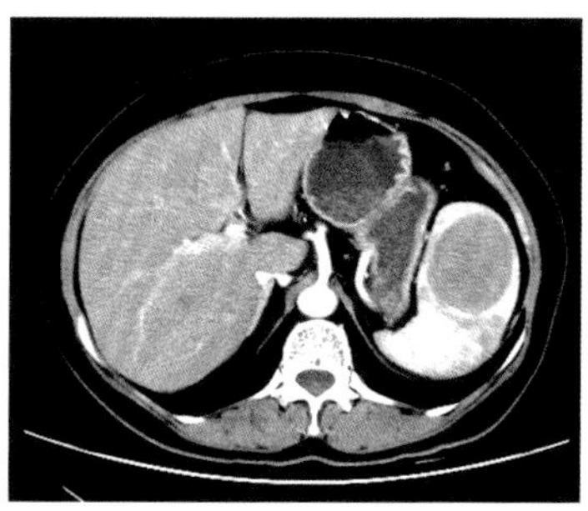

图 2　增强 动脉期

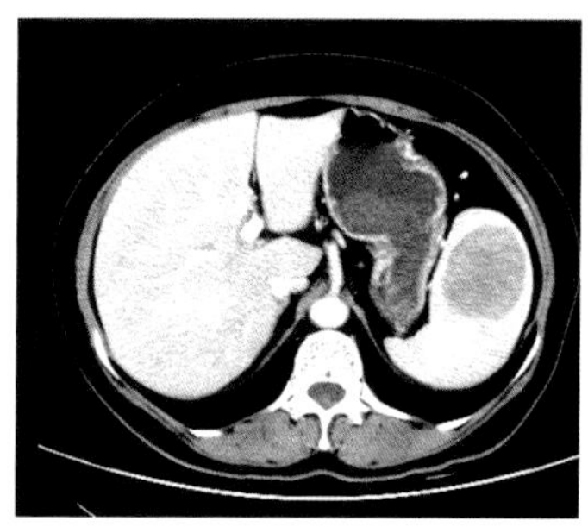

图 3　增强 静脉期

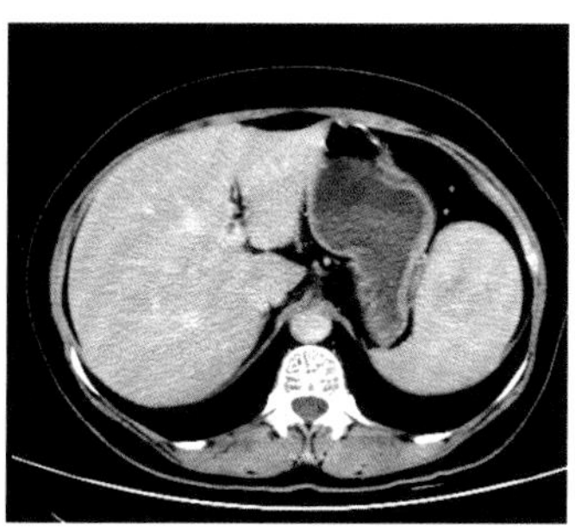

图 4　CT 增强 延迟期

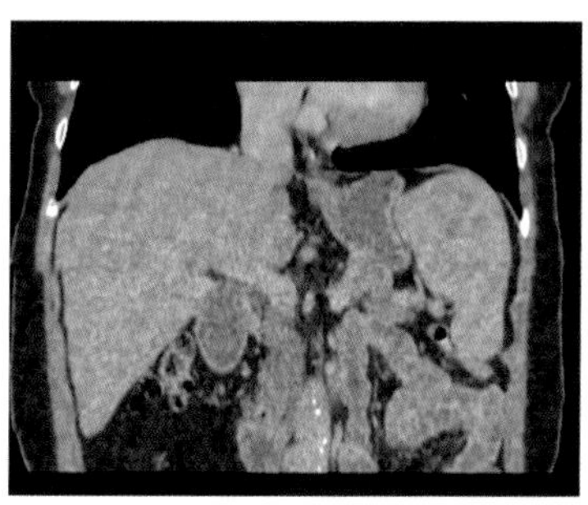

图 5　增强延迟期冠状面重建

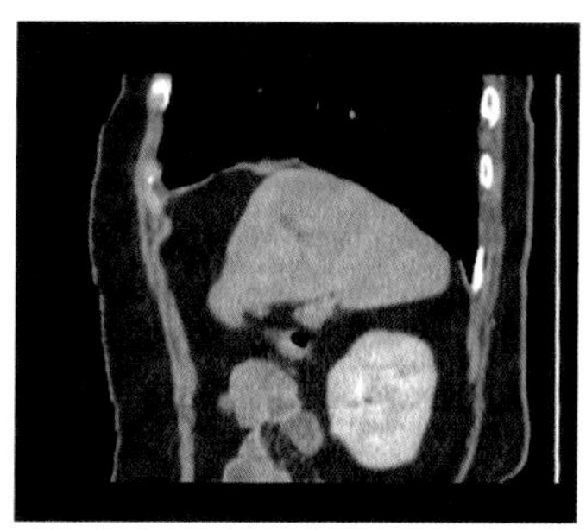

图 6　增强延迟期矢状面

定位征象分析

脾脏前部体积增大，肿瘤周围保留正常的脾脏组织，确定肿瘤来源于脾脏（图 7）。

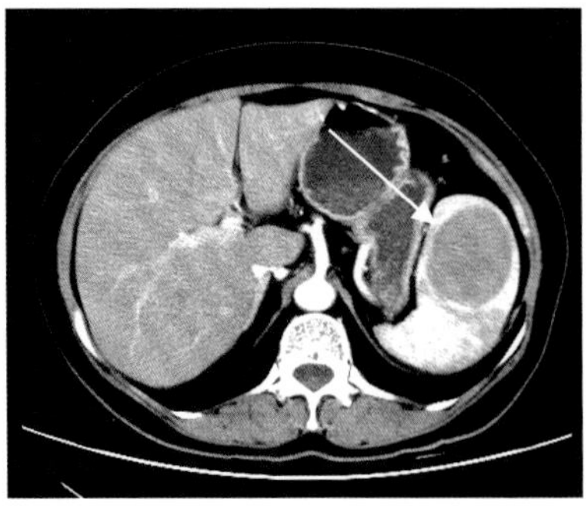

图7　正常脾脏组织包绕肿瘤，周围可见残留脾脏组织

定性征象分析

1. 基本征象：CT平扫显示单发类圆形稍低密度肿块，密度均匀，边界尚清楚，未见钙化和出血。动态增强动脉期肿块仅呈轻度强化，强化程度明显低于正常脾脏组织，肿瘤轮廓较平扫显示更加清楚。到门静脉期、肝静脉期和延迟期时，肿块逐渐呈不均匀性强化，到延迟期时肿块强化程度基本上与正常脾脏一致，肿块边缘轮廓消失，其中仅可见淡薄低密度区域，且边界不清。

2. 特征性征象：

（1）肿瘤实质渐进性强化。

（2）延迟期肿块强化程度基本上与正常脾脏一致，肿块边缘轮廓消失，其中仅可见淡薄低密度区域。

综合上述一般征象和较特征性定性征象，应考虑到炎性肌纤维母细胞瘤可能。

综合诊断

女，70岁。患者7天前体检发现脾脏上极占位。实验室检查未见异常。CT平扫显示单发类圆形肿块，呈等、稍低密度，肿块边缘常显示不清；动态增强扫描中，肿块实质部分呈轻-中度渐进性强化。动脉期可见不规则“地图样”改变，静脉期见病灶边缘低密度包膜在该例表现不明显。延迟期强化与正常脾脏近似、稍低。

鉴别诊断

1. 海绵状血管瘤：与肝脏血管瘤相似，增强为由外周至中央的渐进性强化，延迟期强化程度高于脾脏；炎性肌纤维母细胞瘤不会出现由外周至中央的渐进性强化方式，延迟期与脾脏密度近似或稍低。

2. 窦岸细胞血管瘤（LCA）：又称脾衬细胞瘤，属于脾脏血管瘤的一个亚型，极为少见。目前认为脾脏LCA起源于脾脏红髓的窦岸细胞，为一种特殊类型的内皮细胞。临床上患者多出现脾肿大，脾功能亢进所致的血小板减少和贫血。影像学表现类似海绵状血管瘤或脾脏错构瘤。其影像学具备以下特征：①脾脏多发或单发结节伴脾大，以小结节多见，小结节可弥漫分布于全脾。②CT平扫呈稍低密度，MRI平扫T_1WI呈等和稍低信号，在T_2WI呈高信号，其中有细小低信号（雀斑征）。③DWI呈高信号。④增强扫描呈缓慢渐进性、向心性强化。

3. 淋巴瘤：大多数为淋巴瘤脾脏浸润，单发或多发肿块，肿瘤多呈轻度强化，脾门区多可见淋巴结肿大。

4. 转移瘤：有其他部位恶性肿瘤病史。单发或多发结节灶，CT平扫一般呈稍低或等密度，在MRI T_2WI呈稍高信号，T_1WI等和稍低信号，DWI为高信号，增强扫描呈轻中度均匀或环状强化。

手术探查

腹腔与腹膜未见结节，脾脏长约 12 cm，脾脏上极肿瘤约 6 cm，质韧，行腹腔镜脾脏切除。

病理结果

1. 大体所见：脾脏 11.5 cm×9.5 cm×8 cm，切面见灰白色肿物 6.5 cm×6 cm×5.5 cm，质韧，边界清。

2. 镜下所见：脾内见纤维组织增生，有玻璃样变性，局灶脓肿样结构及多核巨细胞反应，间质中见少许梭形细胞增生，伴浆细胞、嗜酸性粒细胞浸润（图 8、图 9）。

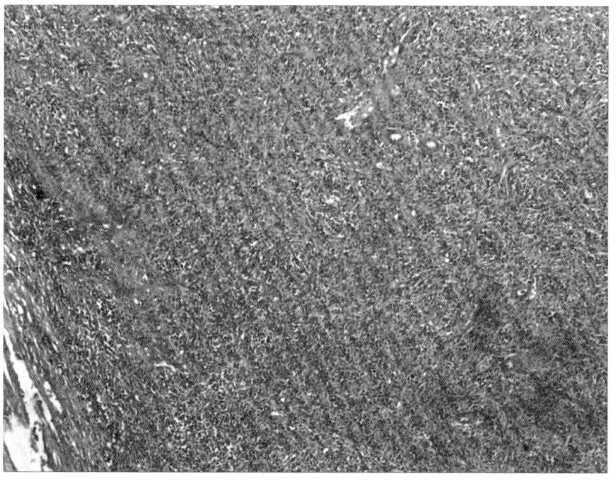

图 8　HE 染色（HE×40）

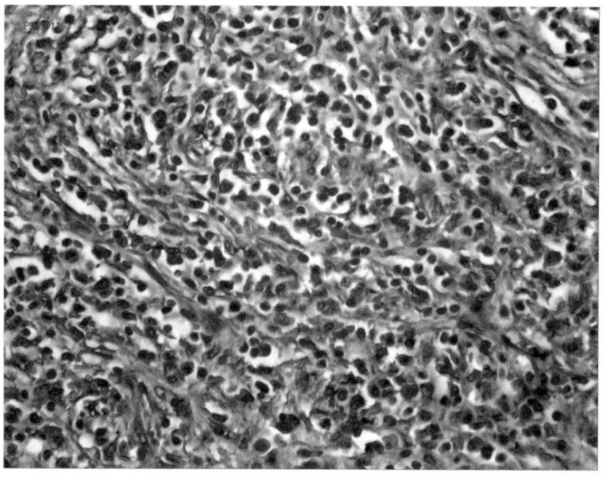

图 9　HE 染色（HE×400）

3. 免疫组织化学：CD3(＋)，L26(＋)，Vs38c(＋)，CD34(－)，CD21(－)，CD23(－)，SMA(＋)，Desmin(－)，Ki67 淋巴细胞(＋)，ALK(－)，两次刚果红染色(－)。

结合 HE 形态和免疫组织化学结果，符合炎症性肌纤维母细胞瘤。

疾病综述

脾脏炎性肌纤维母细胞瘤为脾脏少见疾病，2002 年新版 WHO 软组织肿瘤分类将其纳入纤维母细胞，肌纤维母细胞瘤，间变性，偶有转移。发病年龄范围较广，多见于中老年人。临床症状不明显。CT 平扫多显示类圆形肿块，为单发病灶；呈等、稍低密度，肿块边缘常显示不清；动态增强扫描中，动脉期强化较轻，随时间推移，肿块实质部分呈轻-中度渐进性强化，强化程度接近于正常脾脏组织。文献报道，在动脉期肿瘤实质中坏死部分可呈不规则地图样改变为其特点。静脉期病灶边缘可见低密度包膜，包膜多不完整。典型脾脏炎性肌纤维母细胞瘤的三大特点：实质部分渐进性强化、动脉期地图样坏死及静脉期低密度包膜环。

核心提示

脾脏肿瘤较为少见，肿瘤种类不多，如脾脏呈现单发类圆形肿块，肿瘤实质渐进性强化，动脉期地图样坏死及静脉期低密度包膜环，应考虑到脾脏炎性肌纤维母细胞瘤可能。本病例肿瘤仅有渐进性强化模式脾脏炎性肌纤维母细胞瘤表现。

参考文献

[1] 孙海涛，刘偕，王艳秋，等. 腹部炎性肌纤维母细胞瘤以病理为基础的影像学特征［J］. 放射学实践，2017，2（12）：162－166.

[2] 王唯伟，董洋，王昭武，等. 脾脏炎性肌纤维母细胞瘤 1 例［J］. 中国医学影像技术，2016，4（25）：577.

[3] 李小会，黄仲奎，龙莉玲，等. 腹部炎性肌纤维母细胞瘤的 CT 表现与病理对照分析［J］. 临床放射学杂志，2013，4（20）：548－551.

〔高明勇　赵　海　龙晚生〕

3.13 后肾腺瘤

临床资料

女，48岁。患者1个月前因下肢肿胀在当地医院就诊，外院彩超发现左肾占位，当地CT进一步检查发现左肾上极占位，建议进一步检查。

专科检查：双侧肋脊角对称，未扪及肿块，双肾区压痛（—），叩击痛（—），双侧输尿管行程压痛（—）。

辅助检查

CEA、EB病毒IgA抗体、甲胎蛋白肿瘤指标阴性，尿隐血试验（+），尿酸碱度7.5（5.5～7.0），红细胞16个/HP。

表1 实验室检查结果

	结 果	定 性	参考值
全血黏度低切	12.01	↑	6.5～9.25
全血黏度中切	5.66	↑	4.35～5.45
全血黏度高切	4.62	↑	3.65～4.40
血浆黏度	1.85	↑	1.05～1.51
全血还原黏度低切	25.41	↑	11.34～22.78
红细胞聚集指数	2.60	↑	1.48～2.53

影像学资料

CT检查如图1～图6所示。

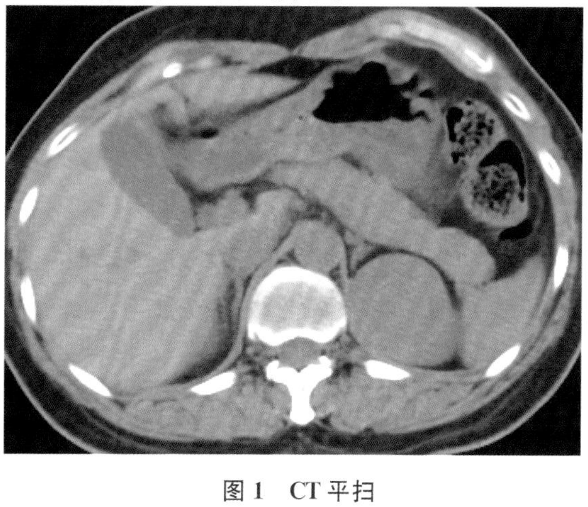

图1 CT平扫

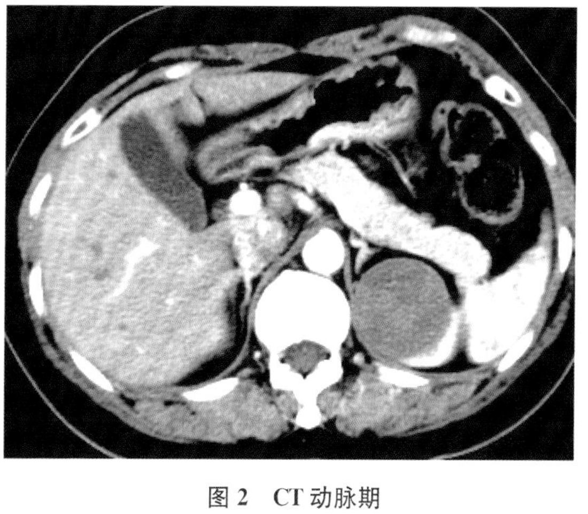

图2 CT动脉期

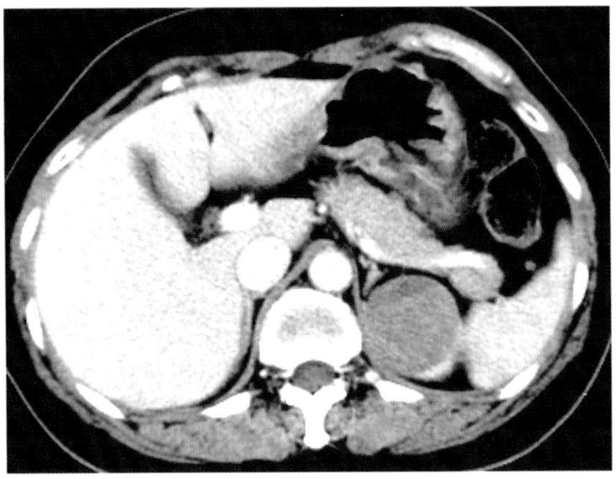

图 3 CT 静脉期

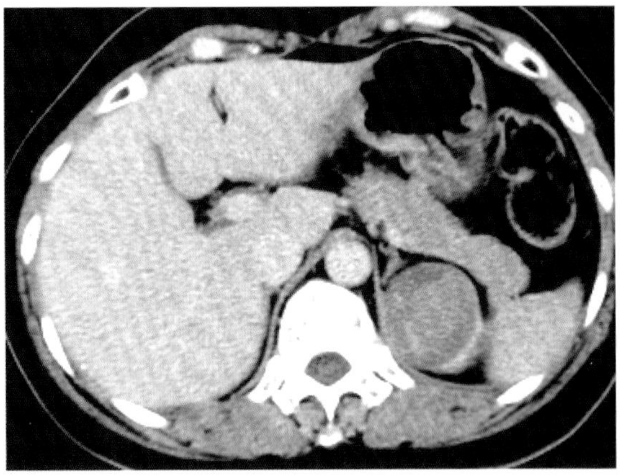

图 4 CT 延迟期

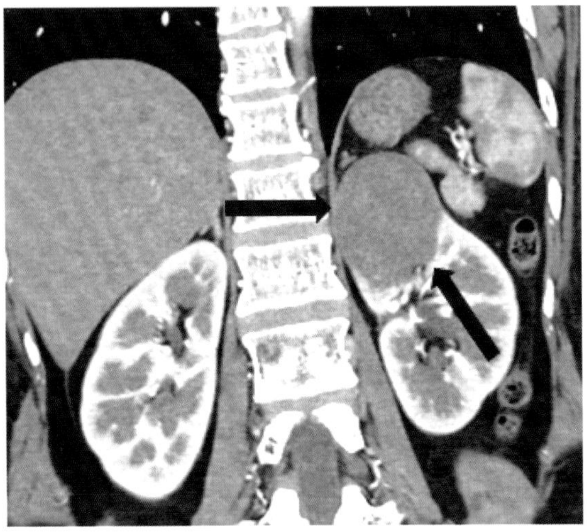

图 5 冠状位重建

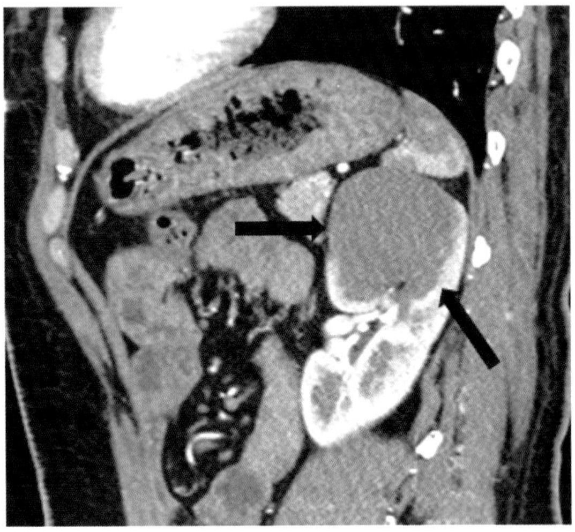

图 6 矢状位重建

定位征象分析

肾脏来源的征象：

1. 图 1～图 4 显示肿块主体位于左肾上极，局部突出于左肾轮廓，增强扫描边界清楚。
2. 图 2、图 5、图 6 显示病变呈类圆形，邻近肾实质呈“喇叭口”样改变。
3. 图 4～图 6 显示肿块与邻近组织结构分界清晰，周围脂肪间隙未见异常。

定性征象分析

1. 基本征象：左肾肿块呈膨胀性生长，边界清楚，平扫其内密度均匀，呈稍低密度改变，增强扫描其内强化略不均匀，呈渐进轻度强化。延迟期左肾盏呈受压改变，未见明显破坏。左肾周围脂肪间隙清晰。腹腔内及腹膜后未见明显肿大淋巴结，余上腹部 CT 扫描未见明确异常。

2. 特征性征象：

(1) 病变形态规整，增强扫描边界清晰，其内密度均匀，推测其为分化良好的少见肾内原发肿瘤。

(2) 增强扫描病灶呈不均匀轻度强化，与邻近的肾实质相比呈低血供肿块，并可有延迟轻度强化。

综合上述基本征象与较特征性定性征象，定性诊断为腺瘤。

综合诊断

女，48 岁。左肾无痛性肿块，活动度欠佳，实验室检查各肿瘤指标正常。患者尿隐血试验（+）、全血黏度不同程度升高，表明红细胞增多。根据 CT 平扫及增强扫描、特征性定位、定性征象，实验室检查结果，诊断为左肾上极后肾腺瘤。主要鉴别乳头状肾细胞癌。本例主要鉴别点为患者出现红细胞增多症，后肾腺瘤患者中 12%可出现红细胞增多症，在所有肾脏肿瘤中出现率最高。

鉴别诊断

病变起源鉴别诊断：主要与肾脏来源病变鉴别。

1. 乳头状肾细胞癌：鉴别诊断依据主要是影像学肿瘤密度多不均匀，可囊变、坏死、钙化；由于乳头状肾细胞癌乳头内纤维血管轴心为细小血管，血管极少，所以动态增强扫描多为轻微进行性延迟强化。本病影像学与 MA 较难区分，但 MRI 上 T_2WI 特点可与 MA 相鉴别。

2. 肾母细胞瘤：多发于儿童，极少数见于成人。影像学表现肿瘤密度不均匀，肿块体积较大，可出现出血、坏死、囊变以及钙化，增强后轻到中等度强化，与正常肾实质形成“边缘征”。肿块边缘不光整，或肾周脂肪囊内密度不均匀增高或消失及肾周筋膜增厚，提示肿瘤向外侵犯，部分可伴有远处转移，MA 大多没有侵袭性。在镜下肾母细胞瘤常包含 3 种组织成分：上皮组织、后肾胚芽组织和间质成分。然而，在极少数情况下会呈现单一组织成分。但以上皮成分为主时，就难以与 MA 鉴别。细胞异型性、核分裂象和灶性间变有助于肾母细胞瘤的诊断。

手术探查

肿物位于左肾上极，大小约 5 cm，脂肪囊下见左肾形态失常，左肾上极肿物突起，未与脂肪囊明显粘连。

病理结果

1. 大体所见和镜下所见：灰白色组织 1 块，大小约 5 cm×4 cm×4 cm。肿物由形态较一致的小细胞构成，瘤细胞呈小腺样或乳头状，部分腺体扩张，与周围组织界限清楚。（图 7、图 8）

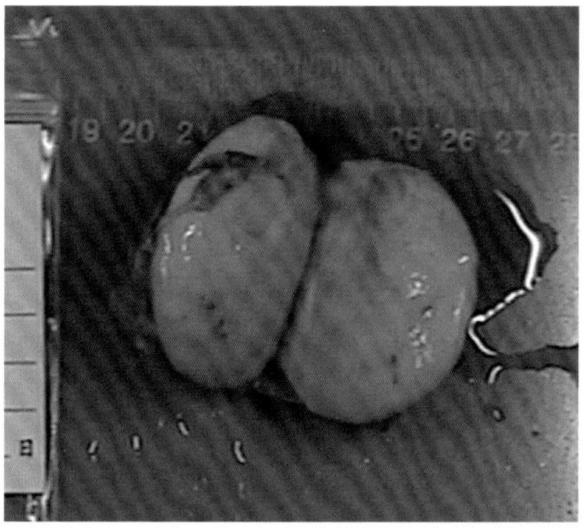

图 7 大体标本

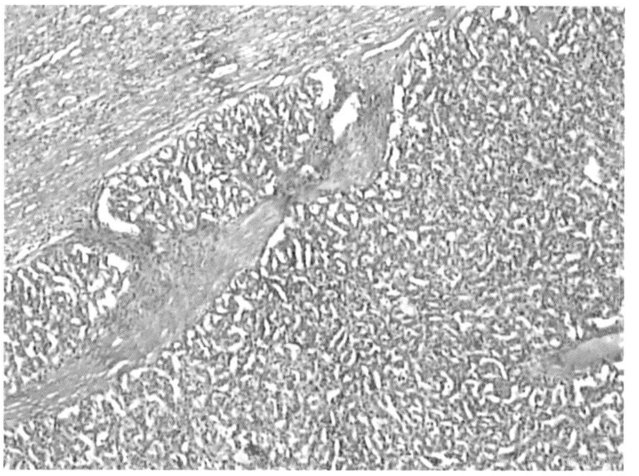

图 8 HE 染色（HE×200）

2. 免疫组织化学：CK（+），CK7（+），Vimentin（+），EMA（+），CD10（－），WT-1（－），Ki67 ＞1%（+），CD56（－）。

结合肿瘤大小、组织形态和免疫组织化学结果，符合后肾腺瘤。

疾病综述

后肾腺瘤（metanephric adenoma，MA）是一种非常罕见的肾脏良性肿瘤，是由 Brisigotti 等在 1992 年首先发现并建议命名的一种肾脏良性肿瘤。MA 具有特定的病理学特点，大约占成人肾脏上皮肿瘤的 0.2%，有女性好发的特点（男/女约为 1/2），发病年龄跨度大，但多发年龄在 50～60 岁。MA 患者大多数为无症状，部分可有腹部或胁肋处疼痛。部分学者认为红细胞增多症可能是其一个重要的临床特点，MA 患者中 12%的患者可出现红细胞增多症，是所有肾脏肿瘤中出现率最高的。研究证实后肾腺瘤细胞可产生促红细胞生成素和其他类型的细胞因子（GM-CSF、G-CSF、IL-6、IL-8）引起患者出现红细胞增多症。在病理上，肿瘤病灶多为单发，少数为多发。病灶内常可见小灶状坏死及出血，约 20%的病灶出现钙化。镜下可见，肿瘤细胞丰富、瘤细胞较小，形态一致，排列紧密，形成小管状或乳头状结构；标准免疫组化显示 MA 细胞多为 Vim 和 WT-l 阳性，CD57 和 CK7 可能局灶呈阳性；EMA 等多呈阴性；WT-l 阳性，CD57 和 CK7 对于鉴别 MA 与乳头状肾癌有一定的意义。

影像学表现：MA 在超声中的表现大多数为高回声，部分为低回声，血供不丰富，一般无血流征象。CT 检查中，当病变较小时，表现常常不典型，诊断困难。MA 病变较大时，常表现类圆形边界清楚的软组织肿块，瘤体一般较大，直径多＞5 cm，可有包膜，但不常见，呈外生性生长，多数病灶与肾脏周围界限清晰，平扫密度欠均匀，增强扫描有轻到中等度强化。

核心提示

MA 的临床、影像及生物学表现复杂多变，缺乏特征。若临床工作中遇见肾脏一侧较大肿瘤，尤其直径＞5 cm，病史长，生长缓慢，并伴有红细胞增多症；影像学表现肿块轮廓尚光整，与周围正常分界清楚，应当注意 MA 的诊断。

参考文献

[1] 刘东锋，朱友志，胡勇，等. 后肾腺瘤的临床、病理及影像学诊断 [J]. 实用放射学杂志，2010，26（3）：384 -391.
[2] 易亚辉，李刚，周建胜，等. 肾嗜酸细胞瘤的 CT 表现和病理对照研究 [J]. 中国临床医学影像杂志，2009，20（1）：59 - 61.
[3] 强军，高万勤，关文华，等. 肾嗜酸细胞腺瘤的 CT 诊断 [J]. 实用放射学杂志，2011，27（1）：90 - 91.
[4] 尹波，刘莉，邹丽萍，等. 后肾腺瘤 1 例 [J]. 医学影像学杂，2013，13（1）：145.
[5] 马莹，郝崴. 后肾腺瘤的 CT 诊断 [J]. 医学影像学杂，2015，25（1）：124 - 126.

〔刘树学 张海涛 李春芳 龙晚生〕

3.14 肾及肾周间隙淋巴瘤

临床资料

男，77 岁。胃纳差 1 个月，消瘦 10 天。患者于 1 个月前无明显诱因出现胃纳差，伴出汗增多。自述体重明显下降，近期体重下降 5 kg。自行至当地医院就诊，予中药治疗后胃纳差无好转。自发病以来，精神状态一般，食欲较差，睡眠良好，大便正常，小便正常。平素身体健康状况良好，有高血压病史 2 年。2014 年曾于外院就诊，诊断：主动脉夹层（Debakey Ⅲ型）。

辅助检查

泌尿系超声检查：右肾增大，轮廓清晰，实质内回声稍增强，集合系统透声差，肾周见液性暗区。左肾未见异常。超声诊断：右肾感染性病变。

全主动脉 CTA：主动脉夹层（Debakey Ⅲ型）、主动脉硬化。

实验室检查：血常规正常。血清钾、钙、磷、镁均增高，其中钙高于极限值。血尿素氮、肌酐和尿酸均增高。

影像学资料

MRI 检查如图 1～图 11 所示。

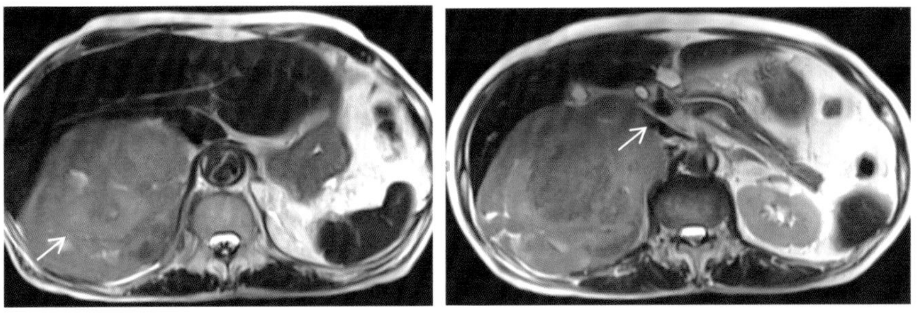

图 1　T_2WI 轴位

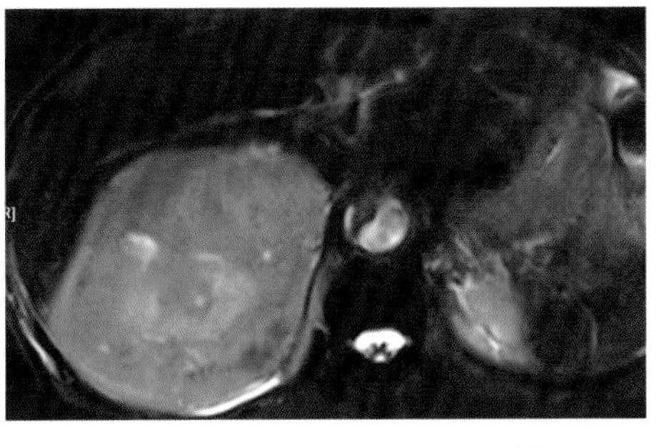

图 2　T_2WI-FS 轴位

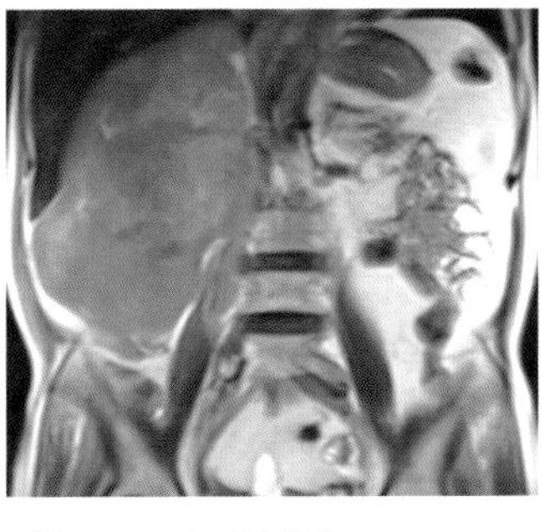

图 3　T_2WI 冠状位

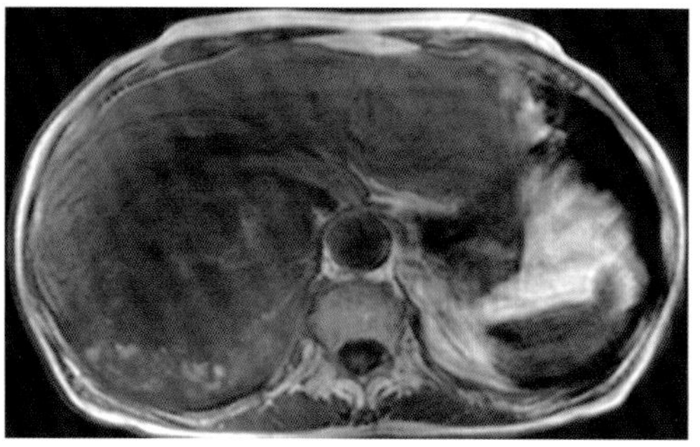

图 4 T_1WI 轴位

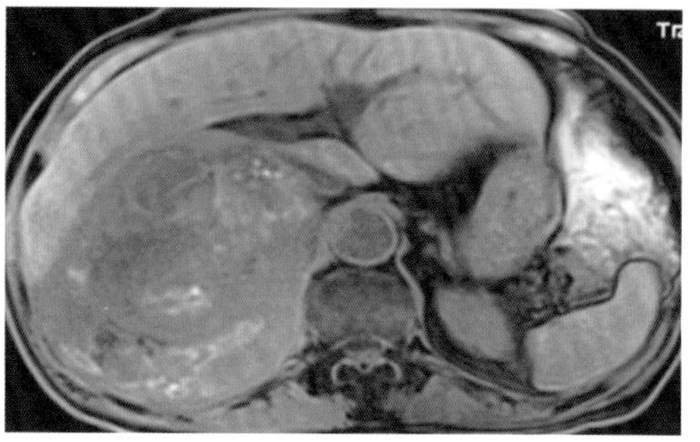

图 5 T_1WI-FS 冠状位增强

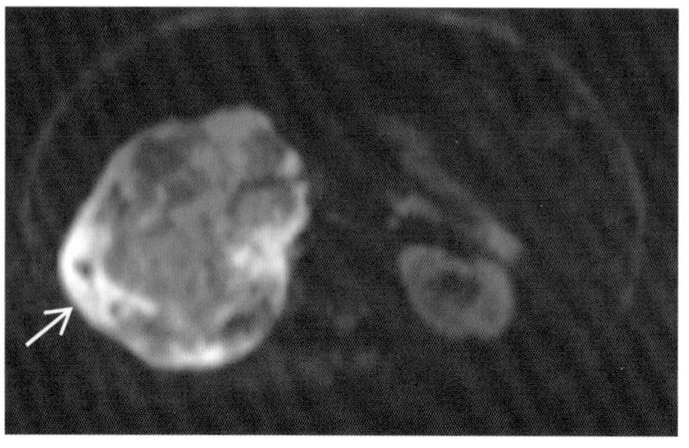

图 6 DWI（$b=1000\ s/mm^2$）

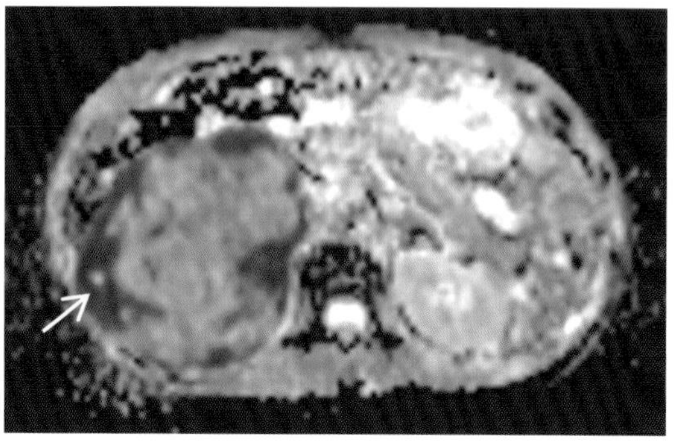

图 7 ADC 图

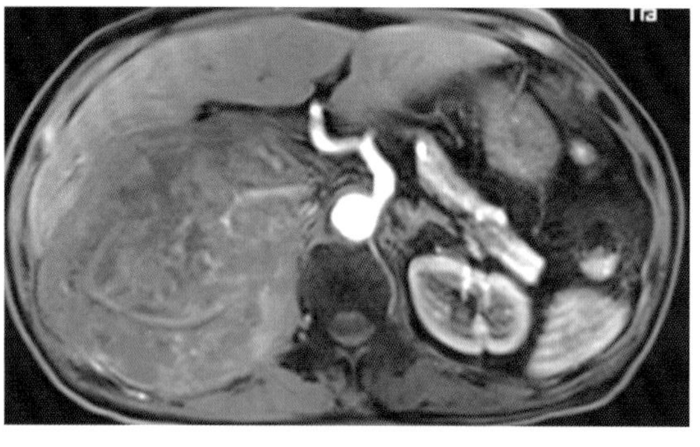

图 8 T_1WI-FS 动脉期

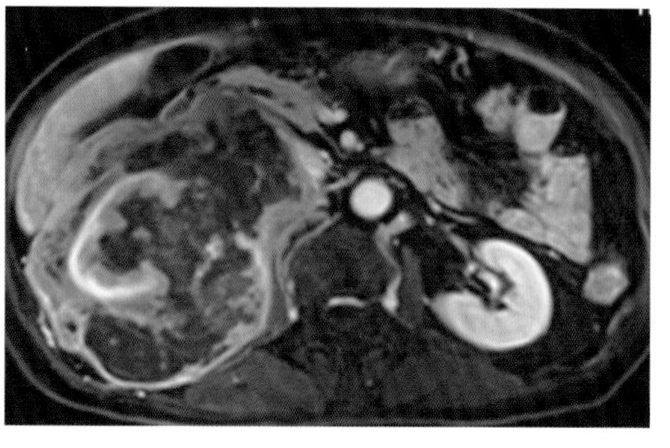

图 9 T_1WI-FS 静脉期

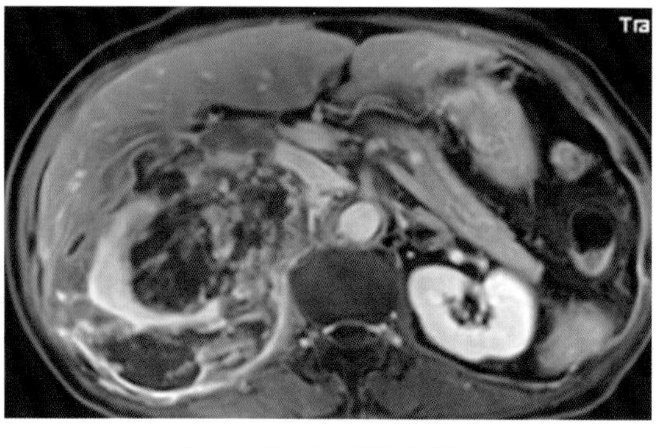

图 10 T_1WI-FS 延迟期

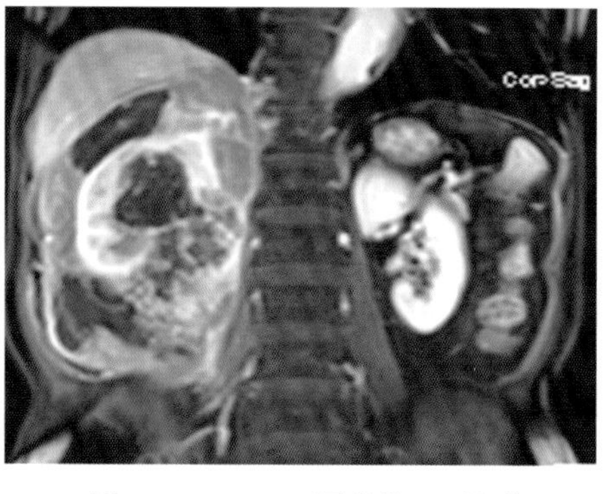

图 11 T_1WI-FS 冠状位，延迟期

定位征象分析

腹腔右侧后部见巨大肿块，位于脊柱右侧肝右叶后方，与之紧贴；肿块推移周围脏器，使之移位。该肿块定位于腹膜后间隙，其特征性定位征象有：

1. 右侧肾包埋在肿块中部（图 1，箭头示）。肿块围绕在右肾周围，肾后间隙也被肿块占据。肾为腹膜后器官，即肿块位于腹膜后。

2. 肿块位于下腔静脉、胰头和胰腺周围脂肪的后侧（图 1 箭头示），上述结构均受推移向前、左侧移位。

3. 图 3 冠状位 T_2WI 显示肿块位于肾脂肪囊内。

4. 肝右叶后缘与肿瘤紧贴处呈锐角相交。

根据各种定位征象，肿块位于腹膜后右肾周间隙。

定性征象分析

1. 基本征象：右侧腹膜后见异常信号肿块，体积较大，边缘较清楚。肿块 T_2WI 呈等偏低信号（图 1～图 3），内含条状分布杂乱的高信号，T_1WI 肿块呈混合信号，以低信号为主，内见散在分布条状、点状高信号（图 4、图 5）。右肾位于肿块中央，信号于 T_1WI、T_2WI 均轻度减低。DWI 肿块周围弥散受限，呈明显高信号，中部（肾脏区域）呈稍高信号，ADC 图，周围部分 ADC 明显降低。增强扫描肿块各期呈不均匀强化，动脉期强化程度较静脉期、延迟期高。延迟期肿块周围见线状包膜样强化。右肾于动脉期未见强化，静脉期、延迟期强化程度低于对侧肾组织。

2. 特征性定性征象：

（1）右侧腹膜后肿块样病变，T_2WI 以等低信号为主，T_1WI 以低信号为主，有别于其他肿瘤信号强度，多见于淋巴瘤，但肿块内含有散在分布的长 T_2 信号和短 T_1 信号，信号混杂，在淋巴瘤不多见，需要结合其他特征。

（2）右肾位于肿块内，无移位，形态基本正常。但 T_1WI、T_2WI 和 DWI 信号与未受累的左肾不同；增强扫描右肾强化程度明显减低（图 9、图 10），说明右肾受到肿瘤浸润、破坏，此为淋巴瘤的特征性生物行为，常使受累器官发生浸润性破坏，但器官支架、形态、轮廓不变。

3. DWI 肿瘤周围实质弥散受限，信号增高，相应 ADC 值减低；病变中央为肿瘤细胞与肾组织交织，故 DWI 不表现为典型的恶性肿瘤信号（图 6、图 7）。

4. 动态增强扫描，肿瘤实质动脉期强化程度虽然偏低，但仍较静脉期、延迟期强化明显，肿瘤边缘可见线状包膜样强化，该强化模式符合淋巴瘤（图 8～图 11）。

综合上述特征性的定性征象，右侧肾周肿块定性诊断为淋巴瘤。

综合诊断

男，77 岁。短期内出现纳差、消瘦、体重明显下降症状，无明显腰部疼痛。MRI 显示右侧腹膜后间隙一巨大软组织肿块，右肾位于其中，形态轮廓存在，但信号异常，DWI 和 ADC 图可见弥散受限部分。增强扫描，强化程度不高，但动脉期高于静脉期和延迟期。本病例具有特殊性，即信号不均匀，内有混杂的其他信号，可能为肿瘤生长较快，发生出血坏死所致。诊断时，需要结合淋巴瘤主要生长方式方能正确诊断。

鉴别诊断

本病例信号不均匀，诊断时需要与以下腹膜后病变进行鉴别：

1. 腹膜后脂肪肉瘤：腹膜后为脂肪肉瘤的好发部位，肿瘤体积较大，信号不均匀，形态不规则，脂肪肉瘤多含有脂肪信号，脂肪抑制序列脂肪信号减低，但本例脂肪抑制序列未显示脂肪信号。在脂肪肉瘤病例中，肾脏不会被包埋在肿瘤中央尚保持基本形态。

2. 肾和肾周炎性病变：肾和肾周炎症表现为肾和肾周同时发生病变，患者临床表现有发热、腰痛、白细胞增高、脓尿等。肾周脂肪由于充血水肿于 T_2WI 呈高亮的条状信号，病变因边缘不清楚不能明确确定具体边界，可有肾周积液。

穿刺活检

患者俯卧，在 CT 引导下行穿刺活检术，取肿块实质部分组织多条，福尔马林固定后，送病理学检查。

病理结果

1. 镜下所见：弥漫分布的小圆细胞，细胞核染色深，核分裂象多见（图 12、图 13）。

2. 免疫组织化学：LCA(＋)，CD20(＋)，CD79a(＋)，Bcl-2(＋)，Bcl-6(＋)，MUM1 约 30%(＋)，CD3(＋)，CD45RO(＋)，CD5 残留小淋巴细胞(＋)，CD23(－)，CD10(－)，CyclinD1(－)，TdT(－)，CK(－)，Vim(－)，Ki67 约 80%(＋)。

原位杂交：EBER（－）。

3. 病理诊断：腹部非霍奇金淋巴瘤，B 细胞来源，倾向于中-高级别淋巴瘤，必要时取完整淋巴结送检进一步分型。

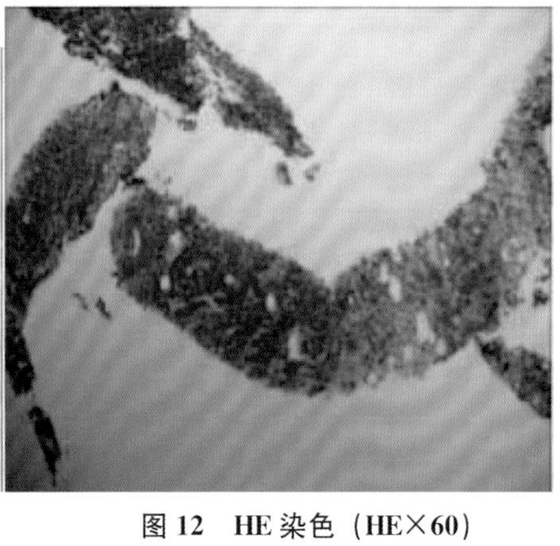

图 12　HE 染色（HE×60）

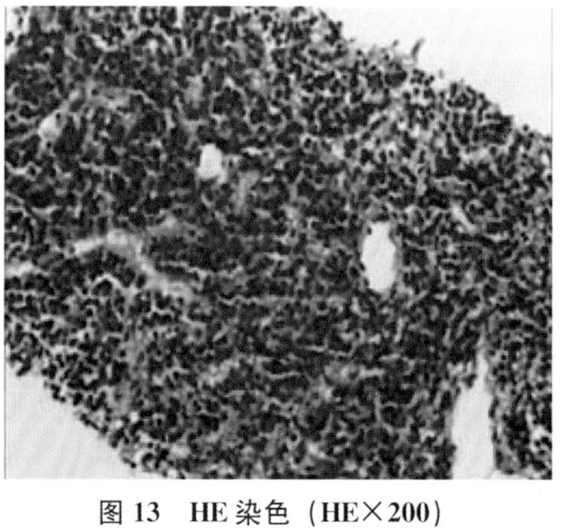

图 13　HE 染色（HE×200）

疾病综述

结外淋巴瘤中，肾及肾周间隙淋巴瘤在临床偶可见到，但远较脾脏、鼻咽、肝脏、胃肠道发病率低。如果表现典型，诊断并不困难。起源于器官的淋巴瘤多为非霍奇金淋巴瘤的 B 细胞型。病理上肿瘤质地密实，如果未做抗肿瘤治疗，一般质地均匀，无囊变、坏死。CT 表现为质地均匀的稍高密度；MRI 表现为信号均匀的 T_1WI、T_2WI 等偏低信号，增强扫描，因血供不如其他恶性肿瘤丰富强化程度较轻。发生在器官的淋巴瘤另一特征性表现为肿瘤在器官内呈浸润性生长，边缘不清，肿瘤内残留有未破坏的血管、结缔组织、支气管等结构，这些结构保持原来的位置，如血管位于淋巴瘤内即成为“血管漂浮征”。见上述结外淋巴瘤结合本例表现，其中受累的肾脏、强化特征，是典型淋巴瘤的表现。但肿块信号不均匀，内见杂乱的 T_2WI、T_1WI 高信号改变，不符合结外淋巴瘤的 MRI 表现，本病例 MRI 误诊为脂肪肉瘤、炎症病变待排。如果诊断时考虑到淋巴瘤的生长行为，观察到肿块的重要特征，可能会得出正确诊断。

核心提示

本病例患者为老年男性，起病时间较短，临床表现提示可能患恶性肿瘤。MRI 显示右侧腹膜后肿块，肿块虽然信号较混杂，但以 T_2WI 稍低信号为主，生长方式和肾脏受侵犯的情况高度提示淋巴瘤，另外结合增强表现、增强后肿瘤周围包膜强化明显，能作出右肾及肾周间隙淋巴瘤的正确诊断。

参考文献

[1] 郑晓林，陈罂. 结外淋巴瘤 CT 和 MRI 分析 [J]. 中国 CT 和 MRI 杂志，2009，7（1）52－54.
[2] 李禹兵，刘延香，路喻清. 非霍奇金淋巴瘤的研究进展 [J]. 现代肿瘤医学，2010，18（3）：620－623.
[3] 钟涛. 原发性肺淋巴瘤的螺旋 CT 表现及病理特点 [J]. 放射学实践，2013，28（4）：401－404.
[4] 王艳艳，原 凌，杨继虎，等. 恶性淋巴瘤受累淋巴结的全身螺旋计算机层析成像表现 [J]. 肿瘤研究与临床，2011，23（6）：404－406.

〔郑晓林　罗学毛　龙晚生〕

3.15 肾脏混合性上皮间质肿瘤

临床资料

女，15 岁。左侧腰痛 1 周。
体格检查：无特殊。

辅助检查

实验室检查：尿相对密度 1.010，血钙 1.97 mmol/L，余实验室检查无明显异常。

影像学资料

CT、MRI 检查如图 1～图 8 所示。

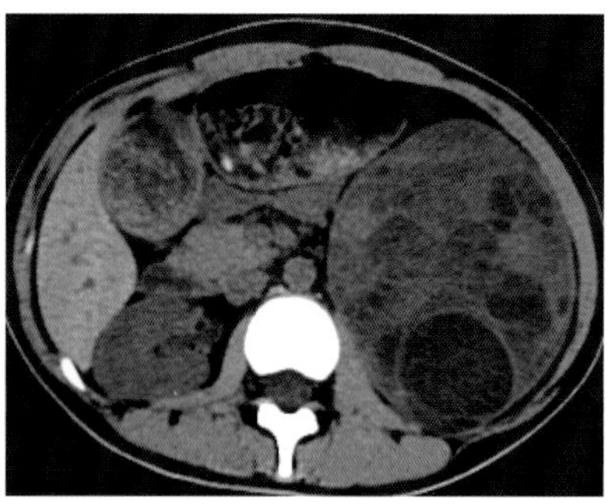

图 1 轴位 CT 平扫

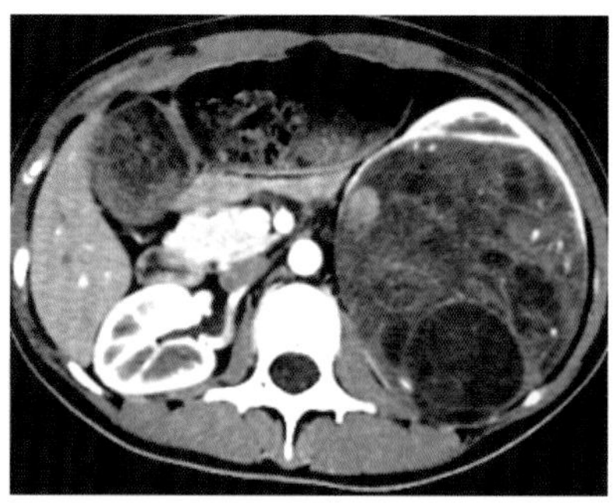

图 2 同层面 CT 动脉期

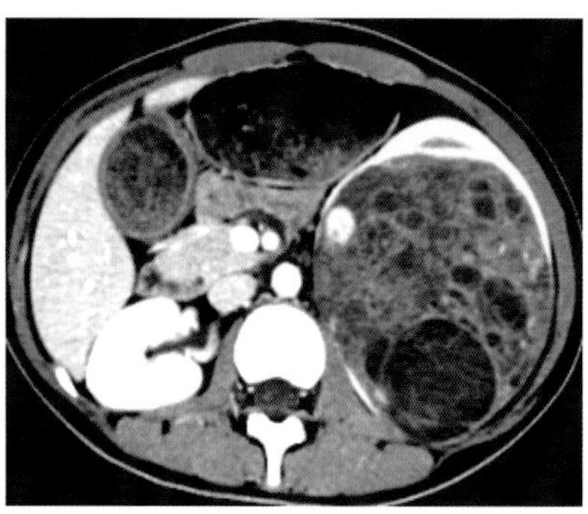

图 3 同层面 CT 门脉期

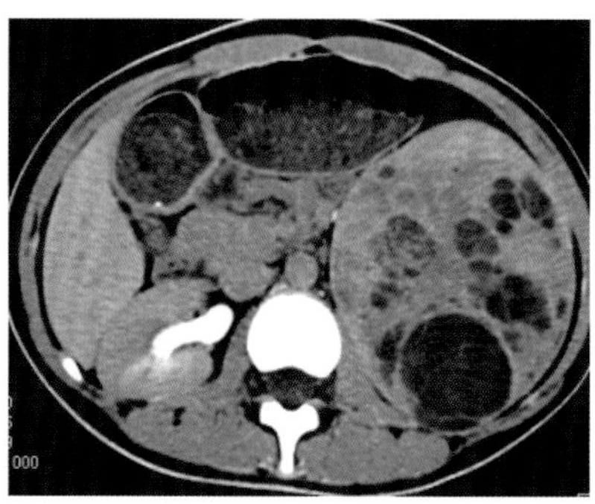

图 4 同层面 CT 分泌期

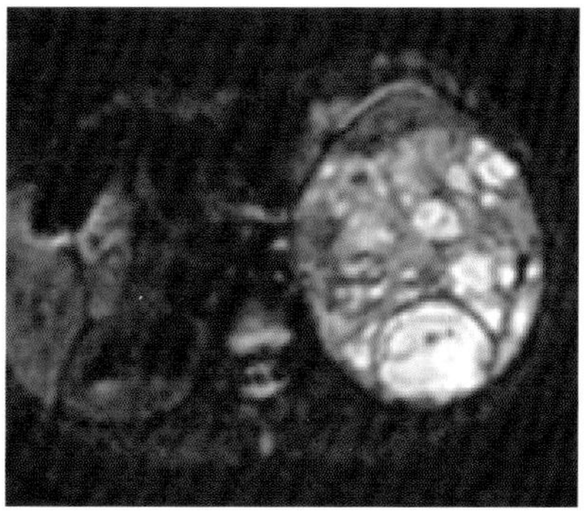

图 5 DWI（b=600 s/mm²）

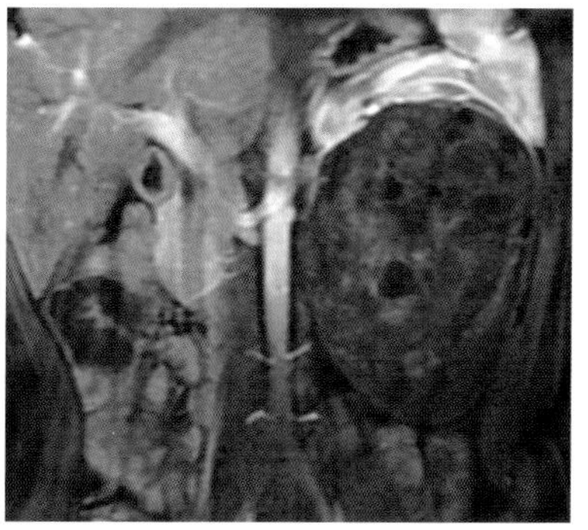

图 6 冠状位动脉期

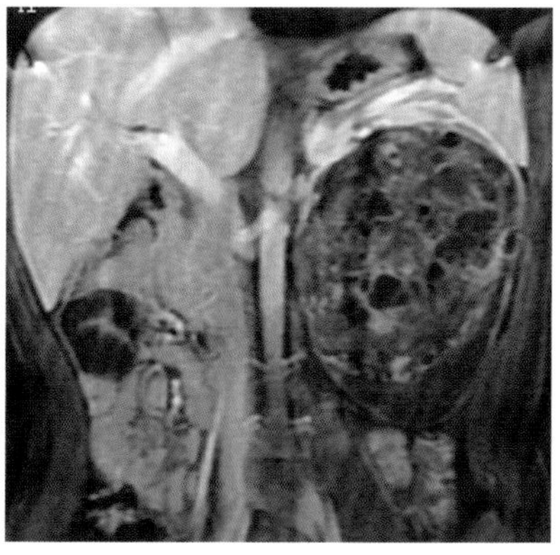

图 7 冠状位门脉期

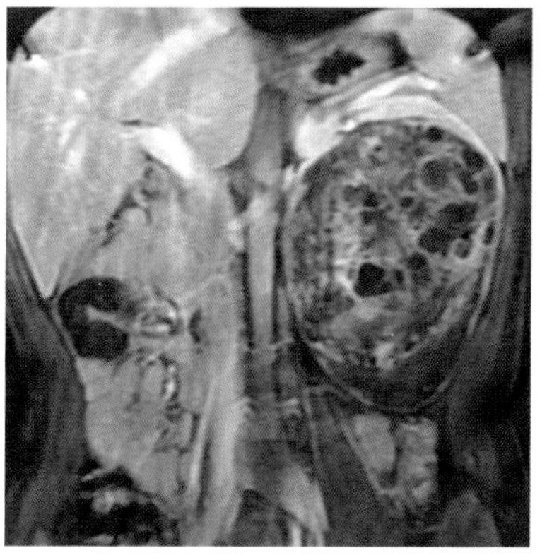

图 8 冠状位延迟期

定位征象分析

肿块位于左肾内，边界清晰，左侧肾盂肾盏受推压变扁，局部肾实质菲薄，并见“抱球征”，特征性定位征象有：

1. 抱球征：如图 9 黑箭头示。
2. 肿块与左肾肾盂肾盏分界清晰，如图 10 白箭头示。

肿块定位来源于左肾实质。

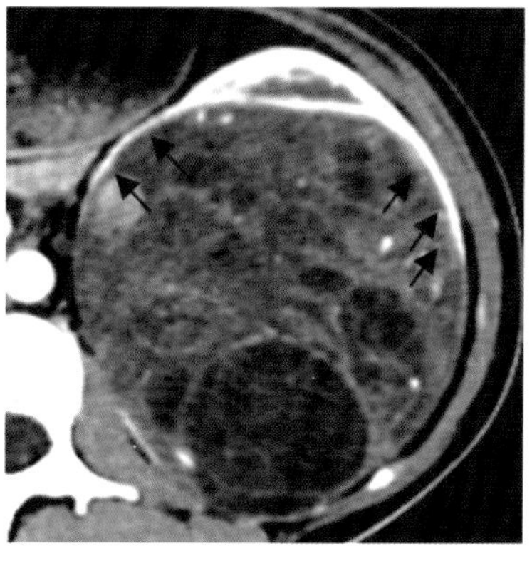

图 9 抱球征

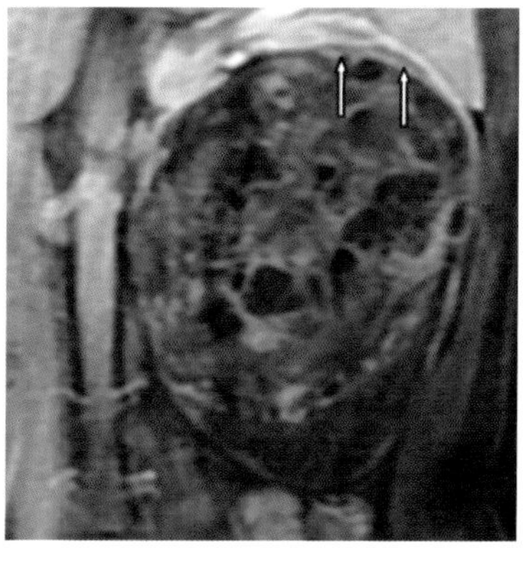

图 10 肿块与肾盂肾盏分界清晰

定性征象分析

1. 基本征象：CT 及 MRI 检查显示左肾肿块呈囊实混合性，部分囊性成分内部见分隔，病变边界清晰，DWI 显示囊性部分弥散受限，提示为富含蛋白的黏液，增强检查肿块实性部分轻度强化，强化程度明显低于肾皮质。

2. 特征性征象：病变实性成分较多（图 6～图 8）；囊性分隔均匀偏厚，无壁结节（图 11）；增强检查病变早期轻度强化，CT 和 MRI 的分泌期及延迟期分别呈延迟强化，强化程度增高（图 4、图 8）。

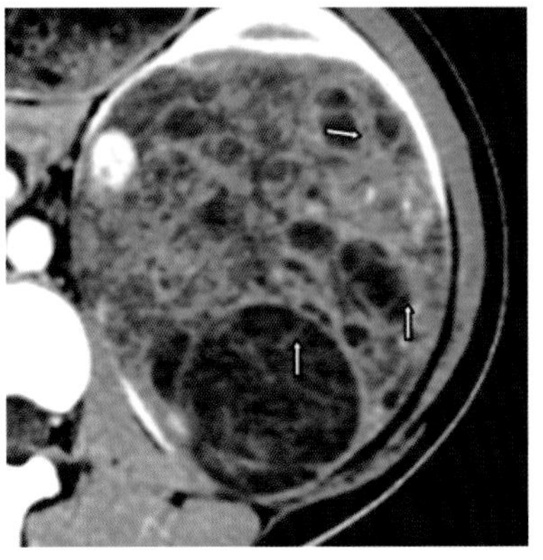

图 11　囊性分隔（白箭头示）

综合上述一般征象及特征性征象，定性诊断为肾脏混合性上皮间质肿瘤。

综合诊断

女，15 岁。左侧腰痛 1 周。CT 和 MRI 发现肾脏的囊实混合性肿块，边界清晰，实性成分较多，正常肾实质及肾盂无侵犯，周围无转移征象，增强检查肿块动脉期、门脉期呈轻度强化，强化程度明显低于肾皮质，随时间延长肿块实性成分延迟强化，强化程度增高；囊性部分边界清晰，其内分隔光滑，无壁结节。综合上述资料诊断为肾脏混合性上皮间质肿瘤（MESTK）可能性大。

鉴别诊断

MESTK 病变多呈多囊性，需要与囊性肾癌及囊性肾瘤进行鉴别诊断。

1. 囊性肾癌：实性成分相对于 MESTK 少，囊性分隔可厚薄不均，并可见壁结节，包膜多不完整，囊性肾癌多为富血供肿瘤，增强检查多呈“快进快出”强化特点。

2. 囊性肾瘤：无实性成分，囊性分隔菲薄，而 MESTK 实性成分较多，间隔较厚。

手术探查

全身麻醉下沿降结肠外侧切开腹膜，探查发现：左肾弥漫性肿大，肿块与左肾正常组织分界清晰。行左肾根治性切除术，于肾周筋膜完整游离肾脏及肿瘤，术中肾门附近未发现肿大淋巴结。

病理结果

1. 大体所见和镜下所见：肿块切面呈囊实混合性，镜下见厚壁血管、纤维或平滑肌样组织，局部可见少许脂肪组织，肿块内见大小不等的囊腔，囊内衬覆单层立方上皮（图 12、图 13）。

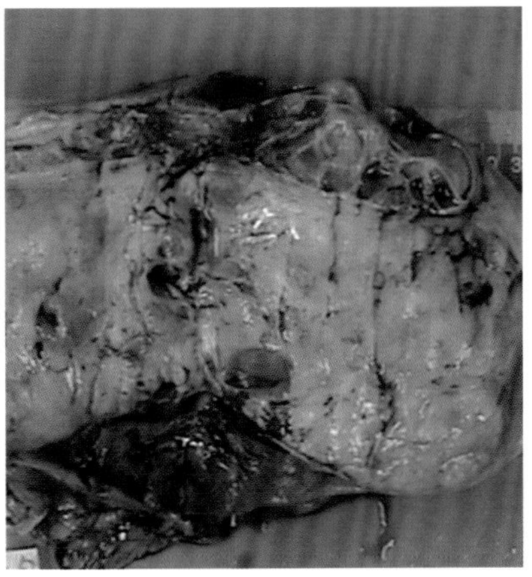

图 12 大体标本剖面图

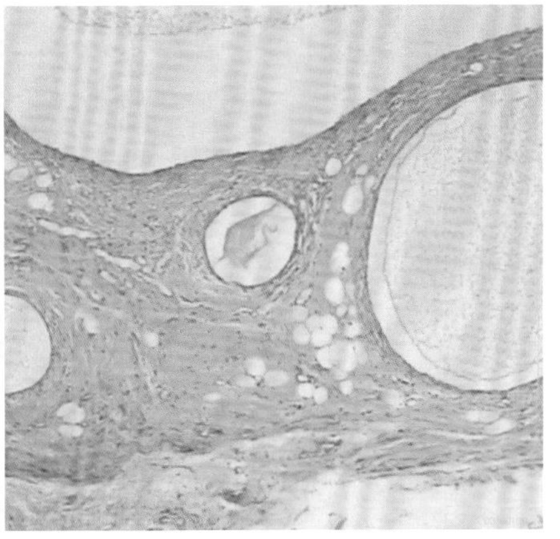

图 13 HE 染色（HE×10）

2. 免疫组织化学：囊内衬细胞 CD10(+)，HMB45(−)，S-100 脂肪细胞(+)，CK 内衬上皮(+)，Vimentin(+)，Ki67<1%(+)，Desmin(+)，Actin(+)，CD99(±)，ER(+)，PR(+)。

结合 HE 形态和免疫组织化学结果，符合（左肾）混合性上皮间质肿瘤。

疾病综述

肾脏混合性上皮间质肿瘤（MESTK）是一种罕见的含有上皮和间质成分的肾脏良性肿瘤。好发于女性，特别是有雌、孕激素治疗史的围绝经期女性。

MESTK 多表现为单侧、单发，边界清晰肿块，呈膨胀性生长，肿块周围具有完整纤维包膜与正常肾组织分隔，内部由多发囊腔及实性成分组成。镜下肿块由梭形间质细胞和多样的上皮细胞构成。临床多无症状，少数以腰痛及肉眼血尿就诊。影像表现为囊实混合性肿块，实性成分较多，囊性分隔均匀偏厚，边界清晰，无肾实质侵犯征象，增强检查肿块早期轻度强化，随着时间延迟，强化范围扩大，强化程度增高。

核心提示

本病例核心为定性诊断，重点与囊性肾癌鉴别，MESTK 具有完整包膜，囊性分隔均匀，无壁结节，增强检查呈延迟强化，而早期则呈轻度强化。

参考文献

[1] 郎宁，刘剑羽，杨郁. 多层螺旋 CT 鉴别诊断肾脏混合性上皮和间质肿瘤与囊性肾癌 [J]. 中国医学影像学杂志，2012，20 (10)：729 - 733.

[2] Chao-jun Wang，Yi-wei Lin，Hua Xiang，et al. Mixed epithelial and stromal tumor of the kidney：report of eight cases and literature review [J]. World Journal of Surgical Oncology，2013，11：207.

[3] Linda C. Chu，Ralph H. Hruban，Karen M. Horton，et al. Stromal Tumor of the Kidney：Radiologic-Pathologic Correlation [J]. Radio Graphics，2010，30 (6)：1541 - 1551.

[4] 何世明，李苏建，卜雪峰，等. 肾脏混合性上皮间质肿瘤的影像表现及文献回顾 [J]. 放射学实践，2015，30 (4)：369 - 372.

[5] 李庆玲，成娜，郭若汨，等. 肾脏混合性上皮间质肿瘤的临床与 CT 表现 [J]. 实用放射学杂志，2014，30 (9)：1514 - 1516，1552.

〔刘树学 郭永飞 李春芳 龙晚生〕

3.16 原发性肾脏骨外骨肉瘤

临床资料

男，75 岁。尿频、肉眼血尿 2 年余伴右腰痛 1 周。患者 2 年前无明显诱因出现尿急伴间歇性肉眼血尿，有血块排出，无尿频或尿痛。入院前 1 周突发右腰部剧烈绞痛，并向右腹部放射。

专科检查：右中上腹可扪及囊状包块，触痛，有波动感，边界清。右肾区隆起，右侧输尿管上段行程压痛，右肾区叩击痛。

辅助检查

实验室检查：尿常规示尿蛋白（+），隐血试验（+），白细胞（+）。

B 超检查：显示右肾内菜花样稍强回声影（图 1）。

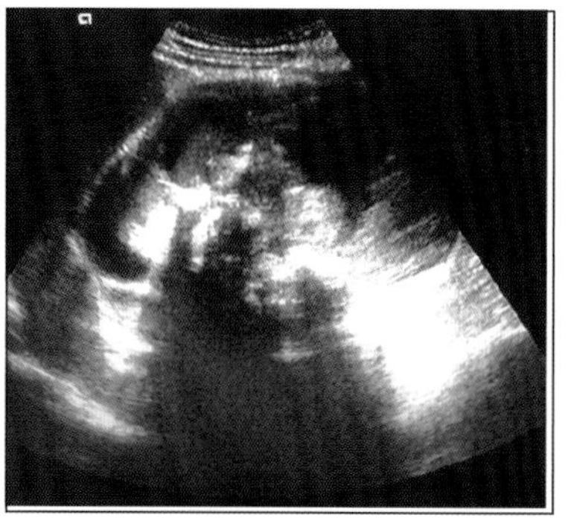

图 1 肾脏 B 超

影像学资料

CT 检查如图 2～图 5 所示。

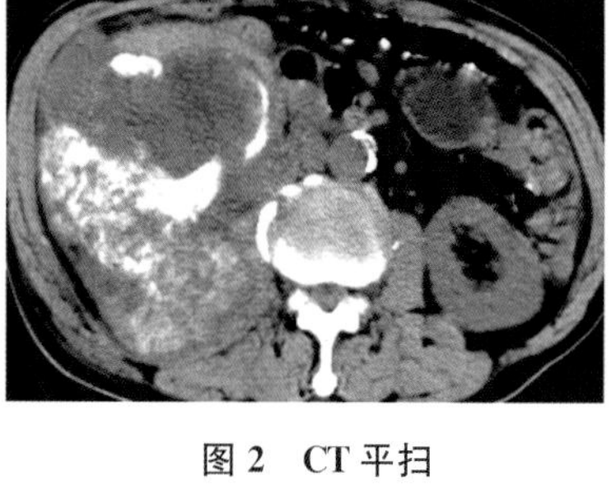

图 2 CT 平扫

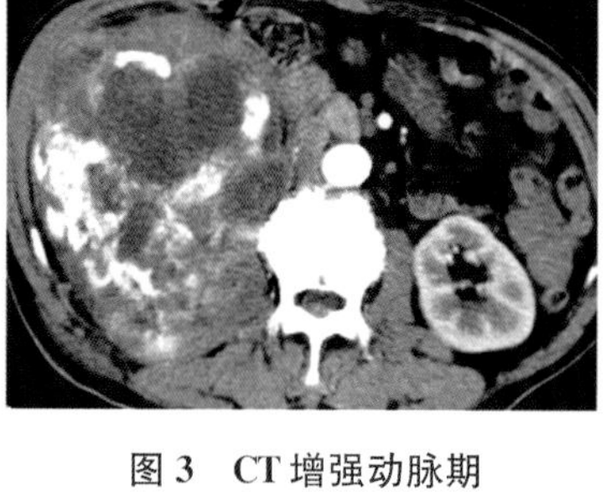

图 3 CT 增强动脉期

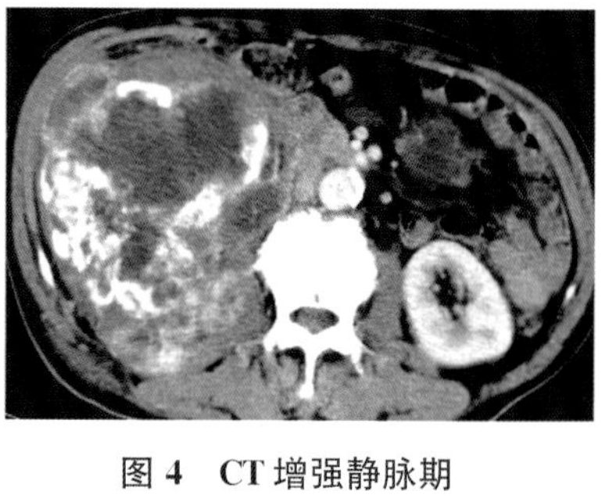

图 4 CT 增强静脉期

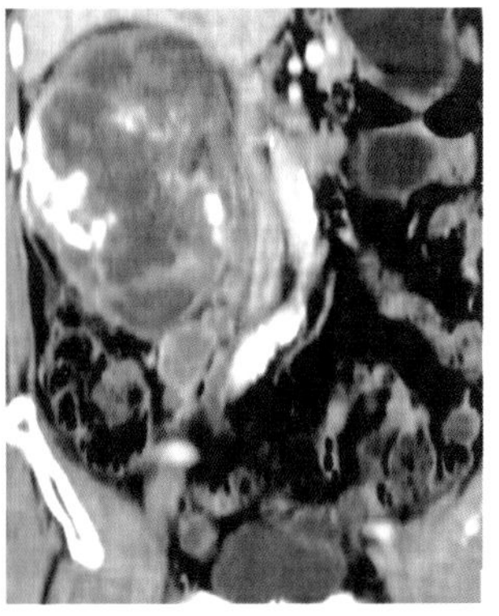

图 5 CT 增强冠状位 MPR 重建

定位征象分析

CT 扫描显示右肾体积不规则增大，内见浸润性生长的混杂密度占位性病变，肾实质及集合系统结构均见破坏。右侧腰大肌受压并向内移位，故病灶定位于右侧肾脏。

定性征象分析

1. 基本征象：平扫示右肾病灶内可见软组织密度影及囊状、斑片状低密度区，夹杂蛋壳样、斑片状模糊高密度影，CT 值 200～418 Hu，增强扫描呈中度不均匀强化。

2. 特征性征象：

（1）右肾结构破坏，并可见右侧肾周筋膜、肾旁后间隙、后腹膜及右侧腰大肌受侵犯（图 6 箭头示），MPR 重建上可见右侧输尿管上段受累（图 7 箭头示）；右侧肾门及腹膜后见多个肿大淋巴结影（图 6 星号示），基本确定病变为恶性肿瘤。

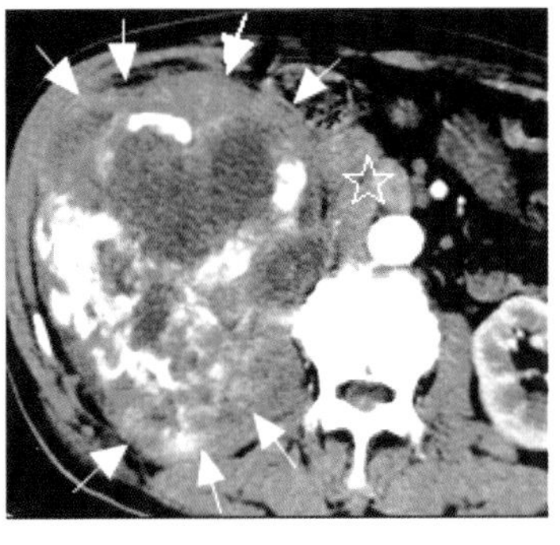

图 6 右侧肾周筋膜、肾旁后间隙受累

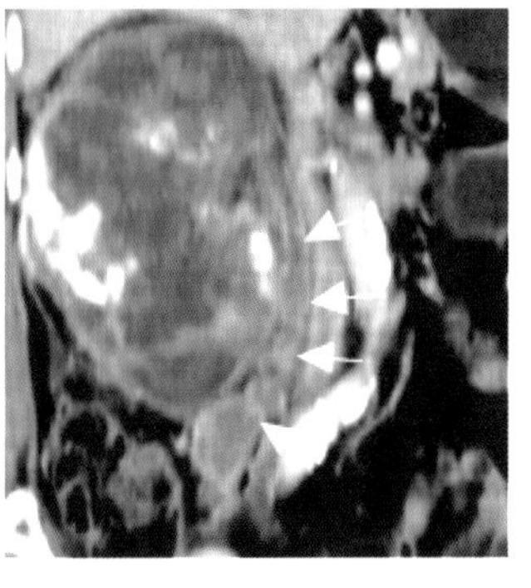

图 7 右侧输尿管上段受累

（2）病灶可见特征性的蛋壳样、斑片状模糊高密度的钙化和骨化影，强烈提示肾脏骨外骨肉瘤或肾癌。

综合诊断

男，75 岁。尿频、肉眼血尿伴右腰痛，专科检查可见右肾区隆起，右侧输尿管上段行程压痛，右肾区叩击痛。CT 平扫及增强显示不均质占位性病变，考虑为右肾恶性病变，病灶可见特征性的蛋壳样、斑片状模糊高密度的钙化和骨化影，与骨内骨肉瘤有相似的影像学表现，考虑为右肾原发性或转移性肾脏骨肉瘤可能性大。

鉴别诊断

1. 肾癌：典型的肾细胞癌呈外生性生长，增强扫描呈早期明显强化；病灶钙化多为中央或厚壁钙化。对有弥漫性钙化及浸润性生长的肾癌与原发性肾脏骨外骨肉瘤鉴别十分困难。

2. 肾脏转移性骨肉瘤：主要依赖临床病史和放射学检查。一般普通型骨肉瘤好发于青少年，且有典型的临床症状，影像上可以发现典型的骨内的原发病灶。本例未发现原发骨内的骨肉瘤影像学表现，而且本例为中老年患者。

手术探查

术中探查右肾明显增大，约 18 cm×16 cm 大小，表面结节感，质地硬，固定且难以推动。右肾背侧与腰部肌肉粘连紧密，腹侧与腹膜粘连紧密，上极与膈肌紧密粘连，肿瘤内侧面侵犯腔静脉且粘连严重未能探查。由于肿瘤与周围组织紧密粘连，难以分开，无法切除整个肿瘤，只能在右肾背侧切除一块突出于肾表面的肿物（约 4 cm×3 cm 大小）送病理学检查。

病理结果

1. 大体所见和镜下所见：大体标本切面灰白、灰黄，质硬（图 8）。送检组织镜下见大量异型性骨母细胞，其间可见大量肿瘤性成骨及软骨成分（图 9）。

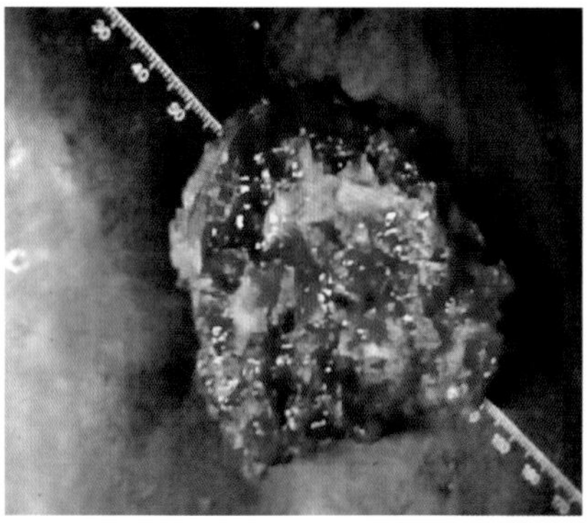

图 8 大体标本

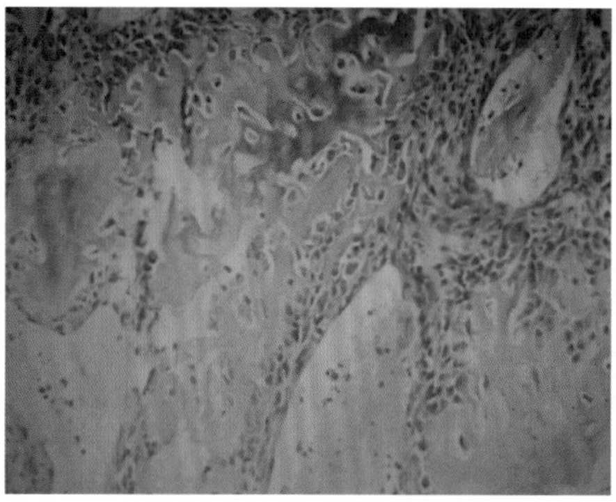

图 9 HE 染色（HE×100）

2. 免疫组织化学：CK(－)，Vimentin(＋)。
3. 病理诊断：考虑（右肾）骨外骨肉瘤。

疾病综述

骨外骨肉瘤（extraskeletal osteosarcoma，ESOS）是来源于间充质的少见恶性肿瘤，具有形成类骨组织、骨和软骨的能力。文献总结的 ESOS 诊断标准为：发生于软组织而不附于骨或骨膜；具有一致的骨肉瘤图像；产生骨样和（或）软骨样基质特点的肿瘤。ESOS 镜下特点与骨骼的骨肉瘤特点并无明显区别，影像学特征为伴有钙化和骨化的非均质性软组织肿块，瘤骨形态及多少不一，也可出现囊变但无脂肪成分。原发于肾脏的 ESOS 极为罕见，临床表现没有特异性，与骨肉瘤好发于青少年不同，肾脏原发性骨肉瘤好发于中老年，本例患者 75 岁。CT 检查能清楚地显示肿瘤大小和钙化/骨化的形态、分布及与周围组织器官的关系，为诊断提供一些较为可靠的依据。

核心提示

本病例的核心在于对原发性肾脏骨外骨肉瘤的认识上，本病例CT影像上肿块密度不均，其中有大片钙化及骨化，肾内结构及周围组织受侵蚀、增强扫描病变呈不均匀中等强化，对定性诊断有一定价值，但最终确诊还是依靠病理。

参考文献

[1]（美）丹尼克（Dunnick N R）. 泌尿系统影像学［M］. 第4版. 王霄英译. 北京：人民卫生出版社，2011.

[2] 白荣杰，程晓光，顾翔，等. 长骨骨干骨肉瘤X线、CT及MRI表现［J］. 中华放射学杂志，2011，45（1）：60-64.

[3] 吴勇，杨晓群，甘华磊，等. 肾脏原发性骨肉瘤一例［J］. 中华病理学杂志，2015，44（6）：412-413.

[4] 陈望，陈殿森，张璇，等. 腹膜后骨外骨肉瘤的CT和临床表现［J］. 中国医学影像学技术，2015，31（9）：1442-1443.

〔文正青　孔　伟　李春芳　龙晚生〕

3.17 胃神经鞘瘤

临床资料

女，50岁。反复心悸、乏力2周入院，无黄染、发热、恶心、呕吐、腹痛、腹泻，无解黑便，精神、食欲欠佳。

体格检查：神志清，贫血貌，皮肤巩膜无黄染，各浅表淋巴结未扪及明显肿大，心肺听诊未闻及明显杂音，上腹可及一肿物，脾肋缘下未触及。

辅助检查

实验室检查：WBC 9.16×10^9/L，Hb 48 g/L，PLT 593×10^9/L。AFP、CEA、CA19-9肿瘤指标阴性。

影像学资料

CT检查如图1～图8所示。

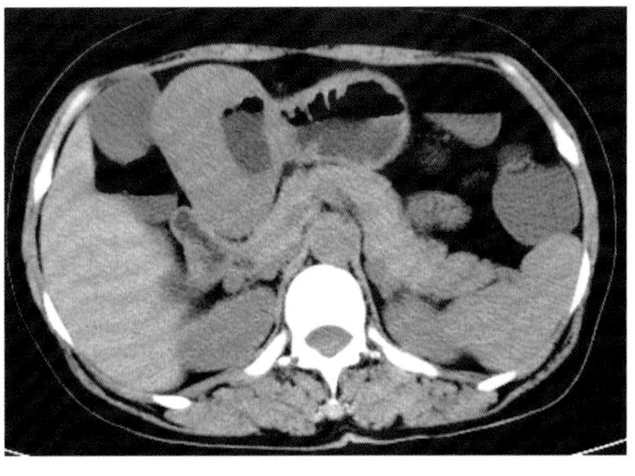

图1 轴位CT平扫

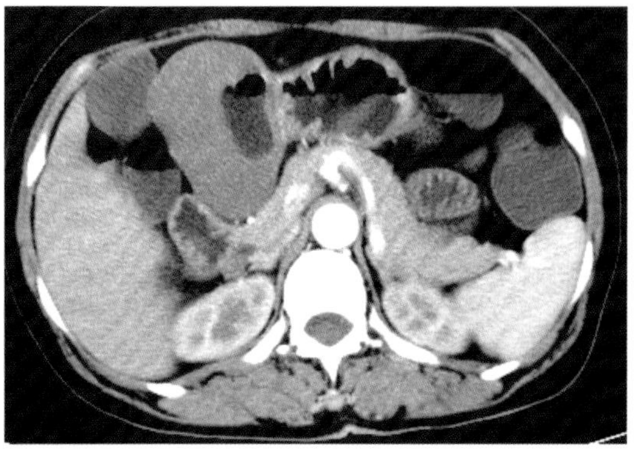

图2 CT动脉期

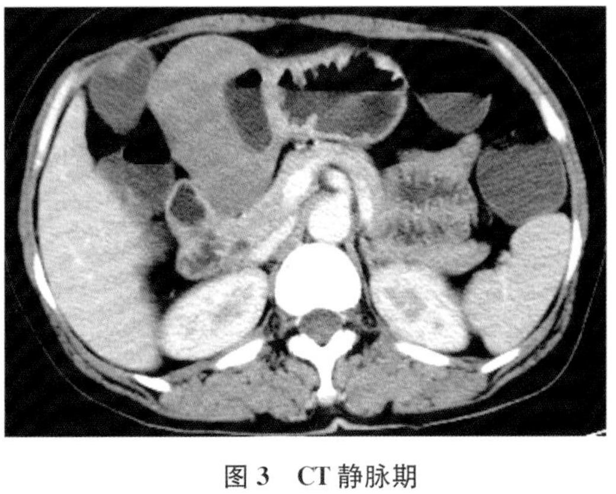

图3 CT静脉期

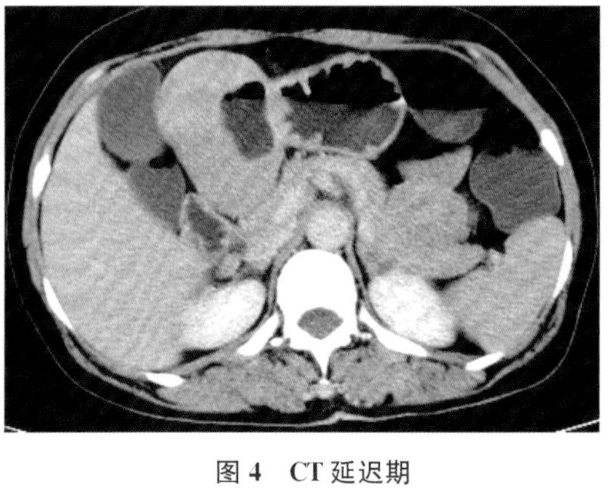

图4 CT延迟期

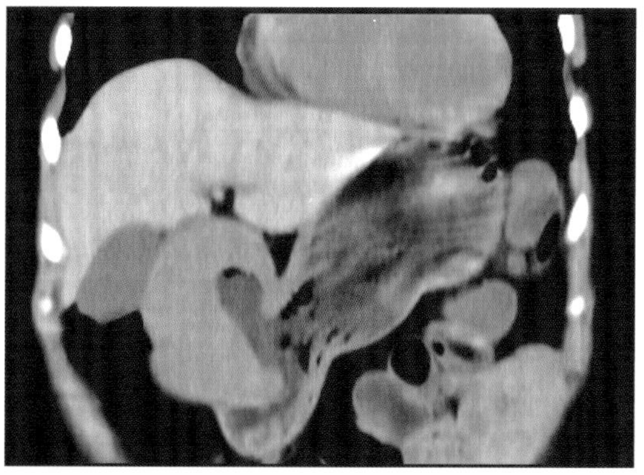

图 5 冠状位 CT 平扫

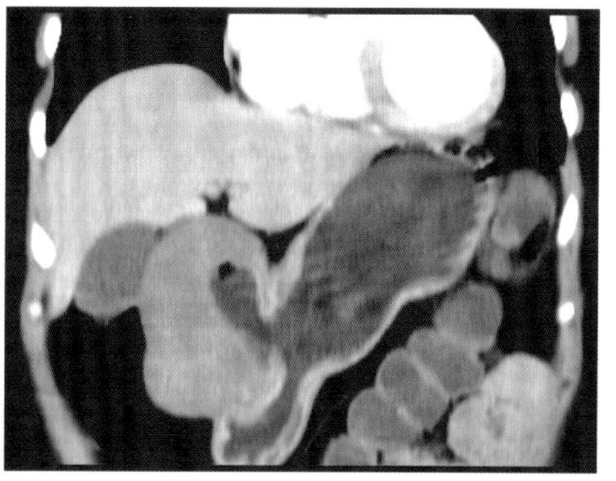

图 6 冠状位 CT 动脉期

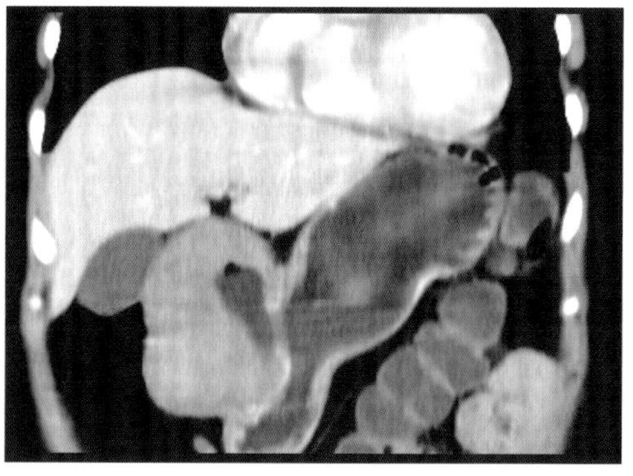

图 7 冠状位 CT 静脉期

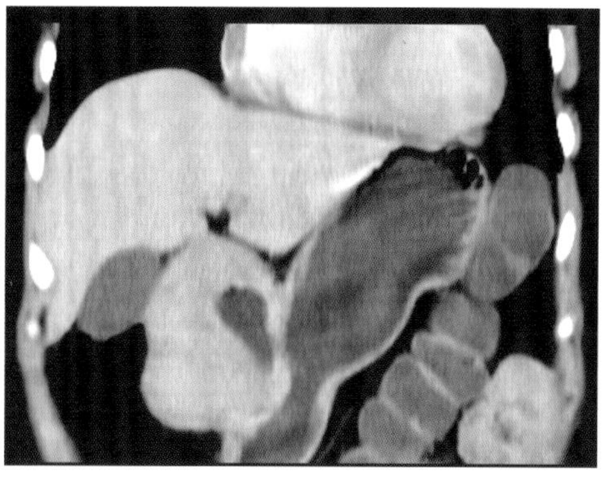

图 8 冠状位 CT 延迟期

定位征象分析

肿块中心位于胃窦内，向腔内外生长，累及胃浆膜层，且肿块与邻近各器官的分界清楚，定位诊断明确来源于胃窦。

定性征象分析

1. 基本征象：胃窦肿块，边界清，边缘光滑，略呈浅分叶状，大小约为 8.0 cm×7.0 cm×5.6 cm，密度均匀，无出血、囊变、坏死及钙化，平扫密度与肌肉密度相仿，CT 值 40 Hu，增强扫描轻度渐进性强化，延迟期明显强化。动脉期 CT 值 56 Hu，且胃腔面可见明显强化的黏膜线（图 9）。门脉期 CT 值 64 Hu，延迟期 CT 值 74 Hu，邻近结构无侵犯，周围及腹膜后无明显肿大淋巴结。（表 1）

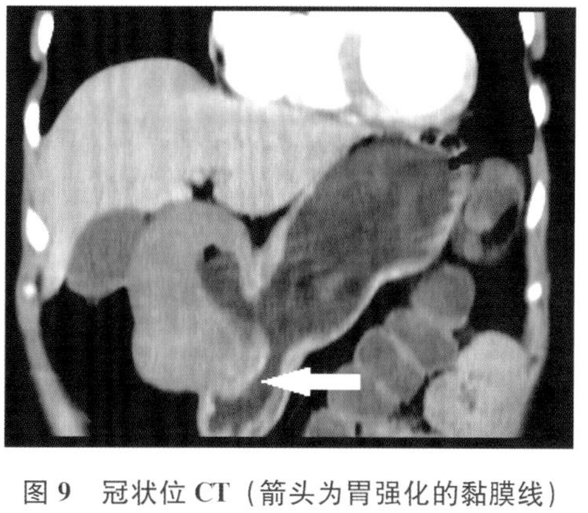

图 9 冠状位 CT（箭头为胃强化的黏膜线）

表 1 根据基本征象本病例可能的诊断

基本征象	胃窦黏膜下肿块	延迟期强化	无囊变坏死、钙化	浅分叶征
可能诊断	间质瘤 神经鞘瘤 平滑肌瘤 淋巴瘤	间质瘤 神经鞘瘤	间质瘤 神经鞘瘤 淋巴瘤	间质瘤 神经鞘瘤 平滑肌瘤

2. 特征性征象：

（1）平扫肿块密度比同层面肌肉密度稍低，平扫和增强扫描肿块密度均匀，无囊变、坏死和出血、钙化等表现（图 1）。

（2）肿块局限于胃窦部，肿块与正常胃壁交界处有明显分界，没有“移行段”（图 6）。

（3）胃腔面可见完整明显强化的胃黏膜（图 7～图 9）。

（4）肿块动脉期呈均匀轻度强化，静脉期和延时期呈均匀、渐进式中度强化（图 1～图 4）。

综合诊断

女，50 岁。贫血，胃窦部较大肿块，CT 平扫显示为比肌肉密度稍低的均匀软组织密度，肿块局限于胃窦，与正常胃分界清楚，增强扫描肿块呈均质、渐进性、中等度强化，胃黏膜保持连续。考虑为胃窦部神经鞘瘤可能性大。

鉴别诊断

1. 胃间质瘤：为富血供肿瘤，增强后呈明显不均匀强化，强化程度高于胃神经鞘瘤，恶性者肿瘤内坏死、囊变，肿瘤表面易形成溃疡，可有出血。

2. 胃淋巴瘤：发病年龄相对较轻，病灶常同时累及胃底体，病变部位与正常胃交界处常常呈移行式或渐进式表现，分界不清。肿瘤溃疡浅而大，多伴发腹内、腹膜后广泛淋巴结肿大。

3. 胃癌：可形成肿块突向胃腔或突出胃壁外，因病变起源于胃黏膜，癌灶又易形成溃疡，表现为胃黏膜中断、不连续。

4. 平滑肌源性肿瘤：平扫与肌肉对比呈等密度，直径多在 3～5 cm，而神经鞘瘤相对肌肉为低密度，较均质，体积较大。

手术探查

胃窦部见一大小 7 cm×6 cm×5 cm 肿物，质硬，突破浆膜层，与胰腺披膜、肝门区、肠系膜粘连。

病理结果

1. 镜下所见：细胞致密区（Antoni A 区）为主，也可见细胞疏松区（Antoni B 区）。前者瘤细胞呈长梭形或波浪状，并呈束状、栅栏状及漩涡状排列，细胞与细胞之间分界不清（图 10）。

2. 免疫组织化学：Vim（+），CD34（－），CD117（－），Ki67 约 5%（+），SMA 部分（+），

S-100（+），Des（−），CK（−），GFAP（+），EMA（−），Dog1（−），HHF35（−），HMB-45（−），CD57（+），CD99（+），Bcl-2（+）（图 11）。

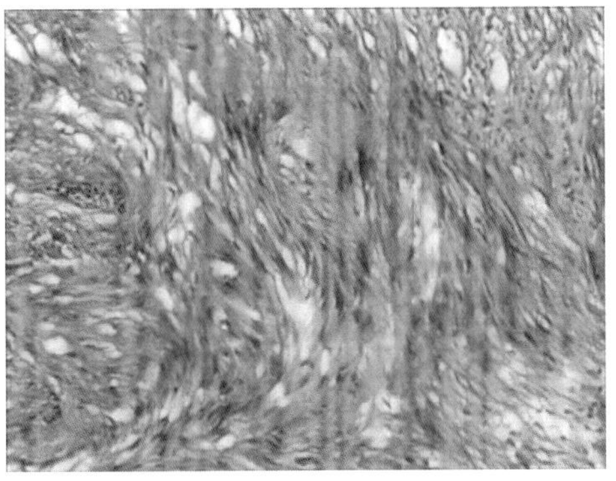

图 10 HE 染色（HE×200）

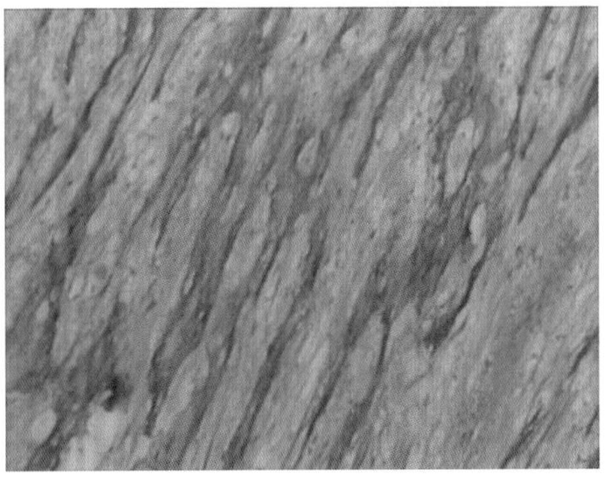

图 11 免疫组织化学［S-100（+）］

结合 HE 形态和免疫组织化学结果，符合（胃）神经鞘瘤。

疾病综述

胃肠道神经鞘瘤是一种极为少见的肿瘤，最早由 Daimaru 等于 1988 年报道。它起源于胃肠道壁间 Auerbaeh 神经丛神经鞘 Schwann 细胞。本病好发于 30～50 岁。免疫组织化学梭形细胞质 S-100 蛋白及特异性烯醇化酶多呈强阳性反应。胃肠道神经鞘瘤绝大多数为良性，发生恶变的概率很小，手术切除具有良好的预后。本病因其缺乏临床特异性，术前大多不易诊断，主要以胃部不适、疼痛或腹部肿块为主诉就诊。其影像学表现与其他部位的神经鞘瘤不同，表现为均匀密度，呈稍低密度，很少有出血、坏死及囊变，CT 表现以胃窦部黏膜下肿块为主，部分呈腔内外生长，多数神经鞘瘤呈中等程度渐进性强化，即动脉期强化程度相对略低，门脉期及实质期强化程度逐渐增高。常与胃部间质瘤表现重叠。很少发生邻近浸润及远处淋巴结的转移。

核心提示

胃肠道神经鞘瘤多表现为胃肠道壁黏膜下起源的圆形、卵圆形或扁圆形匀质肿块，体积较大，少见坏死、囊变及钙化。增强扫描动脉期病灶均匀轻度强化，静脉期和延时期呈渐进性中度强化为其特征。极少有腹内及腹膜后淋巴结肿大。

参考文献

[1] 李建胜，汪丹凤，刘恺，等. 胃神经鞘瘤的 CT 表现与病理对照研究［J］. 中国临床医学影像杂志，2012，23（10）：710－713.

[2] 邢伟，谭华桥，俞胜男，等. 胃肠道神经鞘瘤和间质瘤的螺旋 CT 表现与对照研究［J］. 临床放射学杂志，2006，25（06）：538－542.

[3] 王文娜，陈燕萍，周倩影，等. 胃神经鞘瘤三期增强 CT 表现［J］. 影像诊断与介入放射学，2012，21（3）：191－193.

[4] 盛二燕，彭卫军. 胃神经鞘瘤的 CT 诊断［J］. 放射学实践，2015，26（10）：1072－1074.

〔陈任政　刘红宣　龙晚生〕

3.18 胃壁异位胰腺

临床资料

男，70 岁。上腹痛半年。

患者半年前无明显诱因出现上腹痛，呈阵发性胀痛，进食后加重，伴反酸、嗳气，无向他处放射，无恶心、呕吐，无黏液便、腹泻。近期排黑便，近半年体重减轻 5 kg。

辅助检查

胃镜：胃体上段前壁可见一球形肿物隆起，表面尚光滑，色泽正常，宽基，大小约 25 mm×20 mm。

超声胃镜：胃体上段相应部位可见一偏低回声隆起，肿物界清，不均质，内部可见高回声斑点状声影，局部可见数个无回声区，彩色多普勒未见血流信号，肿物起源于固有肌层，截面大小约 23.6 mm×19.3 mm。胃周围未见明确肿大淋巴结。超声胃镜诊断：胃体肿物，间质瘤可能性大。（图1、图2）

钡餐检查：胃体上段前壁可疑充盈缺损，表面光滑。

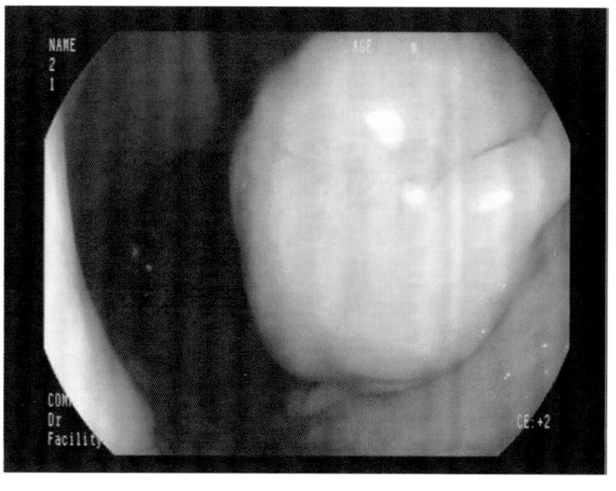

图1 胃镜

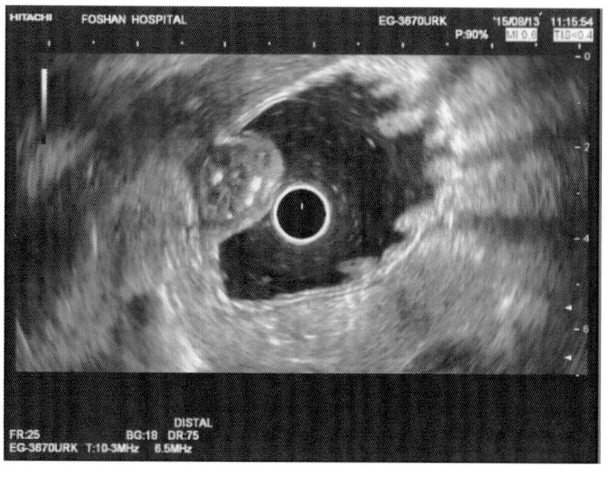

图2 超声胃镜

实验室检查：AFP，CEA，CA19-9 均未见异常。

影像学资料

上腹部CT检查如图3～图7所示。

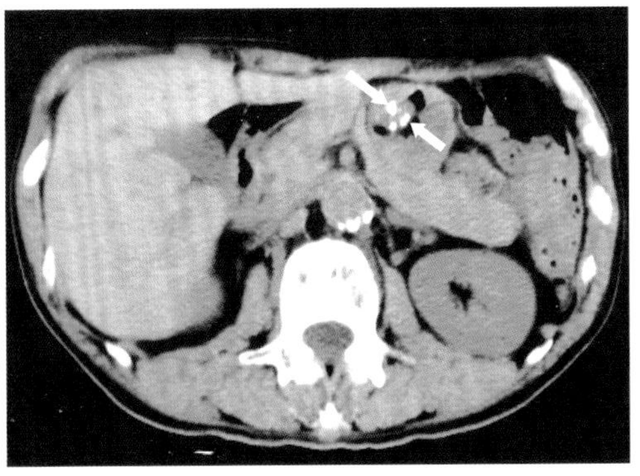

图3 CT平扫

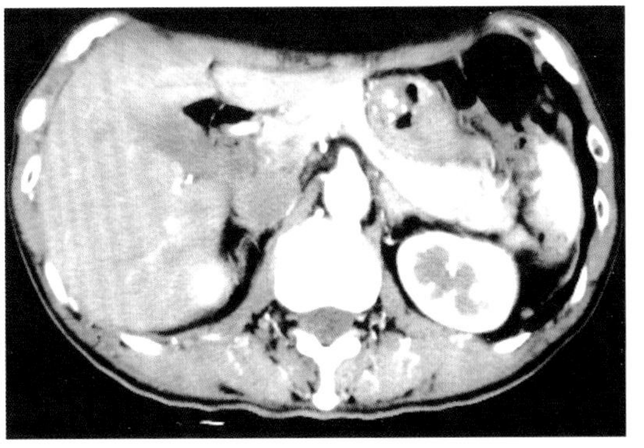

图4 增强动脉期

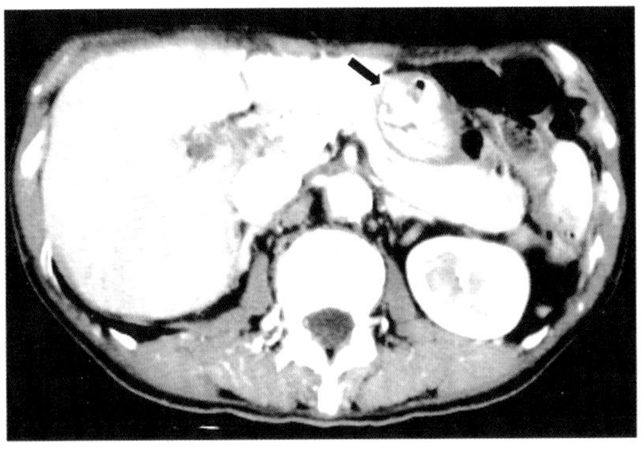

图5 增强门脉期

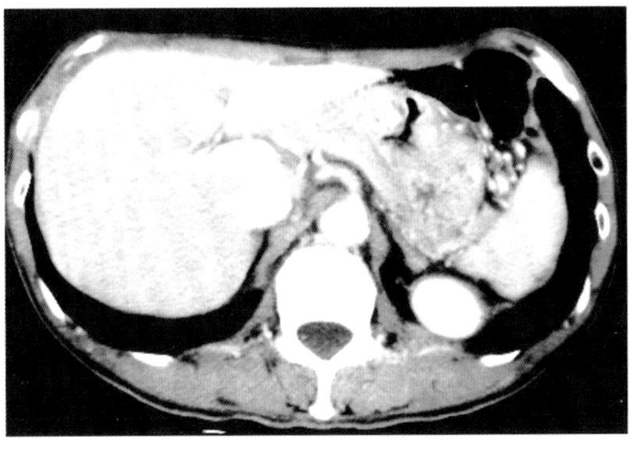

图6 增强延迟期

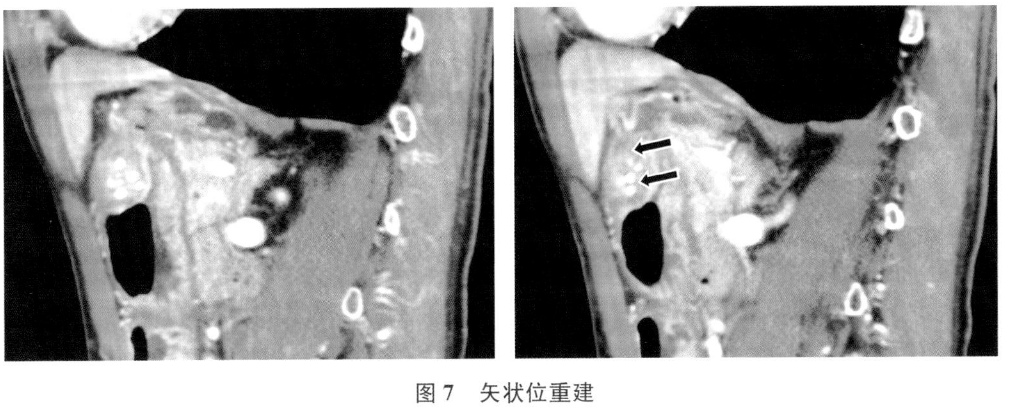

图7 矢状位重建

定位征象分析

胃镜和超声提示黏膜下隆起性病变，其表面黏膜光滑连续，未见破坏（图2）。CT平扫提示宽基底软组织结节凸向胃腔，病变表面黏膜线连续（图3箭头示）增强扫描病变基底处胃壁肌层及浆膜层未见中断（图5黑箭头示）。综合上述征象肿物定位诊断来源于胃壁黏膜下。

定性征象分析

1. 基本征象：CT平扫显示胃腔内结节，类圆形，宽基底贴附于胃壁，边界清晰、形态规则，结节内见多个圆点高密度钙化灶（图3白箭头示）。增强扫描呈中等度强化，其强化程度稍低于胃黏膜，结节区高密度黏膜线完整，胃浆膜层完整。胃周围清楚，未见明确肿大淋巴结，考虑胃壁良性病变。

2. 特征性征象：

（1）钙化占病变1/5以上（图3），其病理基础为营养不良性坏死或腐蚀性液体后坏死钙化，类似慢性胰腺炎钙化。

（2）病灶强化明显，强化程度类似胰腺组织。

综合上述一般征象和较特征性定性征象，定性诊断为胃壁异位胰腺。

综合诊断

男，70岁。阵发性上腹痛伴体重减轻半年，近期排黑便。胃壁黏膜下病变，病变内大量成熟钙化，类似慢性胰腺炎的钙化改变，血供丰富，强化程度类似黏膜及胰腺组织，需要考虑到异位组织，胃异位胰腺可能。

鉴别诊断

主要与黏膜下肿瘤相鉴别。

1. 淋巴瘤：早期较小的病变一般为黏膜下匍匐生长，当病变较大时才凸向胃腔。胃淋巴瘤一般不钙化，血供不丰富，呈轻中度强化。胃黏膜受累变得粗大，不发生黏膜中断。可伴有区域淋巴结肿大。

2. 胃间质瘤：小于2 cm的胃间质瘤一般无临床症状，常为体检偶然发现。胃间质瘤一般病变较大才发生营养不良性钙化，小病变钙化少见。

手术探查

腹腔镜辅助胃小弯侧肿物楔形切除术，切面见1.5 cm灰黄色肿物。

病理结果

镜下所见：黏膜呈慢性炎症表现，表面糜烂出血，黏膜下及肌间检见胰腺组织，以腺泡和导管为主，符合胰腺异位（图8）。

疾病综述

异位胰腺的发生与胚胎发育异常有关。在人胚的第6～第7周，当背侧和腹侧胰始基随着原肠上段旋转融合过程中，如果有1个或几个胰始基细胞停留在原肠壁内，由于原肠纵行生长可将胰始基带走。背侧胰始基产生的细胞组织，将被带到胃；腹侧胰始基产生者则被带到空肠，成为异位胰腺。如果胰始基伸入胆系、网膜甚至脾脏，也会在相应位置发生异位胰腺。

异位胰腺以胃和十二指肠最为多见，好发于胃窦，多见于大弯侧，病变可以发生在胃肠壁的任何一层或多层，以黏膜下层多见。胃异位胰腺可发生类似胃炎、消化性溃疡、上消化道出血、幽门梗阻等症

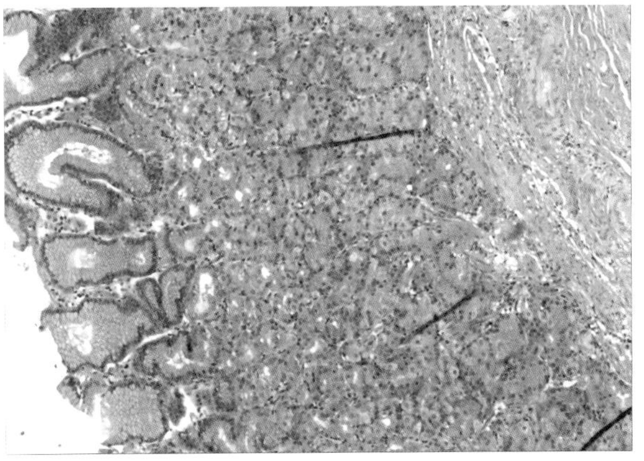

图 8 HE 染色（HE×100）

状，发生上述症状的主要原因为异位胰腺组织分泌消化酶和血管活性物质，削弱胃黏膜屏障或因异位胰腺组织发生炎症引发胃肠痉挛所致。胃镜细致观察发现病灶顶端有胰管开口等典型特征可明确诊断。

胃异位胰腺 CT 表现为圆形或卵圆形结节，边界清楚，与胃壁呈宽基底连接，若表面中心稍凹陷，称中心脐凹征（对应为胃镜所见病灶顶端有胰管开口），是诊断异位胰腺的特征性征象。CT 表现为黏膜下结节，强化明显，与胰腺强化程度类似，特别是强化与胰腺同步，需注意到此病的可能。如在充盈缺损中心见到小钡斑（似溃疡龛影），称“脐样凹陷”或“脐样征”。在切位片上，有时可在充盈缺损中有一细管状致密影伸入其中，称“导管征”。脐样征和导管征均为异位胰腺的特征性表现。本病例除发生于黏膜下、强化明显的影像表现符合异位胰腺特征，其特征性的成熟钙化，推测可能为病例反复分泌胰液，胰液消化自身组织导致钙化形成（与慢性胰腺炎钙化的病理生理形成机制类似）。

核心提示

本病例的核心诊断要点为病变的成熟钙化，钙化占病变 1/5 以上，强化明显，接近或稍低于胃黏膜程度。这两点在一定程度上可区别于间质瘤。

参考文献

[1] 吴光耀，田志雄，张在鹏，等. 胃部异位胰腺的 CT 表现 [J]. 中华放射学杂志，2007，41（9）：938－940.

[2] 李桂萍，安永胜. 胃和十二指肠异位胰腺 X 线造影表现（附 5 例报告）[J]. 实用放射学杂志，2008，24（2）：215－217.

[3] 王蔚鸿，柯岚. 胃胰腺异位误诊为胃间质瘤一例并文献复习 [J]. 中华临床医师杂志（电子版），2012，6（11）：3130－3131.

[4] Devinder P. Singh，Rohit Bansal. Heterotopic Pancreas Presenting as Gastric Polyp [J]. Surgical Science，2014，5（4）：135－137.

〔高明勇　刘健萍　龙晚生〕

3.19 胃恶性间质瘤

临床资料

女，70 岁。1 个月前开始出现上腹部呈持续性闷痛，解黑便，每天 1～3 次，每次量 100～200 g，无呕血及解鲜血便，自行服药（具体不详），症状无缓解。发病以来无发热、咳嗽、咳痰，无腹泻，大小便正常，体重有所下降。

体格检查：上腹部压痛，扪及包块，肝脾胆囊肋下未及，肝肾区无叩痛，双输尿管行径无压痛，移动性浊音阴性，肠鸣音 4 次/min。四肢活动自如，肌力、肌张力正常，双下肢无水肿，浅感觉正常。

影像学资料

CT 检查如图 1～图 10 所示。

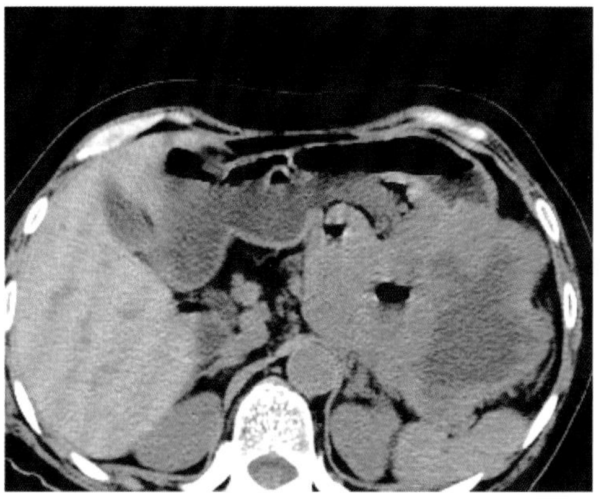

图 1 CT 平扫

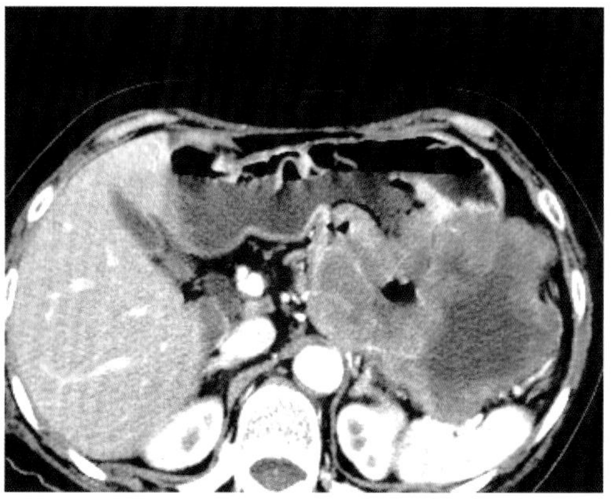

图 2 动脉期

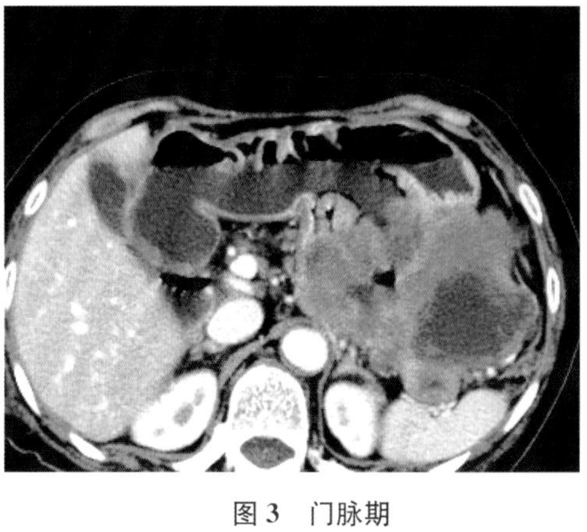

图 3 门脉期

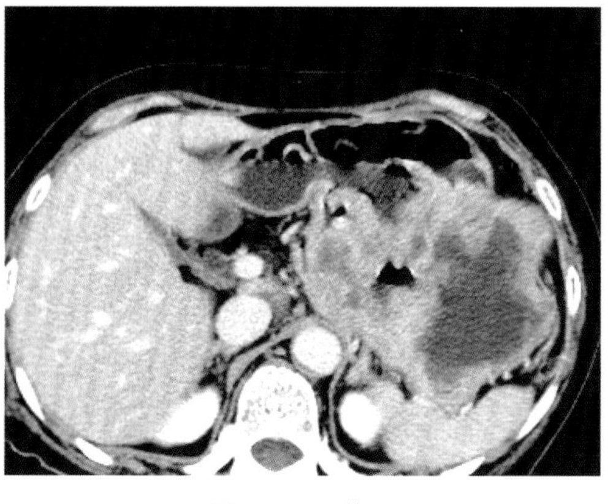

图 4 延迟期

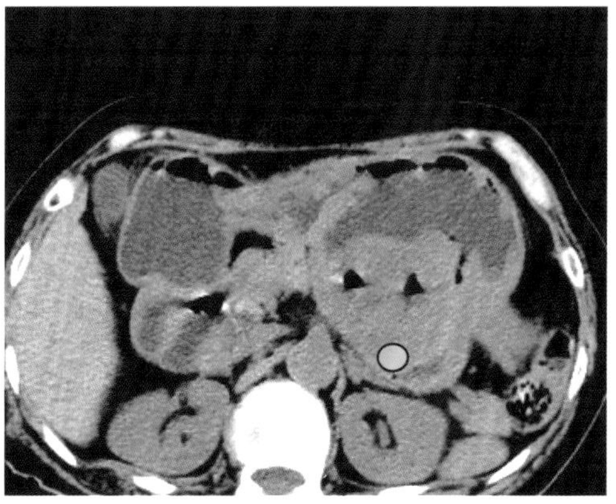

图 5 平扫（彩色区 CT 值约 35 Hu）

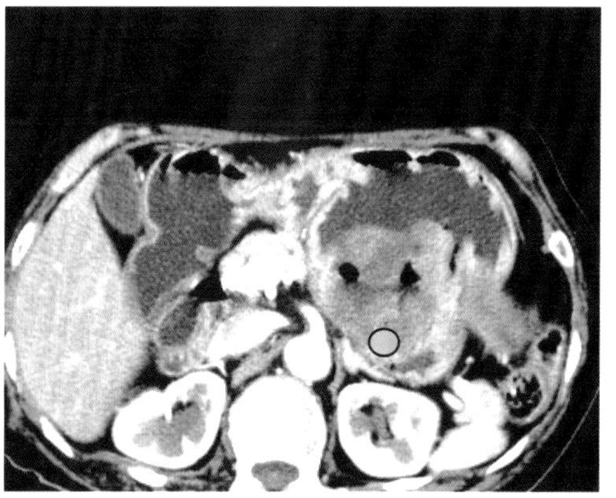

图 6 动脉期（CT 值约 63 Hu）

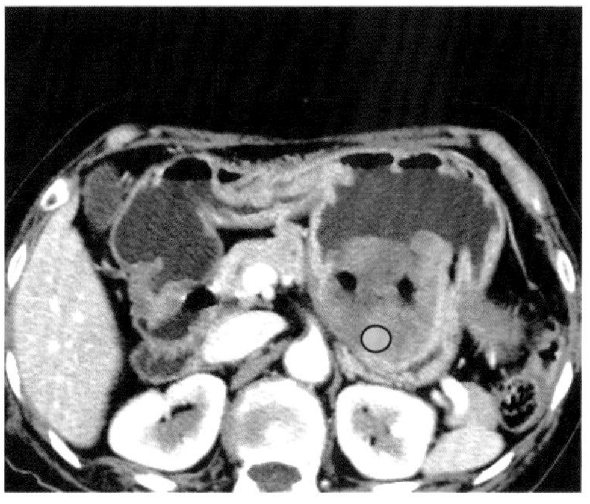

图 7 门脉期（CT 值约 72 Hu）

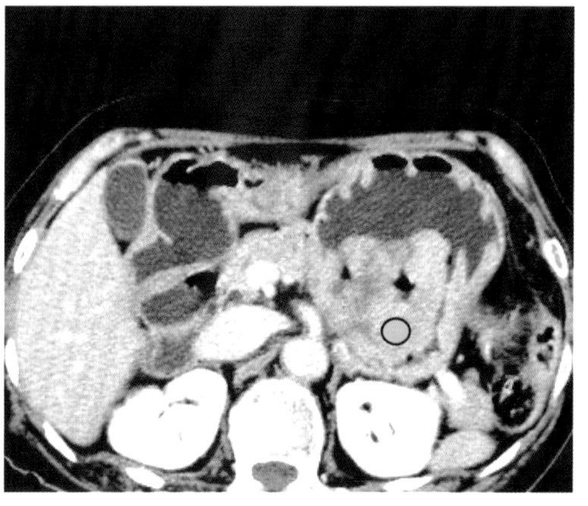

图 8 延迟期（CT 值约 84 Hu）

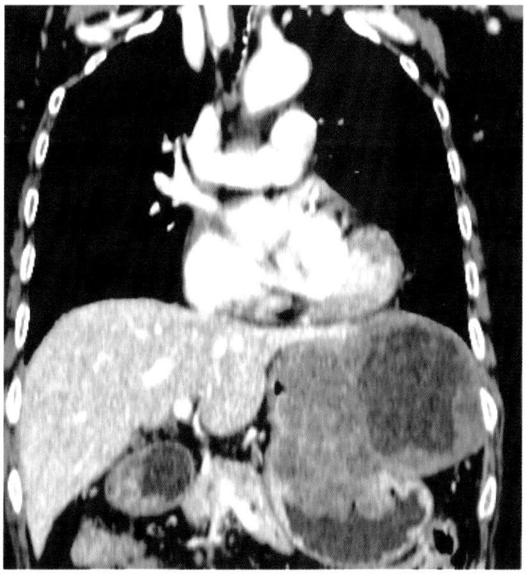

图 9 三维重组（冠状面）

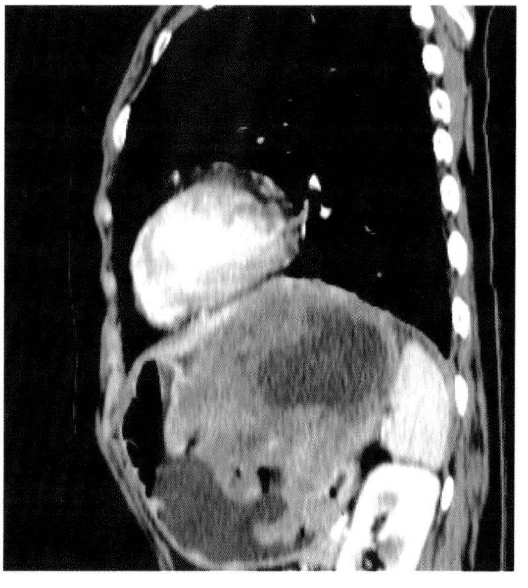

图 10 三维重组（矢状面）

定位征象分析

胃底体部胃壁不规则增厚，部分胃壁全层均累及，病灶向胃腔内突入形成软组织肿块，肿块与胃壁分界不清，局部突破浆膜层向腔外侵犯（图 1～图 4）。

根据上述征象，肿块定位来源于胃体胃后壁组织。

定性征象分析

1. 基本征象：肿块较大，>5 cm，形态不规则，边界不清，向腔内外生长，局部突破浆膜层向腔外侵犯，可见坏死区，腹腔未见淋巴结肿大，增强扫描呈不均匀中度强化，延迟期持续强化。

2. 特征性征象：

（1）图 9 和图 10 显示胃腔面肿块表面可见正常胃粘膜，说明病变来源于粘膜下，肿块内可见不规则多发坏死，胃淋巴瘤可能性不大。

（2）动态增强扫描肿块持续强化，胃淋巴瘤多在静脉期强化最明显，进一步排除胃淋巴瘤可能。

（3）肿块最大征超过 5 cm，说明肿块恶性可能性大或良性肿瘤已有恶变可能。

综合诊断

女，70 岁。胃底体部胃壁不规则增厚并软组织肿块，病灶向胃腔内突入形成软组织肿块，局部突破浆膜层向腔外侵犯，腹腔未见淋巴结肿大，肿块较大，内可见坏死区，增强扫描呈不均匀中度强化，延迟期持续强化。根据上述 CT 定位、定性征象，诊断为胃恶性间质瘤可能性大。

鉴别诊断

胃间质瘤与胃平滑肌瘤、神经纤维瘤及神经鞘瘤在影像学上极难鉴别，需通过免疫组织化学试验进行鉴别；CD117 免疫组织化学阳性可以说是诊断 GIST 的金标准。恶性者需与胃癌、胃淋巴瘤鉴别。（表 1）

表 1　胃恶性间质瘤与胃淋巴瘤、胃癌的鉴别

	胃恶性间质瘤	胃淋巴瘤	胃　癌
临床表现	上腹不适，腹部包块	一般不严重	较严重
好发部位	胃体	胃窦及胃体	胃窦、小弯侧、贲门区
累及范围	常较局限	常常广泛	累及范围较小
病变区胃壁厚度	多沿胃壁长轴方向生长，呈外生性膨胀性生长	增厚明显，平均最大厚度为（24.4±12.1）mm	增厚，（17.7±3.2）mm
胃腔改变	生长范围较局限，可向腔内、腔外生长，肿块较大时以向腔外生长为主，一般不易发生梗阻	有一定的扩张性和柔软度	胃壁僵硬、胃腔狭窄及蠕动减弱或消失
黏膜情况	起源于胃黏膜下，黏膜面一般光滑完整，瘤体较大时于表面可出现糜烂、溃疡，肿瘤多沿胃壁长轴方向生长	起源于胃黏膜固有层和黏膜下层的淋巴组织，病灶表面的黏膜面破坏少，黏膜皱褶粗大、隆起，呈脑回样改变较常见	起源于胃黏膜上皮细胞，大多数黏膜表面不光整，溃疡多见，且较多出现黏膜皱襞集中、中断和破坏等改变
密度与强化	常不均匀，容易合并坏死、囊变，静脉期强化比动脉期明显	胃淋巴瘤一般密度均匀，少见坏死，病灶内血管走行柔软、自然，即血管漂浮征	平扫多伴有坏死、溃疡形成，门静脉期病灶强化明显，强化可出现分层现象，血管走行僵硬
淋巴结转移	常无腹腔淋巴结肿大	一般胃周淋巴结广泛转移，易合并腹膜后肾门下淋巴结肿大	胃周淋巴结转移范围较前小，腹膜后肾门下淋巴结肿大较前少见

手术探查

气管内插管全身麻醉成功后，选上腹正中绕脐切口，长约 20 cm，切开皮肤，皮下组织，腹白线，腹膜，进入腹腔。查肝、胆、脾、胰、小肠、结肠无异常。胃底体部见肿物，约 11.0 cm×7.0 cm×6.0 cm。

病理结果

1. 大体所见：胃组织 1 块，胃大弯约 23 cm，胃小弯约 10 cm，胃底体部见一肿物约 12 cm×11 cm×10 cm，灰白，滑嫩，中央坏死；小弯侧淋巴结 2 粒；大弯侧未见淋巴结；大网膜组织 1 块，约17 cm×12 cm×3 cm，未扪及结节。

2. 免疫组织化学：Vim（+），CD34（+），CD117（+），Ki67 约 5%（+），SMA（−），S-100（−），Des（−），Dog-1（+），HHF-35（−）（图 12）。

3. 病理诊断：①（胃底体部）胃间质瘤（GIST），低度恶性。手术标本两切缘未见肿瘤组织浸润。②（大网膜）组织，未见肿瘤组织浸润。

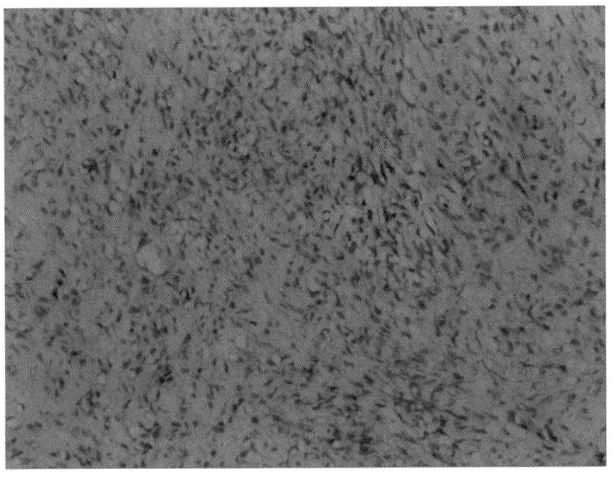

图 11 HE 染色（HE×200）

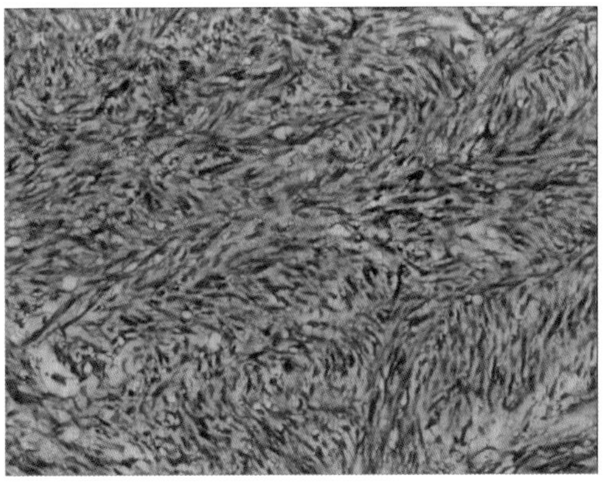

图 12 免疫组织化学 CD117（+）

疾病综述

胃肠道间质瘤（gastrointestinal stromal tumor，GIST）是消化道最常见的间叶来源肿瘤，起源于原始间充质细胞，它是一种不同于平滑肌和神经源性肿瘤的独立的疾病，具有独特的免疫组织化学表型。好发于老年人，男女比 1.2∶1，最常见于胃，次为小肠及直肠。临床症状：腹胀痛不适；腹部肿块和消化道出血等，恶性可伴有发热、体重减轻等症状。恶性实用参考指标：肿块>5 cm。发生于小肠的胃肠道间质瘤常为恶性。GIST 可向不同的间质成分分化，如平滑肌分化和神经分化等。免疫组织化学：CD117（+），CD34（+），Desmin（−），S-100（−），CD31（−）。

胃间质瘤 CT 表现：平扫多呈低密度，密度可均匀或不均匀；容易合并坏死、囊变、黏液样变或出血，钙化少见；肿块易出现溃疡，溃疡较大时可出现气液平面。增强扫描肿块多可轻中度强化，少部分强化明显；良性病变多均匀强化，直径多<5 cm，边界清，不侵犯邻近结构，坏死少见；恶性者多不均匀强化，直径多>5 cm，边界常不清楚，容易侵犯邻近组织器官甚至远处转移，病灶内钙化以恶性多见，肿块静脉期强化比动脉期明显，坏死囊变区无强化。

核心提示

肿块>5 cm，部分胃壁全层均累及，与胃壁分界不清，内部可见坏死区，病灶局部突破浆膜层向腔外侵犯，是胃恶性间质瘤的特征性征象，对定性诊断有重要价值。

参考文献

[1] 郭启勇. 中华临床医学影像学　消化分册 [M]. 北京：北京大学医学出版社，2015.
[2] 韩路军，张雪林，花蒲倩. 胃间质瘤的CT诊断 [J]. 临床放射学杂志，2007，26 (7)：688-690.
[3] 李松年，唐光健. 全身CT诊断学：胃肠 [M]. 北京：中国医药科技出版社，2007.
[4] Ulusan S，Koc Z，Kayaselcuk F. Gastrointestinal stromal tumours：CT findings [J]. Br J Radiol，2008，81 (968)：618-623.

〔陈任政　林志光　龙晚生〕

3.20 十二指肠 Brunner 腺腺瘤

临床资料

女，42岁。排黑便1个月。

患者于1个月前无明显诱因排黑便，2次/d，成形软便，伴腹胀、乏力，无呕血、腹痛，无食欲减退、纳差，无皮肤、巩膜黄染。2天前患者出现头晕、乏力加重。

专科检查：贫血貌，余体格检查未见特殊。

辅助检查

胃肠镜：十二指肠壶腹与降段交界区见一大小约1.8×1.5 cm不规则结节样增生待，表面有新鲜血迹残留。表面黏膜充血水肿糜烂，基底宽，质脆，触之容易出血。考虑巨大息肉，恶性排除。（图1）

实验室检查：Hb 50 g/L，大便隐血试验（+++），平均RBC血红蛋白浓度295 g/L。

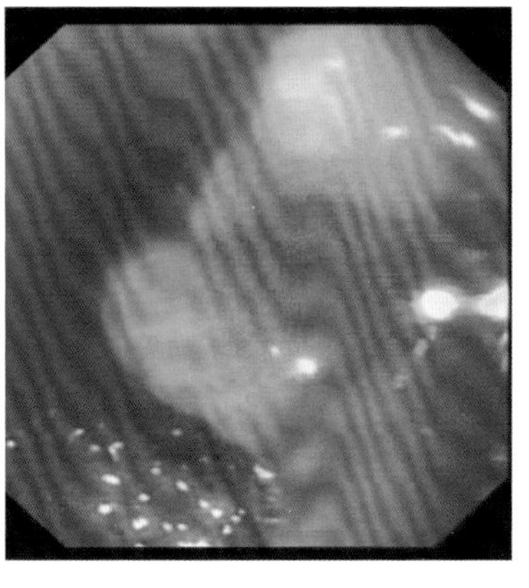

图1 胃镜

影像学资料

CT检查如图2～图5所示。

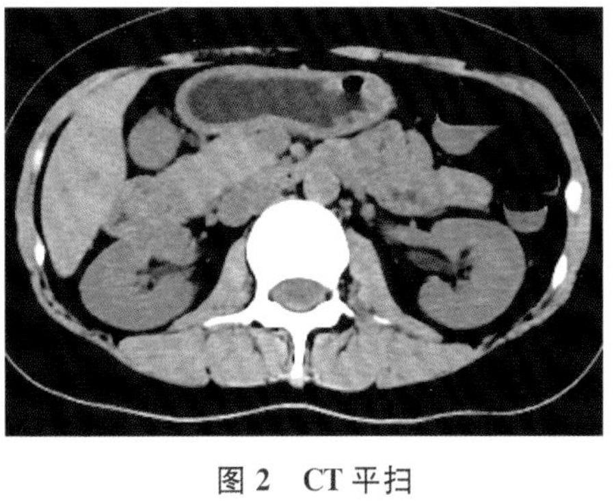

图2 CT平扫

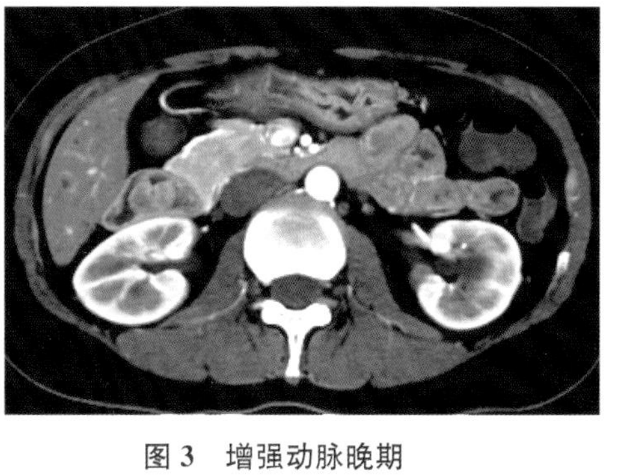

图3 增强动脉晚期

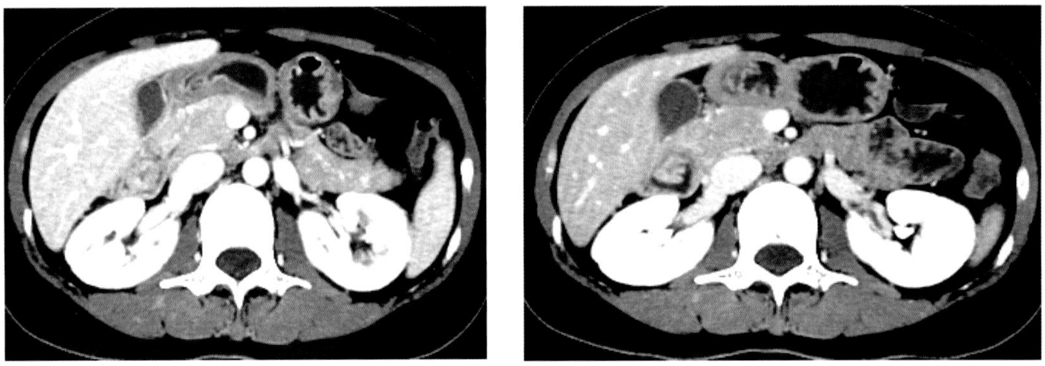

图 4 增强门脉期

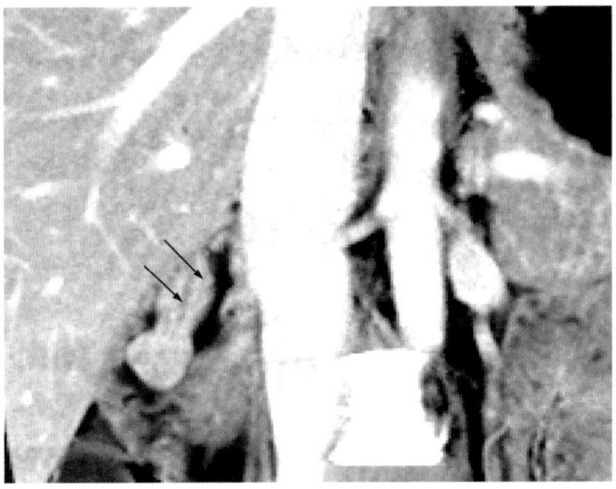

图 5 冠状位重组

定位征象分析

十二指肠降段见窄基底小结节凸向肠腔，增强后其表面似见完整黏膜线（图 3～图 5，以图 3 明显），提示为黏膜或黏膜下病变；其基底部肠壁浆膜层光整，未见病变突破浆膜面表现。病变定位于十二指肠降段黏膜或黏膜下病变。

定性征象分析

1. 基本征象：十二指肠降段带蒂小结节状软组织影，圆形，凸向肠腔，密度不均，增强后明显强化。浆膜面光滑，未见明确渗出，提示良性病变。

2. 特征性征象：

（1）增强后病变明显强化，动脉期明显强化，特别是动脉早期病变表面线状黏膜线明显强化，可符合“光环征”（图 3～图 5）；门脉期强化减退，几乎与肠壁黏膜大致同步。

（2）延迟强化可见病变中心部分见圆形、液性密度无强化影，可符合“黑星征”（图 3～图 5）。

（3）延迟强化冠状位重建见小管状无强化影，提示病变内有导管囊性扩张，黏液潴留，可符合“黑线征”（图 5 黑箭头示）。

综合诊断

女，42 岁。患者因黑便、贫血就诊。十二指肠降段黏膜下带蒂小结节凸向肠腔。动脉期病变强化十分明显，病变表面明显强化线状黏膜线。延迟强化冠状位见病变内小囊状、小导管样无强化，类似“黑星征”及“黑线征”。加之相对较特征的临床表现（黑便、贫血），需要考虑到十二指肠 Brunner 腺腺瘤的可能。

鉴别诊断

需与发生于黏膜下的病变鉴别。

1. 十二指肠间质瘤、腺瘤样息肉、十二指肠异位胰腺：较小间质瘤与腺瘤样息肉表现类似，质均，较少发生坏死或囊变。异位胰腺因胰液分泌，容易发生坏死、钙化等，致病变密度更不均质。而十二指肠 Brunner 腺腺瘤特征性的“黑星征”是诊断的关键点。

2. 十二指肠腺癌：形态多不规则，沿管壁浸润性生长，肠腔不均匀性狭窄，严重时引起肠腔闭塞或梗阻，可累及浆膜层、周围侵犯和淋巴结转移。一般较少表现为带蒂形态规则的肠腔结节。

手术探查

十二指肠降段可见 2 cm×3 cm 大小肿物，有蒂。

病理结果

1. 大体所见：（十二指肠）大体见灰红息肉样组织 1 块，大小约 2 cm×1.5 cm×0.8 cm，未见蒂部。

2. 镜下所见：黏膜下腺体分叶状排列，肿瘤组织主要由分化成熟的十二指肠 Brunner 腺体组成，分叶状排列，多数为黏液腺，腺泡细胞核较小，呈圆锥形，分布于基底部，胞质丰富。腺体聚集呈大小不等的巢状，分布于十二指肠黏膜下层，肿瘤间质为多少不等的纤维、导管及增生平滑肌组织，符合 Brunner 腺腺瘤（图 6）。

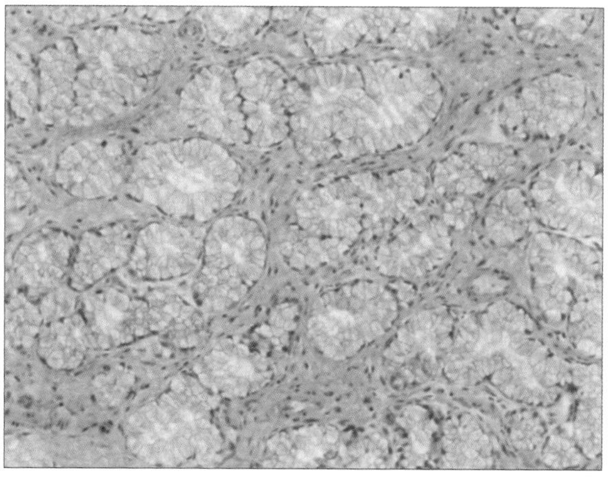

图 6 HE 染色（HE×100）

疾病综述

Brunner 腺是十二指肠所特有黏液腺，位于十二指肠黏膜下层，起自幽门，至降段和水平段逐渐消失，以球部最多，偶见于胃窦或空肠，主要分泌碱性黏液、溶菌酶、碳酸氢盐等，保护十二指肠黏膜免受胃液、胰液侵蚀，具有抗溃疡作用。Brunner 腺腺瘤好发于中年，男女发病率大致相仿。临床表现无特异性，可有腹痛不适、恶心、呕吐、黑便和贫血等症状。呕血、黑便则因瘤体表面和瘤旁溃疡侵蚀血管造成。十二指肠 Brunner 腺腺瘤多因腺体增生形成，瘤体由纤维平滑肌分隔和大小不等的小叶结构组成，部分可见腺泡、腺管或潘氏细胞。目前 Brunner 腺腺瘤的病因尚不清楚，多数学者认为此病与高胃酸分泌所引起的机体保护性增生有关，是 Brunner 腺的错构瘤或增生。病变位于黏膜肌层以下，无明显包膜。瘤体增强后强化程度稍高于正常肠壁，可见增粗、迂曲强化血管影，轴位呈圆点状高密度影，称"点征"，其对应的病理基础可能为平滑肌束内富含扩张血管。肿块表面覆盖完整的黏膜，并且与增生腺体间有纤维间隔，所以 CT 增强时黏膜呈带状明显强化，位于病灶周边，最先强化，表现为环状或半环状犹如佩戴光环，故命名为"光环征"，表明为黏膜下病变。病灶内常有导管囊性扩张，黏液潴留，扩张较明显的导管增强 CT 可表现短轴位像点状低密度影，长轴位像可为线样低密度影，称"黑星征"或"黑线征"。"光环征"和"黑星征"为十二指肠 Brunner 腺腺瘤的影像诊断提供重要提示。增强扫描静脉期病灶延迟强化，并且强化黏膜层与病灶趋于均匀强化，病灶随时间的推移强化程度增加，而无强化的扩张导管显示边界更为清晰。

核心提示

本病例诊断核心点：十二指肠腔内光滑的带蒂小结节状软组织影，仔细观察"光环征""黑星征"或"黑线征"表现，对作出正确诊断有至关重要的作用。

参考文献

[1] 许国强，章宏，厉有名，等. 15 例十二指肠 Brunner 腺瘤的诊治 [J]. 中华消化杂志，2006，28 (8)：511-514.
[2] 周玉祥，饶红萍，代海洋，等. Brunner 腺腺瘤的多排螺旋 CT 征象与病理表现 [J]. 实用放射学杂志，2015，6 (19)：958-961.
[3] 闫朝岐，杨维良. Brunner 腺腺瘤研究的现状 [J]. 临床外科杂志，2005，13 (11)：730-731.
[4] Garcia-Marin JA，Liron-Ruiz RJ，Girela-Baena EL，etal. Role of computed tomography in the diagnosis of Brunner gland hamartoma [J]. Cir Esp，2016，94 (1)：17-19.

〔高明勇　刘健萍　龙晚生〕

3.21 回肠淋巴瘤

临床资料

男，18 岁。腹部闷痛 5 天。

患者于 5 天前无明显诱因出现腹部闷痛，呈阵发性，能自行缓解，伴有便意，无恶心、呕吐，未予重视。3 天前出现解黑便，量约 30 mL/次。今患者再次出现便血，量约 100 mL，伴有头晕，面色苍白。急诊查血压低、心率快，予扩容、止血等对症处理后，患者精神好转，以“消化道出血”收入院。

体格检查：T 36.7 ℃，P 95 次/min，R 20 次/min，BP 103/58 mmHg，全身皮肤、甲床稍苍白，巩膜无黄染，全身浅表淋巴结未触及。

专科检查：腹平，未见肠型及胃肠蠕动波，腹肌稍紧，全腹无压痛、反跳痛。中腹可扪及 10 cm×3 cm 包块，质硬，肝脾胆囊肋下未及，肝肾区无叩痛。肛门指检：进指顺利，肛管及直肠无压痛，未扪及包块及搏动感，退指指套血染。

辅助检查

实验室检查：WBC 16.17×10^9/L，Hb 111 g/L。

影像学资料

CT 检查如图 1～图 3 所示。

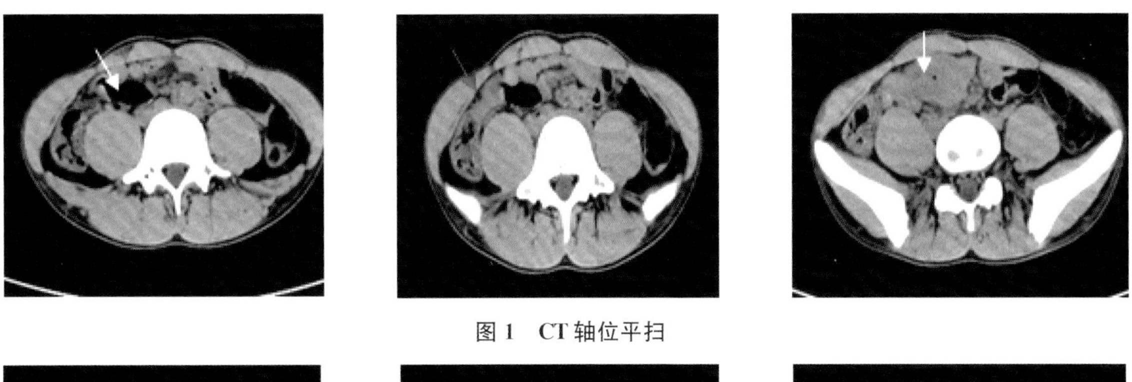

图 1 CT 轴位平扫

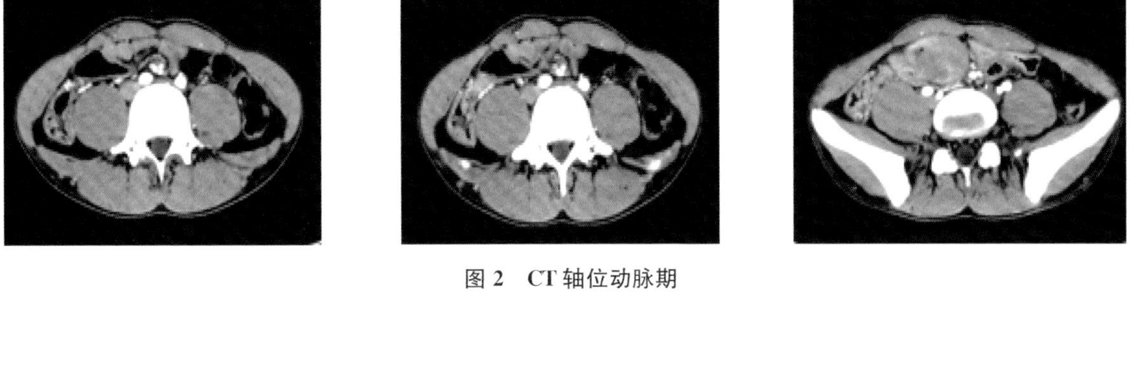

图 2 CT 轴位动脉期

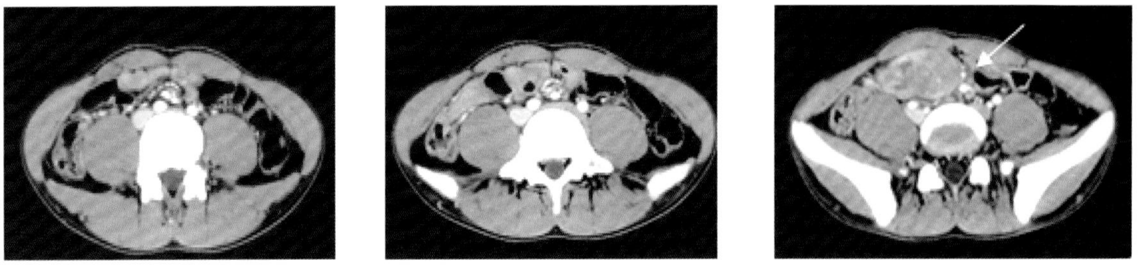

图 3　CT 轴位静脉期

定位征象分析

1．腹腔内来源征象：病灶位于腹腔前部，肠系膜血管受压左移，右侧髂内、外动脉受压后移。肿块与右侧腰大肌有明显的低密度脂肪分界线，肿块周围小肠受压向左推移（图 3 白箭头示）。

2．肠管来源征象：

（1）肿块位于回盲部，与回肠相连（图 1 红箭头示）。

（2）病变肠管管壁厚薄不一，呈明显偏心征表现（图 2、图 3）。

（3）病变近端肠管积气扩张。

综合上述征象，肿块的定位诊断来源于小肠肠管。

定性征象分析

1．基本征象：肿块位于回盲部，周围脂肪间隙尚清，平扫肿块边缘部分可见小点状气体影，未见钙化；增强扫描病灶轻度欠均匀强化。

2．特征性征象：（1）病变肠管管壁厚薄不一，呈明显偏心征表现，较薄肠管侧可见正常强化的肠黏膜，说明病变来源于肠黏膜下可能性大（图 3）。

（2）增强扫描肿块呈轻度渐进式均匀强化，在肿块最大层面可见肿块前部不规则低密度坏死（图 2、图 3 箭头示）。

（3）图 1、图 2、图 3 对应层面显示肠管管腔大、形态不一，说明病变部分肠管收缩蠕动功能尚存。

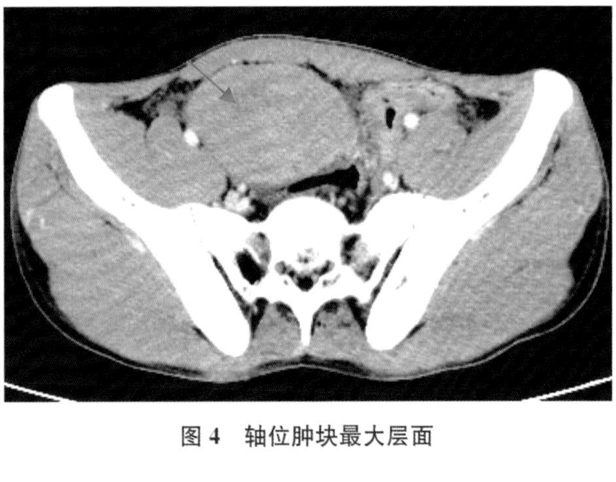

图 4　轴位肿块最大层面

综合诊断

男，18 岁。出现症状时间短，回肠黏膜下起源肿块，密度均匀无钙化，增强扫描肿块呈轻度渐进性均匀强化，局部肠管收缩功能尚保留，病变侵犯肠管的范围较长。考虑为回肠淋巴瘤可能性大。

鉴别诊断

1. 间质瘤：间质瘤较小时平扫密度可均匀，强化亦可呈轻度渐进性强化。但间质瘤较大时常出现坏死，强化亦不均匀；间质瘤累及肠管相对局限，邻近肠管不会受累及。

2. 腺瘤：腺瘤常发生于近端小肠，回肠末端发生率较低。小肠腺瘤病灶较少，增强扫描动脉期明显强化，平台期较长。小肠腺瘤病灶局限，邻近肠管不受累及。腺瘤常在病灶较小时即出现肝转移。

3. 神经内分泌癌：可在消化道多个部位发生，以胃、回肠末端和阑尾多见。肿块可大可小，可单发亦可多发。肠管可较广泛表现为狭窄、僵硬和粘连，肠系膜亦可较广泛出现纤维化，继而出现肠粘连和肠梗阻。病变平扫密度均匀，增强扫描肿块呈明显均匀强化，与肠淋巴瘤有明显区别。

手术探查

回肠末段距离回盲部约 12 cm 处有一肿物，大小约 16 cm×7 cm×4 cm，边界清，质稍硬，无侵犯邻近组织。见小肠近端肠管稍扩张，管壁水肿。

病理结果

1. 大体所见：肠管一段约 18 cm×8 cm×8 cm，切面见一肿物约 11.5 cm×7.5 cm×5 cm，灰白，质脆。

2. 镜下所见：肿物由增生的淋巴细胞构成，弥漫性分布，浸润肠壁全层，细胞中等大小（图 5、图 6）。

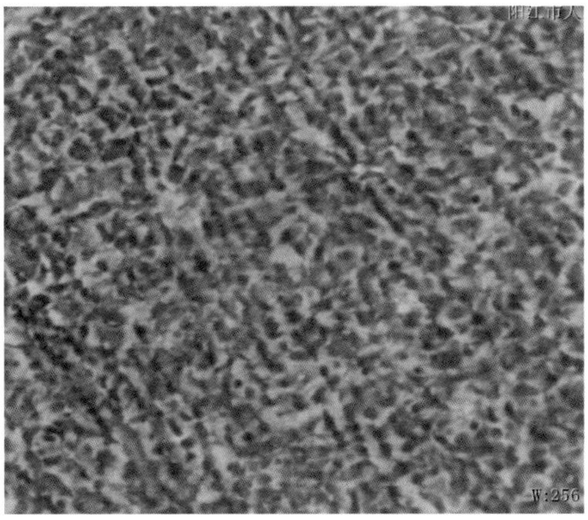

图 5 HE 染色（HE×100）

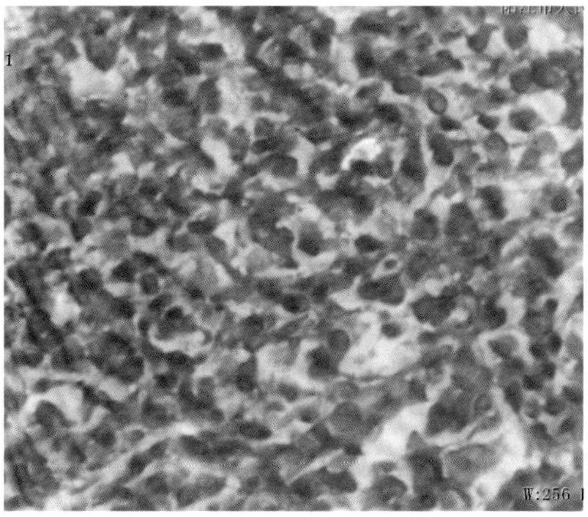

图 6 HE 染色（HE×200）

3. 免疫组织化学：CK（－），LCA（＋），CD79（＋），CD20（＋），CD21（＋），Bcl-2（＋/－），HHF35（－），SMA（－），UCHL-1（－），Vim（＋），Ki67 80%（＋），S-100（－），CD3（－），CD5（－），CD10（＋），CD23（－），CD4（－），CD8（－），HMB45（－），CD35（－），CD56（－），CyclinD1（－），Bcl-6（＋），穿孔素（－）。

结合 HE 形态和免疫组织化学结果，病变考虑为（回肠）黏膜相关淋巴样组织（MALT）型结外区 B 细胞淋巴瘤。

疾病综述

胃肠道淋巴瘤较少见，不到全胃肠道恶性肿瘤的 4%，可原发于小肠，也可为全身性淋巴瘤的一部分。原发于小肠的恶性淋巴瘤多为非霍奇金淋巴瘤，多见于回肠，病变可以局限于一段肠管，或散在分布于各组小肠。肉眼可分为肿块型、溃疡型、浸润型和结节型。在小肠淋巴瘤中，以浸润型多见，肠壁浸润增厚，管壁僵硬而引起狭窄。另外，肠壁浸润，失去弹性，肠管可呈“动脉瘤”样扩张，有时由于肠壁高度增厚而形成较大的肿块。

小肠淋巴瘤多见于回肠，病变范围较广，与正常肠管无明确分界，CT 可表现为肠壁环形不对称性增厚，肠腔狭窄，局部不规则软组织肿块影，可累及多节段肠管，可见溃疡形成，但梗阻少见。肿瘤密度不均匀，中心 CT 值低的密度区，在 MRI 上呈明显 T_1WI 低、T_2WI 高信号改变。肿块轻度强化。其特征是伴有肠系膜和腹膜后淋巴结显著增大，并融合成团块，肠系膜肿块呈圆形、卵圆形或分叶状，肿块可有坏死性低密度区。

核心提示

肠淋巴瘤好发于回肠末端，受累肠管可以较长，肠壁环形不对称性增厚，局部可见软组织肿块形成，肠管可见“动脉瘤”样扩张，但少见肠梗阻。平扫肿块密度均匀无钙化，增强扫描呈轻度渐进式均匀强化是小肠淋巴瘤的 CT 特点。

参考文献

[1] 苏平昌，何毅．小肠淋巴瘤与小肠腺癌的多层螺旋 CT 诊断与鉴别诊断分析 [J]．四川医学，2012，33（8）：1491-1492.

[2] 周康荣，严福华，曾蒙苏．腹部 CT 诊断学 [M]．上海：复旦大学出版社，2011.

[3] 韦璐，陈刚，许彪，等．原发性小肠肿瘤的 CT 诊断价值探讨 [J]．中国临床医学影像杂志，2012，23（4）：270-272.

〔陈任政　司徒敏婷　龙晚生〕

3.22 腹腔棘球蚴病

临床资料

女，2岁4个月。脐周和下腹间歇性疼痛2周。

2周前无明显诱因出现脐周和下腹间歇性疼痛，腹痛不剧烈，性质描述不清，无向他处放射，不随体位改变，可自行缓解，无发热畏冷，无恶心呕吐，无腹胀腹泻。患儿自发病以来，精神好，食欲睡眠佳，大小便正常，体重无明显变化。母乳喂养1周岁后自然过渡至普食，按国家规定行预防接种。否认家族内“乙型病毒性肝炎、结核”等传染病史，母妊娠过程无特殊。出生于湖南，汉族。

专科检查：腹稍胀，腹肌软，肝、脾无肿大。左中下腹可触及一大小约12 cm×10 cm的囊性包块，质软，无触痛，可活动，边界清，表面光滑。腹无移动性浊音，肠鸣音正常。

辅助检查

B超检查：中下腹巨大囊性包块。

实验室检查：AFP、CEA正常；WBC正常，中性粒细胞绝对值1.60×10^{9}/L；中性粒细胞比值0.308，淋巴细胞比值0.609，单核细胞比值0.033，其余淋巴细胞绝对值、单核细胞绝对值、嗜酸性粒细胞绝对值、嗜碱性粒细胞绝对值、单核细胞比值、嗜酸性粒细胞比值、嗜碱性粒细胞比值均为正常。

影像学资料

CT检查如图1～图4所示。

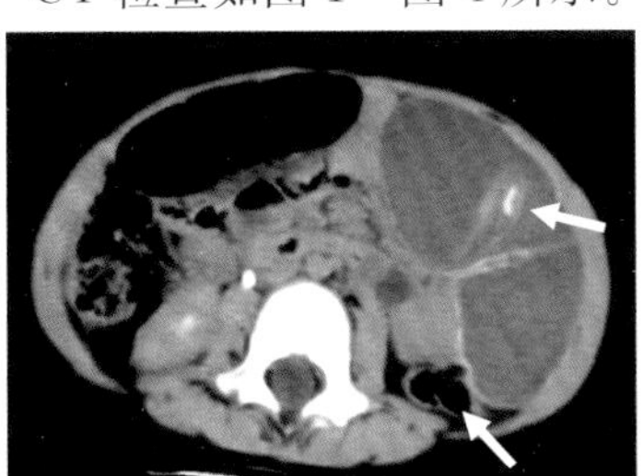

图1 CT轴位平扫

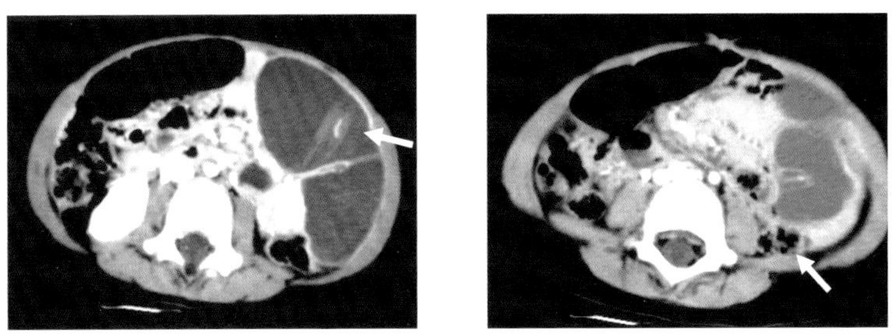

图2 CT轴位增强

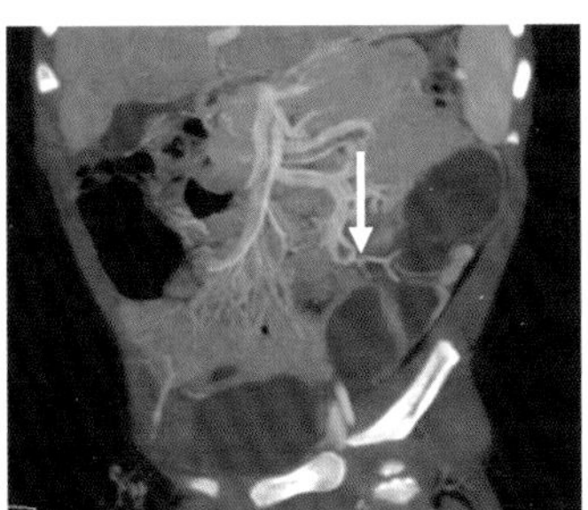

图3 CT斜冠状位MPR

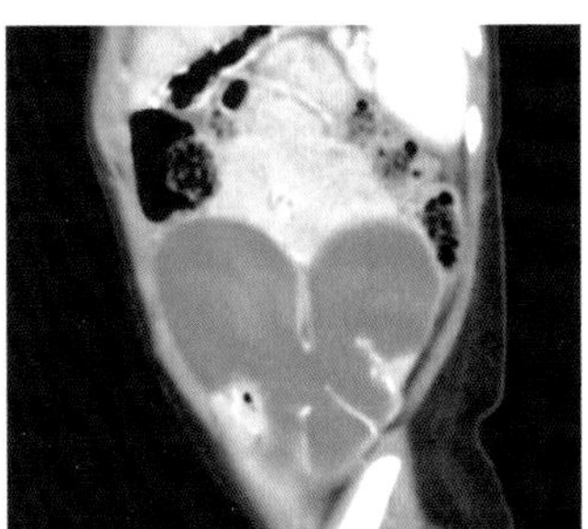

图4 CT斜矢状位MPR

定位征象分析

左侧腹部巨大囊性病变，需要明确病变是腹腔还是腹膜后腹壁起源。

1. 病变占据左侧腹腔大部，腹腔内小肠结构被推移向右侧移位，左半结肠后移（图 1～图 2），局部腹壁结构光滑，提示病变位于腹腔内。

2. 病变区见肠系膜动脉血管进入（图 3），与肠系膜关系密切，可排除腹壁来源。

3. 肠管未见扩张或液-气平面，提示非肠道病变。

定性征象分析

1. 基本征象：左侧腹腔多房囊性占位性病变，囊液密度均匀，囊壁薄而均匀，未见明显壁结节。囊壁或分隔结构见短条状钙化（图 1、图 2 箭头示），囊壁强化明显。

2. 特征性征象：

（1）囊内短条状钙化（图 2、图 3 箭头示）。

（2）囊内漂浮片絮状软组织密度影，类似内囊破裂塌陷并漂浮于囊液内（图 1、图 2、图 3）。

（3）囊壁薄而光滑，无壁结节。

综合上述一般征象和特征性定性征象，符合良性非肿瘤性病变，寄生虫感染［棘球蚴病（包虫病）?］可能性。

综合诊断

女，2 岁 4 个月。间歇性腹痛。腹腔小肠系膜多囊性病变，特征性的囊内漂浮条状钙化，并囊内漂浮片絮状软组织密度影，类似内囊破裂塌陷并漂浮于囊液内，可确诊为腹腔棘球蚴病。

鉴别诊断

1. 腹腔包裹性积液：常伴有腹腔积液相关病变的临床症状，囊壁相对较厚、形态不规则，伴周围渗出并游离腹腔积液。

2. 腹腔脓肿：临床症状明显，腹腔渗出明显并常伴腹腔积液。

3. 肠系膜囊肿/淋巴管囊肿：形态规则圆形，囊液成分均质透亮，钙化位于囊壁上，不会漂浮于囊内。

4. 囊性畸胎瘤：一般为单房，尽管囊内可有软组织及骨质等混杂成分，CT 密度更不均匀，包含软组织、钙化、骨化、脂肪密度等，但一般实性部分形态不规则，罕见如本病例漂浮、规则长条钙化。

5. 小肠重复畸形：其囊壁实际为小肠壁，强化一般与小肠壁同步，钙化不会漂浮于囊内。

手术探查

术中见距 Treitz 韧带约 100 cm 处回肠系膜侧见大小约 10 cm×7 cm 多房囊肿，囊壁似小肠组织，紧贴小肠壁。腹腔少许淡黄色渗液。

病理结果

1. 大体所见：切除之肠管浆膜面周围附囊肿，大小 8 cm×6 cm×2 cm，切开肠管与囊肿见肠壁外膜与囊肿相连，囊肿呈多囊性，囊壁厚约 0.1 cm，部分内附灰褐色物。

2. 镜下所见：在固有层见小囊泡聚集呈海绵状，边缘不规则，囊泡内见胶样物，周边可见嗜酸性粒细胞、浆细胞浸润，多核巨细胞反应，符合泡状棘球蚴病；肠黏膜呈慢性炎症改变（图 5、图 6）。

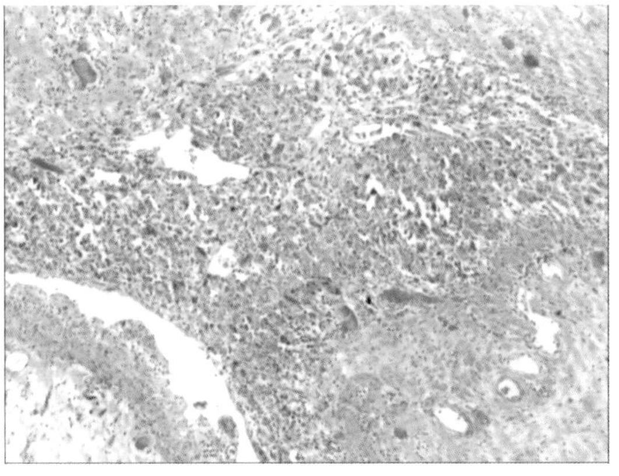

图 5 HE 染色（HE×40）

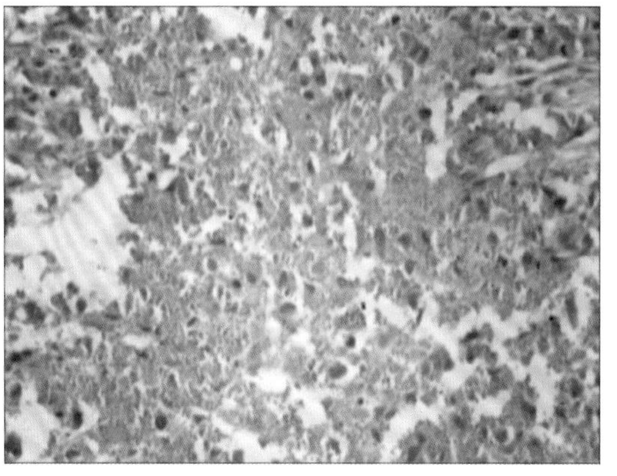

图 6 HE 染色（HE×400）

符合泡状棘球蚴病。

疾病综述

泡状棘球蚴病（包虫病）是泡状棘球蚴所引起的寄生虫病，人为中间宿主。在我国新疆、青海、四川、甘肃、内蒙古等有病例报道。泡状棘球绦虫的成虫主要寄生于狐，其次为狗、狼和猫等。如果人吃了被泡状棘球绦虫感染后狐、狗、狼和猫粪便或皮毛污染的食物，绦虫虫卵进入人体在小肠内发育成幼虫，幼虫穿过肠壁进入门静脉和腹腔，最多见引起肝棘球蚴病，也可以到肺、脑等器官。本病例发生在 2 岁多的幼儿，一般有吮吸手指的习惯。如果家里养了寄生虫感染的狗、猫等宠物，幼儿就可以通过手或食物污染了虫卵而感染。棘球蚴病的临床症状多以囊肿增大压迫周围组织引起症状来诊，可表现为腹痛、腹胀，腹部扪及包块等。包虫囊肿主要以包囊膨胀的方式逐渐增大，每个包虫囊肿有两层壁（即外囊和内囊）。囊肿内为囊液和头节，头节可继续发育成子囊。子囊还可生出孙囊，囊壁及头节可见钙化。CT 表现为：①腹腔内大小不一、单发或多发的圆形或类圆形囊肿，有时见浅分叶；多发囊肿，密度不均。②母子型囊肿一大囊内含子囊，甚至孙囊；囊壁薄而均匀光滑，可出现结节状、弧形或环形钙化，可见内外两侧囊壁，称为“双边征”。③“浮萍征”内囊破裂塌陷并漂浮于囊液之上，囊内悬浮飘带状、片絮状内膜软组织密度影；少数囊壁可不均匀增厚，增强扫描时强化，提示感染。④囊内漂浮条片状钙化具有重要诊断价值。当高度怀疑为棘球蚴病的时候，临床可加做包虫三项试验：Casoni 试验、间接血凝试验、对流免疫试验。

核心提示

腹腔多囊性病变伴钙化需警惕棘球蚴病的可能。条状钙化漂浮于囊内为该病的特征性征象。

参考文献

[1] 肖榕，段建国，崔定一. 腹腔及腹膜后包虫病的B型超声及CT诊断［J］. 中国医学影像学杂志，2006，14（6）：416-418.

[2] 李俊华. 人体少见部位包虫病的CT表现［J］. 医学影像学杂志，2011，21（1）：69-71.

[3] 孙小芹. 青海高原地区体部包虫病的CT表现［J］. 实用放射学杂志，2008，24（8）：1059-1061.

〔高明勇　刘健萍　龙晚生〕

3.23 成年型颗粒细胞瘤

临床资料

女，47 岁。1 个月前无明显诱因出现下腹疼痛，呈闷痛感，无放射痛，无腹胀、腹泻，无畏寒、发热，无头晕、头痛，无胸闷、心悸，未予特殊处理。近 2 天疼痛加重，伴尿频、尿急，无尿痛，伴里急后重感，解黏液烂便 3～4 次/d。

妇科彩超：盆腔见混合性肿块。

妇科检查：外阴发育正常，阴毛分布及色素沉着正常，阴道正常，阴道黏膜无充血、未见溃疡，白带色白，无臭味。子宫颈大小正常，表面光滑，宫口闭合，质地中等，无接触性出血，无举痛。盆腔可扪及一包块，大小约 17 cm×15 cm×15 cm，质中，边界清，活动差，压痛，子宫触诊不清。

辅助检查

AFP、CEA、CA19-9、CA153、CA125 肿瘤指标阴性，雌二醇（E_2）1063.58 pmol/L，余无明显异常。

影像学资料

MRI 检查如图 1～图 8 所示。

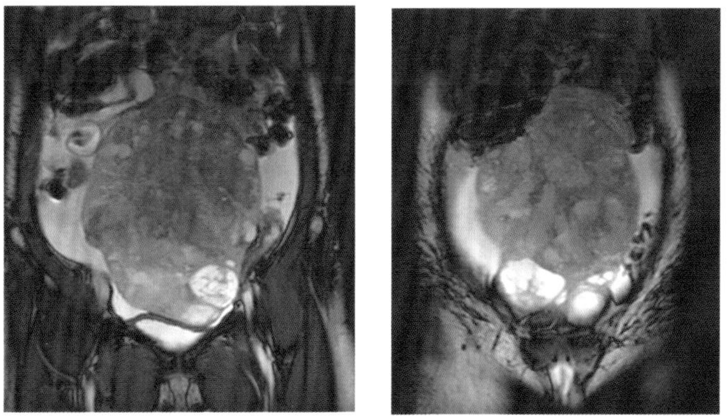

图 1 冠状位 T_2WI

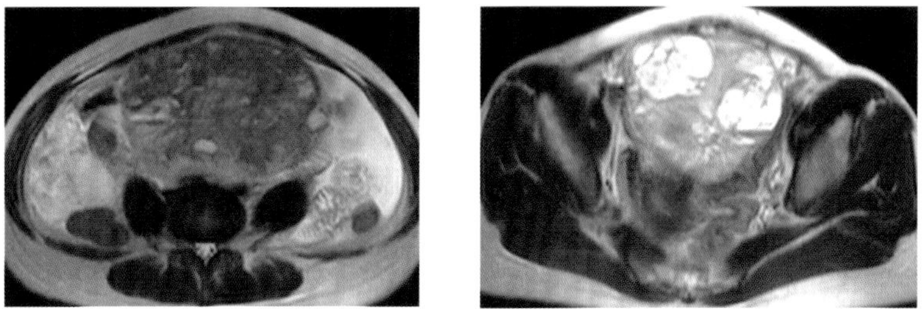

图 2 横断位 T_2WI

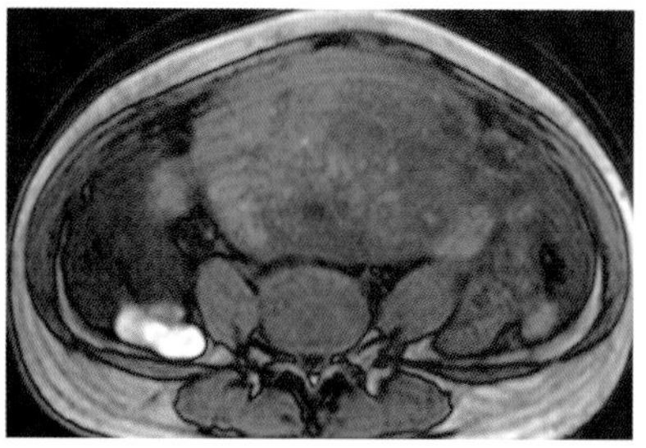

图 3　横断位 T_2WI

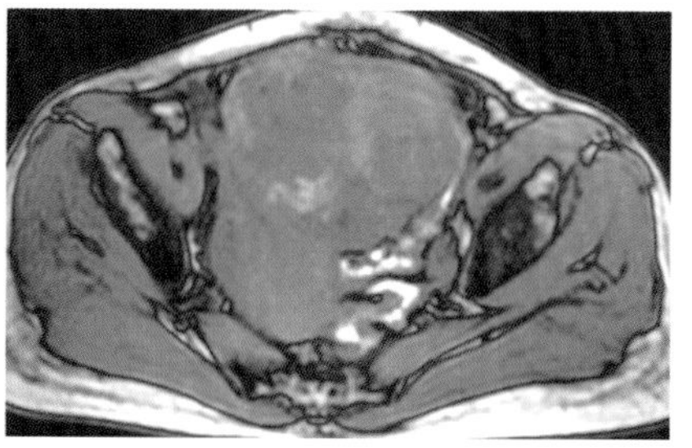

图 4　横断位 T_2WI

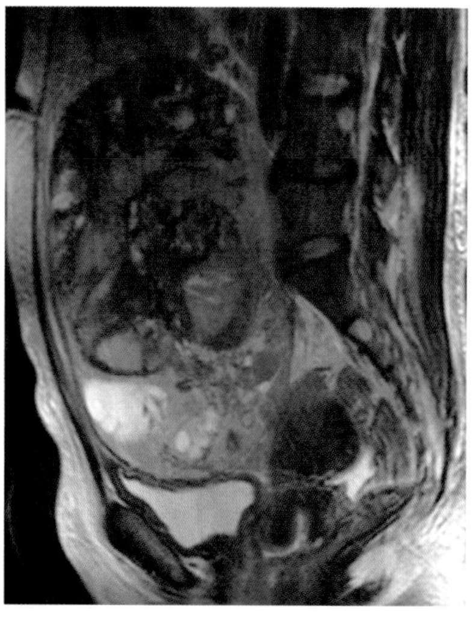

图 5　矢状位 T_2WI

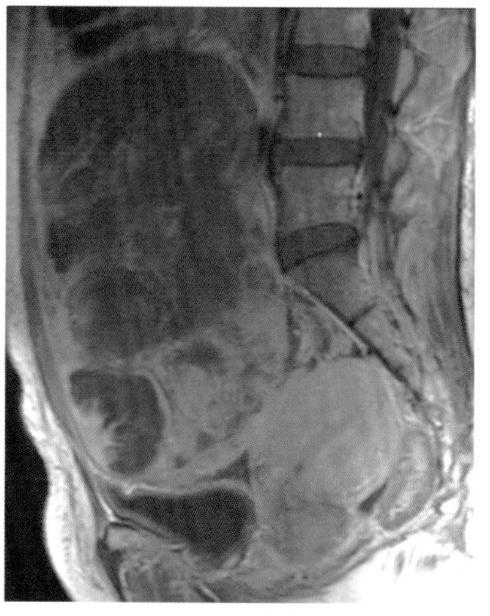

图 6　矢状位 T_1WI 增强

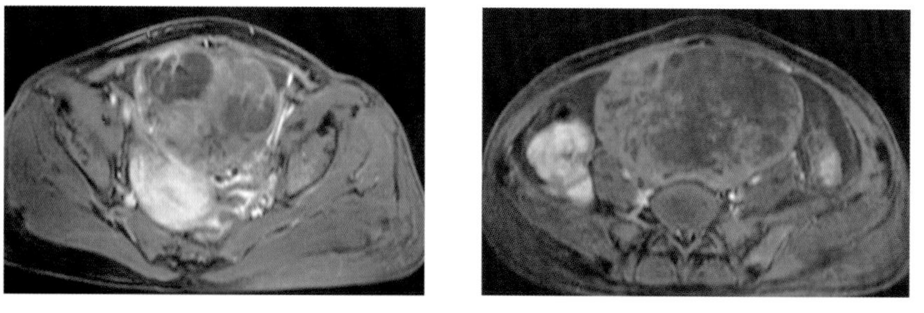

图 7　横断位 T_1WI 增强

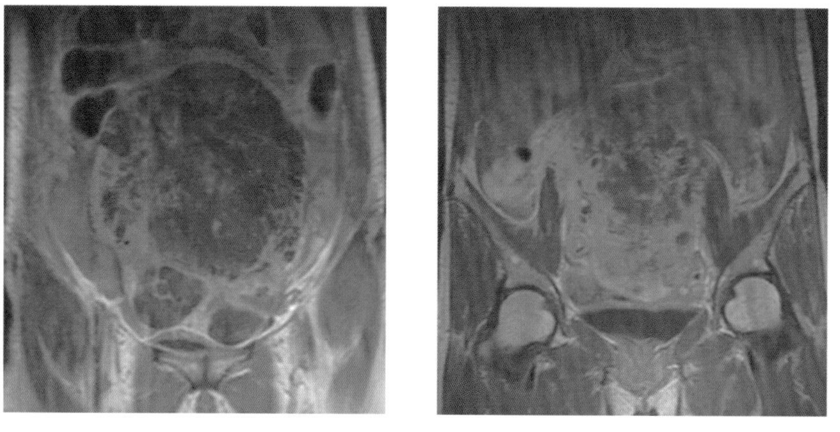

图 8　冠状位 T_1WI 增强

定位征象分析

肿块巨大，位于下腹部-盆腔内，膀胱、乙状结肠、小肠等器官均受推压移位，且肿块与各器官的分界清楚，特征性定位征象有：

1. 横断位、冠状位、矢状位均可见病灶与子宫、膀胱分界清晰，图 5 矢状位显示病灶位于膀胱上方，膀胱受压变扁，子宫向后下方推移，且与肿块分界清楚。

2. 左侧附件未见显示，右侧附件与病灶分界清晰（图 9 箭头示）

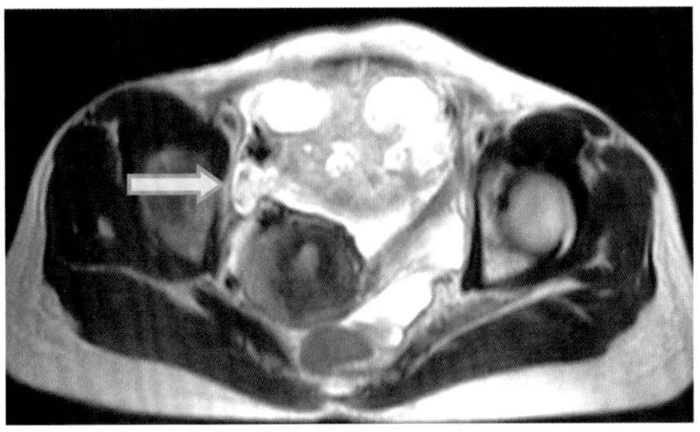

图 9　右侧附件与病灶分界清晰

3. 所示肠管呈推压移位，未见肠管扩张、积液及梗阻征象，故可排除肠管来源肿物。

从图像所见征象分析，考虑病灶来源于左侧附件可能性较大。

定性征象分析

1. 基本征象：肿块包膜完整，囊实性，信号混杂，可见多发囊状、索条状及斑片状异常信号，T_1WI 其内可见条状及斑片状高信号，增强扫描病灶呈片状、索条状不均匀强化，其内可见片状无强化区，病灶边界尚清。

2. 特征性征象：

(1) 病灶呈卵圆形，表面光整，包膜完整，边界清晰，分叶不明显；以实性肿块伴多发囊变为主。

(2) 囊性变为多发而大小不等，囊壁光整，囊与囊之间有分隔，分隔厚薄不一，多数分隔较厚，未见明显壁结节，呈“蜂窝状”或“海绵状”改变。

(3) 部分囊变内可见短 T_1 长 T_2 信号，T_2WI 压脂序列为高信号，考虑为出血。

(4) 图 7、图 9 示子宫增大，子宫内膜增厚，盆腔少量积液。

综合诊断

女，47 岁。盆腔肿块，质地中，边界清，活动度差，压痛。子宫触诊不清。实验室检查雌激素升高，各项肿瘤指标正常。子宫增大，子宫内膜增厚，盆腔、腹腔积液。根据 MRI 平扫和增强扫描特征性定位、定性征象，诊断为左侧附件来源颗粒细胞瘤可能性较大。

鉴别诊断

主要鉴别诊断为囊腺瘤和卵巢巧克力囊肿。

1. 囊腺瘤：分隔纤薄，实性成分少，内部信号较均匀；卵巢颗粒细胞瘤分隔多，较厚，实性成分多，囊内常见出血信号，且多见子宫内膜增厚。

2. 卵巢巧克力囊肿：常多发单囊、多囊大小不等病灶，囊内信号混杂，以不同时期的出血信号为主，常与周边组织有粘连，囊肿无实性部分；颗粒细胞瘤单纯囊性较少，囊性病灶分隔多，较厚，实性成分多，常合并子宫内膜增厚。

手术探查

腹腔内见暗红色血性积液，约 400 mL，左侧卵巢肿物，与骨盆漏斗韧带、左侧输卵管、卵巢固有韧带为蒂扭转两周，大小约 20 cm×18 cm×18 cm，呈暗紫色，质囊实，边界清，表面见破裂口，约 2 cm×2 cm，见大网膜包裹并与腹壁粘连。各盆腔淋巴结未见肿大。

病理结果

1. 大体所见：肿物约 18 cm×14 cm×10 cm，有包膜，多彩状，滑嫩，见大部分黑色坏死；另见输卵管附着约 6 cm×1 cm×1 cm。取材制片。

2. 镜下所见：送检（左卵巢肿物）组织，镜下见肿瘤组织呈片状、滤泡状、腺样排列，可见 Call-Exmen 小体，瘤细胞呈圆形或卵圆形，可见核沟（图 10）。

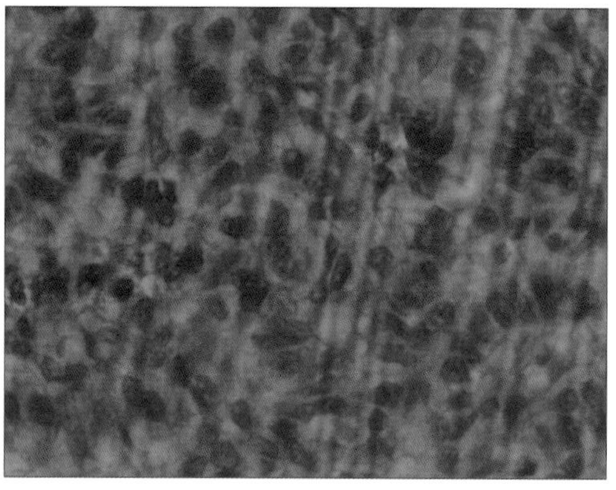

图 10 HE 染色（HE×400）

3. 免疫组织化学：CK（－），EMA（－），S-100（－），Inhibin 小灶（＋），Desmin（－），CD99（＋），Vim（＋），Ki67 5%（＋），CD10（－），CD56（＋），CK7（－），CK20（－）。

结合 HE 形态和免疫组织化学结果，病变符合成年型颗粒细胞瘤。

疾病综述

卵巢颗粒细胞瘤起源于间叶组织或生殖腺质，是一组功能性肿瘤，可发生于任何年龄，多数在绝经期后，青春期前者很少。75%以上肿瘤具有雌激素活性，卵巢颗粒细胞瘤的合并症和主要临床症状与雌激素增高有关，若肿瘤发生在青春期前儿童，多数表现为性早熟。此类性早熟为肿瘤刺激所引起，又称假性性早熟。临床可出现乳房增大、阴阜发育、阴毛腋毛生长、内外生殖器等异常发育，甚至出现无排卵性月经。有的还出现身高、骨龄过度超前发育。若肿瘤发生于生育期妇女，由于肿瘤分泌的雌激素引起子宫内膜增生性病理变化，随体内雌激素水平的波动，子宫内膜出现不规则脱落，所以临床上有 2/3 左右的患者会出现月经过多、经期延长等不正常阴道出血症状，少部分患者还会出现持续闭经或间有不规则出血。

核心提示

卵巢颗粒细胞瘤是临床特征明显的肿瘤。MRI、CT、B 超等检查方法一般可以明确判断盆腔包块的位置、来源、与子宫及周围脏器的关系、囊实性变化等，但是却无法确诊肿瘤的组织学类别，亦较难估计其良、恶性。患者附件发现包块伴有明显的雌激素刺激引起的内分泌紊乱症状，特别是绝经后的女性，应考虑卵巢颗粒细胞病的可能性。

参考文献

[1] 王为知，项剑瑜，许加峻，等. 卵巢颗粒细胞瘤的 MRI 诊断 [J]. 放射学实践，2011，26 (8)：866 - 868.
[2] 邹玉坚，郑晓林，李建鹏，等. 卵巢颗粒细胞瘤的 MRI 和 CT 特征性表现及与病理对照 [J]. 中国 CT 和 MRI 杂志，2015，13 (7)：87 - 91.
[3] 李秋妹，于诗嘉，王鑫璐，等. 卵巢颗粒细胞瘤的影像学表现与临床病理对照分析 [J]. 中国医学影像技术，2010，26 (7)：1328 - 1330.
[4] 冯少仁，刘国辉，胡银华，等. MRI 对卵巢颗粒细胞瘤的诊断价值 [J]. 放射学实践，2012，(4)：440 - 443.
[5] 欧常学，孙多成，徐林，等. 成人型卵巢颗粒细胞瘤的 MRI 表现与病理对照分析 [J]. 影像诊断与介入放射学，2013，(4)：295 - 298.

〔陈任政　姚正信　李春芳　龙晚生〕

3.24 盆腔 Castleman 病

临床资料

男，39 岁。反复左下腹痛 10 天，呈阵发性隐痛，程度较轻，与进食无明显关系，休息后可缓解。3 天前至当地医院就诊，CT 提示“右下腹腔内巨大肿块，约 10 cm×10 cm，考虑病灶来源于腹膜后，以恶性可能性大，平滑肌肉瘤？脂肪肉瘤？建议进一步检查”。

体格检查：下腹部可扪及 12 cm×8 cm 的肿块，质硬，表面光滑，活动度欠佳，无压痛。

辅助检查

AFP、CEA、CA19-9 肿瘤指标阴性，余无明显异常。

影像学资料

CT 检查如图 1～图 6 所示。

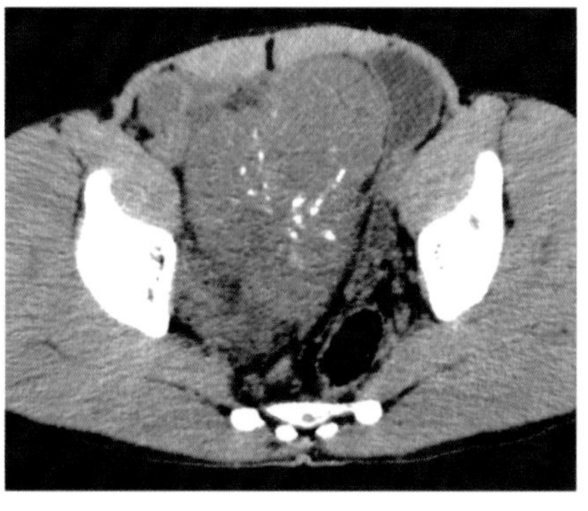

图 1 轴位 CT 平扫

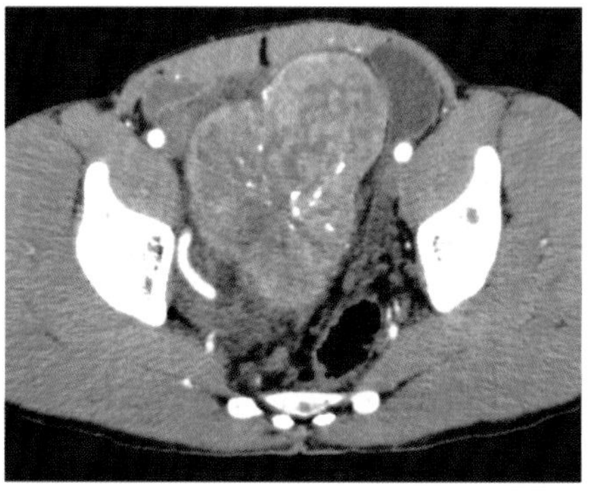

图 2 同层面 CT 动脉期

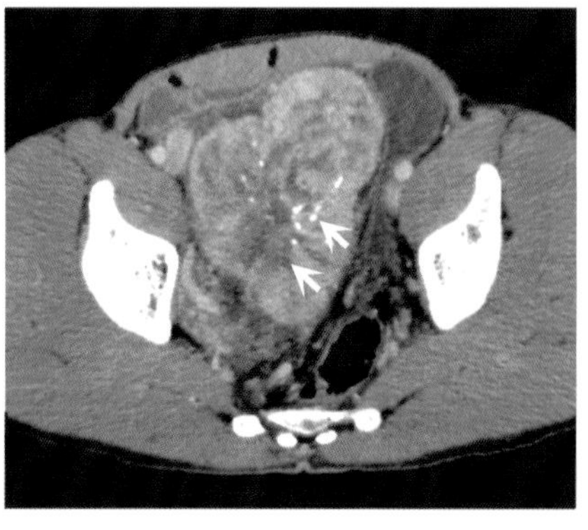

图 3 同层面 CT 静脉期

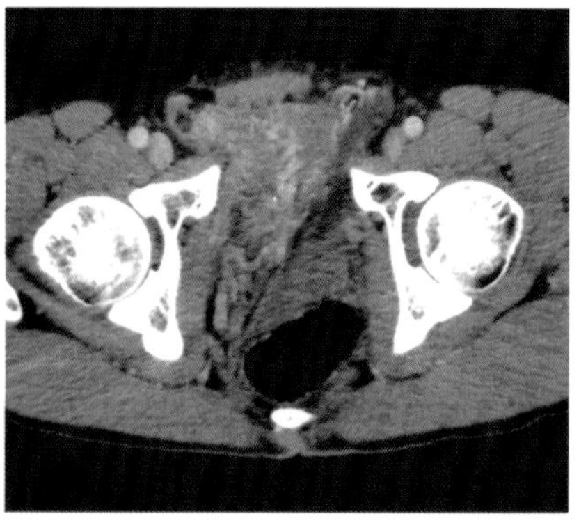

图 4 更低层面 CT 静脉期

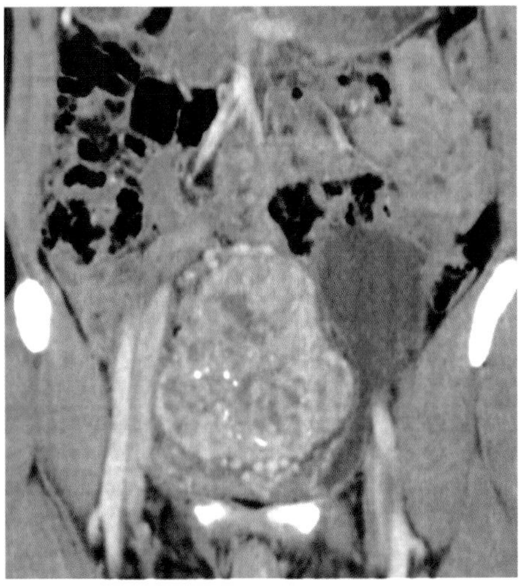

图 5 冠状位 CT 静脉期

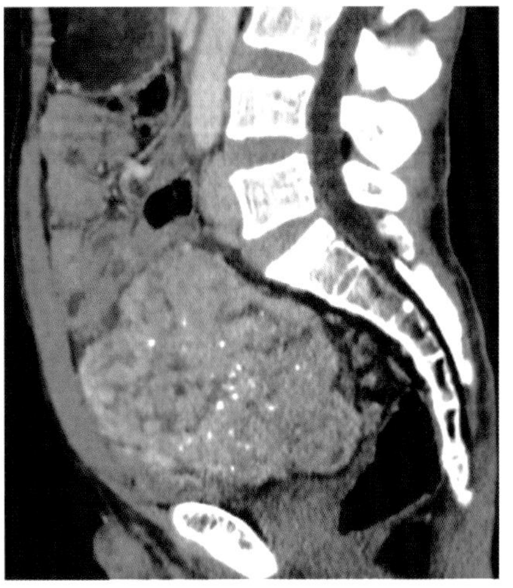

图 6 矢状位 CT 静脉期

定位征象分析

肿块中心位于盆腔，膀胱、乙状结肠、小肠等器官均受推压移位，且肿块与各器官的分界清楚，特征性定位征象有：

1. 膀胱是腹膜间位器官，轴位、冠状位、矢状位显示膀胱整体（包括腹膜外部分）向左前外方向移位，且与肿块分界清楚。
2. 腹膜外的前列腺受压向左后方移位（图 7 箭头示）。
3. 轴位与冠状位显示肿块与右例盆侧壁分界不清（图 8 箭头示）。

综合上述征象，肿块定位诊断来源于右侧盆侧壁腹膜后间隙。

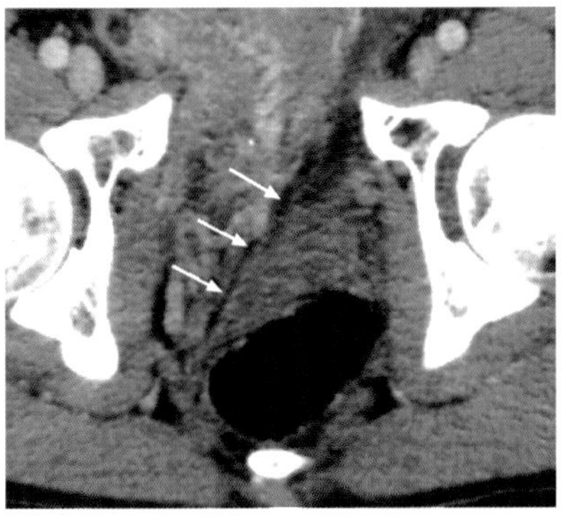

图 7 前列腺受推移

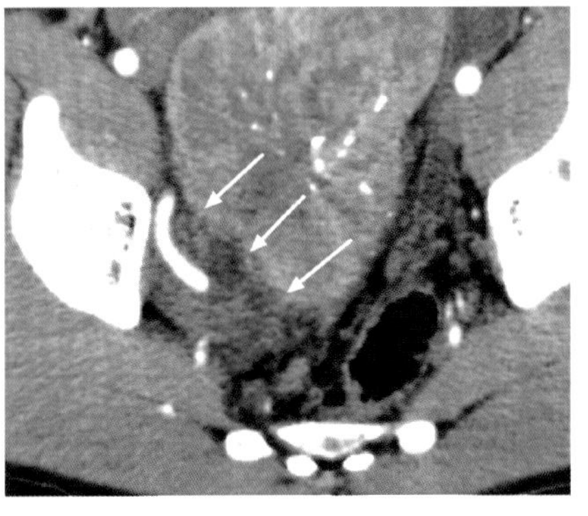

图 8 肿块与右侧盆壁分界不清

定性征象分析

1. 基本征象：肿块呈浅分叶状，边界清楚，肿块内有钙化，增强扫描肿块有持续明显强化，出现这些征象腹膜后来源可能病变见表 1。

表 1 根据基本征象本病例可能的诊断

基本征象	浅分叶征	钙化征	条状低密度征	渐进、明显强化征
可能诊断	Castleman 病 孤立性纤维瘤 平滑肌肉瘤 脂肪肉瘤 异位嗜铬细胞瘤	Castleman 病 孤立性纤维瘤 脂肪肉瘤	Castleman 病 孤立性纤维瘤 平滑肌肉瘤 脂肪肉瘤	Castleman 病 孤立性纤维瘤 平滑肌肉瘤 异位嗜铬细胞瘤

2. 特征性定性征象：

(1) 肿块中央斑点并树枝样钙化灶（图 1）：这是透明血管型 Castleman 病较特有的征象，发生率约 20%，病理基础是小血管壁变性、硬化、钙质沉着，其机制与冠状动脉钙化一样，与其他原因（缺血坏死、肉芽肿、代谢异常等）引起的钙化在机制和 CT 征象上明显不同。该征象有定性诊断意义。

(2) 持续、明显的板层状强化征：强化部分为肿瘤的实质部分，由于肿瘤血供丰富，强化非常明显且持续存在，最高强化程度与动脉血管相当。不强化或强化低的部分为淋巴窦或纤维变性部分。明显强化部分与低强化或不强分部化相互间隔，形成板层状表现（图 3）。该征象对透明血管型 Castleman 病亦有定性诊断意义。

综合上述两个特征性的定性征象，定性诊断为透明血管型 Castleman 病。

综合诊断

男，39 岁。盆腔无痛性肿块，活动度欠佳，实验室检查各项肿瘤指标正常。盆腔、腹腔无积液。根据 CT 平扫和增强扫描特征性定位、定性征象，诊断为盆腔右侧腹膜后间隙来源的透明血管型 Castleman 病可能性较大。

鉴别诊断

1. 定位诊断：需要与盆腔来源的肿瘤鉴别。盆腔来源的肿瘤是腹膜腔内病变，与腹膜外间隙来源病变的主要鉴别点有两个：①看腹膜外位器官的移位和被推移的方向，本例膀胱的腹膜外部分和前列腺都被推向左前方。②看腹膜内间隙和腹膜外间隙与肿瘤的关系，本例右侧腹膜外间隙模糊，而腹腔内各间隙清晰。因此，结合这两个征象病变定位诊断是来源于右侧盆腔腹膜外间隙。

2. 腹膜外间隙来源：有钙化和明显强化的肿瘤首先需要与孤立性纤维瘤鉴别。主要鉴别点有两个：①孤立性纤维瘤的钙化可呈点状、条状和块状，无规律，不会出现这种斑点并枝条状特征性钙化。②强化特点，孤立性纤维瘤可以明显强化，但较难出现板层状强化征象。根据这两点鉴别孤立性纤维瘤。

3. 腹膜外间隙来源：有钙化和明显强化的肿瘤其次需要与脂肪肉瘤鉴别。

脂肪肉瘤根据细胞的成熟度不同，CT 表现有较大的差别，依据斑点并枝条状钙化和板层状明显强化征可以作出鉴别诊断。

手术探查

肿物位于盆腔右侧腹膜后，大小约 18 cm×15 cm，质中，难以推动。膀胱、右侧输尿管受肿瘤压迫被挤压向腹腔左侧移位，右侧髂血管与肿瘤粘连紧密，分离难度大。

病理结果

1. 镜下所见：镜检送检组织淋巴组织增生，淋巴窦减少，部分淋巴滤泡萎缩，部分淋巴滤泡套区淋巴细胞增宽略呈同心圆排列，并可见小血管长入；淋巴滤泡间梭形细胞及血管增生，血管内皮肿胀，伴透明变性，间质局部玻璃样变性及纤维增生，并见多灶性钙化（图 10）。

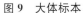

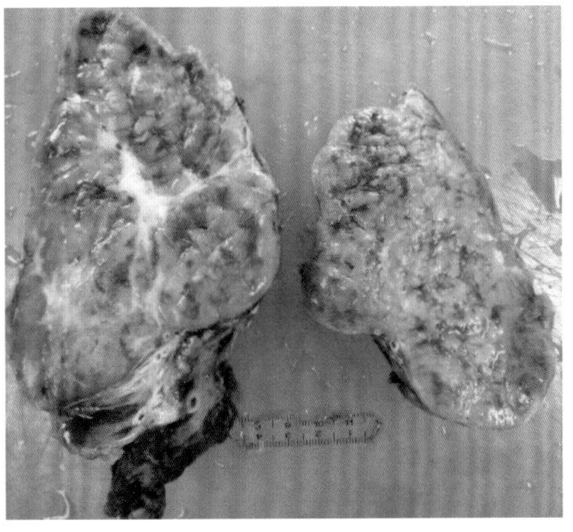

图 9 大体标本

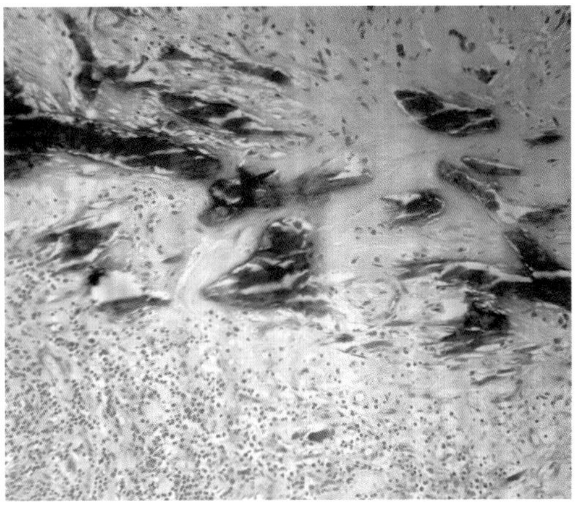

图 10 HE 染色（HE×200）

2. 免疫组织化学：CD20 及 CD79a 淋巴滤泡内及套区（+），CD3 滤泡间少量细胞（+），CD68（+），CD21 及 CD35 滤泡树突网（+），CD34 血管（+），HHF35 灶性梭形细胞（+）。

结合 HE 形态和免疫组织化学结果，符合 Castleman 病，透明血管型。

疾病综述

Castleman 病（Castleman's disease，CD）又称巨淋巴结增生症或血管淋巴性滤泡组织增生，是一种罕见的以不明原因淋巴结肿大为特征的慢性淋巴组织增生性疾病。1956 年由 Castleman 等首次报道。

按肿大淋巴结的分布临床分为单中心型和多中心型；按组织学特征病理分型分为透明血管型（hyaline vascular type，HVT），浆细胞型（plasma cell type，PCT）和兼有两者特征的混合型。影像表现与病理类型密切相关：透明血管型病灶边缘多清晰，圆形、椭圆形或分叶状，内部密度多较均匀，部分可见特征性分支状、点状位于病灶中央的钙化灶。较多平行走行的纤维组织及玻璃样变性的血管结构在 CT 上表现为灶状、条带状或放射状低密度区，与缺血坏死不同。低密度区之间为渐进、持续、明显强化的肿瘤实质区，因大量肿瘤血管增生，强化与动脉同步，最高强化 CT 值可≥200 Hu。浆细胞型 CT 表现缺乏特征性。

核心提示

单中心型 Castleman 病多见于纵隔、颈部、腹部和腹膜后间隙，常有完整包膜。斑点、枝条样钙化和条片状低密度与条片状持续、明显强化高密度相间是透明血管型 Castleman 病的特征性征象，对定性诊断有价值。

参考文献

[1] 王仁贵，那佳，宾怀有，等. 局限性 Castleman 病特征性钙化的 CT 表现和病理对照 [J]. 中华放射学杂志，2002，36（4）：354－356.

[2] Seth JK, Aaron A, Teri JF, et al. Castleman disease of the thorax: clinical, radiologic, and pathologic correlation [J]. Radiographics, 2016, 36 (5): 1309-1332.

[3] David B, Karen MH, Ralph HH, et al. Castleman disease: the great mimic [J]. Radiographics, 2011, 31 (6): 1793-1807.

[4] 李佩玲，常妙，刘婷，等. 巨淋巴结增生症的多层螺旋 CT 表现 [J]. 中华放射学杂志，2013，47 (1): 64-67.

[5] 范舒璇，叶兆祥，孟晓燕，等. Castleman 病的 CT 表现及临床病理特点 [J]. 放射学实践，2014，29 (6): 647-650.

〔龙晚生 黄列彬〕

3.25 盆腹腔弥漫型巨淋巴结增生症（Castleman病）

临床资料

男，37岁。发现右侧腹股沟肿物2天。

2天前洗澡发现右侧腹股沟肿物，无压痛、不痒，无发热、寒战、盗汗，近来无明显体重减轻。

专科检查：右侧腹股沟肿物，大小约5 cm×3 cm，边界清，表面光滑，深压痛，部分可推动。表面皮肤正常。

辅助检查

超声检查：双侧腹股沟区多发低回声团块，较大者大小约5.1 cm×3.3 cm，边界不清，形态不规则，内未见皮髓质结构；CDFI显示：其内可见分支样血流信号。考虑双腹股沟区多发实性结节，肿大淋巴结？

实验室检查：BCA、肝肾功能正常。肿瘤指标未检查。

影像学资料

MRI检查如图1～图6所示。

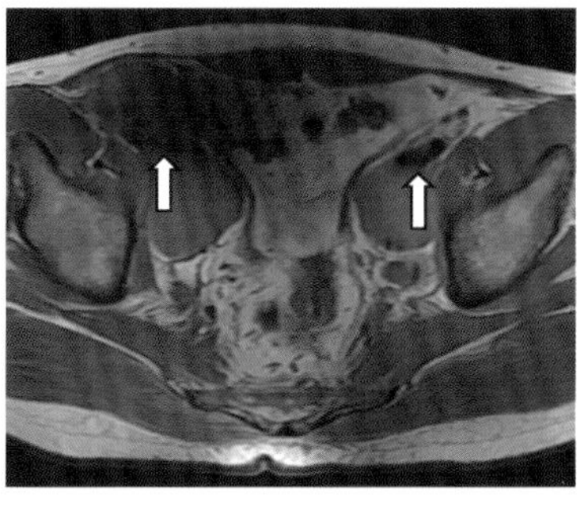

图1 T_1WI

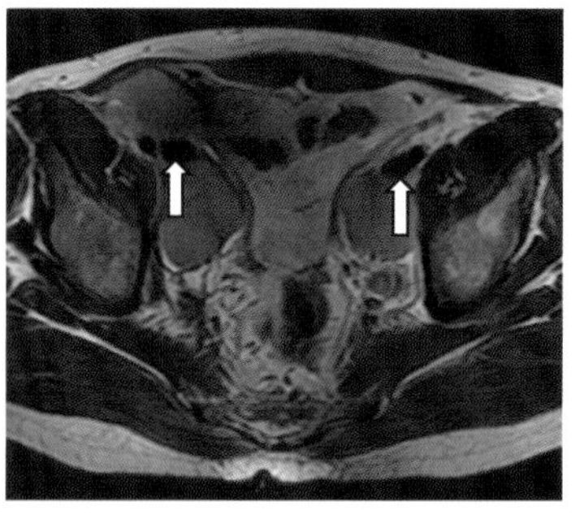

图2 T_2WI

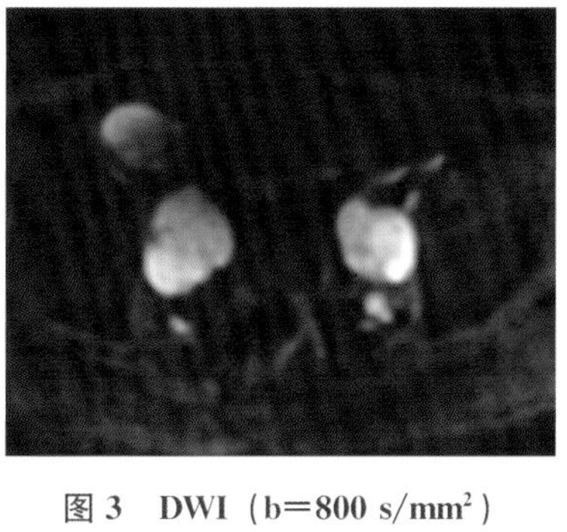

图3 DWI（$b=800\ s/mm^2$）

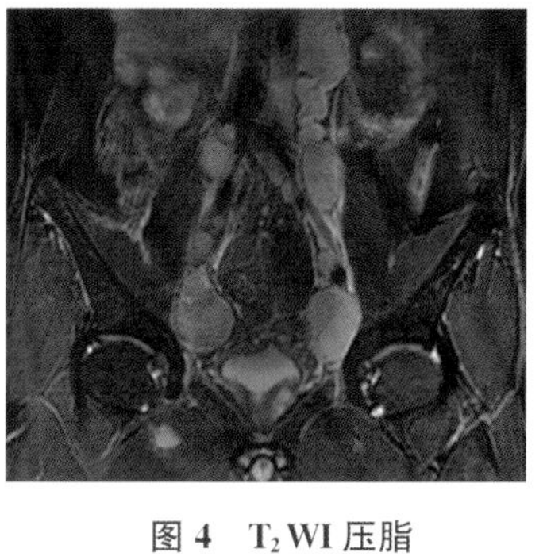

图4 T_2WI压脂

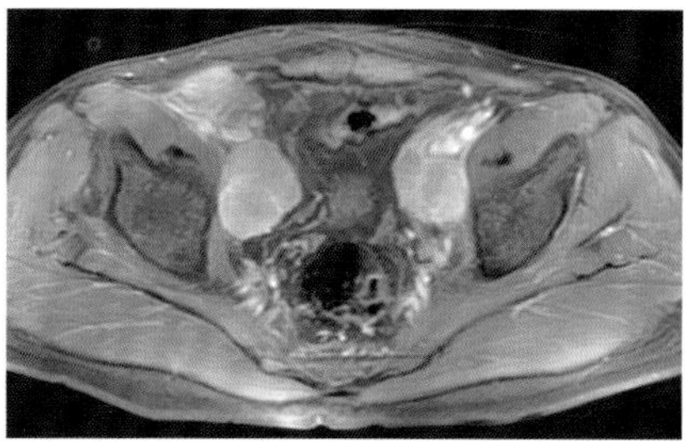

图 5 轴位增强

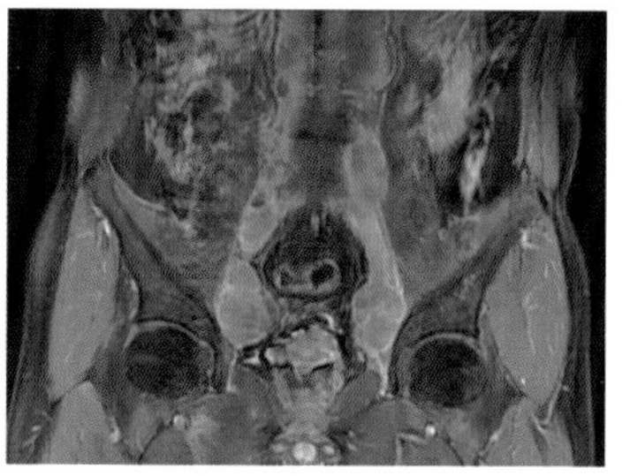

图 6 冠状位增强

定位征象分析

病变呈串珠样分布于双侧髂总动脉、双侧髂内外动静脉及主动脉旁。右侧髂外动静脉血管向前推移（图 1、图 2、图 5）。可确定病变位于腹膜后。

定性征象分析

1. 基本征象：腹膜后及髂内外动静脉旁串珠样软组织结节，边界光整，质均，提示多发淋巴结病变。

2. 特征性征象：

（1）与大血管伴行多发结节和肿块，信号均匀，边界光整，邻近血管仅为受压推移（不包绕血管），提示良性淋巴结病变。

（2）DWI 呈明显弥散受限，中度以上明显强化，提示病变血供丰富。

（3）结节融合仍见包膜结构，包膜薄纸样延迟强化。

以上表现与淋巴结肿瘤性或感染性病变，如淋巴瘤、转移瘤、淋巴结结核有所不同。

综合上述一般征象和较特征性定性征象，定性诊断为弥漫型 Castleman 病。

综合诊断

男，37 岁。发现右侧腹股沟肿物 2 天。腹膜后大血管旁串珠样软组织结节，各血管移位不明显。T_2WI 呈稍高信号，弥散呈明显弥散受限，信号较均匀一致，部分融合病变仍见包膜分隔。定性诊断为弥漫型 Castleman 病。

鉴别诊断

1. 淋巴瘤：部分融合病变，但病变破坏淋巴结包膜，有别于 Castleman 病存在包膜样分隔；包绕邻近血管；淋巴瘤的强化程度不如 Castleman 病明显。

2. 转移瘤：存在原发肿瘤或原发肿瘤病史。淋巴结囊变多见，融合性病变无包膜或分隔，且常包绕邻近血管。环状强化的壁明显厚于 Castleman 病。

3. 淋巴结结核：临床常伴结核中毒症状。病变中心容易产生干酪样坏死。环状强化壁厚、强化明显。

穿刺活检

右侧腹股沟淋巴结穿刺活检术：穿刺取得长度0.4～0.8 cm组织8粒。

病理结果

1. 镜下所见：淋巴组织增生，淋巴滤泡血管透明变不明显，生发中心可见伊红色物沉积，滤泡间明显浆细胞浸润至副皮质区（图7、图8）。

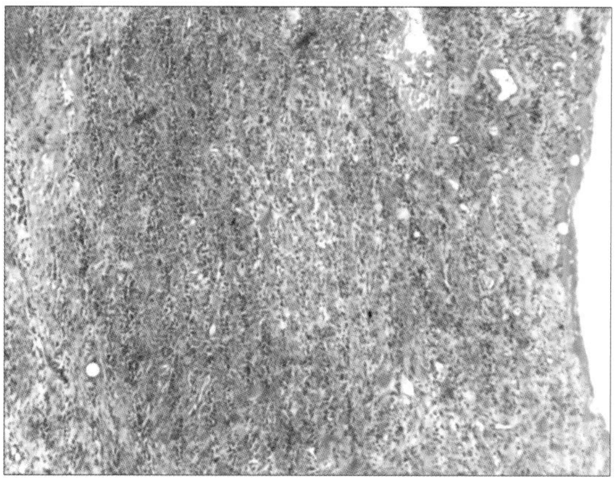

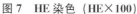

图7 HE染色（HE×100）

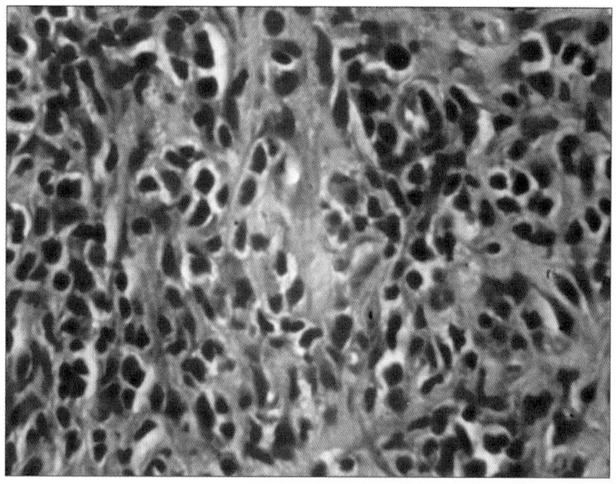

图8 HE染色（HE×400）

2. 免疫组织化学：L26（+），CD3（+），CD30（−），Mum-1（+）。Vs38c部分（+），S-100（−），CD34（−），Ki67（−）。网状染色（−）。

结合HE形态和免疫组织化学结果，符合Castleman病，浆细胞型。

疾病综述

Castleman病（Castleman's disease）又称巨淋巴结增生症或血管淋巴性滤泡组织增生，是一种罕见的以不明原因淋巴结肿大为特征的慢性淋巴组织增生性疾病。按肿大淋巴结的分布临床分为局限型和弥漫型；按组织学特征病理分型分为透明血管型、浆细胞型和兼有两者特征的混合型。临床上以局灶型、透明血管型占绝大部分（约90%），弥漫型巨淋巴结增生症临床少见，多为浆细胞型。其与淋巴瘤有相似临床表现及实验室检查异常，容易误诊为淋巴瘤，甚至病理学检查有时也会误诊为淋巴瘤，需免疫组织化学鉴别。局限型巨淋巴结增生症影像表现有一定的特征，表现为树枝样钙化，明显、持续强化，强化非常明显，最高强化程度与动脉血管相当。弥漫型巨淋巴结增生症病理上多以浆细胞型为主，累及全身多组淋巴结，表现为多发的淋巴结增大，增强后强化程度较透明血管型低，病理显示增生的血管亦相对较少。

核心提示

本病例诊断要点在病变分布和信号改变上。腹膜后大血管旁串珠样软组织结节，DWI明显弥散受限，强化明显，另部分融合病变仍见包膜分隔较具特征性。

参考文献

[1] 谭宜军，丁重阳. 巨淋巴结增生症的影像学表现 [J]. 中国数字医学，2015，10 (12)：54 - 56.
[2] 毕月，宋朝阳. Castleman病误诊为淋巴瘤1例. 广东医学，2012，33 (21)：3353.
[3] 龚民，高志，郑鑫. 巨淋巴结增生症的研究进展 [J]. 中华胸心血管外科杂志，2011，27 (4)：250 - 251.
[4] Puranik AD，Purandare NC Shah S，et al. Multicentric Castleman's disease：Closest mimic of lymphoma on FDG PET/CT [J]. Indian J Nucl Med，2013，28 (2)：124 - 125.
[5] Muzes G，Sipos F，Csomor J，et al. Multicentric Castleman's disease：a challenging diagnosis [J]. Pathol Oncol Res，2013，19 (3)：345 - 351.

〔高明勇　刘健萍　龙晚生〕

3.26 卵巢弥漫大B细胞淋巴瘤

临床资料

女，41岁。下腹部不适伴尿频2个月。

2个月前无明显诱因出现下腹部不适和尿频，无尿急、尿痛及肉眼血尿，无腹痛腹胀。于外院行超声检查发现盆腔包块。

专科检查：盆腔可扪及巨大包块，上缘脐下约一指，边界清，质硬，表面光滑，无压痛。子宫及双侧附件触诊不满意。

辅助检查

B超检查：右侧卵巢显示不清，右侧宫旁见实性低回声包块，大小约14.9 cm×9.9 cm×12.4 cm，包膜完整，内回声欠均匀，内部及周边丰富血流信号。

实验室检查：CA125 42.76 U/mL，神经元特异性烯醇化酶（NSE）36.9 ng/mL，AFP、CEA、SCCA等肿瘤指标均正常。性激素均未见异常。

影像学资料

MRI检查如图1～图6所示。

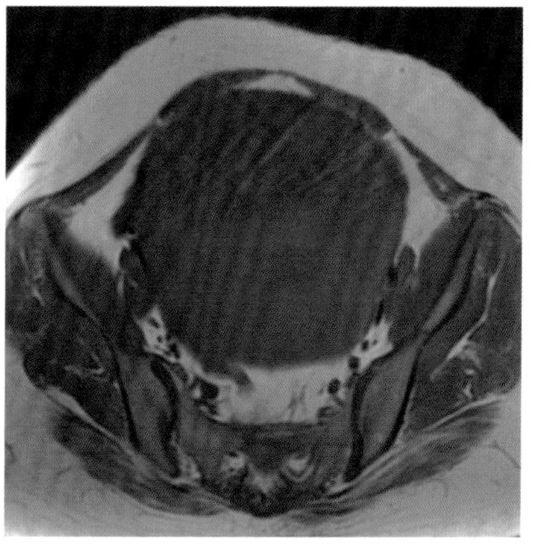

图1 T_1WI

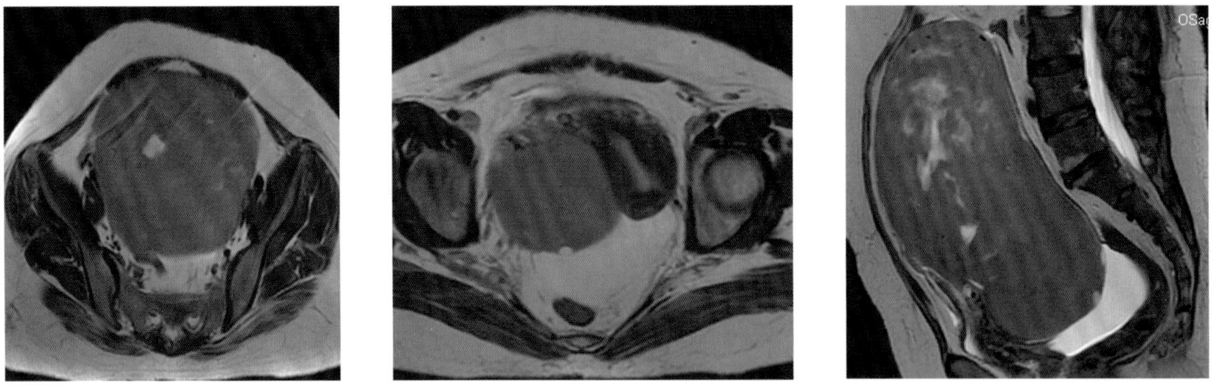

图 2 T_2WI

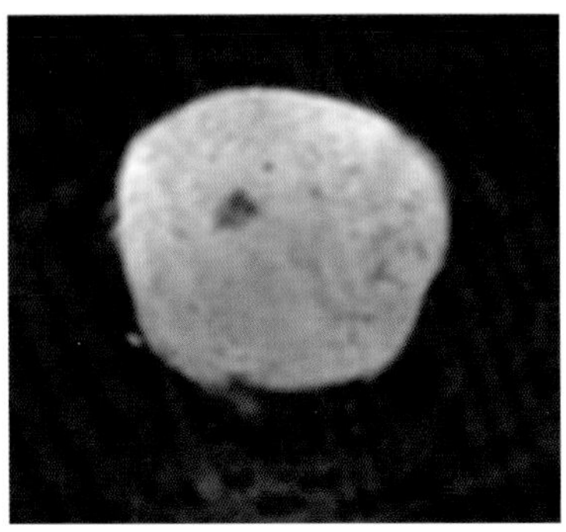

图 3 DWI（b=800 s/mm²）

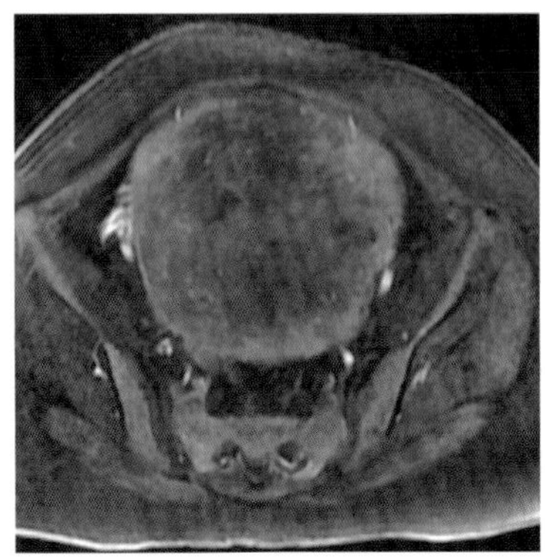

图 4 轴位增强

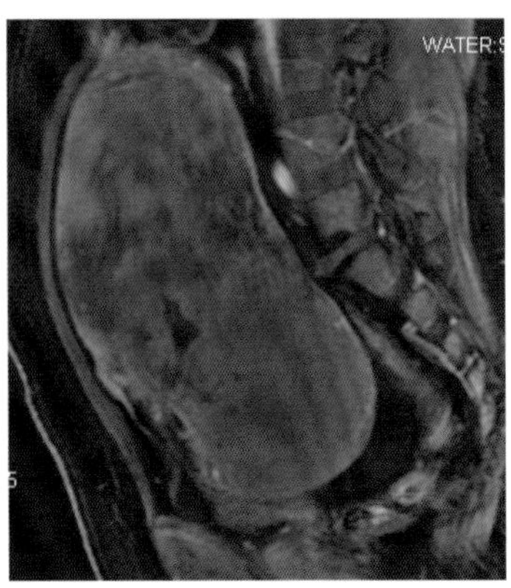

图 5 矢状位增强

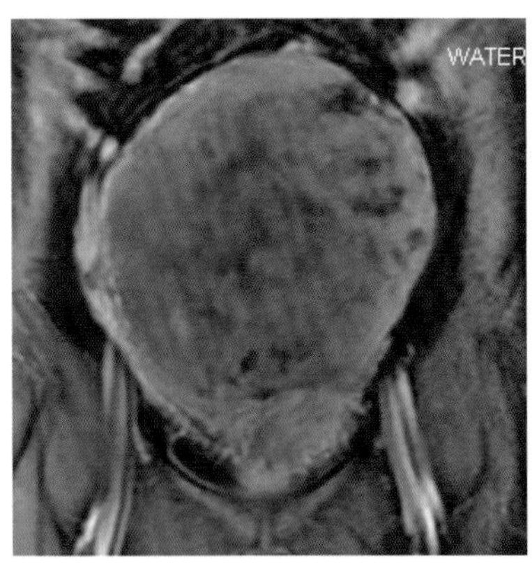

图 6 冠状位增强

定位征象分析

主要需确定病变是来源于盆腔还是腹膜后。

病变位于盆腔中央子宫右侧，子宫受压左移（图 2），在 T_1WI 于肿块周围均见脂肪组织信号，双侧髂内动静脉结构未见受累，直肠系膜筋膜前方（图 2），右侧卵巢显示不清。

综合上述征象，肿物定位诊断来源于盆腔右侧附件区，非腹膜后。

定性征象分析

1. 基本征象：盆腔内子宫右侧椭圆形实性肿块，形态规则，边界清楚，信号基本均匀。与肌肉比较，在 T_2WI 呈稍高信号，T_1WI 呈等信号，DWI 呈显著高信号，增强扫描呈中等度强化，强化欠均匀，其内见云絮状非强化区。盆腹腔积液，未见肿大淋巴结。

2. 特征性征象：

（1）T_2WI 仅呈稍高信号，信号不高；DWI 呈明显高信号；提示细胞密实或核浆比大，对应淋巴瘤病理镜下细胞密实，间质成分少，肿瘤细胞核大、胞浆少。

（2）中等度强化，强化欠均匀，其内见云絮状非强化区，提示为肿瘤恶性可能。

（3）病变后下方小囊性信号灶，液性信号，未见强化，小囊泡位于表面包膜下，可符合残留卵泡征（图 1、图 2、图 2 箭头示）；进一步明确肿瘤来源于卵巢，同时提示病变弥散快速生长，可残留未侵犯的卵泡。

综合上述一般征象和较特征性定性征象，考虑为右侧卵巢性索间质肿瘤、实性卵巢癌和淋巴瘤可能。

综合诊断

女，41 岁。体检发现盆腔包块。右侧卵巢实性占位性病变，在 T_2WI 呈稍高信号，DWI 呈高信号，提示细胞密实或核质比大，拟诊断为右侧卵巢肿瘤性病变：卵巢性索间质肿瘤、实性卵巢癌、淋巴瘤等。

鉴别诊断

1. 实性卵巢癌：肿瘤一般呈分叶状，形态不规则，对周围结构分界包绕和侵犯，常见腹腔积液、腹膜种植转移和盆腹部淋巴结转移。在信号上也表现为 T_2WI 呈稍高信号，DWI 明显高信号，实验室检查多有卵巢肿瘤标记物如 CA125 升高。

2. 卵巢性索间质肿瘤（卵巢纤维瘤、卵泡膜细胞瘤）：肿瘤形态一般规则，边界清楚，尽管 T_2WI、DWI 及增强等可见类似表现，少见盆腹腔积液。由于雌激素作用，子宫内膜增生，月经紊乱。

3. 浆膜下子宫平滑肌瘤：在定位上与子宫关系密切，子宫变形或被拉长。在 T_2WI 常常呈更低信号，强化程度与子宫肌层基本一致，高于淋巴瘤，但在 DWI 信号强度则低于淋巴瘤，呈中等度信号强度。

4. 盆腔胃肠间质瘤：在 DWI 信号强度不如淋巴瘤高，但强化程度明显高于淋巴瘤。

手术探查

腹腔血性积液 1000 mL，包块位于右侧卵巢，表面见长约 3 cm 破裂口，有活动性出血。肿瘤侵犯子宫前壁及膀胱。

病理结果

1. 镜下所见：肿瘤细胞弥漫片状生长，细胞中等偏大，圆形及卵圆形，明显数个核仁，贴于核膜下，胞质少，嗜碱性，核分裂象易见，局部可见“星空”现象（图7、图8）。

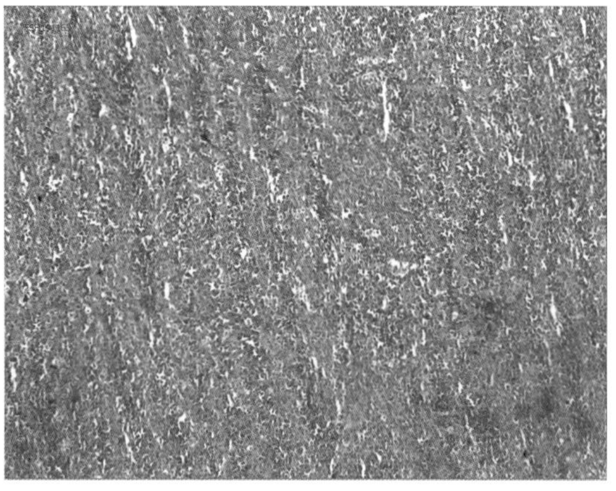

图7 HE 染色（HE×40）

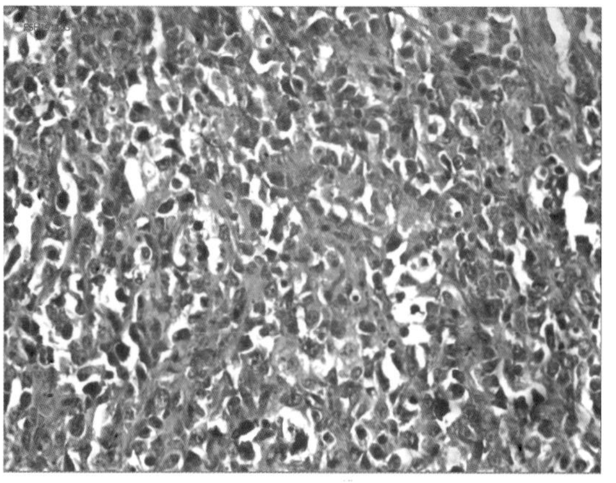

图8 HE 染色（HE×400）

2. 免疫组织化学：LCA（＋）；CD20（＋）；CD3（－）；CD79a（＋），MUM-1（＋），BCL-2（＋），CD10（－），BCL-6（－），CD30（－），CD5（－），CyclinD1（－），c-myc（＋），CK（－）；CR（－）；Inhibin（－）；OCT-3/4（－）；SALL4（－）；Vimentin（＋）；WT1（－）；EMA（－）；Ki67约 90%（＋）；P53 约 80%（＋）；EBER 原位杂交（－）。

结合 HE 形态和免疫组织化学结果，符合弥漫大 B 细胞淋巴瘤，非生发中心 B 细胞样亚型。

疾病综述

卵巢淋巴瘤可分为原发性和继发性淋巴瘤，其诊断对于判断预后来说十分重要。由于继发性淋巴瘤是全身淋巴瘤的局部表现，因此，继发性淋巴瘤较原发性淋巴瘤预后差。原发性淋巴瘤以单侧多见，继发性淋巴瘤则双侧多见。原发性淋巴瘤罕见，仅占非霍奇金淋巴瘤的 0.5%，占所有卵巢肿瘤的 1.5%。大多数卵巢淋巴瘤患者都比较年轻，好发年龄为 30～40 岁，中位年龄为 33 岁。临床表现无特异性，多因伴或不伴腹痛的腹部肿块，腹胀，阴道出血，闭经，月经不规则，骨关节痛，下肢水肿，发热，盗汗等症状就诊，腹水是最常见的表现。

卵巢淋巴瘤的外观为表面光滑的实性肿物；镜下见肿瘤细胞大小、形态一致，细胞核大而圆，具少量胞质。在 MRI 中 T_2WI 信号不高，仅为等或稍高信号，但 DWI 呈弥散受限呈明显高信号。CT 表现为均匀密度的肿块，圆形或呈分叶状，肿瘤较大时可以小斑片状坏死。肿瘤相对乏血供，故增强后轻中度强化。当双侧卵巢并发肿块，信号和密度均匀，边缘光整，无明显坏死，并伴盆腔、腹膜后、肠系膜等部位淋巴结肿大，可提示继发性卵巢淋巴瘤可能。

核心提示

本病例诊断关键点在于定位为卵巢。对于年轻女性，如有正常卵巢结构，MRI 是可以很好显示的。如卵巢结构消失，或残留部分卵巢结构，可判断来自卵巢。卵巢实性部分在 T_2WI 仅呈稍高信号，信号较均匀，但 DWI 呈显著高信号，轻中程度强化，无明显肿瘤坏死及囊变，需考虑到淋巴瘤与卵巢性索间质肿瘤鉴别。

参考文献

[1] Dimopoulos MA，Daliani D，Pugh W，et al. Primary ovarian non-Hodgkin's lymphoma：outcome after treatment with combination chemotherapy [J]. Gynecol Oncol，1997，64（3）：446－450.

[2] Fox H，Langley FA，Govan AD，et al. Malignant lymphoma presenting as an ovarian tumour：a clinicopathological analysis of 34 cases [J]. Br J Obstet Gynaecol，1988，95（4）：386－390.

[3] 李勤胡，卫国，周先荣，等. 原发性卵巢Burkitt淋巴瘤误诊为卵巢无性细胞瘤一例报告及文献复习 [J]. 中华妇产科杂志，2016，51（1）：49－50.

〔高明勇　刘健萍　罗学毛〕

3.27 卵巢颗粒细胞瘤

临床资料

女，66 岁。阴道不规则流血 3 个月。

患者于 3 个月前无明显诱因出现阴道流血，量少，无臭味，无阴道流液，无腹痛，无肛门坠胀感，当时未予重视，未予特殊处理，阴道流血自行停止。1 周前再次出现少许阴道流血，量少，无阴道流液。

体格检查：左侧附件区可扪及类圆形包块，边界清，大小约 9 cm×6 cm，质地稍软，活动度可，压痛。

辅助检查

彩超检查：示左侧附件区实性不均质肿块。

实验室检查：AFP、CEA、CA125 等肿瘤指标阴性。

影像学资料

MRI 检查如图 1～图 6 所示。

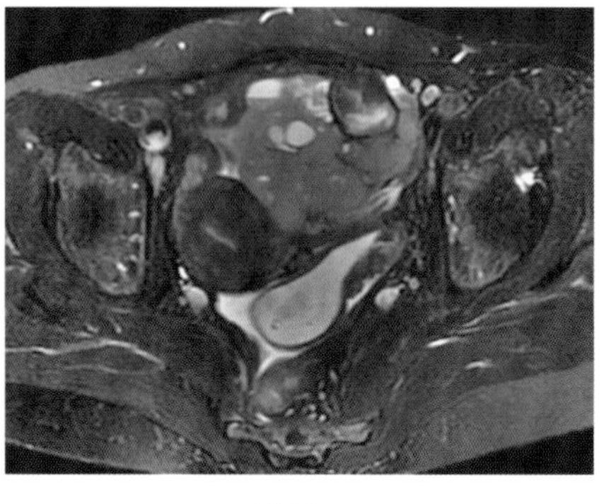

图 1　横轴位 T_2WI 抑脂

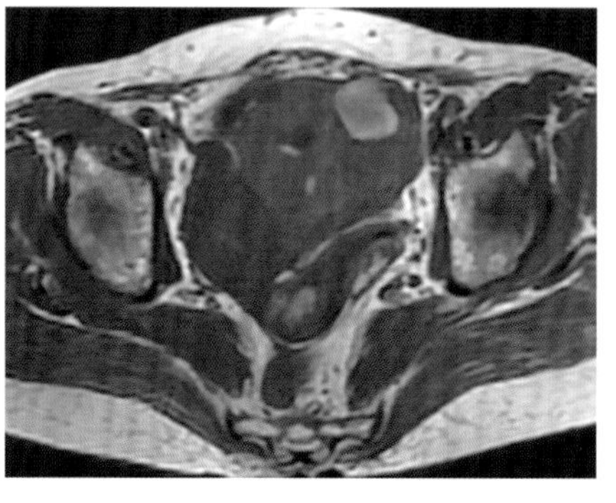

图 2　横轴位 T_1WI

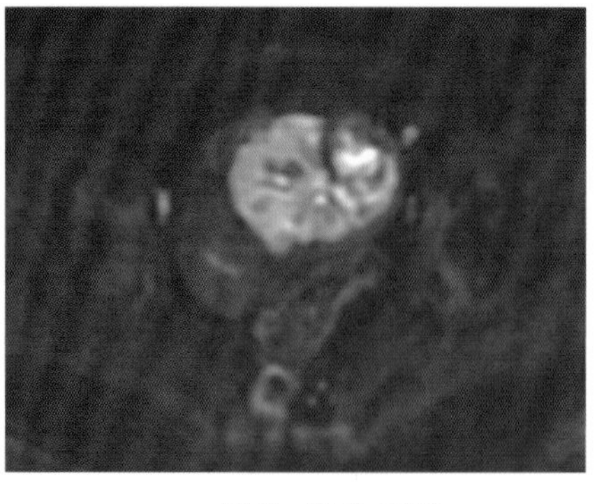

图 3　轴位 DWI

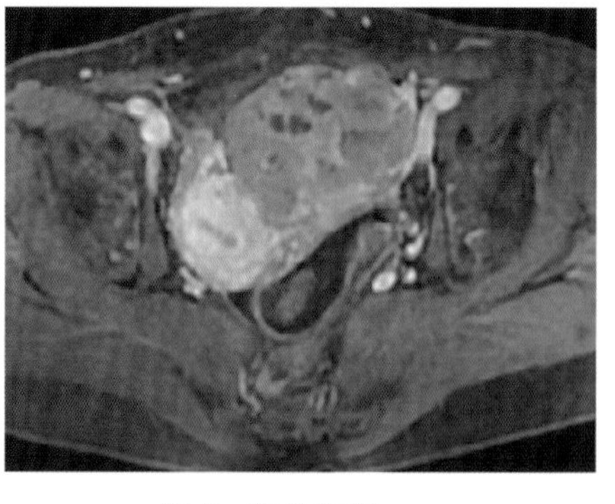

图 4　轴位增强

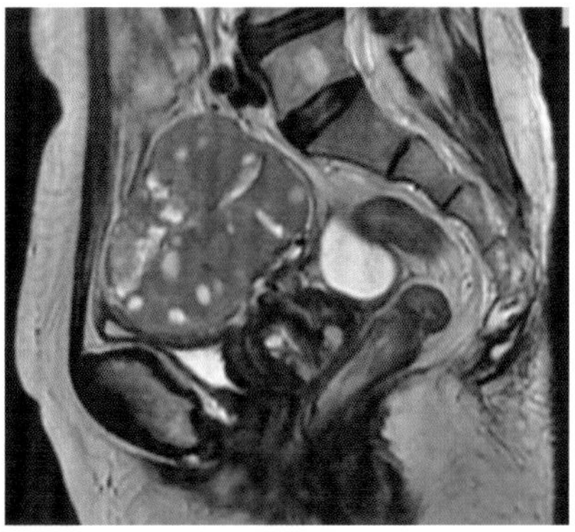

图 5 矢状位 T_2WI

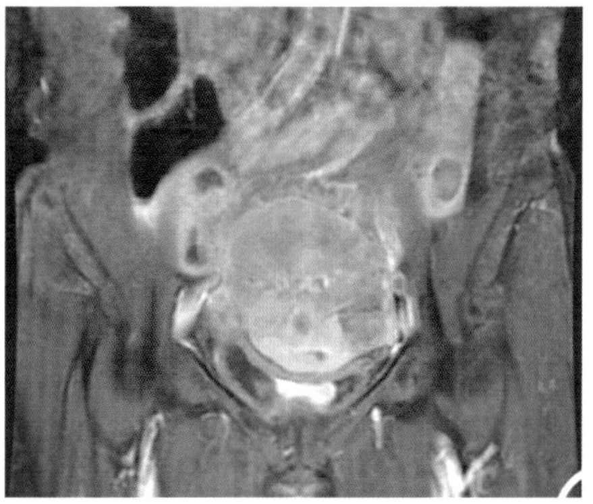

图 6 冠状位增强

定位征象分析

肿块位于盆腔内偏左侧，子宫受压向右后方移位。

1. 图 1～图 6 显示肿块位于子宫左前方，子宫受压向右后方移位，直肠、乙状结肠、小肠及髂内外动静脉位置关系未见发生改变。

2. 图 5、图 6 显示膀胱顶壁可见受压，但位置关系未见改变。

3. 各层面图像均显示肿块周围脂肪间隙清晰，与盆腔内子宫、膀胱、直肠、乙状结肠、小肠诸器官分界清楚。

4. 图 1 显示右侧卵巢存在（图 7 箭头示）。左侧卵巢各层面均未见显示。

综合上述征象，肿块定位诊断来源于左侧卵巢。

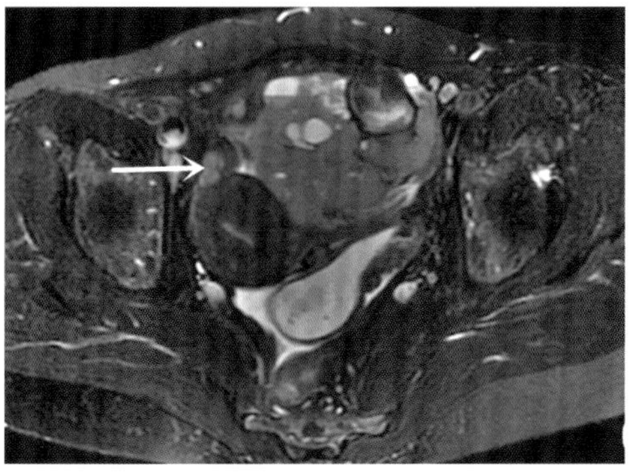

图 7 箭头所示为右侧卵巢

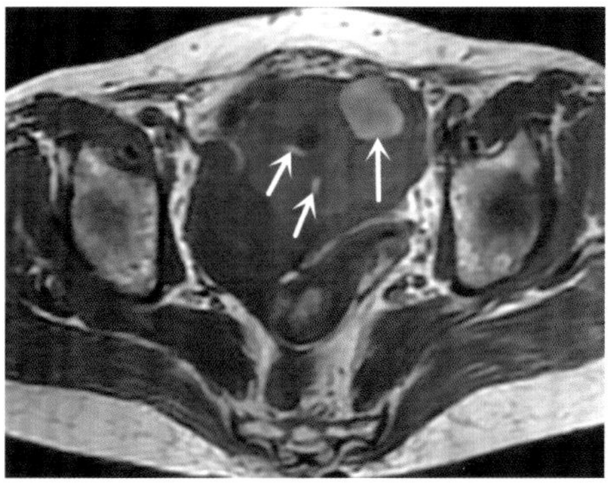

图 8 箭头所示为肿块内出血

定性征象分析

1. 基本征象：肿块呈类圆形，囊实性；实性部分 T_1WI 呈等信号，稍高于子宫肌层及骨骼肌，T_2WI呈高信号，低于水的信号，DWI（b=800 s/mm^2）呈高信号；囊性部分 T_1WI 呈低信号，部分囊内可见高信号，提示囊性有出血，T_2WI 呈高信号，DWI（b=800 s/mm^2）呈低或高信号。增强扫描肿块不均匀轻-中度强化。盆腔内可见少量积液。盆腔内未见肿大淋巴结。

2. 特征性征象：

（1）肿块内多发大小不等囊变呈海绵状或蜂窝状。这是卵巢颗粒细胞瘤较为特征性的征象。囊壁厚薄不一，内壁光滑，无明显壁结节，囊内可伴有出血，T_1WI 为高信号（图 8 箭头示）。

（2）肿块有完整的包膜。肿瘤包膜是卵巢颗粒细胞瘤的另一特征，由纤维组织组成，T_1WI、T_2WI均为低信号。

（3）肿块轻-中度强化。颗粒细胞瘤内部缺乏丰富的血管，实质部分主要由纤维组织组成，因此增强扫描仅表现为轻至中度强化改变。

综合上述特征性的征象，定性诊断为卵巢颗粒细胞瘤。

综合诊断

女，66岁。阴道不规则流血3个月；盆腔内肿块，边界清，质地稍软，活动度可，压痛；实验室检查各项肿瘤指标正常。根据MRI平扫和增强扫描特征性定位、定性征象，诊断为盆腔左侧卵巢来源的颗粒细胞瘤可能性大。

鉴别诊断

1. 定位诊断需与子宫肌瘤鉴别：子宫外肌瘤常来源于阔韧带，双侧卵巢可见显示。子宫肌瘤含有致密的平滑肌组织，T_1WI、T_2WI呈低信号，尤以T_2WI信号更低，与肌肉信号相仿，内部囊腔少见，增强扫描强化程度与子宫肌层相仿。

2. 卵巢囊实性肿块需与卵巢囊腺癌相鉴别：卵巢囊腺癌形态不规则，边界不清，囊壁厚薄不一，常有壁结节，增强扫描实性部分、囊壁及分隔强化明显；实验室检查CA125升高。常伴有转移征象。

3. 卵巢性索间质来源肿瘤需与卵巢纤维瘤及卵泡膜细胞瘤鉴别：卵巢纤维瘤及卵泡膜细胞瘤为实性肿块，囊变、坏死少见，其内主要为纤维成分，T_1WI、T_2WI信号较低，增强扫描轻度强化。

手术探查

术中发现左侧卵巢增大形成一大小为9 cm×8 cm×6 cm的肿瘤，包膜完整，边界清楚，活动好，质地实性、黄色，有乳头样组织，内有血性液体。

病理结果

1. 镜下所见：送检（左侧）卵巢见肿瘤细胞增生，大小较一致，核呈圆形或卵圆形，可见核沟，片状分布，见腺样结构，见网状纤维围绕在瘤细胞索周围（图10）。

2. 免疫组织化学：Vimentin（＋），PR（＋），CD99（＋），S-100（＋），Inhibin-a（＋），ER

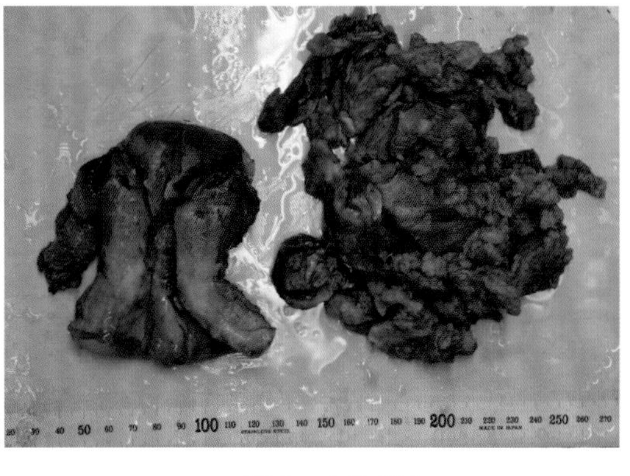

图9 大体标本

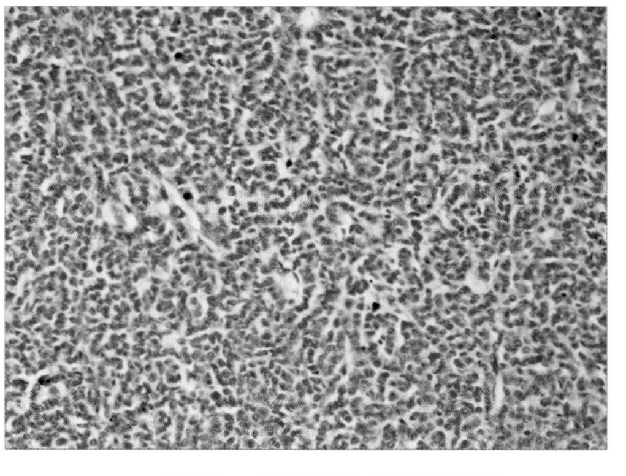

图10 HE染色（HE×100）

（－），EMA（－），CEA（－），CA125（－），CK18灶性（＋），CK8（－），P16（－）。

结合HE形态和免疫组织化学结果，符合左侧卵巢（成人型）颗粒细胞瘤。

疾病综述

卵巢颗粒细胞瘤（ovarian granulosa cell tumors，OGCT）是一种来源于卵巢性索间质细胞的低度恶性肿瘤，比较少见，占所有卵巢恶性肿瘤的2％～5％。

OGCT可发生在任何年龄，多见于45～55岁；多数单侧发病，少数为双侧。OGCT具有内分泌功能，多分泌雌激素，故临床可表现为青春期性早熟，生育期妇女月经紊乱，绝经后阴道不规则流血。

根据发病年龄和组织学分为成人型（OAGCT）和幼年型（OJGCT）。成人型和幼年型影像表现无区别，均表现为附件区单发圆形或类圆形囊实性或实性肿块，边界清晰，包膜完整。实性肿块内多发大小不等囊变，呈“蜂窝状”或“海绵状”，为OGCT典型表现；囊壁厚薄不一，内壁光整，无明显壁结节，可有囊内出血。肿块实性部分T_1WI、T_2WI信号均稍高于子宫肌层，CT密度与子宫肌层相仿。增强扫描肿块实性部分轻度或中度强化，强化程度低于子宫肌层，囊性部分无强化。

由于雌激素刺激作用，可合并有子宫增大，子宫内膜增厚、息肉，子宫肌瘤，盆腔积液等。

核心提示

卵巢颗粒细胞瘤为类圆形囊实性肿块，边界清楚，有完整包膜。肿块内多发囊变呈海绵状或蜂窝状、囊壁厚薄不均、内壁光滑、无壁结节、增强扫描轻至中度强化是卵巢颗粒细胞瘤的特征性征象，对定性诊断有价值。

参考文献

[1] Thrall MM，PaleyP，Pizzer E，et al. Patterns of sp adand recurrence of sex cord-stmmal tumors of the ovary [J]. Gyne-col Oncol，2011，122（2）：242－245.

[2] 王为知，项剑瑜，许加峻，等. 卵巢颗粒细胞瘤的MRI诊断 [J]. 放射学实践，2011，26（8）：866－868.

[3] 冯少仁，刘国辉，胡银华，等. MRI对卵巢颗粒细胞瘤的诊断价值 [J]. 放射学实践，2012，27（4）：440－443.

[4] 蒋黎，周永，刘焱，等. 卵巢颗粒细胞瘤的CT诊断 [J]. 医学影像学杂志，2013，23（8）：1268－1270.

[5] 邹玉坚，郑晓琳，李建鹏，等. 卵巢颗粒细胞瘤的MRI和CT特征性表现与病理对照 [J]. 中国CT和MRI杂志，2015，13（7）：87－91.

〔黎家荣 王任国 李春芳 罗学毛〕

3.28 右侧卵巢无性细胞瘤

临床资料

女，24 岁。发现盆腔包块半个多月入院，未婚未育，既往月经规则，经量少，偶有痛经。

超声提示：子宫形态失常，体积明显增大，肌层回声不均匀，后壁可见一个大小约 12.1 cm×11.0 cm×5.8 cm 的低回声团，形态不规则，内部回声均匀，边缘与子宫分界不清，考虑子宫后壁肌层巨大子宫肌瘤。

专科检查：子宫前位，子宫后壁扪及大小约 10 cm×10 cm×5 cm 包块，质硬，活动度欠佳，无压痛。双侧附件区未扪及明显包块，无压痛。

辅助检查

实验室检查：CA125 38.21 U/mL（↑），AFP、CA153、CA19-9、人附睾蛋白、罗马指数无异常。

影像学资料

MRI 检查如图 1～图 7 所示。

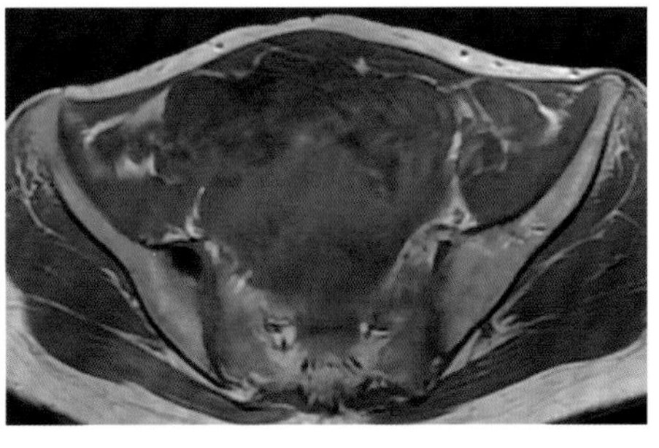

图 1 轴位 T_1WI

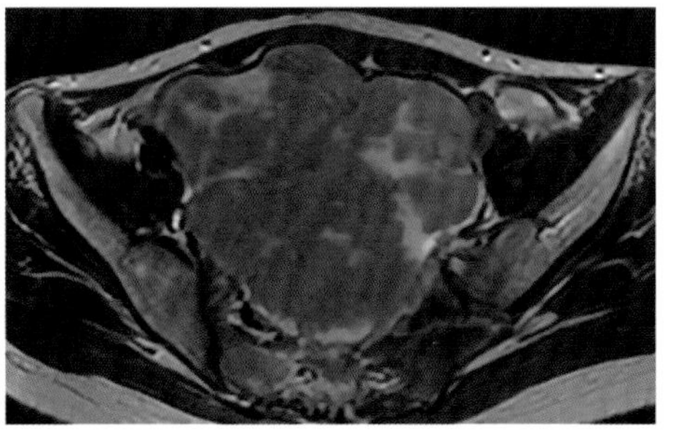

图 2 轴位 T_2WI

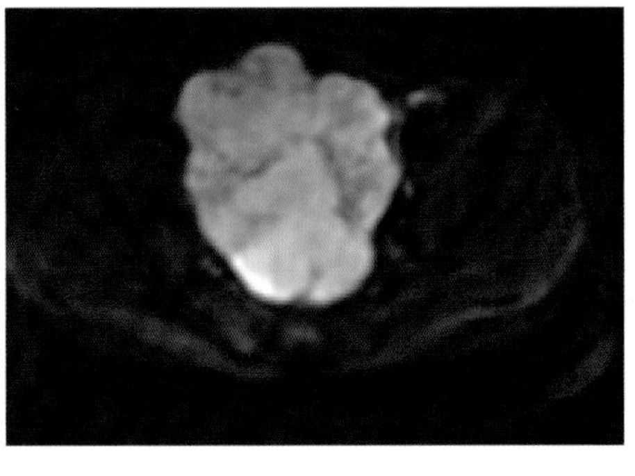

图 3 DWI（b=700 s/mm²）

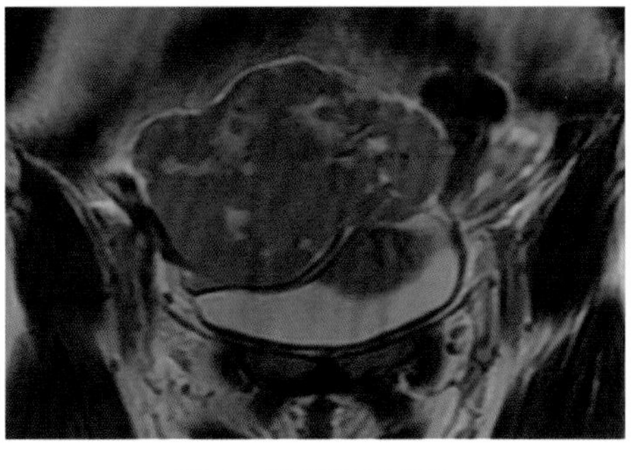

图 4 冠状位 T_2WI

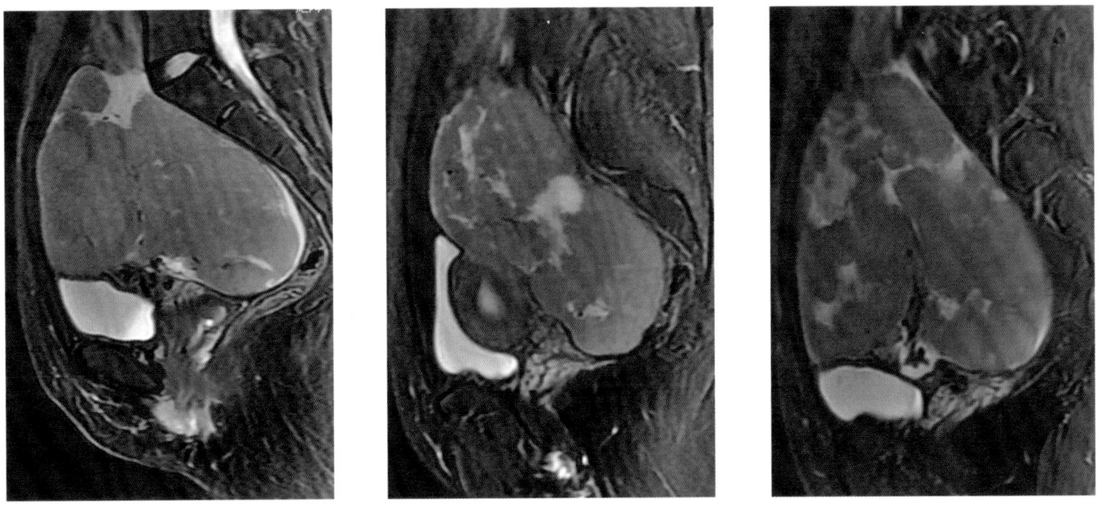

图 5 矢状位 T_2WI

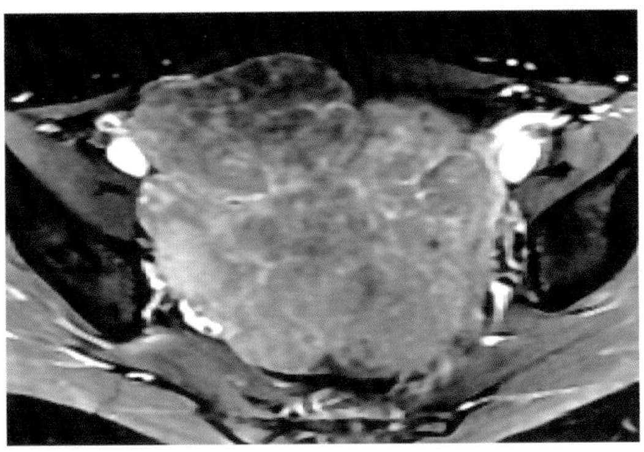

图 6 T_1WI 增强轴位

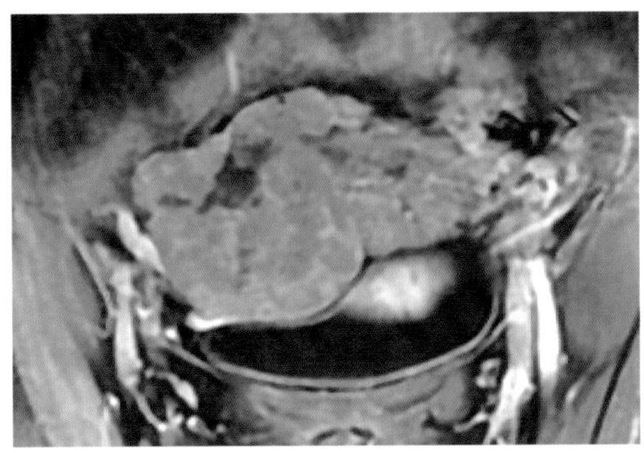

图 7 T_1WI 增强冠状位

定位征象分析

1. 右侧卵巢来源征象：

（1）左侧卵巢结构存在，形态大小及信号无异常（图 8）；右侧卵巢结构未见显示。

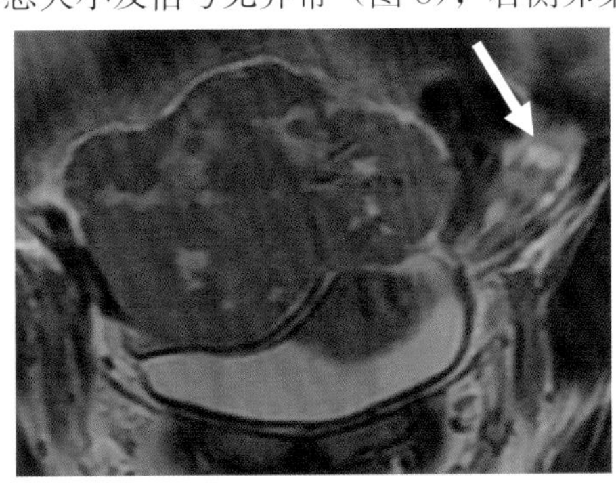

图 8 左侧卵巢

（2）追踪观察肿块内引流静脉汇入右侧卵巢静脉（图 7）。

2. 可除外其他实质器官来源的征象：肿块位于盆腔内，边界清，可见低信号包膜；与膀胱及直肠分界清，与直肠间可见薄层积液间隔（图 5）；右侧腹直肌向前、盆腔肠管向上、腹膜后血管向后外推移；局部与子宫后壁分界不清（图 5）。

综合上述征象，盆腔内肿块定位诊断考虑来源于右侧卵巢。

定性征象分析

1. 基本征象：MRI 平扫见盆腔内巨大等 T_1、稍长 T_2 信号占位，DWI 显示肿块弥散受限呈高信号。分叶状，边界清，可见低信号包膜，除局部与子宫分界不清外，与盆腔其余结构间见薄层液性信号间隔。增强扫描，肿块呈轻中度不均匀延迟强化，强化低于子宫肌层，包膜可见强化。

2. 特征性征象：

（1）实性肿块，内见多发絮状不同程度强化的长 T_2 信号区域。较小的絮状长 T_2 信号区域，增强后明显强化（图 9、图 10 箭头示），不同于常见肿瘤组织坏死、变性、水肿所致的长 T_2 信号改变，组织学上该区域血管分布更密集，可能与该区域肿瘤组织生长更活跃，血供更丰富有关。较大的絮状长 T_2 区域，增强扫描未见强化，考虑为变性、坏死区（图 6）。

（2）肿块内线状或富血管裂隙状（图 5）分隔，呈等 T_1、等或短 T_2 信号，裂隙状间隔内见多发迂曲流空血管。病理上主要由纤维组织和小血管组成。纤维间隔延迟强化，把整个肿块分成多个大小不等的结节状区域；追踪观察间隔内血管主要为引流静脉，汇入右侧卵巢静脉。

综合上述一般征象和较特征性定性征象，定性诊断考虑为右侧卵巢来源无性细胞瘤。

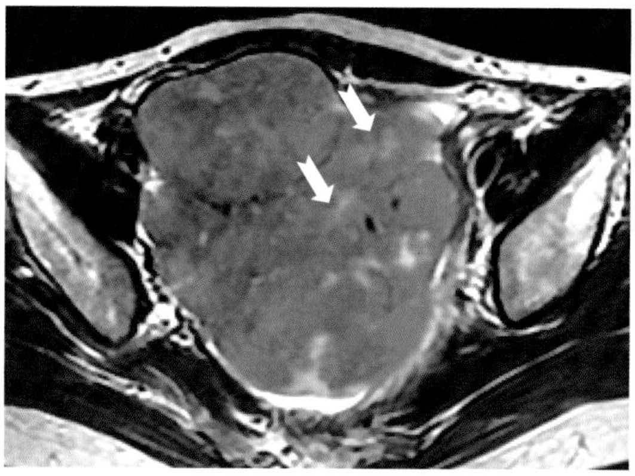

图 9 T_2WI 絮状长 T_2 信号

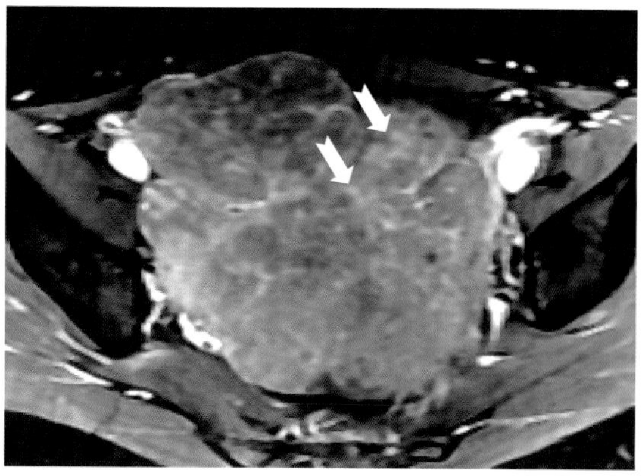

图 10 T_1WI 增强絮状长 T_2 信号区强化

综合诊断

女，24 岁。无明显临床症状及体征，实验室检查 CA125 偏高。超声示子宫后壁低回声团，形态不规则，内部回声均匀。MRI 检查示盆腔内实性占位性病变并少量盆腔积液，肿块与肠管、膀胱分界清，盆腔、腹膜后淋巴结无肿大。左侧卵巢结构可见，而右侧卵巢结构未见显示。肿块有包膜，内见不同强化表现的絮状 T_2 高信号区域及等或低 T_2 信号间隔。综上所述，诊断应考虑右侧卵巢来源无性细胞瘤可能。

鉴别诊断

1. 定位诊断：需与盆腔生殖系统外的肿瘤（如肠道来源的间质瘤、腹膜或肠系膜来源的纤维类肿瘤或间叶组织来源肿瘤等）鉴别。其鉴别点主要是依据各器官的移位方向进行判断；其次，需仔细观察病变与邻近器官的结构关系，以推测其来源或排除某器官来源的可能。

2. 需与卵巢其他性质的实性肿瘤鉴别：①同属生殖源性的内胚窦瘤、畸胎瘤等，虽都以年轻患者多见，但内胚窦瘤多伴 AFP 明显升高，畸胎瘤多见脂肪、钙化等多种成分可资鉴别。②性索间质源性肿瘤亦多以实质性肿块为主，但结合其发病年龄、临床症状及影像表现可资鉴别。如卵泡膜细胞瘤多发于 40 岁以上绝经后女性，有分泌功能，胸腔积液、腹水常见（麦格综合征），肿瘤富含脂质，轻度缓慢渐进性强化；硬化性间质瘤多发生于 20～30 岁女性，包膜完整，表面光滑，乳头状明显强化区伴绒毛间条状弱强化区形成“梳征”样强化；颗粒细胞瘤发病高峰年龄为 45～55 岁，实性肿块内多发囊变（多房蜂窝状囊实性）为其特征，常伴子宫内膜增厚，增强扫描实性成分轻度强化。

3. 因本病例部分层面与子宫后壁分界不清，尚需与子宫浆膜下肌瘤相鉴别。浆膜下肌瘤因黏液样变性亦可表现为地图状、大小不等、边界不清的斑片状高或稍高信号，但其病灶主体多呈短 T_2 信号或混杂信号以资鉴别。

手术探查

术中见子宫稍小，外观无异常，右侧卵巢增大，大小约 12 cm×12 cm×11 cm，表面凹凸不平，包膜完整，质硬，左侧卵巢、双侧输卵管无异常。挽出右附件，暴露右侧卵巢动静脉，高位结扎，切除右附件。

病理结果

1. 镜下所见：肿瘤细胞呈上皮样，呈巢状、梁索状排列，细胞较松散，核大、深染，核分裂象易见，可见灶性坏死及炎细胞浸润。肿瘤细胞呈泡巢样排列，可见纤维间隔，瘤细胞胞质空亮，胞核空泡样，个别可见核仁，有坏死（图 12）。

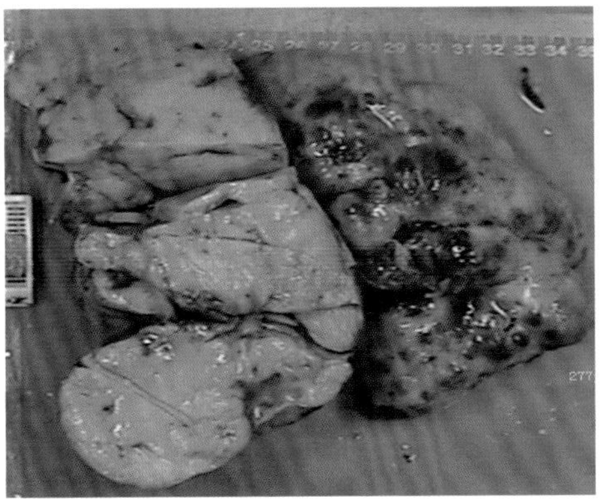

图 11 大体标本

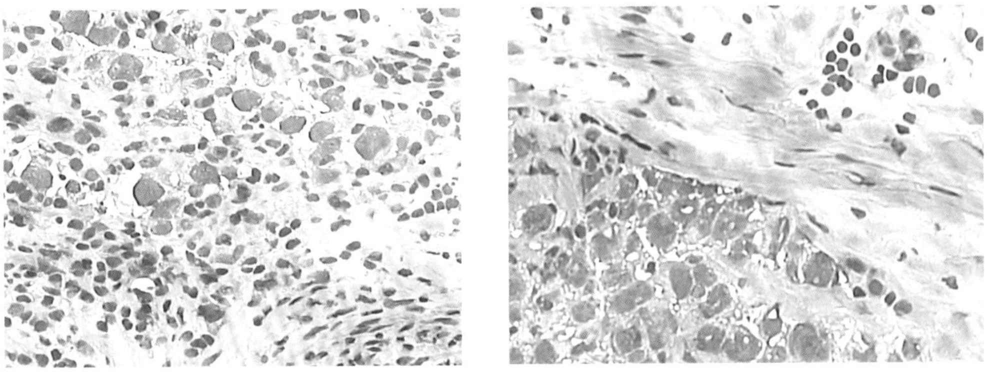

图 12 HE 染色

2. 免疫组织化学：Vim（－），CD117（＋），PLAP（＋），CK（－），Desmin（－），CEA（－），S100（－），CD10（－），AFP（－），Ki67 60%（＋）。

结合组织形态学改变和免疫组织化学结果，符合无性细胞瘤，输卵管未见肿瘤细胞累及。

疾病综述

卵巢无性细胞瘤是一种少见的卵巢原发性恶性原始生殖细胞肿瘤，属中-低度恶性，约占卵巢肿瘤的0.3%～3.7%，本瘤好发于青春期及育龄女性，发病年龄平均20岁。常因腹部不适、肿块而就诊。目前诊断无性细胞瘤尚无特异性的肿瘤标志物。可有血CA125、CA19-9、AFP、HCG升高，但无特异性。

肿瘤多为实性肿块、瘤体大；肿瘤界限清楚，常有较完整纤维包膜：瘤内见多发T_1WI、T_2WI均呈低信号的纤维间隔，其间隔把整个肿块分成多个大小不等的结节状区域；间隔于增强动脉期轻微强化，静脉期、延迟期明显强化，但间隔与瘤内结节分界不清；瘤体实质部分呈渐进性强化；静脉期见瘤内有较多明显强化的迂曲小血管影，血管影沿纤维样间隔分布。

无性细胞瘤在病理上分为单纯型和混合型两种，后者常合并内胚窦瘤、畸胎瘤或绒癌成分。前者基本组织学表现为瘤细胞较大，大小一致，呈圆形或类圆形，胞质丰富透亮，核仁明显，核分裂多见，瘤细胞呈巢状、片状或索条状排列，并被含淋巴细胞的纤维组织分隔。后者则合并其他细胞成分，肿瘤大体以实性为主，呈圆形或类圆形，表面光滑或凹凸不平，包膜完整，切面呈灰红或黄白色，切面可伴有出血坏死、囊性改变或结节状改变。

核心提示

卵巢无性细胞瘤的MRI表现有一定特点，特别是瘤内的低信号纤维间隔而形成的结节状改变具有一定特征性，如临床发现年轻女性附件区巨大肿块，实性为主，有包膜，边界清，瘤内有纤维间隔和结节样改变，增强扫描呈延迟强化时，需考虑本病的可能。

参考文献

[1] Ayhan A, Bildirici I, Gunalp S, et al. Pure dysgerminoma of the ovary: a review of 45 well staged cases [J]. Eur J Gynecol Oncol, 2000, 21 (1): 98-101.

[2] Ulbright T M. Germ cell tumors of the gonads: a selective review emphasizing problems in differential diagnosis, newly appreciated, and controversial issues [J]. Mod Pathol, 2005, 18 (suppl 2): 61-79.

[3] 徐爱民，刘国顺，陈锦州，等. 卵巢无性细胞瘤的影像学表现 [J]. 放射学实践，2013，28 (5)：559-562.

[4] 孙群维，史铁梅，杨思，等. 卵巢无性细胞瘤临床病理与影像学表现对照研究 [J]. 中国影像学杂志，2013，21 (7):549-551.

〔刘树学　孙　睿　罗学毛〕

3.29 卵巢平滑肌肉瘤

临床资料

女，73岁。下腹部隐痛1年余，性质较轻，无腹胀、腹泻，无发热、恶心、呕吐等不适，未予诊治。既往病史：10余年前因“子宫肌瘤”行全子宫切除术。

体格检查：阴道残端愈合可，子宫已切除，盆腔内可触及一实性包块，大小约12 cm×11 cm×11 cm，边界不清，活动欠佳，无压痛。

实验室检查：血沉90 mm/h；β_2微球蛋白3.90 mg/L，妇科肿瘤标志物阴性。

辅助检查：B超示子宫切除术后，下腹腔内见约12.4 cm×11.3 cm×11.5 cm低回声团块，形态不规则，边缘部分欠清，内回声欠均匀，粗杂光点，后方回声无变化，团块内局部血流信号丰富，双侧附件显示欠清。

影像学资料

MRI检查如图1～图10所示。

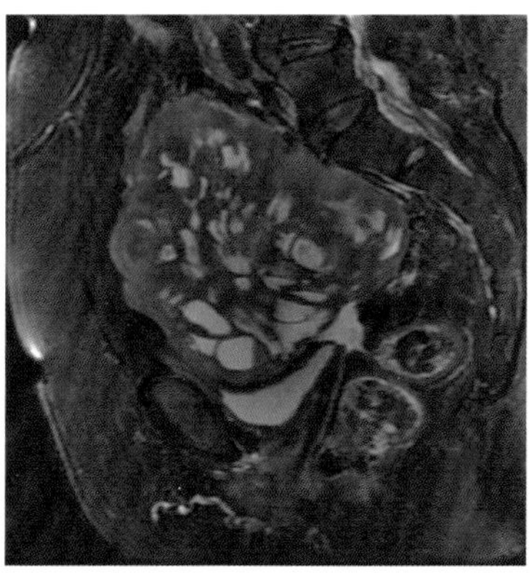

图1 T_2WI-FS矢状位

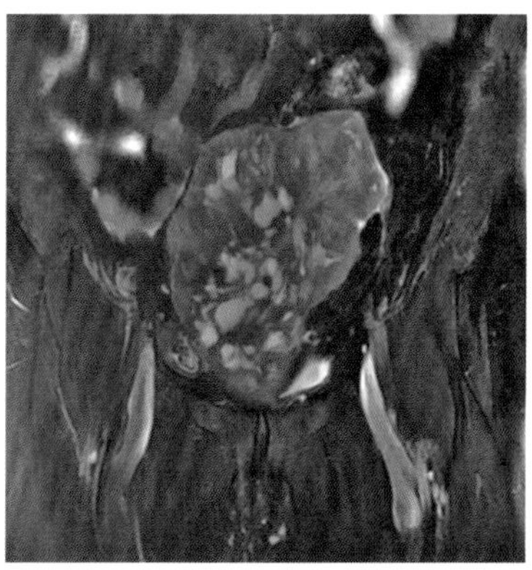

图2 T_2WI-FS冠状位

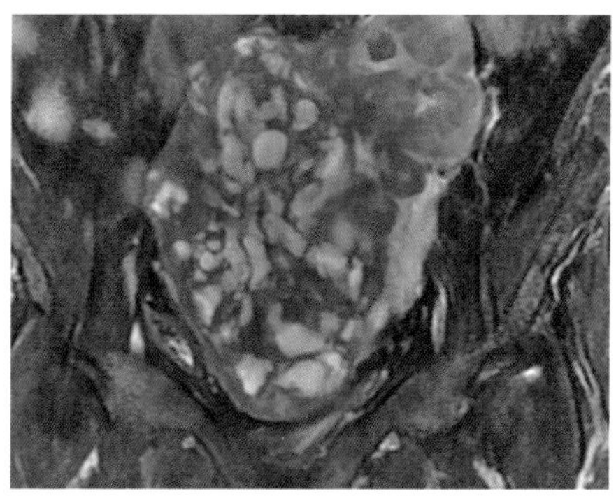

图3 T_2WI-FS冠状位

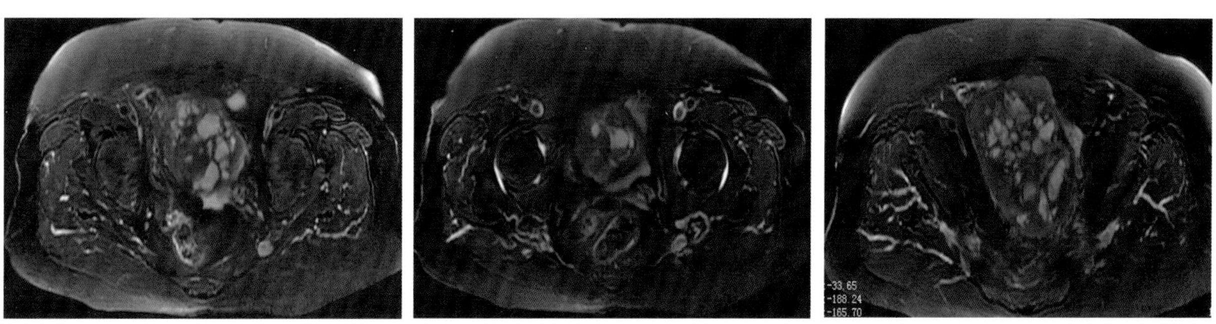

图4 T_2WI-FS轴位

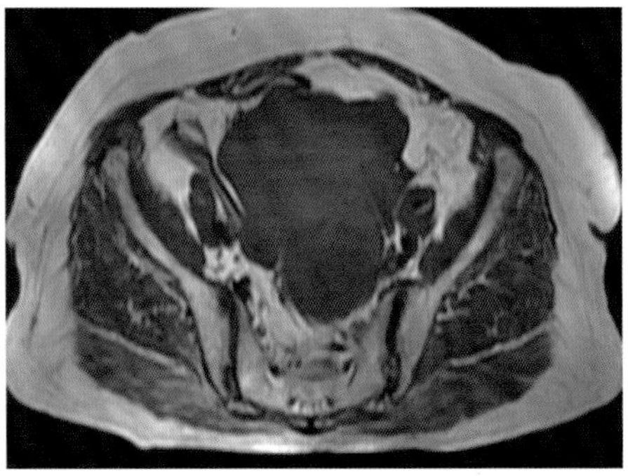

图 5　T_1WI 轴位

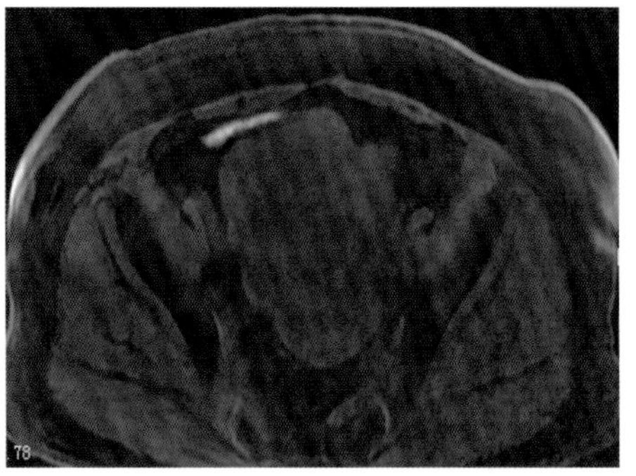

图 6　LAVA 轴位

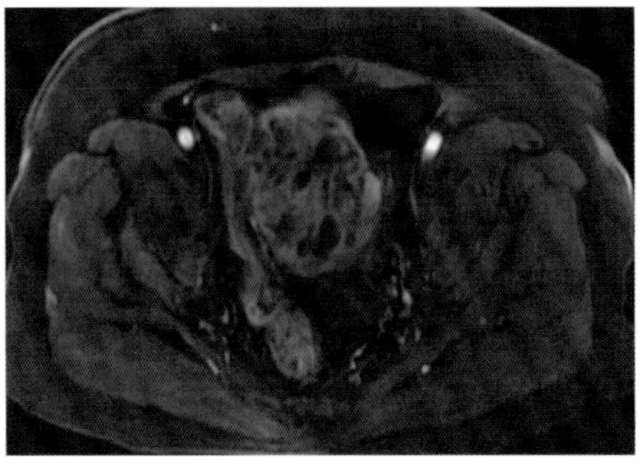

图 7　LAVA 增强动脉期

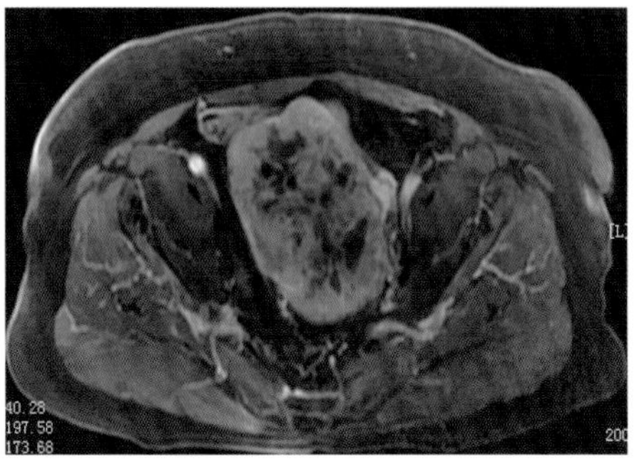

图 8　LAVA 增强延迟

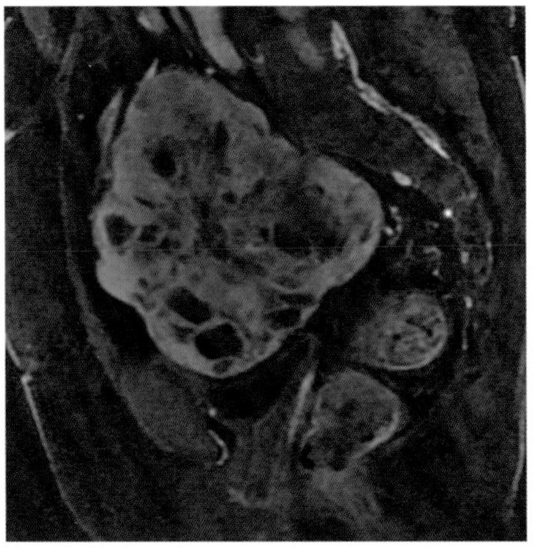

图 9　LAVA 矢状位增强静脉期

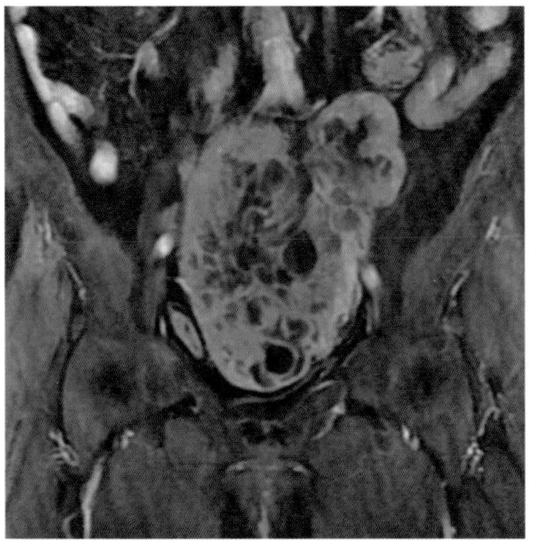

图 10　LAVA 冠状位增强静脉期

定位征象分析

肿块中心位于盆腔内，膀胱、乙状结肠等器官均受推压移位，特征性定位征象有：

1. 膀胱是腹膜间位器官，轴位、冠状位显示膀胱左上部受压、变扁，与肿块分界清楚。

2. 乙状结肠是腹膜内位器官，图 3 和图 4 显示乙状结肠受压向右侧移位，上段局部与肿块分界不清，接触面呈锐角（图 11）。该征象对肿块确定来源于腹膜内器官有特征性意义。

3. 图 1 显示子宫缺如，阴道残端显示清晰、光滑，与肿块分界清楚，并可见积液信号。各序列成像均未见正常的卵巢结构。

4. 肿块左后方可见一条状长 T_1 长 T_2 信号影，与肿块粘连，但可见分界，增强扫描强化程度稍大于肿块实性部分强化。该条状影考虑为左侧输卵管，因此该征象对确定肿块来源于左侧卵巢有特征性意义（图 8、图 12 白箭头示）。

综合上述征象，肿块定位来源于左侧卵巢，与左侧输卵管粘连。

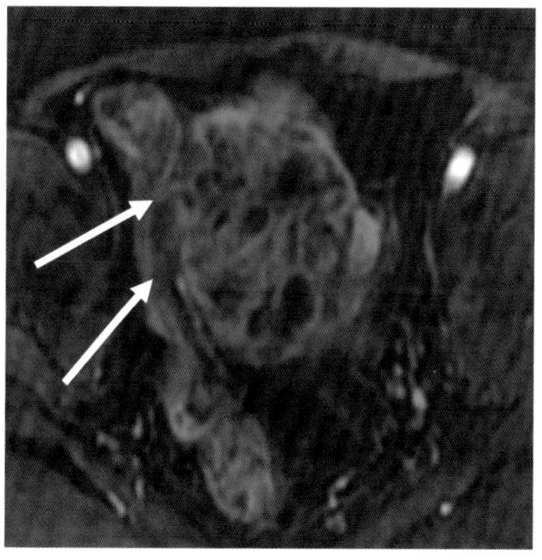

图 11 乙状结肠受压右移，局部与肿块分界不清

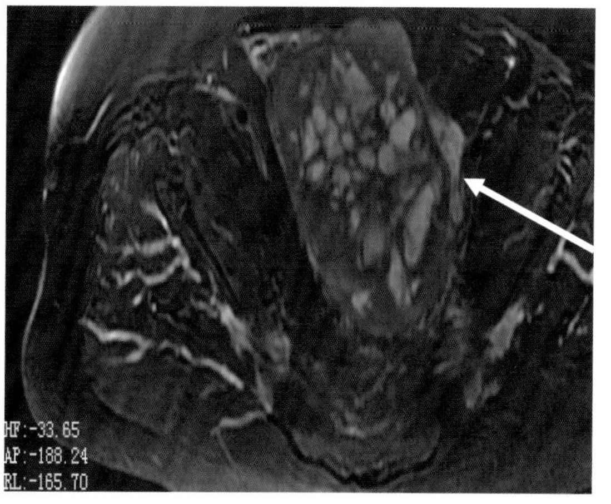

图 12 肿块左侧条状 T_2WI 高信号影（白箭头示）

定性征象分析

1. 基本征象：MRI 平扫肿块在 T_1WI 呈均匀低信号，内未见异常高信号，T_2WI 呈等、高混杂信号，为囊实性肿块，呈浅分叶状，边界清楚，增强扫描肿块内实性部分于动脉期即明显强化并延迟强化，囊变部分未见强化。肿块局部与乙状结肠上部粘连（图 7），乙状结肠受压、右移，与左侧输卵管粘连（图 3）。盆腔内可见少量积液，未见明显肿大淋巴结。

2. 特征性征象：

（1）肿块体积巨大，超过 10 cm，与乙状结肠粘连，定性倾向为恶性肿瘤。

（2）肿瘤的实性部分于 T_2WI 为接近肌肉的略低信号，增强扫描呈现明显、延迟性强化的特征，提示肿瘤血供丰富，不强化部分为坏死、囊变区，强化方式与平滑肌肉瘤的强化方式基本一致。

综合诊断

女，73 岁。下腹部隐痛 1 年余，B 超发现腹部包块 2 天。妇科检查盆腔可触及巨大实性包块，活动欠佳；有全子宫切除术病史；实验室检查提示 β_2 微球蛋白略增高，血沉明显加快，肿瘤标志物正常。MRI 显示盆腔可见一巨大囊实性肿块，边界尚清，乙状结肠受压向右侧移位，局部粘连，与左侧输卵管粘连。增强扫描肿块实性部分明显、延迟强化，囊性部分无强化。综合上述资料诊断为左侧卵巢平滑肌肉瘤可能性大。

鉴别诊断

鉴别诊断主要有 3 个方面：①与卵巢性索间质肿瘤鉴别，主要根据肿瘤 T_2WI 的特征性低信号及强化特点作鉴别。②与浆液性囊腺瘤/癌鉴别，多数肿瘤并有多量腹水，与平滑肌肉瘤在影像学上鉴别比较困难。③与卵巢转移瘤鉴别，转移瘤多表现为多发病灶，并腹膜等其他器官的转移。

手术探查

子宫及右侧附件缺如，左侧附件区见肿瘤大小约 11 cm×11 cm，形态不规则，包膜完整，表面不光滑呈多结节状，与左侧输卵管粘连，与肠管、大网膜、左侧腹膜及后腹膜致密粘连，肿瘤包裹其内。剖开肿瘤，内可见多个囊腔，大小不一，肿物大部分灰白实性，呈编织状，局灶灰黄色。

病理结果

1. 镜下所见：见梭形细胞肿瘤，肿瘤细胞排列呈编织状，胞质丰富红染，核椭圆形深染，可见巨核，核分裂约 10 个/10HP，有坏死（图 13、图 14）。

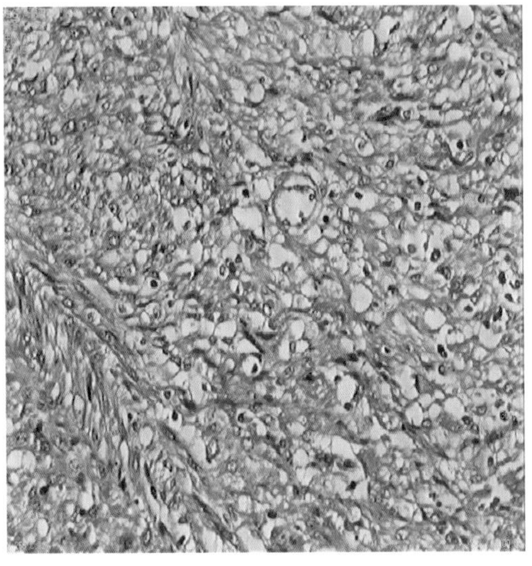

图 13 HE 染色（HE×200）

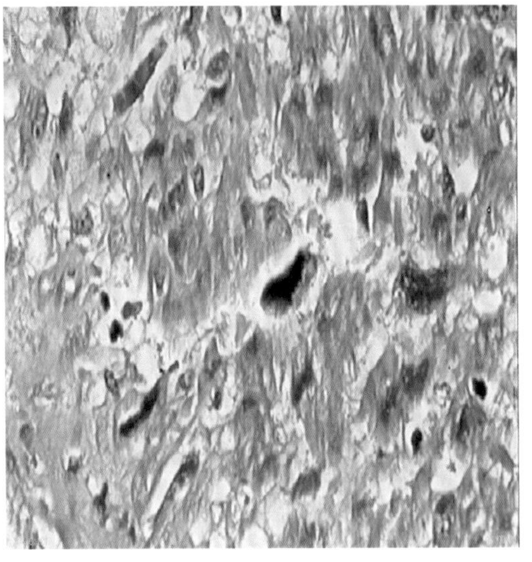

图 14 HE 染色（HE×400）

2. 免疫组织化学：SMA（++），CD99（+），Actin（++），Desmin（++），Vimentin 部分（+）Ki-67，30%（+），CD117（−），CK（−），a-inhibin（−），S-100（−），CD34（−）。

结合 HE 形态和免疫组织化学结果，符合（左侧卵巢）平滑肌肉瘤。

疾病综述

原发性卵巢平滑肌肉瘤（POLMS）极为罕见，发生率不足卵巢恶性肿瘤的 0.1%。本病可发生于任何年龄，早期无明显临床症状，术前诊断困难；中晚期表现为腹胀痛，腹围增大，妇科检查可发现盆腔包块。

由于卵巢平滑肌肉瘤罕见，查阅文献仅有个案报道，缺乏系统的影像分析。CT 及 MRI 检查可了解病变大小、范围、内部结构的密度/信号差异，及对周围组织结构有无侵犯，通常 POLMS 瘤体巨大，与邻近结构粘连，增强扫描时肿瘤实性部分多呈明显、延迟强化，对肿瘤定性诊断有一定的提示意义，但无特异性。

核心提示

本病例在定位诊断上比较明确。本例在定性诊断方面，瘤体巨大，以实性为主并多发小囊腔，增强扫描实性部分明显、持续性强化，具有间叶组织来源的恶性肿瘤的特征，但要作出准确定性诊断仍较为困难。

参考文献

[1] 牛丽满，王平，王德华，等. 原发性卵巢平滑肌肉瘤一例 [J]. 中华妇产科杂志，2013，48 (1)：69－70.
[2] 李晶，王学建. 卵巢平滑肌肉瘤一例 [J]. 中华放射学杂志，2004，38 (3)：325－326.
[3] 罗行中，王杨，乌有弘. 多发性卵巢平滑肌肉瘤一例 [J]. 肿瘤影像学，2001，10 (2)：84.

〔叶华景　靳仓正　罗学毛〕

3.30 卵巢畸胎瘤（甲状腺非典型滤泡性腺瘤）

临床资料

女，51 岁。因“下腹坠痛 3 个月，检查发现盆腔包块 14 天”入院。

3 个月前无明显诱因出现下腹坠痛，疼痛未向其他部位放射，改变体位未能缓解，可自行缓解，无阴道流血、流液，无恶心、呕吐，无发热，无腹泻等症状。11 年前曾因“子宫肌瘤”行腹式全子宫切除术。

外院 B 超检查：盆腔内囊性肿瘤，建议进一步检查。

专科检查：下腹部可扪及大小约为 13 cm×12 cm 囊实性包块，质中，无压痛，边界不清。

辅助检查

实验室检查：Hb 107 g/L，CA125 555.5 kU/L。

心电图检查：T 波轻度改变，余无明显异常。

影像学资料

MRI 检查如图 1～图 7 所示。

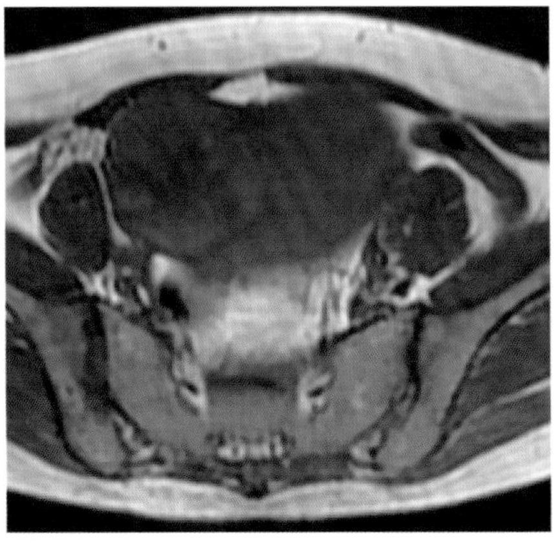

图 1 轴位 T_1WI

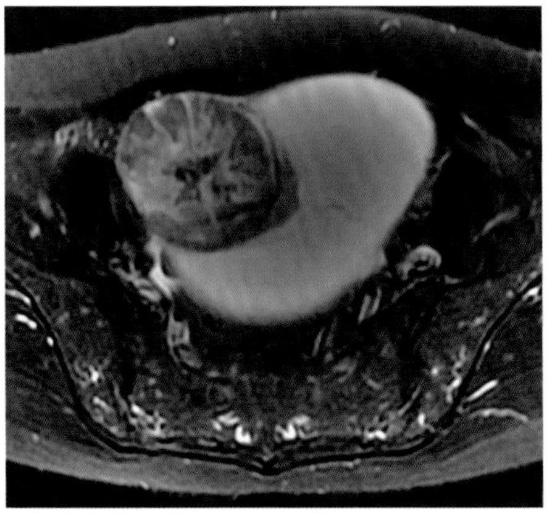

图 2 轴位 STIR

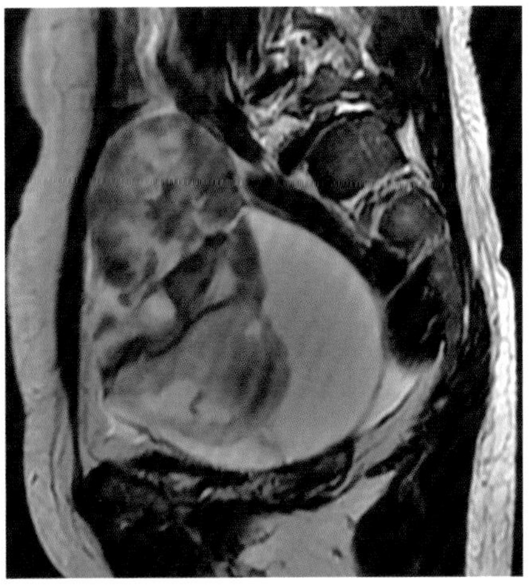

图 3 冠状位 T_2WI

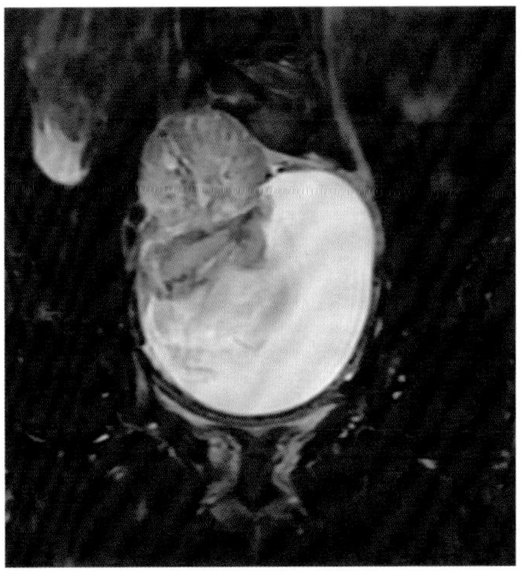

图 4 矢状位 STIR

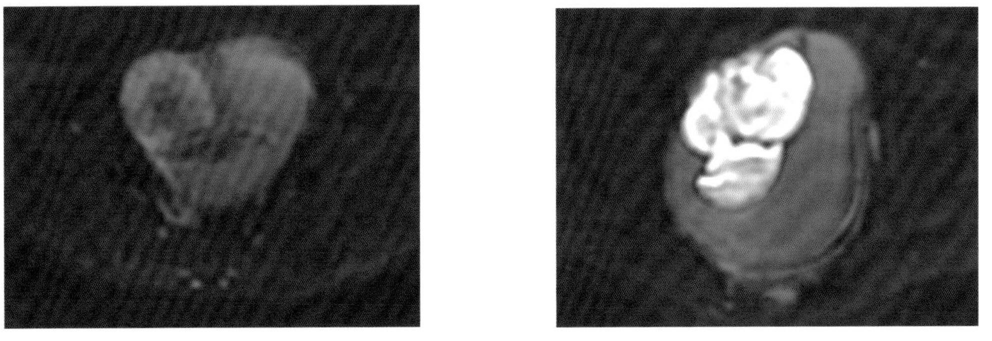

图 5 DWI（b=800 s/mm²）

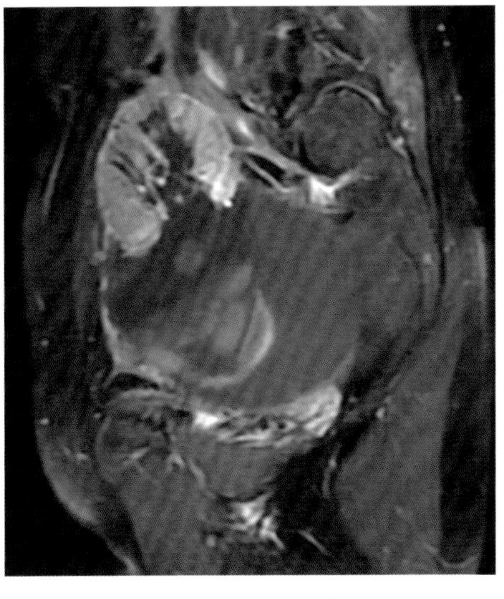

图 6 矢状位增强

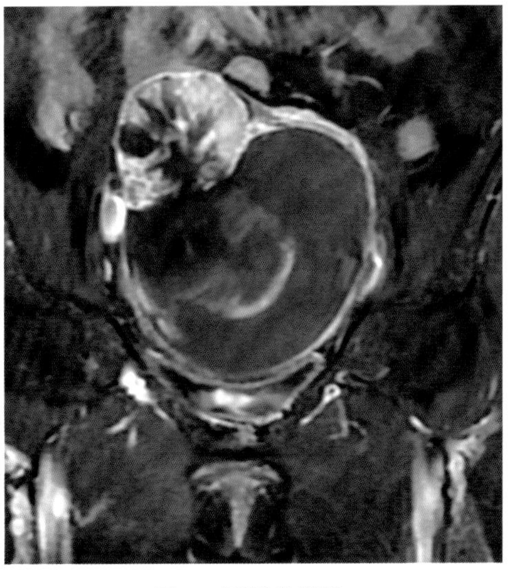

图 7 冠状位增强

定位征象分析

盆腔内较大囊实性肿块，位于膀胱上方、直肠前方，边界清。特征性定位征象有：

1. 病灶位于膀胱后上方、直肠前方，膀胱表现为受压改变，病灶与直肠间隙尚见少量积液（图 8

白箭头示），提示病灶位于盆腔。

2. 病灶与周围结构分界清，与肠道结构未见明确相连，腹部肠管无扩张、积液等梗阻征象，提示病灶非肠道来源。

3. 子宫切除术后患者，双侧卵巢均显示不清，提示病灶来源于卵巢附件可能性大。

综合上述征象，病变考虑来源于卵巢附件，病灶较大，未能判断来源于哪一侧。

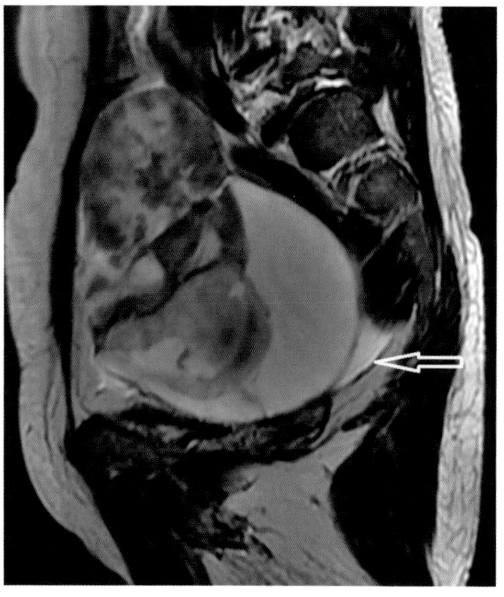

图 8 直肠前间隙积液（箭头示）

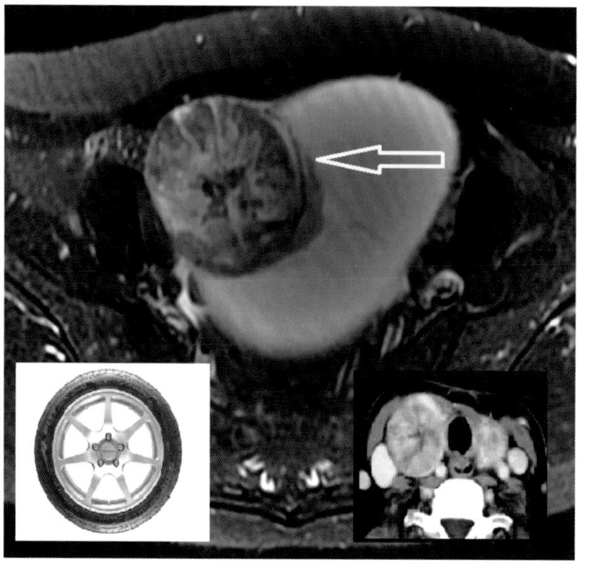

图 9 病灶实性部分“孤岛”征（箭头示）

定性征象分析

1. 基本征象：病灶呈囊实性，边界清楚。实性部分位于病灶的右前上部，呈类椭圆形，囊性部分位于肿块的左后下部，实性部分大囊边缘的孤立结节，呈“孤岛”状。肿块内信号不均匀，实性部分 T_1WI 边缘区域呈等信号，中央区域呈“轮辐”状低信号；STIR 及 T_2WI 边缘区域呈等、稍高信号，中央区域呈“轮辐”状高信号为主，间伴小斑点状低信号；DWI（b=800 s/mm^2）边缘区域呈稍高信号，中央区域呈低信号，增强扫描实性部分动脉期明显不均匀强化，静脉期及延迟扫描病灶强化趋向均匀。囊性部分呈均匀薄壁表现，囊内信号不均匀，大部分呈长 T_1 长 T_2 信号，近腹侧见不规则片状 T_1WI 不均匀高信号、STIR 及 T_2WI 呈等-高信号、DWI（b=800 s/mm^2）明亮高信号，增强扫描囊壁轻度均匀强化，囊内容物未见明确强化。

2. 特征性征象：

（1）“孤岛”征：肿块呈囊实性，实性成分为软组织密度，在本病例中呈大囊旁边缘的孤立性结节，呈“孤岛”状（图 9 白箭头示），实性成分与囊液间边界光滑整齐。

（2）“轮辐”征：病灶实性部分呈膨胀性生长的类椭圆形，中央区域呈“轮辐”状坏死表现，类似车轮轮辐改变（图 9 左下角小图），大体结构与甲状腺滤泡性病变相似（图 9 右下角小图）；增强扫描呈明显强化。

（3）病灶囊性部分：其内见片状 DWI（b=800 s/mm^2）明亮高信号，增强扫描无强化，提示含有类似胆固醇等多种成分。

综合上述基本征象及特征性征象，可诊断为卵巢畸胎瘤，甲状腺滤泡性病变。

综合诊断

女，51 岁。下腹坠痛，检查发现盆腔囊实性包块。MRI 检查表现为边界清楚的囊实性包块，囊性占主要部分，小结节位于大囊旁类似“孤岛”状。病灶实性部分呈类椭圆形结节，中央区呈“轮辐”状坏死区，增强扫描呈明显不均匀强化，延迟强化趋向均匀。病灶囊性部分呈大部分均匀薄壁囊性病灶，囊内信号不均匀，可见片状 DWI（b=800 s/mm^2）明亮高信号，提示含有类似胆固醇等多种成分。综合上述资料诊断为囊性畸胎瘤，伴卵巢甲状腺肿可能性大。病灶较大，未能判断来源于哪一侧附件。

鉴别诊断

1. 卵巢囊腺瘤：病灶为单发囊性或多房囊性病变，边界清晰，囊壁及囊间隔多为薄、均匀、光滑，一般无明显壁结节形成，囊内信号均匀，因囊内蛋白含量不同，而表现信号各异，一般不伴有腹水。

2. 卵巢囊腺癌：病灶多为囊实性肿块，囊壁及间隔呈不规则、结节状增厚，周围欠清晰，增强扫描实性成分呈明显不均匀强化，晚期可伴有大量盆腔积液、淋巴结转移、腹膜种植及远处转移等征象。卵巢甲状腺肿合并 CA125 升高及大量胸腔积液、腹水时，较难与其他恶性肿瘤鉴别。最终诊断还是要依靠病理。

手术探查

左侧卵巢有一肿物，约 14 cm×15 cm×15 cm 大小，囊实性，有一约 3 cm×4 cm 大小自发破口，流出囊液，淡红色，囊肿与周围无粘连。右侧附件无明显异常。取少量腹水送常规检查，遂行“左侧附件切除术”。切开囊肿见：囊肿为囊实性，以囊性为主，囊壁薄，囊液淡红色；实性部分，质脆，灰白色。

病理结果

1. 镜下所见：（左侧卵巢）组织见结节由大小不等的滤泡构成，滤泡腔内富含胶质，腺泡小，排列密集，滤泡上皮立方状，局部不典型增生，间质纤维血管增生扩张伴散在炎细胞浸润，并见灶性出血（图 11）。

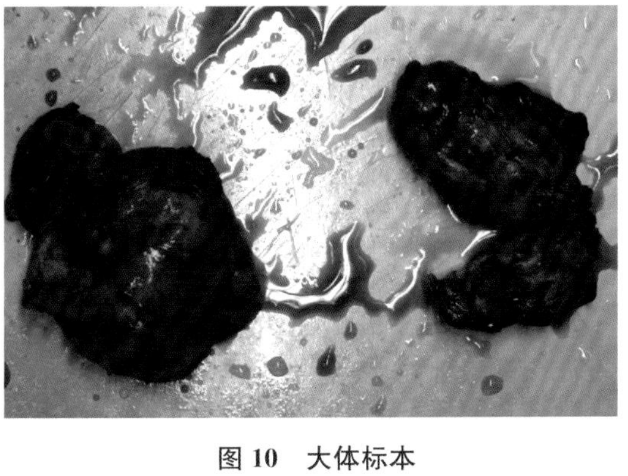

图 10　大体标本

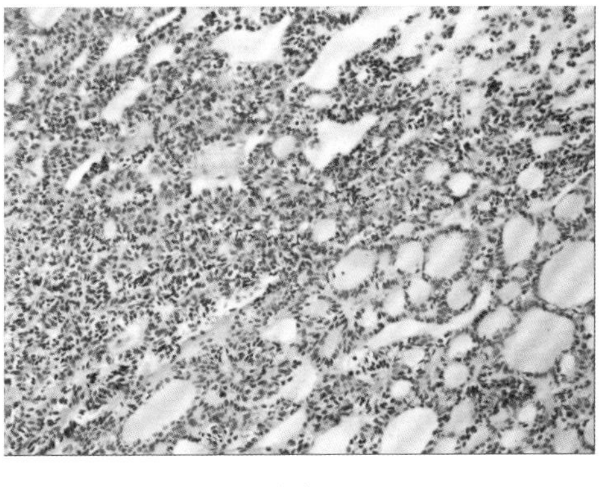

图 11　HE 染色（HE×200）

2. 免疫组织化学：TTF-1（+），CK19（-），TPO 部分（+），Galectin-3 部分（+），Ki67 低表达，MC（-）。

结合 HE 形态和免疫组织化学结果，符合（左侧）卵巢畸胎瘤，甲状腺非典型滤泡性腺瘤。

疾病综述

卵巢甲状腺肿是一种少见的单胚层高度特异性卵巢肿瘤，属于畸胎瘤中的一种特殊类型，占卵巢畸胎瘤的 2%～4.8%，占卵巢肿瘤的 0.3%～1.0%。成熟畸胎瘤中 12%～15%含有甲状腺组织。甲状腺组织占肿瘤的全部或超过 50%，或者甲状腺组织占比小于 50%同时临床上出现甲状腺功能亢进症症状，并且排除了颈部甲状腺肿所致者，或者在成熟畸胎瘤标本中有肉眼可见的甲状腺组织，可诊断为卵巢甲状腺肿。大多数情况下肿瘤为良性病灶。肿瘤表面光滑有包膜，可为实性、囊性或囊实性，实性部分多呈灰白色外观，囊性部分多为多房性，也可形成单房囊性，囊壁薄，囊内为淡红色、淡黄色或胶冻样物质。因部分肿瘤囊、实性成分混杂，术前较难与卵巢其他肿瘤或肿瘤样病变鉴别。文献报道，约 17%的患者伴腹水或假性 Meigs 综合征，或者合并血清 CA125 升高，容易误诊为卵巢癌。

核心提示

本病例核心在于病灶囊实性部分的分布、实性部分的大体形态表现以及囊性部分内容物上。大囊性病变边缘的孤立性结节，呈现的“孤岛”征，有学者认为这是卵巢甲状腺肿的一个特征性表现。实性部分表现为与甲状腺滤泡性病变相似的大体结构：膨胀性生长的类圆形、椭圆形软组织成分，中央呈“轮辐”状液化、坏死区，增强扫描实性部分动脉期明显强化，提示病灶富血供。囊性部分囊内含 DWI 高信号的类胆固醇等多种成分，对病灶的定性提供了有价值的依据。

参考文献

[1] 李晓凤，苑中甫．卵巢甲状腺肿伴胸腹水 5 例并文献复习［J］．现代妇产科进展，2012，21（4）：298－299，302.
[2] 霍梦娟，尚晓静，范森，等．卵巢甲状腺肿的影像学特征［J］．中山大学学报（医学科学版），2016，37（2）：289－294.
[3] 舒艳艳，包凌云，韩志江，等．超声和 CT 的联合应用在甲状腺滤泡性病变诊断和鉴别诊断中的价值［J］．中国临床医学影像杂志，2013，24（8）：543－547，563.
[4] 王立兴，朱吉高，吴海涛，等．卵巢甲状腺肿的 CT 表现及病理对照（附 3 例报告及文献复习）［J］．实用放射学杂志，2014，30（10）：1761－1762，1772.
[5] 兰勇，李伟，罗学毛，等．卵巢甲状腺肿的 CT 表现与病理对照［J］．中国医学影像技术，2010，26（1）：116－118.

〔卢杰源　王任国　李春芳　罗学毛〕

3.31 妊娠期卵巢黄体囊肿

临床资料

女，27 岁。停经 2 个多月，发现盆腔肿物 11 天。

患者平素月经规则，无痛经。1 个月前测血 HCG 阳性，停经后无明显恶心、呕吐等早孕反应。我院就诊行 B 超检查提示：宫内孕 8^{+} 周，胚胎存活。盆腹腔多房性包块，大小分别约 13.6 cm×3.8 cm、9.8 cm×6.3 cm，建议其复查。近期患者自觉腹胀明显，遂到本院就诊，复查彩超提示宫内孕 10 周，胚胎存活，盆腹腔巨大多房性囊性包块，大小约 23 cm×15 cm。

体格检查：子宫前位，增大孕 3 个月，质软，无压痛。下腹附件区可触及囊性巨大包块，质软，无压痛，上限达脐上。

辅助检查

CA125 226.4 U/mL，AFP 0.44 ng/mL。其余各项实验室指标正常。

影像学资料

MRI 检查如图 1～图 7 所示。

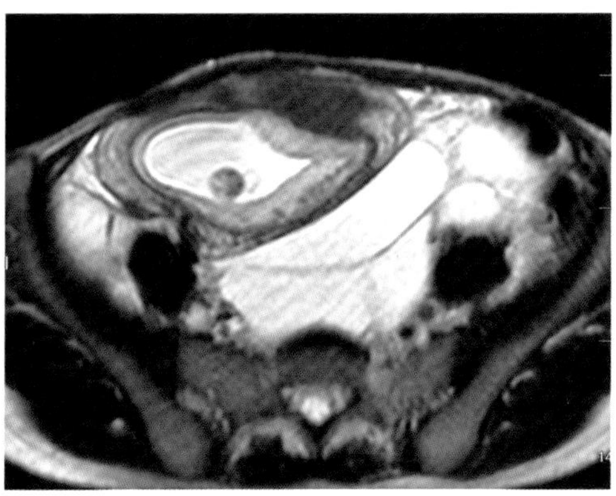

图 1 T_2WI 轴位

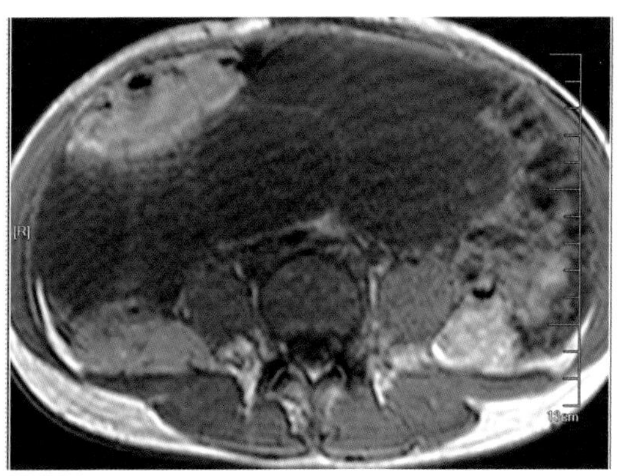

图 2 T_1WI 轴位上一层面

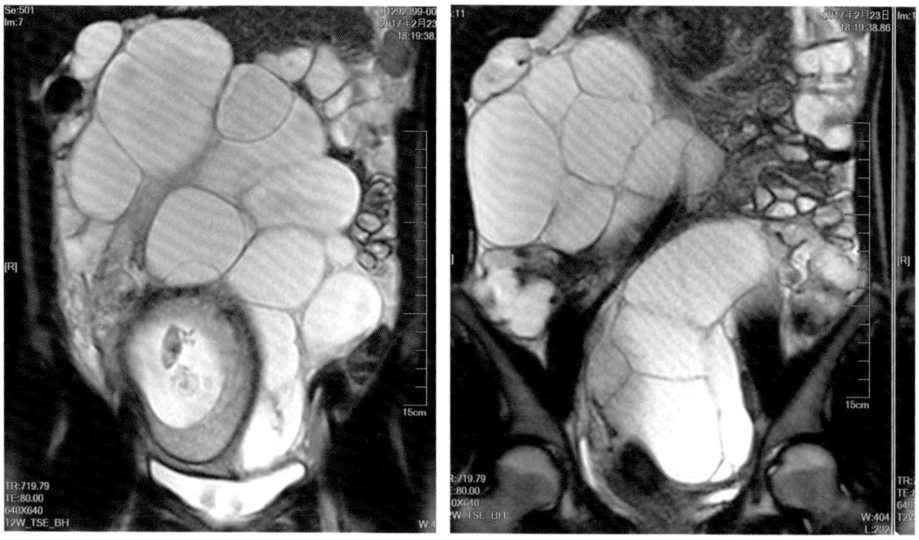

图 3　T_2WI 冠状位

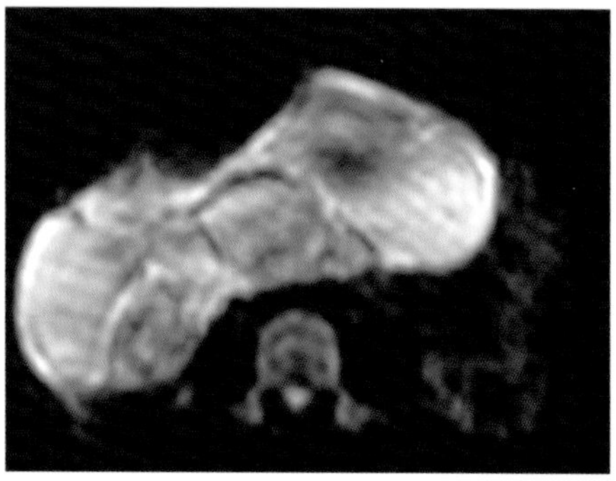

图 4　轴位 DWI（b=800 s/mm²）

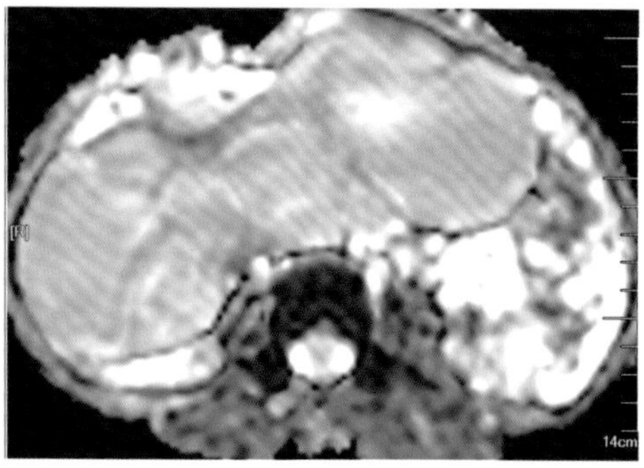

图 5　与图 4 同一层面（ADC 图）

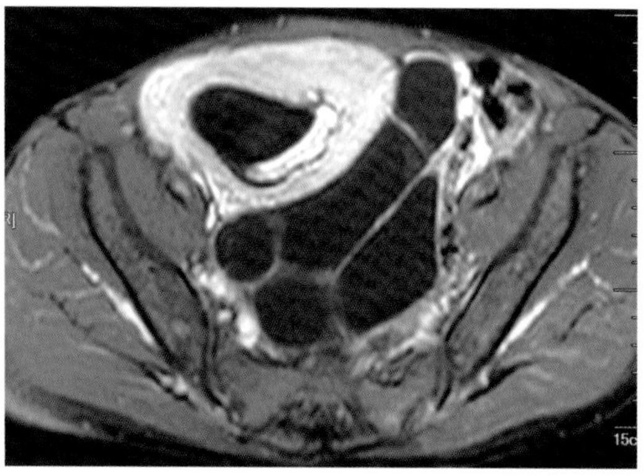

图 6　T_1WI-FS 轴位静脉期

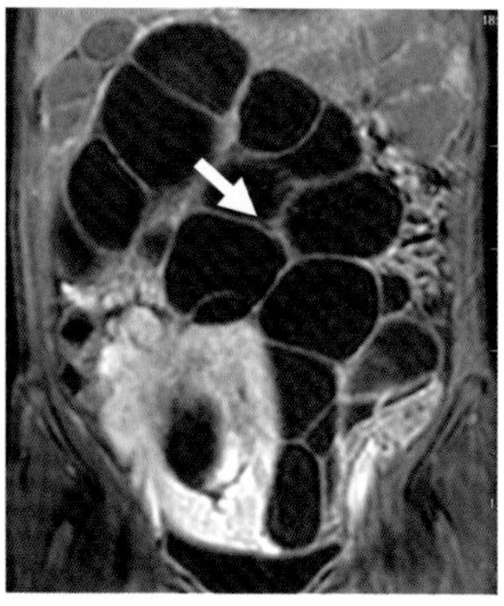

图 7　T_1WI-FS 冠状位静脉期

定位征象分析

多囊性肿块位于盆腔、下中腹部，紧密包绕子宫，膀胱在其下方，结肠、小肠等器官均受推压移位，且肿块与各器官的分界清楚，特征性定位征象有：

1. 轴位、冠状位、矢状位显示多囊性肿块下部位于盆腔内，子宫与其相邻，推向右前方（图 1、图 3）。

2. 肿块向上占据腹腔，可见盆腔内肠管向周围或上方移位，腹腔内肠管向上移位，肠系膜呈整体性向左上方推移（图1、图3）。

3. 盆腔内逐层观察未见正常卵巢显示。

4. 图3显示肿块后部层面见2个多囊性肿块，一个位于左下与子宫颈邻近，另一个位于其右上侧。

综合上述征象，肿块定位诊断来源于盆腔，进一步定位在双侧卵巢。

定性征象分析

1. 基本征象：肿块边界清楚，由多个囊性结构组成，囊壁厚薄均匀，无结节或肿块，增强为中等度均匀强化。周围结构仅受推移，无浸润、破坏，盆腔和腹腔未见淋巴结肿大，也未见积液。提示为良性病变。

2. 特征性征象：

（1）子宫腔扩大，内有孕囊（图1）。考虑双侧卵巢病变与怀孕有关系。

（2）双侧卵巢病变的囊大小相对一致。囊与囊之间的关系是囊外囊的表现，未见囊内套囊的征象。囊壁厚薄一致，强化较明显且均匀，囊壁既不菲薄也不增厚。囊内容物呈明显长 T_1、明显长 T_2 信号，DWI呈高信号改变（扩散受限），ADC图信号略低（低于脾脏），说明囊内含有蛋白或其他成分，而非较纯的液体。

（3）冠状位增强扫描，见肿块中部的囊壁之间增厚（图7箭头示），考虑为卵巢间质成分。

综合上述各个特征性的定性征象，定性诊断为妊娠期双侧卵巢黄体囊肿。

综合诊断

女，27岁。妊娠期，盆腔、腹腔肿块，触诊质地柔软。CA125增高，其余实验室检查各项肿瘤指标正常。盆腔、腹腔无积液。根据MRI平扫、DWI和增强扫描特征性定位、定性征象，诊断为双侧卵巢黄体囊肿可能。

鉴别诊断

1. 需要与双侧卵巢肿瘤或病变鉴别：

（1）卵巢癌：卵巢癌常为一侧卵巢原发，另一侧卵巢转移形成的双侧病变，但本例患者年轻，MRI表现肿块为单纯囊性，无软组织结节，边界与周围结构分界清楚，无腹水和淋巴结肿大。

（2）巧克力囊肿：可累及双侧卵巢，为多囊性病变，囊壁较薄，囊内容物信号具有特征性，呈短 T_1、短 T_2 信号。病灶位于卵巢和卵巢之外，边缘模糊，体积小于肿瘤性病变，上缘不超过盆腔。

（3）转移瘤：卵巢血供丰富，是转移瘤好发的器官，多见于双侧卵巢，患者有原发性肿瘤病史，中老年患者好发，表现为囊实性肿块，可见腹膜转移征象。

2. 需要与卵巢以外盆腔囊性病变鉴别：主要与囊性淋巴管水瘤鉴别，MRI呈多房性病变，壁菲薄，张力低，囊性淋巴管水瘤DWI囊内容物不受限，呈低信号，病变与盆壁和肠系膜关系密切。双侧卵巢存在：卵巢位于子宫两侧，内见长 T_2 信号卵泡和短 T_2 信号间质。

手术探查

1. 探查：腹腔血性液体约300 mL，子宫增大如孕 2^+ 月，子宫底浆膜下肌瘤2 cm×2 cm×2 cm，双侧卵巢囊性增大25 cm×23 cm×15 cm，质软，脆，多房性，表面凹凸不平，光滑，多处破裂出血，与周围脏器无粘连，双侧输卵管外观正常，盆腔无粘连。

2. 术程：将右侧卵巢挽出腹腔，挽出腹腔过程中多个囊肿穿破，流出淡黄色液体，囊壁薄，光滑，剥除囊肿，保留卵巢门周围约 4 cm 卵巢组织。

病理结果

1. 大体所见：左侧卵巢，可见灰白灰红囊肿 1 个，大小 11.6 cm×8 cm×4 cm，切开呈多房囊性，囊腔直径 3～4 cm，囊壁厚 0.1～0.8 cm 不等，大部分囊腔充满淡黄色液体，其中一个囊腔充满暗红血块样物。右侧卵巢，可见灰白灰红囊肿 2 个，大小共 16 cm×12 cm×5 cm，切开均呈多房囊性，囊腔直径 3～5 cm，囊壁厚 0.1～0.8 cm 不等，囊内充满淡黄色液体。（图 8）

2. 镜下所见：囊肿壁由黄素化的颗粒细胞和卵泡膜细胞组成，囊腔内有多量红细胞（图 9）。

3. 病理诊断：双侧卵巢黄体囊肿，伴出血。

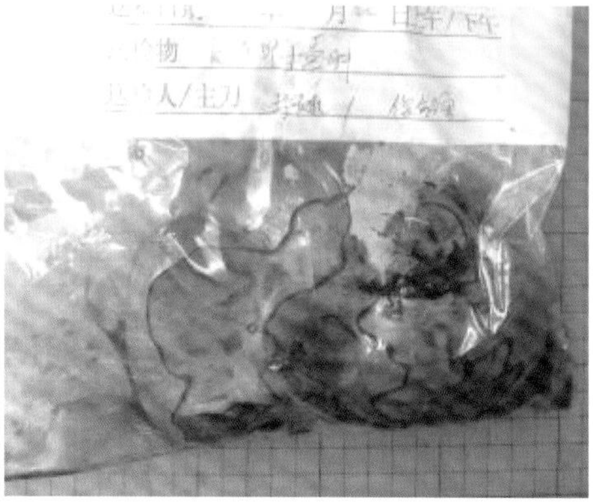

图 8　大体标本

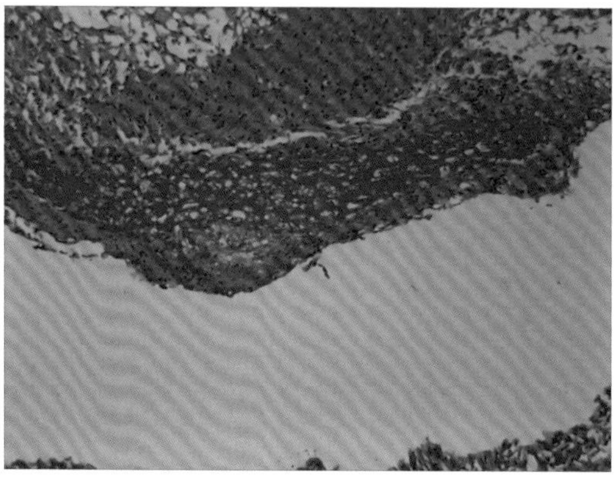

图 9　HE 染色（HE×200）

疾病综述

成年女性排卵后，黄体内出血，血腔立即封闭。垂体促性腺激素平衡失调，使囊性黄体持续存在，或囊体血肿含血量较多，均可致黄体囊肿。特别是妊娠期黄体功能活跃，囊肿壁性索间质细胞功能活跃，分泌旺盛，囊肿可明显增多、增大。从黄体囊肿形成的病理过程可知，囊腔内常含有新旧不等的血液，如果血液较多，称黄体血肿。

黄体囊肿可单发，大小不等，单发者于非妊娠期多见；可多发、双侧同时发生，见于妊娠期、葡萄胎。与妊娠有关的黄体囊肿又称妊娠黄体瘤（luteomas pregnancy），可达到相当大的体积，在临床上，CT、MRI 表现上容易误认为卵巢肿瘤。本例患者为妊娠期卵巢黄体囊肿，体积巨大，占据盆腔和大部分腹腔。与盆腔部分位于子宫周围，同时未见正常卵巢显示。囊腔大小较一致，囊壁具有一定厚度，增强后，强化较明显，病理提示为颗粒细胞和卵泡膜细胞增生，但是为非肿瘤性，故未见结节。囊肿内侧也就是卵巢的中部，可见增厚的结构，为卵巢间质。DWI 和 ADC 图显示弥散受限，与囊腔内含浓度不等的血液成分有关。本病例患者行 2 次超声检查和 MRI 检查，均误诊为卵巢肿瘤，或者仅诊断为多囊性病变，未加以定性，实际上，如果充分掌握黄体囊肿的形成过程，作出正确诊断是可能的。

核心提示

妊娠期年轻女性，孕激素处于高水平状态。双侧卵巢明显增大，呈肿块状，占据盆腔和大部分腹腔。肿块由多个大小形态较一致的囊组成，囊壁具有一定厚度，强化较明显，但无结节。肿块中部的囊腔之间可见较囊壁厚的卵巢间质，DWI 序列提示囊内容物含有使之弥散受限的成分。以上表现对诊断与鉴别诊断具有重要的价值。

参考文献

[1] 靳仓正，姚吕祥，谭婉嫦，等. 卵巢黄体破裂的 CT 诊断 [J]. 实用放射学杂志，2012，28 (11)：1735－1737.
[2] 王金芳，郝翠芳. 调降过程中卵巢黄体囊肿形成的临床观察 [J]. 生殖医学杂志，2014，23 (3)：238－241.
[3] 熊文明，时正义，王富金，等. CT 在卵巢黄体囊肿破裂出血中的诊断价值 [J]. 当代医学，2013，19 (10)：81－82.

〔郑晓林　李春芳　罗学毛〕

3.32 原发性卵巢输卵管蒂扭转

临床资料

女，5 岁。持续性腹痛 2 周，以脐周为主，呕吐胃内容物多次，非咖啡样物。曾于外院就诊，予抗炎补液对症治疗，症状稍好转。

体格检查：腹稍胀，未见胃型及肠型，无胃肠移动波，未扪及包块。肛门检查：肛门无狭窄，未扪及肿物，未见血迹。

实验室结果：WBC 14×10^{9}/L，RBC 3.7×10^{12}/L，HBG 102.3 g/L，FLT 452.6×10^{9}/L，纤维蛋白原、血浆 D-二聚体升高，AFP、CEA、NSE 肿瘤指标阴性。

辅助检查：B 超示子宫后方低回声包块，大小 7.5 cm×4.2 cm×6.5 cm，性质不明。右侧卵巢增大。

影像学资料

超声、CT 检查如图 1～图 6 所示。

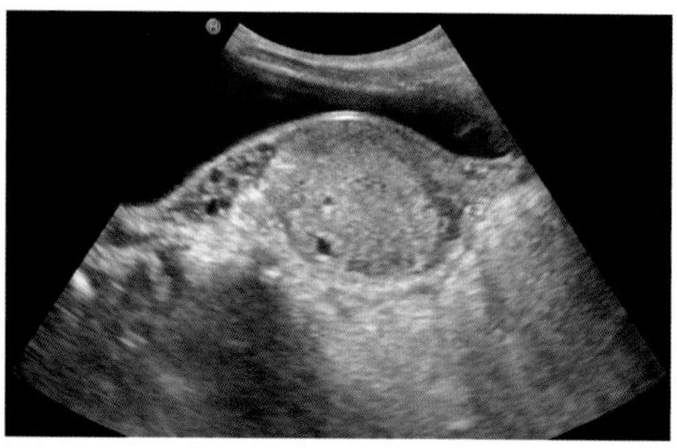

图 1 超声横轴图

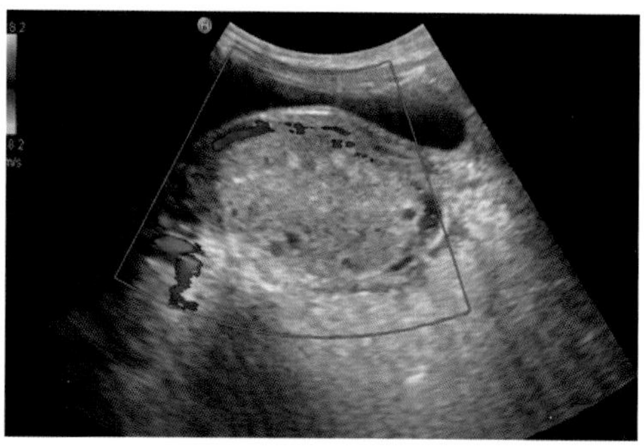

图 2 超声横轴血流图

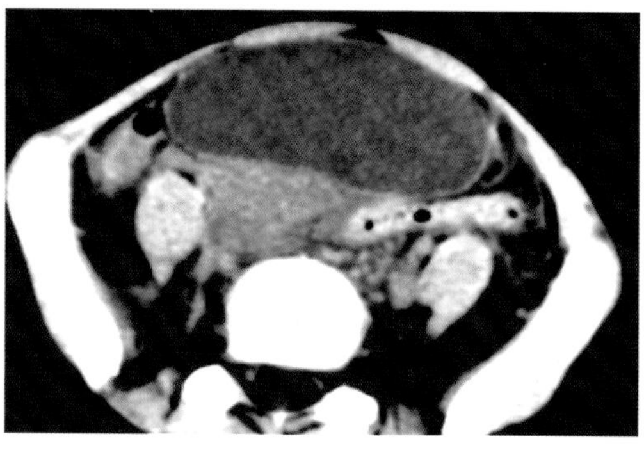

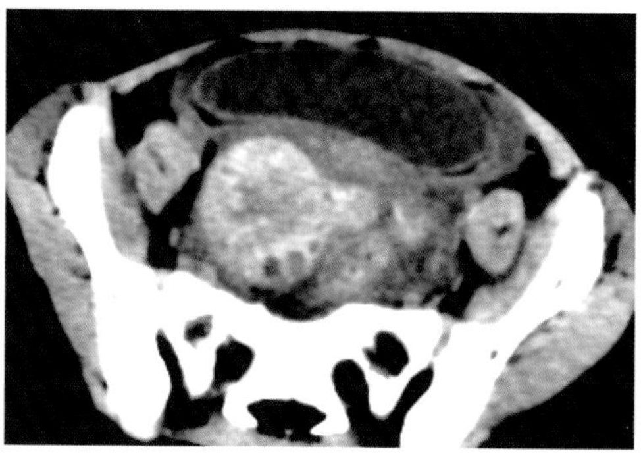

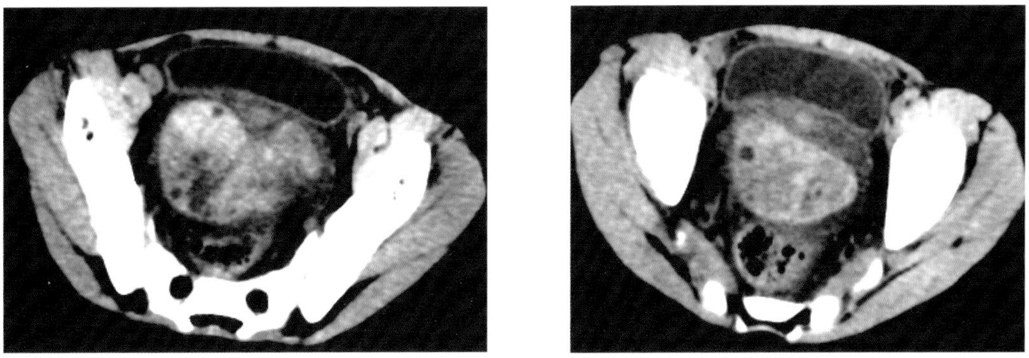

图 3 CT 平扫

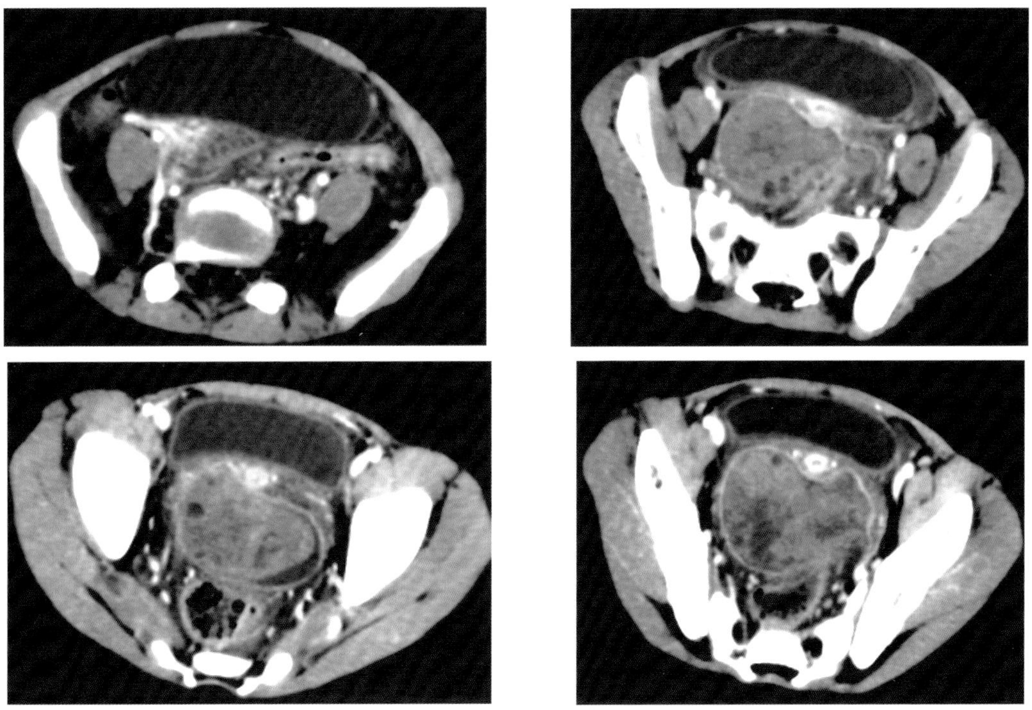

图 4 CT 增强动脉期

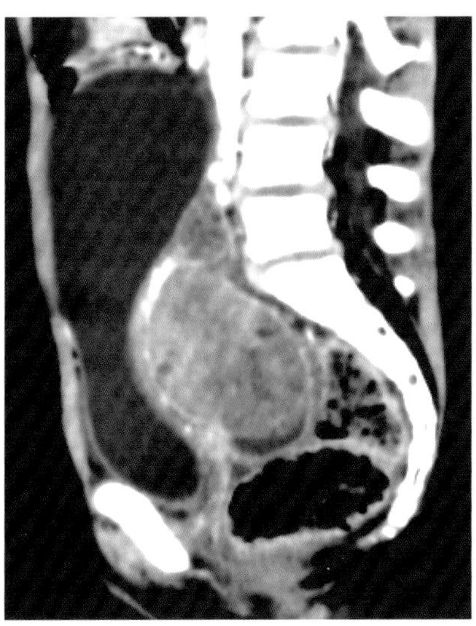

图 5 CT 增强矢状位

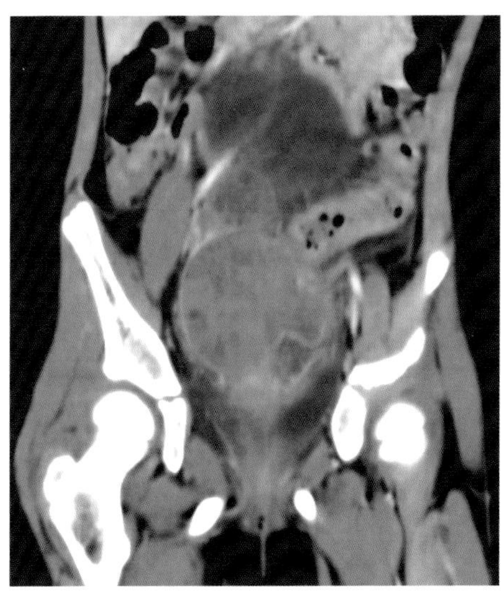

图 6 CT 增强冠状位

定位征象分析

肿物位于子宫与乙状结肠之间，膀胱、子宫受压向前移位。

1. 图3～图6显示肿物位于盆腔中央，膀胱、子宫、乙状结肠和直肠除膀胱和子宫向前受推移外，它们相互之间的位置关系没有发生变化。

2. 图5、图6显示膀胱、直肠腹膜外部分和髂内外动静脉血管没有位置变化。

3. 各层面图像均显示肿块周围腹膜腔间隙正常。

4. 图3、图4、图5和图6显示右侧卵巢存在且增大，如图7箭头示。左侧卵巢各层面均未见显示。

综合上述征象肿物定位诊断来源于盆腔左侧卵巢。

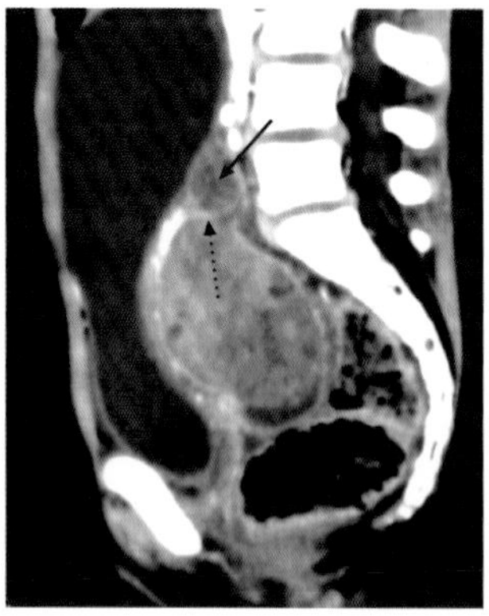

图7 矢状位CT增强扫描

定性征象分析

1. 基本征象：肿块呈囊实性，CT平扫显示肿物内密度不均匀，低的密度为液性，高密度部分CT值达63～85 Hu。增强扫描肿物包膜明显强化，肿物内部未见明显强化，提示肿物内有囊性成分和出血成分。

2. 特征性征象：

（1）水肿卵泡征：如图8所示，在肿物的周边部分可见多发性小的类圆形低密度区，CT平扫呈液性密度，增强扫描未见强化，该征象为水肿卵泡征。病理基础为卵巢血流受阻，卵巢肿大，卵巢基质淤血水肿或出血坏死，液体渗入卵巢生理性卵泡中，使卵泡增大。该征象是诊断原发性卵巢蒂扭转的特征性表现。

（2）输卵管条带征：如图9所示，在肿物左前方见条带状软组织密度影，CT平扫呈液性密度，增强扫描两边见线样强化，中间液性部分无强化，该征象直达明显强化的子宫角。病理基础为扭曲坏死的输卵管中间的管腔积液，两边是没有完全坏死的浆膜层有部分血供。该征象对卵巢蒂扭转合并输卵管扭转有特征性定性诊断意义。

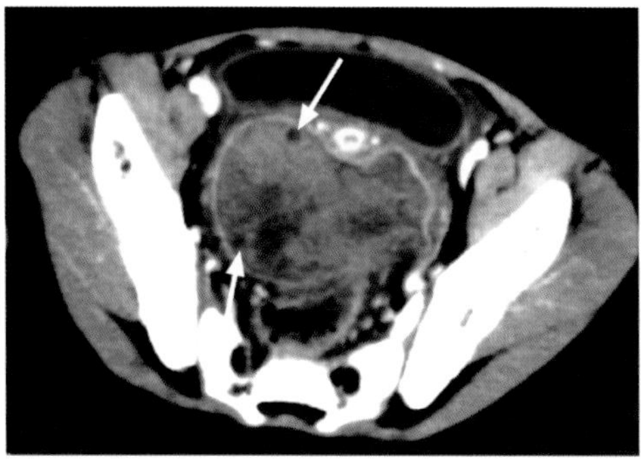

图8 水肿卵泡征

与图3同层面增强扫描，肿物周边囊性成分无强化，为水肿卵泡（白箭头示）

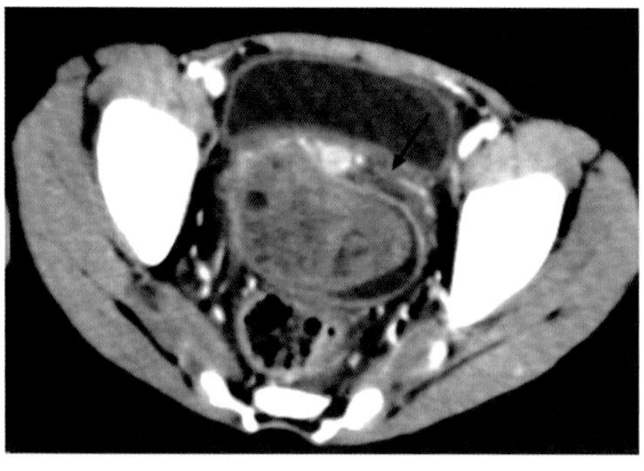

图9 输卵管条带征

增强扫描见肿物左前方条带状液性暗区，两边见线状强化，直达子宫角，为扭曲坏死的输卵管（黑箭头示）

综合诊断

女，5 岁。持续性腹痛伴呕吐，WBC↑提示感染；RBC↓、HBG↓提示贫血；PLT↑、纤维蛋白原↑、血浆 D-二聚体↑提示体内出血存在凝血活动。CT 平扫及增强肿物来源于盆腔，右侧卵巢增大，左侧卵巢未见显示，增强扫描显示水肿卵泡征和输卵管条带征，诊断为原发性左侧卵巢合并左侧输卵管扭转。

鉴别诊断

1. 平扫高密度，增强无强化需要与盆腔单纯性血肿鉴别。

单纯性血肿：边界清楚，CT 平扫呈高密度，增强扫描无强化。如果时间长，血肿内亦可见液性区。如果有不同时间出血，CT 上可表现出高、等、低各种密度混合性肿块。血肿内液性的低密度区无规律，不会有规律分布在肿块周围的水肿卵泡征。

2. 左侧卵巢不显示，需要与左侧卵巢原发性肿瘤并出血鉴别。

原发性卵巢肿瘤并出血：很少整个肿块出血，肿瘤应有实性成分而该例没有。原发性卵巢肿瘤如有囊性成分应为大小不等、形态不规则表现，而不会表现出水肿卵泡征。

手术探查

肿物位于盆腔内，大小为 8 cm×8 cm×6 cm，包膜完整，肿物来源左侧卵巢，肿物连同左侧输卵管与子宫相连处扭转，已发黑坏死，肿物与乙状结肠及盆腔粘连。

病理结果

镜下见大块片状出血、坏死，局灶可见卵巢间质及幼稚卵泡，输卵管伞端上皮脱落坏死，间质水肿，散在中性粒细胞、淋巴细胞浸润，结合临床，病变符合（盆腔肿物）输卵管及卵巢出血、坏死(图 11)。

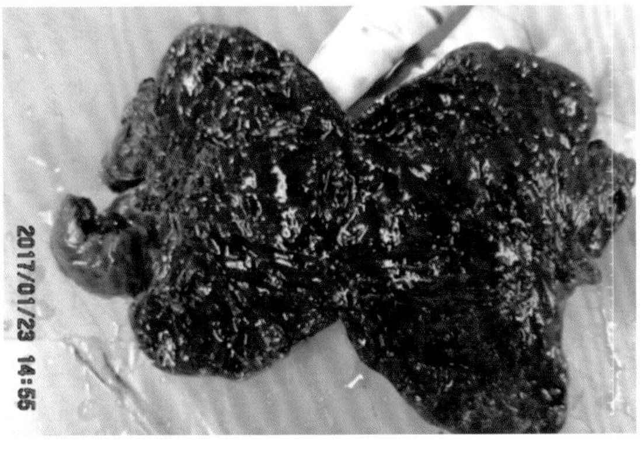

图 10 大体标本

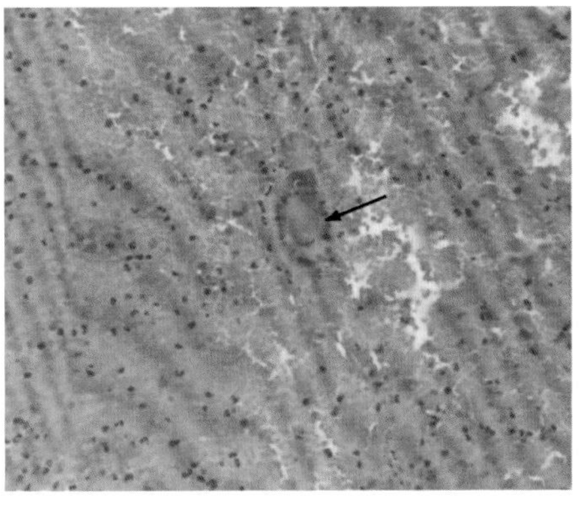

图 11 HE 染色（HE×400）

疾病综述

卵巢蒂扭转即卵巢的支持韧带扭动导致卵巢血供受阻，67%合并输卵管扭转，因此常被合并称附件扭转。依据病因分为继发性和原发性两类，前者多见，常继发于卵巢病变。原发性卵巢蒂扭转在扭转前卵巢本身结构正常，多发生在儿童及青春期，常见诱因为子宫发育相对滞后于卵巢，对卵巢支持不足或先天性异常，如输卵管、系膜过长，附件活动度增加。原发性卵巢蒂扭转基本为单侧发病，双侧发病者常不同时出现，右侧多于左侧。小儿卵巢输卵管蒂扭转可以是完全性、不完全性或间歇性，故疼痛可表现为急性锐痛、进行性或间歇性疼痛。多伴恶心、呕吐等胃肠道反应，少数白细胞可升高。

卵巢蒂扭转呈囊袋状肿块，包膜完整，常合并出血，表现不均匀密度增高，根据扭转程度及持续时间不同，病灶从缺血发展至出血坏死，CT 增强扫描，可见强化减弱或不强化。卵巢蒂扭转包膜下见多发类圆形低密度影，边界清晰，增强扫描无明显强化。卵巢蒂扭转时可见结节状、绳索状“卵巢蒂”。合并输卵管扭转增粗时，CT 上可显示表现为绳索状、螺旋状或不规则状软组织密度影，位于卵巢肿物旁或覆于肿物表面，容积数据观察可见与子宫体相连。

核心提示

女性患者，腹痛就诊时，无论年龄大小都要警惕附件病变可能性。水肿卵泡征是卵巢蒂扭转特征性定性诊断征象。合并输卵管扭转时，肿物表面可见条带状软组织密度影，即卵巢条带征。

参考文献

[1] 邵剑波，郑楠楠，姚兴凤，等. 儿童原发性卵巢蒂扭转的 MSCT 表现（附 5 例报告并文献复习）[J]. 放射学实践，2013，28（7）：739－742.

[2] Duigenan S，Oliva E，Lee S I. Ovarian torsion：diagnostic features on CT and MRI with pathologic correlation [J]. American Journal of Roentgenology，2012，198（2）：W122－131.

[3] 杨昂，肖学红，王志龙，等. 卵巢蒂扭转的 MRI 诊断 [J]. 实用放射学杂志，2012，28（8）：1235－1237.

[4] Breech L L，Hillard P J. Adnexal torsion in pediatric and adolescent girls [J]. Current Opinion in Obstetrics & Gynecology，2005，17（5）：483.

[5] Jung S E，Lee J M，Rha S E，et al. CT and MR imaging of ovarian tumors with emphasis on differential diagnosis [J]. Radiographics A Review Publication of the Radiological Society of North America Inc，2002，22（6）：1305.

〔龙晚生 李月月 罗学毛〕

3.33 右侧卵巢结核并输卵管积液、多发子宫肌瘤

临床资料

女，48 岁。因“发现子宫占位病变 12 天”入院。

体格检查：外阴及阴道正常，子宫颈光滑，子宫体前位，增大如孕 3 个月，质硬，活动，无压痛，右侧附件区扪及一直径约 6 cm 囊性包块，边界尚清，活动可，左侧附件未及明显异常。

辅助检查

实验室检查：血细胞分析及肿瘤五项均正常，性激素正常。

B 超检查：子宫稍大，并多发占位病变，最大约 3.1 cm×2.5 cm，考虑多发性子宫肌瘤可能。右侧附件区见一大小约 6.7 cm×4.9 cm 不均质稍低回声包块，考虑浆膜下肌瘤，右侧卵巢内见一大小约 7.9 cm×5.4 cm×5.0 cm 囊性回声包块，考虑囊性畸胎瘤。

宫颈镜检查：细胞学无异常。宫腔镜：子宫腔不完全粘连。

影像学资料

MRI 检查如图 1～图 7 所示。

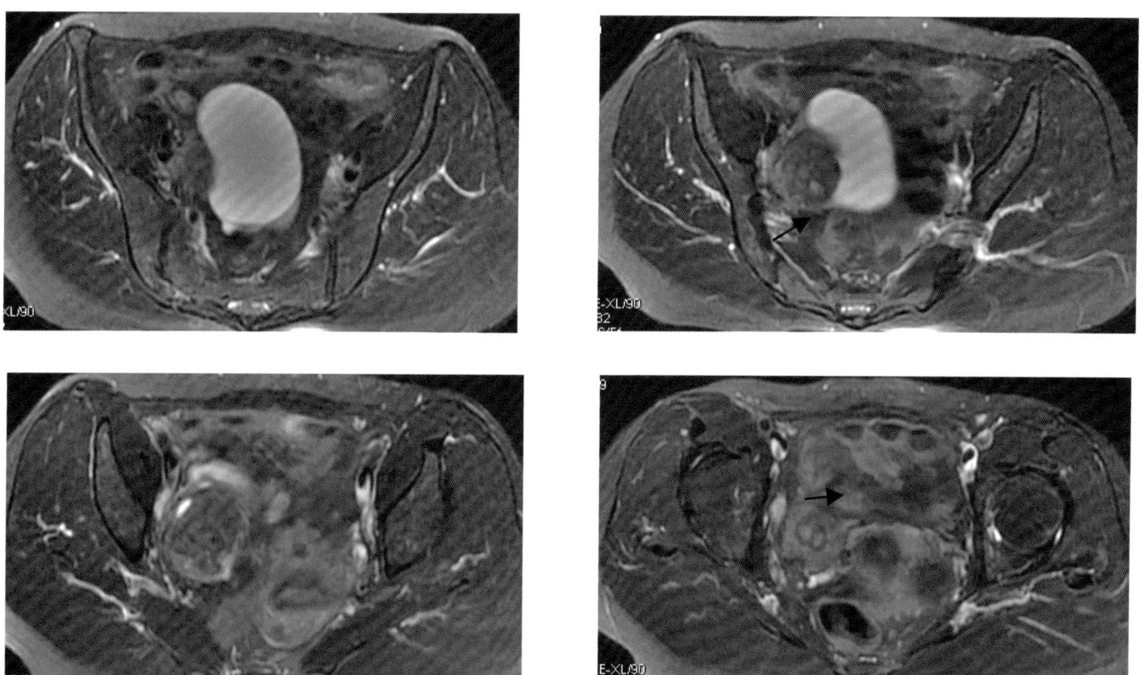

图 1 横轴位 T_2WI

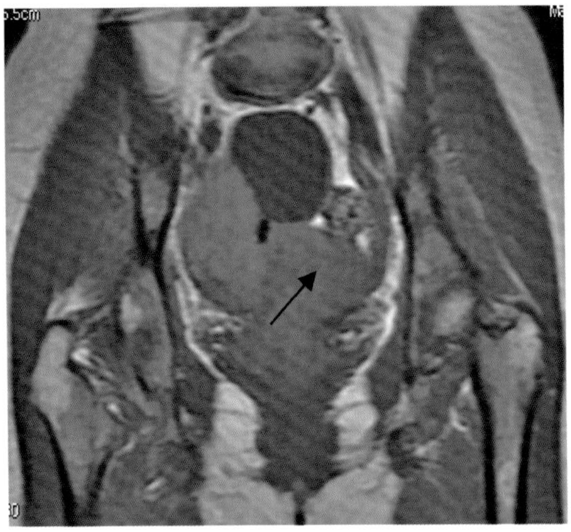

图 2　冠状位 T_1WI

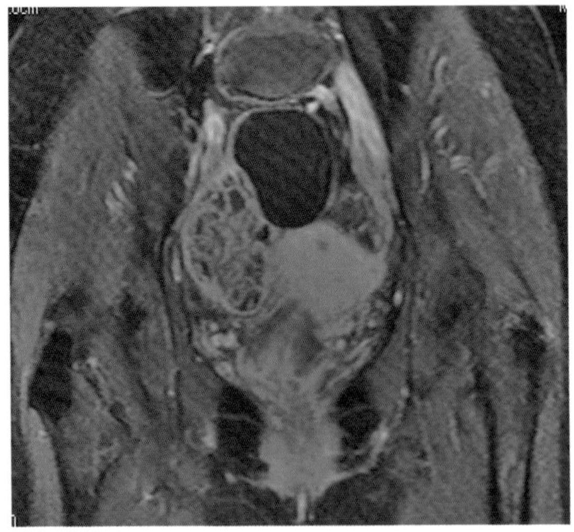

图 3　冠状位 T_1 增强

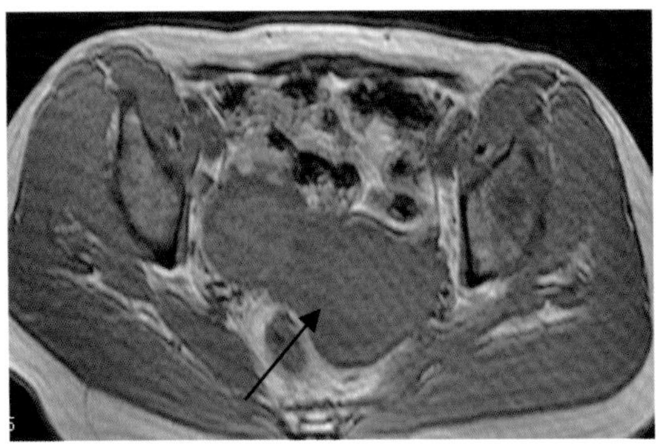

图 4　横轴位 T_1WI

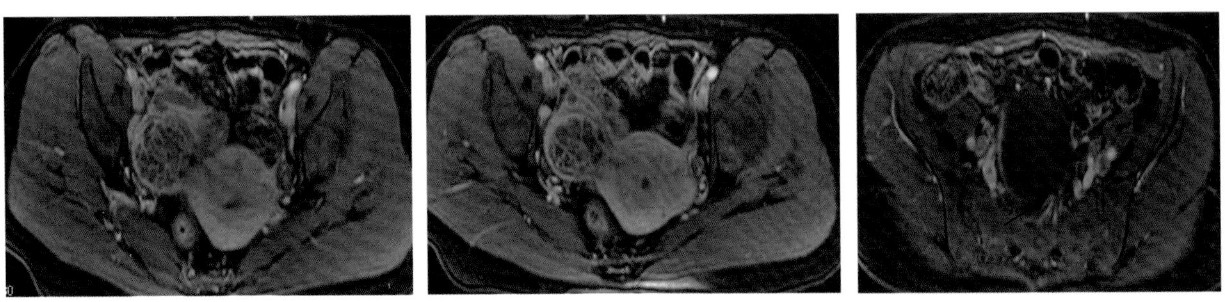

图 5　横轴位 T_1 增强

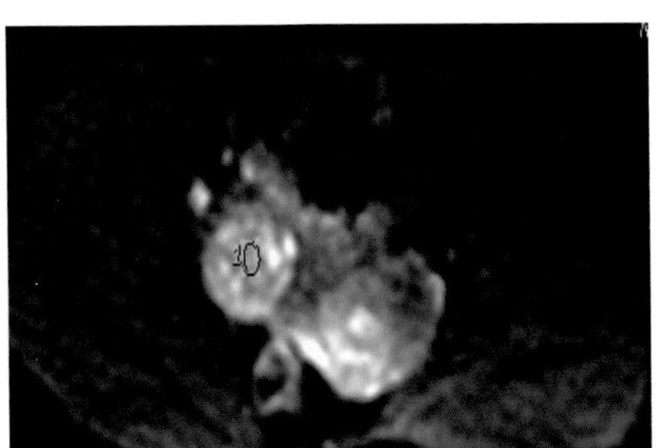

图 6　DWI（$b=800\ s/mm^2$）

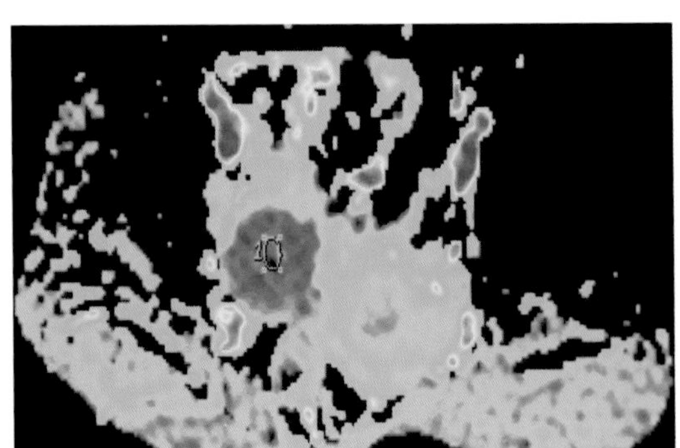

图 7　ADC 图

定位征象分析

1. 图 1、图 2 及图 4 显示病灶位于盆腔内偏右侧，与子宫邻近，位于子宫的右侧。
2. 图 2、图 3 显示病灶囊性成分呈管状、腊肠样走行，提示囊性成分病灶为输卵管的形态。
3. 图 2、图 3 显示囊性成分环抱着实性成分，实性成分呈类圆形或者球状，提示实性成分为卵巢。
4. 图 1 子宫肌层内见多个类圆形病灶。考虑子宫肌层间肌瘤。

综上所述，病灶定位于右侧输卵管及右侧卵巢内。

定性征象分析

1. 囊实性病灶，囊性成分呈长 T_1 长 T_2 信号，GD-DTPA 增强后囊性成分未见明显强化，囊壁强化明显，以右侧壁强化较为显著。说明囊性成分为较清亮的液性成分，囊壁强化，可能有炎性反应（图 5 箭头示）。

2. 实性成分信号不均匀，其内可见小囊状长 T_1 长 T_2 信号，GD-DTPA 增强后呈蜂房样强化，说明病灶内为多发小囊状液性成分，多液化坏死。DWI 实性成分呈稍高信号，ADC 值降低，因此这种液化坏死为脓液可能性大。

3. 病灶内可见类圆形 T_1WI、T_2WI 均呈低信号钙化影（图 2 箭头示）。

4. 病灶与子宫分界不清，与右侧髂血管、肠管及右侧盆壁粘连明显（图 1、图 3、图 4 箭头示）。

5. 子宫内类圆形病灶，T_1WI、T_2WI 均呈低信号，增强后呈均匀强化，与子宫肌层强化相似。

综上所述，病灶内含有黏稠的蛋白、钙化、清亮液体成分以及病灶与周围组织粘连明显，合并子宫肌瘤。

综合诊断

女，48 岁。体格检查发现右侧附件区占位，病变呈囊实性，囊性成分呈管状，并部分包绕实性成分，病灶信号不均匀，可见囊变、钙化及黏稠蛋白类物质，GD-DTPA 增强后呈蜂房样强化，与周围组织分界不清。综上所述，诊断为右侧卵巢结核并右侧输卵管积液并子宫肌瘤。

鉴别诊断

1. 卵巢癌：多为囊实性肿块，但很少见钙化，与周围组织粘连较轻，增强后未见分隔样强化。
2. 卵巢畸胎瘤：可见脂肪成分，与周围组织分界清晰，增强后强化较为均匀，不会有分隔样强化。

手术探查

子宫不规则增大，如妊娠 1 个多月大小，表面不平，子宫底部一肌瘤直径约 2 cm，左侧阔韧带处见一肌瘤膨出，直径约 5 cm。右侧输卵管囊状增粗，部分肠管紧密黏附于右侧宫角处，左侧输卵管、卵巢外观未见异常。电钩打开右侧输卵管，见清亮液体流出，超声刀分离肠管与右侧宫角粘连，完全暴露出右侧附件，右侧卵巢增大，表面光滑，质硬，与右侧盆腔壁紧密粘连，直肠稍偏向右侧盆壁向下方走行，右侧盆壁局部腹膜增厚变硬。提剪右侧盆腹膜，暴露及保护右侧输尿管，分离出右侧卵巢，可见黄色脓苔、脓液流出。

病理结果

右侧卵巢镜下见组织大片凝固性坏死，周围类上皮细胞呈结节样增生，较多慢性炎症细胞浸润，局部可见多核巨细胞，形态符合肉芽肿性炎，考虑为结核，右侧输卵管形态符合慢性输卵管炎（图 9）。

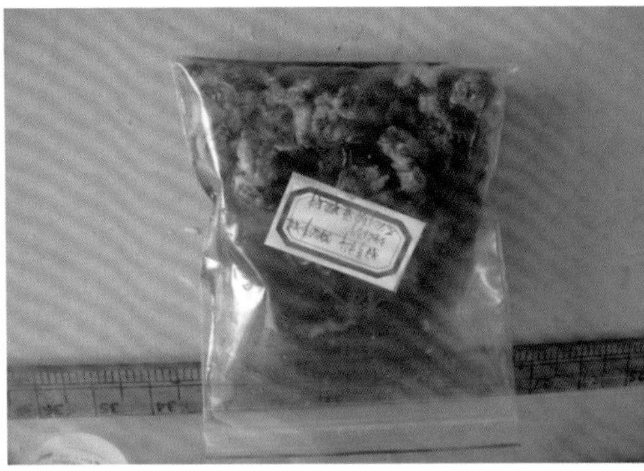

图 8　大体标本

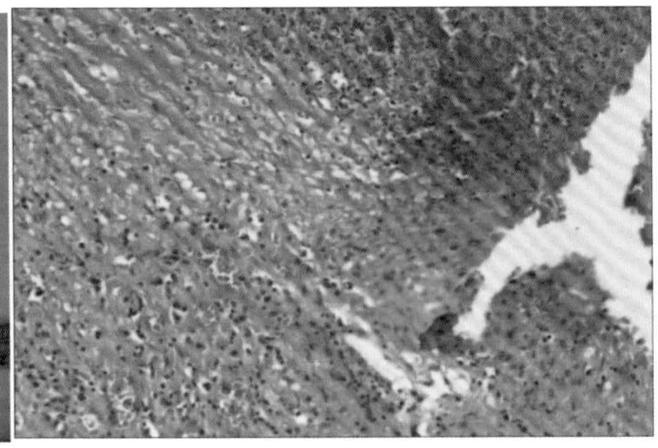

图 9　HE 染色（HE×100）

疾病综述

女性卵巢结核是盆腔结核少见的病理改变，发病高峰期为 20～30 岁的年轻女性。常见的临床表现为不孕、腹痛、体重减轻、腹水、痛经、闭经等。实验室检查中有 80%左右的患者 CA125 会升高。多发生于双侧附件，单侧少见。B 超、CT 及 MRI 等影像学检查特异性比较小，因为恶性肿瘤及输卵管炎症常常与其表现相似。

卵巢结核 CT 表现为双侧附件区囊实性肿块，范围一般<5 cm，表面不规整，腹水衬托下可见飘带样附着于表面，周边可见大小不一囊性结节、壁可厚可薄、囊性病变内容物为水样密度，无分隔及壁结节。实质部分呈结节样附着于肿块周边或者邻近壁腹膜或子宫双侧，强化明显。肿块可伴有散在斑点状钙化，钙化形态多样，卵巢结核因炎性反应，纤维素样渗出，表现肿块与周围组织粘连，偏向一侧。

磁共振表现为囊实性肿块，囊壁较厚、不均匀，MRI 表现为等 T_1WI、等或稍高混杂 T_2WI 信号，病灶中仍见长 T_1 长 T_2 信号，矢状位、冠状位显示病灶内多发囊腔形成，部分囊腔相通。该征象对于诊断卵巢结核有提示意义。增强后呈边缘强化和实质性强化为主，其内如发现分隔也可强化。多和周围结构如子宫、膀胱、输尿管或肠管分界不清。

核心提示

中青年妇女，卵巢囊实性占位，有钙化，其内多发分隔样强化，与周围组织粘连较为显著，并输卵管积液或积脓，弥散表现为明显扩散受限，应考虑到卵巢结核的可能。

参考文献

[1] 肖铮，洪云恒，肖格林. 17 例卵巢结核的 CT 表现及鉴别诊断［J］. 现代医用影像学，2015，24（6）：918-920.
[2] 吴凯宏，肖格林，余水全，等. MSCT 联合 MRI 对女性盆腔结核诊断分析［J］. 中国 CT 和 MRI 杂志，2016，14（3）：94-96.
[3] 宋侠，陈祖华. 女性盆腔结核的 CT、MR 表现［J］. 中国介入影像与治疗学，2015，12（11）：673-675.

〔赵继泉　杨侃荣　李春芳　罗学毛〕

3.34 静脉内平滑肌瘤病（血管内子宫平滑肌瘤病）

临床资料

女，36岁。反复活动后气促1个多月。

1个月前无明显诱因出现活动后气促伴夜间阵发性呼吸困难。不伴心悸、发热、咳嗽、咯血。

4年前因子宫肌瘤于本院行子宫次全切除术。

专科检查：心界不大，率齐，75次/min，胸骨左缘第4、第5肋间可闻及Ⅱ级收缩期吹风样杂音。

辅助检查

4年前术前盆腔MR示子宫底部“肌层”增厚，该处结合带消失，并向宫外蔓延，贯穿子宫内外，环绕子宫后方及两侧形成不规则肿块。术后诊断为子宫肌瘤。

心脏超声：右心房、右心室增大，内见异常不规则中等回声随心动周期摆动，舒张期经三尖瓣口进入右心室，阻塞三尖瓣瓣口及右心室流入道，收缩期返回右心房，肿物累及下腔静脉。

血管造影：左肾静脉开口以上至右心房及右心室部分充盈缺损。

实验室检查：BCA、肝肾功能、AFP、CA125肿瘤指标未见异常。

影像学资料

CT检查如图1～图4所示。

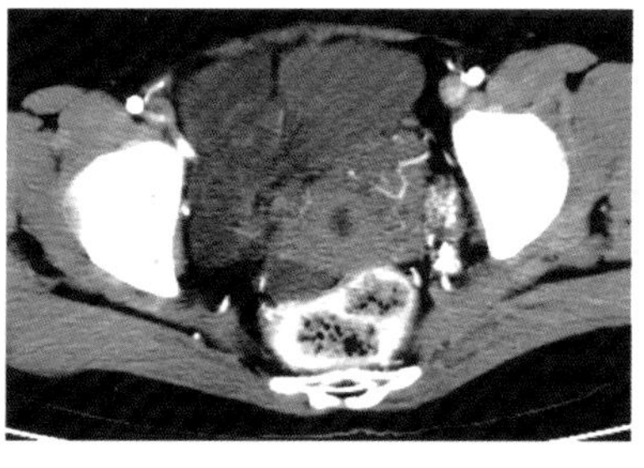

图1 增强动脉期

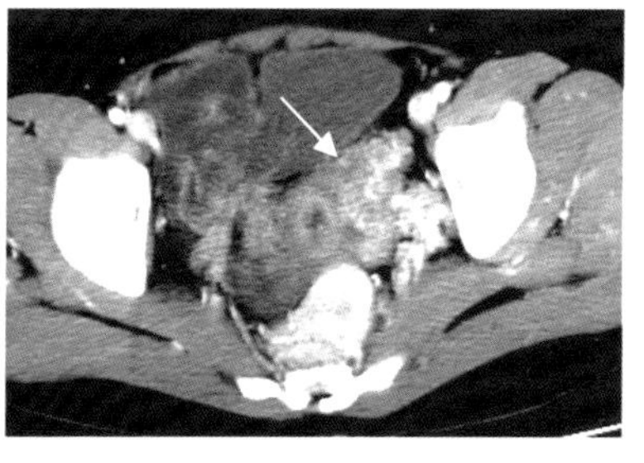

图2 增强静脉期

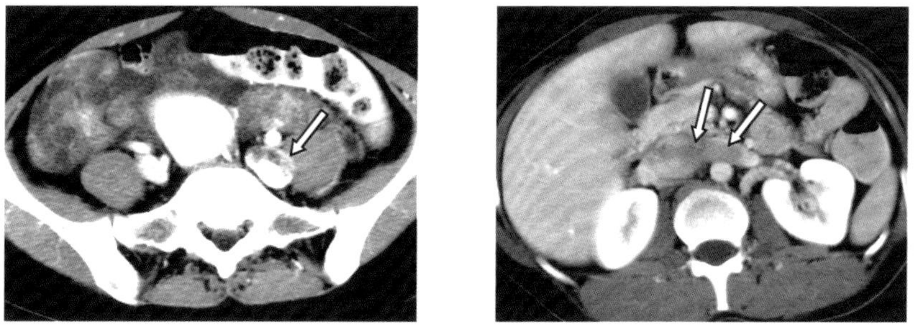

图3 增强静脉期

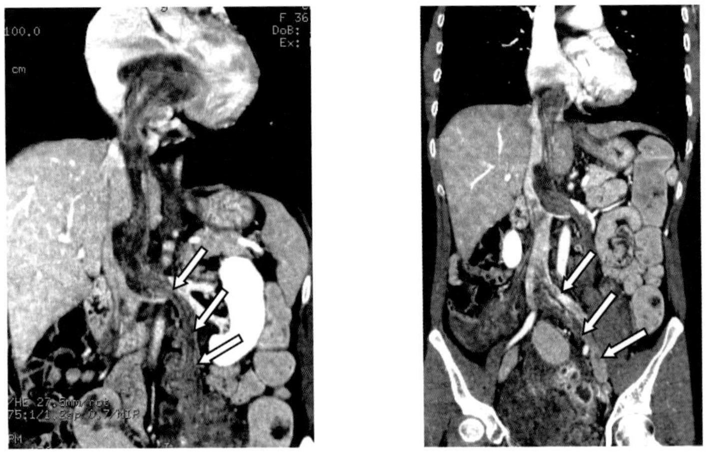

图 4　冠状位重建

定位征象分析

1. 膀胱右侧及后方、直肠前方不规则软组织肿块影，膀胱受压左移（图 1、图 2），提示病变位于盆腔内，非腹膜后（腹膜后病变会把膀胱往前推压）。

2. 左侧卵巢静脉-左肾静脉-下腔静脉-右心房及右心室；左侧髂总静脉-下腔静脉均见充盈缺损（图 4），连续层面可见静脉血管内病变与盆腔病变连续。提示盆腔病变沿血管上行至右心房。

综合上述征象提示肿物位于盆腔、腹腔静脉血管和右心腔内。

定性征象分析

1. 基本征象：

（1）盆腔分叶状软组织肿块，密度不均，明显不均匀强化。

（2）静脉血管内长条状充盈缺损，病变轻度强化。

2. 特征性征象：

（1）病变不均匀明显强化，部分病变密度很低，部分呈轻度渐进样强化，部分实性部分强化明显，与巨大子宫肌瘤变性的强化表现有一定程度的类似。

（2）左侧卵巢静脉-左肾静脉-下腔静脉-右房及右室，左侧髂总静脉-下腔静脉均见充盈缺损，呈长条样，类似“拐杖头”或“蛇头”状改变。连续层面可见静脉血管内病变与盆腔病变连续。

综合上述一般征象和特征性定性征象，定性诊断为静脉内平滑肌瘤病。

综合诊断

女，36 岁。反复活动后气促 1 个多月就诊。盆腔分叶状软组织肿块，明显不均匀强化，强化模式类似子宫肌瘤。左侧卵巢静脉-左肾静脉-下腔静脉-右心房、左侧髂总静脉-下腔静脉充盈缺损，类似“拐杖头”或“蛇头”状改变。连续层面可见静脉血管内病变与盆腔病变连续。

结合病史，患者曾有子宫肌瘤子宫次全切除术，并术前肌瘤贯穿子宫内外，向宫外蔓延的生长方式；超声提示病变游离于血管腔内，可在心房内摆动，可确诊为静脉内平滑肌瘤病。

鉴别诊断

1. 静脉血栓形成：临床上有高凝状态的相关因素，静脉血栓在 CT 平扫密度偏高，无强化。

2. 心房黏液瘤：一般位于左心房，而静脉内平滑肌瘤病位于右心房；心房黏液瘤有蒂样结构与心房壁相连，而静脉内平滑肌瘤与下腔静脉病变相连。

3. 静脉内癌栓形成：有原发恶性肿瘤存在并侵犯血管表现。

4. 原发下腔静脉血管平滑肌肉瘤：来源于血管壁，附着于血管壁，不漂浮于血管腔内。

手术探查

右心房、左卵巢静脉、左肾静脉及下腔静脉均可扪及肿物；盆腔病变呈粉红色，累及双侧卵巢及后腹壁（图 5）。

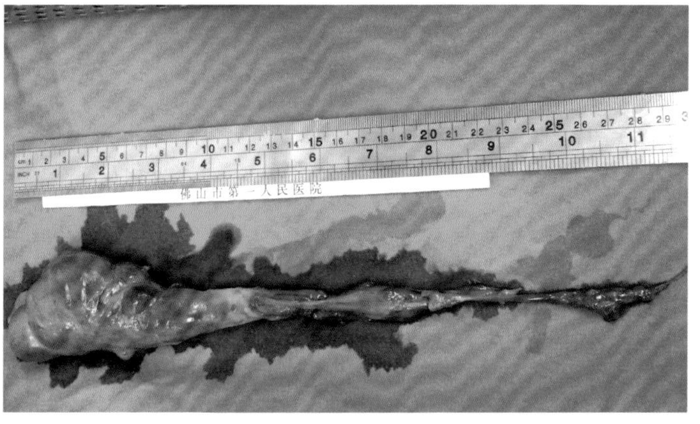

图 5　右心房和下腔静脉内病变大体所见

病理结果

1. 镜下所见：（盆腔）镜下肿瘤细胞呈梭形，核呈杆状或椭圆形，大小一致，形态温和，核分裂罕见，束状或不规则排列，间质见大量厚壁血管，水肿明显，见小灶陈旧性出血（图 6、图 7）。

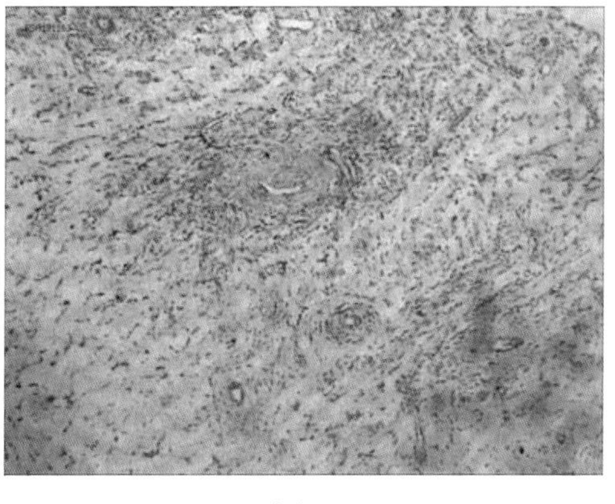

图 6　HE 染色（HE×100）

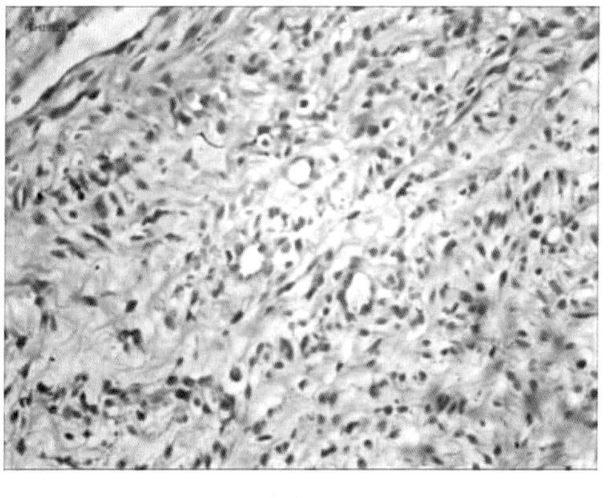

图 7　HE 染色（HE×400）

2. 免疫组织化学：PR（＋），ER（＋），SMA（＋），CD99（＋），Bcl-2（＋），CD10（－），h-CD（－），HMB45（－），MelanA（－），F8（＋），CD117（－），CK（－），Calretinin（－），

CD57（－），EMA（－）。肿瘤表面被覆的内皮细胞 CD34（弱＋）。

结合 HE 形态和免疫组织化学结果，符合静脉内平滑肌瘤病腹腔播散。

疾病综述

静脉内平滑肌瘤病（血管内子宫平滑肌瘤病）的发病年龄多集中于 35～63 岁，育龄期妇女居多，多有子宫肌瘤手术史。肿瘤细胞表达雌激素受体（ER）、孕激素受体（PR），提示与雌激素相关。其主要临床表现有腹部肿块、腹胀、下肢水肿、间断胸闷、气短、发作性晕厥、间断性右下腹疼痛伴心悸等。当病变累及右心房乃至右心室，可引起心功能不全，导致胸闷、气急、晕厥，严重者可发生猝死。静脉内平滑肌瘤病的组织发生普遍认为有两种来源：一种为来源于静脉壁的平滑肌组织，增生后突入管腔；一种为来源于邻近的平滑肌瘤，肿瘤侵入子宫壁静脉或宫旁静脉而发展起来，其中部分病例继续向上延伸至卵巢静脉、髂静脉、下腔静脉甚至达右心房、右心室及肺动脉。病灶大部分游离于静脉或右腔、肺动脉内，受累静脉管径增粗，但静脉外壁光整，很少侵袭静脉壁。静脉内平滑肌瘤病组织学与平滑肌瘤相似，除静脉外，淋巴管也可受累。静脉内平滑肌瘤病的 CT 表现具有一定的特点：子宫或宫旁肿块影；髂静脉（可为左侧、右侧或双侧）和（或）下腔静脉内充盈缺损及肿块影，与子宫平滑肌瘤病原发病灶或复发病灶相延续，严重者可延伸至右心房、右心室，呈类似“拐杖头”或“蛇头”状改变。肿块可具有一定的活动性。子宫静脉经髂静脉、下腔静脉至右心腔内连续性的充盈缺损，是其最常见的静脉延伸途径。增强后呈不同程度不均匀性强化，与病灶内坏死、玻璃样变程度有关。盆腔内可见迂曲、扩张静脉，考虑为侧支循环形成。

核心提示

子宫肌瘤或子宫肌瘤术后＋盆腹部静脉血管腔内软组织病变（卵巢静脉、髂静脉、肾静脉、下腔静脉）独立或并向上延伸至右心房、右心室，呈类似“拐杖头”或“蛇头”状改变，即可诊断静脉内平滑肌瘤病。

参考文献

[1] 陈鑫，张雪莲，马小静，等. 多排螺旋 CT 诊断静脉内平滑肌瘤病的临床应用 [J]. 放射学实践，2013，28（7）：784－787.

[2] 周嘉慧，陈丹，徐敏，等. 静脉内平滑肌瘤病二例 [J]. 中华放射学杂志，2014，48（10）：870－871.

[3] 张永胜，俞琳芽，陈祖华，等. 累及右侧心腔的子宫静脉内平滑肌瘤病的影像学诊断 [J]. 中国临床医学影像杂志，2012，23（9）：665－667.

[4] Zhi-Feng Xu，Fang Yong，Ying-Yu Chen，et al. Uterine intravenous leiomyomatosis with cardiac extension：Imaging characteristics and literature review [J]. World J Clin Oncol，2013，4（1）：25－28.

〔高明勇　刘健萍　罗学毛〕

3.35 炎症性肌纤维母细胞瘤

临床资料

男，48岁。反复排尿不畅半年，发热10天，加重1天。

专科检查：腹部稍膨隆，腹肌稍紧张，下腹部压痛，无反跳痛。

左下腹可扪及一包块，大小约12 cm×7 cm×5 cm，质软，压痛，活动可，叩诊浊音。

辅助检查

白细胞升高，以中性粒细胞为主，尿白细胞定量升高，CA125、CEA、AFP、CA19-9正常，余无特殊。

影像学资料

CT、MRI检查如图1～图15所示。

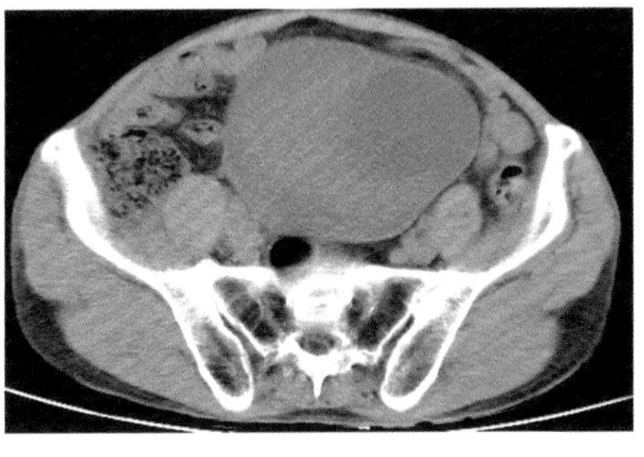

图1 CT平扫

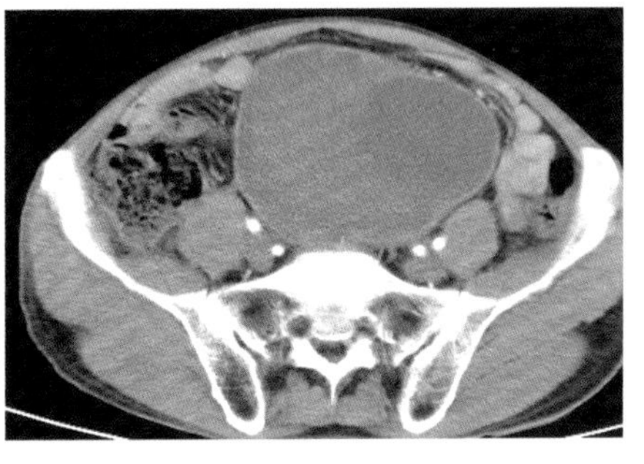

图2 CT增强动脉期

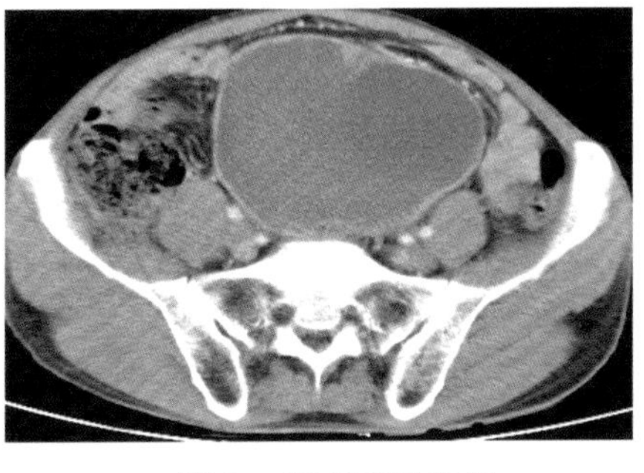

图3 CT增强静脉期

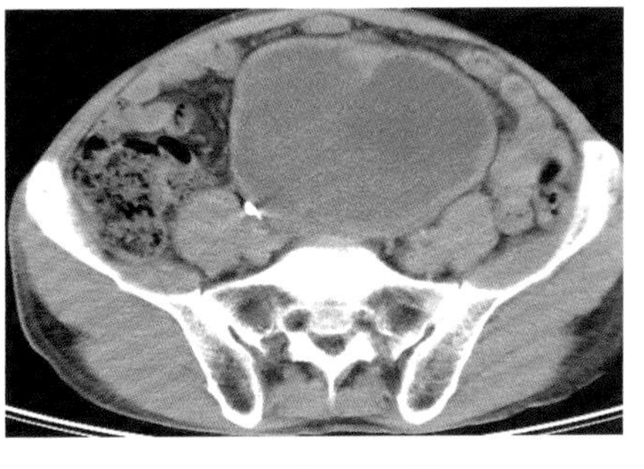

图4 CT增强延时期

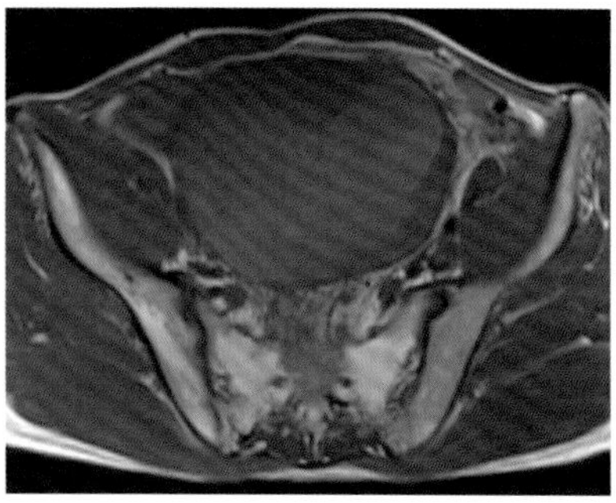

图 5 轴位 T_1WI

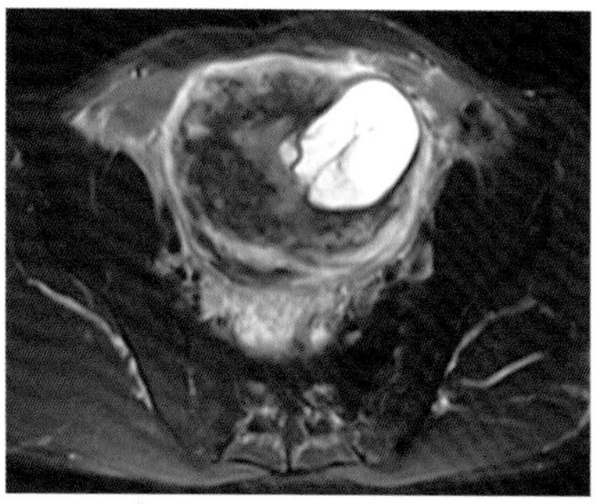

图 6 轴位 T_2WI

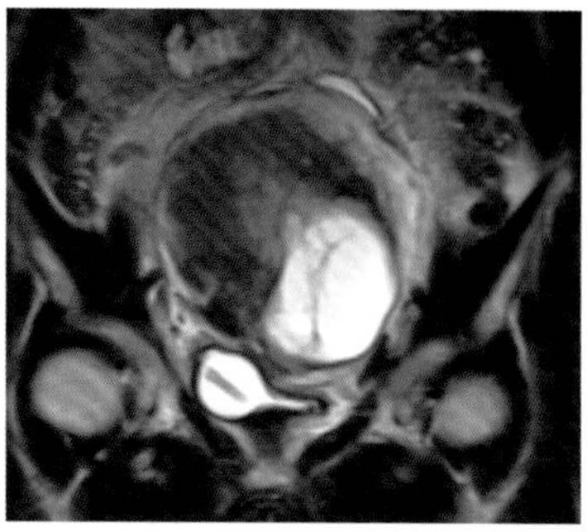

图 7 冠状位 T_2WI

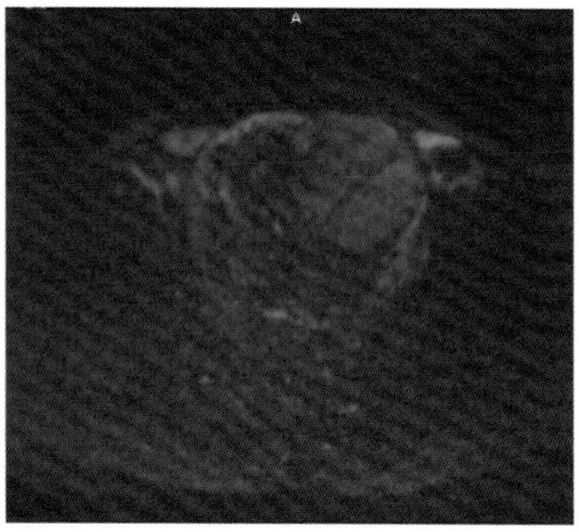

图 8 DWI（b=1000 s/mm^2）

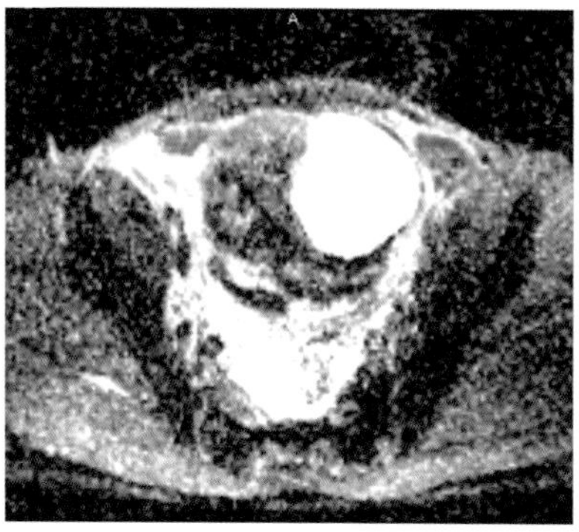

图 9 ADC

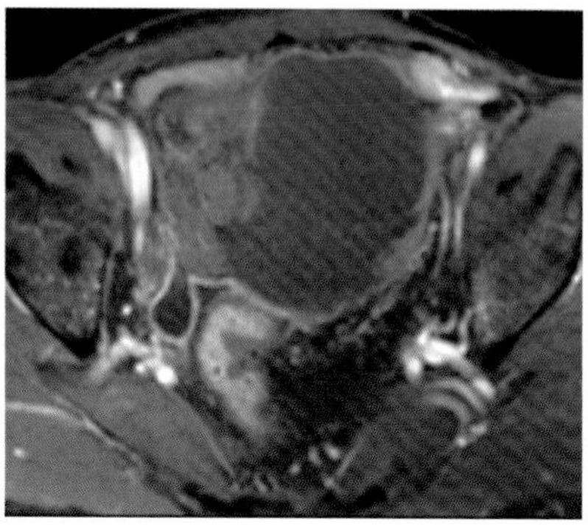

图 10 轴位 T_1WI-FS+GD

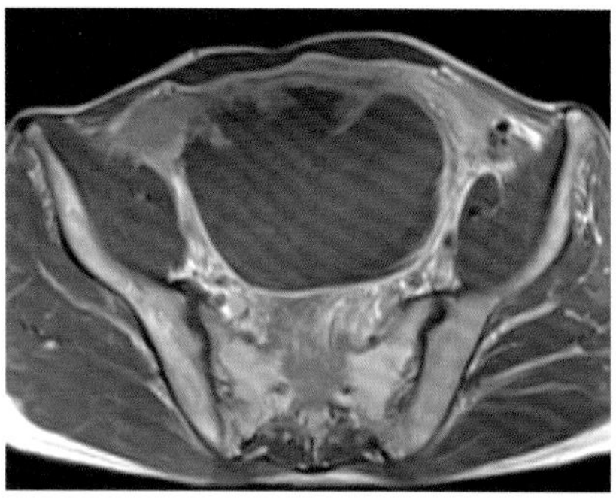

图 11 轴位 T_1WI+GD

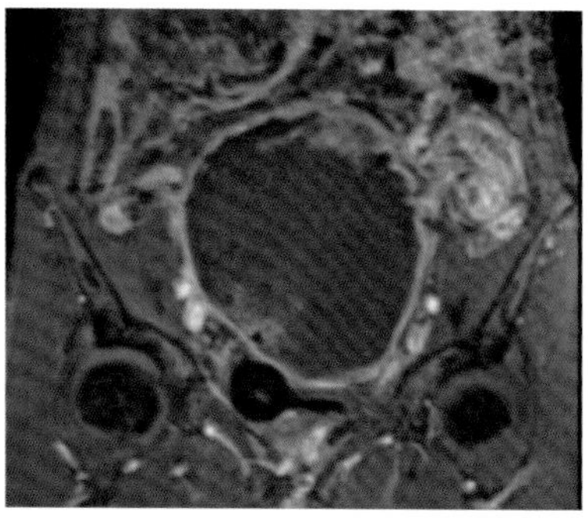

图 12 冠状位 T_1WI-FS+GD

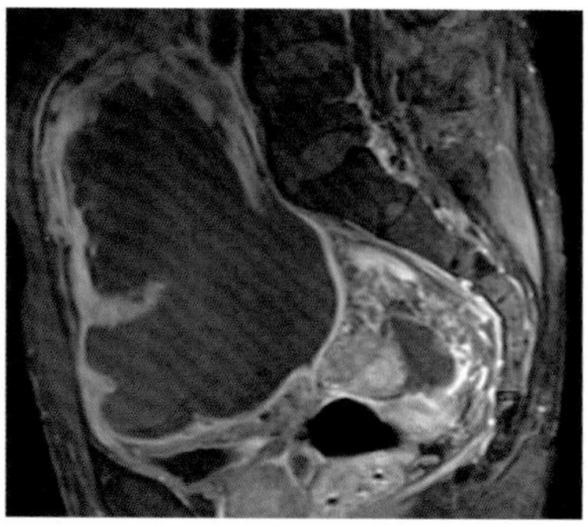

图 13 矢状位 T_1WI-FS+GD

定位征象分析

肿块位于下腹部，膀胱上方，前缘达腹壁，后缘紧贴椎体，两侧达盆壁，周围结构受压推移，特征性征象包括：

1. 膀胱是腹膜间位器官，矢状位、冠状位示膀胱向下、向右前方移位，与肿块分界欠清楚。

2. 肿块周围肠管结构受压移位，肿块前缘达前腹壁，脂肪间隙仍可见。

3. 肿块右后下缘边界欠清，局部腹膜增厚（图 14 箭头示），与肠系膜、后腹膜分界欠清（图 15 箭头示）。

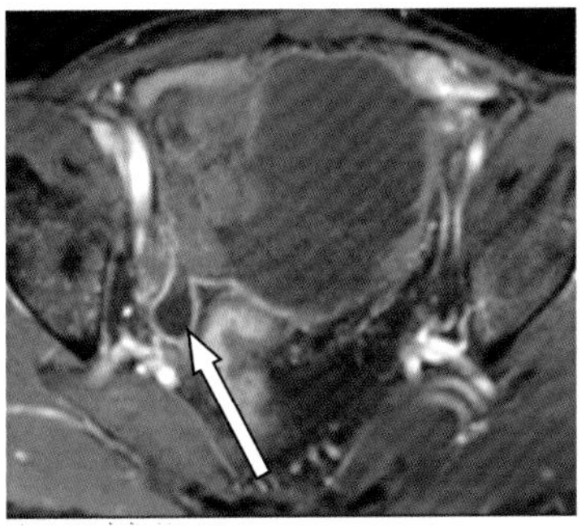

图 14 轴位 T_1WI-FS+GD

肿块定位来源于后腹膜或肠系膜

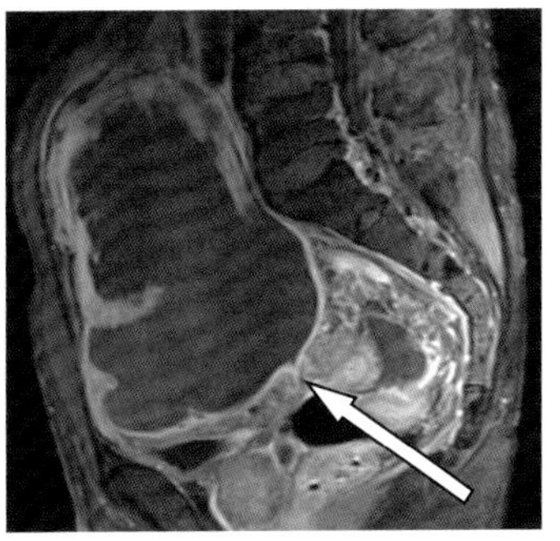

图 15 矢状位 T_1WI-FS+GD

定性征象分析

1. 基本征象：肿块呈囊实性，成分、信号混杂，增强扫描肿块呈不均匀强化，可见明显强化的实性成分，及无强化囊性部分。

2. 特征性征象：

(1) CT 平扫密度欠均匀，可见明确边界。

(2) MRI 平扫 T_1WI、T_2WI 均为高低混杂信号，增强扫描病灶呈不均匀强化，实性部分及分隔强化。

(3) T_2WI 示病灶成分复杂，可见囊性部分呈明显高信号及大片极低信号灶，增强扫描均未见强化，提示病灶内含黏液及陈旧出血成分。

(4) 扩散加权成像病灶无扩散受限，提示良性病变可能。

综合诊断

男，48 岁。排尿不畅及发热，体格检查左下腹可扪及软组织肿物，血常规提示白细胞升高，肿瘤指标无升高，CT 及 MRI 检查发现下腹部囊实性软组织肿块，根据定位及定性征象，诊断为腹膜后或肠系膜良性肿物，炎症性肌纤维母细胞瘤可能性大。主要鉴别诊断为良性纤维组织细胞瘤及间质瘤鉴别，影像上难以区分，一般间质瘤扩散加权成像呈扩散受限表现。

手术探查

术中剖腹探查发现下腹腔盆腔后腹膜小肠系膜混合性包块，大小约 20 cm×15 cm×12 cm，质中，有包膜，基底宽，与肠管无明显粘连，部分与膀胱粘连，活动度差。

病理结果

1. 镜下所见：(肠系膜肿物) 梭形细胞增生，胞质丰富或中等量，核呈卵圆形，空泡状；周围水肿、出血，散在炎性细胞和组织细胞浸润；间质小血管增生，部分区域广泛出血、坏死；灶性含铁血黄素沉着；局部呈囊壁样改变（图 16)。

2. 免疫组织化学：梭形细胞及巨细胞 CK（－），Vim（＋），CD68（＋），HHF35 部分（＋），SM（＋），CD34 弱（＋），S-100（＋），CD31（－），HMB45（－），LCA（－），CD117（＋/－），Calretinin（－）。

3. 病理诊断：(肠系膜) 炎症性肌纤维母细胞瘤。

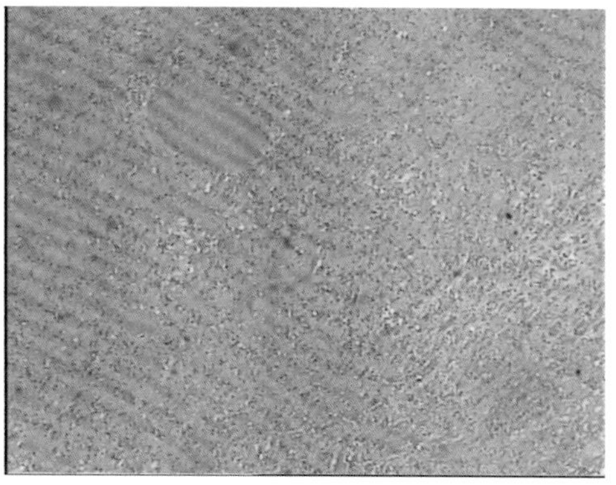
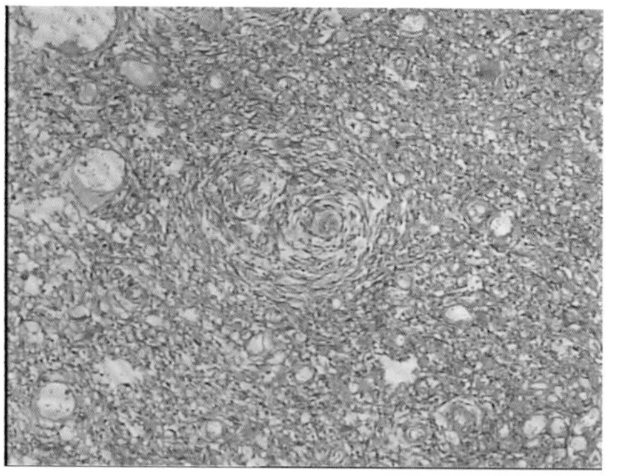

图 16 HE 染色（HE×100）

疾病综述

炎症性肌纤维母细胞瘤（Inflammatory myofibroblastic tumor，IMT）是一种少见、独特的以纤维结缔组织增生伴大量慢性炎性细胞浸润形成境界清楚的局灶性真性肿瘤。长期以来人们在命名上非常混乱，最常用如炎性假瘤。2002 年 WHO 软组织肿瘤分类中将其归为纤维母细胞/肌纤维母细胞肿瘤，中间性、少数可转移类。

好发于儿童和年轻人，但可为整个成人期。IMT 可发生全身各处，最常见部位是肺、肠系膜、网膜，肺外 IMT 病变中 43%发生于肠系膜和网膜，且以成人多见。临床症状与发生部位相关，主诉常有肿物，发热，体重减轻和疼痛，腹部肿瘤可引起胃肠道梗阻。

IMT 在不同部位病变表现多样，影像学检查缺乏特征性定性征象，术前诊断困难，肿块多为单发病变，占位效应明显，病变密度或信号与肿瘤成分相关，可为囊性、实性及囊实性，增强扫描肿块动脉期边缘结节状、片状轻中度强化，门脉期及延时期呈持续强化，范围扩大，坏死区不强化，并认为是 IMT 的强化特点。

核心提示

炎症性肌纤维母细胞瘤发生部位、表现多样，影像学检查缺乏特异性征象，确诊需靠病理诊断；腹部肿瘤动态增强扫描动脉期边缘结节状强化，门脉期及延时期持续性强化，应想到炎症性肌纤维母细胞瘤可能。

参考文献

[1] 钱民，柏瑞，李小荣，等. 腹部炎性肌纤维母细胞瘤 CT 表现 [J]. 放射学实践，2012，27（11）：1238－1241.

[2] 杨春，姚倩东，郑敏文. 腹部炎性肌纤维母细胞瘤的 CT 表现 [J]. 医学影像学杂志，2013，23（5）：723－726.

[3] 许奇俊，邢振，游瑞雄. 腹盆腔内炎性肌纤维母细胞瘤 CT/MRI 表现（附 8 例报告并文献复习）[J]. 临床放射学杂志，2016，35（04）：565－569.

[4] 徐凡，吴梅，郭媛. 腹盆部炎性肌纤维母细胞瘤的影像征象及病理分析并文献复习 [J]. 磁共振成像，2015，(01)：40－44.

[5] Liu Bo，Xu Junlong，Wang Jiaxin，et al. Computed tomography appearance of inflammatory myofibroblastic tumor in the abdomen：CT features and pathologic correlation [J]. International journal of clinical and experimental medicine，2015，8（9）：16745－16755.

〔陈 忠 陈泽文 李春芳〕

3.36 腹膜后胃肠道外恶性间质瘤（EGIST）

临床资料

女，59岁。因消瘦、腹胀5个多月入院。患者5个月前开始出现腹胀及纳差，并触及左侧腹部肿块，质硬，活动度可，约鸡蛋大小，当时未予特殊处理。近1个月肿块增大，并出现左腹部胀痛，向后背部放射，夜间疼痛较甚。无伴头晕、头痛、畏寒、发热，遂来我院就诊。患病后体重下降约5 kg。

体格检查：左中上腹可触及一肿块，质硬，活动度可，大小约12 cm×16 cm×10 cm，压痛不明显，肝及双肾区无叩击痛。

实验室检查：AFP阴性。其他各项检验指标亦无异常。

影像学资料

CT、MRI检查如图1～图16所示。

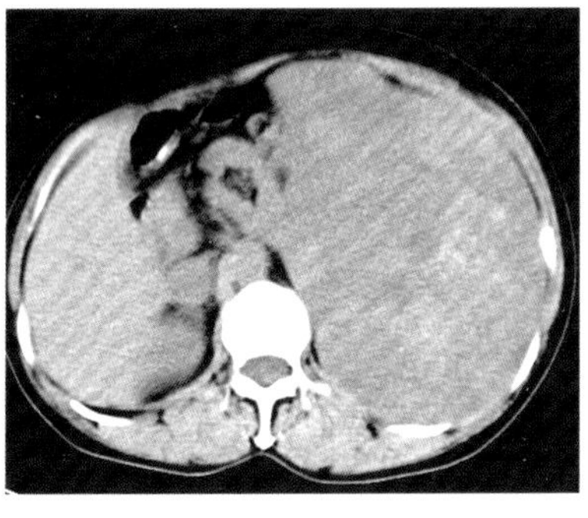

图1 轴位CT平扫

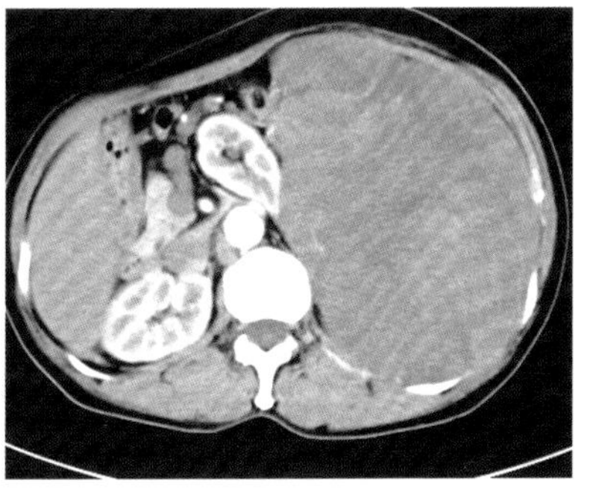

图2 CT增强动脉期

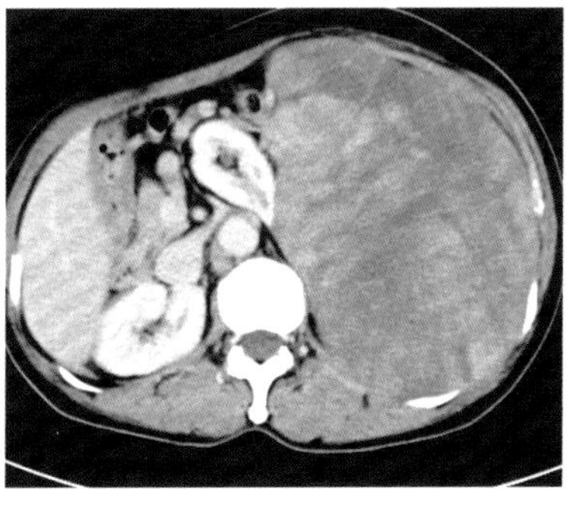

图3 CT增强静脉期

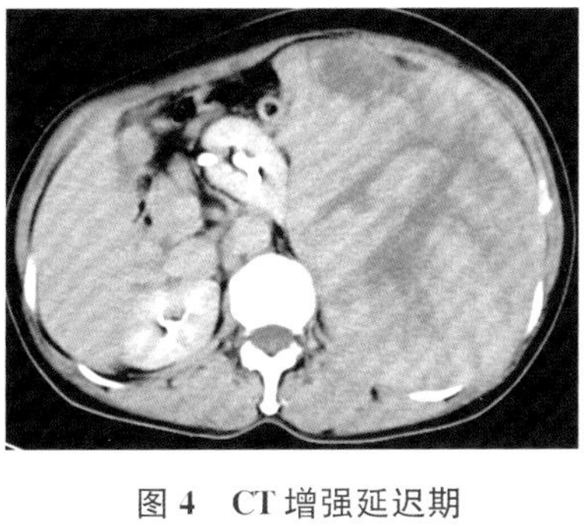

图4 CT增强延迟期

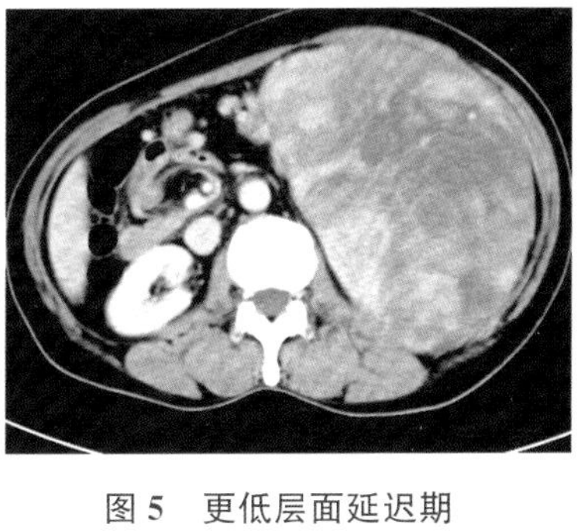

图5 更低层面延迟期

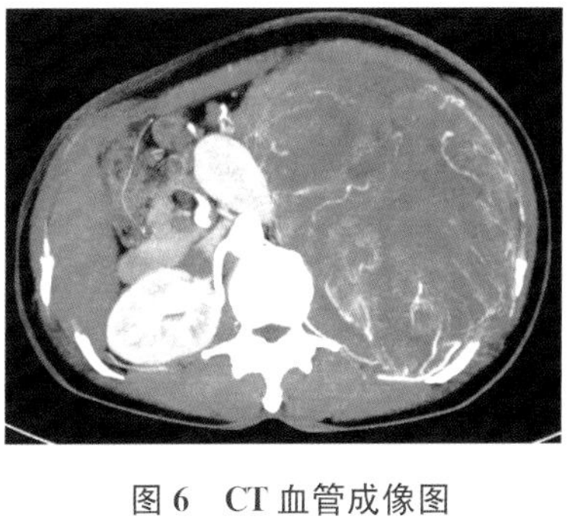

图6 CT血管成像图

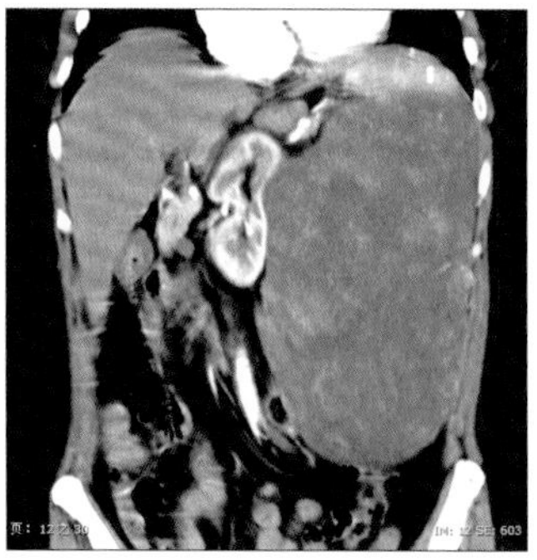

图 7　CT 增强冠状位

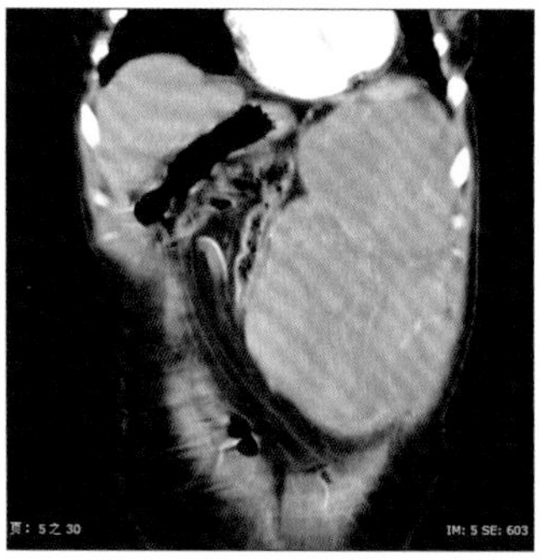

图 8　CT 增强冠状位

图 1～图 8 左侧腹膜后可见巨大类圆形软组织肿块影，大小约为 12.3 cm×16.5 cm×22.0 cm（左右径×前后径×上下径），大部分边界较清，肿块平扫与肌肉密度相近，密度不均匀，CT 值 26～47 Hu，内见多发斑片状低密度及稍高密度影。增强扫描动脉期不均匀强化，静脉期及延迟期呈渐进性明显强化，内见多发斑片状无强化区。肿块周围脂肪间隙尚清，左肾、降结肠、腹主动脉受压右移。腹膜后、腹腔、盆腔均未见肿大淋巴结影，腹部脏器未见转移灶。CTA 示肿块内及周边见多发异常强化血管影，并见腹主动脉背侧分支参与供血。

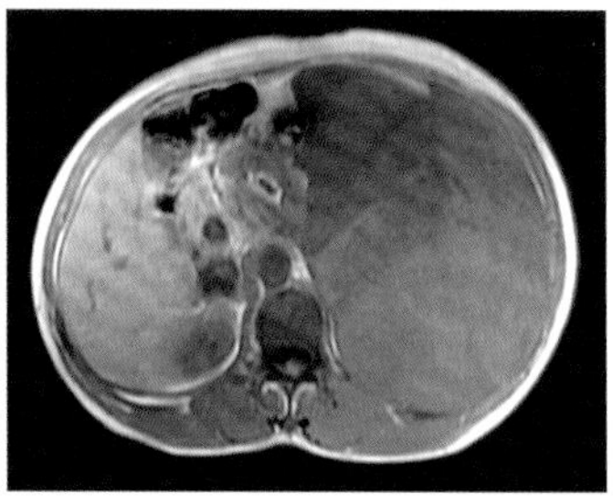

图 9　T_1WI 同相位

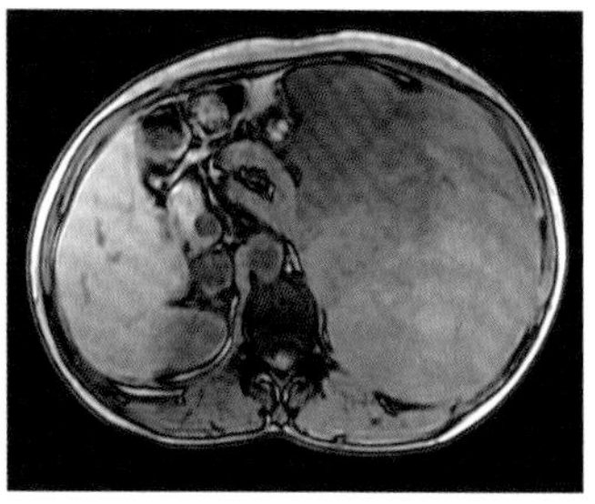

图 10　T_1WI 反相位

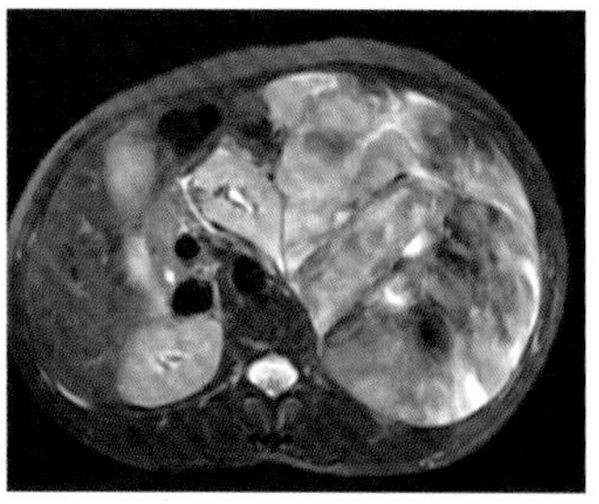

图 11　T_2WI 脂肪抑制

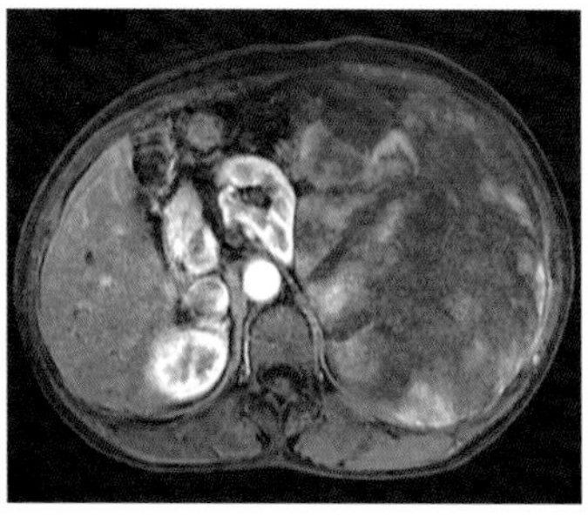

图 12　LAVA 增强动脉期

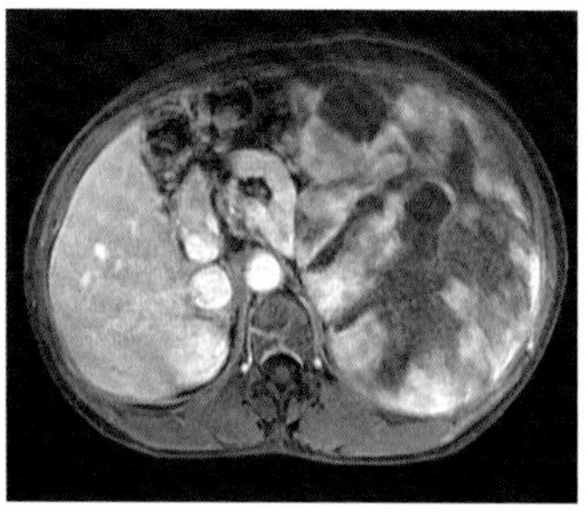

图 13　MR 增强静脉期

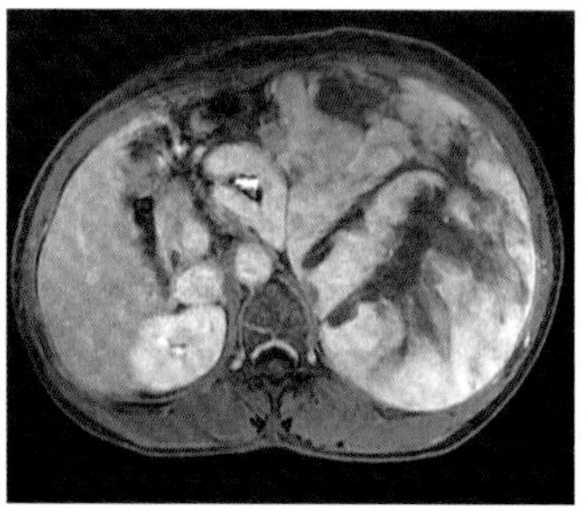

图 14　MR 增强延迟期

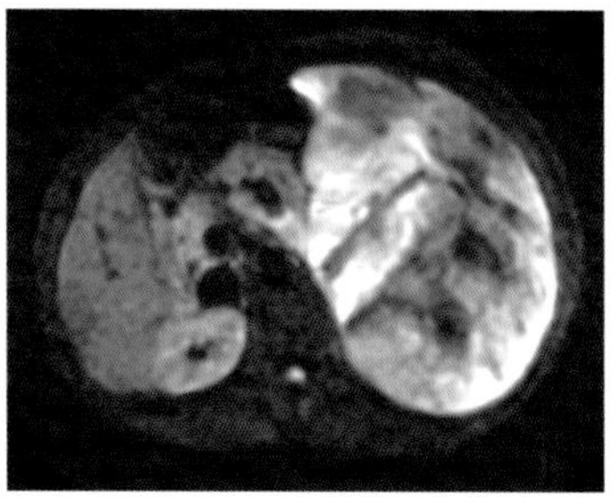

图 15　DWI（b=600 s/mm^2）

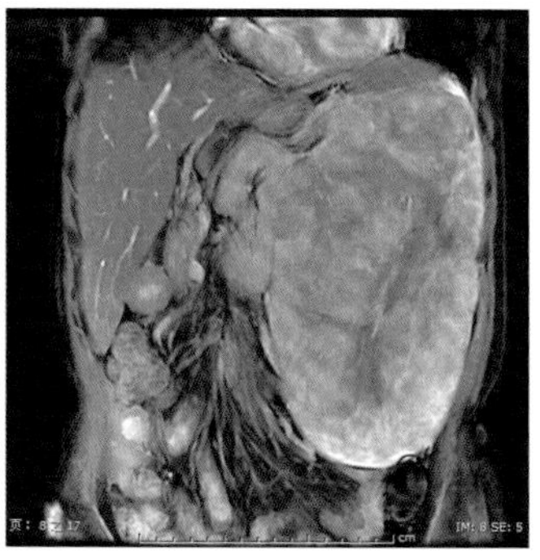

图 16　T_2WI 冠状位

图 9～图 15 同一层面或相近层面，左侧腹膜后巨大囊实性肿块，上至脾脏下方，下达左侧髂窝，T_1WI 与肌肉大致呈等信号，同反相位信号无明显减低，T_2WI 呈混杂高信号，并见斑片状稍短 T_1 短 T_2 信号区。DWI 呈不均匀高信号。增强扫描肿块呈渐进性不均匀明显强化，中央见不规则片状无强化区。肿块占位效应明显，相邻结构受压推移。

定位征象分析

肿块位于左侧腹部，左肾、胰腺、降结肠受压向右前方推移，腹主动脉向右移位，肿块与左肾、胰腺、腹主动脉分界尚清楚，与脾脏、降结肠、左侧膈肌、左侧腰大肌局部分界欠清。

1. 左肾、胰腺、腹主动脉为腹膜后位器官，轴位、冠状位均显示左肾、胰腺受压向右前方推移，腹主动脉右移。左侧膈肌、左侧腰大肌与肿块分界不清（图 1～图 6，图 9～图 15）。

2. 降结肠为腹膜间位器官，冠状位示降结肠受压向右前方移位（图 7、图 8）。

3. CTA 示腹主动脉背侧分支参与肿块供血（图 6）。

综合上述征象肿块定位诊断来源于左侧腹膜后间隙，突向腹膜腔生长。

定性征象分析

1. 基本征象：肿块巨大，呈类圆形，大部分边界尚清楚，局部与邻近组织、脏器分界欠清。肿块内有多发片状坏死及出血，增强扫描呈渐进性不均匀明显强化，病灶内及周边见多发增粗肿瘤血管影。

2. 特征性征象：

（1）肿块实性部分 CT 密度与肌肉相近（图 1），MRI 中 T_1WI 与肌肉呈等或稍低信号，T_2WI 呈不均匀高信号（图 9～图 11）。

（2）肿块密度、信号不均匀，内见不同程度坏死囊变和出血。增强 CT、MR 扫描肿瘤实性部分呈渐进性明显强化（图 2～图 4、图 12～图 14），病灶内及周边可见多发增粗迂曲的异常强化血管影（图 6）。说明肿瘤血供丰富，良性或低度恶性，由于生长过快中央发生坏死和出血。

（3）肿瘤膨胀性生长，且部分病灶有包膜，图 7、图 8、图 16 显示左肾和降结肠均是受推移，没有受侵犯征象。

综合诊断

女，59 岁。腹膜后单发巨大肿块，短期内增大明显，伴后背部放射痛。根据 CT、MRI 平扫和加增强扫描的特征性定位、定性征象，综合诊断为左侧腹膜后间隙来源的良性或低度恶性肿瘤，因肿瘤实性部分 CT 密度和 MR 信号变化与肌肉相近，左侧腹膜后间质瘤并恶性变可能较大。

鉴别诊断

主要与腹膜后间叶源肿瘤（如平滑肌肉瘤、恶性纤维组织细胞瘤、横纹肌肉瘤）、孤立性纤维瘤、异位嗜铬细胞瘤等鉴别。主要鉴别点是本病例有以下特点：出现囊变坏死和出血；肿瘤实性部分 CT 密度接近肌肉，MR 信号变化与肌肉相近；肿瘤显示部分包膜，对周围器官仅推移无侵犯。血供丰富，增强呈渐进性明显强化，提示肿瘤为良性或低度恶性可能。

手术探查

左侧腹膜后见一巨大肿物，大小约 25 cm×22 cm×40 cm，质中，表面光滑，肿物与脾脏、降结肠、膈肌及腹膜后腰大肌粘连严重，难以分离。

病理结果

1. 大体所见：腹膜后肿物，大小约 24 cm×21 cm×40 cm，表面部分包膜，呈结节状，灰红色，切面灰白灰黄结节状，质韧。脾脏：被膜光滑，未见结节及出血区。

2. 镜下所见：如图 17 所示。

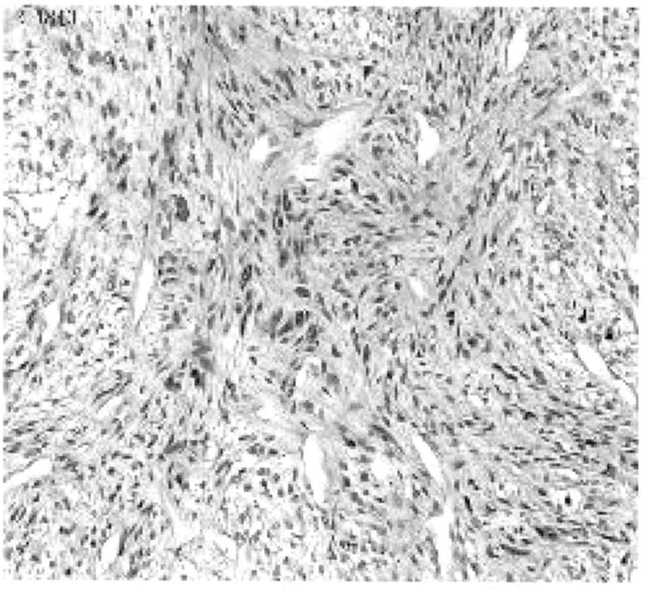

图 17 HE 染色（HE×100）

3. 免疫组织化学：瘤细胞 PDGFR、Vimentin 弥漫（+++），CD117 弥漫（++），CD34（弱+），DOG1 灶性（+），Ki67 约 40%（+），其余 S-100、SMA、Actin、Desmin、CD31 均（－）。

4. 病理诊断：腹膜后恶性胃肠间质瘤，GISTS（核分裂≥10 个/10HP）。

疾病综述

腹内间质瘤按照发生部位不同可分为胃肠道间质瘤和胃肠道外间质瘤（extragastrointestinal stromal tumor，EGIST）。间质瘤目前认为是一种潜在恶性肿瘤，根据 GIST 危险分级标准可分为：极低度危险、低度危险、中度危险、高度危险。EGIST 临床较少见，恶性程度较 GIST 高，生物学行为较差，发生复发和转移的概率也较 GIST 高。EGIST 多见于中老年人，临床症状常表现为腹胀、腹痛、腹部包块等。

影像学表现：①腹内 EGIST 好发于肠系膜及网膜，少数位于腹膜后间隙。②肿瘤多为单发，呈类圆形或分叶状，肿块通常较大，多数直径>10 cm。③肿块常引起邻近结构受压移位，大部分边界较清，与肿瘤的膨胀性生长方式及部分病灶有包膜有关。当肿瘤与周围组织脏器粘连时，表现为边界欠清，但较少侵犯周围结构。④肿瘤易囊变、坏死，以囊实性肿块常见，可能与多数 EGIST 为高度危险肿瘤，生长较快且瘤体较大，易发生缺血坏死、囊变等有关。部分病灶内见出血。⑤肿瘤实质部分密度接近肌肉，T_1WI 呈等或稍低信号，T_2WI 呈不均匀较高信号，肿块密度及信号常不均匀，见多发斑片状更低密度、更长 T_1 长 T_2 坏死、囊变区。⑥肿瘤血供丰富，CT 或 MRI 增强后实性部分呈渐进性明显强化，病灶内及周边常可见异常强化的肿瘤血管影，高度危险者更常见，因此异常血管影可提示肿瘤危险度较高。⑦少数病例可发生转移，一般不伴腹腔及腹膜后的淋巴结转移。

核心提示

EGIST 多见于中老年人，好发于肠系膜及网膜，少数位于腹膜后，多为单发较大的类圆形或分叶状肿块，常引起邻近结构推压移位或粘连。相对特征性的征象有：肿瘤易囊变、坏死；实质密度与肌肉相近，T_1WI 呈等或稍低信号，T_2WI 呈不均匀高信号；实性部分呈渐进性明显强化，瘤内或周边常见异常强化血管影；较少侵犯周围组织脏器。

参考文献

[1] 沈旺，王新允，郑海燕，等. 胃肠道及胃肠道外间质瘤 216 例临床病理学特点分析 [J]. 中国实用外科杂志，2011，31（8）：693－695.

[2] 王关顺，刘云霞，李振辉，等. 胃肠道外间质瘤的 CT 和 MRI 表现 [J]. 临床放射学杂志，2013，32（1）：76－79.

[3] Reith JD，Goldblum JR，Lyles RH，et al. Extragastrointestinal (soft tissue) stromal tumors：an analysis of 48 cases with emphasis on histologic predictors of outcome [J]. Mod Pathol，2000，13（5）：577－585.

[4] Zhu J，Yang Z，Tang G，et al. Extragastrointestinal stromal tumors：Computed tomography and magnetic resonance imaging findings [J]. Oncol Lett，2015，9（1）：201－208.

[5] Kim HC，Lee JM，Kim SH，et al. Primary gastrointestinal stromal tumors in the omentum and mesentery：CT findings and pathologic correlations [J]. AJR Am J Roentgenol，2004，182（6）：1463－1467.

〔谢丽芬　杜中立　龙晚生〕

3.37 腹膜后平滑肌肉瘤（一）

临床资料

男，66岁。右下腹胀痛1个月，呈阵发性，与进食无关，与排便、体位改变无关，无放射及转移性。

体格检查：右下腹可扪及一大小约10 cm×10 cm×10 cm肿块，质韧，稍压痛，活动度差。

辅助检查

B超检查：右下腹膀胱右上方探及一大小约13 cm×9 cm的异常包块，边界尚清，形态不规则、呈分叶状，内可见片状液性暗区。

实验室检查：大便常规正常，隐血试验（—）。

影像学资料

CT检查如图1～图6所示。

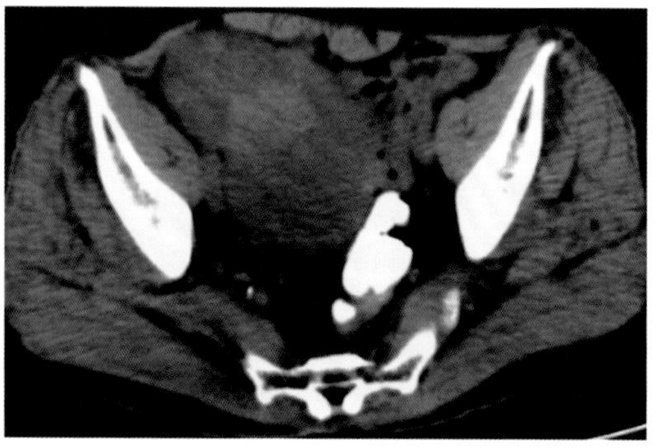

图1 CT轴位平扫

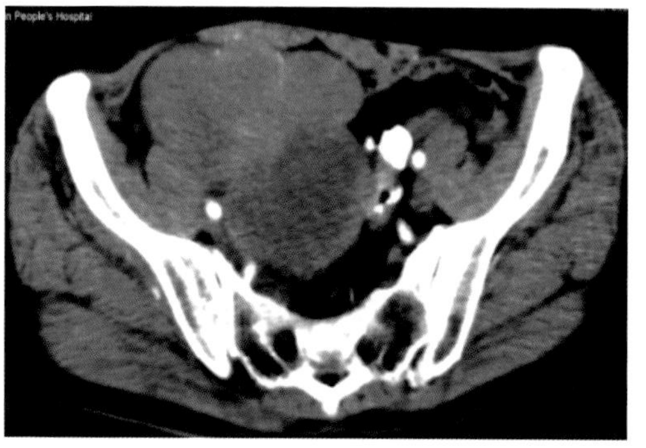

图2 增强动脉期

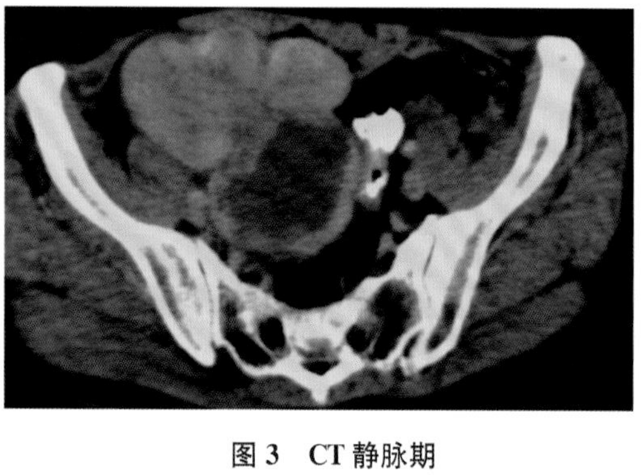

图3 CT静脉期

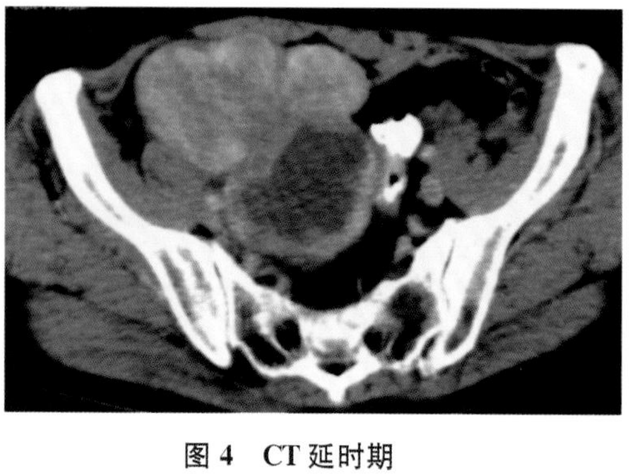

图4 CT延时期

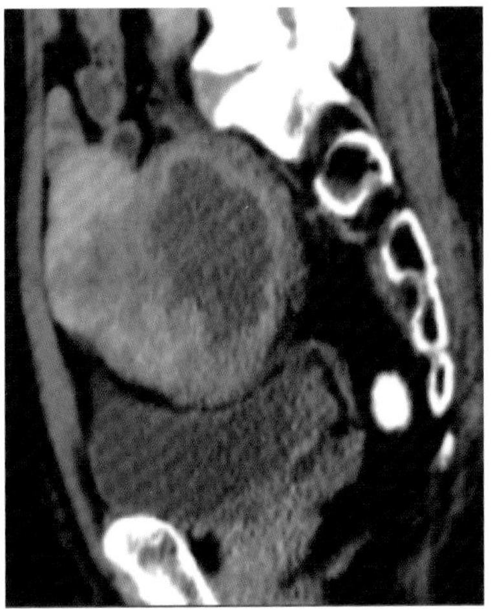

图5　增强矢状位重组

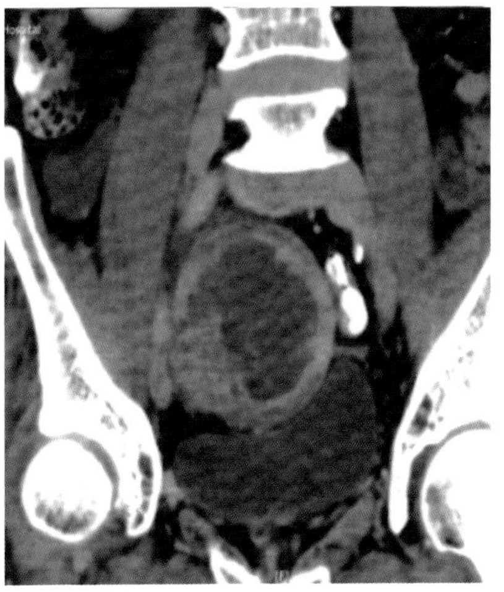

图6　增强冠状位重组

定位征象分析

肿块中心位于盆腔，膀胱、盲肠、小肠等器官均受推压、移位，且肿块与各器官的分界清楚，特征性定位征象有：

1. 图2、图3、图4显示，肿块与右侧腰大肌下部关系紧密，不能分开。
2. 小肠与乙状结肠全被推移向左侧移位，肿块与肠管和腹膜脂肪分界清楚。
3. 右侧髂内动脉被推向右侧盆壁，其周围脂肪间隙消失。

根据以上征象，肿块定位诊断来源于右侧盆侧壁腹膜后间隙。

定性征象分析

1. 在CT平扫和增强动脉期，肿块实性部分的密度与同层面肌肉一致。
2. 多期增强扫描实性部分呈持续明显强化，说明肿块血供丰富。
3. 肿块呈明显分叶状生长，瘤体较大部分坏死明显，坏死囊腔内壁明显凹凸不平，说明肿块恶性度较高。

综合诊断

男，66岁。下腹部持续性胀痛，体格检查有压痛、肿块活动度差。CT扫描肿块来源于腹膜外右侧盆壁。平扫和增强动脉期肿块与同层面肌肉密度变化一致，肿块血供丰富，恶性度较高。综合诊断为右侧盆壁腹膜外间隙恶性肿瘤，以平滑肌肉瘤可能性大。

鉴别诊断

腹膜外间隙来源富血供且无钙化的肿瘤主要有：

1. 恶性纤维组织细胞瘤：肿块多较大，中央有坏死区，25%有营养不良性钙化常见，如无钙化，鉴别诊断亦非常困难，相对征象有恶性纤维组织细胞瘤平扫CT值低于肌肉组织密度，增强扫描肿块呈中-高度强化。
2. 脂肪肉瘤：腹膜外脂肪肉瘤由于脂肪成分的成熟度不同，CT表现相差甚远，除均匀液化类的脂肪肉瘤外，其他类型的脂肪肉瘤均可见到不同量的脂肪成分，以此可以鉴别。

手术探查

肿瘤位于右下腹与盆腔交界处的腹膜后，大小约为 15 cm×13 cm×12 cm，类圆形，表面凹凸不平，质地韧，肿瘤位置固定，未向周围组织明显侵犯。

病理结果

1. 镜下所见：见梭形细胞呈束状、席纹状排列，细胞丰富，可见少许巨细胞，部分细胞伴核异型，核分裂象约 4 个/10 HP，局部间质水肿，伴坏死（图 7、图 8）。

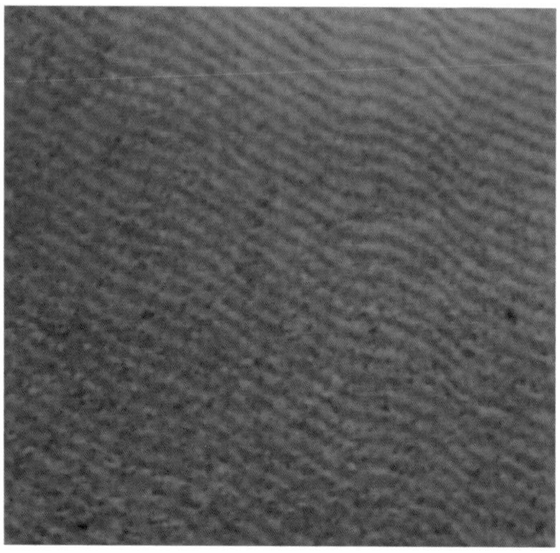

图 7 HE 染色（HE×100）

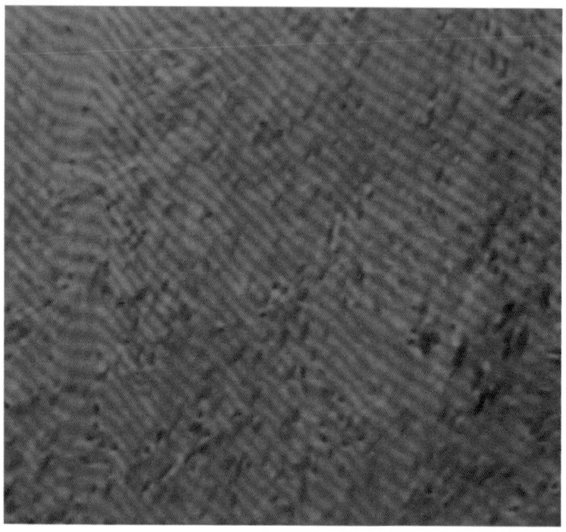

图 8 HE 染色（HE×400）

2. 免疫组织化学：CK（－），Vimentin（＋），HHF35（＋），Actin〔平〕（＋），Desmin（＋），Caldesmon（＋），S-100（－），CD117（－），CD34（－），ER（－），PR（－），Ki67 约 3%（＋）。

3. 病理诊断：平滑肌肉瘤。

疾病综述

腹膜后间隙肿瘤是指来源于腹膜后间隙的一类肿瘤，临床相对少见，小于全身肿瘤的 0.2%，而腹膜后平滑肌肉瘤（leiomyosarcoma）更是罕见，发病率位于腹膜后恶性肿瘤的第 2 位，仅次于脂肪肉瘤。主要通过血行转移，很少淋巴转移，最常见转移至肺，其次为肝脏、纵隔、心包、肾脏等。恶性程度高的平滑肌肉瘤易复发。

平滑肌肉瘤多见于子宫、胃肠道，也可来源于任何平滑肌组织，但腹膜后平滑肌肉瘤主要来源于腹膜后间隙血管壁上的平滑肌细胞，80%发生于女性，好发年龄 50 岁左右。原发性腹膜后平滑肌肉瘤早期多无明显的临床症状，多因体检发现或瘤体增大压迫症状而就诊，故诊断时往往体积较大，直径一般＞5 cm。多位于上腹膜后，盆底次之。

肿块位置深，发现时往往较大，呈分叶状，紧邻大血管。CT 平扫呈等或稍低密度肿块，囊变坏死常见，增强扫描实质部呈延迟明显异常强化。

核心提示

本病例核心是肿瘤来源的鉴别诊断上，腹部、盆腔肿瘤起源于腹膜腔内还是腹膜外，是腹部病变鉴别诊断首先要明确的问题。本病例肿块与右侧腰大肌下部不能分开，右侧髂内动脉周围脂肪间隙消失对定位肿块来源于腹膜外有较大价值。其次，肿块平扫和增强动脉期与同层面肌肉密度一致，对诊断为肌肉来源亦有较大的帮助。

参考文献

[1] 易自生，刘一平，郭文彬. 原发性腹膜后平滑肌肉瘤的CT诊断 [J]. 临床放射学杂志，2007，26 (9)：934-935.
[2] 雍昉，张发林，高明勇，等. 子宫平滑肌肉瘤的MR诊断 [J]. 放射学实践，2010，25 (2)：186-188.
[3] 武明辉，张继良，李攀，等. 原发性腹膜后平滑肌肉瘤的CT和MRI诊断 [J]. 肿瘤影像学，2015，24 (3)：238-240.
[4] Thomassin-Naggara I，Dechoux S，Bonneau C，et al. How to differentiate benign from malignant myometrial tumours using MR imaging [J]. Eur Radiol，2013，23 (8)：2306-2314.
[5] 席伟，楼俭茹. 腹膜后平滑肌肉瘤的CT影像学特征分析 [J]. 新疆医科大学学报，2015，38 (9)：1170-1173，1181.

〔李光明　刘　林　龙晚生〕

3.38 腹膜后平滑肌肉瘤（二）

临床资料

女，51岁。反复中上腹部不适1个月，呈阵发性腹部闷胀不适感，程度较轻。

专科检查：腹部无紧张，腹部未触及肿块，无压痛及反跳痛。

辅助检查

上腹部B超：肝多发异常回声光团；腹膜后占位，大小约3.0 cm×2.5 cm×7.0 cm。

实验室检查：AFP、CEA、胃癌相关抗原、卵巢癌相关抗原、胃肠癌相关抗原肿瘤指标均阴性，淋巴细胞百分数增高为48.3%，中性粒细胞总数减低为1.65 g/L，中性粒细胞百分比减低为43.1%；余无明显异常。

影像学资料

CT检查如图1～图6所示。

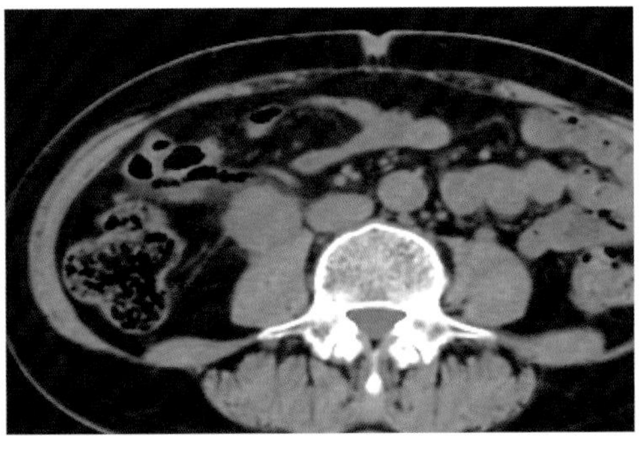

图1 轴位CT平扫

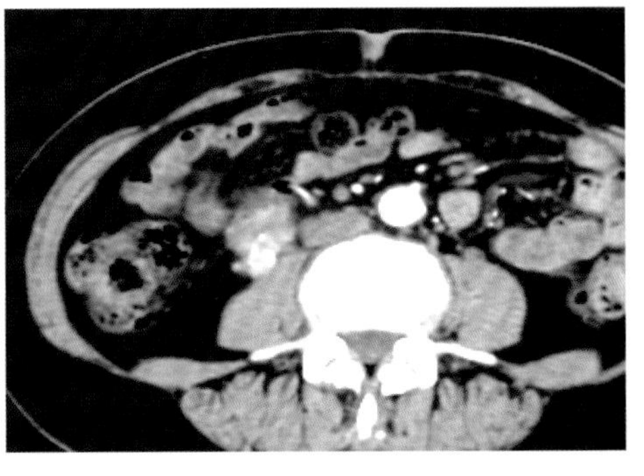

图2 同层面CT动脉期

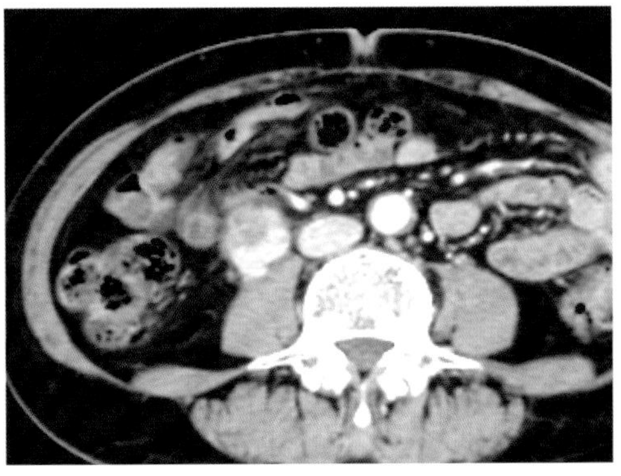

图3 同层面CT静脉期

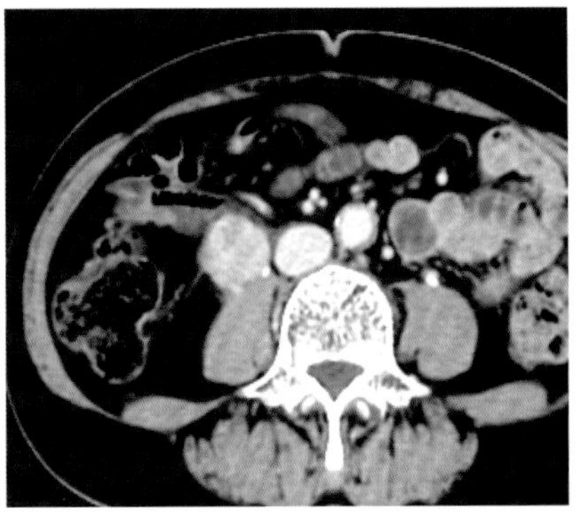

图4 同层面CT延迟期

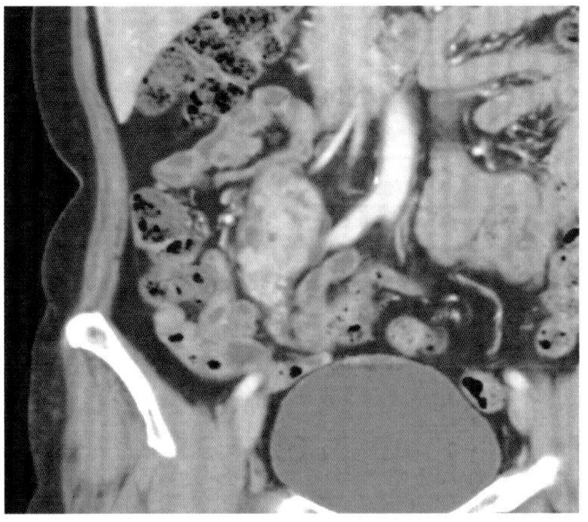

图 5 冠状位 CT 静脉期

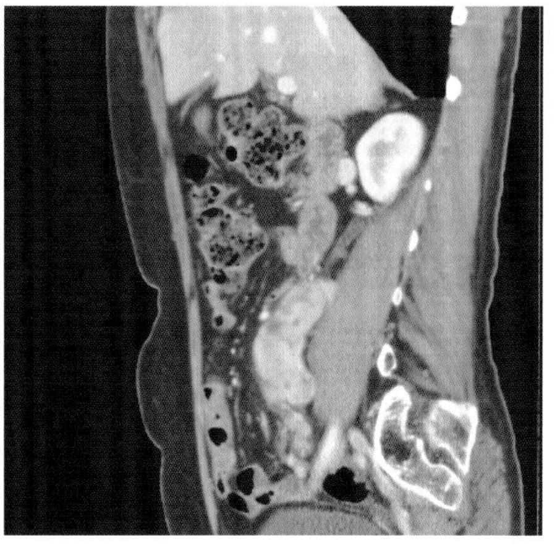

图 6 矢状位 CT 静脉期

定位征象分析

腹膜后间隙来源征象：

1. 轴位 CT 显示腹腔小肠向前移位、肠系膜上动脉分支位于肿块前方（图 7、图 8 箭头示）。

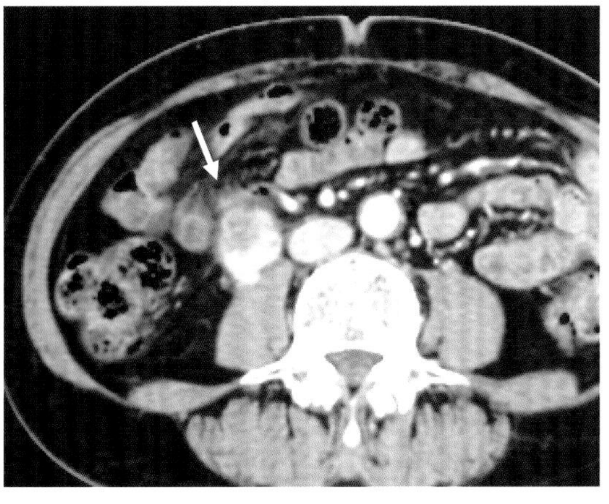

图 7 腹腔小肠向前移位

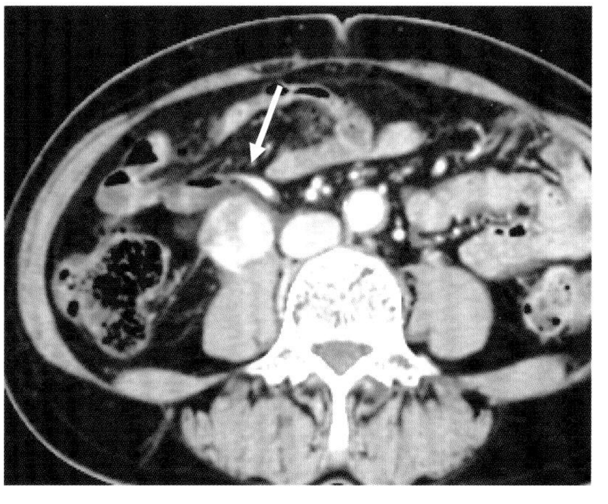

图 8 肠系膜上动脉分支位于肿块前方

2. 轴位 CT 显示肿块紧贴腹膜后结构右侧输尿管，且位于腰大肌前方（图 9、图 10 箭头示）。

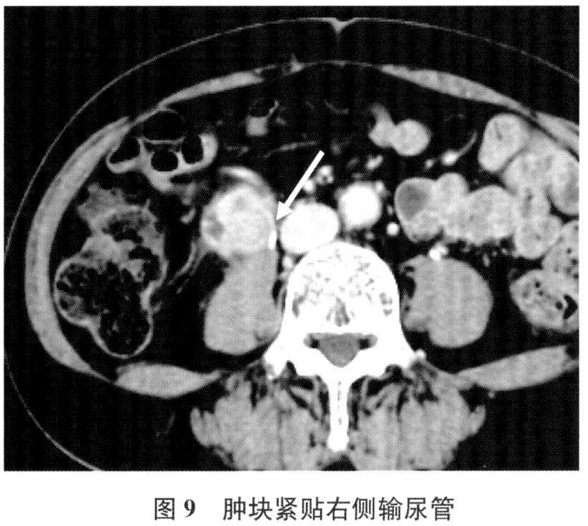

图 9 肿块紧贴右侧输尿管

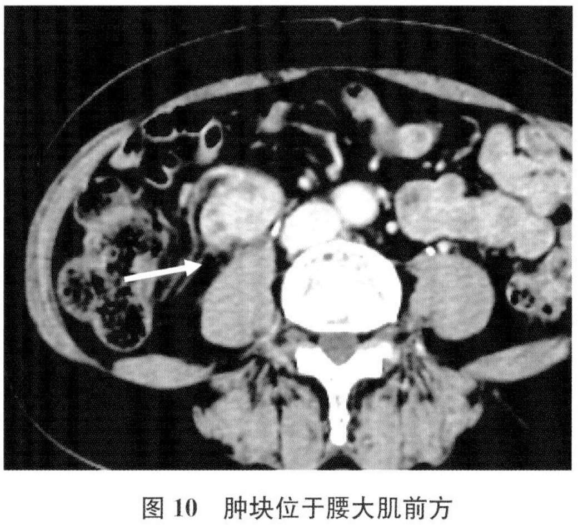

图 10 肿块位于腰大肌前方

根据上述征象，肿块定位来源于腹膜后间隙。

定性征象分析

1. 基本征象：肿块呈类圆形软组织肿块，无钙化，平扫密度与肌肉相似，周围脂肪间隙稍模糊。

2. 特征性征象：

（1）小血管漂浮征：腹膜后平滑肌肉瘤一部分起源于后腹膜的血管平滑肌组织，有学者提出部分病例中可见小血管漂浮征，类似淋巴瘤的血管漂浮，但平滑肌肉瘤内的血管为肿瘤血管，血管僵直、边缘欠规则，与淋巴瘤漂浮的正常解剖血管有所区别（图 11）。

（2）与主动脉或下腔静脉关系密切：腹膜平滑肌肉瘤常与下腔静脉、主动脉分界不清，是诊断平滑肌肉瘤的特征性征象，该征象对诊断平滑肌肉瘤有定性诊断意义（图 12）。

（3）持续强化：肿瘤实性部分持续强化，由于肿瘤细胞密集，纤维成分多，富含水分的间质成分少，典型的动脉强化方式为进行性强化，坏死囊变区不强化，延迟期强化不消退。

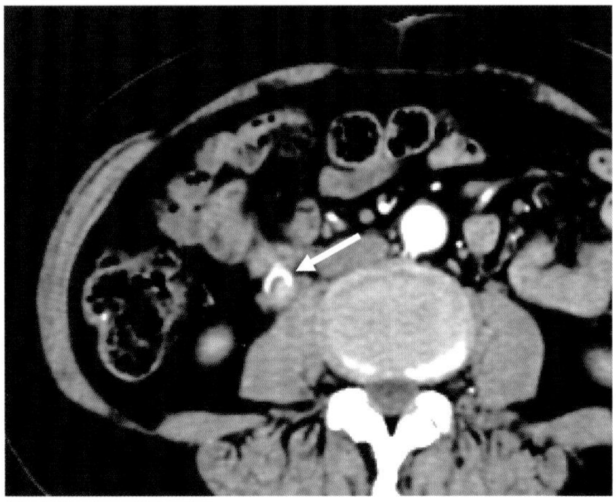

图 11　肿瘤上缘小血管漂浮

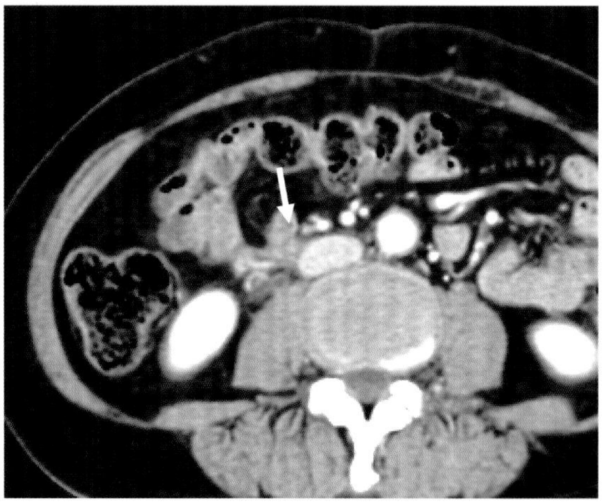

图 12　肿瘤上缘与下腔静脉分界不清

综合上述基本征象和特征性征象，定性诊断为腹膜后平滑肌肉瘤可能性大。

综合诊断

女，51 岁。腹部症状不明显，实验室检查各项肿瘤指标正常，白细胞无升高。根据 CT 平扫和增强扫描定位于腹膜后间隙，肿块可见小血管漂浮征、为持续强化，与下腔静脉关系密切，诊断为腹膜后平滑肌肉瘤可能性较大。

鉴别诊断

1. 病变起源鉴别诊断：主要与腹腔来源的病变鉴别。

鉴别诊断主要是根据病灶与周围组织的关系来判断病变起源，小肠向前推移，与输尿管关系密切均提示病变来源于腹膜后。

2. 病变来源于腹膜后间隙，有明显强化，需要与其他腹膜后病变如孤立性纤维瘤、淋巴瘤鉴别。

鉴别诊断主要与可持续强化及可出现小血管漂浮征的肿瘤鉴别：孤立性纤维瘤可持续强化，但强化程度更明显，很难出现小血管漂浮征；淋巴瘤可出现小血管漂浮征，但漂浮小血管通常为形态正常的解剖血管，且强化相对均匀。

手术探查

肿物位于右侧腹膜后间隙内，呈梭形，大小约 7 cm×3 cm×3 cm，质硬，边界不规则。手术过程中见肿物与右侧生殖血管关系密切，考虑来源于右侧生殖血管。

病理结果

1. 镜下所见：瘤细胞弥漫性生长，呈编织状、旋涡状或杂乱排列，瘤细胞梭形，胞质丰富、红染，核杆状或圆形、不规则性，大小不一，染色质粗，核仁明显，易见核分裂象，可达 7 个/HP，未见明确坏死，间质血管丰富，送检淋巴结 1 枚，未见肉瘤转移（0/1）（图 13）。

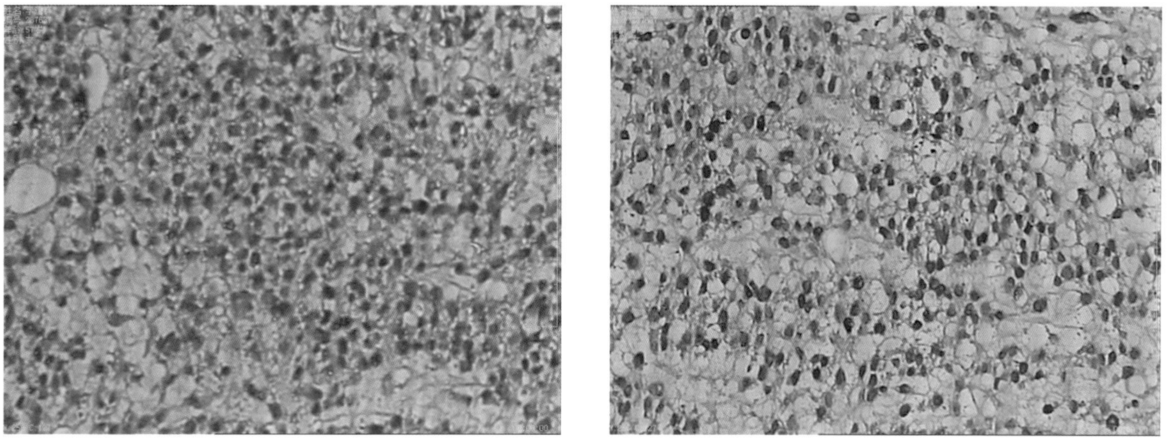

图 13 HE 染色（HE×200）

2. 免疫组织化学：Actin（+），Desmin（+），S-100（−），CD34（−），CD117（−），Vim（+），Ki67 约 70%（+）。

结合 HE 形态和免疫组织化学结果，考虑（腹膜后）平滑肌肉瘤。

疾病综述

腹膜后平滑肌肉瘤是原发性腹膜后的一种恶性肿瘤。肿瘤起源于腹膜的平滑肌组织，包括血管平滑肌、腹膜后潜在间隙平滑肌、胚胎残余平滑肌等，通常生长迅速，但临床症状发生较晚，70%病例以腹部包块为首要症状。腹膜后平滑肌肉瘤为偏实性的软组织肿瘤，由于肿瘤细胞密集，纤维组织丰富，且富含水分的间质成分少，CT 平扫肿瘤密度偏高，坏死常见，常不伴钙化，变性之外的肿瘤实质成分单一，由于肿瘤富血供，动态增强多呈进行性持续强化，越靠近肿瘤的周边区域强化程度越高，考虑肿瘤周边部分较中央区域相比，可能具有更高的微血管密度和细胞密度。体积较大的平滑肌肉瘤内常可见发育不全的滋养动脉，具体表现为肿瘤内可见粗细不均小动脉，血管不连续，称“小血管漂浮征”。与下腔静脉、主动脉分界不清为本病的特征性表现，肿瘤细胞生长速度不均匀，故常表现为分叶状肿块，当周围组织存在浸润时可表现为周围脂肪间隙不清。有学者提出该肿瘤部分表现为前后直径大于左右直径，该征象很少见于腹膜后其他恶性肿瘤，提出该征象可能对鉴别诊断有一定的帮助。

核心提示

本病的核心在于定性诊断，腹膜后肿瘤良恶性鉴别是诊断重点，认识本病的小血管漂浮征、肿块与上腔静脉关系密切及持续强化的特点，可增加腹膜后平滑肌肉瘤诊断的准确性。

参考文献

[1] 周建军，王若冰，曾蒙苏，等．腹膜后平滑肌肉瘤的 CT 和 MR 动态增强诊断 [J]．实用放射学杂志，2009，2 (25)：204－206，211.

[2] Cantwell CP，Stack J. Abdominal aortic invasion by leiomyosarcoma [J]. Abdom Imaging，2006，31 (1)：120－122.

[3] Turker A，Mustafa H，Serkan G，et al. Cross-sectional imaging Features of Primary of Retroperitoneal Tumors and Their Subsequent Treatment [J]. Journal of Clinical Imaging Science，2015，5 (2)：1－10.

[4] Kim SH，Kwon HJ，Cho JH，et al. Atypical radiological features of a leiomyosarcoma that arose from the ovarian vein and mimicked a vascular tumour [J]. Br J Radiol，2010，83 (989)：95－97.

[5] 晏耀文，周建军，章力，等．腹膜后平滑肌肉瘤多排螺旋 CT 动态增强表现及其病理基础 [J]．实用肿瘤杂志，2015，30 (6)：543－545.

〔刘树学　杨宇凌　龙晚生〕

3.39 原发性腹膜后精原细胞瘤

临床资料

男，65 岁。1 年前无明显诱因右侧腹部出现一包块，当初约“成人拳头”大小，无伴头痛，无畏寒发热，无腹胀腹痛，无恶心呕吐。肿物一年来逐渐增大，现在约“哈密瓜”大小。

专科检查：右侧中下腹部可触及一约 12 cm×10 cm 肿物，质硬，无压痛，活动度可，边界清。

辅助检查

实验室检查：WBC 12.39×10^9/L，D-二聚体 1645.21 ng/mL，余无明显异常。

影像学资料

CT 检查如图 1～图 10 所示。

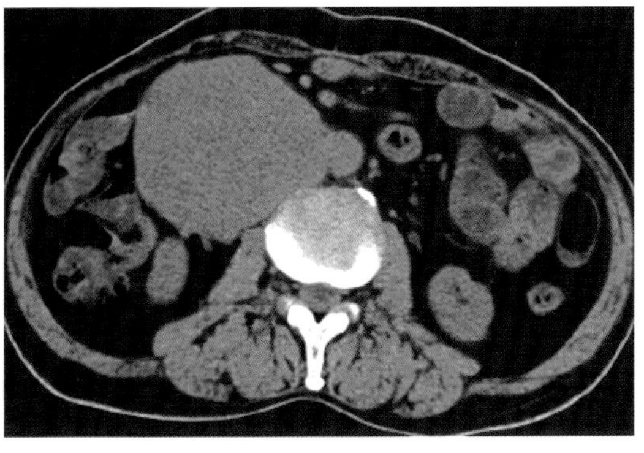

图 1 CT 平扫（CT 值 40 Hu）

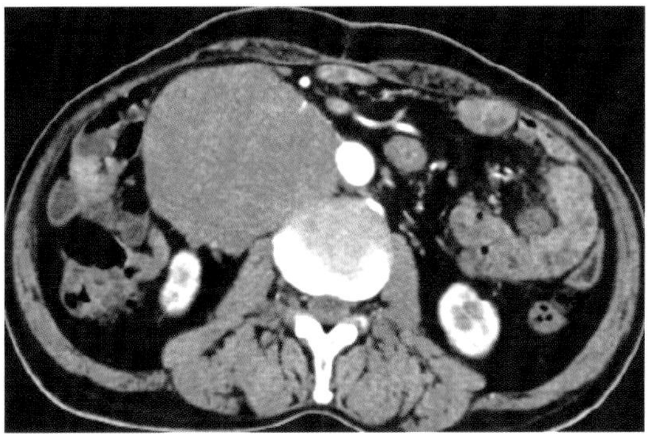

图 2 CT 动脉期（CT 值 57 Hu）

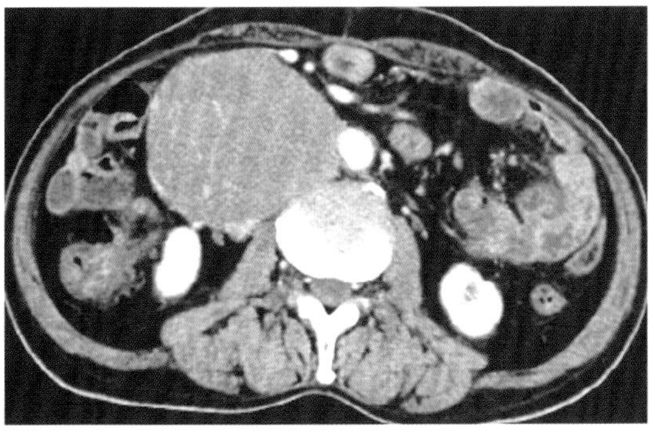

图 3 CT 静脉期（CT 值 58 Hu）

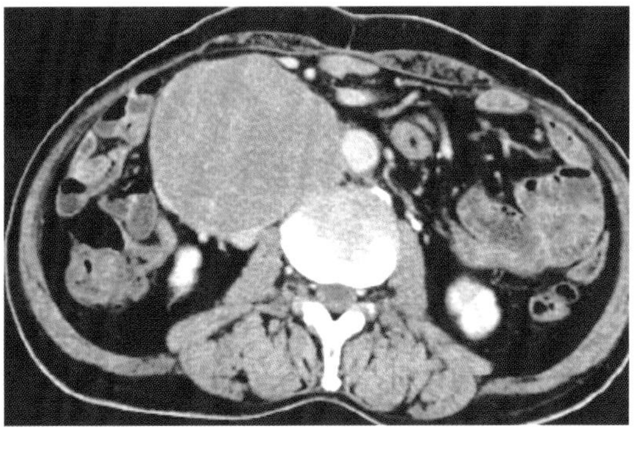

图 4 CT 延时 25 分钟（CT 值 52 Hu）

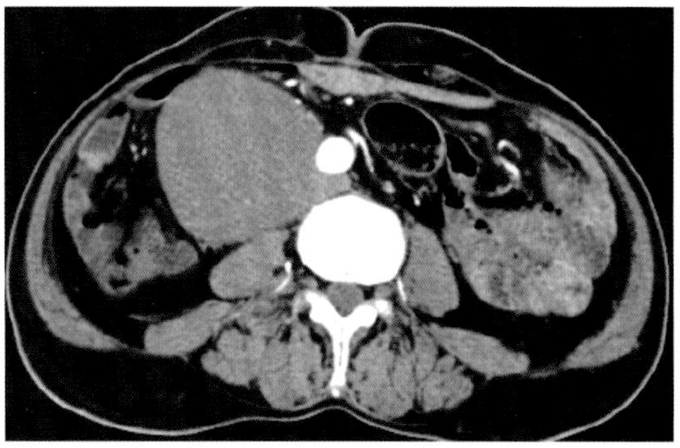

图 5　更低层面动脉期

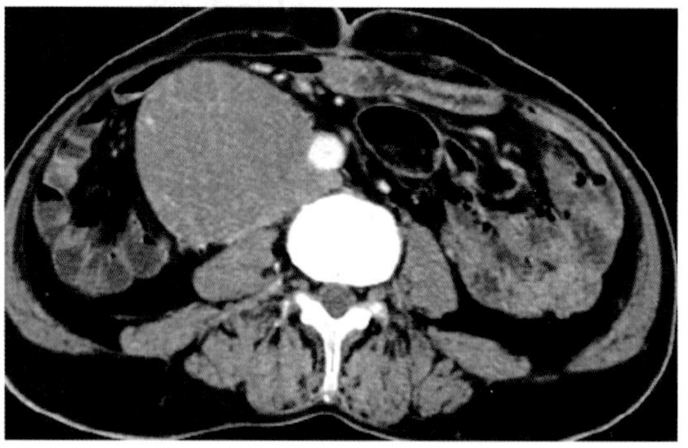

图 6　更低层面静脉期

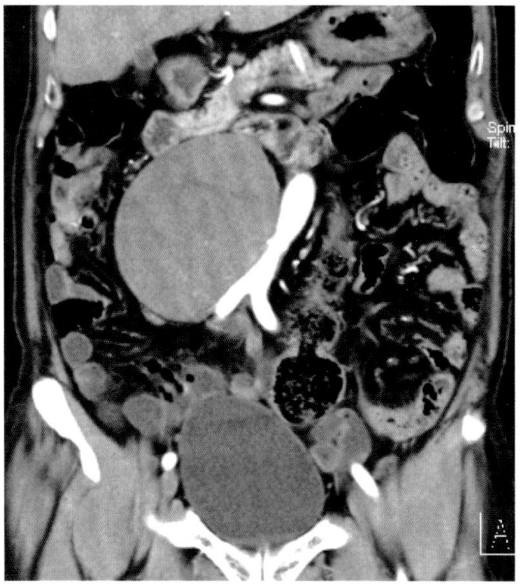

图 7　冠状面动脉期

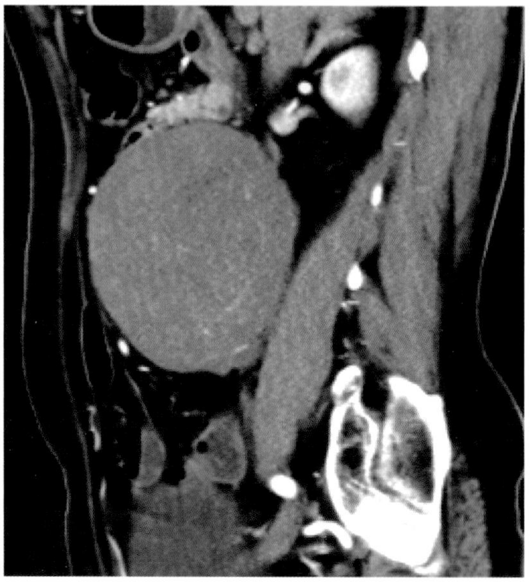

图 8　矢状面动脉期

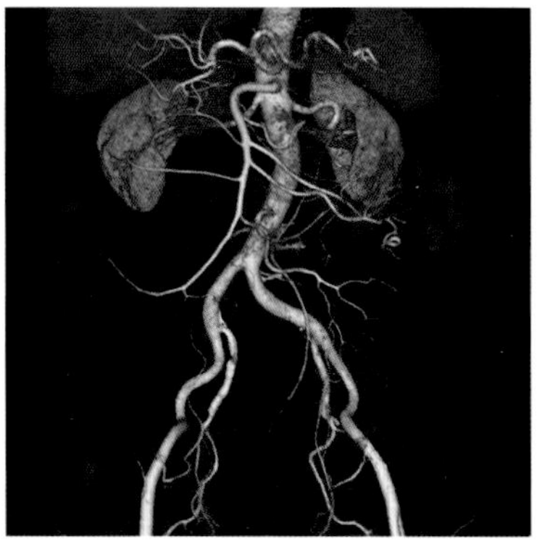

图 9　腹主动脉 CTA-VR

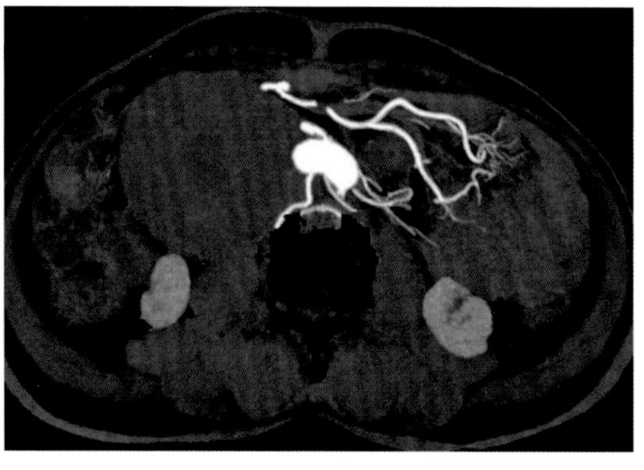

图 10　腹主动脉 CTA-MIP

定位征象分析

腹膜后来源的征象：

1. 肿块位于腰椎右旁前缘，肿块与周围组织分界清楚。
2. 与腹主动脉及腔静脉关系密切，下侧有包绕腹主动脉及左右髂总动脉，腹腔脏器受压向前推移

（图 11）。该征象对确定肿块来源腹膜后有特征性意义。

根据上述征象，肿块定位来源腹膜后。

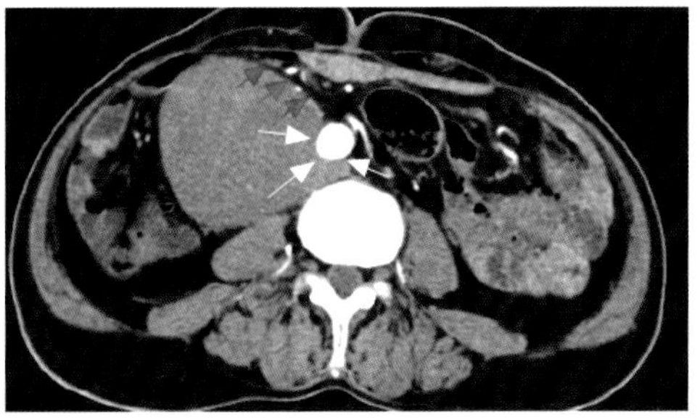

图 11 白箭头示主动脉包埋征，红箭头示肠道受推移

定性征象分析

1. 基本征象：肿块呈类圆形，无明显分叶，边缘清晰，周围器官结构受压移位。平扫密度均匀，增强扫描呈轻-中等度均匀强化，出现这些征象腹膜后来源可能病变见表 1。

表 1 根据基本征象本病例可能的诊断

基本征象	无分叶，边缘清晰	密度均匀	轻中度均匀强化
可能诊断	精原细胞瘤	精原细胞瘤	精原细胞瘤
	异位嗜铬细胞瘤	淋巴管瘤	神经母细胞瘤
	孤立性纤维瘤	孤立性纤维瘤	孤立性纤维瘤

2. 特征性征象：CT 平扫显示密度均匀或轻度不均匀，增强扫描后呈不均匀轻至中等程度强化。其影像学表现与睾丸精原细胞瘤部分相似。本患者符合这种征象。

综合上述一般征象和较特征性定性征象，考虑为腹膜后精原细胞瘤的可能性大。

综合诊断

男，65 岁。发现右侧中下腹部可触及一约 12 cm×10 cm 肿物，质硬，无压痛，活动度可，边界清，实验室检查各项肿瘤指标正常，且该患者双侧睾丸存在，B 超检查并未发现明显的睾丸原发病灶。根据 CT 平扫和增强扫描特征性定位、定性征象，诊断为腹膜后间隙来源肿瘤，提示精原细胞瘤可能性大。

鉴别诊断

1. 定位诊断：需要与腹腔来源的肿瘤鉴别。腹腔来源的肿瘤示腹膜腔内病变，与腹膜后间隙来源病变的主要鉴别点有以下两个。①看腹腔器官、肠道的移位和被推移的方向，本病例腹腔肠道被推向左前方。②看腹主动脉与肿块的相对关系，该患者腹主动脉及下方的髂总动脉有包埋征象。因此，结合这两个征象病变定位诊断是来源于腹膜后间隙。

2. 定性诊断：需要与腹膜后的其他肿瘤鉴别。

（1）异位嗜铬细胞瘤：肾上腺外嗜铬细胞瘤富血供肿瘤，形态较为规则，常呈圆形或卵圆形，分叶不明显。CT 表现壁较厚，含分隔的囊腔及囊壁上不规则的壁结节。

（2）孤立性纤维瘤：孤立性纤维瘤可见点状、条状和块状钙化，且出现无规律，增强扫描可明显强化；根据这两点鉴别孤立性纤维瘤。

（3）神经母细胞瘤：良性居多，增强扫描可见均匀强化，当肿瘤较大时内可见出血、囊变、钙化。

手术探查

打开后腹膜，见腹膜后有一巨大肿瘤：大小约 12 cm×8 cm×7 cm，质地中等，但脆，呈鱼肉状，与腹主动脉及腔静脉粘连，推压，下侧有包绕腹主动脉及左右髂总动脉，将肿瘤与周围结构逐渐分离并完整切除，送快速冰冻病理。

病理结果

1. 镜下所见：送检组织检肿瘤细胞弥漫片状分布，部分区域由纤维组织分隔成腺泡状，细胞大小较一致，胞浆嗜酸，核多呈圆形，核仁明显，核分裂象易见，间质纤维血管增生伴灶性坏死及炎细胞浸润（图 13）。

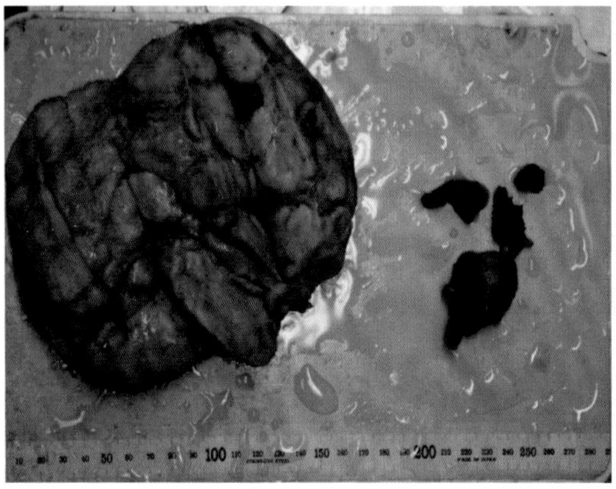

图 12 大体标本

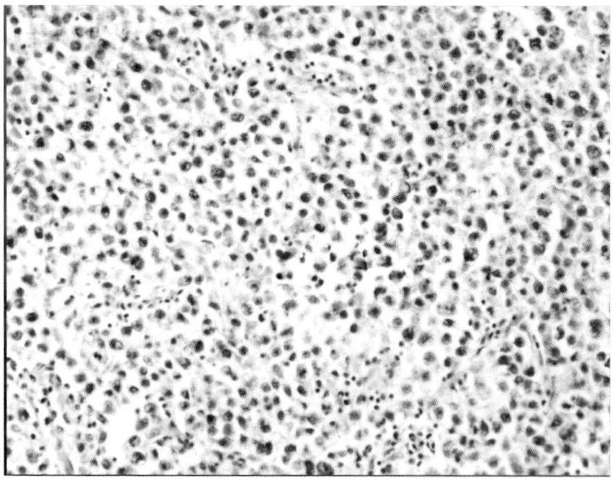

图 13 HE 染色（HE×200）

2. 免疫组织化学：CK8（+），CD117（+），PLAP（+），CK8/18（－），CD20（－），CD79a（－），CD99（－），CD30（－），AFP（－），a-Inhibin（－），LCA（－）。

结合 HE 形态和免疫组织化学结果，符合（右腹膜后）精原细胞瘤。

疾病综述

精原细胞瘤起源于睾丸原始生殖细胞，为睾丸最常见的肿瘤，多发生于中年以后，发生于隐睾的概率较正常位睾丸高几十倍，腹内型隐睾肿瘤发生率则高达 22.7%。当阴囊空虚并发现腹部肿块，CT 平扫密度均匀或轻度不均匀，增强扫描后肿块不均匀轻至中等程度强化，且肿块呈椭圆形或不规则形，其长轴与睾丸下行的路径一致时，高度提示精原细胞瘤。当中老年患者双侧睾丸存在时，腹膜后发现类圆形肿块，平扫密度均匀或轻度不均匀，增强扫描呈轻中度强化等特征表现时，亦可首先考虑精原细胞瘤的诊断。

核心提示

腹膜后精原细胞瘤多伴有隐睾症。但中老年患者发现来源于腹膜后类圆形肿块，平扫时肿块密度均匀或轻度不均匀，增强扫描呈轻中度强化等特征性表现时，虽不伴有隐睾症，但同样可首先考虑精原细胞瘤的诊断。

参考文献

[1] 庾汉华，钟升院，陈洪祁，等. 腹部精原细胞瘤的 CT 诊断 [J]. 当代医学，2012，18 (7)：18 - 19.
[2] 许承志，杨健，陈美佳. 腹部隐睾精原细胞瘤的 CT 诊断 [J]. 中国医药导报，2011，8 (17)：100 -101.
[3] 高鹏. 原发性腹膜后精原细胞瘤 CT 表现及鉴别诊断 [J]. 中国临床研究，2014，27 (4)：474 - 475.

〔邓 靖 王任国 李春芳 罗学毛〕

3.40 腹膜后神经鞘瘤

临床资料

女，41岁。体检发现子宫肌瘤2周，平时身体健康。盆腔CT发现盆腔右后方肿块。

辅助检查

实验室检查未见异常。

影像学检查

CT、MRI检查如图1～图8所示。

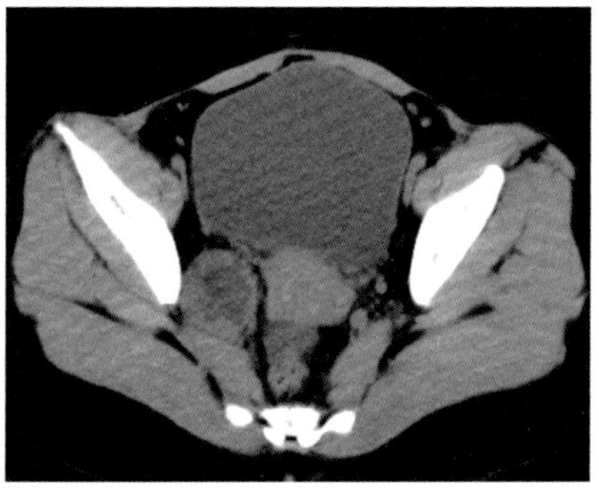

图1 轴位CT平扫

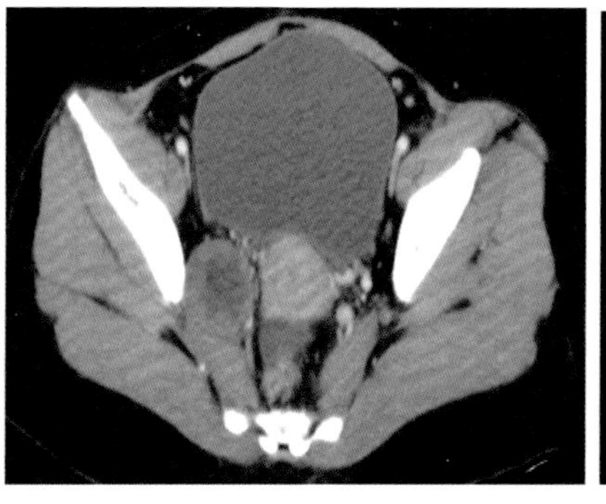

图2 轴位CT增强

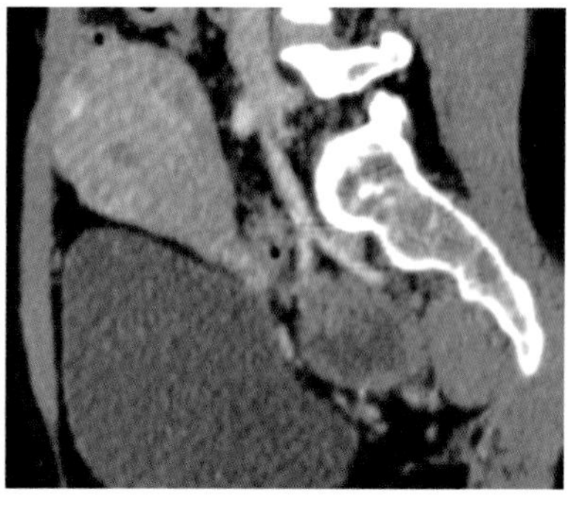

图3 矢状面CT增强

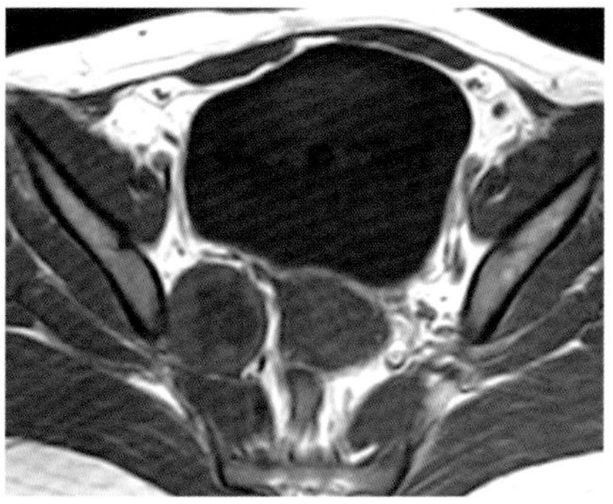

图4 T_1WI轴位

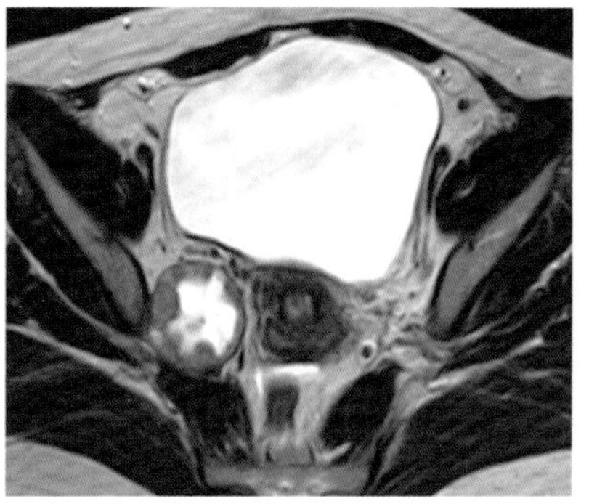

图5 T_2WI轴位

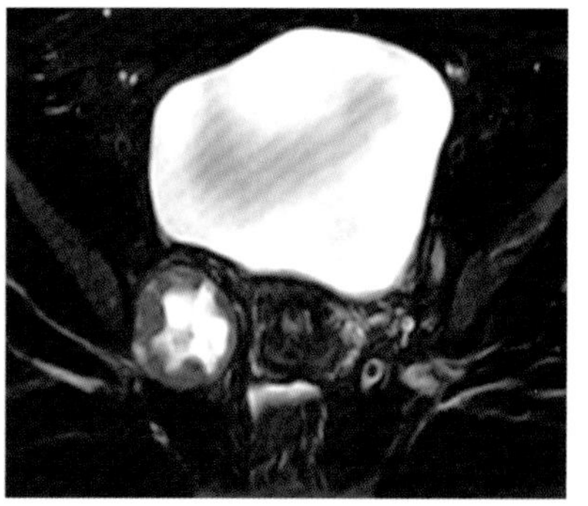

图6 脂肪抑制序列

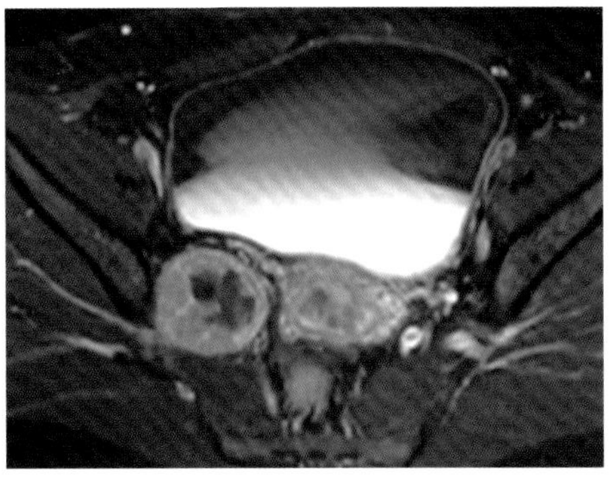
图7 增强轴位

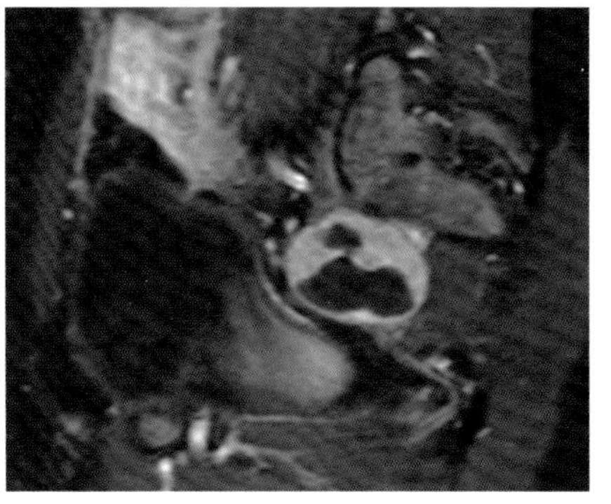
图8 增强矢状位

定位征象分析

肿块中心位于盆腔右后壁前方，紧贴盆壁，膀胱右后壁轻度受压。子宫颈轻度受压向左移位。肿块与盆腔各器官的分界清楚。

特征性定位征象：

1. 图1、图2、图4和图5显示，肿块内侧臀下动静脉脂肪间隙向中线弧形推移。

2. 图4～图8显示，肿块与右后盆壁分界不清，与右侧梨状肌紧贴，且右侧梨状肌受压轻度向右后方移位。

综上所述，肿块定位诊断来源于盆腔右后腹膜外间隙。

定性征象分析

CT肿块呈类圆形，中央低密度，边界清楚，囊壁不规则，实性部分CT平扫呈等密度，MRI T_1WI呈等信号，T_2WI呈等高信号。CT和MRI增强扫描肿块实性部分呈持续明显强化。这些征象没有特征性，只能基本确定肿块为良性或低度恶性可能性大。肿块中央见不规则坏死区形似“靶征”，定性诊断中神经源性肿瘤可能性较大。

综合诊断

女，41岁。体检发现盆腔右后方肿块。病变呈囊实性，边界清楚，有包膜。位于盆腔右后腹膜外间隙。T_1WI呈等低混杂信号，T_2WI呈等高信号，CT、MRI增强扫描肿块实性部分持续明显强化。肿块中央见不规则“靶征”，综合诊断为右侧盆壁腹膜外神经源性肿瘤可能性较大。

鉴别诊断

盆腔腹膜外间隙肿瘤需要同以下肿瘤鉴别。

1. 淋巴源性肿瘤：包括淋巴结原发性肿瘤和转移性肿瘤，淋巴结原发性肿瘤单个淋巴结发病较少见，且CT征象和MRI信号特点亦不支持。患者没有局部原发肿瘤病史，单个较大淋巴结转移证据明显不足。

2. 脂肪肉瘤：可分为实性型、假囊肿型及混合型，常呈侵袭生长，可表现为密度不均。肿块内可见脂肪性低密度灶，腹膜内外均可见病灶，虽然没有明确的鉴别点，但后两个征象亦明显不支持。

3. 血管源性肿瘤：主要鉴别点是CT、MRI强化特征不支持。

手术探查

暴露右侧后腹膜，沿右侧骨盆漏斗韧带下段打开后腹膜，分清右侧髂血管及输尿管。游离右侧输尿管后见右侧盆底约6.0 cm×4.0 cm×4.0 cm梭形包块，包膜清楚，质软。用电凝钩分离过程中，包膜破口见淡黄色液体流出，内容物为鱼肉样组织，质脆，取部分组织送快速冷冻病理学检查，钝性分离包块基本完整。

病理结果

1. 镜下所见：瘤细胞长梭形，胞质丰富，嗜伊红，细胞核长梭形或点状，两端钝圆，染色质细颗粒状，细胞分化良好，核分裂象少见，呈编织状、束样排列；部分组织周围可见包膜包绕。瘤细胞呈编织状、栅栏状、流水样纵横交错排列，大部分区域细胞排列较紧密，细胞长梭形，胞质红染，核梭形，大小形态较一致；局部细胞排列较疏松，胞质较透亮或呈空泡样，核较小，圆形或小梭形，细胞异形不明显，部分区域有散在淋巴细胞浸润（图9、图10）。

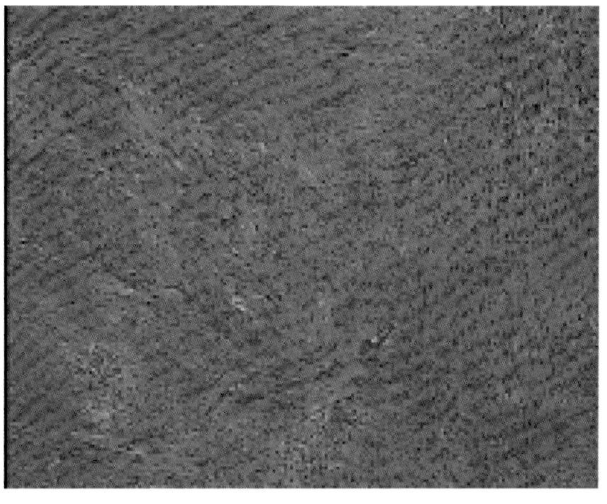

图9　HE染色（HE×100）

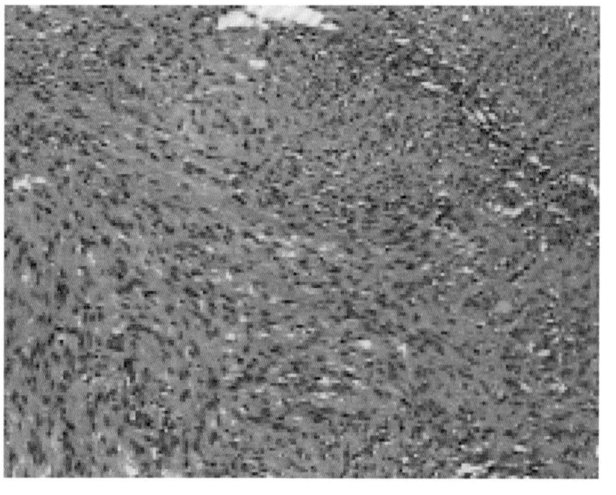

图10　HE染色（HE×200）

2. 免疫组织化学：Desmin（－），S-100（＋），Actin（－），Vim（＋），Ki67 2%（＋）。
3. 病理诊断：（右侧盆腔腹膜后）神经鞘瘤。

疾病综述

神经鞘瘤起源于神经外胚层的施万细胞，其几乎可以发生在任何有髓鞘神经的外鞘上。常见的发病部位是头、颈及四肢，位于腹膜后者少见，占所有神经鞘瘤的0.7%～3%。腹膜后神经鞘瘤多见于20～50岁成年人，男女发病率相近。腹膜后神经鞘瘤呈实性或囊实性，为有包膜的良性肿瘤，常位于脊椎旁、骶前区。良性神经鞘瘤一般与神经相连，而恶性神经鞘瘤不相连。良性肿瘤多呈圆形，恶性肿瘤多呈不规则形。

核心提示

由于多数患者没有特异性临床表现和特征性影像学特点，腹膜后神经鞘瘤术前诊断较为困难。体位及靶征可作为腹膜后神经鞘瘤重要参考。

参考文献

[1] 鲍俊初，李章柱，黄嘉成，等. 腹膜后神经鞘瘤的 CT 表现特征及诊断价值 [J]. 海南医学，2015，26（11）：1619-1621.

[2] 李新民，姜伟强，姚红霞，等. 腹膜后神经鞘瘤的 CT 表现分析 [J]. 中国中西医结合影像学杂志，2015，13（3）：309-310.

[3] 杨广夫，王璐，王亚蓉，等. 腹膜后神经鞘瘤 CT、MRI 表现 [J]. 实用放射学杂志，2000，16（10）：585-587.

[4] 周建军，丁建国，周康荣，等. 腹膜后良性神经鞘瘤-影像学特征与病理的关系 [J]. 临床放射学杂志，2006，25（12）：1133-1136.

〔彭永军　黄海峰　龙晚生〕

3.41 腹膜后血管周上皮样细胞瘤

临床资料

女，54岁。反复下腹疼痛1周。呈阵发性，程度轻，休息后可自行缓解。绝经后阴道流血1次，量少，持续1天自行停止。

体格检查：阴道通畅，子宫增大如孕15周，质中，活动可，无压痛。左侧盆腔可扪及包块，质硬，活动度差，无压痛。

辅助检查

CA19-9轻度升高，人乳头瘤病毒基因分型阳性，鳞状细胞癌抗原阴性；其他实验室检查未见特殊。

影像学资料

CT检查如图1～图4所示。

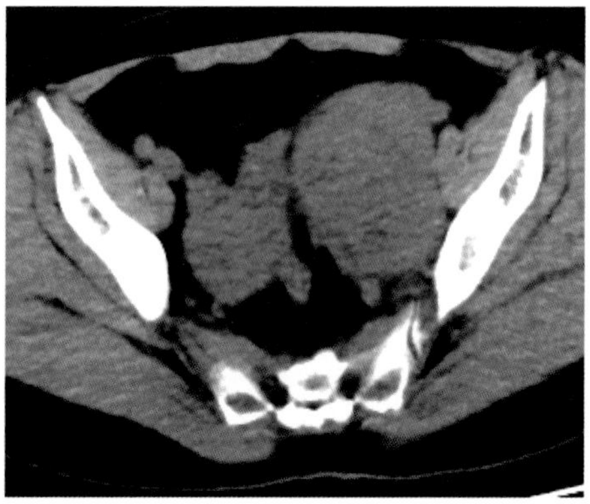

图1 CT平扫

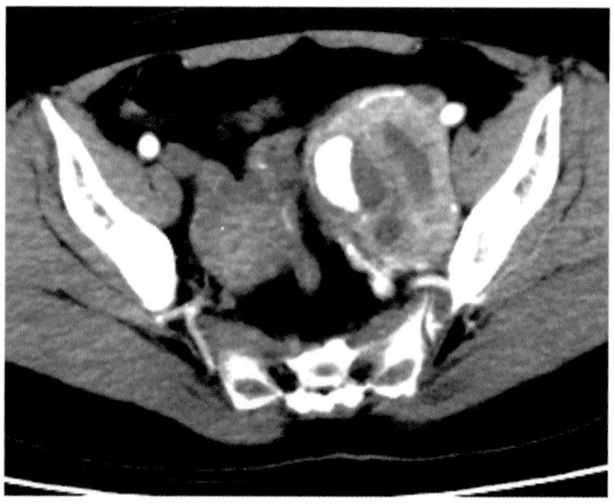

图2 CT动脉期

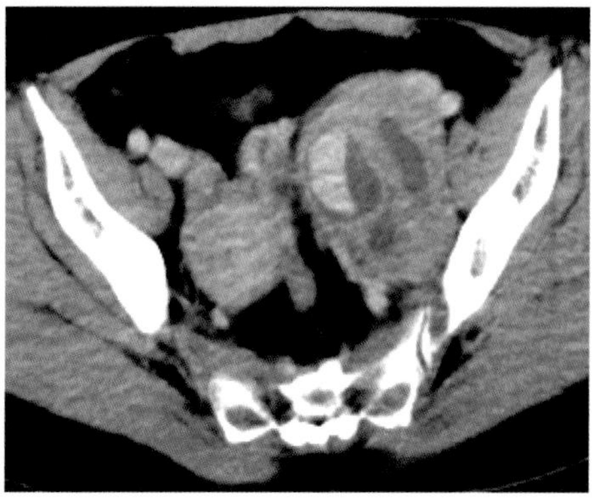

图3 CT静脉期

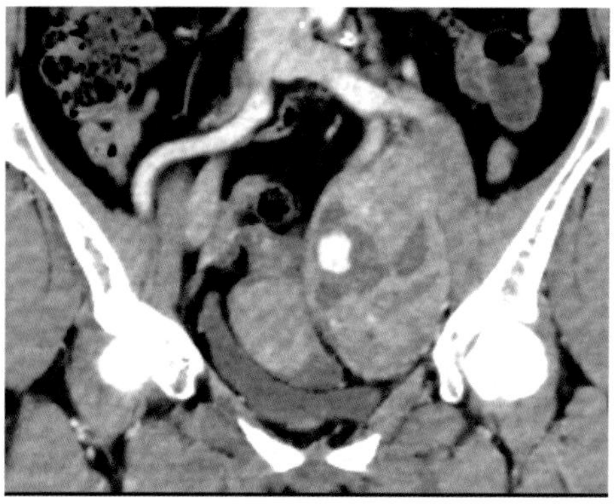

图4 CT静脉期冠状位

定位征象分析

1. 基本征象：肿块位于盆腔左侧，与膀胱、子宫分界清晰（图 1～图 3），肿块前方子宫阔韧带显示清晰，左侧卵巢可受压上移，分界欠清（图 4），肿块与左侧腰大肌紧贴。

2. 特征性征象：

（1）膀胱、子宫属于腹膜间位器官，膀胱与之无相贴（图 4），子宫整体（包括腹膜外部分）向右前方移位，且与肿块分界清楚（图 3）。

（2）肿块位于髂内、外动脉之间，并发出多条血管包绕、支配该肿块（图 2、图 4）。

（3）肿块与左侧盆壁紧贴，分界不清楚，特别是肿块上部与左侧腰大肌下部不能分开（图 4）。

综上所述，肿块定位诊断来源于左侧盆壁腹膜后间隙。

定性征象分析

1. 基本征象：肿块位于髂内、外动脉之间，形态呈类圆形，大部分边界清晰，增强扫描肿块呈持续明显强化，亦可见多发边界清晰的囊袋状不强化区。

2. 特征性征象：

（1）与周围血管关系密切，肿块内可见多条血管穿行。

（2）持续、明显强化，在增强扫描的各个时相中，都可见月牙形血池样强化（图 4），提示肿瘤可能来源于血管源性，特别是血管周上皮样细胞瘤有此特征。

综合诊断

女，54 岁。盆腔左侧无痛性肿块，活动度差，CA19-9 轻度升高。根据 CT 平扫和增强扫描特征性定位、定性征象，考虑为盆腔左侧腹膜后间隙血管源性肿瘤，以血管周上皮样细胞瘤可能性大。

鉴别诊断

根据肿块在 CT 增强时持续、明显强化特征，主要鉴别包括：

1. 异位嗜铬细胞瘤：肿瘤实性成分明显强化，且持续强化时间长，临床表现及实验室检查有特征改变。

2. Castleman 病：①透明型，动脉期肿块显著强化，肿块较小时强化均匀，较大时逐渐向心性强化，常伴有枝条状钙化；②浆细胞型，动脉期肿块一般无强化，静脉期及延迟扫描逐渐轻中度缓慢强化。

3. 神经源性肿瘤：神经源性肿瘤在盆腔腹膜外间隙亦较常见，且可表现为持续、明显强化，但表现为血池样强化的很少。

手术探查

盆腔左侧腹膜后肿块，见大小约 12 cm×10 cm×10 cm 肿物，与左侧盆壁紧密粘连，活动度差，分离粘连，其中部分包膜破裂，经破裂口可见糟脆坏死样组织，分离部分粘连后见肿物左上方与髂外静脉紧密粘连，右下方与髂内动脉及髂内静脉紧密粘连，可扪及粘连表面动脉搏动感，肿瘤根部深，底部紧密粘连范围广。盆腔淋巴结无肿大。

病理结果

1. 镜下所见：肿瘤弥漫片状分布，呈舌状生长，瘤细胞类圆形呈上皮样，胞质丰富、透亮、淡染、嗜酸性，部分细胞核大，深染，细胞斑不典型性，局灶坏死，核分裂罕见，局部可见大量红染的梁状基质（图 6、图 7）。

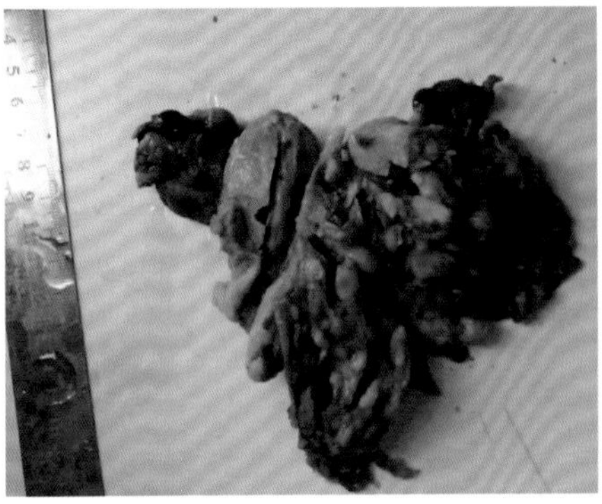

图 5 大体标本

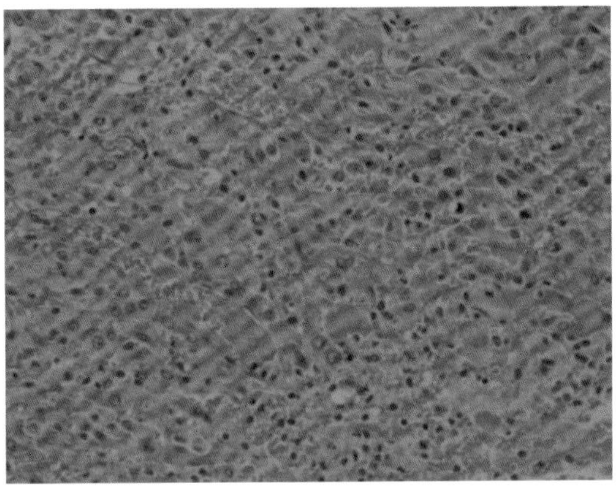

图 6 HE 染色（HE×100）

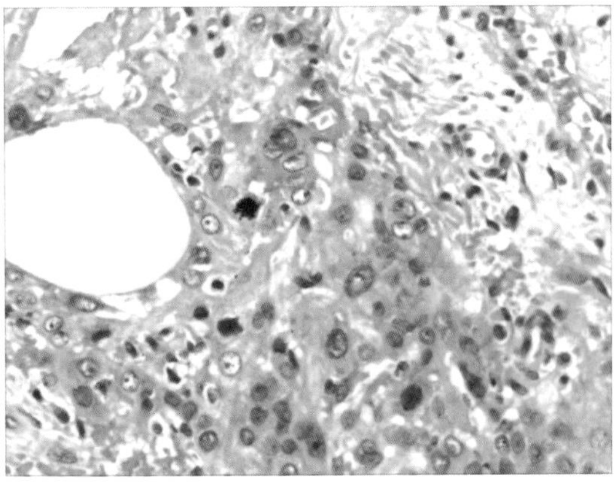

图 7 HE 染色（HE×400）

2. 免疫组织化学：Bcl-2（+），CD10（－），CD34 血管（+），CD68（－），CK（－），Desmin（+），EMA（－），HMB－45（+），Ki67 3%（+），Melan-A 灶性（+），P63（－），S-100（－），SMA（+），Vimentin（±）；6 号片 Desmin（+），HMB-45（+），Ki-67 3%（+），Melan-A 局灶（+），SMA（+）。

结合 HE 形态和免疫组织化学结果，符合血管周上皮样细胞肿瘤。

疾病综述

血管周上皮样细胞肿瘤（PEComas）是一种少见的由组织学和免疫表型上具有独特表现的血管周上皮样细胞构成的间叶组织源性肿瘤，大部分为良性，极少见恶性。

PECOmas 作为一种少见的间叶组织源性肿瘤，1996 年由 Zamboni 等根据其组织形态学和免疫表型特点首次报道。2002 年 WHO 软组织肿瘤新分类中正式将其定义为由组织学和免疫表型上具有独特表现的血管周上皮样细胞构成的间叶性肿瘤。PEComas 家族肿瘤包括：血管平滑肌脂肪瘤（AML）、肺透明细胞“糖”瘤（CCST）、淋巴管平滑肌增生症（LAM）、肝镰状韧带/圆韧带透明细胞肌黑色素细胞性肿瘤（CCMMT）以及发生于盆腔、腹腔、消化道、泌尿生殖道、周围软组织和皮肤等部位的不能归入上述几种特殊类型的一些透明细胞肿瘤。对于上述 4 种以外的 PEComas，最新的文献称非特殊性血管周上皮样细胞肿瘤（PEComas-NOs）。这些 PEComas-NOs 在不同的文献中名称不一，包括肺外糖瘤、血管周上皮样细胞肿瘤、单形性上皮样血管平滑肌脂肪瘤等。PEComas-NOs 非常罕见，以子宫、胃肠道多见，大部分为良性肿瘤，极少数为恶性肿瘤。

发生于腹膜后的 PECOmas 文献记载 20 余例，患者的年龄范围在 34～73 岁，女性多见。临床症状往往缺乏特异性，多数患者无任何不适，只是患者自己偶然发现或体检时发现。少数肿瘤较大者，因压迫邻近器官组织，可出现一系列症状，如腹部不适、腹胀、腹痛、进食减少、尿频、下肢痛、下肢麻木。个别患者可表现为腰背部疼痛或伴血压升高。肿瘤体积常较大，常呈侵袭性，可复发和发生远处转移，后者可转移至肝、肺、脑和骨。本病例患者表现为腹部不适，尤以休息或夜间腹部胀痛明显。

PFComas 的经典组织学形态由血管、梭形或上皮样肿瘤细胞、脂肪 3 种成分构成。血管穿插在肿瘤细胞间，数量不等，厚壁血管缺乏正常动脉的弹力层，薄壁血管似血窦，本病例 PEComas 增强扫描可见与动脉血管强化一致月牙状影，可能与此病理基础有关。梭形或上皮样肿瘤细胞围绕血管呈放射排列，与血管的关系密切，邻近血管的肿瘤细胞呈上皮样，远离血管的肿瘤细胞呈梭形，似平滑肌细胞；脂肪成分多为成熟脂肪细胞，散在或呈岛样分布。多数病例具有丰富的毛细血管网，部分病例可见透明变性的小动脉以及大的后壁血管。

由于 PEComas 病例少见，其生物学行为还不确定，目前尚无统一的良、恶性诊断标准。当前比较公认的是 Folpe 等于 2005 年提出的良恶性分类标准，即恶性 PEComas 须符合以下两项或以上：肿瘤＞5 cm，呈浸润性生长，高的核分级和细胞密度，核分裂象≥1/50HP，凝固性坏死，血管侵犯。恶性潜能未定的 PEComas 仅显示核的多形性/多核巨细胞，或仅为肿瘤＞5 cm，而无其他组织学异常。良性 PEComas 的肿瘤直径＜5 cm，且无其他组织学异常。本病例肿瘤最大直径 7.5 cm，胞核明显多形性，核分裂象较多，大部分呈凝固性坏死，局部血管侵犯，符合恶性 PEComas 诊断标准。

核心提示

肿瘤在增强扫描时，病灶周边血管增生较多，血供丰富，肿瘤表现为明显、持续强化，且病灶内出现血池样强化时，要考虑血管源性肿瘤，特别是血管周上皮样肿瘤的可能性。

参考文献

[1] 吴继华，周金莲，景青萍，等．腹膜后恶性血管周上皮样细胞肿瘤的临床病理分析［J］．临床与病理杂志，2012，32（4）：292－296.

[2] 张淑红，黄受方，陆鸣，等．血管周上皮样细胞肿瘤的临床病理学观察［J］．临床和实验医学杂志，2011，10（15）：1149－1152.

[3] 李卫华，杨佳欣．女性生殖系统血管周上皮样细胞肿瘤的研究进展［J］．国际妇产科学杂志，2015，42（4）：453－456.

[4] Yang W，Li G，Zheng W．Multifocal PEComa（PEComatosis）of the female genital tract and pelvis：a case report and review of the literature［J］．Diagnostic Pathology，2012，7（1）：1－5.

[5] Martignoni G，Pea M，Reghellin D，et al．PEComas：the past，the present and the future［J］．Virchows Archiv，2008，452（2）：119.

〔陈建初　李光明　刘　林　龙晚生〕

3.42 盆腔腹膜外淋巴瘤

临床资料

男，77 岁。“腹痛、腹泻、消瘦 1 年余，加重半年。”患者于 1 年多前出现腹痛、腹泻，腹痛多位于脐周部，与进食无关，排便后腹痛缓解，大便 2～5 次/d，多为烂便，便后有不尽感，无黑便、脓血便，无反酸、嗳气，无发热、黄疸。自述 1 年来体重下降约 20 kg。

辅助检查

胃镜示十二指肠球部溃疡 S_1 期；肠镜示距离肛门 22 cm 处局部黏膜充血水肿，结节状隆起，不规则溃疡；病理：符合溃疡，未见癌。

实验室检查：AFP、CEA、CA19-9 肿瘤指标阴性，余无明显异常。

影像学资料

CT 和 MRI 检查如图 1～图 9 所示。

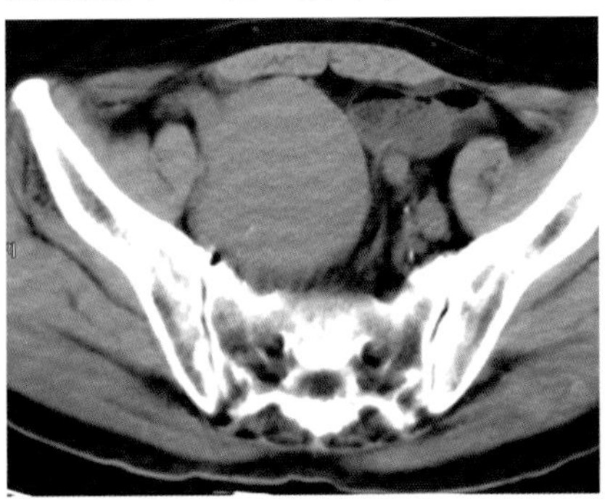

图 1 CT 平扫

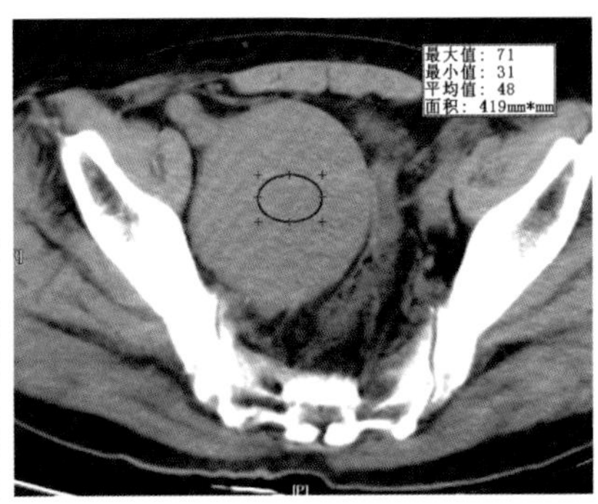

图 2 CT 平扫（于图 1 上一层面）

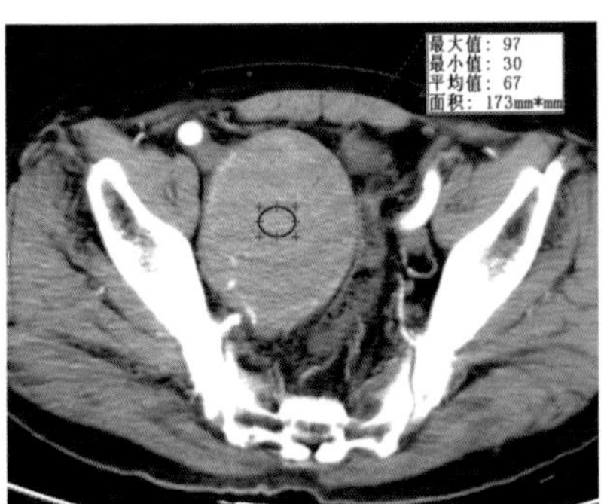

图 3 动脉图

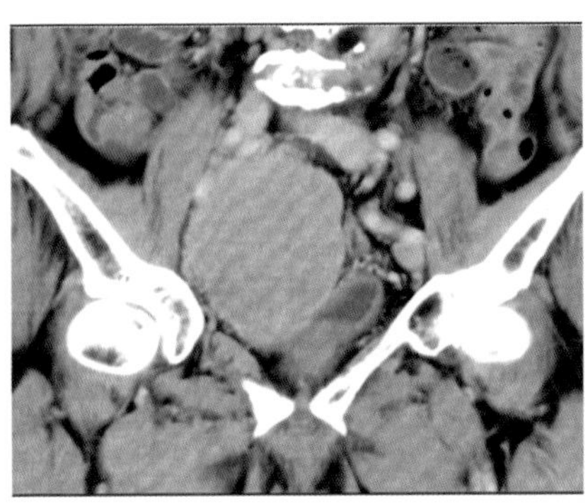

图 4 静脉期冠状位

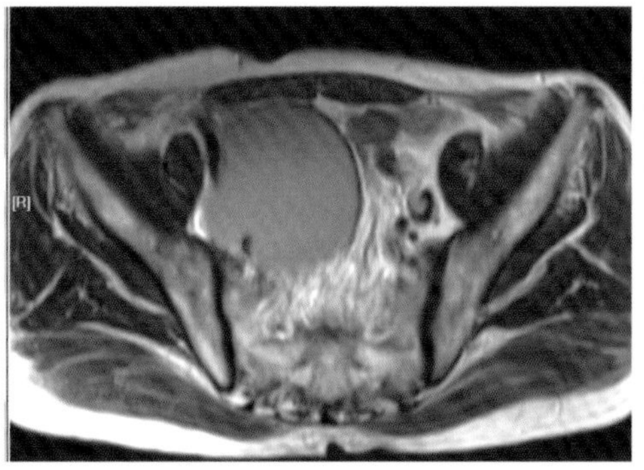

图 5 T_2 WI 轴位

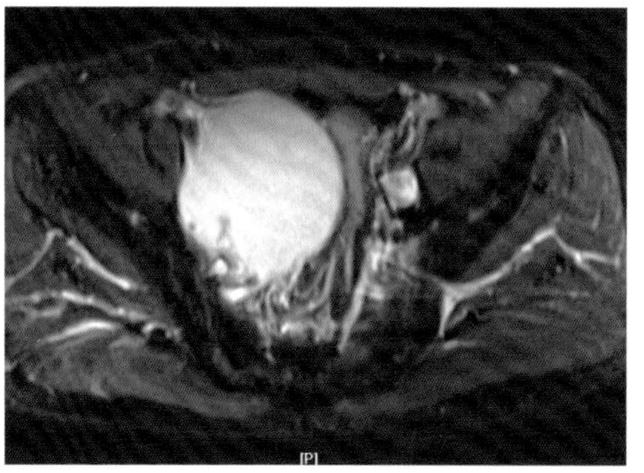

图 6 T_2 WI-FS（与图 5 同一层面）

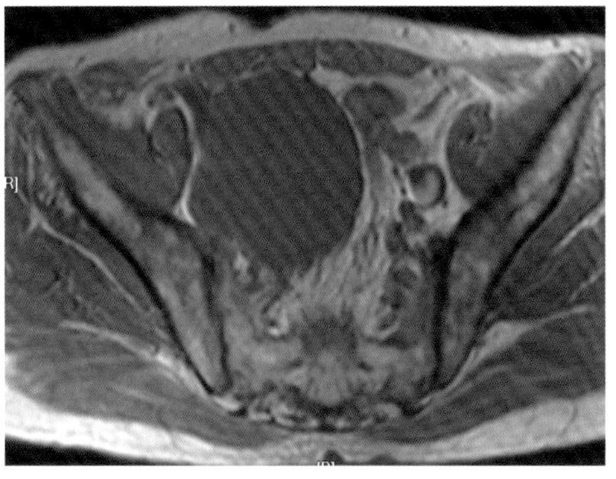

图 7 T_1 WI 轴位

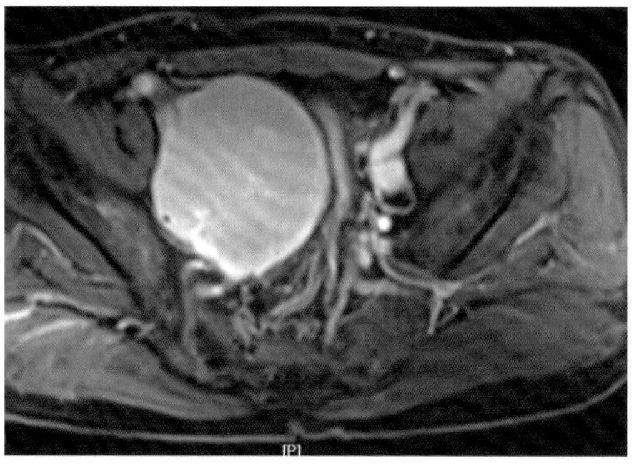

图 8 T_1 WI-FS 增强轴位

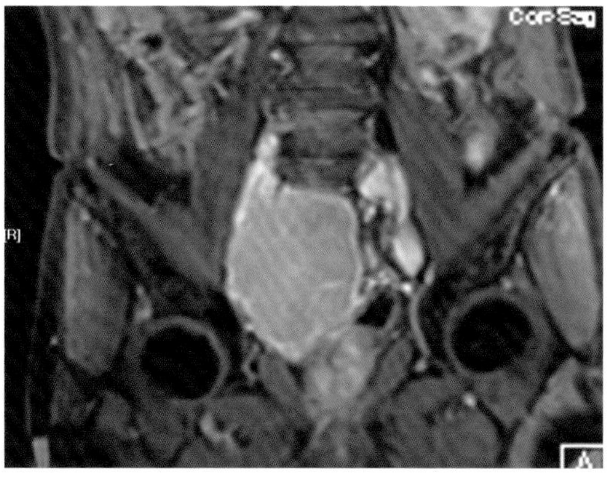

图 9 T_1 WI-FS 增强冠状位

定位征象分析

肿块位于盆腔右侧，与右侧盆壁贴近。膀胱、乙状结肠、小肠等器官均受推压移位，且肿块与各器官的分界清楚。特征性定位征象有：

1. 膀胱是腹膜间位器官，轴位、冠状位、矢状位显示膀胱整体（包括腹膜外部分）向左侧移位，且与肿块分界清楚（图 4）。

2. 腹膜外的前列腺受压向左后方移位（图 4）。

3. 肿块与腹膜外结构分界不清，CT、MRI 均见肿块与股动脉上端不能分开，无脂肪间隔（图 10、图 11、图 12 箭头示）。与盆腔肠管之间脂肪间隔完整、清晰（图 7）。

综合上述征象，肿块定位诊断来源于右侧盆壁腹膜外间隙。

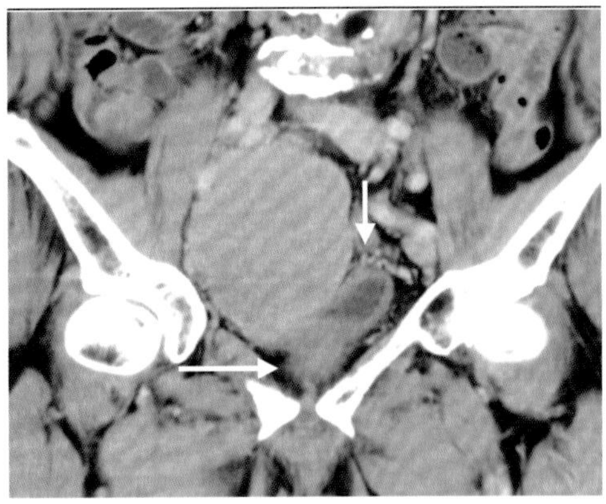

图 10　CT 增强静脉期冠状位

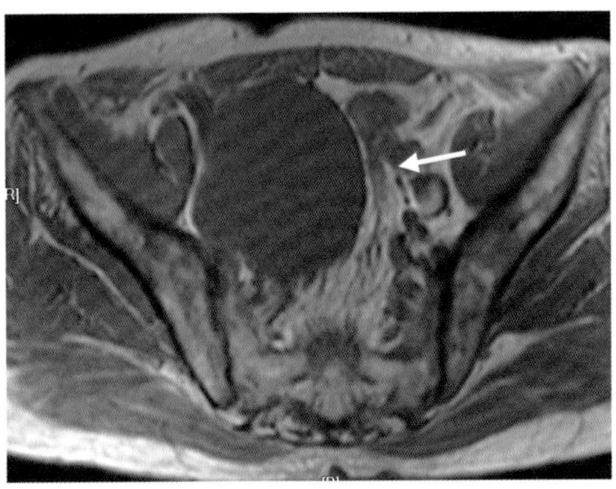

图 11　MRI T_1WI 轴位

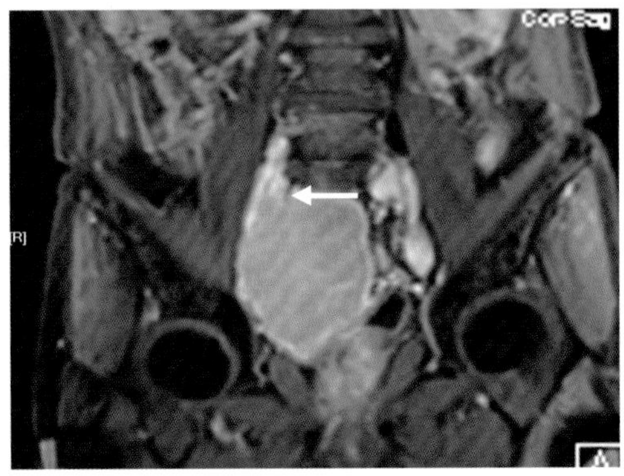

图 12　MRI T_1WI-FS 增强冠状位

定性征象分析

1. 基本征象：肿块体积较大，圆形，边界清楚，可见包膜。肿块密度均匀一致，呈软组织密度/信号，无囊变、出血、钙化等。增强扫描肿块均匀强化，MRI 静脉期增强，肿块边缘见包膜样均匀强化。

2. 特征性征象：

（1）肿块无论是在 CT，还是在 MRI 上表现出均匀一致的软组织密度/信号，无囊变、坏死。MRI 信号特征为 T_2WI 稍高信号，T_1WI 低信号。此密度和信号特征为淋巴瘤的表现（图 1～图 7）。

（2）CT 动态增强，于动脉期肿块呈中等度强化（图 3），CT 值从平扫 48 Hu 增高到 67 Hu。静脉期，强化程度较动脉期有减低，表现为恶性肿瘤的动态增强模式，但强化程度相对其他恶性肿瘤偏低。符合淋巴瘤的增强模式。

综合上述两个特征性的定性征象，盆腔肿块定性诊断为淋巴瘤。

综合诊断

男，77 岁。盆腔体积较大肿块，与盆壁和血管关系密切，盆腔内脏器向一侧推移。根据 CT 和 MRI 平扫＋增强，显示肿块呈异常均匀的密度和信号，T_2WI 为中等信号，CT 动态增强特征，首先应该诊断盆壁（腹膜外）淋巴瘤。

鉴别诊断

1. 与盆腔内腹膜外淋巴结来源的肿瘤鉴别：

(1) Castleman病：可发生于全身任何部位，表现为体积较大的软组织肿块，多呈分叶状，肿块内发生纤维瘢痕、钙化等病理改变，同时出现相应的CT、MRI表现，故密度和信号不均匀，增强呈持续、明显强化。这些征象均与淋巴瘤不同。

(2) 转移瘤：患者有原发肿瘤病史，单发淋巴结转移发生率较低，肿大的淋巴结有囊变、坏死，增强扫描呈不均匀强化。

2. 与盆腔腹膜外其他肿瘤鉴别：

(1) 神经鞘膜瘤：少数神经鞘膜瘤可发生于盆腔腹膜外，起源于盆壁的神经组织，神经鞘膜瘤CT密度低于淋巴瘤，MRI表现为明显的T_1WI低信号，T_2WI高亮信号，有囊变坏死，增强扫描强化程度明显高于淋巴瘤。

(2) 孤立性纤维瘤：CT平扫密度类似淋巴瘤，但MRI信号特征与淋巴瘤差别较大，呈T_1WI等信号，T_2WI偏低信号（含纤维组织），肿块内可见疤痕和钙化，增强为渐进强化。

手术探查

术中见右侧盆腔位置有一巨大肿物，直径约10 cm，质地稍硬，固定在腹膜后方，移动度差，有其中一段小肠与肿物表面有轻度粘连，易分离。沿肿物边界，切开后腹膜，钝、锐性分离，见右侧生殖血管在肿物表面通过，尚可分离，肿物与右髂外、右髂内血管粘连，边界欠清，难以完整分离，予姑息性分离。右侧输精管被肿物包绕粘连，予结扎离断。再游离右侧输尿管，见右侧输尿管中段被肿物完全包绕，考虑难以根治性切除肿物，决定行姑息性切除。

病理结果

1. 大体所见和镜下所见：盆腔肿物内小圆细胞肿瘤，倾向于淋巴造血系统肿瘤，待常规及免疫组织化学进一步诊断。病理观察肿块为肿大的淋巴结，切面灰白色，镜下见肿瘤由分布弥漫的小圆细胞构成（图13、图14）。

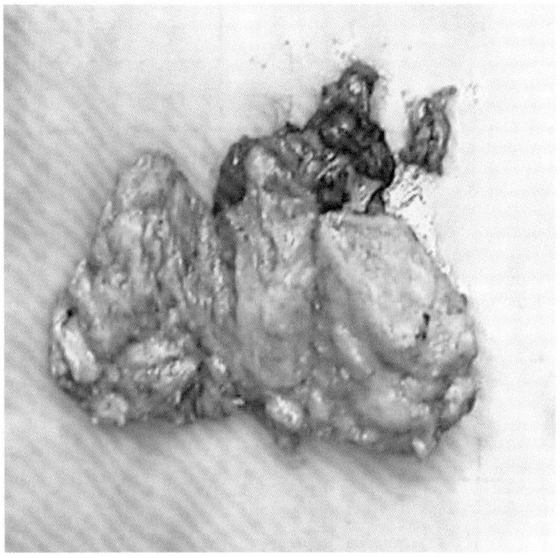

图13 大体标本

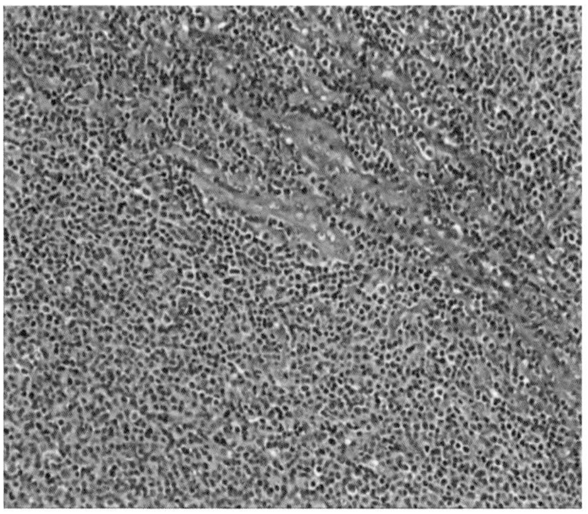

图14 HE染色（HE×200）

2. 免疫组织化学：CD20（+），CD79a（+），Pax-5（+），Bcl-2（+），Bcl-6（+），CD10 少量细胞（+），CD3（+），CD43（+），CD45RO（+），CD5 少量 T 细胞（+），CD21、CD23 显示 FDC 网（+），Ki67 个别滤泡约 60%（+），CK（-），CyclinD1（-）。

3. 原位杂交：EBER（-）。

4. 病理诊断：盆腔肿物（盆腔淋巴结）非霍奇金淋巴瘤，B 细胞来源，分型符合滤泡性淋巴瘤，Ⅱ级。

疾病综述

淋巴瘤是具有相当异质性的一大类肿瘤，虽然好发于淋巴结，但是由于淋巴系统的分布特点，使得淋巴瘤属于全身性疾病，几乎可以侵犯到全身任何组织和器官。因此，恶性淋巴瘤的临床表现既具有一定的共同特点，同时按照不同的病理类型、受侵部位和范围又存在着很大的差异。根据病理、临床特点以及预后转归等将淋巴瘤分为非霍奇金淋巴瘤（non-Hodgkin's lymphoma，NHL）和霍奇金淋巴瘤（Hodgkin's lymphoma，HL）两类。淋巴瘤在临床上为常见的恶性肿瘤，发病率较高，典型表现为多发性淋巴结肿大、累及器官，在 CT 和 MRI 上诊断不难。如果单个淋巴结发病，常常误诊为其他肿瘤。本例淋巴瘤发生于盆腔腹膜外，单发，体积较大，部位、数目和体积均为淋巴瘤的少见表现。但就肿瘤均匀一致密度和信号，强化特征，是典型淋巴瘤的表现，能观察到肿块的本身特征，可能会得出正确诊断。本病例的诊断另一关键问题就是定位问题，通过肿瘤与周围结构的关系确定肿块位于腹膜外，是诊断的基础步骤。

核心提示

男，77 岁。全身一般情况较差。于盆腔出现一与主诉所表现出的临床症状不一致的盆腔肿块。如要对本病例正确诊断，第一个关键点是对肿瘤的定位，在定位的基础上进一步定性诊断。肿瘤的 CT、MRI 表现为诊断的第二个关键点，通过对肿瘤的形态、密度/信号特征、强化程度和强化模式，能作出淋巴瘤的诊断。

参考文献

[1] 李禹兵，刘延香，路喻清. 非霍奇金淋巴瘤的研究进展 [J]. 现代肿瘤医学，2010，18（3）：620-623.
[2] 钟涛. 原发性肺淋巴瘤的螺旋 CT 表现及病理特点 [J]. 放射学实践，2013，28（4）：401-404.
[3] 王艳艳，原凌，杨继虎，等. 恶性淋巴瘤受累淋巴结的全身螺旋计算机层析成像表现 [J]. 肿瘤研究与临床，2011，23（6）：404-406.

〔郑晓林　李春芳　罗学毛〕

3.43　海绵状淋巴管瘤

临床资料

男，76岁。健康体检行B超检查发现左下腹部包块3天。

专科检查：左侧下腹部可及搏动性包块，大小约3 cm×3 cm×3 cm，无明显触痛，活动度差，边界清，光滑。双侧下肢动脉搏动正常。

辅助检查

实验室检查：血常规、肝功能、血脂分析、肾功能五项、空腹血糖未见异常。

B超检查：脐下7 cm偏左侧可见腹腔内7.6 cm×5.8 cm肿物，边界清，内部可见蜂窝状结构，分隔厚薄不一，最厚8 mm。

影像学资料

CT检查如图1～图7所示。

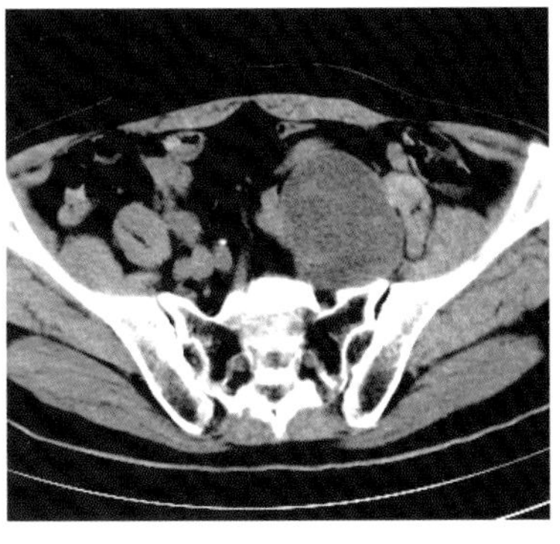

图1　轴位CT平扫

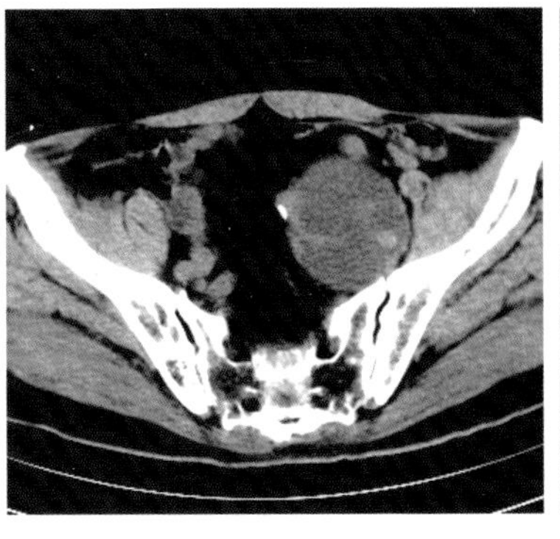

图2　轴位CT平扫

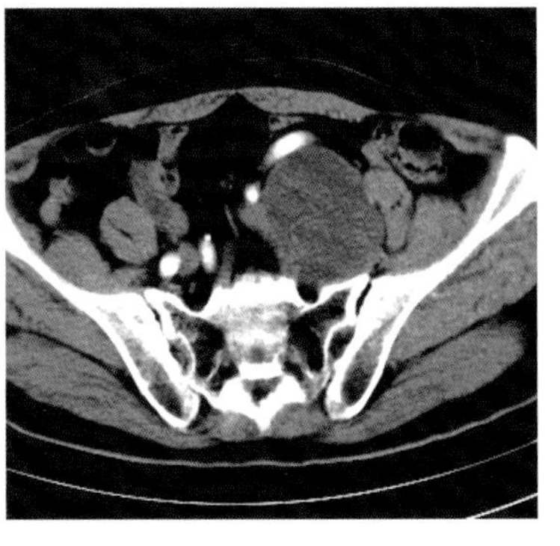

图3　CT动脉期

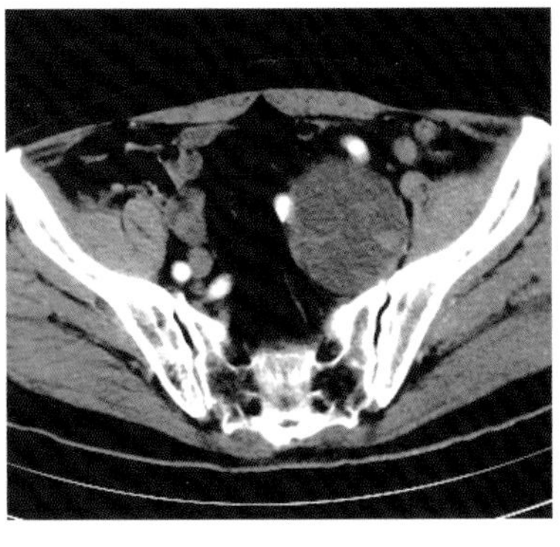

图4　CT动脉期

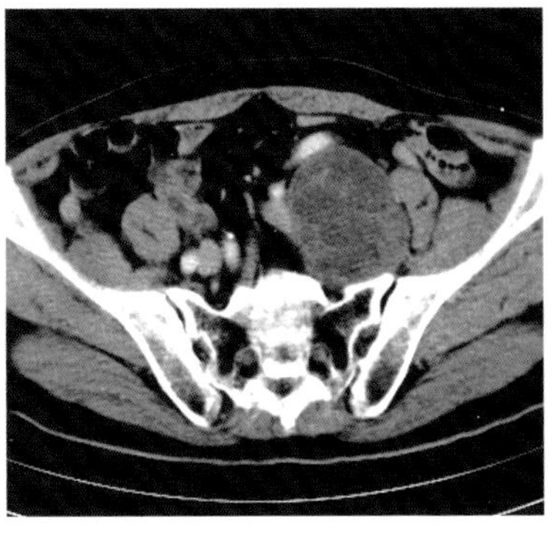

图5　CT静脉期

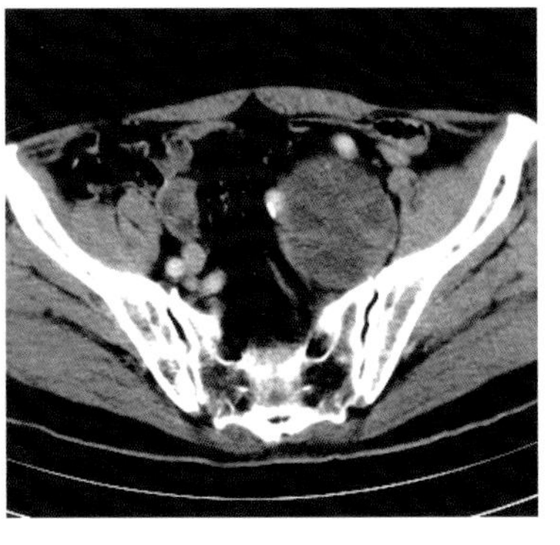

图6　CT静脉期

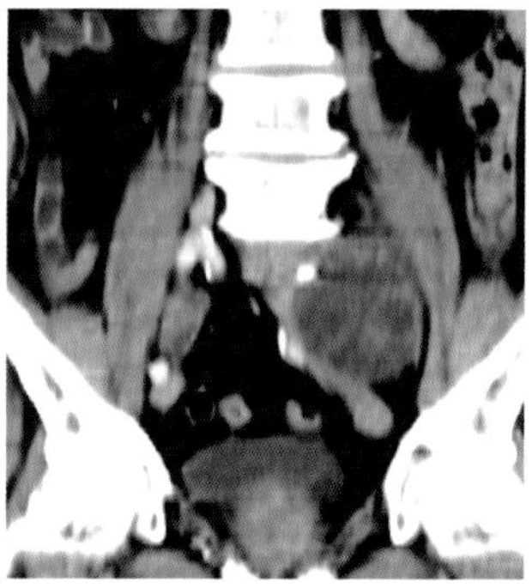

图 7 CT 冠状面静脉期

定位征象分析

1. 肿块中心位于左侧髂窝、脊柱左缘旁，沿间隙不规则生长。

2. 左侧髂腰肌、左侧髂内外动、静脉、邻近肠管等均受推压移位明显。病灶整体边界较清楚，与左侧盆壁、左侧髂腰肌脂肪间隙部分消失呈受压改变（图 8 白箭头示）；与左侧髂内、外动脉紧贴（图 8 黑箭头示），左骶前孔无扩大（图 8 白三角示）。

3. 左侧骶骨翼前脂肪间隙消失（图 9 黑线所示）。

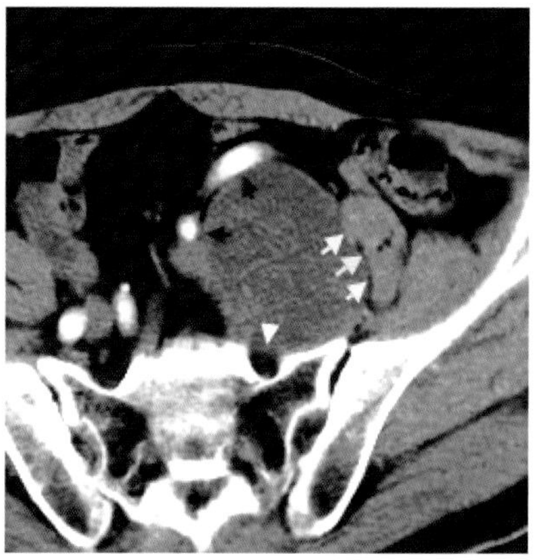

图 8 左侧髂腰肌（白箭头示）、左侧髂内外动脉（黑箭头示）及左骶前孔无扩大（白三角示）

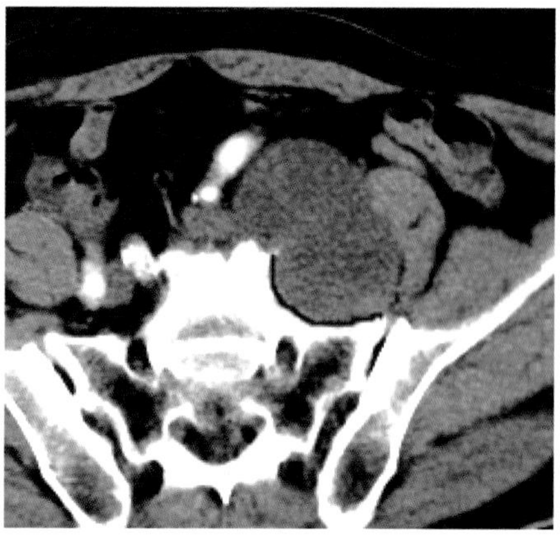

图 9 左侧骶骨翼前脂肪间隙消失

综合上述征象，肿块定位来源于左侧髂窝腹膜后间隙。

定性征象分析

1. 基本征象：病灶位于脊柱左侧缘、左侧腰大肌及左侧髂血管所构成的三角形间隙不规则蔓延生长，其内呈不规则蜂窝状团块状等低混杂密度影，蜂窝状低密度区 CT 值 10～20 Hu，其内可见迂曲条状等密度分隔影，增强扫描密实部分呈轻度不均匀强化，其内见片状低密度囊变区。

2. 特征性征象：病灶边界清，其内呈蜂窝状结构，增强扫描病灶分隔、囊壁有轻度强化。

综合上述基本征象和特征性定性征象，定性诊断考虑为淋巴管瘤。

综合诊断

男，76 岁。无症状，体检发现左下腹包块。根据 CT 平扫和增强扫描基本征象、特征性定性征象，结合B超提示肿物内部可见蜂窝状结构，提示诊断为海绵状淋巴管瘤。

鉴别诊断

淋巴管瘤发生部位多变，鉴别诊断的前提之一是进行准确的定位。本病例定位在左侧髂窝腹膜后，需与畸胎瘤、神经鞘瘤等相鉴别。

1. 畸胎瘤：肿块内可见脂质、毛发、骨头、牙齿等或呈囊性改变。
2. 神经鞘瘤：可见椎间孔扩大、强化明显。本例骶前孔无扩大，增强扫描病灶无强化。

手术探查

左侧中下腹经腹直肌切口10 cm，按层开腹，无腹水及粘连，肿物位于脊柱左侧缘、左侧腰大肌及左侧髂血管所构成的三角形间隙内，边界清楚，有完整的包膜，见左侧股神经紧贴肿瘤外侧缘，紧贴肿瘤包膜钝性分离，将其完整切除，分离至后方时可见左侧闭孔神经紧贴肿瘤后方通过。

病理结果

1. 大体所见：腹膜后囊性肿物大小6 cm×5 cm×2.5 cm，切面灰红灰黄，见多个小囊，质中。
2. 镜下所见：送检组织可见大小不一、扩张的管腔，管壁披覆扁平的上皮细胞，腔内可见粉染的液体和多少不等的淋巴组织，间质为纤维组织，可见较多淋巴细胞浸润和含铁血黄素沉着（图10、图11）。

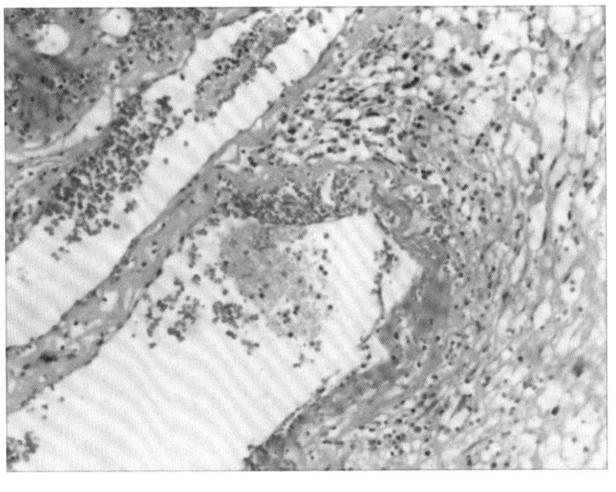

图10 HE染色（HE×100）示含铁血黄素

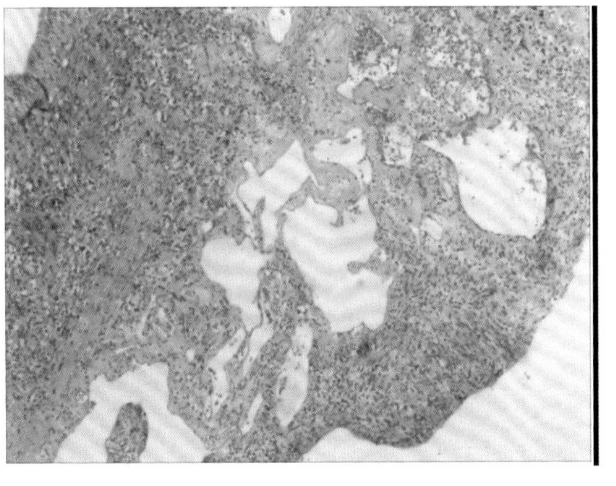

图11 HE染色（HE×100）

3. 病理诊断："腹膜后"海绵状淋巴管瘤伴陈旧性出血及泡沫细胞反应。

疾病综述

淋巴管瘤是一种较少见的良性病变，来源于中胚层，其病因至今仍无定论。据统计90%发生在2岁以下儿童，多见于颈部与腋部，发生于成人的淋巴管瘤极少数发生于腹腔（<1%）。成人腹腔淋巴管瘤以囊性多见，通常起病隐匿，临床表现多为无痛性巨大占位性病变，受累部位压迫症状，症状多无特异性，少数也可表现为急腹症。

由于淋巴管瘤的病理学分型主要依据淋巴管扩张程度不同，而CT与MRI可清楚显示淋巴管瘤内囊腔大小和组织特征，因此可进行初步分型诊断。

1. 囊性淋巴管瘤：为少数明显扩张的淋巴管形成，常为圆形或类圆形的囊性病灶，边界清楚，囊壁菲薄，囊内密度均匀，CT 值与水接近，MRI 显示为均匀的长 T_1 长 T_2 信号。位于盆、腹腔内者常可发展巨大，病灶可为单房囊性或多房分叶状，多房者其内可见不规则纤维分隔，增强扫描可见囊壁及纤维分隔轻度强化。邻近组织受压移位或被包绕，但无明显浸润。

2. 海绵状淋巴管瘤：为多发迂曲扩张的较大淋巴管形成，聚集而呈蜂窝状结构，病灶囊腔较囊性淋巴管瘤小，边缘不规则，部分可沿组织间隙延伸、包绕，与邻近组织分界欠清。海绵状淋巴管瘤病灶形态与海绵状血管瘤极为相似，但后者注射对比剂可见明显强化，而前者则无强化或仅见囊壁轻度强化。

3. 血管淋巴管瘤：为淋巴管瘤同时合并血管瘤的一种类型。影像学表现依其淋巴管和血管构成比例不同而表现不一，以淋巴管瘤为主者表现与淋巴管瘤相似，以血管瘤为主者则表现与血管瘤相近。

核心提示

腹部淋巴管瘤的临床症状与其他占位类似，缺乏特异性，但当出现以下征象时强烈提示淋巴管瘤的诊断：①病变形态不规则或呈囊袋样结构，囊内可见较多分隔；②体积巨大，但占位效应不明显；③具有“适应性生长或爬行性生长”的特性，与周围组织呈塑形改变；④血供不丰富。其中以病变的“爬行性生长”及巨大的体积与轻微的占位效应不相称对本病的诊断价值最大。

参考文献

[1] 张梦然，吴小丽，吴建胜，等. 成人腹腔淋巴管瘤 101 例综合分析 [J]. 医学研究杂志，2010，39 (4)：82-84.
[2] 陈孝柏，岳云龙，张建梅，等. 淋巴管瘤影像学诊断 [J]. 放射学实践，2011，26 (10)：1081-1084.
[3] 孙小丽，陈孝柏，王仁贵，等. 腹膜后囊性淋巴管瘤的 MSCT 诊断价值 [J]. 临床放射学杂志，2013，32 (5)：668-671.
[4] 郭学军，刘鹏程，王成林，等. 淋巴管瘤的影像学诊断与病理相关性分析 [J]. 临床放射学杂志，2006，25 (11)：1059-1062.
[5] 郭丽萍，郭晨光，李文菲，等. 少见成人腹部淋巴管瘤的 CT 表现和临床特点 [J]. 现代肿瘤医学，2016，24 (11)：1812-1816.
[6] 张敏，陈岩，陈海玲，等. 腹部淋巴管瘤的 CT 及 MR 表现 [J]. 临床放射学杂志，2009，28 (8)：1164-1166.

〔文正青 严德星 陈 忠 罗学毛〕

3.44 盆腔腹膜后神经鞘瘤

临床资料

男，64岁。右下腹痛1天。

患者无明显诱因出现右下腹持续疼痛，间有尿频、尿急、尿痛，排一次血尿。门诊B超提示下腹部实性占位性病变。拟“腹痛查因”入院。

专科检查：右下腹压痛，无反跳痛。血压无升高。

辅助检查

超声检查：下腹部近膀胱位置见一椭圆形混合回声包块，大小约10.0 cm×8.3 cm×6.8 cm，边界尚清，似见不完整包膜回声，内回声欠均匀，见不规则液性暗区。

实验室检查：AFP、CEA阴性。

影像学资料

CT检查如图1～图8所示。

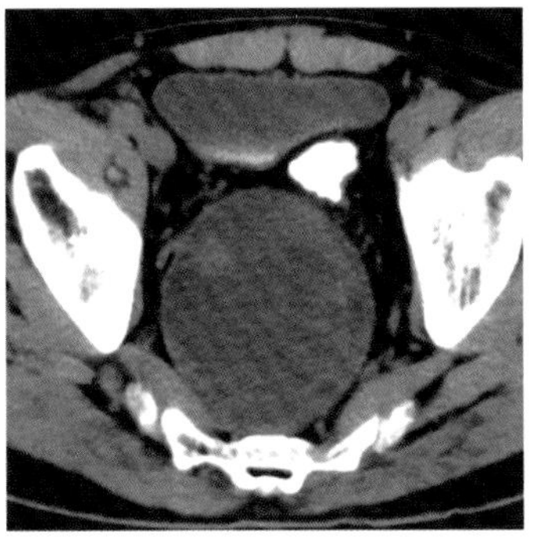

图1 轴位CT平扫

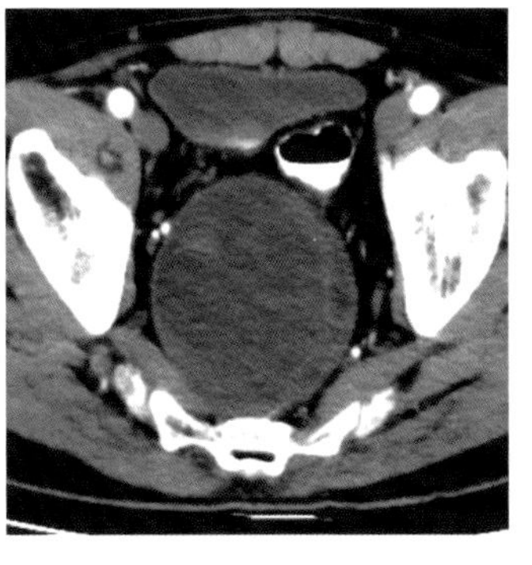

图2 动脉期

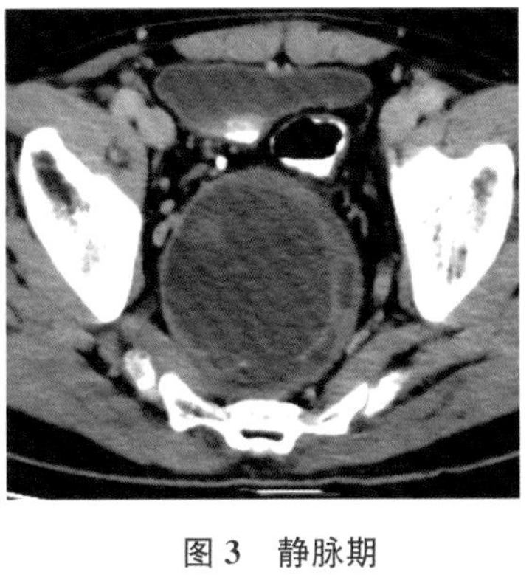

图3 静脉期

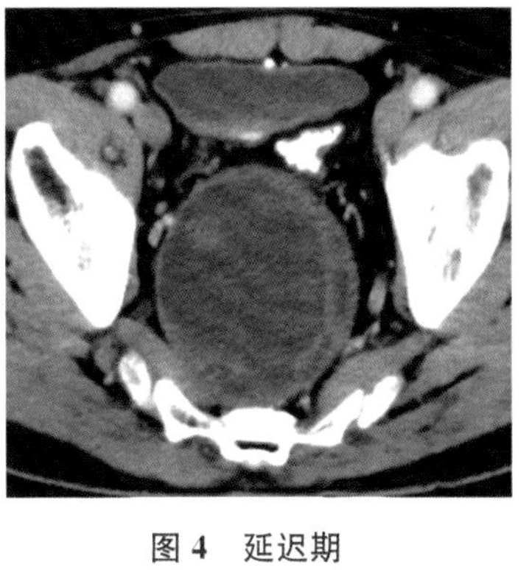

图4 延迟期

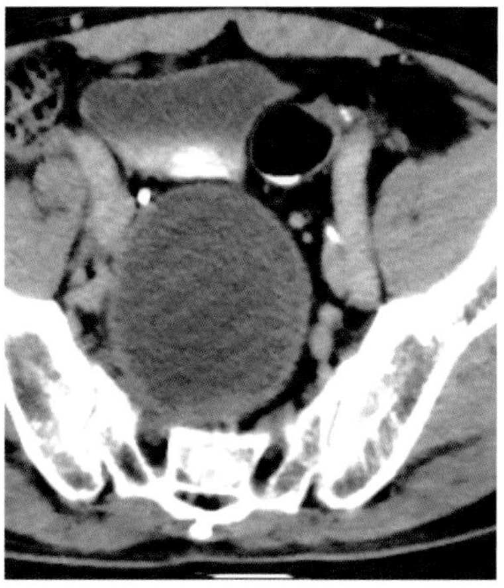

图 5　肿物后缘与椎间孔相通

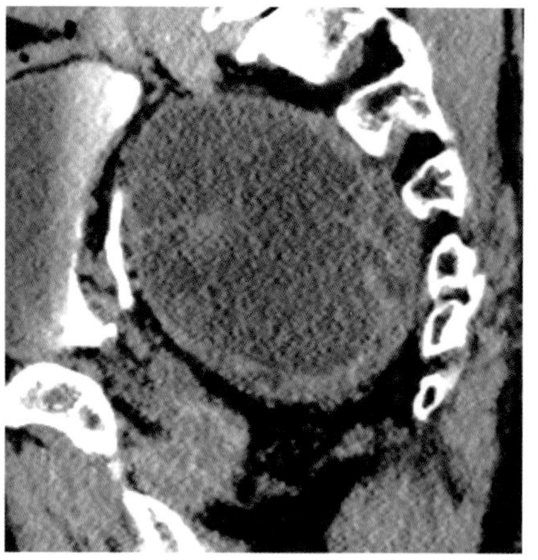

图 6　肿物后缘与椎间孔相通，右侧骶 2 椎间孔扩大

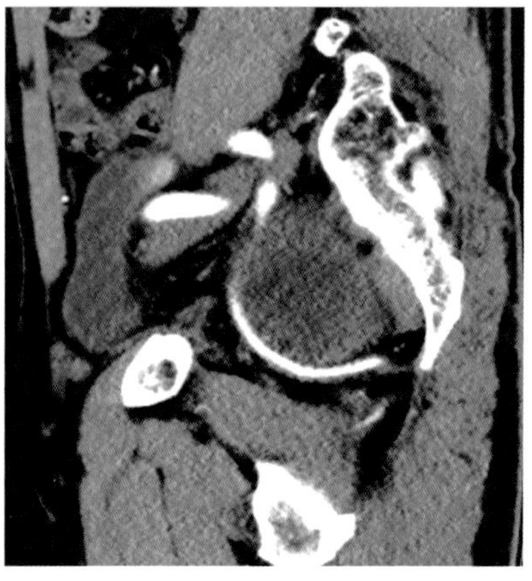

图 7　右侧髂内动脉受压前移

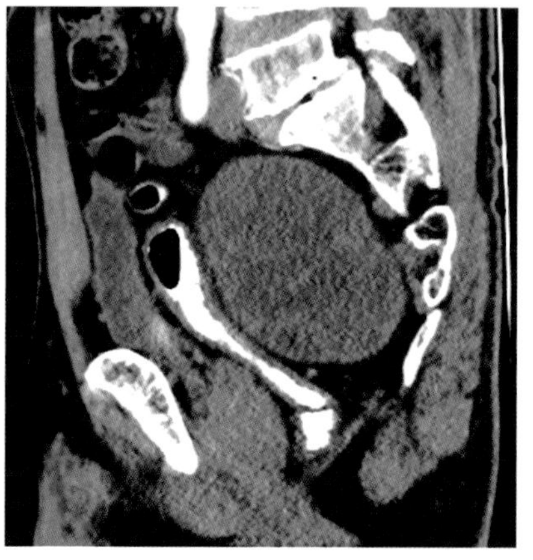

图 8　直肠、膀胱受压前移

定位征象分析

肿块位于盆腔腹膜后征象：肿物后缘紧贴骶椎，骶椎右侧第 2 骶孔较左侧扩大，第 2 骶孔与肿块见一蒂状结构相连。右侧骶前脂肪消失。膀胱、乙状结肠、髂内动脉等结构受压前移，肿物与周围组织分界清晰。

综上所述，肿物定位来源于盆腔腹膜后肿瘤。

定性征象分析

1. 基本征象：肿物为类圆形，边界清晰，肿物密度不均匀，内部可见大片低密度无强化区，周边实性部分增强扫描呈渐进性明显强化。

2. 特征性征象：

（1）肿物边界清晰，与周围器官结构分界清晰，无周围侵犯，提示为良性肿瘤。

（2）图 1 平扫显示肿物密度不均匀，周边实性部分为等密度，中心为大片低密度区；图 2～图 4 显示增强后病灶周边实性部分呈渐进性明显强化，中心大片低密度区为无强化囊变坏死区，这是神经鞘瘤较为特征性的定性征象。

综合上述一般征象和特征性定性征象，定性诊断为腹膜后神经鞘瘤。

综合诊断

男，64 岁。因腹痛发现盆腔肿物，实验室检查各项肿瘤指标正常，无血压升高。根据 CT 平扫和增强扫描检查特征性定位、定性征象，诊断为盆腔腹膜后良性神经鞘瘤伴囊变可能性大。

鉴别诊断

因患者为男性，盆腔内肿块的鉴别诊断较女性患者大大缩小。针对男性盆腔肿块，可分为腔内肿块和腹膜后肿块。鉴别的关键点是定位。盆腔腹膜后肿瘤除好发神经鞘瘤外，还有神经纤维瘤、副神经节瘤，神经纤维瘤发生大囊变少见，且多为全身神经纤维瘤病的局部表现；功能性副神经节瘤可分泌儿茶酚胺，引起高血压等全身症状。其余还包括间叶组织来源的纤维性肿瘤和血管性肿瘤，其密度和信号较均匀，强化也明显。

手术探查

剖开后腹膜见一巨大包块，位于直肠后方，表面光滑，大小约 13 cm×10 cm×7 cm，肿物蒂部粘连骨盆，切断肿瘤蒂部后完整分离肿物取出。

病理结果

1. 镜下所见：送检物为纤维囊壁组织，未见内衬上皮，囊壁内见梭形细胞呈旋涡状、束状排列，细胞无明显异型性，核分裂少见；囊内见血块及纤维素性渗出（图 9）。

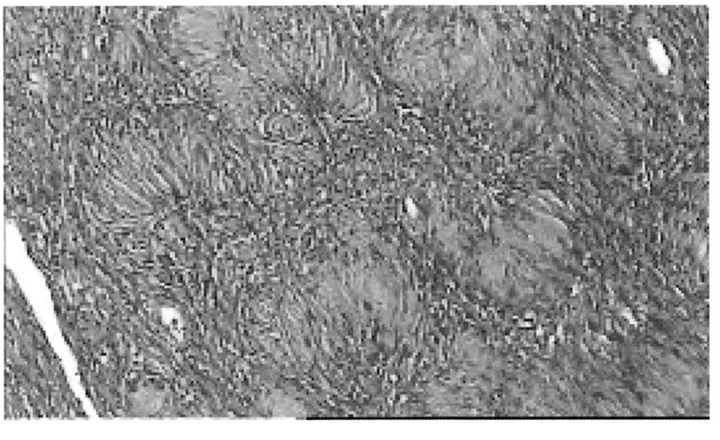

图 9 HE 染色（HE×100）

2. 免疫组织化学：梭形细胞 NF(＋)，S-100(弱＋)，Desmin 小灶(＋)，CD34(＋/－)、CD68(＋/－)。

结合 HE 形态和免疫组织化学结果，符合神经鞘瘤伴出血囊变。

疾病综述

腹膜后神经鞘瘤起源于脊神经鞘细胞，故好发于脊柱旁、肾脏内侧和盆腔骶前区等神经组织丰富的部位。本病常发生于 20～50 岁成人，男性较女性稍多。腹膜后神经鞘瘤体积多较大，直径多>5 cm。

神经鞘瘤来源于神经膜细胞，包括 Antoni A 区和 Antoni B 区，A 区富含细胞，不易发生囊变；B 区瘤细胞稀疏，常发生黏液变、囊变和出血。由于同时存在 Antoni A 区和 Antoni B 区，平扫密度多不均匀，瘤体大者可见坏死、囊变区，完全囊变者可形成厚壁假囊肿样改变。

神经鞘瘤强化形式多种多样，典型者为渐进性延迟强化，强化方式可以均匀，也可以不均匀片状强化、絮状强化、线条状强化、环形强化。完全囊变者囊壁呈轻至中度强化。延迟强化是由于肿瘤中大量黏液样基质导致对比剂吸收延迟所致。

核心提示

本病例诊断的关键点是定位，注意与骶孔的关系，结合其典型的囊实性肿物并渐进性延迟强化的特点，有助于腹膜后神经鞘瘤的诊断。

参考文献

[1] 楼俭茹，郑田玲，彭丽，等. 腹膜后良性神经鞘瘤的影像学特征 [J]. 中国医学影像学杂志，2012，20 (8)：596-599.

[2] 王一，李姗姗，尹相媛，等. 周围神经鞘瘤的 CT 和 MRI 分析 [J]. 医学影像学杂志，2012，22 (1)：71-74.

[3] 田彤彤，杨国美，胡晓华，等. 腹膜后囊性神经鞘瘤 CT 表现 [J]. 实用放射学杂志，2014，30 (6)：1061-1062，1070.

[4] 陆伟忠，钱林清，付引弟，等. 腹膜后良性神经鞘瘤的 CT 表现分析 [J]. 医学影像学杂志，2011，21 (7)：1042-1044.

〔陈　忠　谭仲伦　高明勇　罗学毛〕

3.45 非肿块型强化乳腺癌

临床资料

女，43 岁。“发现右侧乳腺肿物半年，增大明显 1 个月。”患者于半年前自行扪及右侧乳腺一肿物，如鸡蛋般大小，无伴乳房疼痛，瘙痒，乳头溢液等不适。曾求诊当地医院，予口服药物及外用膏贴治疗（具体不详），症状未见好转。1 个月前患者自觉右侧乳腺肿物增大明显，伴右侧腋窝结节，求诊我院，行彩超检查和 MRI 检查。

专科检查：双乳外观较对称，双乳皮肤无红肿，无溃烂，酒窝征（一），橘皮征（一），双乳头无明显凹陷，无溢血及溢液，右乳外上象限可扪及大小约 7.0 cm×3.0 cm 肿物，质硬，活动度可，边界欠清，无压痛。左乳未能扪及明显肿物。右侧腋下扪及一肿大淋巴结，大小约 1.5 cm×1.0 cm，质中，活动度可，界清，无压痛。

辅助检查

胸部 X 线摄影未见异常。

数字化乳腺 X 线摄影：双侧乳腺呈致密型，左侧乳腺符合 BI-RADS Ⅲ类改变；右乳外上象限团片状增厚，右乳晕后方良性钙化，右侧乳腺符合 BI-RADS Ⅳb 类改变（图 1、图 2）。建议进一步行 MRI 检查。右腋下稍大淋巴结。

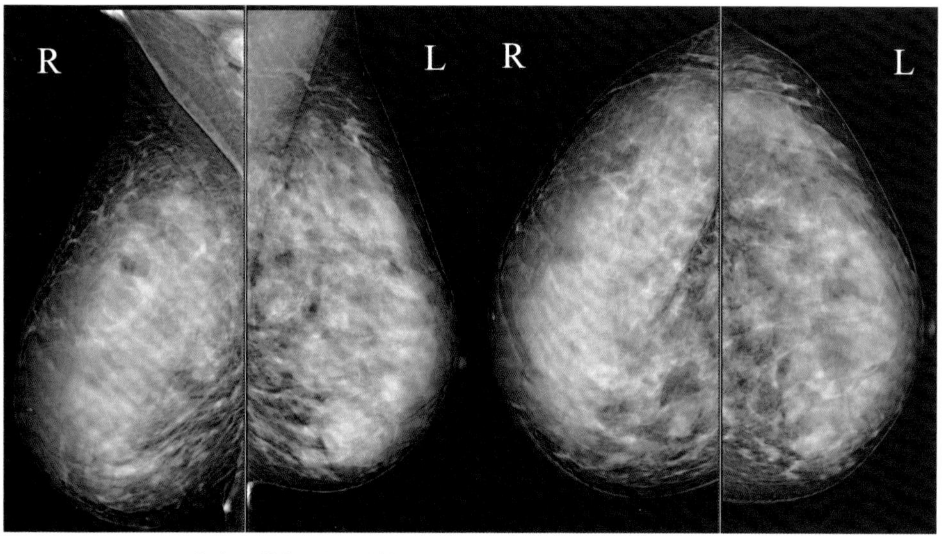

图 1 乳腺 X 线摄影（侧斜位） **图 2 乳腺 X 线摄影（头尾位）**

实验室检查：AFP、CEA、CA19-9、非小细胞肺癌相关抗原均未见异常。

影像学资料

乳腺 MRI 检查如图 3～图 10 所示。

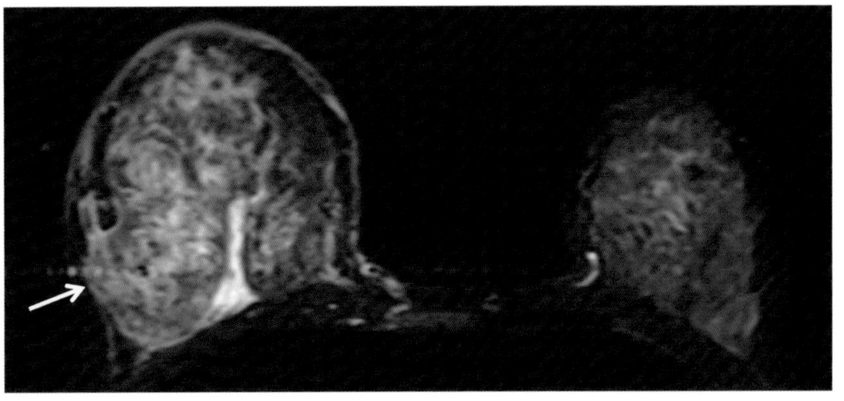

图 3　T_2WI-FS 轴位右侧乳腺较左侧乳腺明显增大

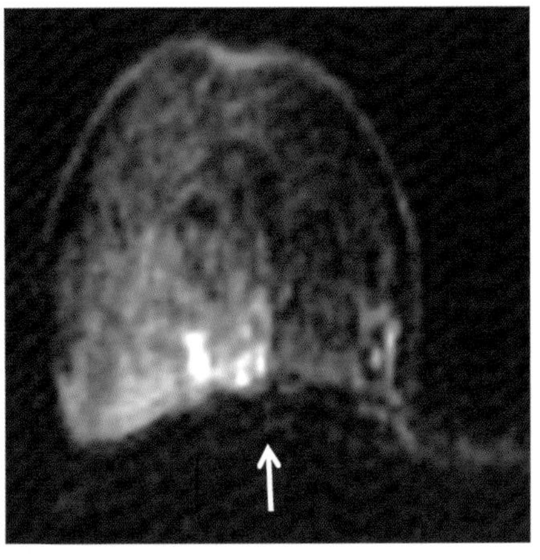

图 4　轴位 DWI（b=1000 s/mm^2）

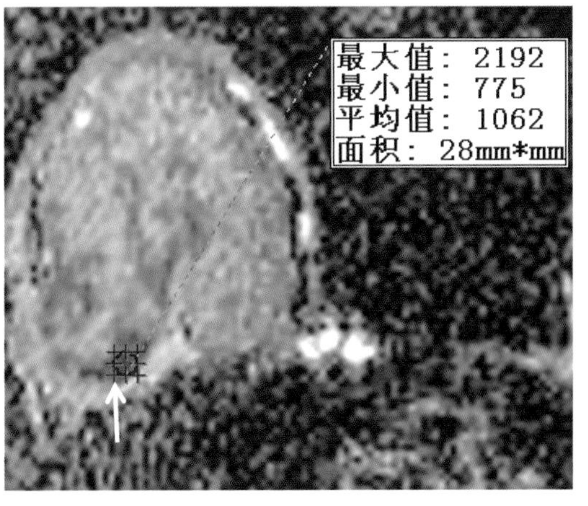

图 5　ADC 图轴位

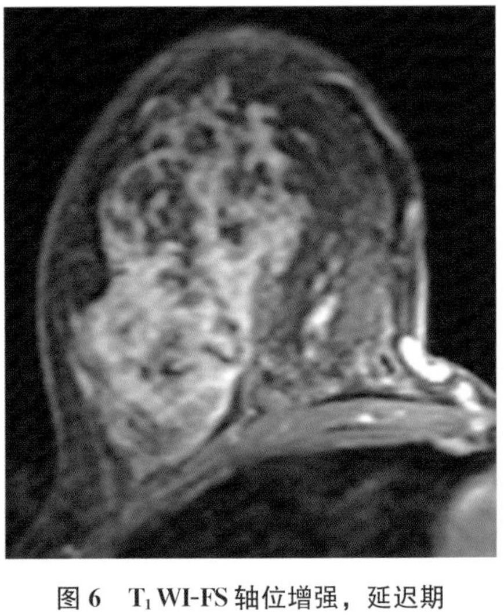

图 6　T_1WI-FS 轴位增强，延迟期

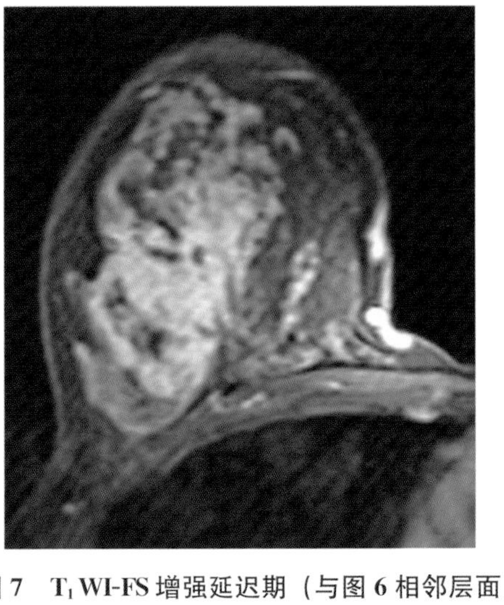

图 7　T_1WI-FS 增强延迟期（与图 6 相邻层面）

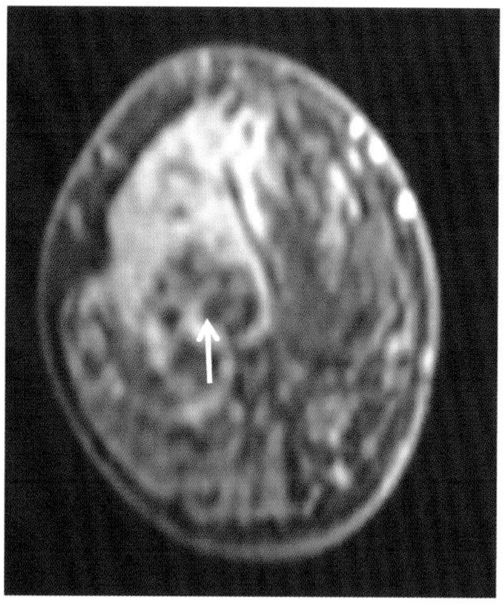

图 8 T_1WI-FS 冠状位增强延迟期

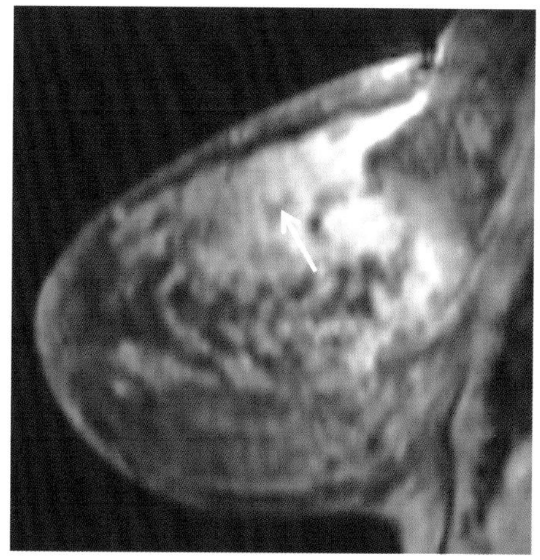

图 9 T_1WI-FS 矢状位增强延迟期

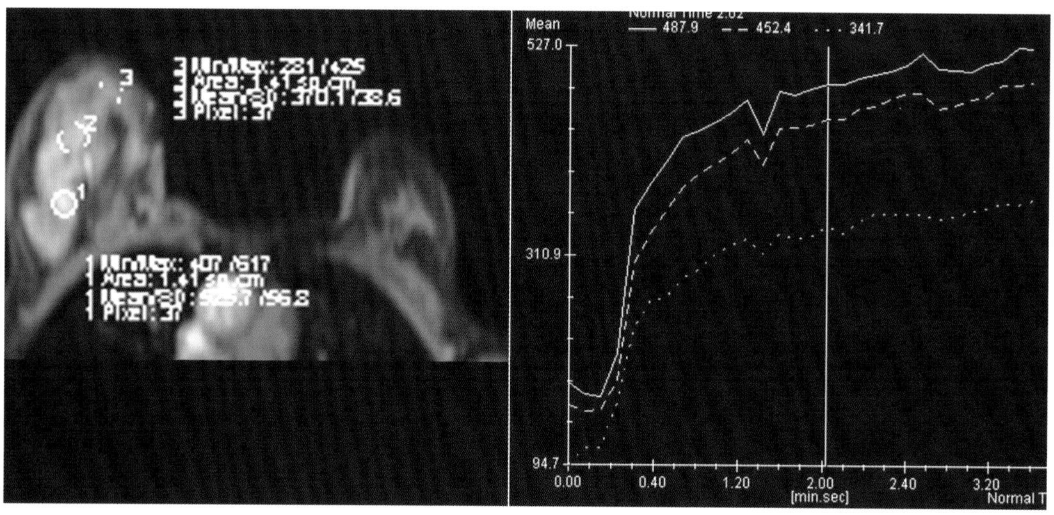

图 10 多期动态增强左图为右侧乳腺病变取兴趣区的部位，右图为各兴趣区的动态增强曲线

定位征象分析

病变位于右侧乳腺外侧偏上部，占据乳腺大部分，以下征象提示乳腺病变来源于腺体组织，而非来源于乳腺间质。

1. 乳腺 X 线摄影：侧斜位和头尾位显示病变部位密度增高，腺体增厚，与周围的正常乳腺腺体结构呈相互移行关系，未见线状脂肪间隔影（图 2）。

2. MRI：T_2WI、增强扫描，显示病变分布与乳腺腺体一致，前部病变内见乳腺结缔组织。异常信号病变与内侧正常腺体无界限，正常腺体不受病变推移、移位（图 6）。

3. 病变呈不均匀软组织信号，未见囊状或管状含液体结构，说明病变部位在导管内。

根据上述征象，右侧乳腺病变来源于乳腺腺体。

定性征象分析

1. 基本征象：MRI T_2WI 显示右侧乳腺增大，使左右乳腺不对称（图 3）。右侧乳腺外、上部分腺体结构异常，前部增厚、后部呈块状。病变边缘不清，与正常腺体无分界，并占据右侧乳腺大部分。T_2WI 呈高信号，DWI 病变信号不一致，后部信号高于前部，ADC 图，仅见后部局部低信号，其余为等信号。增强呈片状、分支状、节段状明显强化，动态增强曲线为渐进性曲线。乳腺 X 线摄影、T_2WI、增强，病变周围均无渗出性改变。

2. 特征性征象：

（1）乳腺 X 线摄影表现为右侧腺体增厚改变，以外侧、上部为主，边缘清楚，周围脂肪密度无增高；同时未见线状脂肪包膜征。虽然病变无明显腺体扭曲、钙化，但提示为肿瘤性病变（图 1、图 2）。

（2）MRI T_2WI-FS 病变呈高信号，病变后部外侧缘突破皮下脂肪，沿 Cooper 韧带蔓延，同时见皮下脂肪清晰（图 3 箭头示），提示乳腺病变为恶性肿瘤的生长、浸润方式。

（3）DWI 病变后部较前部弥散受限，呈片状高信号（图 4 箭头示），ADC 图，后部呈局灶性低信号，该处 ADC 值减低，为 1.06×10^{-3} mm^2/s（图 5 箭头示），病灶后部为典型的恶性肿瘤的 DWI 表现。

（4）图 6～图 9 为轴位、冠状位和矢状位的增强图像（延迟期），显示右侧乳腺病变为非肿块样强化改变，强化形态呈分支状、地图状和节段状，均为非肿块型乳腺癌的强化特征，并见有乳腺悬韧带增厚、强化。动态增强所取兴趣区曲线均呈渐进性强化（图 10），与肿瘤内含有较多的纤维组织有关，也与肿瘤的分化程度有关。

综合上述一般征象和特征性定性征象，定性诊断为右侧乳腺非肿块型乳腺癌。

综合诊断

女，43 岁。右侧乳腺增大半年，近来增大明显，抗感染治疗无效。X 线检查病变双侧乳腺不对称、右侧腺体增厚，边缘清楚。MRI 显示病变分布弥漫，与正常腺体移行，病变侵犯局部皮下脂肪使其中断，乳腺悬韧带增厚。DWI 病变内有弥散受限组织，ADC 值减低。增强病变呈分支状、地图状、节段状强化。综合上述资料，支持非肿块型乳腺癌的诊断。

鉴别诊断

根据本病例乳腺病变的表现，病变来源于乳腺腺体，而非来源于间质和导管内，故鉴别诊断需要与弥漫性乳腺腺体病变相鉴别：

1. 乳腺炎症：为弥漫性病变，从分布上类似本病例病变。但该患者无红、肿、发热、压痛等炎症症状，X 线和 MRI 腺体周围脂肪清晰，无渗出性表现。炎性病变常形成肉芽肿或脓肿，增强表现为环状或结节状明显强化，与本病例分支状、地图状和节段样强化不同。

2. 乳腺增生性腺病：病变呈片状、节段样分布，病史较长，病变逐渐增大。X 线上表现为乳腺增厚，边缘因纤维组织增生，出现粗长、密集的毛刺。MRI，T_2WI 信号因纤维组织丰富，信号低于乳腺癌，甚至病变显示不如 X 线摄影清楚，增强为延迟强化。

3. 小叶肉芽肿性乳腺炎：发病年龄多见 30 岁左右的青年妇女，哺乳期之后，病史多为 3 个月。MRI 上病变呈一侧或节段分布，T_2WI 呈高信号，边缘模糊，皮下脂肪 T_2WI 为高信号，可见皮肤局限性积液。病灶内见小蜂窝状病变，DWI 弥散明显受限，增强呈明显环形强化（为小脓肿形成）。皮肤局限性积液和小脓肿形成为此病的特征性改变，可与乳腺癌鉴别。

手术探查

取右乳外上象限放射状切口，见肿物约 7 cm×3 cm×3 cm，质硬，边界欠清，无完整包膜。切除右乳外上象限肿物及周围少量组织。肿物送冷冻病理学检查，术中冷冻病理结果：（右乳）乳腺浸润性癌。

前哨淋巴结探查：在乳晕周边注射亚甲蓝，术中探及蓝染、质硬、直径 0.5～0.8 cm 前哨淋巴结送检。术中见腋窝多发肿大淋巴结，直径 1.3～1.5 cm 不等，质硬，无明显粘连。

病理结果

1. 大体所见和镜下所见：右侧乳腺肿块大体标本形态不规则，呈灰红色和灰白色。镜下观癌细胞位于导管内外，为浸润型。另有原位癌，癌细胞充满腺泡和导管，位于基底膜内。(图 11～图 13)

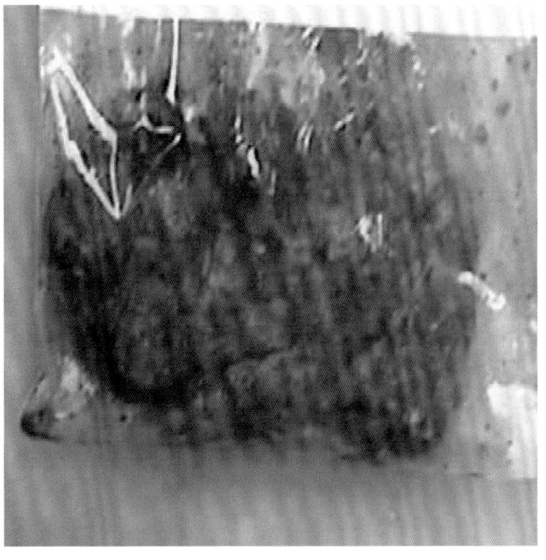

图 11 大体标本

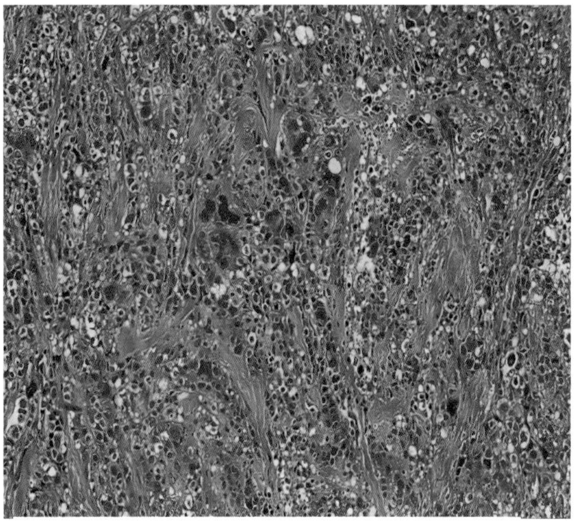

图 12 HE 染色（HE×200）

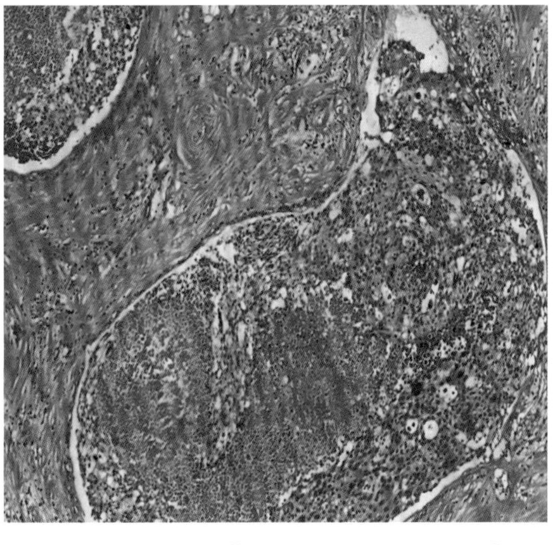

图 13 HE 染色［HE×100（原位癌区域）］

2. 免疫组织化学：ER（－），PR（－），HER2（＋），Ki67 约 90%（＋），E-Cad（－），P120 浆（＋），CK5/6（＋），S-100 个别细胞（＋），CD68 少量组织细胞（＋），Vim（－）。

3. 病理诊断：右乳肿物，乳腺多形性小叶癌。Ⅲ级（Nottingham 组织学分级评分：腺管形成 3 分，核多形性 3 分，核分裂计数 3 分，总评分 9 分），合并乳腺小叶原位癌。局灶神经见癌侵犯，个别脉管可见癌栓。淋巴结见癌转移（右乳前哨淋巴结 1/1，右侧腋窝淋巴结 27/39）。

疾病综述

乳腺癌是女性最常见的恶性肿瘤，位居女性全部恶性肿瘤的第一位。随着乳腺癌的早期诊断以及多学科治疗观念的建立，乳腺癌患者5年无病生存率由20世纪80年代早期的70%左右提高至2011年的85%，这种进步主要归功于对不具备典型乳腺癌表现的非肿块型乳腺癌（即在两个不同的扫描方向上不具备空间占位效应）的认识。非肿块型乳腺恶性病变因其缺乏典型肿块超声特征，常易导致误诊或漏诊。X线检查，随着数字化技术的应用改进及诊断水平的提高，非肿块型乳腺癌的发现率日益增加。

非肿块样强化病变的定义来源于BI-RADS-MRI，指在MRI图像上无占位效应的一类病变。常规MRI的T_1WI和T_2WI扫描对非肿块样强化类病变多不易显示（T_1WI呈等或稍低信号，T_2WI压脂呈不均匀稍高信号，与正常的腺体信号较难分辨），然而可通过功能成像、增强扫描后病变的强化特征来反映非肿块样强化形态学变化。非肿块样强化类病变的MRI诊断分析指标包括病灶形态学特征，时间-信号强度曲线（time signal intensity curve，TIC），动态变化和扩散加权成像（diffusion weighted imaging，DWI），表观扩散系数（apparent diffusion coefficient，ADC）。非肿块样强化的形态学特征包括局灶性分布、线样分布、节段性分布、区域性分布（地图样或片状）。

本病例的非肿块型乳腺癌病变在某些方面表现不典型，如X线上无腺体扭曲、钙化灶，MRI的DWI肿瘤大部分弥散无受限，动态曲线呈缓慢上升型，极易与良性病变混淆，为诊断带来一定困难。但病变表现出浸润性生长，部分组织DWI弥散受限，和增强后表现出的强化方式，为非肿块型乳腺癌提供重要的诊断依据。

核心提示

本病例临床表现为近期患侧乳腺增大明显，无炎症症状。X线、MRI显示病变邻近的皮下脂肪清晰，提示为肿瘤性病变。从病变本身的表现，能明确病变来源于乳腺腺体，而非来源于乳腺间质和导管，又根据病变边缘具有浸润性生长、局部组织弥散受限、典型的强化形态，能作出正确诊断。

参考文献

[1] 郑少燕，林黛英，曾向延，等. 非肿块型强化乳腺癌的MRI诊断及鉴别诊断 [J]. 影像诊断与介入放射学，2016，25（1）：29－34.

[2] 谭艳娟，包凌云. 非肿块型乳腺癌的影像学诊断进展 [J]. 中国临床医学影像杂志，2016，27（4）：288－290.

[3] 王瑞，李万花，李丽环，等. 动态对比增强MRI定量参数与乳腺癌预后因子的相关性研究 [J]. 中华放射学杂志，2016，50（12）：950－953.

〔郑晓林　罗学毛〕

3.46 乳腺叶状肿瘤

临床资料

女，41岁。发现左侧乳腺肿物15年，快速增大1年。患者无意中发现左侧乳腺肿物，无明显疼痛、发热、乳头溢血溢液、反复溃烂、结痂等。

专科检查：左侧乳腺乳房明显增大，上方、中央区扪及一个约6 cm×5 cm的卵圆形肿物，质地中等，边界不清，表面平，无明显压痛，活动度好，腋窝淋巴结无肿大。

右侧乳腺未扪及明显肿物，腋窝淋巴结未触及肿大。双侧锁骨上窝未扪及明显肿大的淋巴结。双侧上肢均无水肿。

辅助检查

实验室检查：肝功能、肾功能及三大常规未见异常。

乳腺彩超检查：左侧乳腺约10～3点钟位置见大小约9 cm×4 cm的低回声团，内回声强弱不均，呈分叶状，边界清，形态不规则。CDFI：内见条状血流信号；考虑BI-RADS-US分级：Ⅳ级。

影像学资料

乳腺钼靶如图1、图2所示（左侧乳腺）。

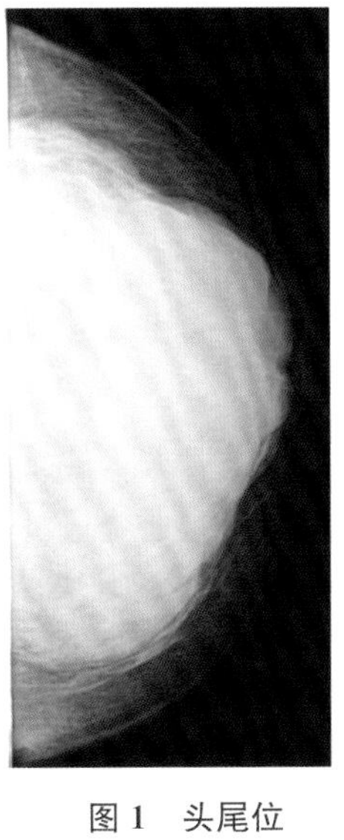

图1 头尾位

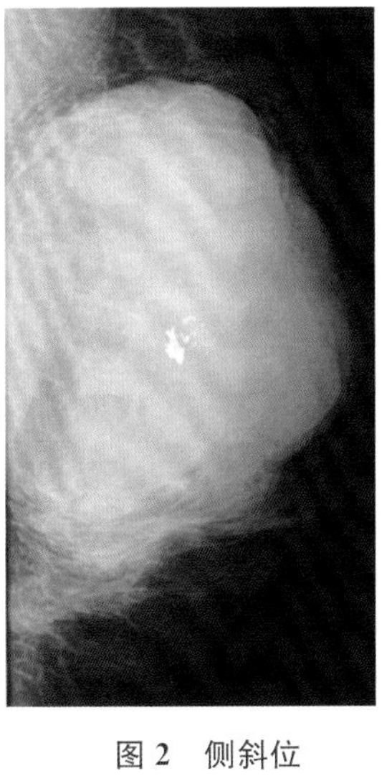

图2 侧斜位

MRI 检查如图 3～图 11 所示。

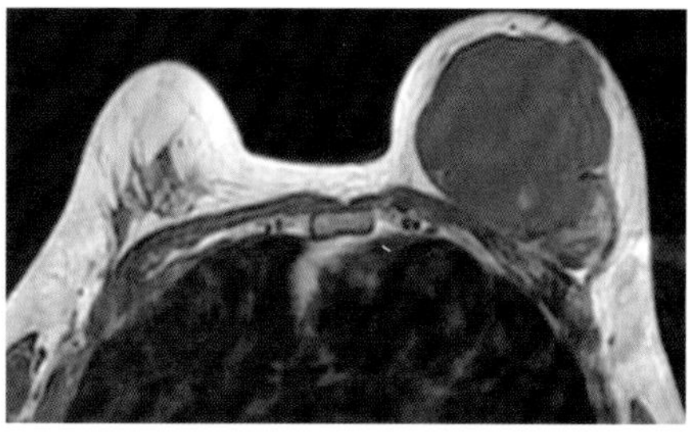

图 3　横断 T_1WI

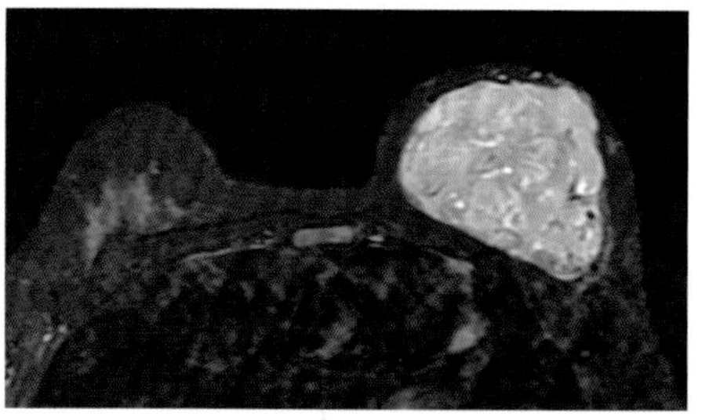

图 4　横断 STIR

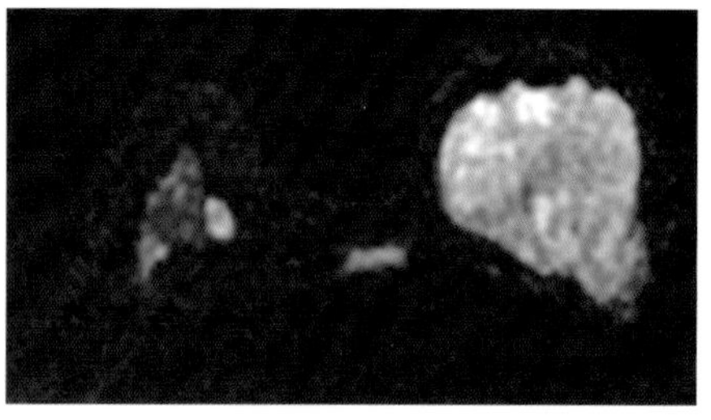

图 5　横断 DWI（b=800 s/mm²）

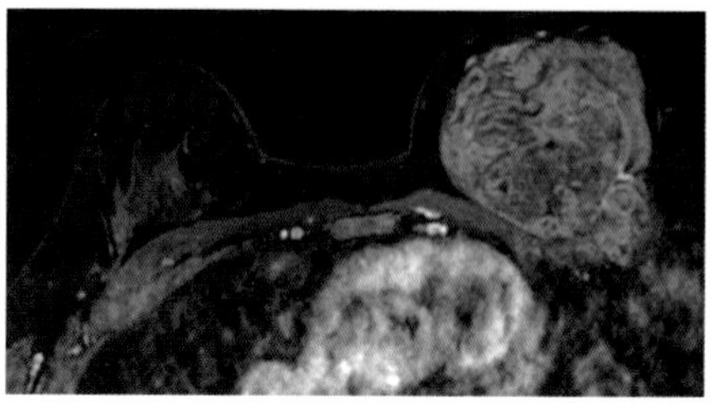

图 6　横断动态增强 2 期

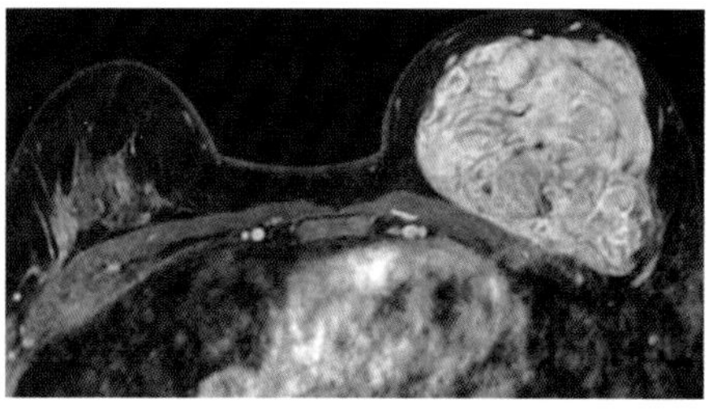

图 7　横断动态增强 3 期

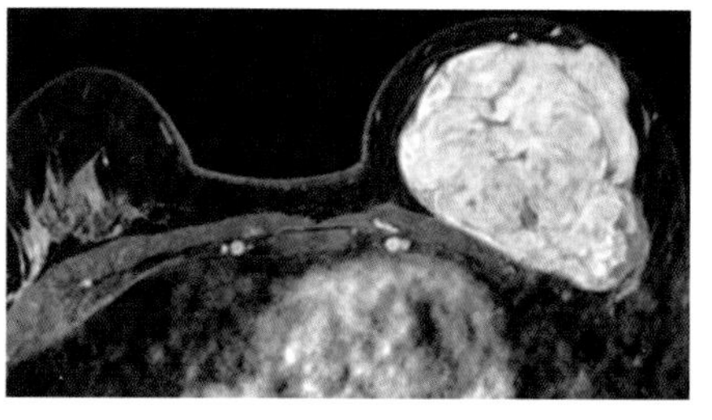

图 8　横断动态增强 5 期

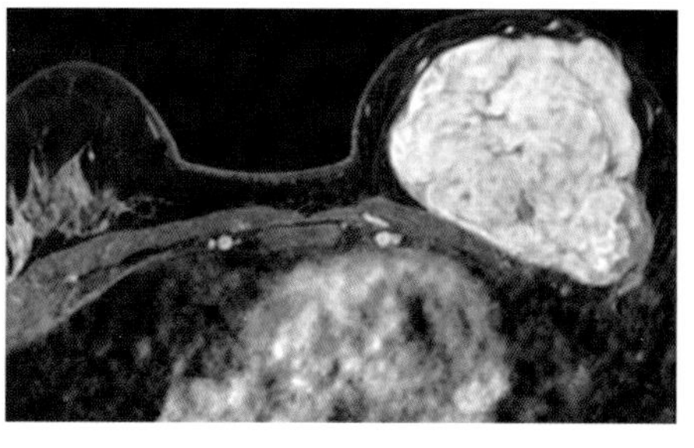

图 9　横断动态增强 7 期

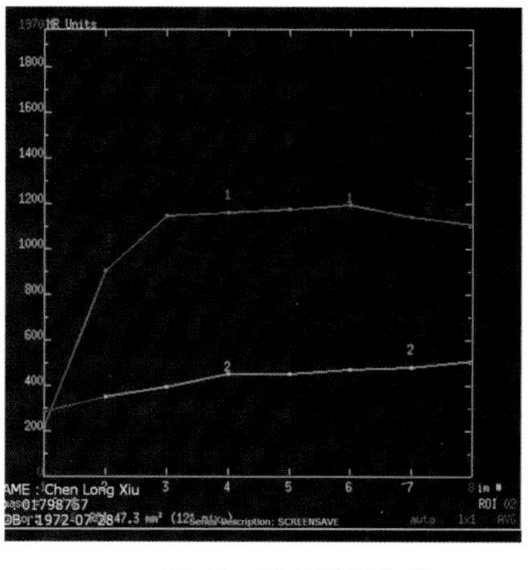

图 10　动态增强曲线

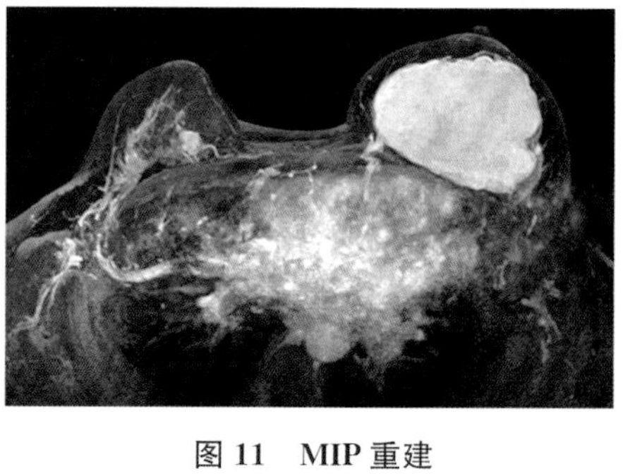

图 11　MIP 重建

定位征象分析

左乳腺内占位病灶。

定性征象分析

1. 基本征象：钼靶显示左乳腺见不规则巨大软组织肿块影，边界清晰，内见成堆钙化灶。MRI 显示分叶状类圆形占位病灶，呈多结节融合，边界清晰；T_1WI 呈稍低信号，内见斑片状、片状稍高信号影；STIR 呈不均匀稍高信号，内见裂隙状更高信号影，DWI 呈斑片状高信号，ADC 减低，增强扫描明显不均匀强化，增强早期呈快速流入，动脉曲线为平台型。

2. 特征性征象：

（1）形态：分叶状（大部分），呈多结节融合；类圆形；边界清晰。

（2）图 4 显示肿块内见 T_2WI-FS 裂隙状更高信号影，T_1WI 呈等信号，动脉增强呈渐进性强化。

（3）图 4 见 STIR 低信号纤维分隔影。

（4）DWI 呈高信号，ADC 减低。

（5）增强扫描：实性部分呈快速渐进性强化，动态曲线：Ⅱ型。

（6）图 11 血管丰富：病灶周围见迂曲增粗的静脉（病灶较大，压迫静脉导致静脉回流受阻所致）。

综合诊断

女，41 岁。左乳腺肿块 15 年。近 1 年明显增大，质地中等，边界不清，表面平，无明显压痛，活动度好，腋窝无肿大淋巴结，实验室检查未见明显异常；钼靶、MRI 显示巨大肿块，分叶状，边界清晰，可见钙化，STIR 裂隙状更高信号影，DWI 呈高信号，增强扫描明显强化，周围静脉受压曲张。综上所述，考虑左侧乳腺纤维上皮类肿瘤，叶状肿瘤可能性大。

鉴别诊断：乳房纤维腺瘤，较叶状肿瘤小，生长缓慢，无裂隙征。

手术探查

1. 大体所见：左侧乳腺肿物位于外上象限，约 9 cm×6 cm，肿瘤切面边界清楚，颜色灰白，质地中等，可见小囊腔，无坏死、无出血区，皮肤、胸肌无侵犯（图 12）。

2. 镜下所见：纤维组织和腺管增生，腺管呈狭长分枝裂隙状，腺管由腺上皮和肌上皮组成，上皮分化较好，无异型，局部区域间质增生明显，核分裂象少见（图 13）。

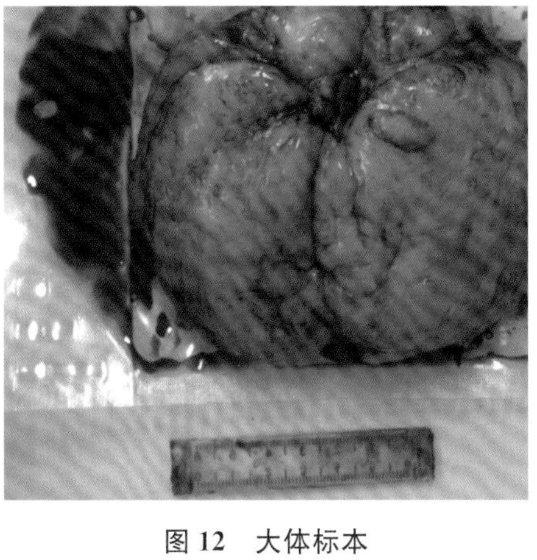

图 12　大体标本

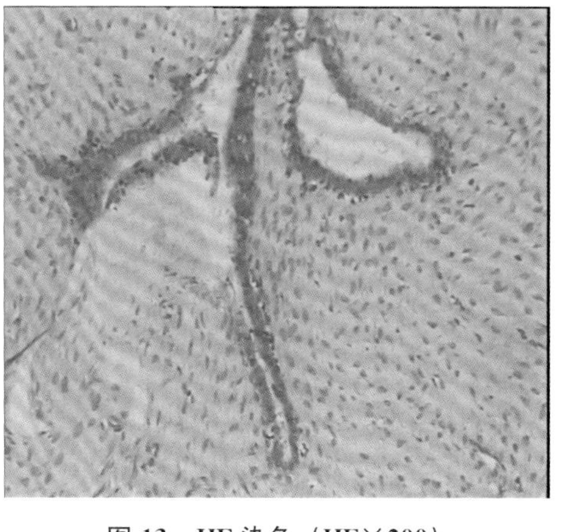

图 13　HE 染色（HE×200）

3. 病理诊断：（左侧乳腺）良性叶状肿瘤。

疾病综述

乳腺叶状肿瘤属于乳腺纤维上皮性肿瘤，肿瘤由间质成分（纤维结缔组织基质）和上皮成分构成，过度增生的间质细胞挤压腺上皮细胞，致腺上皮呈裂隙状排列，形成典型的叶状结构；腺上皮增生而无异型性，间质细胞可见高度增生，有不同程度异型性；具有双向分化能力；根据间质细胞密度、细胞异型性、核分裂、肿瘤边缘及有无出血将肿瘤分为良性、交界性和恶性；良性、交界性、恶性叶状肿瘤均可复发，约 20％的患者术后局部复发和转移；发病率占乳腺原发肿瘤的 0.3％～1.0％，占所有乳腺纤维上皮性肿瘤的 2.5％；平均发病高峰为 45 岁。临床一般表现为无痛性肿块，部分叶状肿瘤短期内迅速增大，是该肿瘤的特征之一。

MRI 表现为边界光整的类圆形、分叶状或多结节融合的肿块；T_1WI 呈等信号、部分内夹杂条片状高信号，为出血或变性区，STIR 见裂隙状更高信号影黏液样变及片状囊变区，部分内见低信号分隔影；增强扫描呈明显强化，动态曲线Ⅰ/Ⅱ/Ⅲ型均可见。

核心提示

本病例的重点在于中老年女性，左乳腺肿块迅速增大，肿瘤呈分叶状，多结节融合而成，STIR 见裂隙状更高信号影及低信号分隔影，DWI 呈高信号，增强扫描明显强化，以上均为叶状肿瘤的特征性表现。

参考文献

[1] 张玲，廖昕，徐维敏，等. 乳腺叶状肿瘤的影像学分析 [J]. 实用放射杂志，2013，29 (7)：1087-1090.
[2] 谢瑜，李鹍，吴建萍，等. 乳腺巨大叶状肿瘤的临床与 MRI 表现 [J]. 实用放射杂志，2013，29 (8)：1230-1233.
[3] 肖颖，阮秋蓉. 乳腺叶状肿瘤的临床病理特征及研究进展 [J]. 中华病理学杂志，2013，42 (11)：783-785.

〔孙莞琴　孙俊旗　孟志华　罗学毛〕

3.47　睾丸淋巴瘤

临床资料

男，50 岁。“发现右侧阴囊肿大 1 个多月。”患者于 1 个多月前无明显诱因发现右侧阴囊肿大变硬。无畏寒、发热，无阴囊皮肤发红、发热、疼痛，无压痛，无放射痛。今为进一步治疗来我院就诊，以“右侧睾丸肿物”收入院。

专科检查：右侧阴囊触及一肿物，大小如梨形，质地硬，睾丸及附睾边界不清，睾丸透光试验阴性，无压痛，阴囊皮肤无红肿，左侧睾丸及附睾边界清，质地正常。

辅助检查

泌尿系 B 超检查：右侧睾丸、右侧附睾头部增大，血流增多。右侧睾丸大小约 6.8 cm×3.2 cm。

外院 MRI 检查：右侧睾丸、附睾头部增大伴异常信号，考虑多为肿瘤性病变可能性大。右侧精索静脉曲张。

实验室检查：AFP、CEA、CA19-9 肿瘤指标阴性，余无明显异常。

影像学资料

MRI 检查如图 1～图 8 所示。

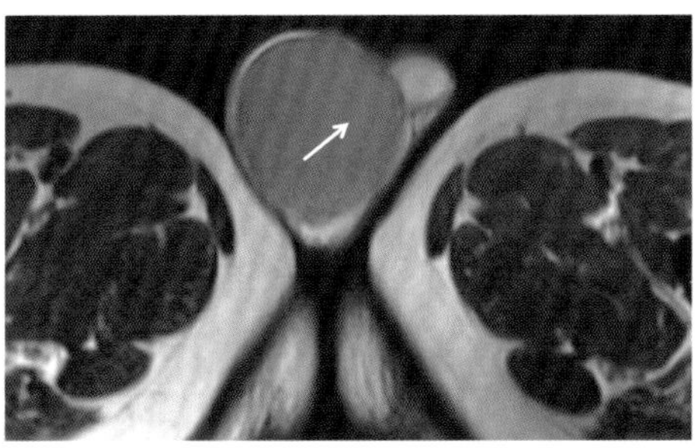

图 1　T_2WI 轴位

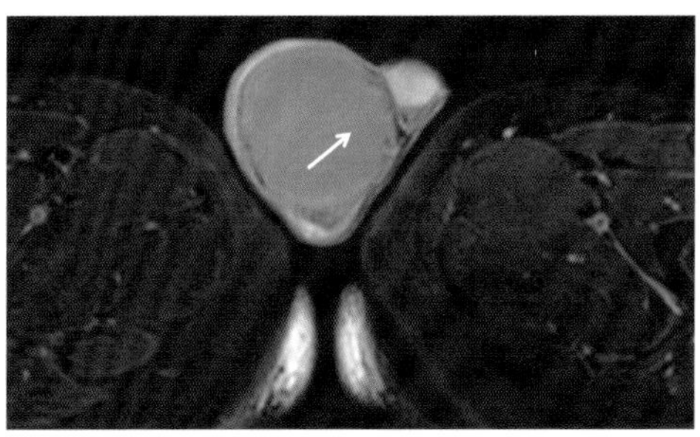

图 2　T_2WI-FS 轴位

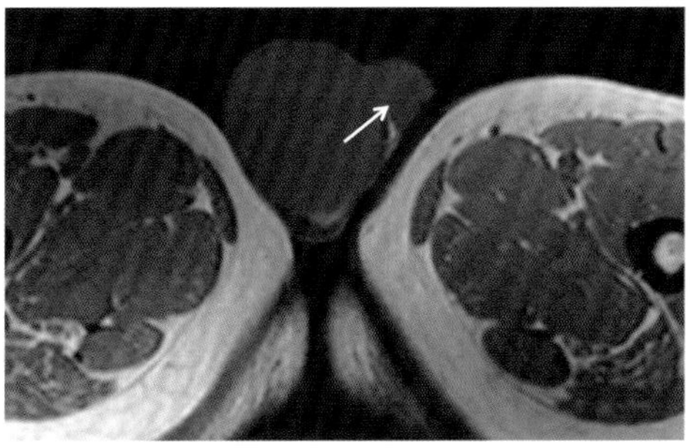

图 3　T_1WI 轴位

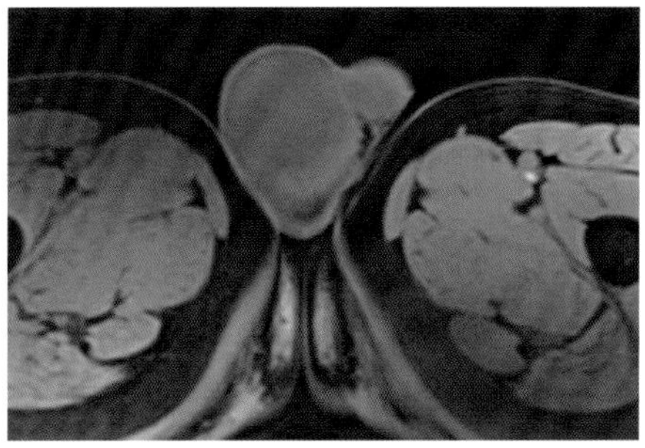

图 4　T_1WI-FS 轴位

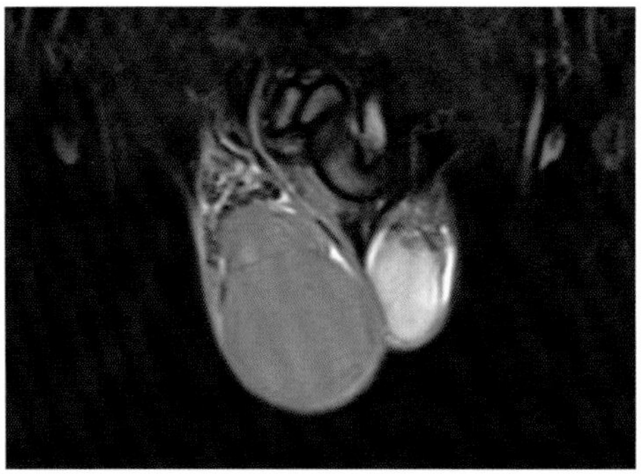

图 5　T_2 WI-FS 冠状位

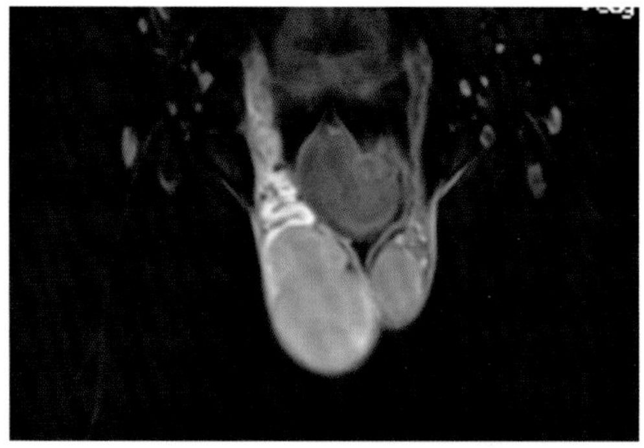

图 6　T_2 WI-FS 冠状位增强

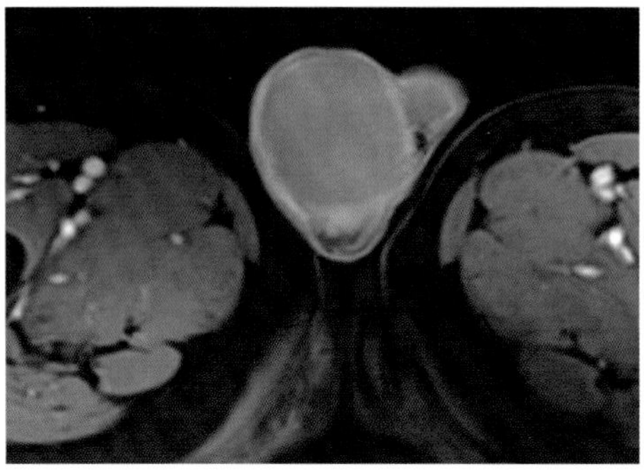

图 7　T_1 WI-FS 轴位增强

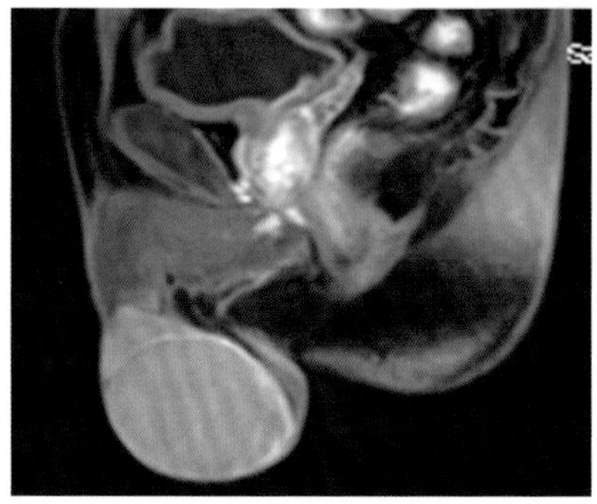

图 8　T_1 WI-FS 矢状位增强

定位征象分析

右侧阴囊均匀性扩大，内见类圆形肿块，位于睾丸，与部分阴囊壁分界不清，特征性定位征象有：

1. 右侧阴囊内正常睾丸消失，取而代之的为圆形异常信号肿块（图 9），相比之下，对侧睾丸存在，形态、信号正常（图 9 箭头示）。

2. 从轴位、冠状位和矢状位观察，右侧附睾附着于肿块的后上侧（图 10 箭头示），附睾与肿块的位置关系为睾丸与附睾的位置关系。

根据肿块表现出的位置征象，右侧阴囊内肿块定位诊断来源睾丸。

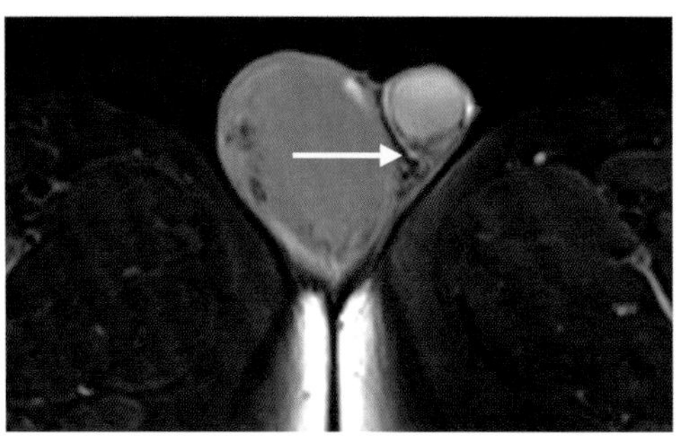

图 9　T_2 WI-FS 轴位

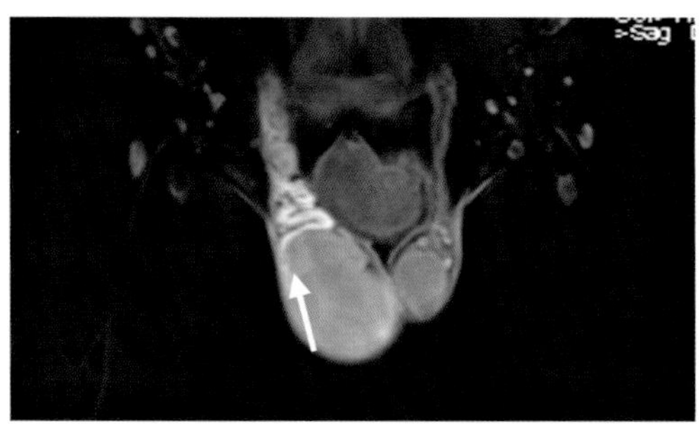

图 10　T_2 WI-FS 冠状位增强

定性征象分析

1. 基本征象：右侧睾丸正常结构消失，表现出异常信号肿块，肿块体积较大，圆形，可见包膜，但边界不清楚，病变睾丸的部分包膜与阴囊壁无分界，部分阴囊壁线状脂肪信号消失（图1～图3箭头示）。肿块密度均匀一致，无囊变、出血、钙化等。增强扫描肿块均匀强化，强化程度较轻，包膜强化明显，且不均匀性增厚。右侧精索血管明显增粗、扩张。以上一般征象提示右侧睾丸正常组织被肿瘤组织破坏，呈弥漫性病变，为睾丸的恶性肿瘤。

2. 特征性征象：

（1）肿块MRI上表现出均匀一致的软组织信号，无囊变、坏死。MRI信号特征为T_2WI稍高或等信号，低于其他肿瘤，图6显示右侧睾丸肿块较对侧正常睾丸信号也明显减低；T_1WI低信号。此信号特征为淋巴瘤的表现（图1～图3）。

（2）肿块内未见正常睾丸组织的信号，仅见肿瘤的异常信号，说明肿瘤细胞呈弥漫性、浸润性生长。

（3）MRI增强，肿块本身强化程度较低，呈均匀强化。符合淋巴瘤的增强表现（图6～图8）。

（4）肿块边缘不清，说明肿瘤组织突破了睾丸包膜呈浸润性生长。增强扫描，肿块残留的包膜明显强化，不均匀增厚。此肿块包膜的改变常常在淋巴瘤出现。综合上述特征性的定性征象，右侧睾丸肿块定性诊断为淋巴瘤。

综合诊断

男，50岁。短期右侧阴囊出现体积较大肿块，质硬、无疼痛。实验室检查未见异常。超声和MRI检查均定位于睾丸。MRI显示睾丸肿块，正常睾丸组织消失，信号均匀一致，增强扫描呈强化程度较低，并见较厚的包膜强化，诊断右侧睾丸淋巴瘤。

鉴别诊断

本病例定位于睾丸征象明确，属于睾丸弥漫性肿大性病变，故仅需要与来源于睾丸的其他肿瘤鉴别：

1. 精原细胞瘤：是睾丸最常见的恶性肿瘤，占男性生殖系统肿瘤的40%～50%。发病年龄较轻，多为中年以下，而本例患者年龄稍偏火。MRI表现睾丸弥漫性肿大，呈典型的T_1WI低信号，T_2WI高信号，T_2WI上信号高于淋巴瘤。信号不均匀，明显强化，多有出血、坏死。这些征象均与淋巴瘤不同。

2. 睾丸胚胎瘤：属于睾丸生殖细胞瘤中的一种，其他类型的生殖细胞瘤如畸胎瘤，具有典型的MRI表现，无须鉴别。胚胎瘤表现以软组织肿块为主，需要鉴别。睾丸胚胎瘤发病率极低，发病年龄15～45岁。MRI上信号不均匀，有出血、坏死改变，不均匀强化。胚胎瘤侵袭性强，常较早出现周围结构破坏和淋巴结转移。

3. 睾丸炎症：睾丸炎症可引起睾丸弥漫性肿大，起病急，常有疼痛、白细胞增高的临床表现。本病例无炎症的临床表现。睾丸炎症在MRI表现上，除了睾丸弥漫性肿大之外，同时可见边缘不清，周围有充血水肿的改变，脂肪间隙T_2WI呈模糊的高信号，阴囊壁增厚、水肿。

手术探查

手术切开，找到右侧精索，分离睾丸鞘膜周围筋膜，见睾丸肿大，质硬，表面见结节状隆起，并有扩张的血管爬行，部分白膜不完整，肿瘤与睾丸鞘膜粘连，将睾丸、附睾拉出切口，分离粘连，完整切除睾丸肿瘤。

病理结果

1. 大体所见：大小约 4 cm×4 cm×5 cm 肿块，表面见结节，血管丰富，切面质地均匀，呈灰白色（图 11）。

2. 镜下所见：肿瘤细胞呈弥漫分布，无巢状或腺泡样结构，细胞体积大，圆形，细胞核大，染色淡（图 12）。

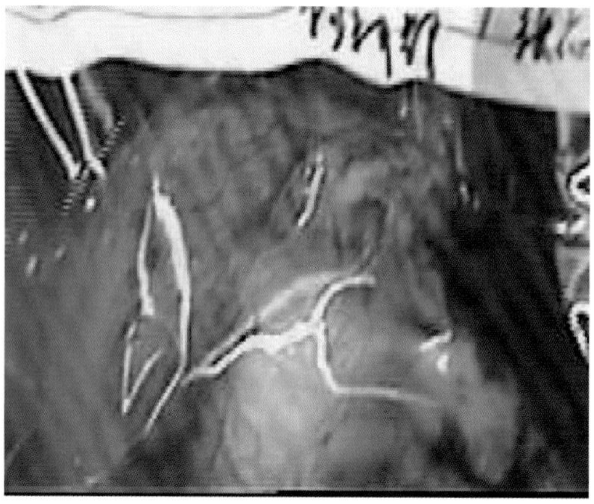

图 11　大体标本

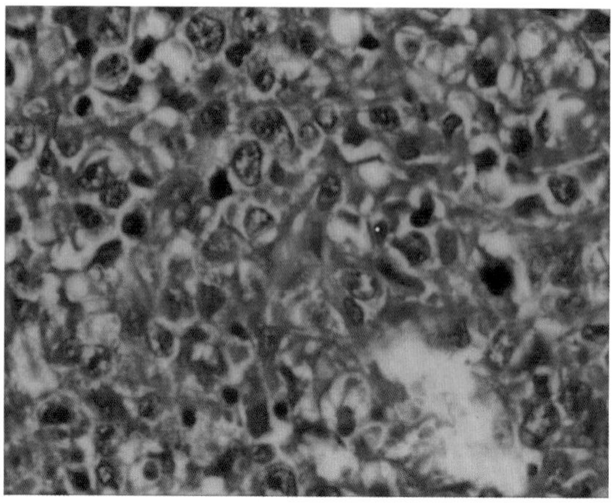

图 12　HE 染色（HE×400）

3. 免疫组织化学：肿瘤细胞 LCA（+），CD20（+），CD79α（+），MUM1（+），Bcl-6（+），Bcl-2（+），CK（+），D2-40（−），OCT-4（−），SALL4（−），PLAP（−），CD3（−），CD5（−），CD10（−），CD30（−），Cyclin D1（−），Ki67 约 80%（+）。

4. 原位杂交：EBER（−）。注：本病例 Ki-67 增殖指数较高，建议患者加做 C-MYC、BCL2、BCL6 基因检测。

5. 病理诊断：睾丸侵袭性 B 细胞非霍奇金淋巴瘤，符合弥漫大 B 细胞淋巴瘤，非 GCB 免疫表型。

疾病综述

淋巴瘤在临床上为常见的恶性肿瘤，典型表现为多发性淋巴结肿大，累及器官，在 CT 和 MRI 上诊断不难。近年来随着免疫缺陷的疾病发病率增高，结外淋巴瘤发病率也不少见，结外淋巴瘤为独立发生于淋巴结以外的淋巴瘤，多发于脾脏、鼻咽、肝脏、胃肠道。故淋巴瘤分类广泛、复杂，是具有相当异质性的一大类肿瘤，虽然好发于淋巴结，但是由于淋巴系统的分布特点，使得淋巴瘤属于全身性疾病，几乎可以侵犯到全身任何组织和器官。因此，恶性淋巴瘤的临床表现既具有一定的共同特点，同时按照不同的病理类型、受侵部位和范围又存在着很大的差异。根据病理、临床特点以及预后转归等将淋巴瘤分为非霍奇金淋巴瘤（non-Hodgkin's lymphoma，NHL）和霍奇金淋巴瘤（Hodgkin's lymphoma，HL）两类。本例淋巴瘤发生于右侧睾丸，实属常见病的罕见部位，属于结外淋巴瘤中的少见表现。但就肿瘤均匀一致的信号、强化特征，是典型淋巴瘤的表现，能观察到肿块的本身特征，可能会得出正确诊断。本病例的影像学特点是定位容易，定性困难，如果能够充分掌握结外淋巴瘤的病理生理学特点，对本病例的定性有一定帮助。

核心提示

本病例患者为中年男性，起病时间较短（仅 1 个月），阴囊出现质硬、无痛性的肿块，临床为恶性肿瘤表现。该肿块定位明确，位于右侧阴囊，MRI 表现阴囊弥漫性破坏、包膜不完整，精索血管增粗，可定性为恶性肿瘤。进一步根据肿块的信号、包膜和增强特征，有望能作出睾丸淋巴瘤的正确诊断。

参考文献

［1］郑晓林，陈璺. 结外淋巴瘤 CT 和 MRI 分析［J］. 中国 CT 和 MRI 杂志，2009，7（1）52－54.
［2］李禹兵，刘延香，路喻清. 非霍奇金淋巴瘤的研究进展［J］. 现代肿瘤医学，2010，18（3）：620－623.
［3］钟涛. 原发性肺淋巴瘤的螺旋 CT 表现及病理特点［J］. 放射学实践，2013，28（4）：401－404.
［4］王艳艳，原凌，杨继虎，等. 恶性淋巴瘤受累淋巴结的全身螺旋计算机层析成像表现［J］. 肿瘤研究与临床，2011，23（6）：404－406.

〔郑晓林　罗学毛〕

3.48 睾丸间质细胞瘤

临床资料

男，24 岁。发现右侧睾丸肿物 6 个月。患者于 6 个月前无意发现右侧睾丸一肿物，轻触痛，阴囊无红肿。

专科检查：右侧睾丸下极可扪及约 2 cm×3 cm 大小肿物，质地硬，有触痛。

辅助检查

睾丸超声：右侧睾丸下极实性低回声包块，建议进一步检查。

实验室检查：性激素及 HCG 未见异常。

影像学资料

MRI 检查如图 1～图 7 所示。

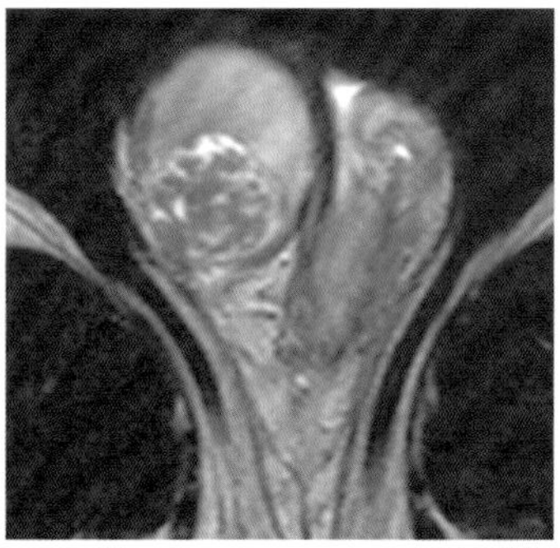

图 1 T_2WI 轴位

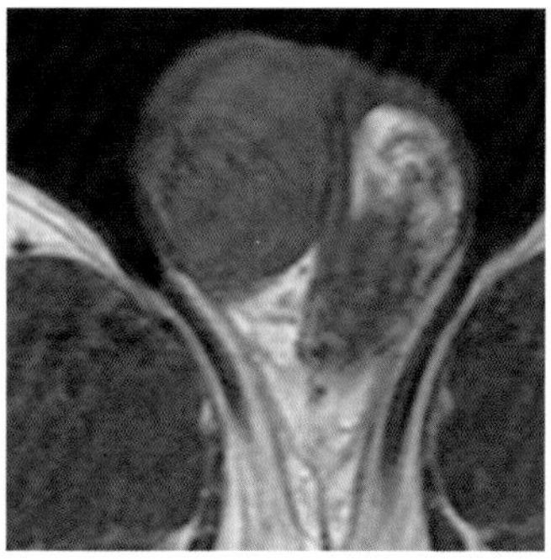

图 2 T_1WI

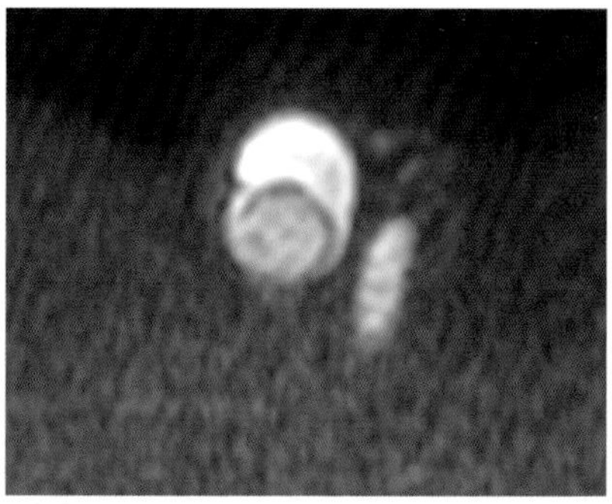

图 3 DWI（b=1000 s/mm²）

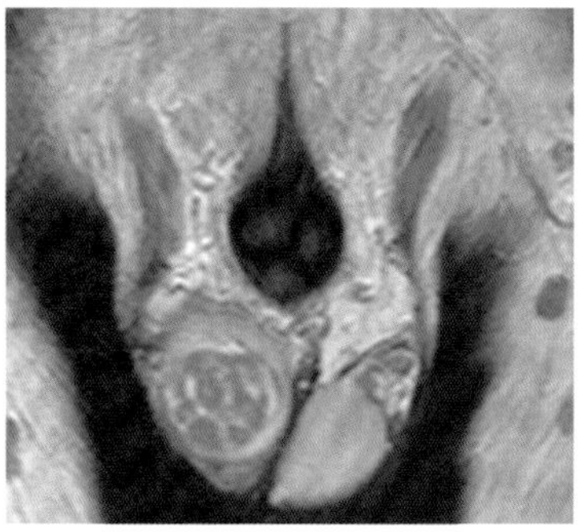

图 4 T_2WI 冠状位

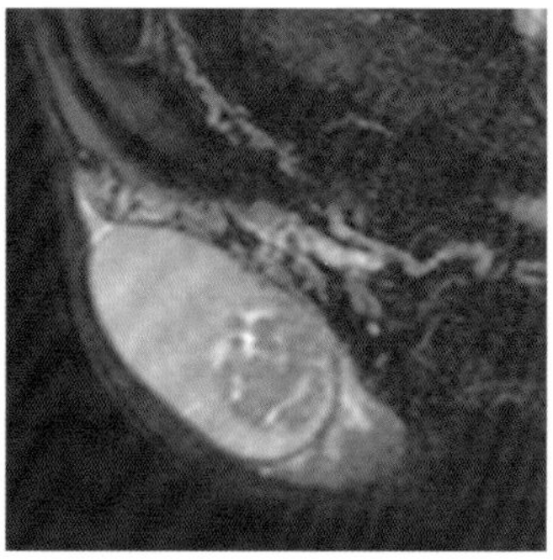

图 5 T_2WI 矢状位

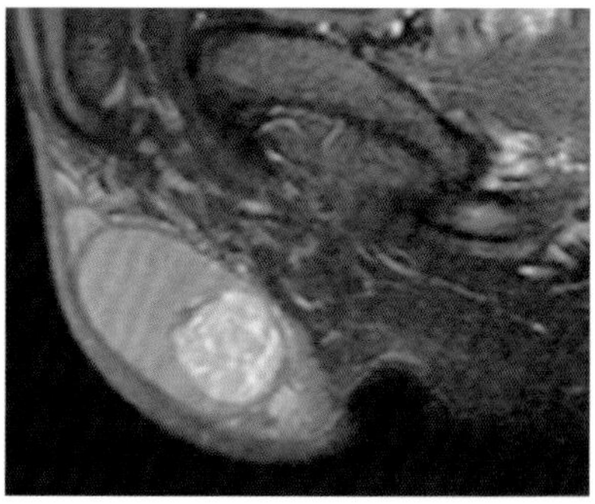

图 6 T_1WI+C 矢状位

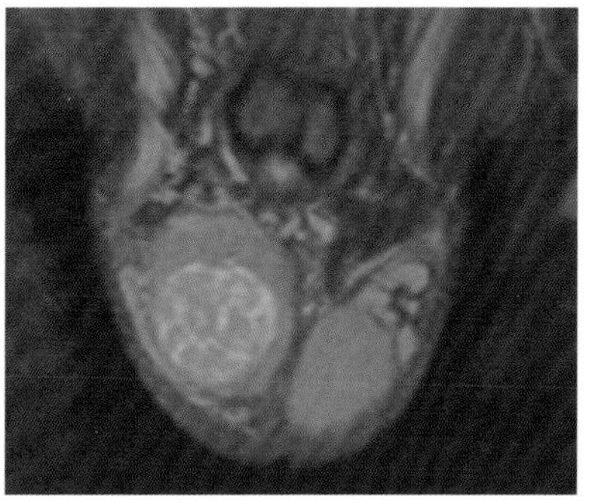

图 7 T_1WI 增强冠状位

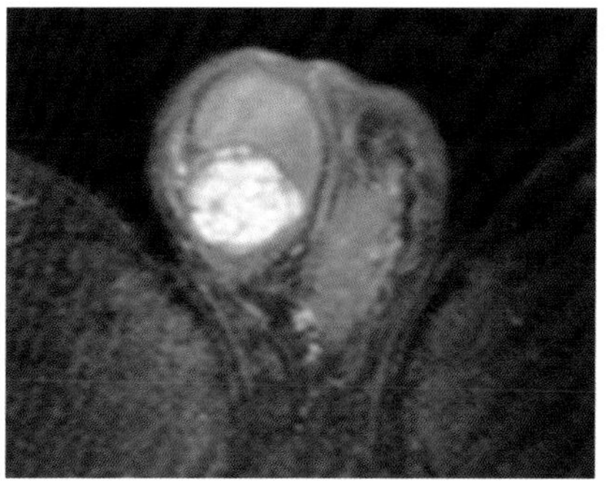

图 8 T_1WI 增强轴位

定位征象分析

本病例定位较明确，病变位于右侧睾丸中下极（实质内），右侧睾丸局部稍向外膨隆，包膜完整。

定性征象分析

1. 基本征象：MRI 显示肿块呈类圆形，有包膜，边界清，以实性为主，肿块信号混杂，与正常睾丸实质比较，T_1WI 均匀等信号，T_2WI 大部分为稍低信号，中间夹着较多条状、分隔样高信号，DWI 上信号低于正常睾丸组织。增强后肿瘤明显强化，包膜未强化。

2. 特征性征象：肿瘤平扫 T_2WI 高信号的条状及分隔结构在增强扫描时显著强化，强化程度超过周围 T_2WI 稍低信号的组织，且强化持续时间较长。这些结构对应着病理上间质细胞瘤中的血窦、黏液基质成分，可出现延迟强化。

综合上述一般征象和较特征性定性征象，术前定性诊断首先考虑为睾丸间质细胞瘤。

综合诊断

男，24 岁。发现右侧睾丸肿物 6 个月，质硬，轻触痛。影像检查提示实性肿块位于右侧睾丸中下极（实质内），有包膜及分隔，边界清，肿块信号混杂，血供丰富，强化显著，尤其是特征性的含黏液基质的分隔显著强化。根据睾丸原发肿瘤的分类及常见肿瘤的发病年龄及影像表现，排除生殖细胞瘤后，基本可以锁定非生殖细胞瘤中的间叶组织肿瘤（罕见，但占比高），即间质细胞瘤。

鉴别诊断

在鉴别诊断前需了解睾丸肿瘤的分类，首先根据年龄、病史基本排除继发肿瘤（白血病、淋巴瘤、转移瘤等），睾丸的原发肿瘤绝大部分（90%～95%）为生殖细胞肿瘤，其中约半数为精原细胞瘤，少部分为非精原细胞瘤。非生殖细胞肿瘤仅占原发睾丸肿瘤的 5%～10%。

1. 精原细胞瘤：青壮年男性相对常见，肿块内可见 T_2WI 低信号纤维间隔，增强扫描后肿瘤实质呈网格状强化，纤维间隔强化高于肿瘤组织。与本例的主要鉴别点：间质细胞瘤的分隔在 T_2WI 上呈高信号。

2. 非精原细胞瘤：包括卵黄囊瘤、畸胎瘤、胚胎癌、绒毛膜上皮癌等，发病年龄较小，一般恶性程度高，成分多样，信号及强化更不均匀，可伴有血清 AFP、HCG 等升高。与本病例相差较远。

手术探查

肿瘤位于右侧睾丸中下极，约 2 cm×2 cm 大小，有包膜，灰黄色呈多灶结节状，质软。

病理结果

1. 镜下所见：肿瘤细胞为中等到大的多角形细胞，胞质丰富嗜酸，核仁清晰，部分细胞可见两个或以上核仁，排列紧密，呈多结节状，间质少，未见坏死，可见个别核分裂（图 9）。

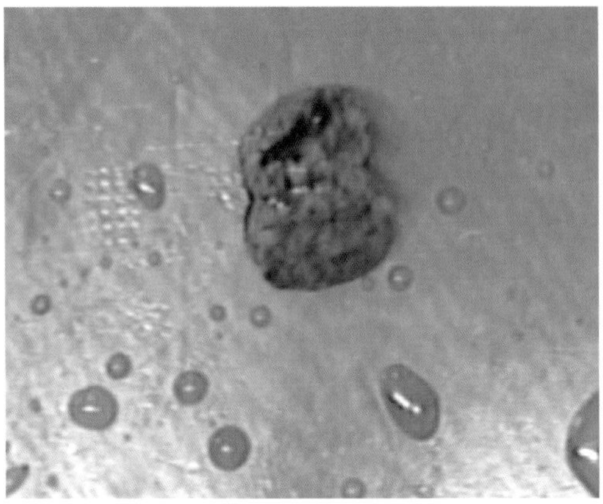

图 8　大体标本

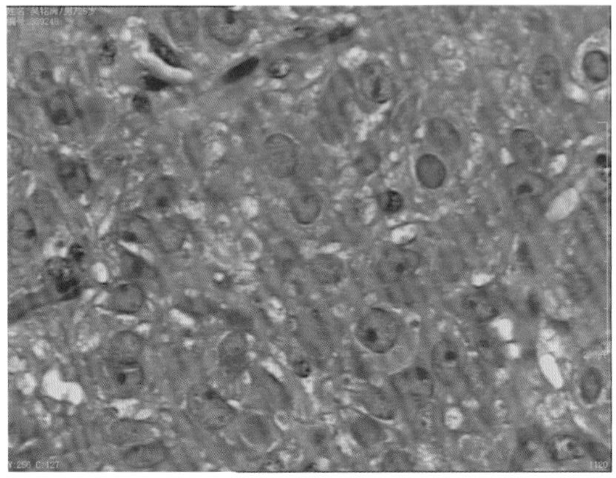

图 9　HE 染色（HE×400）

2. 免疫组织化学：CD99(+)，Ki67<5%(+)，Vimentin(+)，CK(−)，S-100(−)，PLAP(+)，Inhibin(−)。

结合 HE 形态和免疫组织化学结果，符合睾丸间质细胞瘤。

疾病综述

睾丸间质细胞瘤又称 Leydig 细胞瘤（LCT），是睾丸性索/性腺间质肿瘤中的一种单一组织类型的肿瘤，来源于正常发育和演化的成分间质细胞，罕见，却是最常见的睾丸间质性肿瘤，占睾丸肿瘤的 1%～3%。

本病有两个发病高峰年龄，20%发生于 5～10 岁的儿童，从不发生于 2 岁以下的儿童；80%发生于 20～60 岁的成人。肿瘤多数为良性，尤其是儿童病例；约 10%的患者可表现为恶性，主要见于年纪较大的患者。

最常见两侧睾丸不对称，阴囊内无痛性肿块，偶有触痛，透光试验阴性。由于睾丸间质细胞瘤能分泌睾酮、雌二醇等性激素，故患者可能出现由于肿瘤分泌激素所引起的男性女性化等症状，儿童期表现为性早熟，第二性征发育。部分成人可表现为男乳女化、性欲下降、勃起功能障碍。性激素检测，患者可表现为睾酮和雌二醇的升高。

病理上肿瘤呈实性结节，质地较硬而均匀，界限清，一般较小，平均直径约 3 cm。肿瘤间质可为毛细血管、血窦、纤细的纤维组织、黏液样基质。

影像上肿块位于睾丸实质内，边缘清，密度/信号可均匀或不均匀，肿块周围存在正常的睾丸组织，增强后显著持续强化。肿瘤良恶性组织学上无明确区分标准，瘤体大、肿瘤坏死、浸润表现、血管增生、核过度分裂表现等提示恶性可能，转移可认为是恶性间质细胞瘤最可靠的诊断标准。当患者年龄>60 岁，肿瘤直径>5 cm，呈浸润性生长伴有出血、坏死及远处转移时应考虑恶性间质细胞瘤。

核心提示

本病较罕见，特别是患者不伴内分泌症状时很难想到，易造成误诊。当肿块位于睾丸实质内，触诊肿块质地坚硬，边缘清晰，密度（高）/信号可均匀或不均匀，肿块周围存在正常的睾丸组织，富含黏液基质间隔 T_2WI 高信号，增强后显著持续强化，同时伴有异常激素分泌症状时应首先考虑睾丸 LCT 的诊断。

参考文献

[1] Manganaro L，Vinci V，Pozza C，et al. A prospective study on contrast-enhanced magnetic resonance imaging of testicular lesions：distinctive features of Leydig cell tumours [J]. Eur Radiol，2015，25 (12)：3586-3595.
[2] 龙德云，谭细凤，张艳，等. 睾丸间质细胞瘤的 CT/MRI 表现及文献复习 [J]. 中国临床医学影像杂志，2014，25 (2)：136-138.
[3] 王亮，张雪峰，王琦. 睾丸精原细胞瘤的 MRI 诊断与鉴别诊断 [J]. 中国中西医结合影像学杂志，2015，13 (2)：126-131.
[4] 刘仁伟，吴志清，冯丰垄，等. 睾丸精原细胞瘤的 MRI 表现 [J]. 中国医学影像技术，2012，28 (5)：982-985.

〔郭宵峰　肖学红　罗学毛〕

4　骨肌系统

4.1 颅骨嗜酸性肉芽肿

临床资料

女，29岁。发现左顶部肿物2个月，肿物再次增大半个月。无明显诱因出现左顶部肿物，开始拇指大小，无疼痛、无破溃、无发热，逐渐增大。自行热敷处理后，肿物可缩小。

专科检查：左顶部见大小约6.0 cm×5.0 cm×5.0 cm肿物，质软，活动度差，无红肿及触痛。脑神经检查未见异常。四肢肌力正常。

辅助检查

胸部正侧位片：未见异常。

腹部彩超：未见异常。

实验室检查：未见异常。

影像学资料

CT、MRI检查如图1～图9所示。

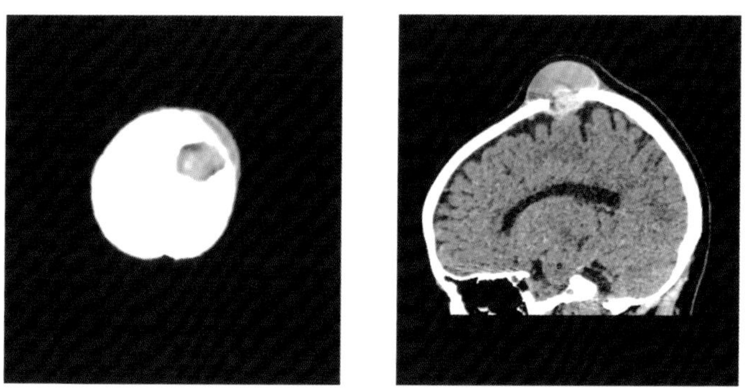

图1 CT平扫

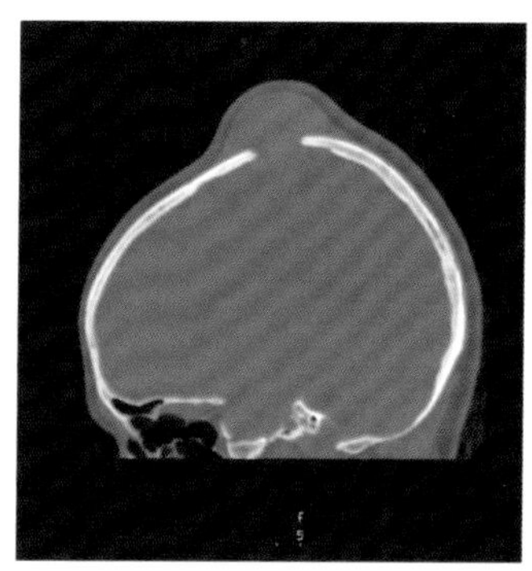

图2 CT骨窗

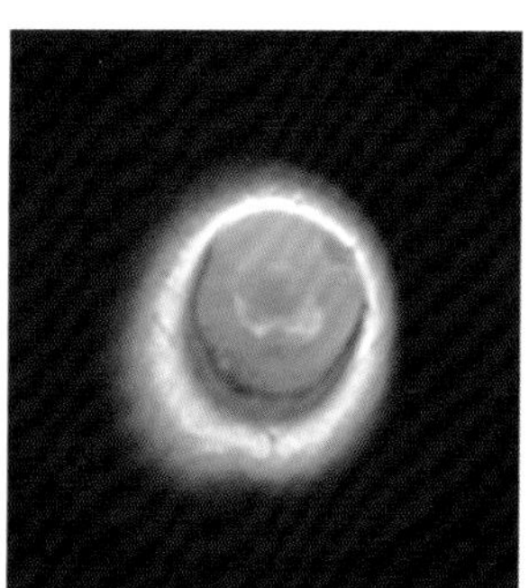

图3 T_1WI轴位

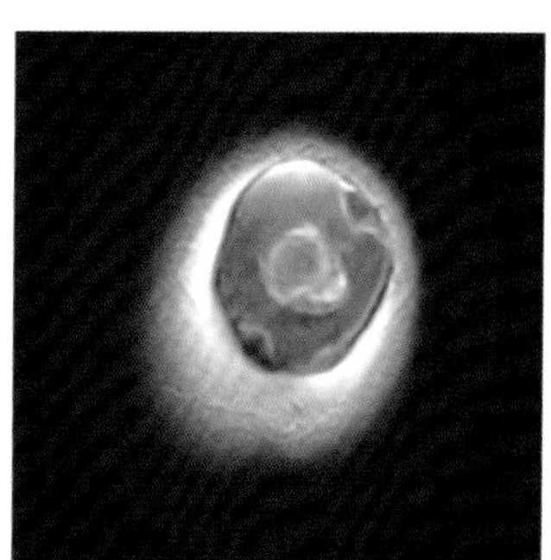

图4 T_2WI轴位

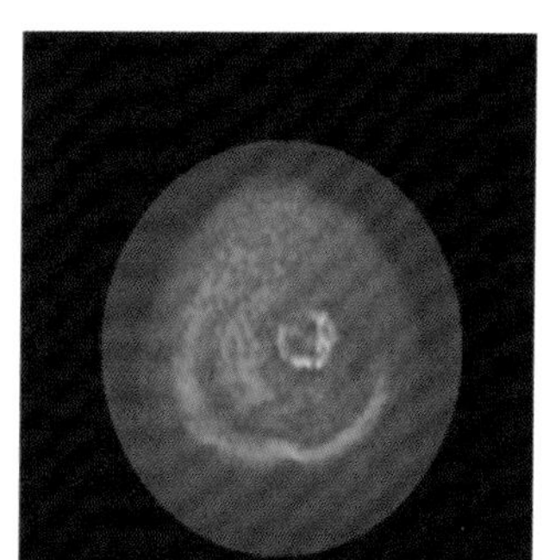

图5 DWI（$b=1000\ s/mm^2$）

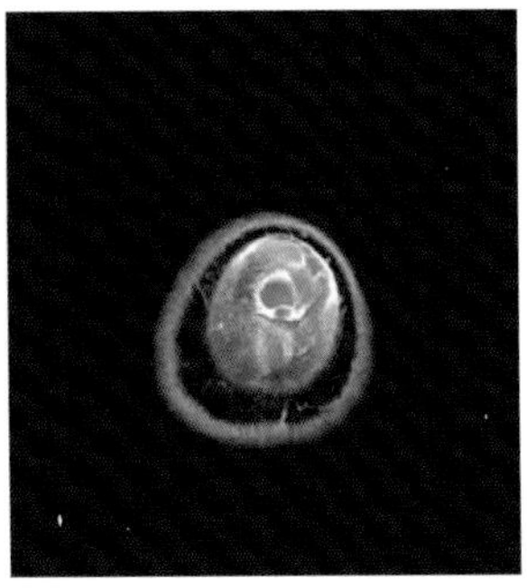

图 6　MRI 轴位增强

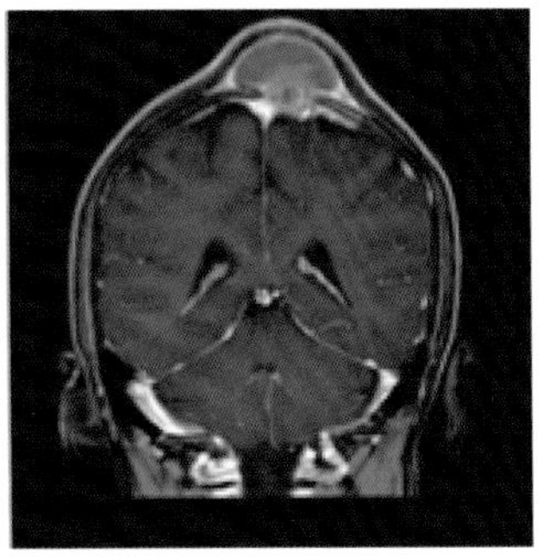

图 7　MRI 冠状位增强

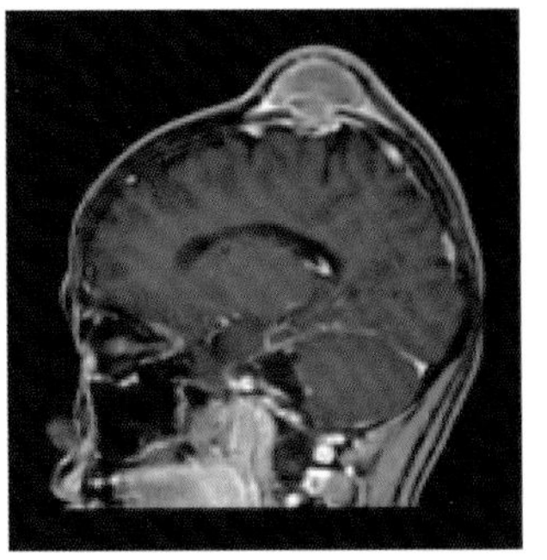

图 8　MRI 矢状位增强

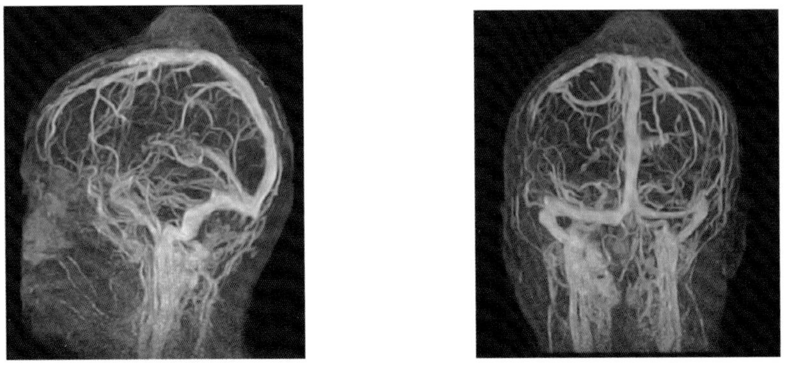

图 9　MRI 脑静脉成像

定位征象分析

1. 肿块穿破颅骨内外板征：如图 2、图 7、图 8 显示，肿块穿破顶部颅骨内外板，位于脑组织外。
2. 皮质旁软组织肿块及骨膜反应，增强扫描明显强化，呈“袖套”征。
3. 脑膜增厚征：如图 7、图 8，邻近脑膜增厚并明显强化。
4. 邻近脑组织稍受压征：如图 7、图 8 显示额顶叶脑实质受推压。

综合上述征象，肿块定位来源于颅骨。

定性征象分析

CT 平扫顶骨局部骨质破坏，肿物呈囊实性混杂密度，见包膜，病变部颅骨内外板呈穿通样破坏，边界清而不光整。T_1WI、T_2WI 顶骨肿物呈高低混杂信号，增强扫描呈囊样环形强化及结节强化，邻近脑膜强化，皮质旁软组织肿块及骨膜反应明显强化，呈“袖套”征。T_1WI、T_2WI 呈高低混杂信号，呈环形强化病变，常见于肿块出血或肿块坏死液化。邻近脑静脉未见明显破坏。

综合上述征象，定性诊断为顶骨嗜酸性肉芽肿。

综合诊断

女，29 岁。左顶部肿物 2 个月，半个月前肿物逐渐增大。颅神经检查未见异常。CT 和 MRI 显示左顶骨囊实性肿物，可见包膜，颅骨呈穿通样破坏，皮质旁软组织肿块及骨膜反应明显强化，呈“袖套”征。DWI（b＝1000 s/mm^2）序列病灶未见明显扩散受限。综合上述资料诊断为顶骨嗜酸性肉芽肿。

鉴别诊断

病变起源鉴别诊断主要与颅骨来源的病变鉴别。

1. 颅骨血管瘤：颅骨板障膨胀性破坏，内有由中心向四周放射状排列的骨间隔，垂直于颅板，头皮软组织肿块有时因体位改变而大小改变，增强后明显强化。

2. 表皮样囊肿：板障膨胀并外板侵蚀改变，边缘清晰，内无残留小骨片，增强后无强化。

3. 转移瘤：年龄大，有原发病史，软组织肿块质地硬，溶骨性骨破坏多见。

手术探查

术中皮瓣下肿物呈肉色，大小约 6.0 cm×5.0 cm×5.0 cm，有包膜，囊性，与皮肤边界清楚，基底宽，沿肿物外缘逐步分离肿物，见肿物侵蚀颅骨，形成大小约 3.0 cm×3.0 cm 颅骨缺损，缺损周围边缘不整齐，继续沿缺损骨缘分离肿物基底部，见肿物部分基底与硬脑膜粘连紧密，分界不清。

病理结果

1. 镜下所见：(左顶部硬膜外）组织可见大量肉芽组织，间质可见大量淋巴细胞、组织细胞、嗜酸性细胞及散在多核巨细胞浸润，局部可见坏死。送检（左顶部皮下）组织呈囊状，未见被覆上皮，囊壁纤维组织增生，囊壁内衬大量肉芽组织和多核巨细胞。(图 10)

2. 免疫组织化学：1＃S-100（强＋），CDla 部分（＋），CD68（＋）。3＃S-100 强（＋），CDla（＋），CD68（＋），Ki67 index 约 15％（＋）。(图 11)

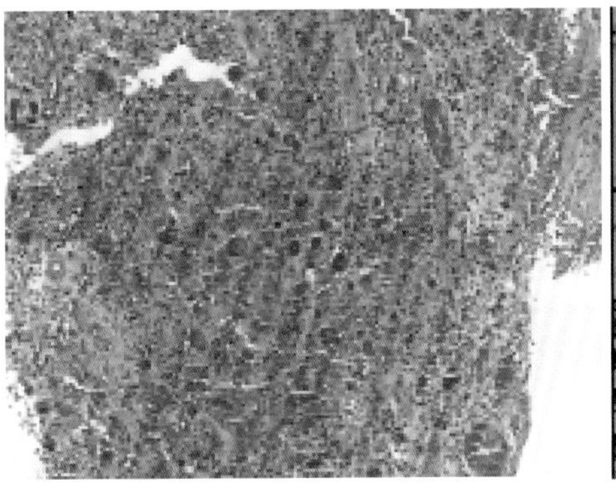

图 10 HE 染色（HE×200）

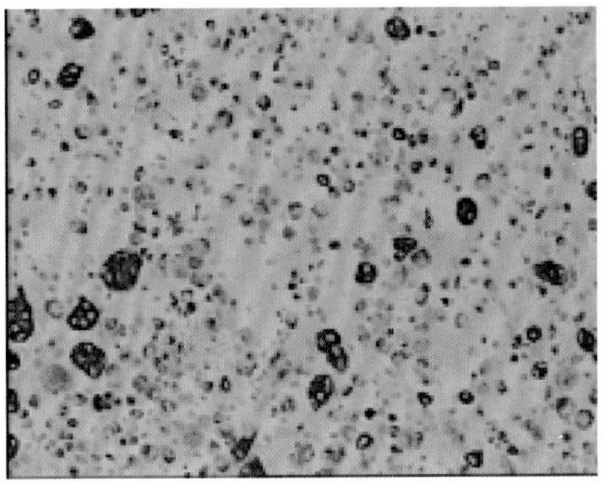

图 11 免疫组织化学

结合 HE 形态和免疫组织化学结果，符合（左顶部硬膜外）朗格汉斯细胞组织细胞增生症（嗜酸性肉芽肿）。

疾病综述

骨嗜酸性肉芽肿（eosinophilic granuloma of bone，EGB）是以骨骼损坏为主或局限于骨的一种良性、局限性的朗格汉斯细胞组织细胞增生症（Langerhans cell histiocytosis，LCH）中的一种非肿瘤性的疾病。多见于儿童和青少年，20 岁以下约占 80％，好发于颅骨、长骨和脊柱，多为单发病变。颅骨 EGB 最常见的症状是逐渐增大的触痛性肿块。EGB 术中发现肿块内陈旧性出血，部分会迅速增大，也可突然出现硬膜外血肿表现，这可能是 EGB 包膜突然破裂，导致硬膜静脉，颅骨骨膜血窦及瘤内出血破裂进入硬膜外间隙导致。CT 和 MRI 能显示肿块边界、密度、信号，与颅骨关系及骨膜反应，增强能显示肿块环形、结节状明显强化，与周围组织关系。颅骨呈穿通样破坏，皮质旁软组织肿块及骨膜反应明显强化，呈“袖套”征，为特征性的定性征象。

核心提示

本病例的核心在定位诊断上。认识本例的颅骨呈穿通样破坏，皮质旁软组织肿块及骨膜反应明显强化，呈“袖套”征，是颅骨来源嗜酸性肉芽肿的重要依据。结合患者年龄特点，颅骨嗜酸性肉芽肿的诊断不难。

参考文献

[1] 韩文涛，张中明，邓勇. 复发性哑铃形嗜酸性肉芽肿合并出血1例 [J]. 临床神经外科杂志，2011，8 (2)：107.

[2] Ogum K，Sakai H，Arai M，et al. Eosinophilic granuloma of bone：two case reports [J]. Brain Dev，2013，35 (4)：372-375.

[3] 万仞，刘建滨，毛志群，等. 骨嗜酸性肉芽肿 CT 和 MRI 分析 [J]. 中国 CT 和 MRI 杂志，2015，13 (10)：102-105.

[4] 黎昕，李丽红，黄柏峰. 颅骨嗜酸性肉芽肿影像诊断 [J]. 中国 CT 和 MRI 杂志，2011，9 (5)：69-72.

〔彭永军 陈婵清 陈 忠〕

4.2 （右鼻腔）青少年沙瘤样骨化纤维瘤

临床资料

女，19岁。右侧鼻塞、流涕，嗅觉减退6年，右眼外突2年。

6年前无明显诱因下出现右侧鼻塞，流涕，嗅觉功能减退，间中打喷嚏，无头痛，无发热，无气促表现，曾多次到当地诊所拟“鼻炎”予滴鼻、消炎等处理，症状可缓解，但病程反复且逐渐加重，2年前发现右眼逐渐外突，无眼痛、头痛，无视力下降。

专科检查：右侧中鼻道见隆起肿物阻塞，双侧下鼻甲增生轻度肥大，对1%麻黄碱收缩一般，右侧颌面部及鼻侧轻度肿胀隆起，无疼痛、压痛，活动度差，皮色、皮温正常。右眼向外上方突出，可闭眼，视力正常，眼前段及眼底检查未见明显异常。

辅助检查

实验室检查：无特殊。

影像学资料

MRI、CT检查如图1～图7所示。

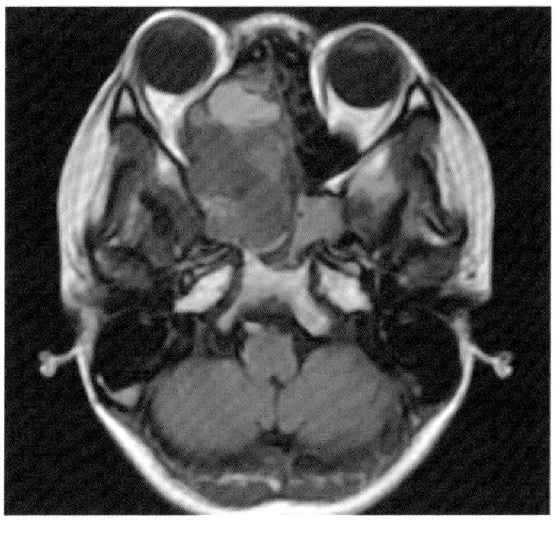

图1 T_1WI轴位

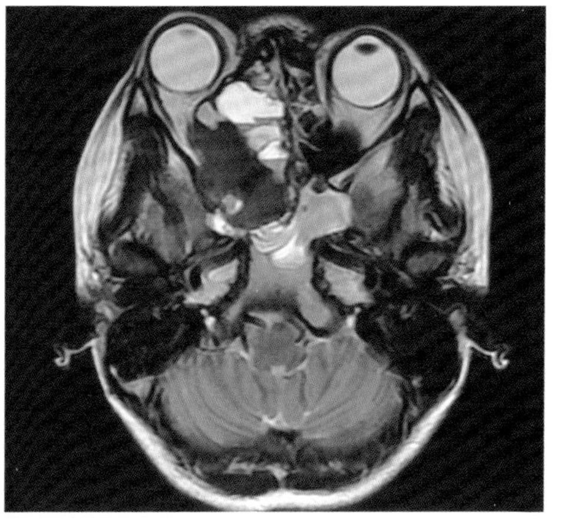

图2 T_2WI轴位

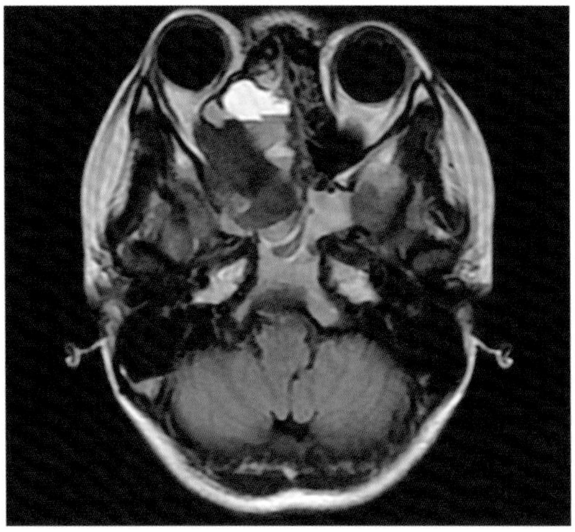

图 3　T_2 FLAIR 轴拉

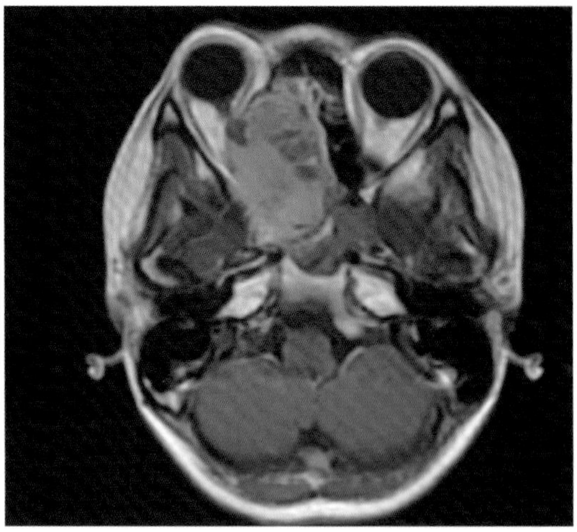

图 4　T_1WI 增强

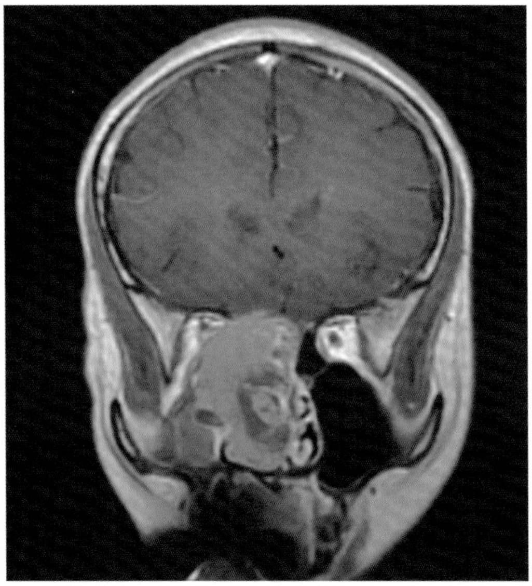

图 5　冠状位 T_1WI 增强

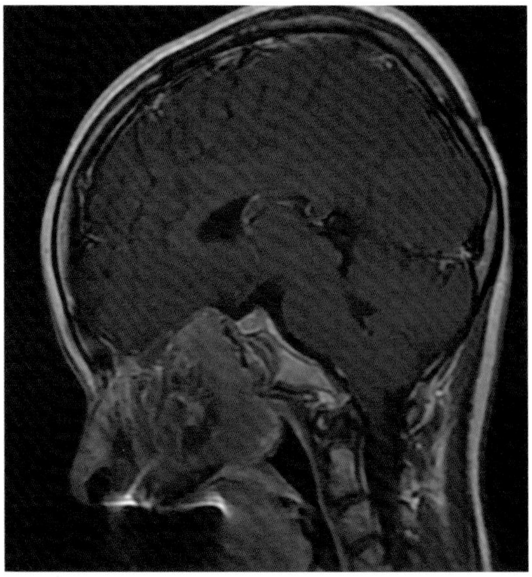

图 6　矢状位 T_1WI 增强

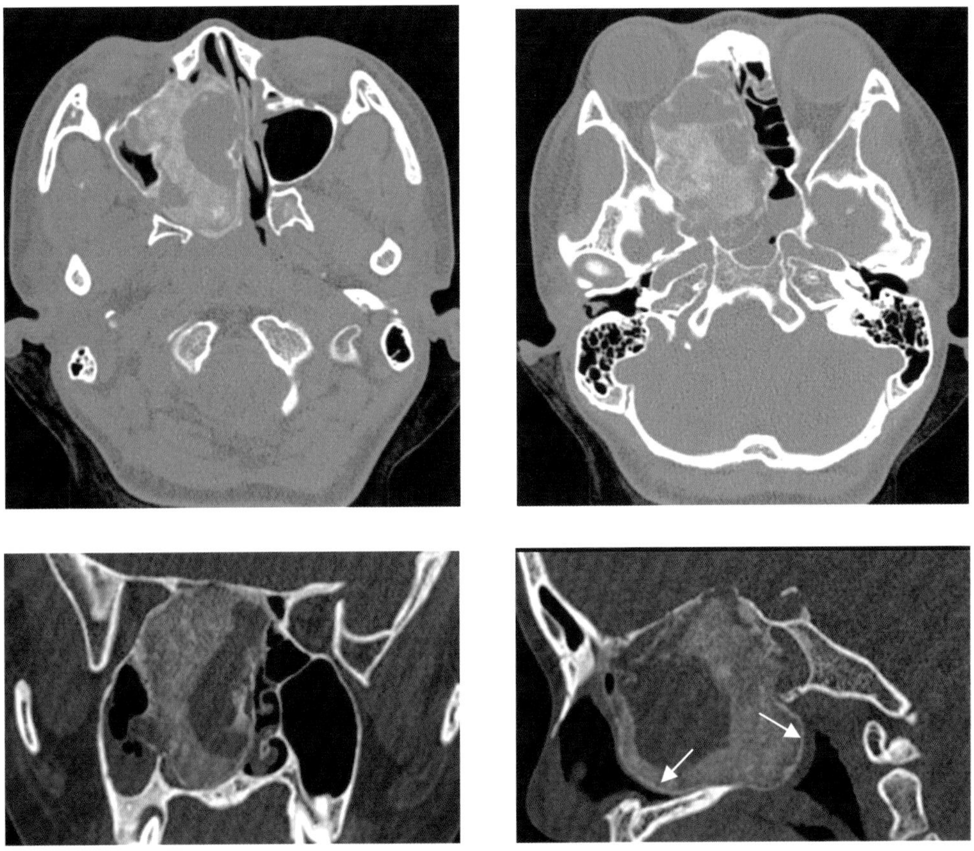

图 7 CT 平扫

定位征象分析

病灶累及右侧上颌窦、筛窦、蝶窦、右侧眼眶内侧壁；颅底及右眼眶内侧壁骨质吸收，内直肌及视神经向外侧推压移位，右眼球向前突出，病灶边界欠清晰。综上所述，考虑病灶来源于鼻窦，具有侵袭性。

定性征象分析

1. 基本征象：肿块形态不规则，边界清楚，局部呈膨胀性改变，并伴有囊变，周围骨质增生硬化，骨皮质受压变形，肿块内有钙化或残留骨，病灶内可见液-液平面，增强扫描肿块实性部分明显均匀强化。

2. 特征性征象：

(1) 蛋壳征：病灶呈膨胀性生长，有完整骨性包膜，瘤周“蛋壳征”（图 7 箭头示），因骨化或钙化程度不同，CT 可呈“毛玻璃”样或点片状高密度影（图 7）。

(2) 部分肿瘤可见中心液化，形成大小不一的囊肿，可为多房性，MRI 对“蛋壳样”骨壳及内部钙化显示不如 CT，但对继发动脉瘤样骨囊肿的特征性表现（液-液平面）显示效果优于 CT。

综合诊断

女，19 岁。无明显诱因下出现右侧鼻塞，流涕，嗅觉功能减退，右眼逐渐外突，无眼痛、头痛，无视力下降。右侧颌面部及鼻侧轻度肿胀隆起，无疼痛、压痛，活动度差，皮色、皮温正常，实验室检查各项肿瘤指标正常。根据CT平扫和MRI平扫及增强扫描特征性定位、定性征象，诊断为青少年沙瘤样骨化纤维瘤可能性较大。

鉴别诊断

需要与骨纤维异常增殖症鉴别。骨纤维异常增殖症为良性、自限性肿瘤样病变，CT可表现为毛玻璃样，规则或不规则的透亮区，周边硬化边等，但此病变一般缺乏清晰边界。除周边蛋壳样边缘外，本例CT表现与骨纤维异常增殖症相似，易造成诊断错误。

手术探查

肾上腺棉片收缩鼻腔黏膜后检查见右侧鼻腔原中鼻道处为新生物所占据，未见正常中鼻甲结构，肿瘤表面黏膜光滑但触之易出血。切除右侧钩突，咬除中鼻道肿瘤，见肿瘤外有骨鞘样假膜，肿瘤质脆，沙砾样，极易出血，肿瘤占满右侧全组筛窦。眶纸板受肿瘤压迫吸收，小心剥离至眶内骨膜，完整。寻找蝶窦口，见蝶窦内为肿瘤组织所填塞，予以小心切除肿瘤至蝶窦外侧壁。沿下鼻甲上缘找到上颌窦口，见上颌窦内大量积液，予以吸除。检查见基本无肿瘤组织残余，清理术腔。去除骨碎片，修整鼻腔黏膜。

病理结果

1. 镜下所见：（鼻腔肿瘤）由梭形细胞及含类似骨小体的成分构成。骨小体外周有一层不规则的胶原物质或类骨质；部分骨小体融合形成小梁结构；间质为排列密集的纤维母细胞构成，未见核分裂及坏死（图8、图9）。

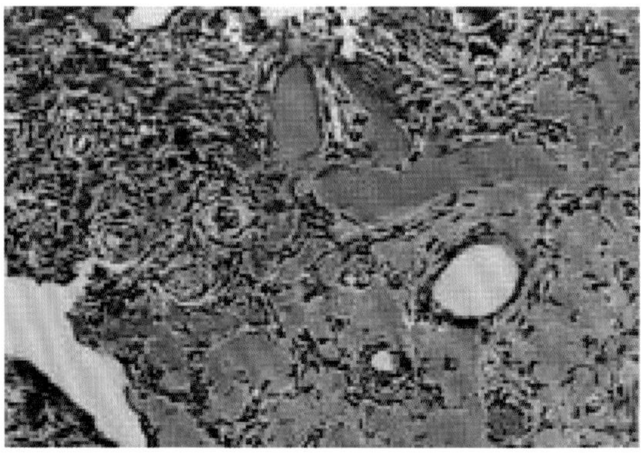

图8 HE染色（HE×100）

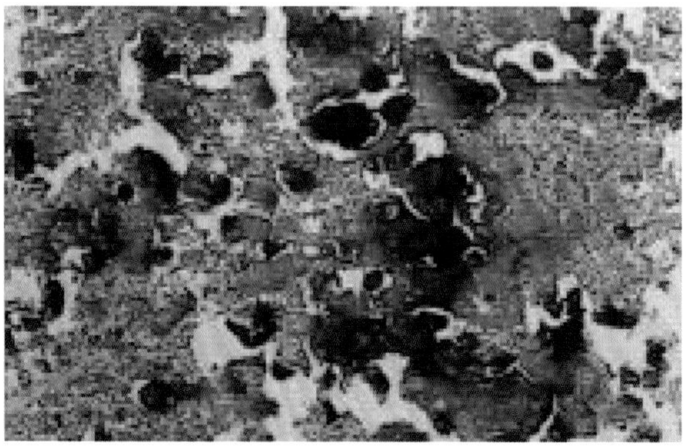

图9 HE染色（HE×200）

2. 免疫组织化学：EMA(±)，Vim(+++)，D2-40(−)，Ki67(−)，PR(−)，GFAP(−)，S-100(−)，NF(−)，EGFR(−)，VEGF(+)，MGMT(++)。

3. 特殊染色：Ag染色（++）。

结合HE形态和免疫组织化学结果，符合（右鼻腔）青少年沙瘤样骨化纤维瘤。

疾病综述

青少年沙瘤样骨化纤维瘤（juvenile psammomatoid ossifying fibroma，JPOF）是骨化纤维瘤的一

种特殊类型，临床上比较罕见，具有特殊的发病部位、临床表现和病理组织学特征。

JPOF 主要发生于儿童和青少年，好发于鼻窦，常见症状是突眼和复视，影像学特征为局部软组织肿块，部分可侵犯周围组织。组织学上 JPOF 主要由有胶原带包绕的骨小体和梭形间质细胞构成，可伴黏液变、囊性变和多核巨细胞浸润。

核心提示

青少年沙瘤样骨化纤维瘤影像特征为局部膨胀性肿块，CT 示病灶内部部分呈磨玻璃样改变，提示肿瘤内部有矿化。伴发囊变时，可见囊腔形成，伴有出血可形成“液-液平面”。肿瘤周围骨质受压变形。“蛋壳征”是本病的典型表现。出现此征高度提示青少年沙瘤样骨化纤维瘤。

参考文献

[1] 单艺，王佩佩，卢洁，等. 青少年沙瘤样骨化纤维瘤 1 例 [J]. 中国介入影像与治疗学，2015，12（7）：453.

[2] 康锶鹏，宋屿娜. 青少年沙瘤样骨化纤维瘤 1 例 [J]. 临床与实验病理学杂志，2014，30（7）：825－826.

[3] 李学锋，戴芳，赵玺龙，等. 青少年沙瘤样骨化纤维瘤临床病理分析 [J]. 临床与实验病理学杂志，2011，27（8）：888－889.

[4] Patigaroo S A. Juvenile psammomatoid ossifying fibroma（JPOF）of maxilla rare entity [J]. J Maxillofac Oral Surg，2011，27（8）：888－890.

〔陈任政　姚正信　陈　忠〕

4.3 鼻咽癌放射治疗后继发下颌骨骨肉瘤

临床资料

女，62 岁。发现右下颌部肿物 2 个月。有鼻咽癌放射治疗史 13 年。

专科检查：右侧下颌牙龈及相应颊侧黏膜见肿物隆起，大小约 3.5 cm×2.5 cm，表面溃烂见坏死物覆盖，质中偏软，易出血，右侧颊部皮肤稍肿胀潮红。

血糖升高（6.4 mmol/L），C 反应蛋白升高，余无特殊。

影像学资料

X 线、CT、MRI 检查如图 1～图 11 所示。

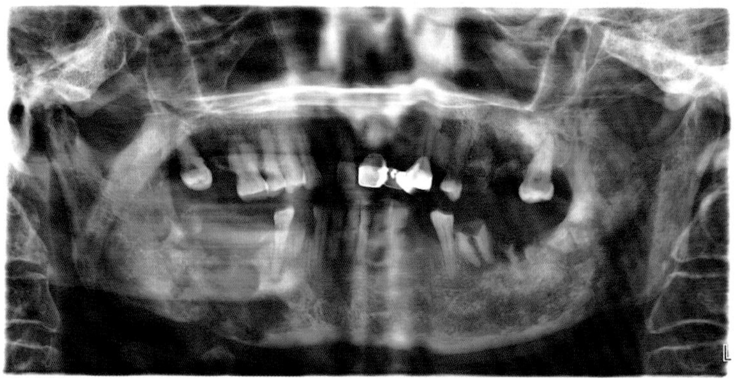

图 1　全景牙片

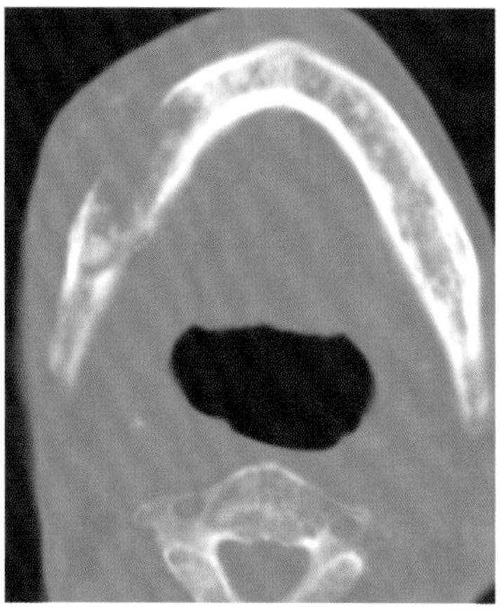

图 2　CT 骨窗

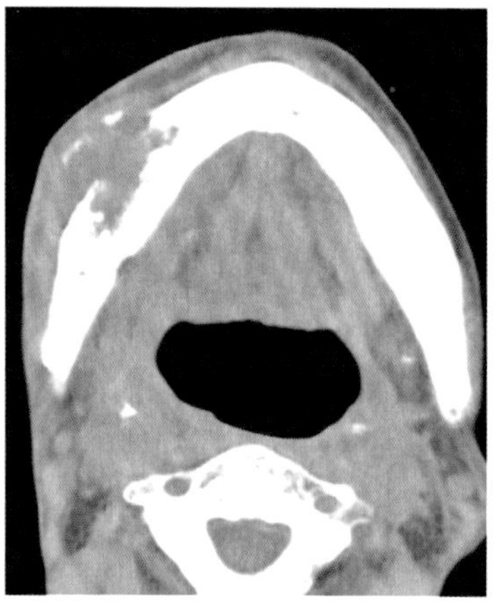

图 3　CT 软组织窗

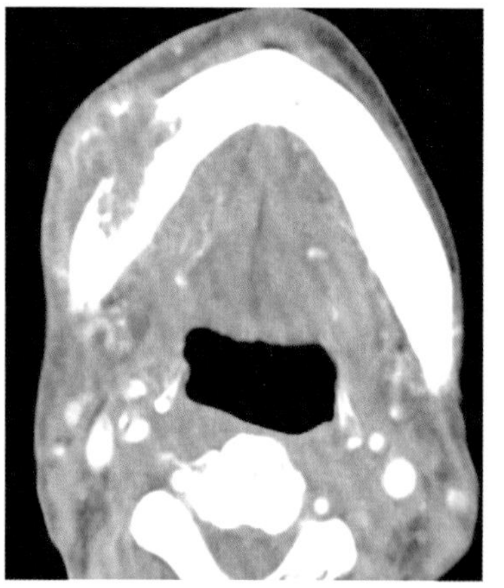

图 4　CT 增强

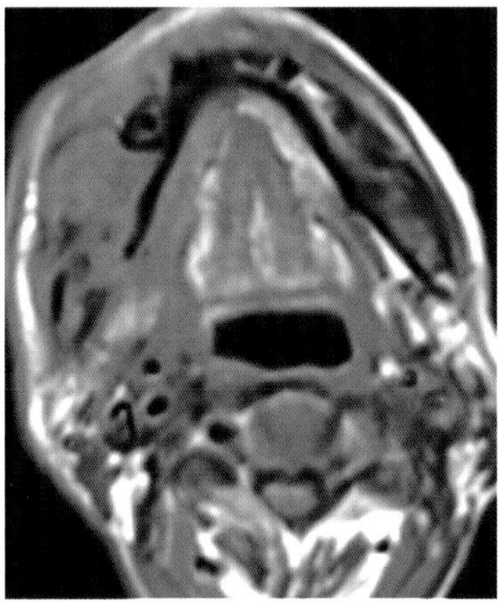

图 5　轴位 T_1WI

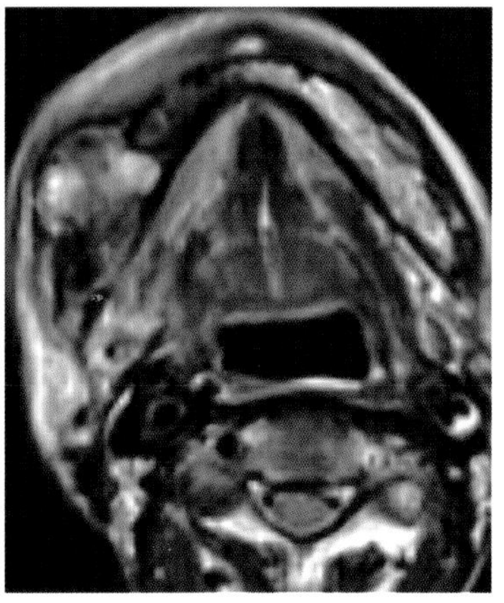

图 6　轴位 T_2WI

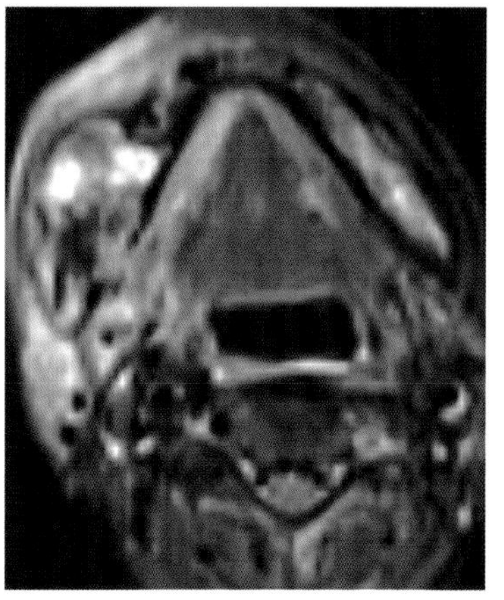

图 7　轴位 FLAIR

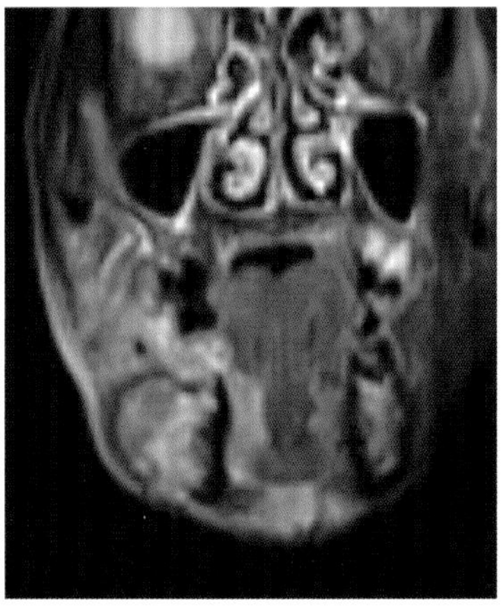

图 8　冠位 T_2WI

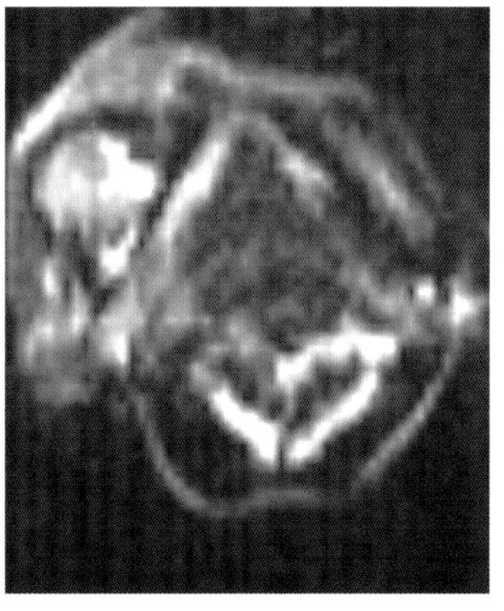

图 9　DWI（$b=800\ s/mm^2$）

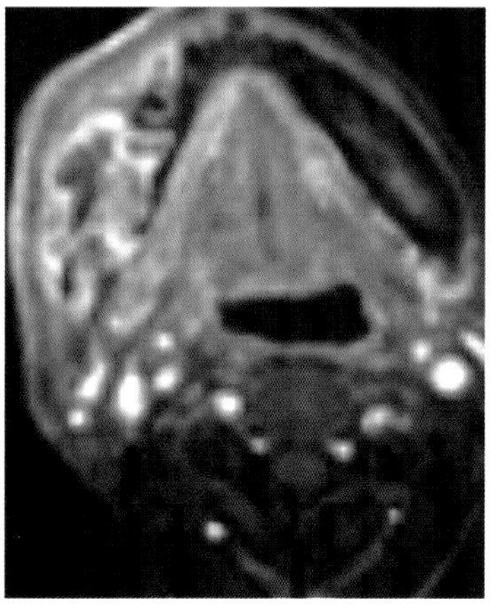

图 10　轴位 T_1WI 增强

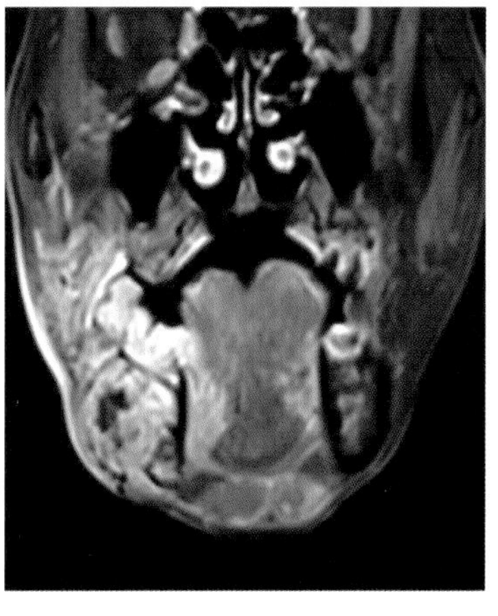

图 11　冠状位 T_1WI 增强

定位征象分析

右侧下颌骨不规则骨质破坏，病变周围有骨膜反应及骨膜三角（图 12、图 13 白细箭头示），为肿瘤骨来源的直接征象。

定性征象分析

1．基本征象：X线见右侧下颌骨不规则溶骨性骨质破坏，与原肿瘤同侧，位于放射治疗野内，无硬化边；CT平扫病灶边缘呈虫蚀状骨质破坏，边缘见骨膜反应及瘤骨形成，周围见软组织肿块，软组织肿块内见斑片状碎骨，增强扫描呈环状不均匀明显强化；MRI平扫右侧下颌骨骨质破坏，局部见不规则软组织肿块，T_1WI为不均匀低信号，T_2WI为不均匀等、高信号，增强扫描肿块呈不均匀明显强化，中心见坏死。

2．特征性征象：

（1）原肿瘤放射野内新发溶骨性骨质破坏，边缘呈虫蚀状，可见骨膜反应及骨膜三角。

（2）肿瘤中部见斑片状可疑瘤骨形成，周围见软组织肿块形成，软组织肿块内见瘤骨形成（图12及图13白粗箭头示）。

综合上述一般征象及较特征性定性征象，结合患者有同侧鼻咽癌放射治疗病史，定性为放射治疗后下颌骨骨肉瘤。

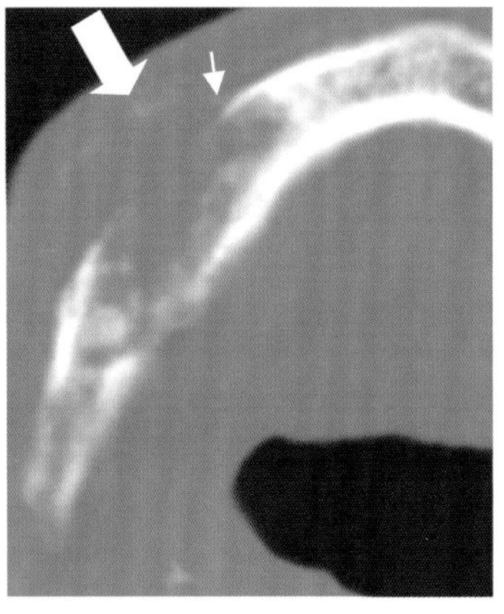

图12　局部放大图

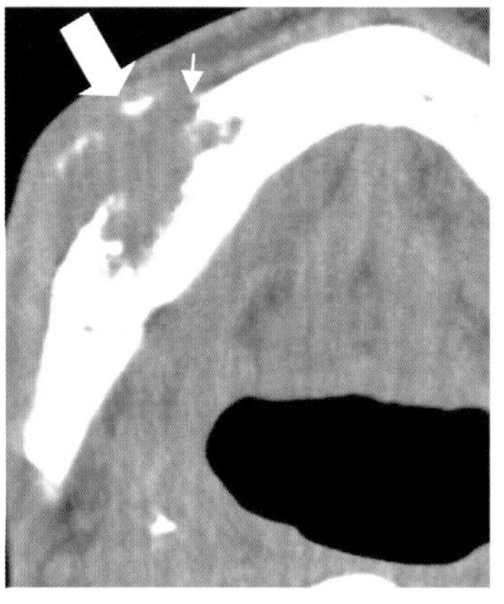

图13　局部放大图

综合诊断

女，62岁。发现右下颌部肿物2个月，有鼻咽癌放射治疗病史13年。X线、CT及MRI检查右侧下颌骨肿块，原肿瘤放射野内溶骨性骨质破坏，边缘呈虫蚀状，可见骨膜反应及骨膜三角（图12、图13白细箭头示），周围见软组织肿块形成，软组织肿块内见瘤骨形成（图12及图13白粗箭头示），DWI（b＝800 s/mm^2）显示肿块扩散受限，增强扫描为环状强化。

综合上述资料诊断为放射治疗后下颌骨骨肉瘤可能性大。

鉴别诊断

主要鉴别诊断为放射性骨髓炎、鼻咽癌复发及其他的放射性肉瘤。

1．与放射性骨髓炎主要鉴别点：后者以髓腔密度降低为主，通常无骨膨胀与瘤骨形成。

2．与鼻咽癌复发鉴别点：后者多为肿瘤原发部位及其周围，而放射治疗后肉瘤一般为照射野内。

3．与其他放射治疗后肉瘤主要鉴别点：前者发现瘤骨，如果不出现瘤骨则鉴别困难。

穿刺活检

患者取仰卧位，以2%的利多卡因在肿物周围作浸润麻醉，用活检钳钳取2块大小约0.5 cm×0.5 cm×0.3 cm组织，留送病理。

病理结果

1. 镜下所见：（右牙龈）梭形细胞呈交错排列，细胞异型，核异型深染，胞质丰富（图14、图15）。

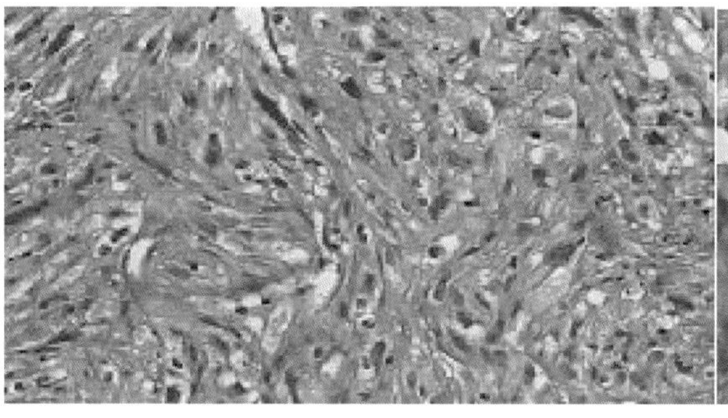

图14　HE染色（HE×200）

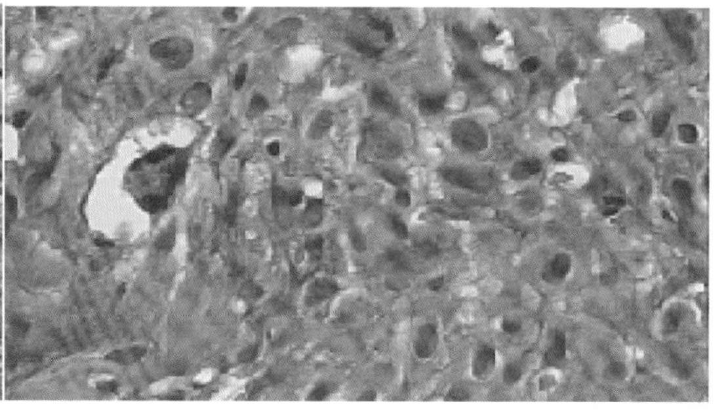

图15　HE染色（HE×400）

2. 免疫组织化学：CK5/6（－），S-100（－），Vim（＋），TTF1（－），CD68（＋）。
3. 病理诊断：（右牙龈）肉瘤，考虑骨肉瘤（继发于放射治疗后肉瘤）。

疾病综述

Cahan首先提出的诊断标准及Arlen等修订的放射治疗后肉瘤（radiatiaon-induced sarcoma）的诊断标准：①新发恶性肿瘤与接受放射治疗的病理类型不同；②新发肿瘤位于照射野内；③新发肿瘤与放射治疗时间间隔至少3年以上；④新发肿瘤病理证实为肉瘤。

放射治疗后肉瘤可发生于骨和软组织，骨的发病率远高于软组织的发病率，均发生于较高剂量的放射野内。骨肉瘤是放射治疗后肉瘤中最为常见的病理类型，其次为恶性纤维组织细胞瘤。在组织学上，放射治疗后肉瘤为高度恶性肿瘤。与原发颌骨骨肉瘤相似，局部软组织肿胀是最常见、最具特征性的临床表现，而不是疼痛。X线表现主要是溶骨性骨质破坏或骨硬化，或者两者混合。CT则可以发现软组织肿块，密度不均匀，可出现坏死，血供丰富，如果发现瘤骨则可以确诊。MRI则可发现软组织肿块及肿瘤侵犯的范围。

核心提示

放射治疗后肉瘤发生于同侧放射野内，局部软组织肿胀是主要临床表现，影像表现主要是溶骨性或（和）骨硬化，软组织肿块明显，血供丰富，如果发现瘤骨基本可以确诊放射治疗后骨肉瘤，CT在瘤骨检出方面具有优势，无瘤骨时与其他放射治疗后肉瘤难于鉴别。

参考文献

[1] 何明燕，蔡培强，班晓华，等. 鼻咽癌放疗后继发肉瘤的影像特征分析［J］. 中华放射学杂志. 2014，48（3）：211-214.

[2] 罗振东，陈卫国，郑彤，等. 鼻咽癌放疗诱发骨肉瘤的影像学分析［J］. 临床放射学杂志，2011，30（2）：275-278.

[3] 王韶颖，潘自来，石慧敏，等. 放射性颌骨骨肉瘤CT影像学表现［J］. 中华口腔医学杂志，2014，49（1）：5-8.

[4] JG Lorigan，HI Libshitz，M Peuchot. Radiation-induced sarcoma of bone：CT findings in 19 cases［J］. American Journal of Roentgenology，1989，153（4）：791.

〔陈　忠　梁权海〕

4.4 颈椎骨软骨瘤

临床资料

女，36 岁。右下肢麻木 10 个月。

10 个月前无明显诱因下出现右下肢麻木，无肢体乏力，无头晕头痛，无潮热，遂到当地医院就诊(具体诊断及治疗不详)，症状逐渐加重，逐渐出现双下肢乏力，不能行走。患者起病后，精神、胃纳一般，无大小便失禁，体重无明显减轻。

专科检查无特殊。

辅助检查

AFP、CEA、CA19-9 肿瘤指标阴性，余无明显异常。

影像学资料

CT 检查如图 1～图 2 所示。

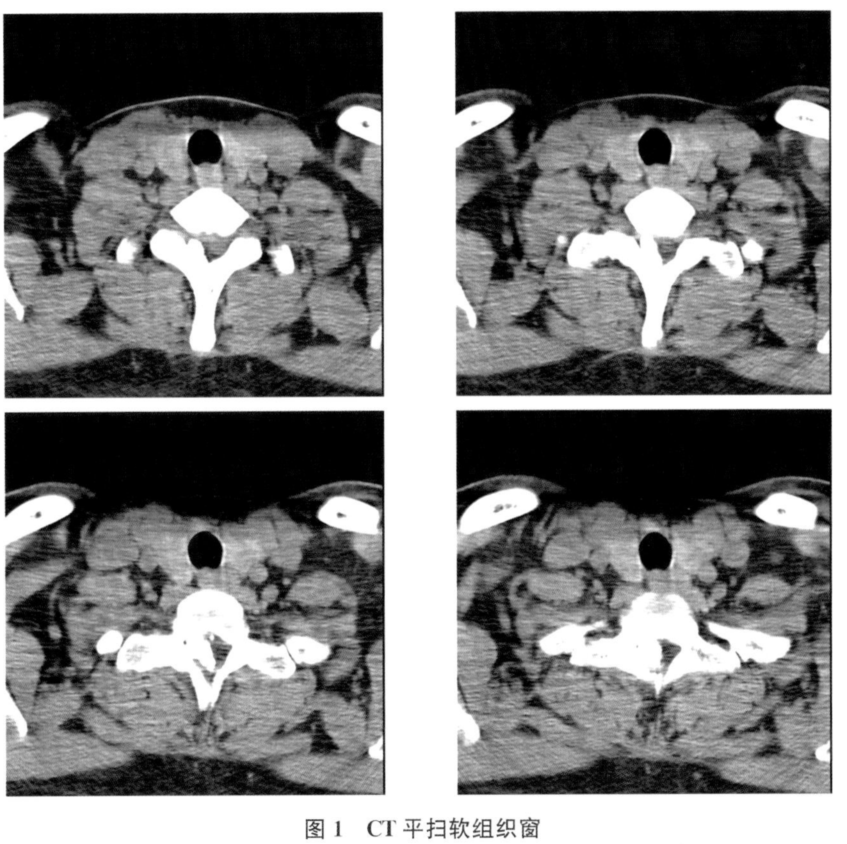

图 1　CT 平扫软组织窗

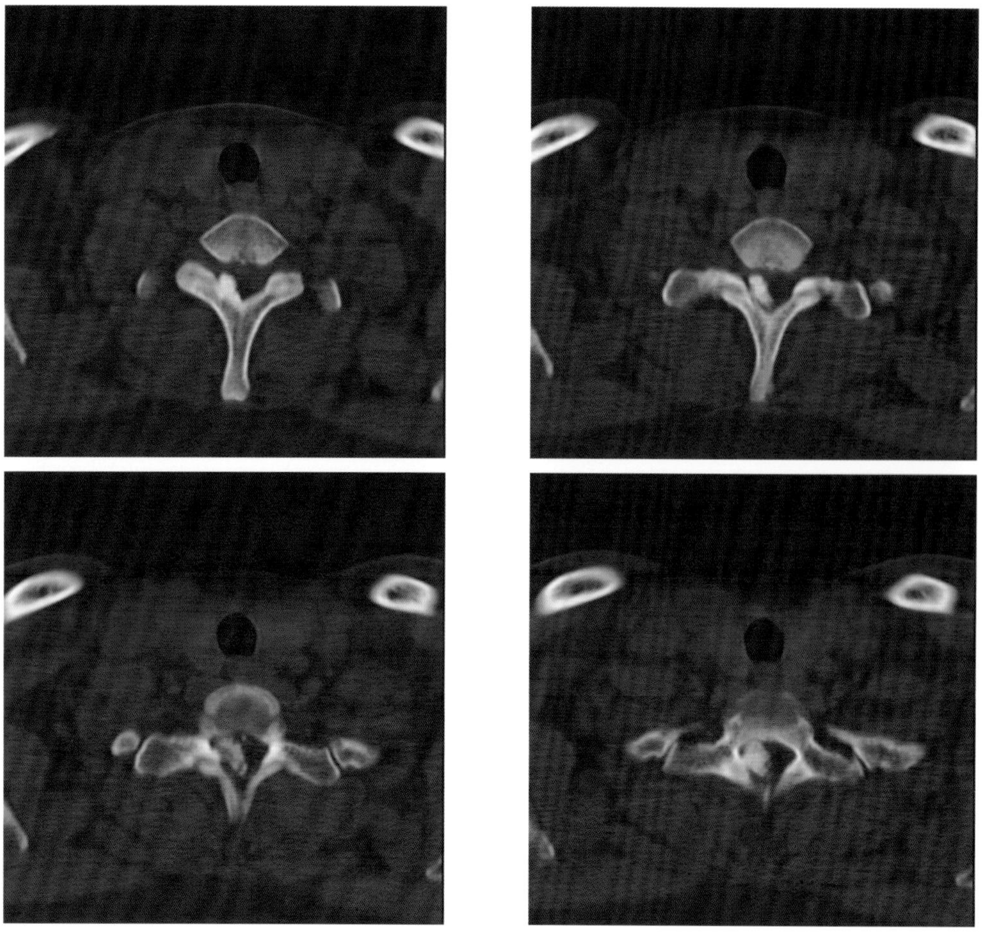

图 2 CT 平扫骨窗

定位征象分析

1. 宽基底征：肿块边界清楚，呈宽基底与右侧椎板相连，该征象对确定肿块来源于椎板有特征性意义（图 3 箭头示）。

2. 脊髓推压征：各方位图像显示，肿物与脊髓分界清楚，硬脊膜囊只是受推压向左侧移位，并无受侵犯表现（图 4 箭头示）。

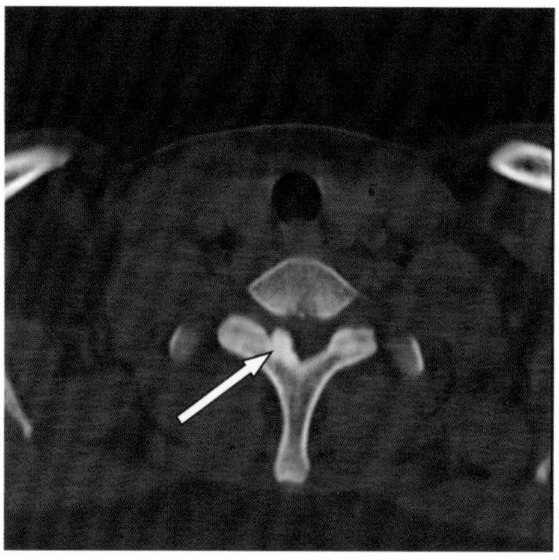

图 3 宽基底征

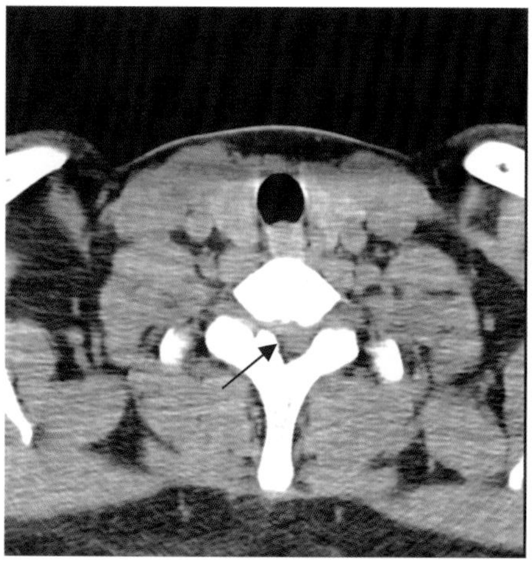

图 4 脊髓推压征

定性征象分析

1. 基本征象：颈椎右侧椎板见一骨性突起，呈菜花样改变，高密度，边界清楚。突入椎管，局部硬脊膜囊受压向左侧移位。

2. 特征性征象：病变为高密度骨样突起，呈菜花样改变，宽基底与椎板相贴。

综合上述一般征象和较特征性定性征象，定性诊断为骨软骨瘤。

综合诊断

女，36 岁。患者于 10 个月前无明显诱因下出现右下肢麻木，有神经系统定位体征。CT 提示椎管内骨性突起，呈菜花样改变，与常见的骨软骨瘤形态相似，肿物与硬脊膜囊分界清楚，硬脊膜囊只是受推压向左侧移位，综合上述资料诊断为骨软骨瘤可能性大。

鉴别诊断

1. 黄韧带骨化：黄韧带骨化多表现在椎板下黄韧带部位肥厚明显，且病变一般为多节段，椎管呈均匀性狭窄。

2. 椎小关节增生：单纯的椎小关节增生则主要表现为双侧关节突部位骨质增生明显，关节突内聚，侧隐窝变窄，亦为多节段发病。

手术探查

在气管内插管全身麻醉下行后路颈 7～胸 1 椎管内占位性病变切除钉棒系统内固定术，术中见颈 7～胸 1 右侧椎管内有一骨性肿物，大小约 0.5 cm×1.5 cm×2.5 cm，与椎板相连，予以切除送病理学检查，予 4 枚万向椎弓根螺钉固定颈 7 和胸 1，术程顺利。

病理结果

镜下所见颈椎肿瘤由 3 层结构构成，表层为致密的纤维结缔组织，中间层为透明软骨，最下层为骨松质（图 5）。

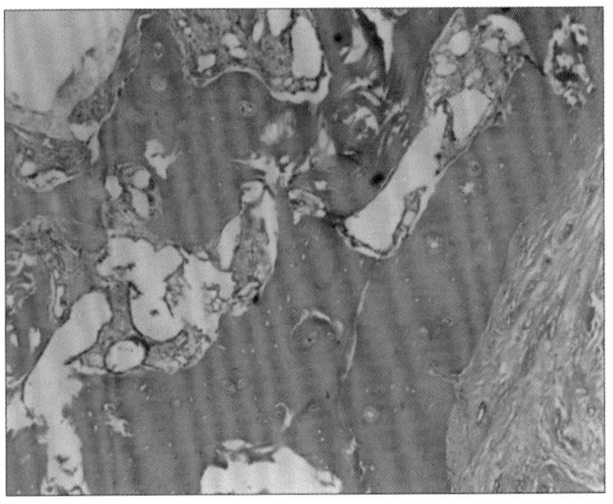

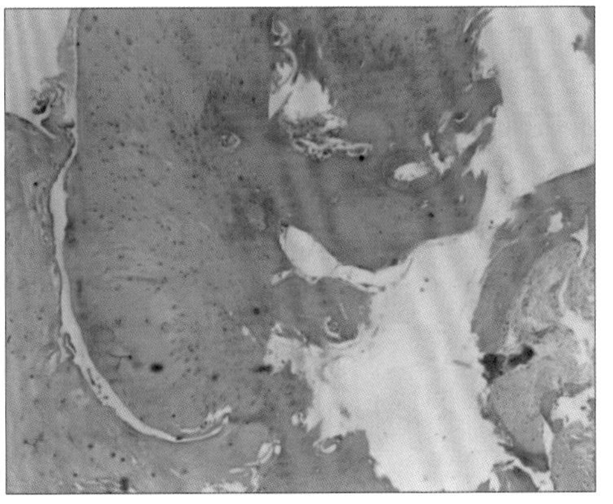

图 5 HE 染色（HE×40）

结合 HE 形态和影像学检查结果，符合（颈椎）骨软骨瘤。

疾病综述

骨软骨瘤又称外生骨疣，常见的典型 X 线征象一般为附着于母骨的骨性突起，通过“骨蒂”或“广基”与母骨相连且其皮质及髓质与母骨的皮质及髓腔相互移行，“带蒂型”表面光滑或呈结节状，“广基型”呈球状或菜花状。长管骨骨软骨瘤多发生于干骺端。肿瘤剖面由 3 层结构组成：表层为骨膜；中层顶端为软骨帽，蒂部为骨皮质；中心为骨松质和骨髓。本病例最多见于儿童和青少年。临床表现为缓慢生长的无痛性肿块。骨性突起，呈菜花样改变，为本病较为特征的定性诊断征象。

核心提示

骨软骨瘤多见于长骨干骺端，表现为附着于母骨的骨性突起，非常见部位骨软骨瘤发病率低，本病例为非常见部位发生的骨软骨瘤。其影像表现较为典型，诊断不难。

参考文献

[1] 朱守荣，梁雨田，王岩，等. 椎管内外生骨疣的 X 线、CT、MRI 特征及其诊断 [J]. 中国医学影像学杂志，2003，11（6）：434－435.

[2] 李晓芬，张六妹，张蕃昌. 非常见部位骨软骨瘤的影像学表现和诊断价值 [J]. 江西医药，2015，50（5）：380－381.

[3] 唐浩，胡桂周，陈卫国，等. 少见部位骨软骨瘤的影像学分析 [J]. 临床放射学杂志，2012，31（6）：851－854.

〔陈任政　邱　文　陈　忠〕

4.5 隆突性皮肤纤维肉瘤

临床资料

女，50 岁。无明显诱因下出现左侧肩背部肿物 3 个月。

初发时约拇指大小，局部无明显红肿，无明显疼痛不适。1 个月前患者自行予外用药治疗（具体不详）后肿物明显增大，约鸭蛋大小，伴局部瘙痒不适，局部无红热。

既往史：2015 年发现左肩背部肿物至外院就诊并行手术切除，术后病理提示非典型纤维黄色瘤（有恶性潜能的肿瘤）；术后出现复发，于 2015 年 7 月份及 12 月份在外院再行手术治疗，术后病理考虑非典型纤维黄色瘤复发，并于术后行局部放射治疗；2016 年 3 月再次复发后于我院扩大切除，术后病理提示左肩背部非典型性纤维黄色瘤术后复发。

专科检查：左肩背部可见一肿物，突出体表，约鸭蛋大小，瘤体呈棕黑色，无明显渗液，无流脓，肤温尚正常，大小约 6 cm×5 cm×5 cm，边界尚清，基底部偏红，质地偏硬，与周围组织明显粘连，压痛不明确，周围未触及明显肿大淋巴结。左肩背部局部有数个手术瘢痕。

辅助检查

实验室检查：癌胚抗原（CEA）定量、甲胎蛋白（AFP）、糖类抗原 CA19-9、糖抗原 125（CA125）、糖抗原 15-3（CA15-3）均为阴性，其余实验室检查为阴性。

影像学资料

2016 年 3 月 MRI 检查如图 1～图 4 所示。

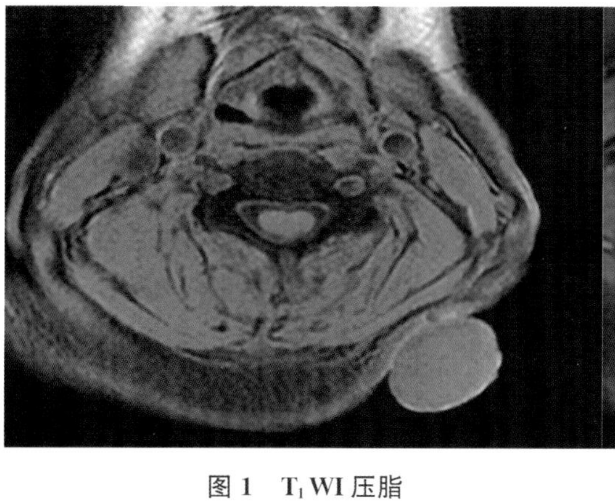

图 1 T_1WI 压脂

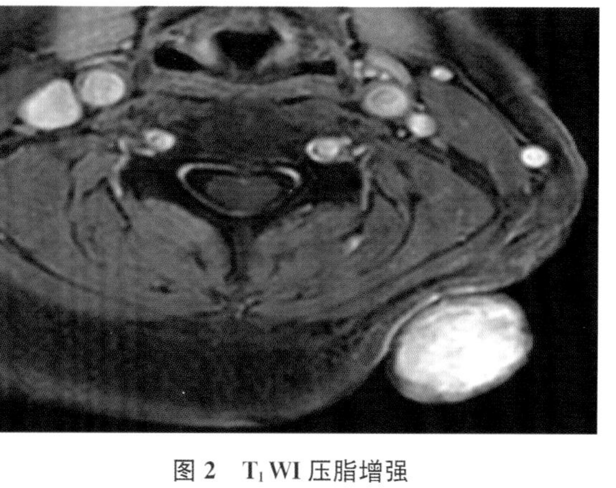

图 2 T_1WI 压脂增强

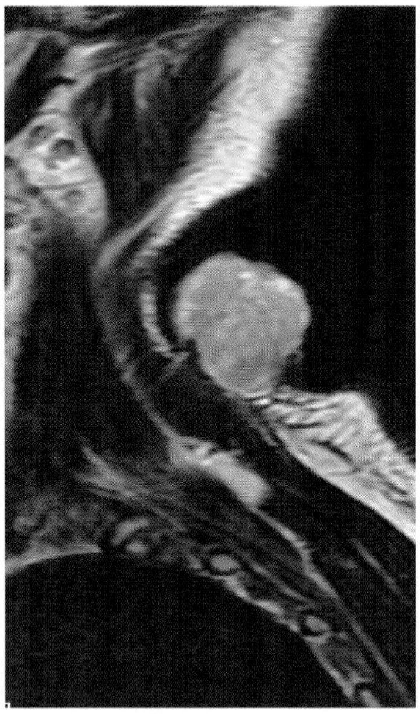

图 3　T_2WI

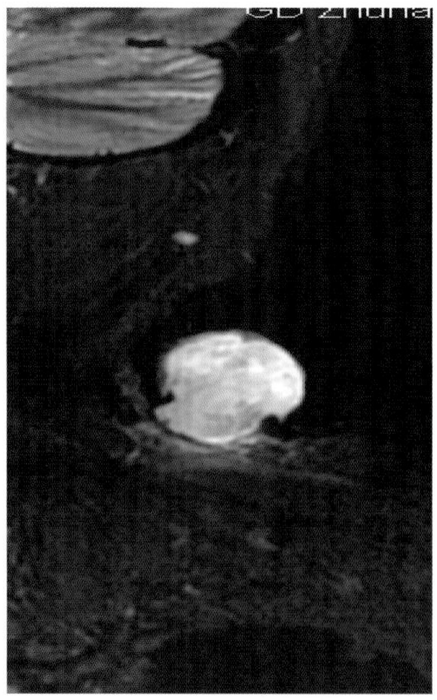

图 4　T_2WI 压脂

2017 年 2 月 13 日 MRI 检查如图 5～图 12 所示。

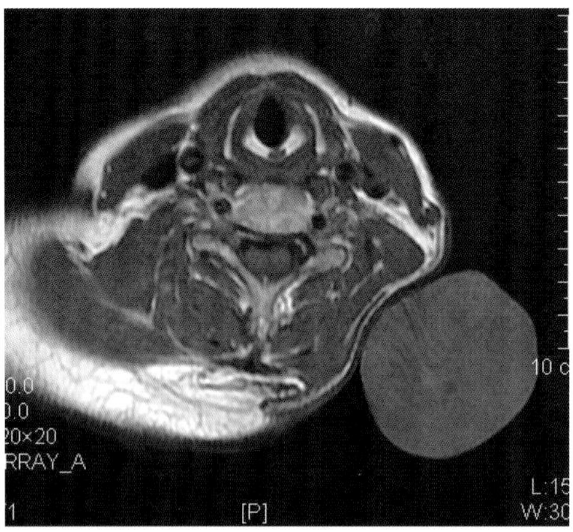

图 5　T_1WI

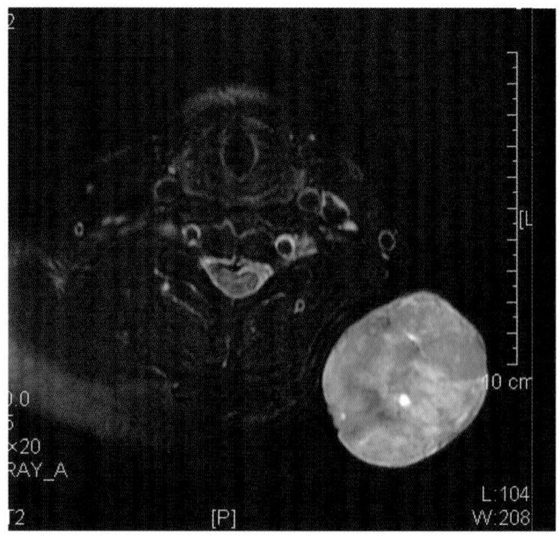

图 6　T_2WI 压脂

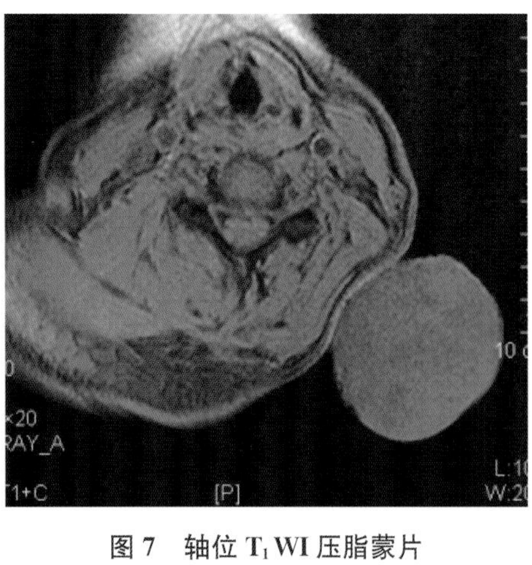

图 7　轴位 T_1WI 压脂蒙片

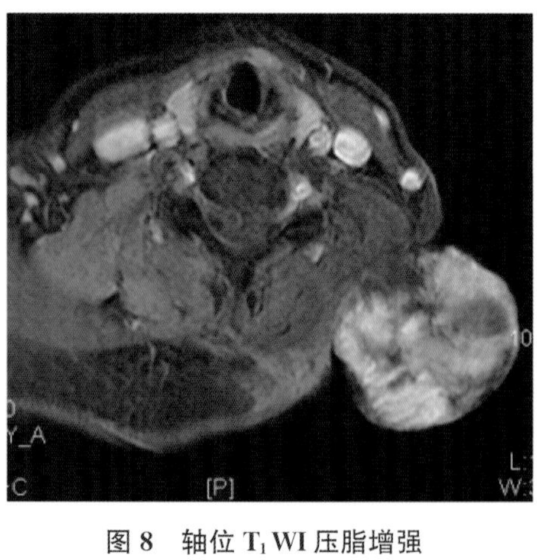

图 8　轴位 T_1WI 压脂增强

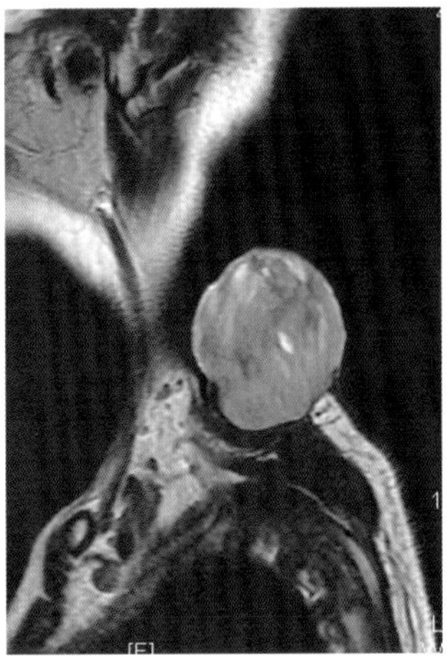

图 9 矢状位 T_2WI

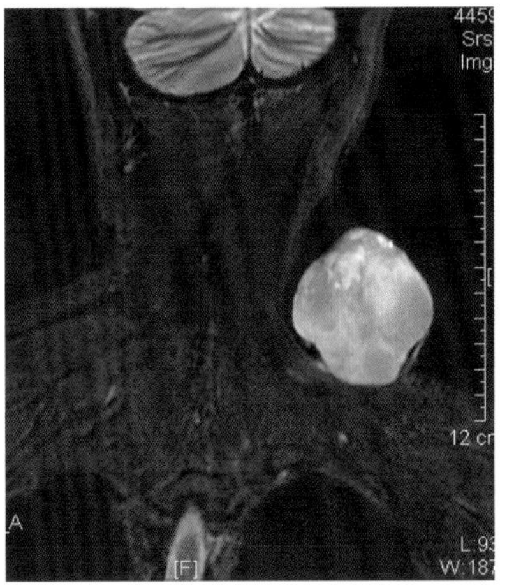

图 10 冠状位 T_2WI 压脂

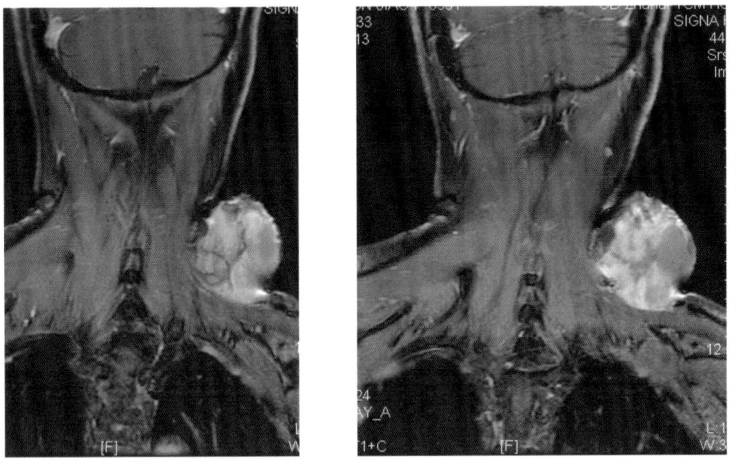

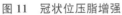

图 11 冠状位压脂增强

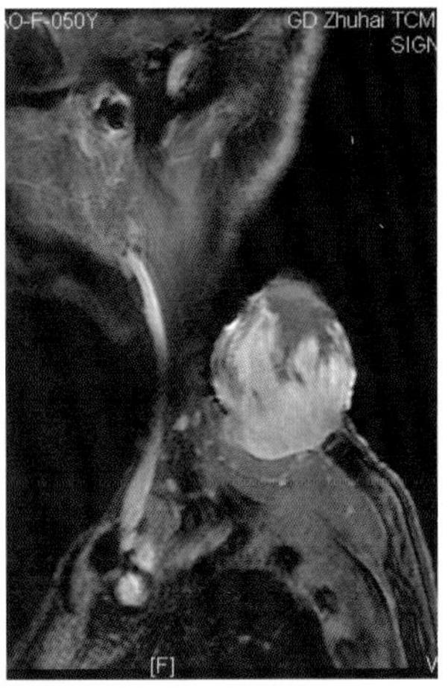

图 12 矢状位压脂增强

定位征象分析

肿块位于左肩皮肤及皮下脂肪层内，周围斜方肌受压移位，其信号未见明显异常（图 5～图 12）。

定性征象分析

1. 基本征象：

（1）2016 年 3 月 MRI 检查（图 1～图 4）：肿瘤呈类圆形 T_1WI 等信号、T_2WI 稍高信号，增强后明显强化，相对较均匀，病灶未见明显坏死病灶。

（2）2017 年 2 月 MRI 检查（图 5～图 12）：肿瘤略呈分叶状，T_1WI 等信号、T_2WI 等稍高信号，T_2WI 压脂呈稍高信号。

2. 特征性征象：

（1）悬吊征：表现为肿块凸向体外，悬吊在皮肤外（图 5～图 12）。

（2）多结节征：表现为肿块内部结构不呈单独的、密度均匀的块状，而是肿块内部由多个大小不一的结节构成，结节与结节之间既有分界不清的融合征象，也有分界清楚的边缘（图 10），增强扫描肿块不均匀强化（图 11）。

（3）树根征：表现为肿块边缘有条状影伸向邻近的脂肪层内，即肿块向周边脂肪层内浸润生长呈树根状（图 11～图 12）。

（4）子结节外突征：指肿块不仅凸向皮肤，向外生长，而且肿块表面有一个或多个更小的结节单独突起，文献提及此特征性表现，本病例并未出现。

综合上述基本征象和特征性征象，考虑为隆突性皮肤纤维肉瘤。

综合诊断

女，50 岁。左肩背部肿物反复手术病史，病理为低度恶性肿瘤，3 个月前拇指大小，现为鸭蛋大小，肿瘤生长较快，信号较前混杂，增强后强化较前不均匀，考虑恶性程度较前增高，肿瘤有“多结节征”“悬吊征”“子结节外突征”和“树根征”，肿瘤边缘较清晰，考虑隆突性皮肤纤维肉瘤。

鉴别诊断

1. 皮肤纤维瘤：皮肤纤维瘤和隆突性皮肤纤维肉瘤的病变部位均位于真皮，两者都可有席纹状结构，可造成混淆。皮肤纤维瘤 CT、MRI 表现也呈多发性，但多在上肢，而且结节直径在 1 cm 左右，一般不超过 3 cm。

2. 神经纤维瘤：隆突性皮肤纤维肉瘤的结构排列，有时与神经纤维瘤相似；因两者细胞皆纤细，又都具席纹状排列，故难以区别。诊断时可通过 CT 或 MRI 测量肿瘤体积及是否多发做判定。

3. 恶性纤维组织细胞瘤：虽然隆突性皮肤纤维肉瘤与恶性纤维组织细胞瘤都可有席纹状结构，但恶性纤维组织细胞瘤位于软组织深部，常浸润至肌层，核分裂象多见，CT、MRI 上可见肿块呈恶性浸润性生长，邻近器官、骨骼可被侵犯。

手术探查

沿左侧肩背部肿物边缘分离皮下组织，探查见肿物侵犯筋膜及部分斜方肌，基底部局部呈炎性水肿改变，质地稍韧，与周围组织边界尚清。

病理结果

1. 镜下所见：（左肩膀肿瘤）位于真皮内和表皮之间，有一条非浸润性真皮带，肿瘤由大小一致的梭形纤维母细胞瘤构成，富于细胞别，核深染，核分裂可见，肿瘤广泛浸润皮下脂肪小叶，形成花边状结构（图 13）。

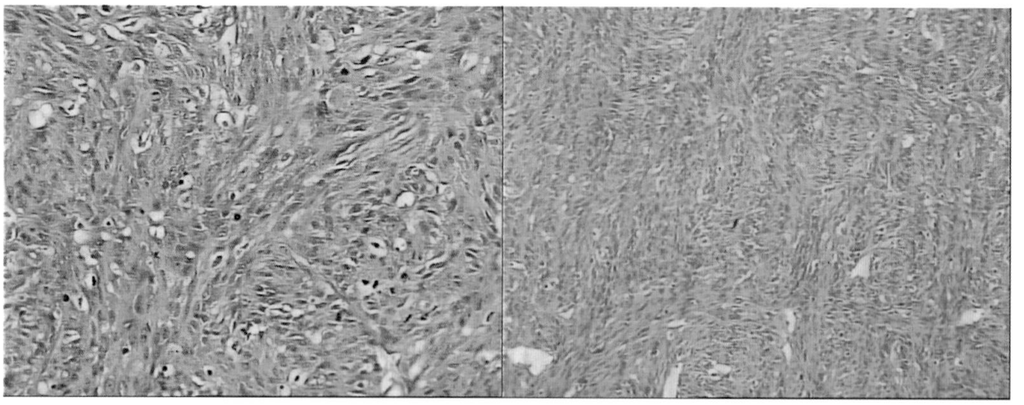

图 13 HE 染色（HE×100）

2. 免疫组织化学：Vim（+++），CK 部分（+），Ki67 70%（+），CD34 血管（+），CD99（+），Bcl-2（弱+），TLE-1 少数细胞（+），SMA 血管（+），FISH SS18 融合基因检测结果（-）。

结合 HE 形态和免疫组织化学结果，符合（左肩膀）隆突性皮肤纤维肉瘤。

疾病综述

隆突性皮肤纤维肉瘤（dermatofibrosarcoma protuberan，DFSP）是一种生长缓慢的来源于真皮的低度恶性肿瘤，占全部软组织肉瘤的 2%～6%，约占恶性软组织肿瘤的 6%。易原位复发，可以向深部浸润，侵犯肌肉、筋膜，甚至骨骼，但远处转移少见。常表现为单发无痛性渐进性增大结节，亦可多个结节融合成大结节，肿瘤组织主要位于皮下脂肪组织内，无包膜，边界清楚。可分为经典型、纤维肉瘤样型、黏液型及色素型，以经典型为主。

CT 表现：平扫病灶呈中等密度，密度均匀或略不均匀；增强动脉期显示病灶轻度强化，强化不均匀，静脉期病灶进一步强化，强化密度更加不均匀，但总的强化程度高于动脉期，部分结节强化很明显。MRI 表现：平扫 T_1WI 病灶呈稍低信号，信号较均匀，T_2WI、STIR 序列均呈稍高信号，信号不均；增强扫描肿块不均匀强化，各肿块较实，坏死、囊变少见。可单独或组合出现“多结节征”“悬吊征”“子结节外突征”和“树根征”。

核心提示

本病例患者为 50 岁女性，躯干或四肢的皮肤肿块，表现为单个结节或多个融合的坚硬结节，表面血管丰富，呈紫葡萄状，与皮肤粘连，影像学如出现“多结节征”“悬吊征”“子结节外突征”和“树根征”特别有助于提示本病，肿瘤边缘较清晰，生长缓慢，术后容易复发，更要考虑隆突性皮肤纤维肉瘤可能。

参考文献

[1] 何涌，田丽，陈应明，等. 隆突性皮肤纤维肉瘤的 CT 和 MRI 表现 [J]. 中华放射学杂志，2011，27（8）：1672-1675.

[2] 罗振东，陈卫国，郑彤，等. MRI 诊断隆突性皮肤纤维肉瘤 [J]. 中国医学影像技术，2016，27（10）：1570-1572.

[3] 蓝海源，叶再挺，满术千，等. CT 及 MRI 对腹壁隆突型皮肤纤维肉瘤的诊断价值 [J]. 中国临床医学影像杂志，2015，26（7）：495-497.

[4] 金腾，冉君，李小明，等. 纤维肉瘤的 MRI 诊断与鉴别诊断 [J]. 放射学实践，2014，29（11）：1315-1318.

[5] 马小龙，汪建华，陆建平，等. 黏液纤维肉瘤的 MRI 表现与组织病理学对照 [J]. 放射学实践，2011，26（2）：216-219.

〔刘金丰　肖梦强　陈　忠〕

4.6 木村病

临床资料

男，15 岁。发现左上臂肿物 8 年余、左颌下肿物 6 个多月。

8 年前，发现左上臂肿物，逐渐增大；6 个多月前无明显诱因下可扪及左颌下肿物，无明显不适及疼痛，未予注意，肿物逐渐增大，无疼痛，无红肿，无发热。既往有肾病综合征。

专科检查：左侧颌下腺肿大，约 4.0 cm×2.5 cm，质韧，边界清，无压痛。左上臂可及皮下肿物，与皮肤粘连，约 4.5 cm×4.0 cm，质韧，边界欠清，活动度好，无压痛。

辅助检查

B 超提示左侧下颌角低回声结节，左上臂皮下脂肪层内实性团块声像。

实验室检查：中性粒细胞绝对值 1.52×10^{9}/L（↓），嗜酸性粒细胞绝对值 EOS 2.49×10^{9}/L（↑）；清蛋白 24.9 g/L（↓），总胆固醇 6.79 mmol/L↑；尿蛋白（+++）。

影像学资料

MRI 检查如图 1～图 7 所示。

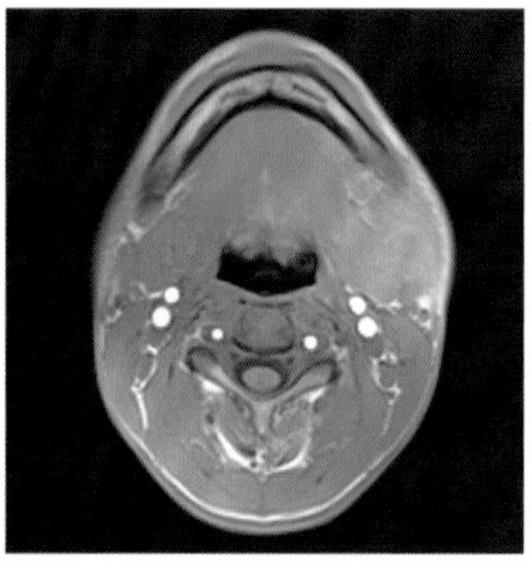

图 1 T_1WI 轴位

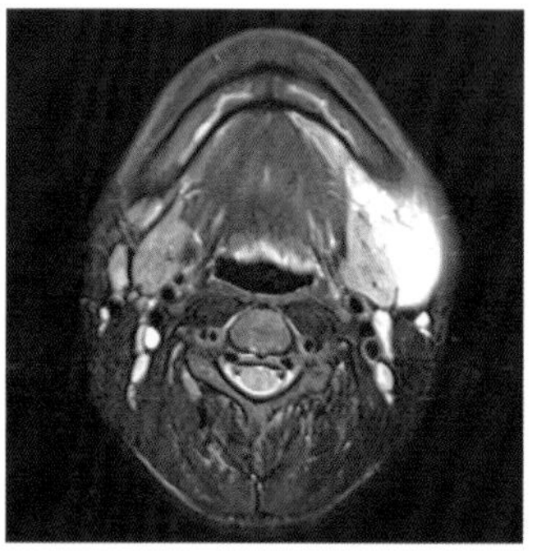

图 2 T_2WI 轴位

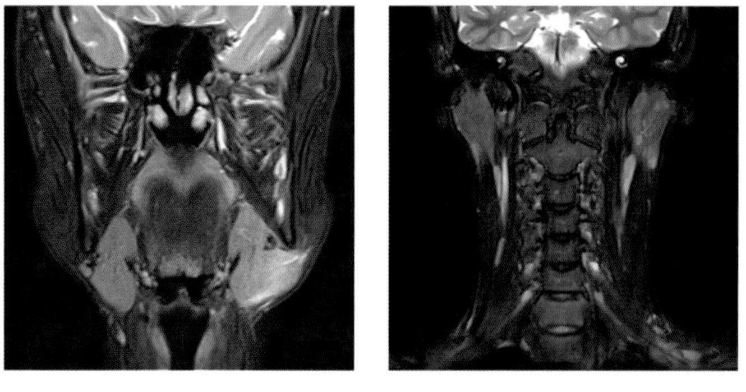

图 3 T_2WI 冠状位

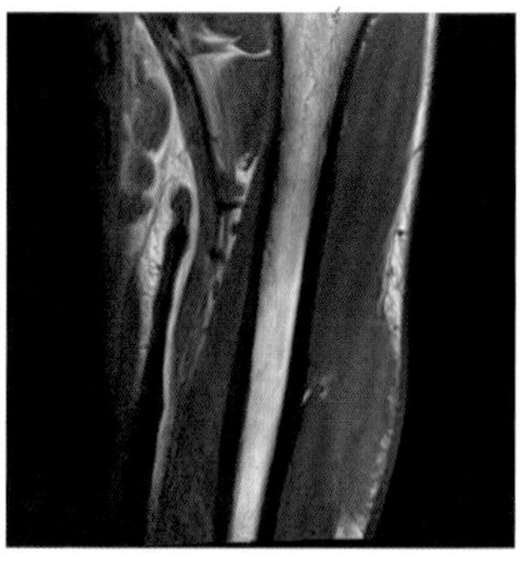

图 4 T_1WI 冠状位

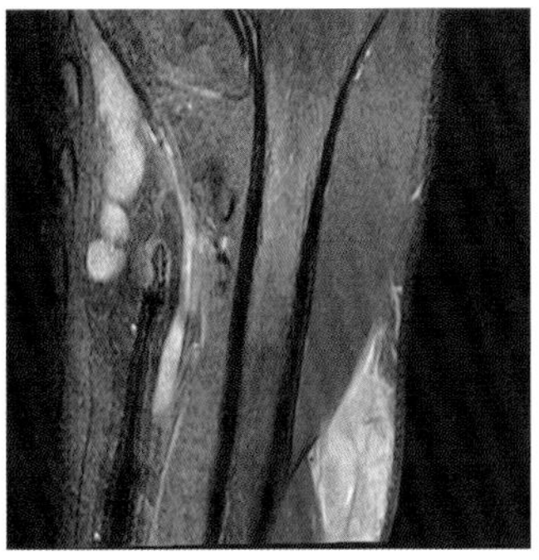

图 5　T_2WI 冠状位

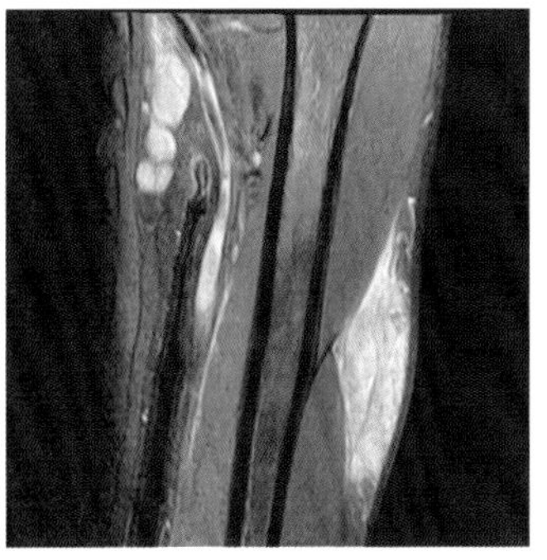

图 6　冠状位增强

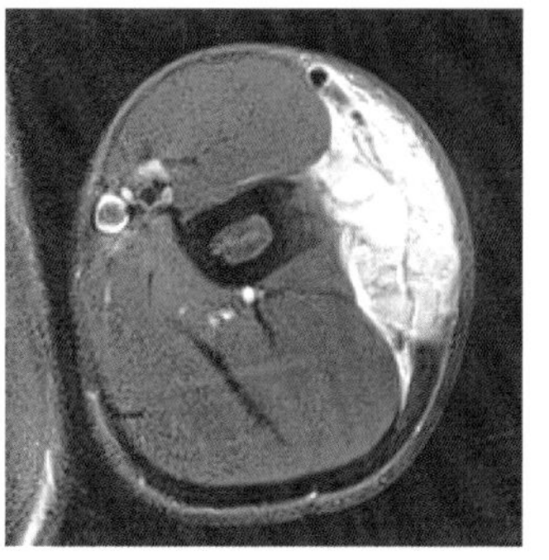

图 7　轴位增强

定位征象分析

皮下软组织来源的征象：

1. 腺体包膜征：图 2 轴位 MRI 显示左侧颌下肿块与下颌下腺间见连续的线状低信号分隔，病灶的高信号与腺体的稍低信号分界清晰；但图 3 显示肿块下缘与下颌下腺分界模糊。

2. 软组织推压征：图 4～图 7 显示左上臂肿块主体位于皮下脂肪间隙，邻近上臂肌群轻度受推压改变，肿块与皮肤及肌肉分界清晰。

综合上述征象，左上臂肿块定位诊断来源于皮下软组织；左侧颌下区肿块定位诊断主体位于皮下软组织，但不除外起源于左侧下颌下腺可能。

定性征象分析

1. 基本征象：MRI 显示肿块 T_1WI 呈等-稍低信号、T_2WI 呈高信号，信号比较均匀，未见明显囊变坏死、出血、钙化等信号改变，肿块未见明显的包膜，增强扫描呈显著性均匀强化。周围的软组织、腺体、骨骼未见明显的侵犯、破坏征象。

2. 特征性征象：

(1) 肿块发生于左侧颌面部及左上肢，为多发病变，但病灶主体均定位于皮下软组织，且病灶形态、信号大致相仿，考虑为同源性病变。

(2) 肿块沿筋膜间隔塑形性生长，膨胀征象较轻，无明显周围组织侵犯征象；肿块周边颈Ⅱ区、左侧腋窝见多发稍肿大淋巴结，呈“串珠状”，信号均匀、强化一致。结合以上征象，考虑为良性病变。

(3) 肿块边界模糊，内见条索状、网格状低信号无强化影，为纤维组织间隔。

综合上述一般征象和较特征性定性征象，定性诊断为炎性病变。

综合诊断

男，15 岁。左上臂肿物 8 年、左颌下肿物 6 个多月，病史较长，病变为多部位先后发病，患者年龄较小，结合影像表现，符合良性病变表现。但患者无红、肿、热、痛的一般炎症表现，考虑为特殊肉芽肿性病变可能。实验室检查提示嗜酸性粒细胞水平明显增高，而且有肾病综合征的病史。综合上述资料诊断为木村病可能性大。

鉴别诊断

需要与引起多发淋巴结肿大的疾病鉴别，主要包括：

1. 淋巴瘤：也表现为均匀的、多发的淋巴结肿大及软组织团块，但好发于中老年人，有血管漂浮征等特征性征象，淋巴结外病灶相对少见，而且外周血嗜酸性粒细胞水平不高。

2. 青少年淋巴结结核：主要表现为颈部淋巴结的肿大、坏死，环形强化，与本病表现不同，结核菌素试验有助于鉴别。

3. 恶性肿瘤合并淋巴结转移：多见于中老年人，有原发恶性肿瘤病史，淋巴结转移瘤易坏死、融合，而本例木村病无原发恶性肿瘤病史，且病变无明显恶性病变征象。

手术探查

左侧腋窝淋巴结活检术。

病理结果

1. 大体所见：（左侧腋窝淋巴结）4 cm×2.5 cm×1.3 cm，灰白，质嫩（图 8）。

2. 镜下所见：淋巴结淋巴滤泡增生，结构正常，生发中心可见嗜伊红色的无定形沉积物，滤泡旁、滤泡间和血管周围可见大量的嗜酸性粒细胞聚集，并形成嗜酸性脓肿，血管增生，部分玻璃样变（图 9）。

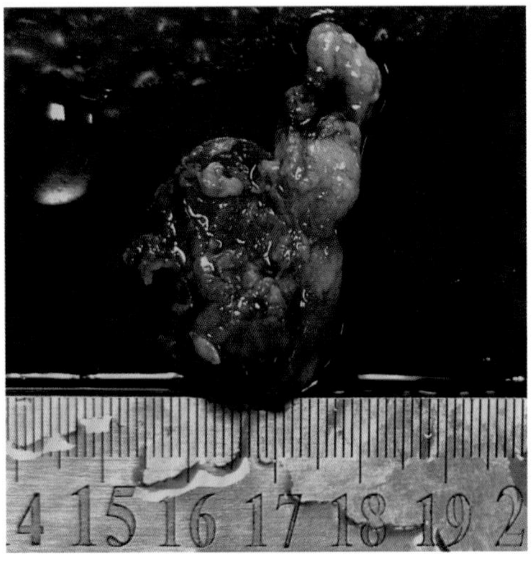

图 8　大体标本

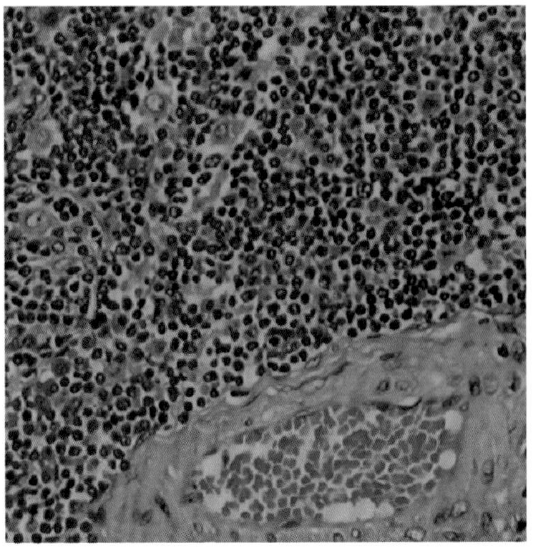

图 9　HE 染色（HE×100）

HE 染色病理，符合 Kimura 病（木村病）。

疾病综述

木村病又称嗜酸性粒细胞增生性淋巴肉芽肿，以往认为内分泌功能紊乱、自身免疫性疾病、过敏、感染均可能与本病相关。木村病好发于亚洲人群，特别是中国人和日本人，男性发病比例较高，男女比例约（4～7）：1，任何年龄均可发病。本病主要发生在头、颈部，表现为腮腺、耳周、下颌下区、眼眶或邻近皮下软组织等区域可触及的无痛性结节或软组织肿块，同时伴有相关引流区域淋巴结病变，有时淋巴结肿大为仅有的表现。木村病发展缓慢，往往需要数年时间。本病患者外周血嗜酸性粒细胞计数及 IgE 水平明显增高，约 12%的病例合并有肾病综合征，少部分伴有支气管哮喘。

影像学表现主要包括：①本病以头颈部发病率高，特别是腮腺区，其次为耳周、下颌区等，多较表浅，可单侧或双侧发病，单一或多发病灶，多发病灶可数年内先后出现于不同部位。②从形态学上可以把木村病分成两种明确的亚型，即边界相对清晰的结节样病变（Ⅰ型，结节型）和边界模糊的斑块样病变（Ⅱ型，弥漫型）。③病灶多为实性，未见明显囊变、坏死、钙化、出血。④多数病例合并有病灶主体相关引流区域的成串多发淋巴结肿大，边界清楚，密度或信号均匀，无粘连、融合倾向，部分病例可仅表现为淋巴结肿大。⑤增强扫描结节型呈显著且均匀强化；弥漫型者呈中度或显著强化，强化多数不均匀，内见条索状、网格状、斑片状低强化区，病变内纤维组织成分的增加导致 MRI T_2WI 信号的下降。

核心提示

本病的特征性影像表现较少，诊断需结合临床病史及实验室检查。木村病为一良性、慢性炎症性疾病且预后良好，术前正确的影像学诊断可避免患者遭受更多侵入性检查及放射治疗。当发现头颈部腮腺、耳周、颊面部、颏下及颌下部单发或多发软组织肿块，并邻近淋巴结肿大，应详细询问病史，如为中青年男性，反复发作无痛性肿物，病程长，局部皮肤色素沉着或瘙痒，外周血嗜酸性粒细胞增多及血清 IgE 增高者，应考虑木村病可能。CT 或 MRI 对本病诊断及鉴别诊断有一定的实用价值。

参考文献

[1] Choi JA，Lee GK，Kong KY，et al. Imaging findings of Kimura's disease in the soft tissue of the upper extremity [J]. American Journal Roentgenology，2005，184（1）：193－199.
[2] Horikoshi T，Motoori K，Ueda T，et al. Head and neck MRI of Kimura disease [J]. Br J Radiol，2001，84（1005）：800－804.
[3] Maleki D，Sayyah A，Rahimi-Rad MH. Kimura's disease with eosinophilic panniculitis-treated with cyclosporine：a case report [J]. Allergy Asthma Clin Immunol，2010，6（1）：5.
[4] Gopinathan A，Tan TY. Kimura's disease：imaging patterns on computed tomography [J]. Clin Radiol，2009，64（10）：994－999.

〔梁德志 靳仓正 陈 忠〕

4.7 骶尾部支气管囊肿

临床资料

女，35 岁。因发现骶尾部包块 2 年余，疼痛 1 个多月并影响排便入院。

患者于 2 年前发现骶尾部包块，无腹痛、下肢乏力等症状，患者未予以重视。

外院 MRI：骶尾部巨大占位病变，患者为求进一步治疗入院。

专科检查：骶尾部可扪及直径约 8 cm 包块，包块质软、不活动、边界清楚、无红肿破溃，有触痛，仰卧位时明显。

辅助检查

各种辅助检查结果均为阴性。

影像学资料

CT、MRI 检查如图 1～图 8 所示。

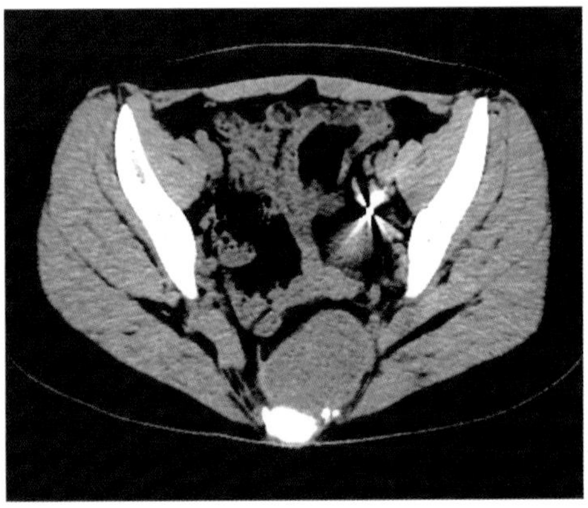

图 1 CT 平扫

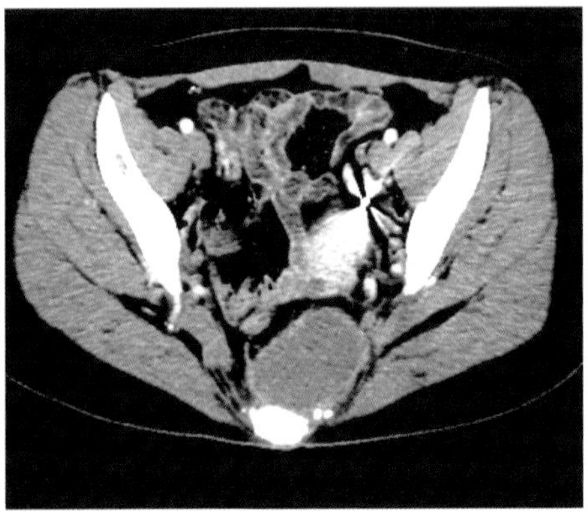

图 2 CT 增强

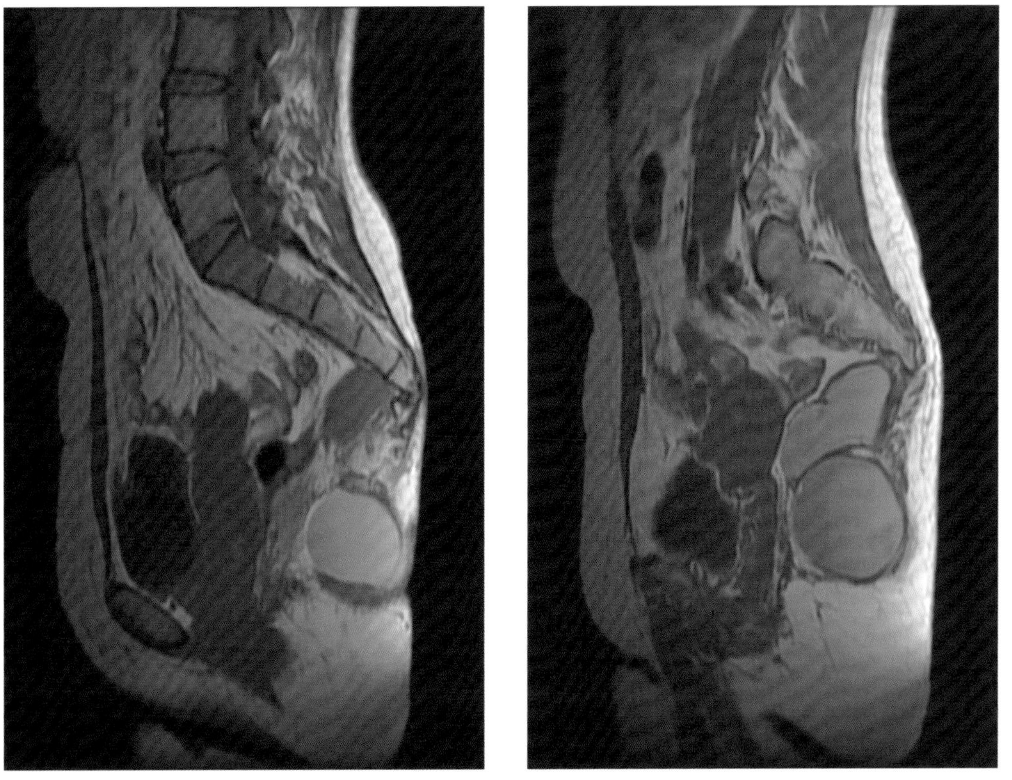

图 3 矢状位 T_1WI

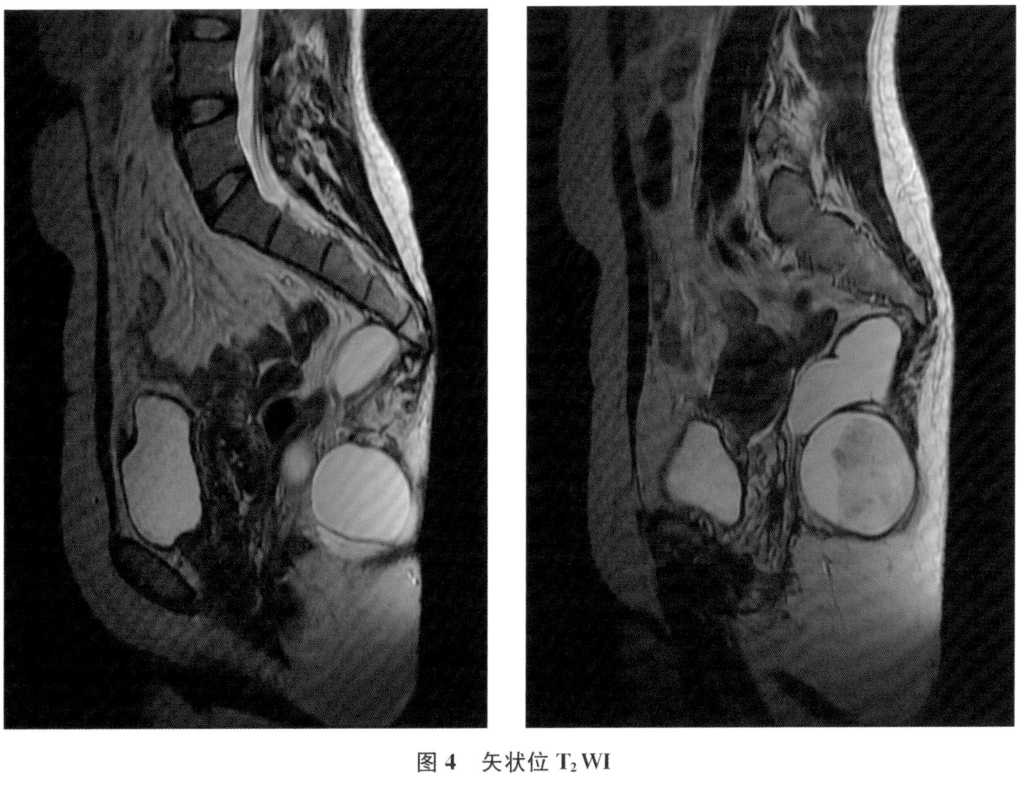

图 4 矢状位 T_2WI

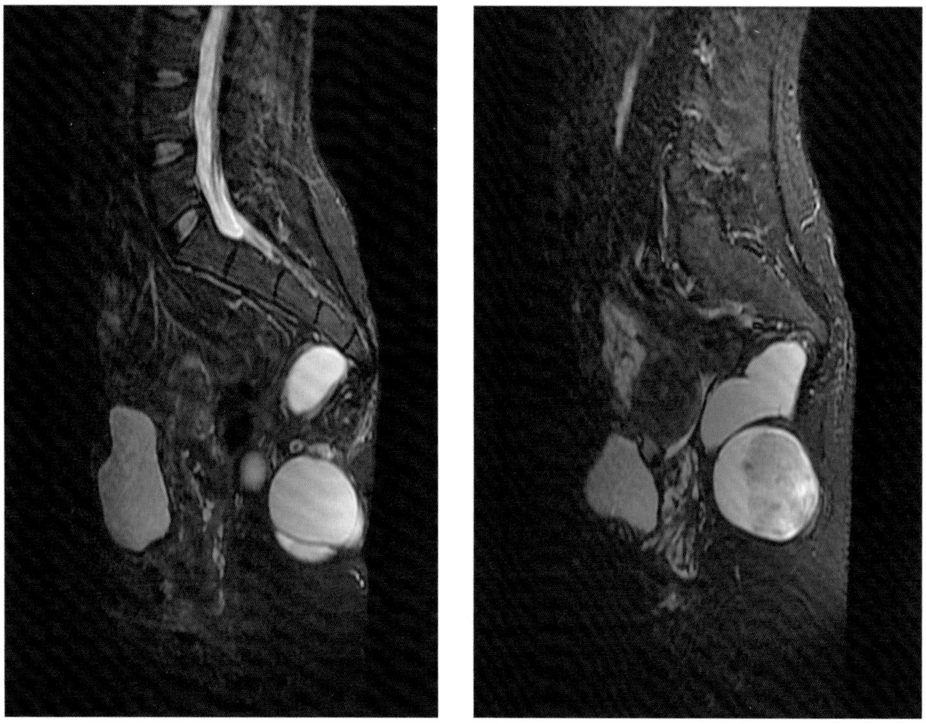

图 5　矢状位 STIR

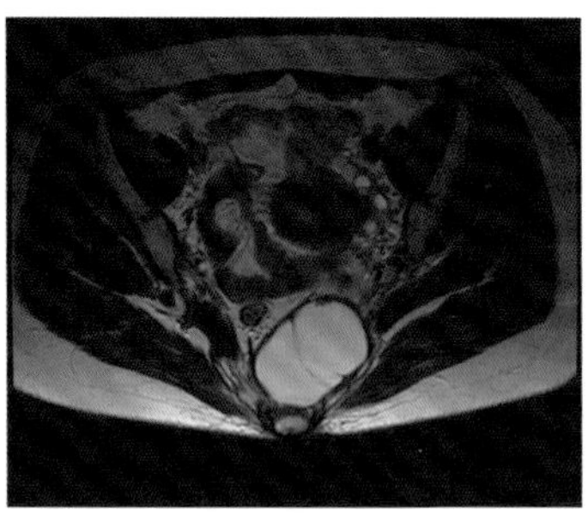

图 6　横轴位 T_2WI

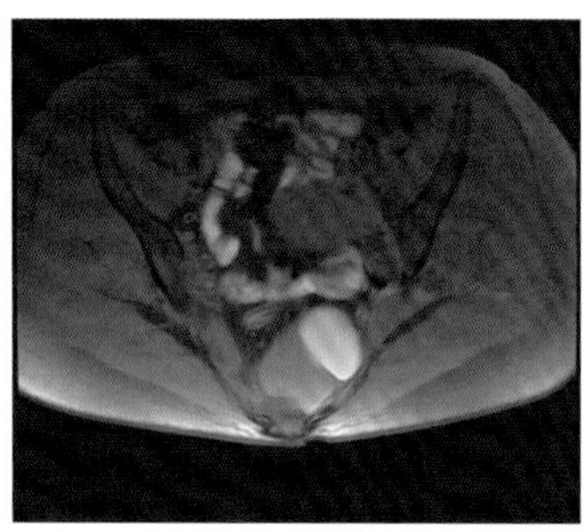

图 7　横轴位 T_1WI 压脂

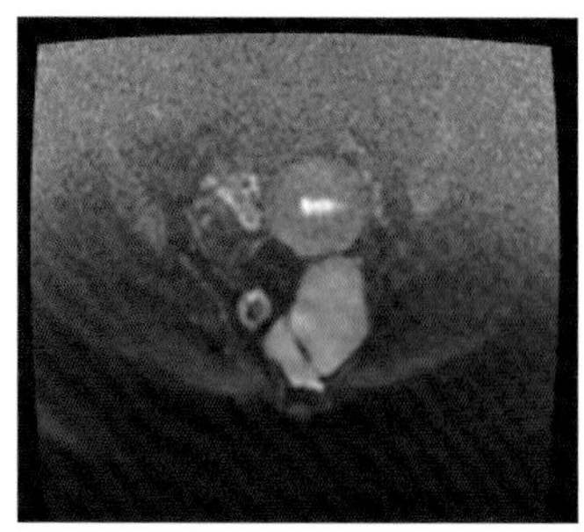

图 8　横轴位 DWI（$b=700\ s/mm^2$）

定位征象分析

病灶位于骶尾椎前-臀部中线脂肪间隙。

1. 图 1～图 8 示病灶紧邻骶、尾椎体。

2. 图 3～图 5 示病灶位于骶尾前、臀部中线皮下脂肪间隙，其与直肠分界清楚。

3. 图 6 示病变压迫左侧臀大肌，后者近中线部轻度萎缩、较对侧轻度变薄。

综合上述征象病灶定位诊断来源于骶尾前-臀部中线脂肪间隙。

定性征象分析

1. 基本征象：CT 平扫病变形态欠规则占位，边界清楚，内部呈稍低密度，可见等-稍高密度囊壁，包膜局部可见结节状钙化。增强后病灶囊壁轻度强化。MRI 显示病变为多房性，T_1WI 信号混杂（低、稍高、高信号）、T_2WI 以高信号为主，部分分房内见稍低信号，STIR 序列显示病变内部信号基本同 T_2WI，压脂 T_1WI 其信号与 T_1WI 近似，邻近骶、尾椎未见骨质破坏征象。

2. 特征性征象：

(1) T_1WI、压脂 T_1WI 部分囊内容物均呈高信号，且 T_2WI 呈高信号，推测囊液含蛋白或存在亚急性期出血，而无脂肪成分。

(2) 图 3 及图 4～图 6 显示病灶内部未见实性成分。

(3) 图 8 病灶内部未见明显弥散受限改变，提示囊内容物为以浆液为主的液性成分（含少许蛋白成分或合并少许亚急性出血）。

综合诊断

女，35 岁。以腹痛和影响排便就诊。CT 和 MRI 显示骶尾-臀部中线多房囊性占位，囊内容物以浆液性成分为主，无脂肪，囊壁局部见钙化，周围骨质未见明显破坏。DWI（b=700 s/mm^2）显示病变内部无扩散受限改变。CT 增强囊壁轻度强化，综合上述资料成熟性畸胎瘤、皮样囊肿及表皮样囊肿可排除，诊断为少见或罕见的先天性囊性占位。

鉴别诊断

1. 骶尾部囊性病灶，信号混杂，需与畸胎瘤鉴别。畸胎瘤为多胚层生殖源性肿瘤内部成分复杂，故信号也较为混杂，特征性 MRI 表现为囊内出现脂肪信号，并可见钙化，本病例病灶虽可见钙化，但囊内容物为蛋白成分，并未见脂肪。

2. 囊内容物见短 T_1 信号，需与骶尾部皮样囊肿鉴别。皮样囊肿内部含有皮下脂肪成分，其典型表现为短 T_1 信号，压脂 T_1WI 信号会明显减低，本病例囊内短 T_1 信号，压脂 T_1WI 仍呈现高信号。

3. 囊性病灶，以长 T_1、长 T_2 信号为主，需与表皮样囊肿鉴别。表皮样囊肿内容物由近似脑脊液及大量角质化表皮成分构成，故常规 T_1WI、T_2WI 与脑脊液信号近似，但 DWI 表现为高信号，本病例病灶 DWI 信号未见明显弥散受限。

手术探查

切开皮下软组织即可见肿瘤，肿瘤自骶骨末端向盆腔内生长，大小约 6 cm×8 cm，质软，与周围组织分界清楚，游离肿瘤囊壁至后腹壁，其与腹膜后肠管粘连明显。肿瘤呈囊性，切开肿瘤可见大量巧克力样囊液，共约 400 mL。

病理结果

1. 大体所见和镜下所见：肿物包含囊性分泌物，囊壁被覆平滑肌细胞和黏液腺体，还含有假复层纤毛柱状上皮，囊壁上见出血、胆固醇晶体和炎性细胞浸润（图 9～图 11）。

2. 病理诊断：支气管囊肿。

疾病综述

支气管囊肿（bronchogenic cyst，BC）是一种少见的先天性发育异常性疾病，可能与胚胎发育控制相关。胚胎发育期间，呼吸道上皮与气管支气管树分离，从支气管发育部位移行到其他部位。病灶多位于纵隔及肺组织内，发生于纵隔及肺部以外称为异位支气管囊肿。异位支气管囊肿极少数位于胸腔以外，以胸骨切迹上、胸骨柄、颈部及肩胛骨区域为多，发生于骶尾部的异位支气管囊肿国内外少有个案报道。文献报道的患者绝大多数为儿童，男性更容易发病，男女发病比例约为 4∶1。其诊断主要依靠

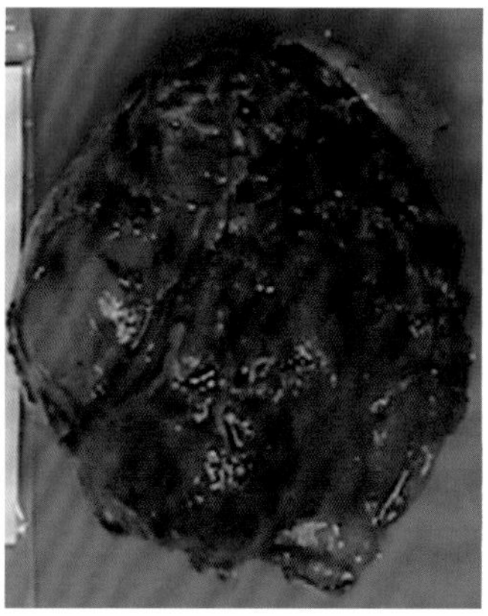

图 9　大体标本

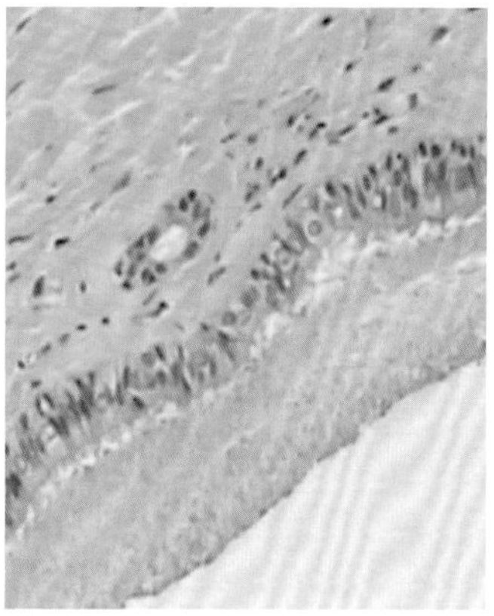

图 10　HE 染色（HE×100）

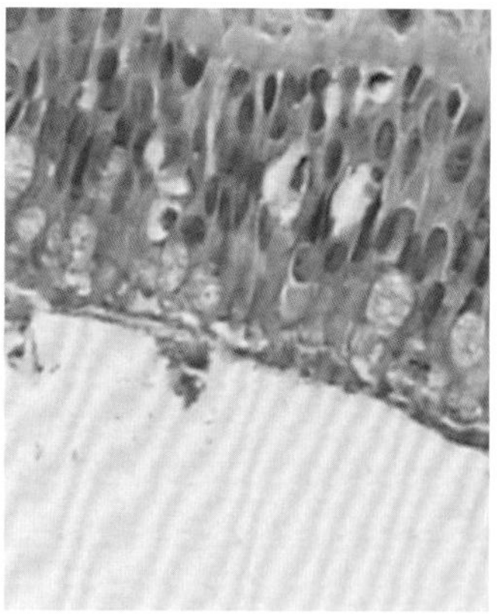

图 11　HE 染色（HE×200）

影像学检查，最终诊断依赖于病理组织学，支气管囊肿囊壁被覆假复层纤毛柱状上皮和杯状细胞。平滑肌、黏液腺体及透明软骨的出现率分别为 80%、53%和 7%。

影像学检查在异位支气管囊肿的诊断和鉴别诊断方面具有一定的优势，尤其是 MRI。因囊肿内容物成分不同，CT 值可有较大差异，若合并囊内出血 CT 值可达 70～80 Hu，通常囊壁可轻度强化，而囊内液性成分不强化。MRI 上囊肿多为单房，亦可为多房，如果是含液囊肿，MRI 表现为 T_1WI 低信号、T_2WI 高信号；如果为气液囊肿，可见气液平，气体在 T_1WI、T_2WI 上均为低信号；如果囊肿内含有蛋白成分，表现为 T_1WI 等或高信号，T_2WI 高信号；如果囊肿伴出血，则可见液-液平面，因出血时间不同，MRI 信号不同，增强扫描囊液无强化，而囊壁可轻度强化。发生在骶尾部的异位支气管囊肿须与畸胎瘤鉴别，后者内含有毛发、骨骼、脂肪等多个胚层结构，在 MRI 上表现为混杂信号，毛发、骨骼在 T_1WI、T_2WI 上均为低信号，脂肪在 T_1WI 上为高信号，T_2WI 上亦为高信号。大部分支气管囊肿在影像学上具有特征性的表现，当在骶尾部或身体其他部位发现囊性病变时，需考虑异位支气管囊肿的可能。

核心提示

骶尾部多房囊性占位，以浆液性成分为主，不含脂肪，伴钙化，且病变弥散不受限，囊壁轻度强化，可根据上述表现考虑先天性囊肿（异位支气管囊肿）。

参考文献

[1] Longhao S, Li L, Weihua F, et al. Gastric bronchogenic cyst presenting as a gastrointestinal stromal tumor [J]. International Journal of Clinical Experimental Pathology, 2015, 8 (10): 13606 - 13612.

[2] Jiang C, Wang H, Chen G, et al. Intradiaphragmatic bronchogenic cyst [J]. The Annals of Thoracic Surgery, 2013, 96 (2): 681 - 683.

[3] 黄厚锋，刘广华，李汉忠，等. 腹膜后支气管源性囊肿临床特点分析 [J]. 中华外科杂志，2015，53（11）：856 - 859.

[4] Cao DH, Zheng S, Lv X, et al. Multilocular bronchogenic cyst of the bilateral adrenal: Report of a rare case and review of literature [J]. International Journal of Clinical Experimental Pathology, 2014, 7 (6): 3418 - 3422.

[5] Cai Y, Guo Z, Cai Q, et al. Bronchogenic cysts in retroperitoneal region [J]. Abdominal Imaging, 2013, 38 (1): 211 - 214.

〔刘树学　曹明明　陈　忠〕

4.8 骶尾椎脊索瘤

临床资料

女，71 岁。发现骶尾部肿物 4 年多。

4 年多前无明显诱因发现骶尾部肿物，当时约有鸽蛋大小，无伴压痛，无畏寒、发热，无瘙痒，无咳嗽、咳痰，无腹胀、腹痛，肛门、阴道无异样液体流出，无多饮、多尿、多食、消瘦，无腰痛、乏力等不适，未作任何治疗。近来自觉肿物逐渐增大，约有鸡蛋大小，伴有压痛及活动时疼痛。

专科检查：骶尾部可见一肿物隆起，约 4 cm×4 cm×4 cm，皮肤稍潮红，无破溃化脓，边界清晰，表面光滑，质地较软，活动度尚可，无明显压痛，与周围无粘连。下肢活动无明显障碍。

辅助检查

实验室检查：阴性。

影像学资料

MRI 检查如图 1～图 4 所示。

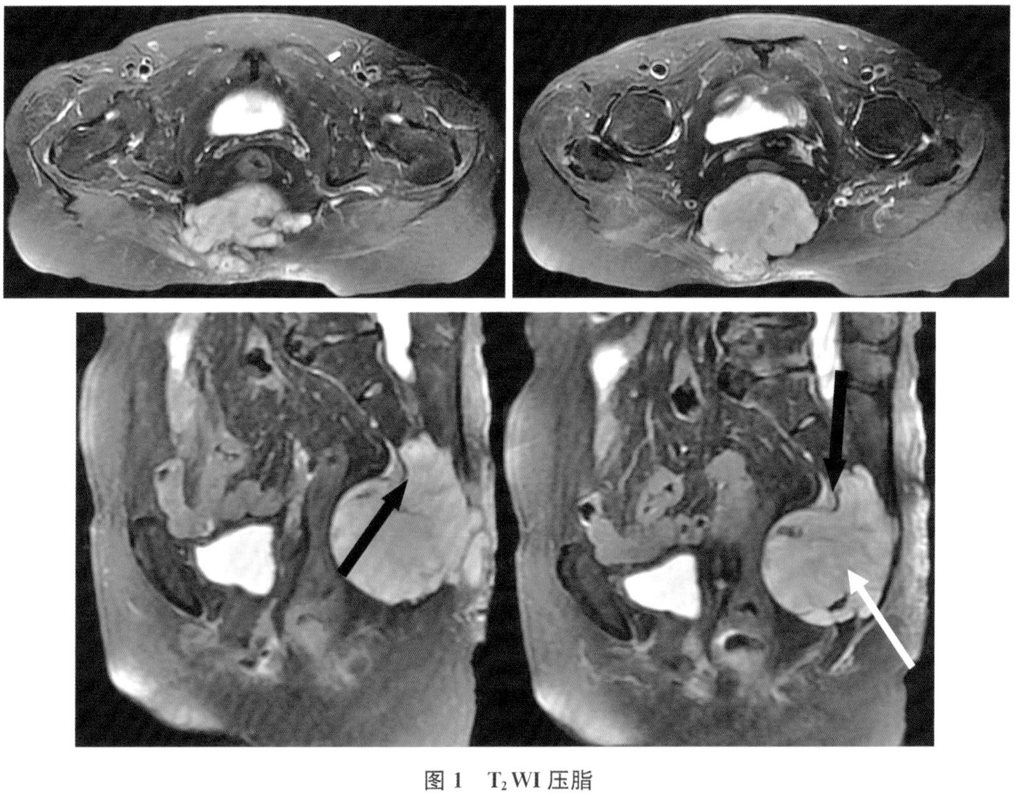

图 1 T_2WI 压脂

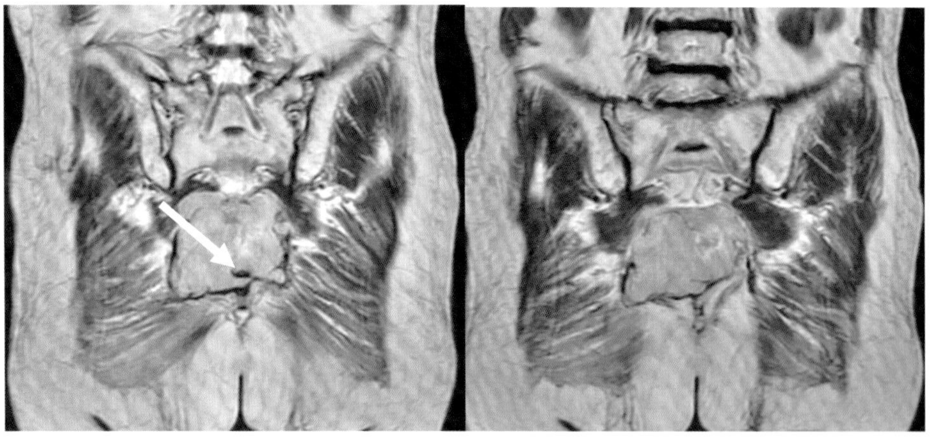

图 2 T_1WI

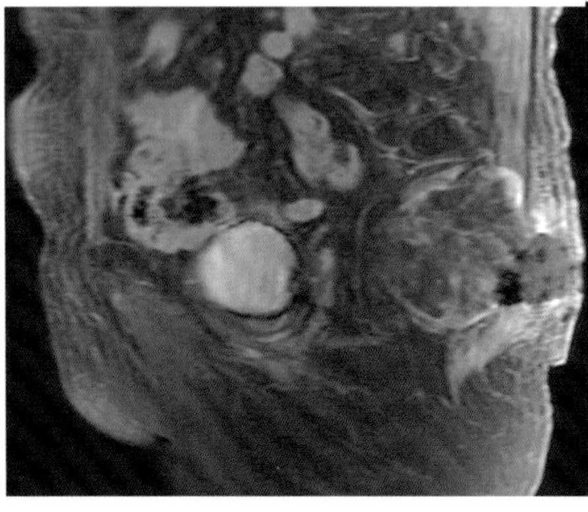

图 3 矢状位压脂增强

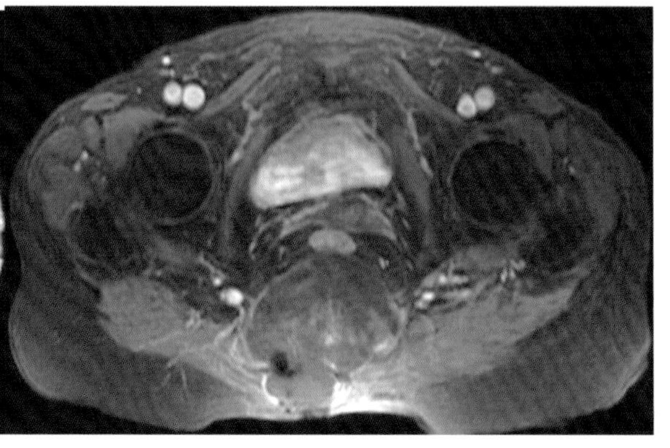

图 4 横轴位压脂增强

定位征象分析

1. 骶 3～骶 5 椎体及尾椎骨质破坏并周围见不规则形软组织肿块（图 1）。
2. 肿块向前突起，子宫及直肠明显受压（图 1）。
3. 肿块向后突入皮下脂肪间隙内（图 1）。

综上所述肿块定位于骶椎骨来源。

定性征象分析

1. 基本征象：MRI 平扫示骶椎膨胀性骨质破坏，软组织肿块 T_1WI 呈等信号，T_2WI 呈高信号，边界尚清，增强扫描病灶强化不明显，以边缘环状强化为主。

2. 特征性征象：

（1）肿块内类圆形 T_1WI、T_2WI 低信号，提示病灶内有钙化灶（图 1、图 2 白箭头示）。

（2）T_2WI 肿块信号较高，反映了脊索瘤由长 T_2 弛豫时间的黏液间质和分泌黏液的液滴状瘤细胞构成的组织学特性。肿块内多发条索状低信号灶，无强化（图 1 黑箭头示）。

综合诊断

女，71 岁。骶尾椎体占位病变，椎体骨质破坏并软组织肿块，肿块向前突入盆腔内，子宫及直肠受推压，T_1WI 呈等低信号，T_2WI 呈高信号，其内可见钙化灶，增强后呈轻度环形强化，考虑脊索瘤。

鉴别诊断

1. 骶尾部转移瘤：转移瘤多以第 1、第 2 骶椎为中心，而脊索瘤多以第 3 骶椎为中心。转移瘤很少见钙化，脊索瘤常见钙化，且常有骶前巨大软组织肿块。骶骨轻度膨胀性骨破坏伴髓腔浸润，是脊索瘤的典型征象之一。

2. 骶部巨细胞瘤：好发年龄为 20～40 岁，肿瘤多呈偏向一侧的膨胀性生长，横向生长大于纵向生长，往往累及双侧耳状关节面，肿瘤内有明显的骨嵴出现，很少有钙化，边缘无低信号硬化带。

3. 骶部神经源性肿瘤：肿瘤横、纵向同时生长，往往以一侧骶孔为中心，骶孔扩大、变形，甚至破坏，是神经源性肿瘤特征性表现。肿块体积相对较小，其内无钙化，来源于一侧骶孔。

穿刺活检

彩超引导下骶尾部皮下包块穿刺活检，取出组织 5 条。

病理结果

1. 镜下所见：（骶椎肿瘤）瘤细胞主要由大圆细胞或多边形的空泡状或嗜伊红色细胞组织，细胞境界清，核圆或椭圆，轻度异型，偶可见核分裂象，间质黏液变明显（图 5）。

2. 免疫组织化学：AE1/AE3（＋），CEA（－），CK19（＋），CK8/18（＋），EMA（＋），GFAP（－），Ki67（＜1％＋），MC（＋），NSE（＋），S-100（＋），Vimentin（＋）（图 6）。

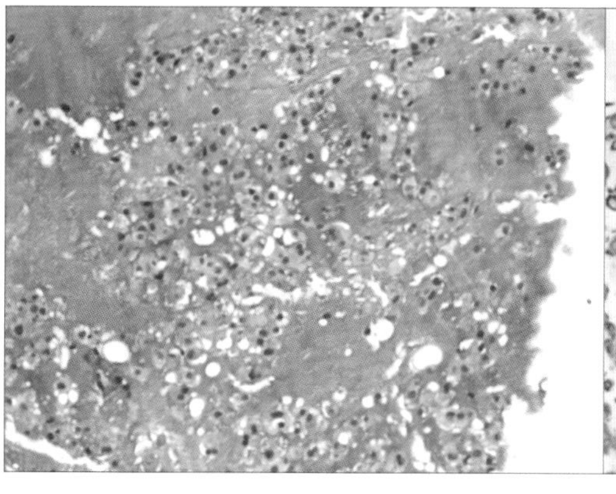

图 5　HE 染色（HE×100）

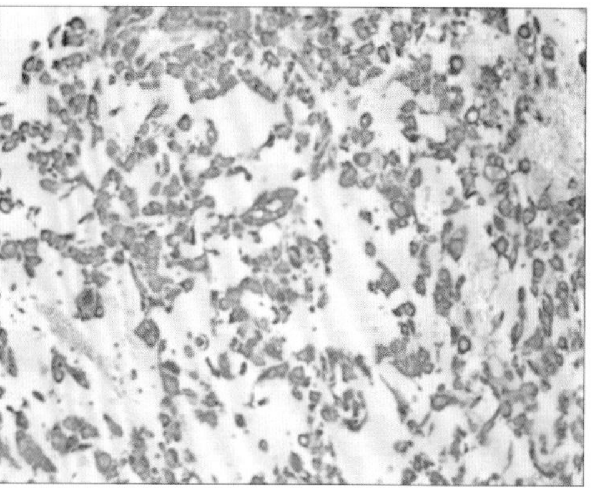

图 6　免疫组织化学染色（HE×200）

结合 HE 形态和免疫组织化学结果，符合（骶椎）脊索瘤。

疾病综述

脊索瘤（chordoma）是起源于脊索的少见病变，具有局部侵袭性的低度恶性肿瘤，起源于发育不全、残留的胎盘的脊索，残留的胚胎性脊索组织，可在脊柱两端或其他部位发生脊索瘤。发生于各个年龄阶段，发生于骶尾部的脊索瘤男性比女性更常见，男女比例为 2∶1，好发年龄为 40～70 岁。多见于 S2～S5，肿瘤常累及相邻的两个椎体。

骶尾部脊索瘤 CT 表现为溶骨性骨破坏，囊实性混杂密度，内部可见不规则钙化，钙化发生率为 30％～70％；MRI 表现为以骶尾部为中心的类圆形块影，前半部分呈半圆形，边缘光滑，后半部分边缘常以骶尾部为界，很少超出此界限，极少数肿瘤向后生长。肿块向前推移直肠、膀胱及女性的子宫等，MRI能清楚显示肿块的范围。肿瘤延长了 T_1 和 T_2 弛豫时间，故 T_1WI为低信号，T_2WI和STIR为高信号，信号常均匀，有些因残留骨片和钙化，在肿块内能见到斑片状低信号。

核心提示

骶尾椎连续2～3个椎体破坏，局部软组织肿物，病灶位于骶前为主，T_2WI信号较高，可见钙化灶，骨破坏边缘无硬化边，应首先考虑到脊索瘤可能。

参考文献

[1] 江浩. 骨与关节MRI [M]. 上海：上海科学技术出版社，2011.
[2] 张国伟，初英萍，刘静. 脊椎脊索瘤的MRI表现 [J]. 临床放射学杂志，2005，24（9）：804-806.
[3] 田爱民，李威，马国林. 脊索瘤的影像学诊断和鉴别诊断 [J]. 实用医学影像杂志，2013，14（1）：38-40.

〔赵继泉　杨侃荣　陈　忠〕

4.9 臀部肿瘤性钙盐沉着症

临床资料

女，67 岁。发现左臀部外侧皮下肿物 10 年余。

专科检查：左臀部扪及一肿块，大小约 4 cm×3 cm×1 cm，边界欠清，包膜不完整，质硬，活动度欠佳，无压痛。

辅助检查

癌胚抗原 6.00 ng/mL。

B 超检查：左侧髋部皮下可见一个强回声光团，大小约 4.2 cm×3.0 cm×1.0 cm，切面形态不规则，边界欠清，无明显包膜回声，内部回声不均匀，后方回声衰减。

彩色多普勒血管图：包块内部未见明显的血流信号。考虑左侧髋部皮下钙化灶。

影像学资料

X 线、CT、MRI 检查如图 1～图 9 所示。

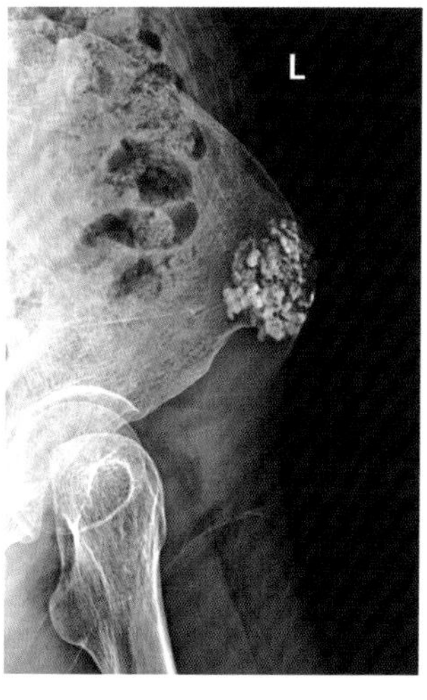

图 1 DR 左髂骨平片

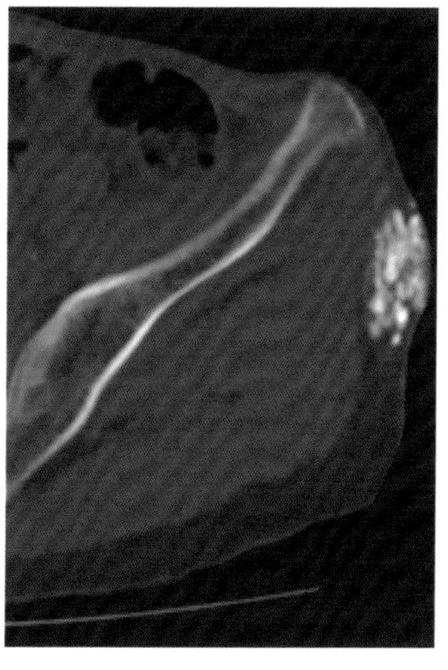

图 2 CT 平扫(CT 值 286～957 Hu)

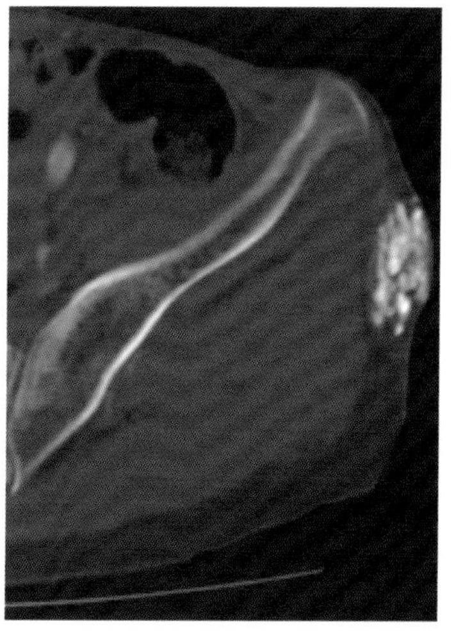

图 3 CT 动脉期

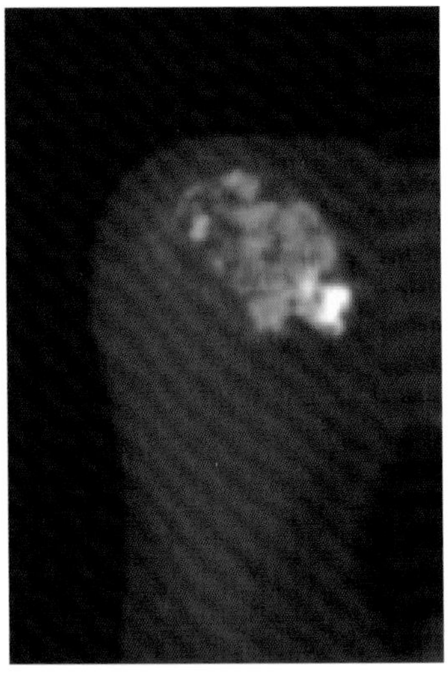

图 4　CT 静脉期矢状位

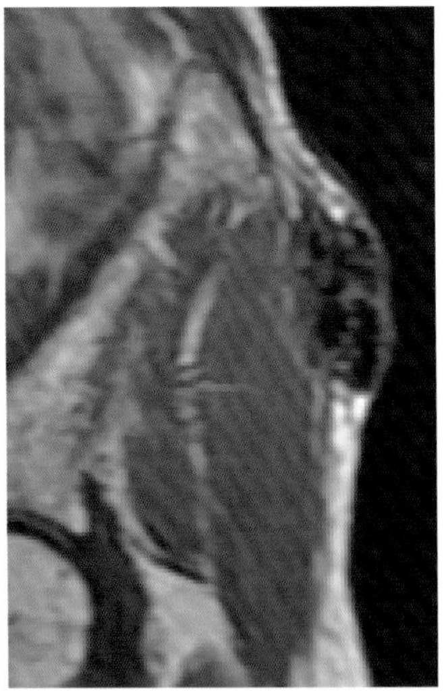

图 5　冠状位 T_1WI

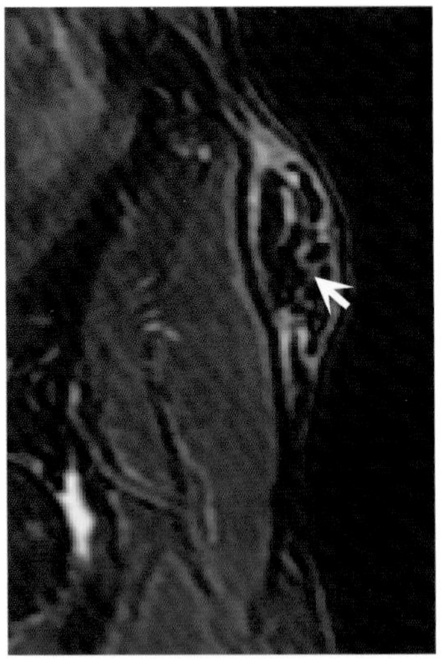

图 6　冠状位 T_2WI 脂抑制

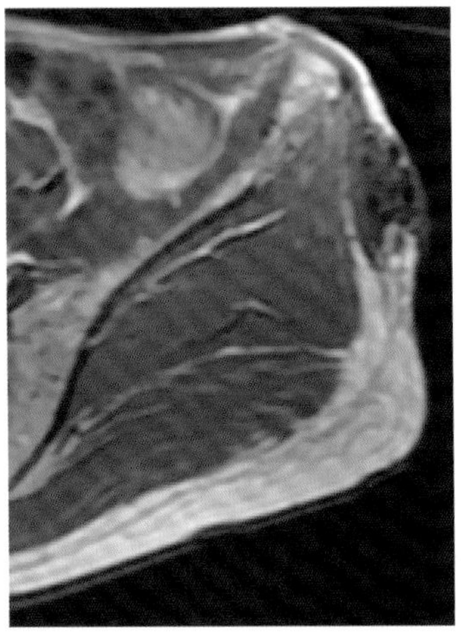

图 7　轴位 T_1WI

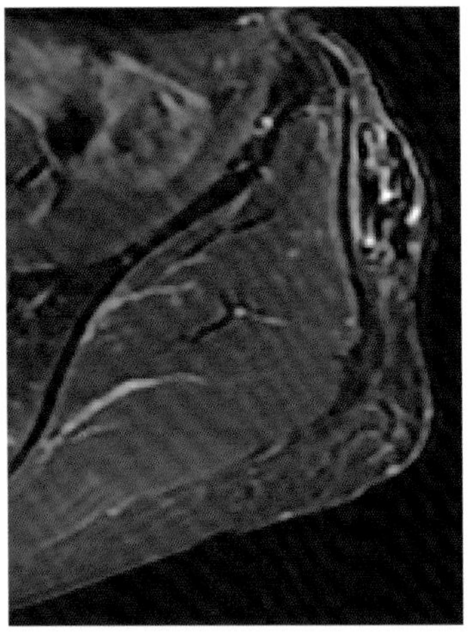

图 8　轴位 T_2WI 脂肪抑制

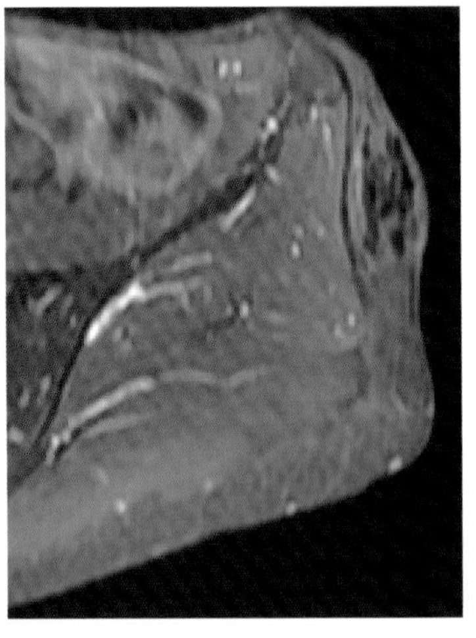

图 9　T_1WI-FS 增强

定位征象分析

肿块位于左侧臀部外侧皮下组织浅层，与邻近结构分界清楚，其定位征象有：

1. 肿块中心位于左侧臀部皮下脂肪层内，外缘紧贴皮肤并轻度隆起于皮肤表面。

2. 肿块边界清晰，邻近臀中肌轻度受压，其间可见透亮带分隔（图 10 箭头示）；左侧髂骨翼骨质无受累。

综合上述征象，肿块定位于左侧臀部外侧皮下较为明确。

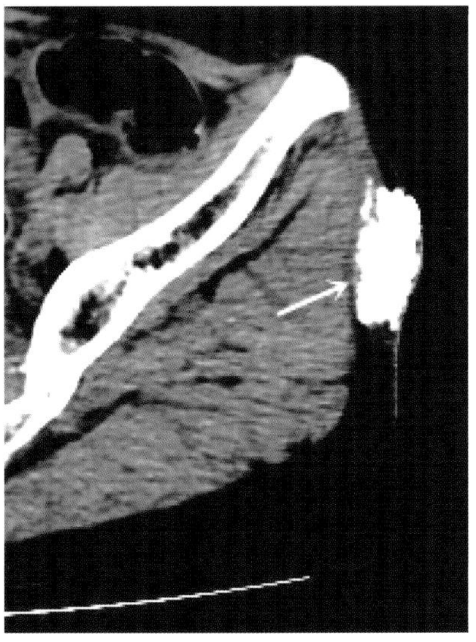

图 10 透明带分隔

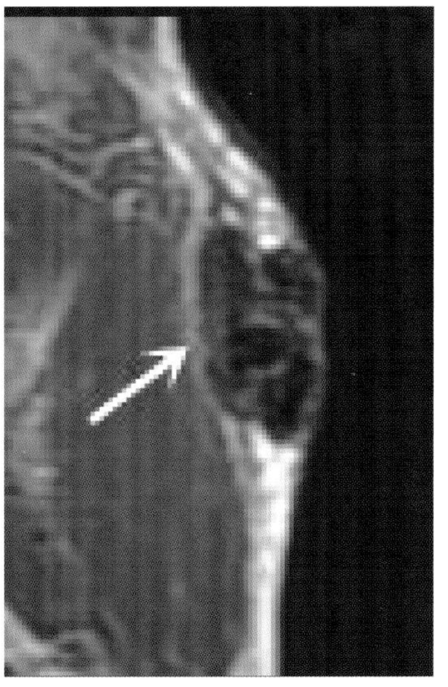

图 11 病灶内纤维分隔

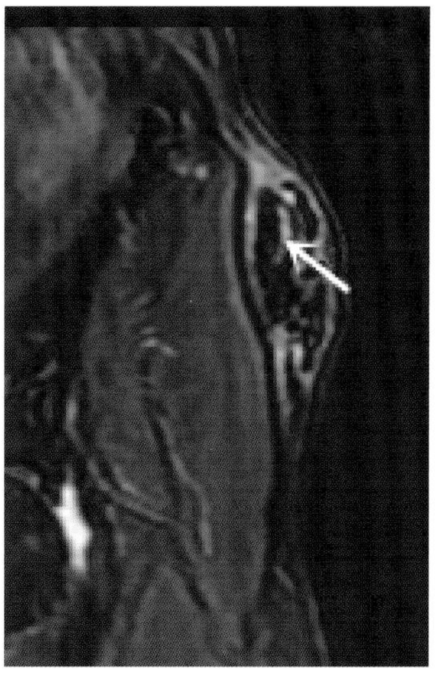

图 12 线样脂肪信号

定性征象分析

1. 基本征象：肿块在 X 线上呈不规则菜花状致密影，边界清楚。CT 呈大小不一结节集聚而成的团块状钙化灶，CT 值 286～957 Hu，与邻近肌肉分界清楚，增强扫描未见强化。MRI 检查，T_1WI、T_2WI 及压脂 T_2WI 均以低信号为主，其内见多发分隔影，呈等 T_1、长 T_2 信号，病灶边界较清，周围少许水肿信号，增强扫描病灶无明显强化，邻近髂骨翼结构、信号未见异常。

2. 特征性征象：

（1）骨质邻近软组织内见不规则菜花状钙化灶：肿块由大小不等的圆形、长圆形及不规则形钙化结节集聚而成，边界清楚，CT 值极高，增强不强化，其病理所见主要由大量的无定形的钙化物质构成。

（2）肿块内见多发分隔影：因病灶主要由纤维包膜包裹的钙化沉积物及乳糜状液体组成，内有纤维结缔组织增生，形成纤维间隔，在 MRI 上 T_1WI 可呈等或不均匀低信号，T_2WI 呈不均匀高信号（图 12 箭头示）。

（3）病灶与周围组织间见透明带分隔：在 MRI 上表现为清晰的线样脂肪信号（图 11 箭头示），邻近肌肉及深肌腱呈轻度受压改变，信号未见异常。

综合诊断

女，67 岁。左臀部外侧皮下肿物，质硬，X 线和 CT 显示左侧髂骨翼旁皮下脂肪内钙化性肿块，呈多发钙化结节融合成菜花状，边界清晰，与周围组织间见透明带分隔，MRI 显示病灶内见纤维分隔，肿块增强扫描不强化，邻近肌肉、骨质无受累。综合上述资料，诊断为左侧臀部良性钙化性病变，考虑肿瘤性钙盐沉着症可能。

鉴别诊断

1. 根据正常软组织内出现高密度钙化样物质，需与外伤或代谢异常等非肿瘤性疾病所导致的钙化鉴别。如骨化性肌炎一般表现为沿骨干长轴方向走行的钙化或骨化，可与邻近骨相连；痛风石好发于第 1 跖趾关节，常伴有关节附近骨质吸收破坏、关节间隙异常及关节肿胀改变；甲状旁腺功能亢进症多伴有骨质疏松，骨膜下骨皮质吸收及骨囊性改变。而上述疾病的钙化物密度，均没有本病高，且不会融合形成菜花状，这是鉴别诊断的一个关键点。

2. 本病也需与伴有骨化或钙化的软组织来源肿瘤鉴别。此类疾病多为恶性肿瘤，如皮质旁骨肉瘤、软骨肉瘤、脂肪肉瘤等，但这些肿瘤的钙化和骨化成分密度多不均匀，形态欠规则，多形成软组织肿块，可引起邻近骨质的继发改变，如骨皮质侵蚀、骨膜反应等。而本病例病变邻近肌肉、骨质均无异常，病灶本身亦不强化，不支持恶性肿瘤的诊断。

手术探查

以左臀部肿物为中心设计切口，切开皮肤，皮下，筋膜，显露肿物，予以切除，肿物呈灰白色，质硬，与周围组织无粘连。

病理结果

1. 大体所见：灰白色质硬组织 1 块，大小约 4 cm×4 cm×2 cm（图 13）。
2. 镜下所见：纤维组织内见无定形钙化物（图 14）。
3. 病理诊断：（左臀部）肿瘤性钙盐沉着症。

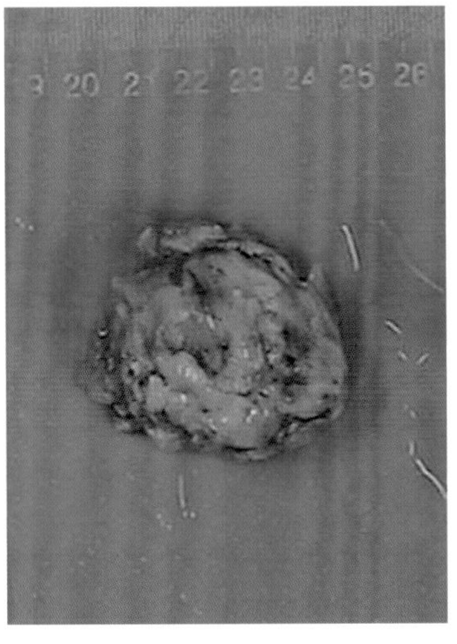

图 13 大体标本

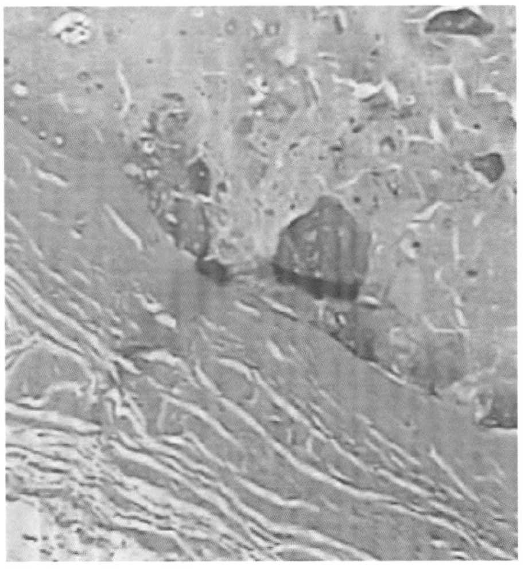

图 14 HE 染色（HE×200）

疾病综述

肿瘤性钙盐沉着症（tumoral calcinosis，TC）又称钙化性滑膜炎、钙化性胶原溶解症、脂肪钙质沉着症、脂肪钙化肉芽肿病及臀石等，组织学上归属良性疾病，临床较为罕见。女性多见。

其病因有以下几种可能：①钙磷、胆固醇代谢失调；②关节附近胶原纤维对刺激所作出的反应性钙化；③遗传因素，认为是一种常染色体隐性畸形所致；④免疫因素，因个别患者血清免疫球蛋白 G 和血清免疫球蛋白 A 升高，推测本病与免疫有关；⑤软组织局部损伤，造成营养障碍；⑥甲状旁腺功能亢进症和接受超量维生素 D；⑦慢性肾病。其病理改变为脂肪及结缔组织变性，并有不规则钙盐沉着。

本病特征为皮肤、皮下组织浅层、肌肉、肌腱等软组织内发生钙质沉积或钙化，形成类似肿瘤的结节性肿块，骨质无病理性改变。常发生于髋、肩、肘等大关节附近。

核心提示

本病诊断的核心是发病部位及其特殊的钙化结节组成。当发现关节旁或骨质邻近软组织内有菜花状致密影，与邻近组织分界清楚，内部呈多发结节钙化集聚并见纤维分隔改变，而周围软组织、骨质不受破坏，仅见轻度受压改变，有以上影像表现时，应考虑本病的可能。

参考文献

[1] 黄贤华，谢齐，郑汉朋，等. 瘤样钙盐沉着症 X 线、CT 和 MRI 诊断 [J]. 医学影像学杂志，2015，25（11）：2004－2007.

[2] 王莉萍，杨文圣，林蓁，等. 瘤性钙盐沉着症 2 例 [J]. 诊断病理学杂志，2016，23（2）：160.

[3] 曾英琅，吴贵华. 瘤样钙盐沉着症 1 例 [J]. 实用放射学杂志，2009，25（4）：475.

[4] 李培秀，王增立，贺海荣，等. CT 诊断肿瘤样钙盐沉着症 1 例 [J]. 中国医学影像学杂志，2009，20（10）：806－807.

〔刘树学　彭伟清　陈　忠〕

4.10 右髂骨原发性骨淋巴瘤

临床资料

男，51岁。右侧髂部肿痛伴活动受限1年，加重1天入院。

专科检查：右侧髂部未见明显皮肤破溃、色素沉着，局部肿胀明显，压痛，叩击痛，可触及巨大包块，边界不清，质地韧，不可推动，局部与周围软组织粘连，局部皮温稍增高及皮肤感觉减退。

辅助检查

实验室检查：血沉16 mm/h，余无特殊。

影像学资料

X线平片、CT及MRI检查如图1～图9所示。

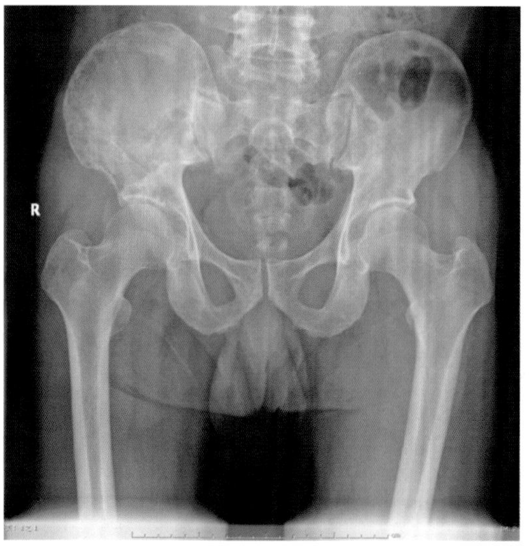

图1 骨盆平片

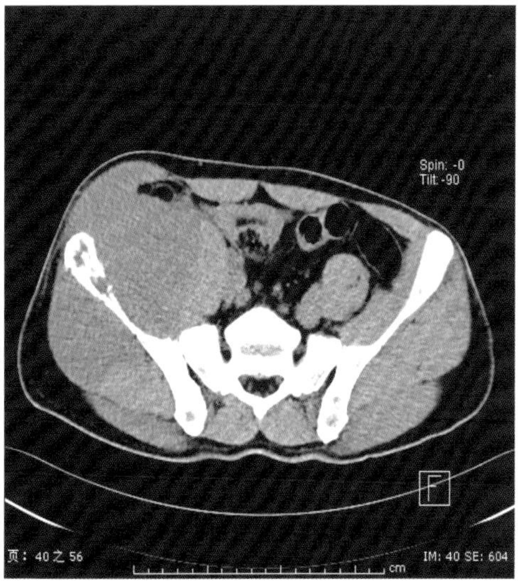

图 2　轴位 CT 平扫（软组织窗）

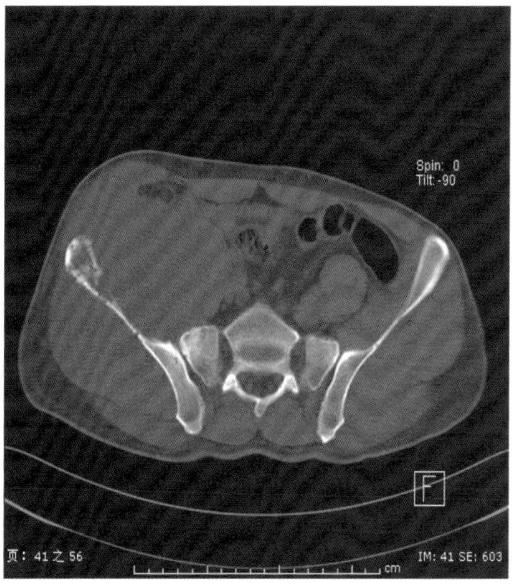

图 3　同层面 CT 平扫（骨窗）

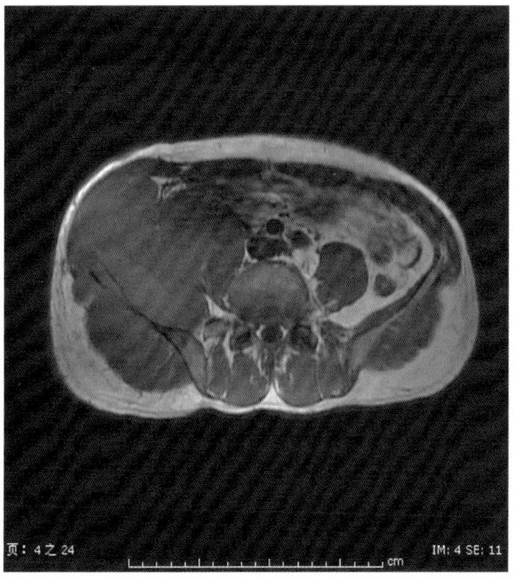

图 4　MRI 轴位 T_1WI 序列

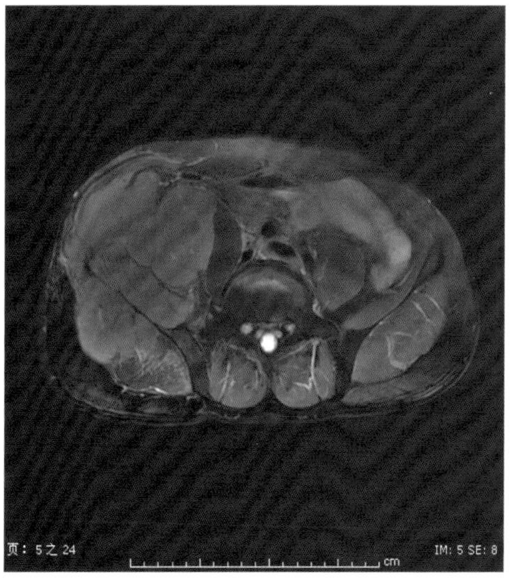

图 5　MRI 轴位 T_2WI 序列

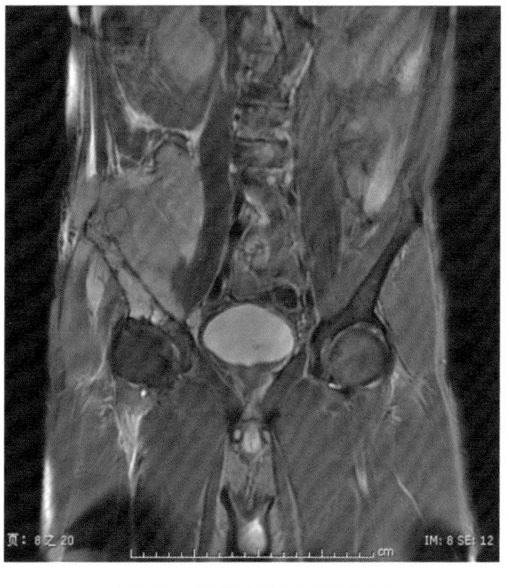

图 6　冠状位 T_2WI 序列

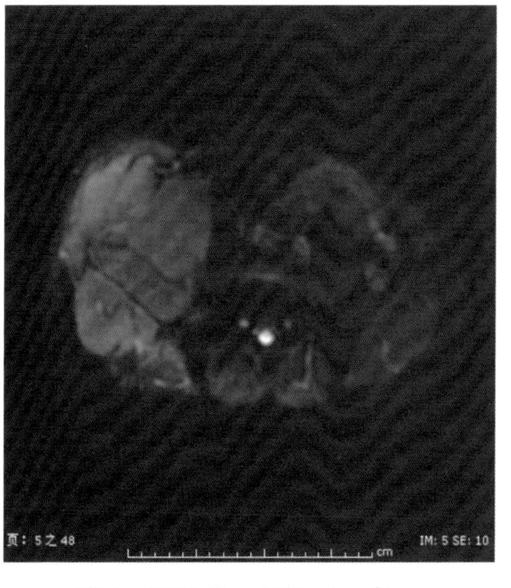

图 7　DWI（b=1000 s/mm^2）

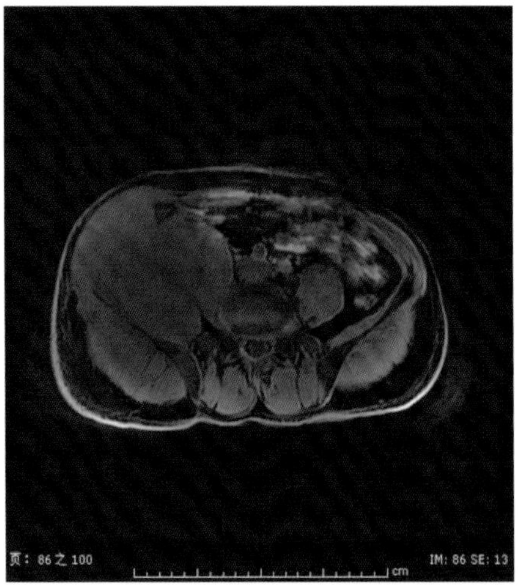

图8 轴位增强前蒙片

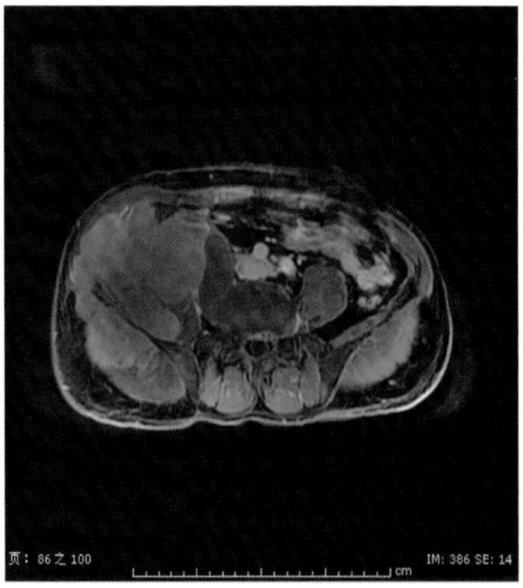

图9 轴位增强扫描

定位征象分析

1. 基本征象：肿块以右髂骨为中心，局部髂骨溶骨性骨质破坏，右侧腰大肌受推压向内侧移位，与肿块分界清楚，髂肌与肿块分界不清。

2. 特征性征象：

（1）腰大肌是腹膜腔外结构，图4～图6及图9显示其向内侧移位，且与肿块分界清楚，壁层腹膜亦见向前内侧移位，邻近的腹膜外脂肪间隙尚可显示。

（2）肿块围绕髂骨两侧膨胀性生长，中心位于右侧髂骨，与髂肌分界不清。

（3）右侧髂骨骨质破坏，髓腔内可见与肿块相类似的密度/信号；肿块巨大但髂骨受压移位不明显。

综合上述征象，肿块定位来源于腹膜腔外、右侧髂骨。

定性征象分析

1. 基本征象：右髂骨可见筛孔状骨质破坏，但尚保持原来基本的形态轮廓；邻近可见巨大软组织肿块，呈分叶状，边界不清，肿块内部密度/信号均匀，T_1WI信号类似肌肉信号，T_2WI信号稍高于肌肉信号，DWI肿块为高信号，增强扫描肿块中度均匀强化。

2. 特征性征象：

（1）“浮冰征”：病变骨侵蚀性破坏伴邻近较大的软组织肿块，边界不清晰，但原来的外形与轮廓仍大致保持一致，使骨质破坏类似刚刚融化的浮冰，此征象是原发性骨淋巴瘤的较特有征象。病理免疫组化表明，肿瘤细胞通过产生细胞因子（IL21、IL26和TNF），引起破骨活动增加，可在骨皮质内形成细小的“肿瘤通道”，骨髓腔内淋巴瘤通过皮质内的细小通道在病骨周围形成较大软组织肿块，而骨皮质可以不出现广泛性破坏。

（2）T_2WI低-等信号征：软组织肿块致密、均质，T_2WI序列信号稍高伴中度均匀强化。这与淋巴瘤肿瘤细胞排列较紧密，瘤体细胞间质少，水分含量相对较少有一定相关性，所以肿瘤在磁共振T_2WI序列，相对于其他小圆细胞肿瘤来说，信号不太高。因而T_2WI序列信号不高，也可间接提示淋巴瘤的诊断。

（3）肿瘤细胞密度高，弥散受限DWI序列呈明显高信号。

综合诊断

男，51 岁。右髂部巨大肿块，活动度欠佳，实验室检查各项肿瘤指标正常。根据 CT 平扫、MRI 平扫、增强扫描特征性定位、定性征象，诊断为右髂骨原发性骨淋巴瘤可能性较大。

鉴别诊断

主要鉴别诊断为 Ewing 肉瘤和骨髓瘤。主要鉴别点为两者很难同时出现病变骨“浮冰征”和周围软组织肿块均质、致密的征象。Ewing 肉瘤好发于长骨骨干，且多为青少年，骨膜反应明显，多呈葱皮样骨膜反应，本病例为中年人，没有骨膜反应。

病理结果

1. 镜下所见：（右髂部）送检直径 1.5 cm 碎组织 1 堆，全埋制片，镜下形态符合恶性肿瘤（图 10、图 11）。

2. 免疫组织化学：瘤细胞 CD20(＋)，CD79a(＋)，Bcl-6(＋)，MUM-1(＋)，CD10(＋)，CD3(－)，CD5(－)，CyclinD1(－)，ALK(－)，CD30(－)，CK(－)，Ki67 约 70%(＋)。

结合 HE 形态和免疫组织化学结果，病变符合（右髂部）侵袭性 B 细胞性淋巴瘤，弥漫大 B 细胞性淋巴瘤，GCB 型。

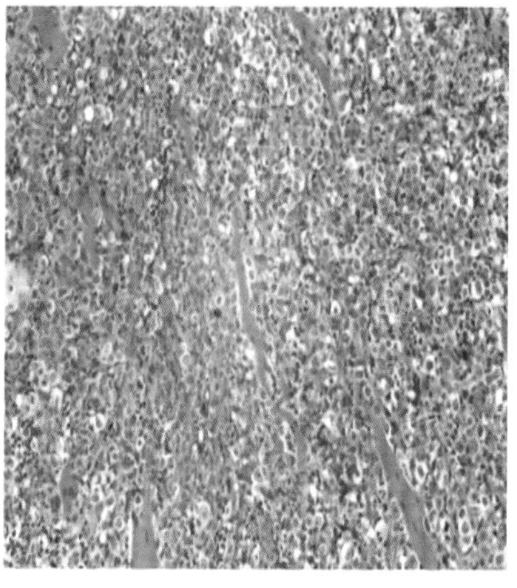

图 10 HE 染色（HE×40）

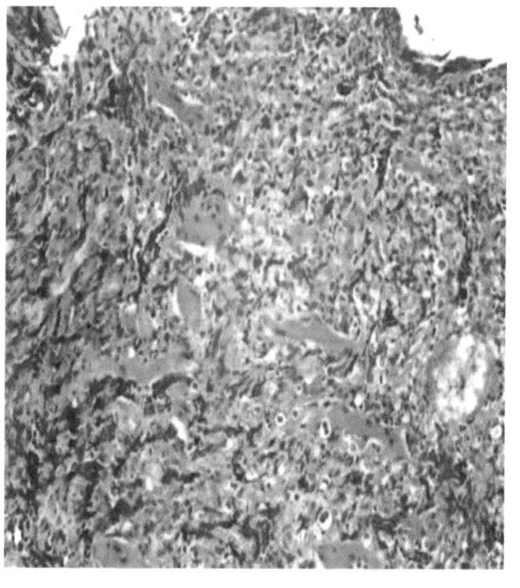

图 11 HE 染色（HE×200）

疾病综述

原发性骨淋巴瘤（primary lymphoma of bone，PLB）是一种少见的结外恶性淋巴瘤，起源于骨髓腔，病变局限于骨骼。2013 年 WHO 骨与软组织肿瘤分类将 PLB 定义为由恶性淋巴细胞组成，在骨内产生单灶或多灶病变，没有任何上位引流淋巴结受累或结外病变。1928 年由 Oberling 最早报道。

PLB 按组织学分型分为非霍奇金淋巴瘤（non-Hodgkin's lymphoma，NHL）和霍奇金淋巴瘤。PLB 多数是 NHL，骨原发性霍奇金淋巴瘤极为罕见。影像学表现与病理类型密切相关：肿瘤细胞在骨小梁与脂肪组织间呈弥漫性浸润生长，破坏骨组织，骨小梁可表现为不规则或中断、消失。晚期肿瘤突破骨皮质侵及周围软组织并形成肿块。在影像学上对应表现为病变骨侵蚀性破坏伴邻近较大的软组织肿块，边界不清晰，但原骨的外形与轮廓仍大致保持一致，类似融冰状改变。而瘤细胞为大小不一的淋巴细胞，有小淋巴细胞、中心母细胞、免疫母细胞等，以大淋巴细胞为主。细胞质较少或中等量。对应的影像学表现是肿块较为致密、均质，强化亦较为均匀，因为肿瘤本身含水较少，所以 T_2WI 序列信号不十分高，DWI 序列呈明显高信号。

核心提示

PLB 好发于中老年人的长骨及骨盆骨，病变骨破坏范围相对较小而周围常伴较大的软组织肿块。病变骨的“浮冰征”，周围软组织肿块较均质、致密，T_2WI 序列信号不太高，DWI 序列呈明显高信号及中度均匀强化等影像学征象对病变的定性诊断有一定帮助。

参考文献

[1] 于宝海，刘杰，钟志伟，等. 骨原发性淋巴瘤影像分析 [J]. 中华放射学杂志，2011，45 (7)：653-656.
[2] 杨丽妙，张亚平，杨洪乐，等. 55 例非霍奇金淋巴瘤免疫分型与骨髓血液学分析 [J]. 检验医学，2015，30 (2)：132-136.
[3] Zhou HY，Gao F，Bu B，et al. Primary bone lymphoma：a case report and review of the literature [J]. Oncol Lett，2014，8 (4)：1551-1556.
[4] Kim SY，Shin DY，Lee SS，et al. Clinical characteristics and outcomes of primary bone lymphoma in Korea [J]. Korean J Hematol，2012，47 (3)：213-218.
[5] Carroll G，Breidahl W，Robbins P，et al. Musculoskeletal lymphoma：MRI of bone or soft tissue presentations [J]. J Med Imaging Radiat Oncol，2013，57 (6)：663-673.

〔杜中立 梁建超 陈 忠〕

4.11　右臀部软组织软骨瘤

临床资料

女，53岁。半年前无意中发现右臀部肿物，约鸡蛋大小，无红肿、疼痛，无溃破流脓。一直未予特殊诊治。起病至今，无畏寒发热，无低热盗汗，无全身乏力，精神、胃纳好，大小便正常，夜间睡眠好，体重无明显减轻。

专科检查：右臀部扪及一肿物，大小约12 cm×10 cm，质硬，无压痛，界限稍清，活动度好，表皮无潮红，左臀未及明显肿物。

辅助检查

实验室检查：铁蛋白311.500 μg/L；余无异常。

影像学资料

CT、MRI检查如图1～图11所示。

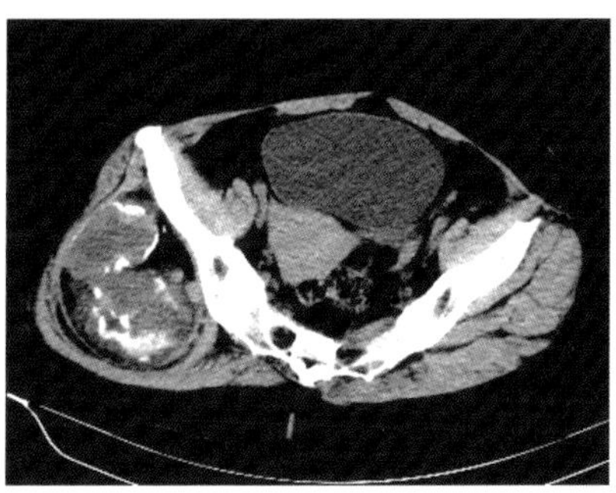

图1　CT平扫

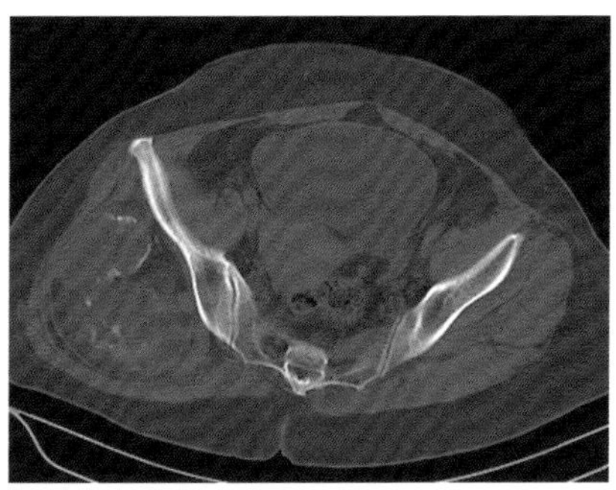

图2　CT骨窗

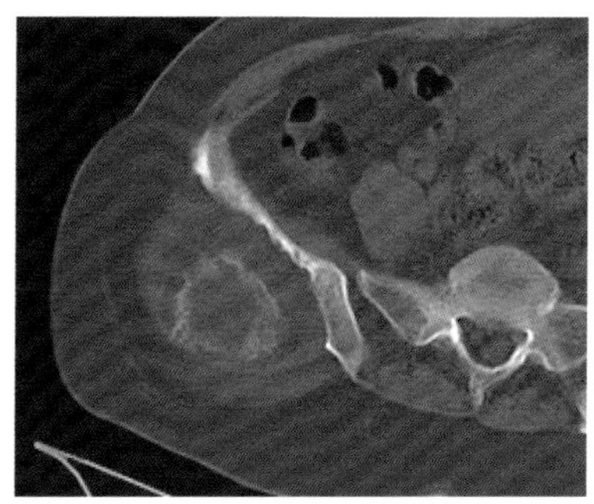

图3　CT骨窗（局部放大）

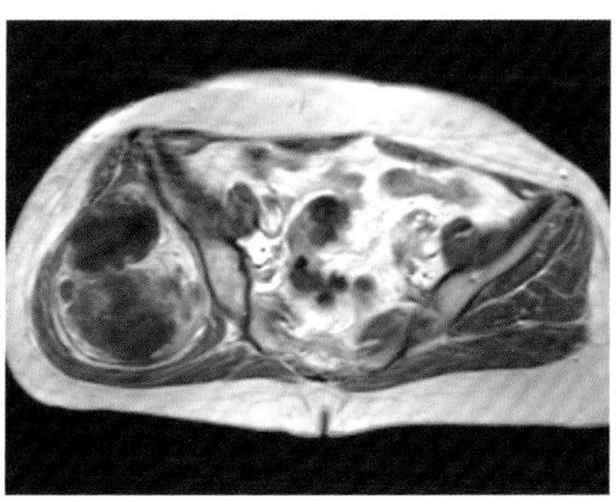

图4　T_1WI轴位

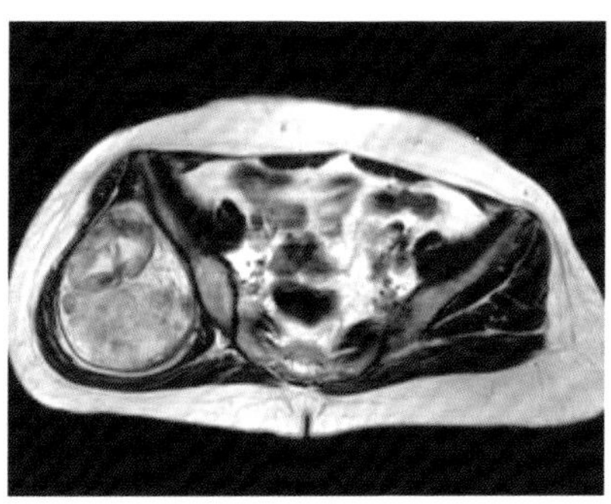

图5　T_2WI轴位

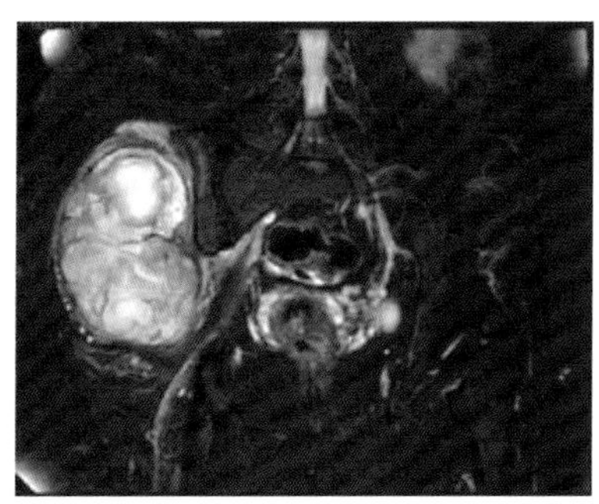

图6　T_2WI PAIR平扫

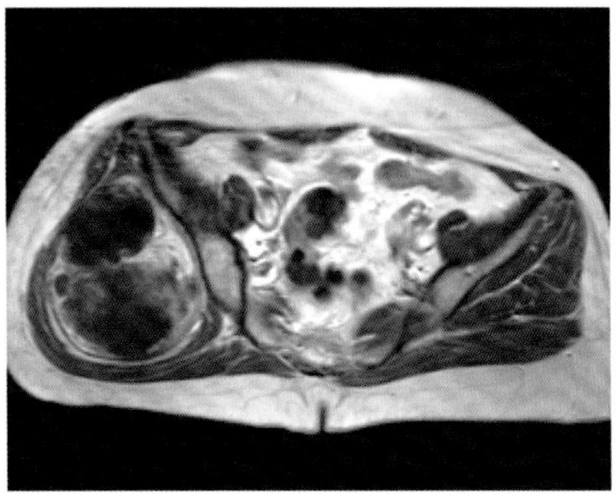

图 7　轴位增强

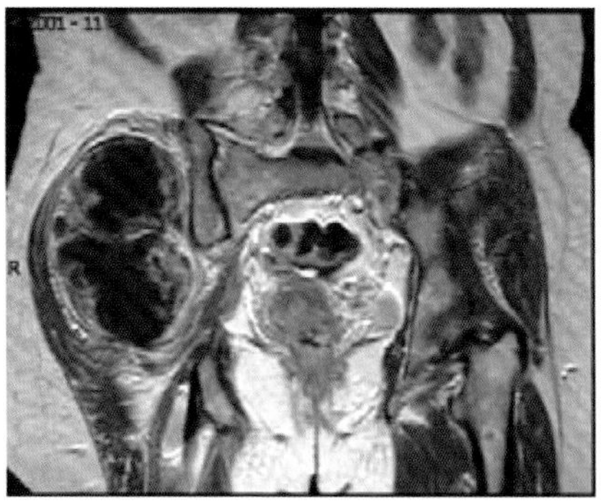

图 8　冠状面增强

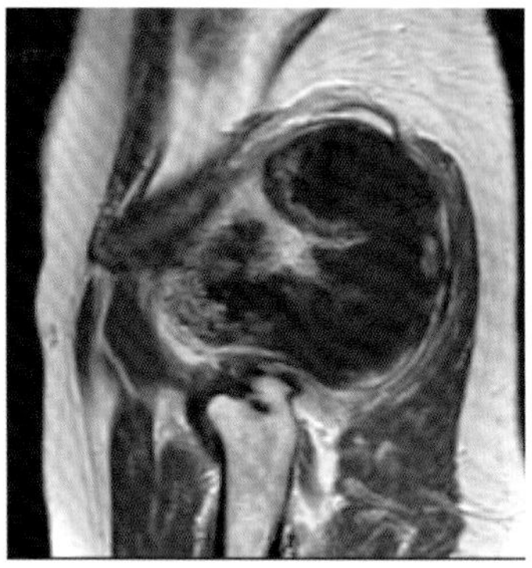

图 9　矢状面增强

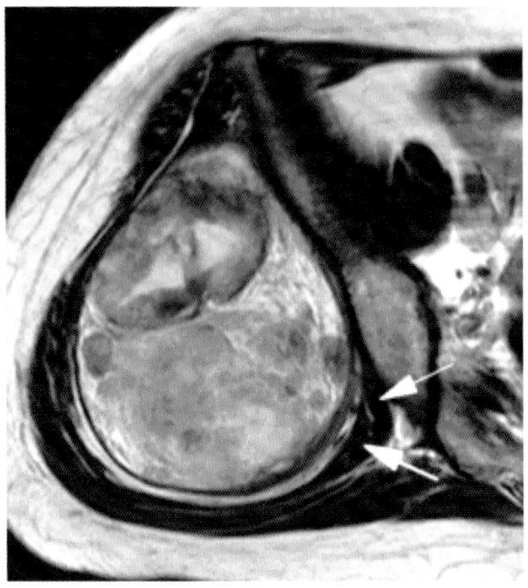

图 10　T_2WI 平扫

肿块位于臀中、小肌深部(白箭头示)

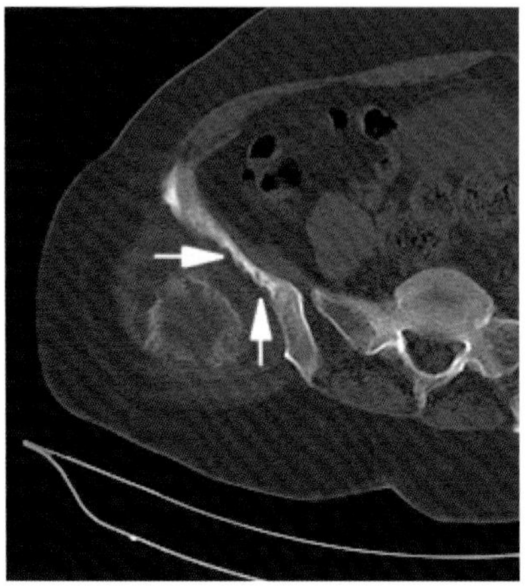

图 11　CT 骨窗

髂骨骨皮质边缘压迫侵蚀吸收(白箭头示)

定位征象分析

1. 肿块中心位于右侧臀中肌深部，呈膨胀性生长，臀中肌、臀小肌受推压变形（图 10 白箭头示），可见完整包膜，分界清楚，其下部毗邻髋关节（图 9）。

2. 髂骨后上骨皮质边缘可见压迫侵蚀吸收表现（图 11 白箭头示），肿块与邻近的骨质无骨性连接。

根据上述征象，肿块定位来源于右侧臀中肌深部、髂骨旁。

定性征象分析

1. 基本征象：

（1）病变呈结节状、分叶状肿块，膨胀性生长，大小约 12.0 cm×9.6 cm×13.9 cm，可见完整包膜，边界清楚。

（2）CT 平扫肿块密度不均匀，可见等、低混杂密度影，CT 值－14～62 Hu，可见斑片状、不规则环状钙化影。右髂骨后缘可见压迫侵蚀破坏。

（3）MR 表现：肿块呈 T_1WI 混杂信号，T_2WI 混杂信号，边界较清晰，信号不均，其内见斑片状短 T_1 长 T_2 信号影、团片状稍长 T_1 稍长 T_2 信号灶及条片状长 T_1 短 T_2 低信号影，增强扫描病灶内结节状、环状强化，病灶内分隔及包膜周缘明显强化。

2. 特征性征象：

（1）瘤体对邻近正常髂骨压迫侵蚀吸收表现，提示肿瘤源于骨皮质外旁的软组织良性病变。

（2）CT 平扫肿块密度不均，其边缘及内部可见骨壳状、斑点状及环状钙化，边缘清晰，这是软骨源性肿瘤的典型征象（图 1），其病理基础是软骨基质发生钙化。

综合诊断

女，53 岁。慢性病程，右臀部无痛性肿块，实验室检查铁蛋白 311.500 μg/L。根据 CT、MRI 表现及定位、定性征象，初步诊断为右侧臀中肌深部、髂骨旁良性软骨源性肿瘤可能性大，考虑为软组织内的软骨瘤。

鉴别诊断

1. 病变起源鉴别诊断：主要与髂骨来源的皮质旁软骨瘤鉴别。皮质旁软骨瘤（骨膜软骨瘤）是一种十分少见的发生于骨膜下的透明软骨性肿瘤。常出现“扇贝征”，即肿瘤基底部压迫骨皮质骨呈蝶形或弧形凹陷，并掀起骨膜，与骨交界处边缘骨膜新生骨呈扶垛样增厚并向外翘起。本例肿块位于臀中肌深部，臀中肌、臀小肌受推压变形，肿块与邻近的髂骨骨质无骨性连接。

2. 软组织滑膜肉瘤：是少见的恶性病变，表现为软组织肿块，边界不清，可出现钙化，常侵犯骨质；滑膜肉瘤病理成分复杂，分化不一，可见出血、囊性变及钙化，因此肿瘤的 MRI 信号多变。本例肿块有完整包膜，边界清楚，邻近髂骨表现为骨质压迫吸收。

手术探查

肿物位于臀中肌深部，色灰白，包膜完整，边界清，呈半球形，大小约 13 cm×9 cm×12 cm，用止血钳沿肿物四周表面，钝性游离，将肿物完整切除。

病理结果

1. 大体所见：灰白肿物 1 个，直径 15 cm，切面灰白质脆（图 12）。

2. 镜下所见：大量成熟软骨细胞排列呈同心圆状，周围见钙化及纤维组织包膜（图 13）。

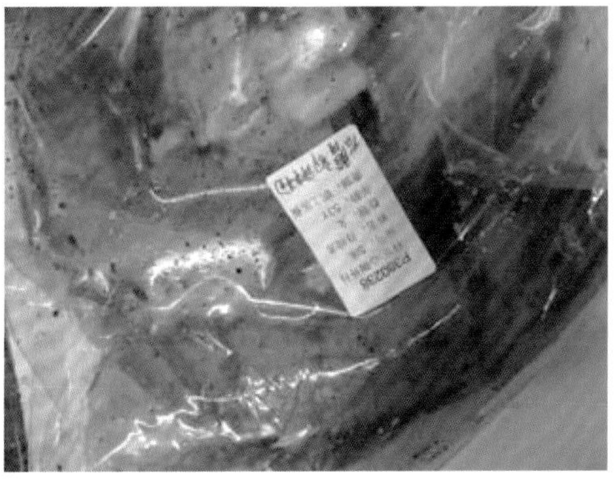

图 12　大体标本

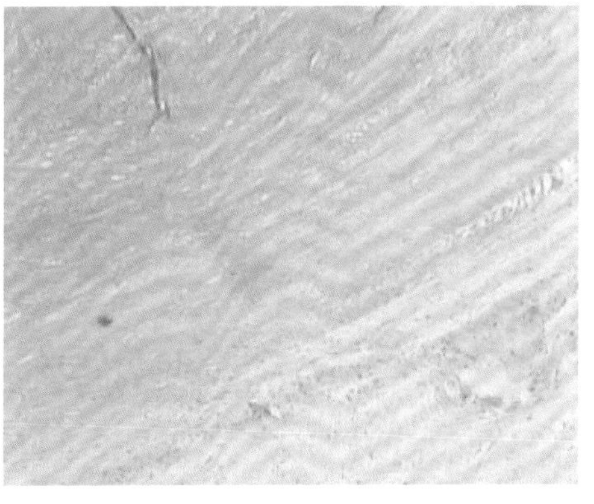

图 13　HE 染色（HE×40）

3. 免疫组织化学：S-100（+），CK（-），EMA（-），Vimentin（+）。

结合 HE 形态和免疫组织化学结果，符合“右臀部”软组织软骨瘤。

疾病综述

软骨瘤是较常见的良性骨肿瘤，可发生于骨髓腔、骨皮质、骨膜下或软组织内。发生于骨髓腔者称为内生软骨瘤，发生于骨皮质、骨膜下者称外生软骨瘤。发生于软组织内的软骨瘤（soft tissue chondroma，STC）又称骨外软骨瘤，是一种较为少见的起源于骨外软组织的良性软骨肿瘤，好发于30～60岁人群，常见于手、足软组织内，常与宿主骨无明显关联。

其发生机制尚不清楚，其来源可能为：①胚胎发育时残留在臀部软组织中的异位软骨组织；②其他部位的软骨细胞随血流进入臀部软组织；③结缔组织、纤维网细胞在一定条件刺激下向胚胎原始方向发展，成为胚胎性的间叶组织，以后发育成为软骨细胞，生成软骨组织。

病变与周围软组织界限清晰，多见于肌腱、腱鞘周边，肿瘤组织分化成熟，大多伴有钙化。X线及CT主要表现为类圆形或分叶状肿块，肿块边缘及内部可见骨壳状、斑点状及环状钙化，肿块边缘锐利，呈膨胀性生长，周边软组织受压推移，与邻近的骨质无骨性连接。软组织软骨瘤需与皮质旁软骨瘤、滑膜骨软骨瘤、骨化性肌炎、畸胎瘤、滑膜肉瘤及软组织软骨肉瘤等鉴别。

核心提示

尽管软组织软骨瘤（STC）少见，但其具有内生性或外生性软骨瘤类似的影像特点，术前诊断多不困难。当影像学检查具备以下特点时多提示STC的诊断：①与骨膜、滑膜不相连的质硬软组织肿块，瘤体直径大多数>2 cm；②肿物内可见明确的钙化灶或骨皮质样高密度肿块；③瘤体境界清楚。

参考文献

[1] 梁碧玲. 骨与关节疾病影像诊断学［M］. 北京：人民卫生出版社，2006.

[2] 毛荣军，杨克非，郭莉，等. 软组织软骨瘤临床病理学特征分析［J］. 中华肿瘤防治杂志，2012，19（7）：532-537.

[3] 马焕，吕玲，董兴祥，等. 骨膜软骨瘤的影像特征分析（附5例报告及文献复习）［J］. 实用放射学杂志，2015，31（12）：2080-2081.

[4] 袁明智，黄永，任瑞美，等. 软骨肉瘤的影像诊断与鉴别诊断［J］. 放射学实践，2012，27（8）：893-896.

[5] 马焕，吕玲，董兴祥，等. 下肢软组织滑膜肉瘤的MRI特征［J］. 中国医学计算机成像杂志，2016，22（3）：249-253.

[6] 徐德永，曹来宾，徐爱德，等. 骨外（软组织）软骨瘤（附22例报告）［J］. 临床放射学杂志，1988，7（4）：193-195.

〔文正青　陈文坚　陈　忠〕

4.12 肩周滑膜肉瘤

临床资料

男，68 岁。发现左颈肩部肿物 3 个多月。

3 个多月前无明显诱因下发现左颈肩部出现一隆起肿物，开始约鸡蛋大小，无疼痛不适，表面无发红、破溃，开始未予注意，无治疗。后患者发现肿物逐渐增大，近来增大明显，现肿物已约拳头样大小。10 余年前因左锁骨骨折并感染行手术摘除治疗。

专科检查：左锁骨术后缺如，左肩部至左锁骨上区部见一隆起肿物，直径约 10 cm 大小，质韧，触之无波动感，边缘欠清晰，无压痛，表面无红肿、破溃，区域浅表淋巴结未触及，眼睑无水肿，颈静脉无怒张。

辅助检查

颈部、胸部 CT 提示：左颈肩部软组织肿块，左上肺结节，考虑恶性肿瘤，横纹肌肉瘤？转移瘤？

实验室检查：肿瘤四项检查未见异常。

影像学资料

CT 检查如图 1～图 5 所示。

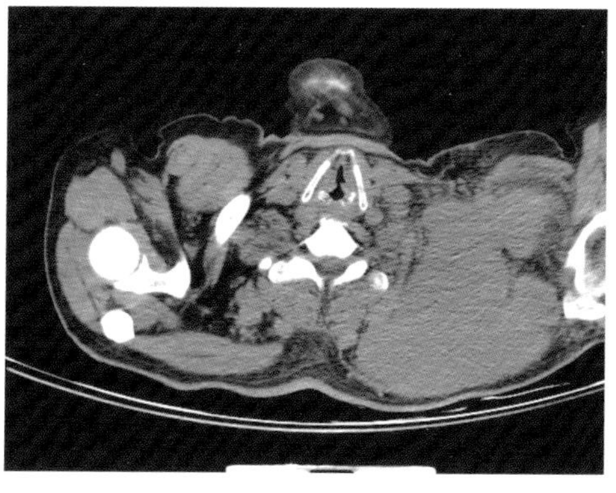

图 1　CT 平扫（CT 值 37～48 Hu）

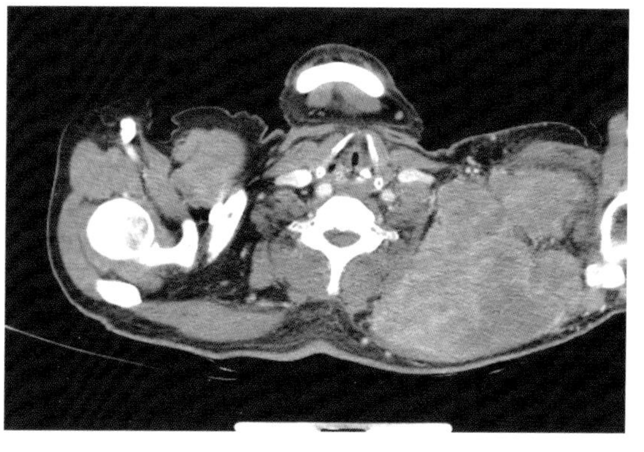

图 2　CT 增强（CT 值 56～96 Hu）

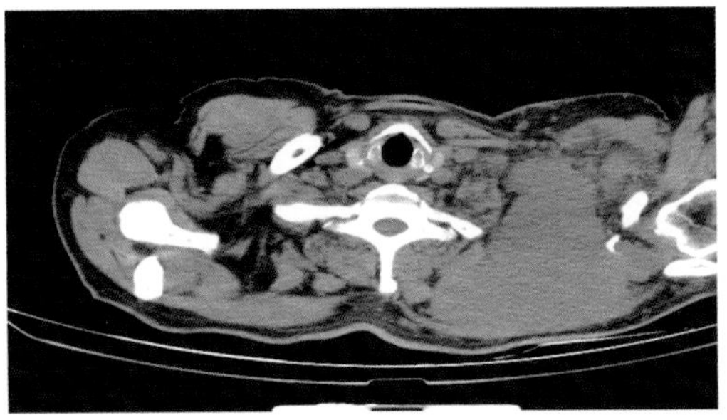

图 3 更低层面 CT 平扫

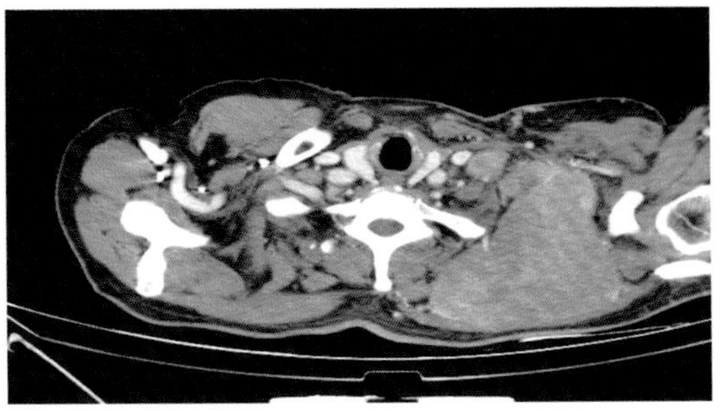

图 4 CT 增强

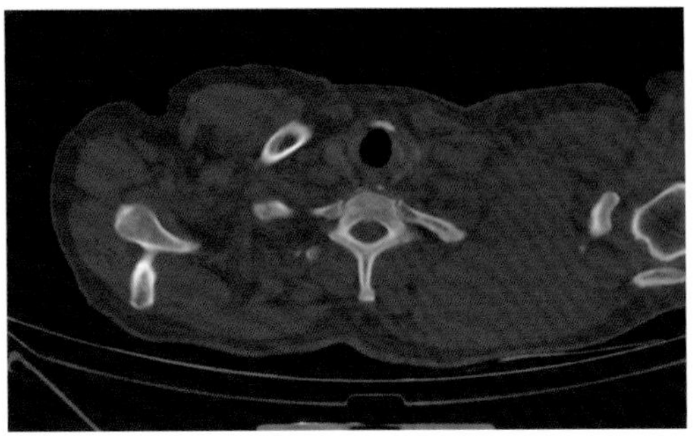

图 5 CT 骨窗

定位征象分析

1. 软组织肿块位于左颈肩部关节旁。

2. 左侧斜方肌、冈上肌、肩胛提肌、肩胛下肌、前锯肌等肩关节内侧肌群正常结构未见显示。

综合上述征象，肿块定位来源于左颈肩部肌肉。

定性征象分析

1. 基本征象：CT 平扫病变呈等密度，体积较大呈分叶状改变，部分边界清楚，部分与周围肌肉分界不清晰，邻近肌肉结构破坏，增强扫描病变明显不均匀强化，邻近骨质无明显侵犯。

2. 特征性征象：

(1) 病变邻近关节，呈分叶状软组织肿块，周围部分见钙化（图 6 白箭头示）。

(2) 增强扫描示肿块可见分隔状强化（图 7 白箭头示），肿物被分隔成多个结节，表现为多个大小近似的“卵石”状结节（图 7 黑箭头示）。

(3) 包绕、浸润邻近肌肉，正常肌肉结构破坏。

综合上述一般征象及特征性征象，定性诊断为滑膜肉瘤。

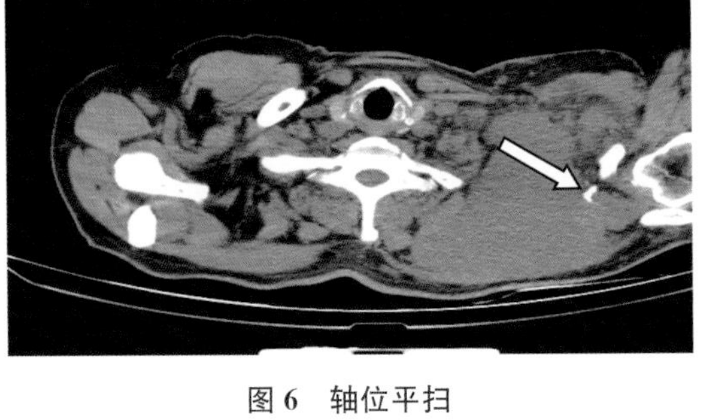

图 6 轴位平扫

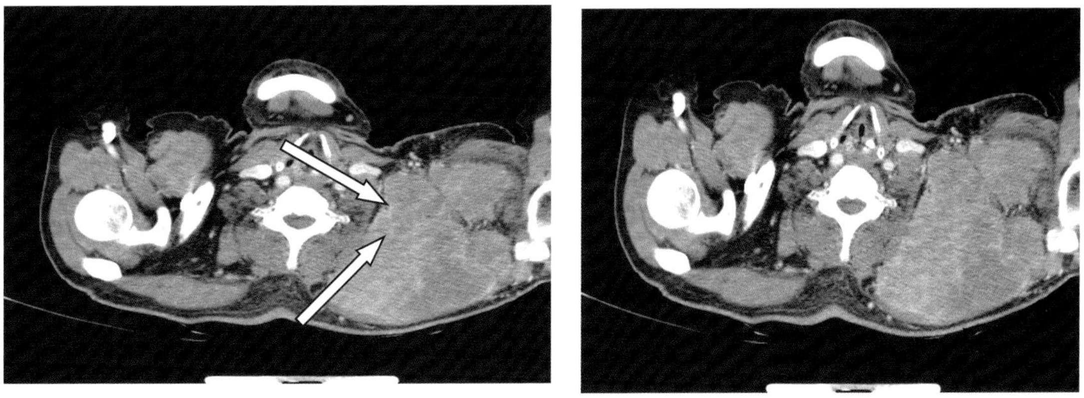

图 7 轴位增强

综合诊断

男，68 岁。发现左颈肩部肿物 3 个多月，肿块进行性增大，近期增大明显，曾有左锁骨骨折及感染手术病史。CT 检查示左颈肩部关节旁分叶状软组织肿块，部分边界不清，病灶周边见点片状钙化，增强扫描肿块呈分隔状强化及“卵石”状结节，邻近多发肌肉受累。综合上述资料诊断为滑膜肉瘤可能性大。

鉴别诊断

根据定位病变来源于肌肉，需要与横纹肌肉瘤、恶性纤维组织细胞瘤、脂肪肉瘤、色素沉着绒毛结节性滑膜炎、滑膜软骨肉瘤、纤维肉瘤鉴别。

1. 横纹肌肉瘤：好发于儿童，病变容易坏死、囊变，少见钙化，增强扫描明显强化，本病例为老年人，囊变较少，可见钙化（图 3），增强扫描强化不够明显，可见分隔。

2. 恶性纤维组织细胞瘤：亦好发于中老年人，病灶可见分隔，这与本病例是共同点，鉴别点在于前者大部分边界不清楚，周围大部分有水肿，病灶较大时容易坏死，但恶性纤维组织细胞瘤表现复杂，最终诊断需结合病理。

3. 脂肪肉瘤：亦多见于中老年人，边界不清，分化良好的脂肪肉瘤通过 CT、MRI 可以找到脂肪成分，分化不良的脂肪肉瘤在 CT 上呈软组织密度，瘤内脂肪成分少；出血和坏死征象常见，有别于本病例的“卵石”状结节等特征性征象。

4. 色素沉着绒毛结节性滑膜炎：生长缓慢，软组织肿块一般位于关节内，呈分叶状，常合并关节内积液，关节滑膜明显增厚。本例不具有上述特点。

5. 滑膜软骨肉瘤：多继发于滑膜软骨瘤病恶变，多表现为关节周围散在钙化的软组织肿块。本病例好发于关节旁，钙化没有前者那么显著。

6. 纤维肉瘤：好发于皮下多于肌肉，生长速度快，故中心容易出现坏死、囊变，不同于滑膜肉瘤的分隔强化。

穿刺活检

大体穿刺：穿刺组织约 1 cm×0.1 cm×0.1 cm，全部制片。

病理结果

1. 镜下所见：(左肩部肿物) 类圆形细胞肿瘤，倾向恶性可能性大 (图 8)。

2. 免疫组织化学：Vim (+++)，BCL-2 (+++)，CK 个别细胞 (+)，CKL 个别细胞 (+)，灶性细胞 EMA (+)，CD99 少量细胞质(+)，Ki67 40%(+)，LCA(-)，HHF-35(-)，Myglobin (-)，CKH(-)，CK19(-)，CD3(-)，CD20(-)，CD117(-)，CK5/6 (-)，CK7 (-)，S-100 (-)，Des (-)，SMA (-)，CD34 (-)，CgA (-)，Syn (弱+)，HMB45 (-)，Melan-A (-)，CD68 散在少量细胞(+)，PLAP(-)，CD30(-)，OCT3/4(-)，CD31(-)，CD56(-)，ALK(-) (图 9、图 10)。

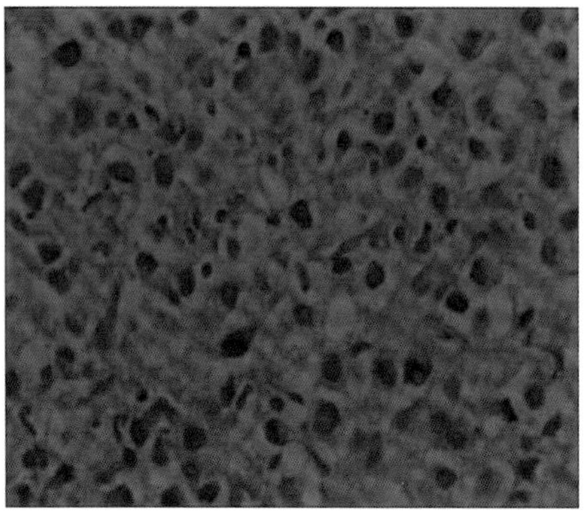

图 8 HE 染色 (HE×400)

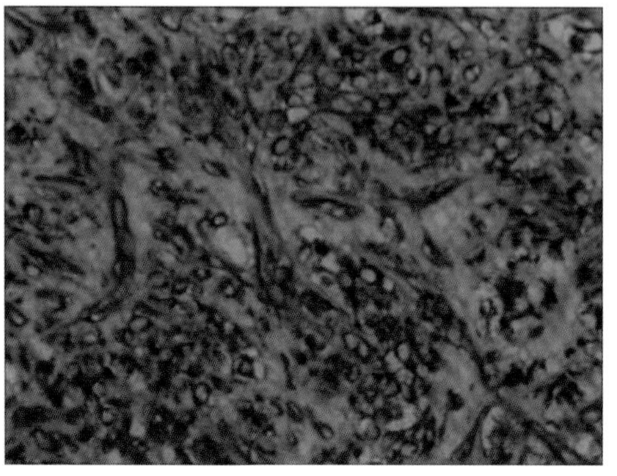

图 9 Vim (+++)

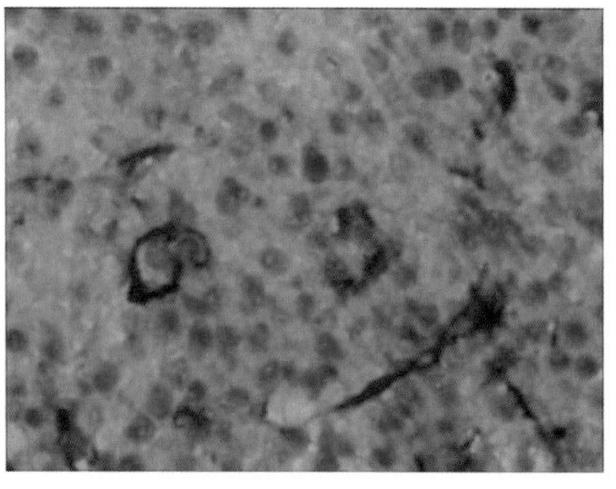

图 10 CK 个别细胞 (+)

结合 HE 形态和免疫组织化学结果，符合 (左肩部) 滑膜肉瘤。

疾病综述

滑膜肉瘤是一种较少见的软组织肉瘤，并非真正起源于滑膜组织，而是起源于具有向滑膜组织分化潜能的间叶性梭形细胞肿瘤。滑膜肉瘤占软组织恶性肿瘤的 6%～10%；好发于青壮年，但各年龄组均可发生；男性发病略多于女性，好发于关节旁。

滑膜肉瘤呈浸润性生长，与其他间叶源性肿瘤鉴别困难，确诊需病理学检查，但以下特点有助于滑膜肉瘤的诊断：①好发于青壮年；②邻近四肢关节旁特别是下肢关节旁的分叶状软组织肿块；③肿瘤通常较大，85%直径>5 cm；④肿瘤内特别是边缘出现点状或斑点状钙化，“边缘钙化征”有一定提示诊断作用。

核心提示

滑膜肉瘤影像表现具有一定特征性，青壮年关节旁分叶状软组织肿块，特别是下肢关节旁，其内可见分隔征、边缘钙化征、卵石状结节征，包绕、浸润肌腱、腱鞘生长，无脂肪密度或信号，常有出血信号应高度提示滑膜肉瘤。

参考文献

[1] 郑红伟，祁佩红，薛鹏，等. 滑膜肉瘤的CT、MRI影像表现与鉴别诊断 [J]. 中国CT和MRI杂志，2013（4）：100－103.

[2] 刘国荣，黄尧生，蓝博文，等. 滑膜肉瘤的影像学诊断（附15例分析）[J]. 影像诊断与介入放射学，2010，10（2）：83－85.

[3] 李锋，王仁法，祁良，等. 软组织滑膜肉瘤的CT和MRI诊断 [J]. 放射学实践，2010，25（12）：1396－1399.

[4] 陈基明，吴莉莉，翟建，等. 大关节腱鞘巨细胞瘤与色素沉着绒毛结节性滑膜炎的MRI特征及其鉴别诊断 [J]. 临床放射学杂志，2015，34（10）：1638－1642.

[5] 唐志洋，王亚非，单秀红，等. 滑膜肉瘤的MR表现（附8例报告）[J]. 放射学实践，2012，27（12）：1361－1364.

〔陈任政　朱裕　陈　忠〕

4.13 肩部透明细胞肉瘤

临床资料

男，41岁。发现右肩部肿物3个多月。

患者3个多月前发现右肩部肿物，无疼痛，无上肢麻木，乏力。

专科检查：右肩部肿物，呈鸭蛋样大小，质硬，局部皮肤无红肿，无静脉怒张，无瘘道，肿物边界清，活动差，无搏动感，无波动感。

辅助检查

实验室检查：血生化及肿瘤指标均未见异常。

影像学资料

MRI检查如图1～图6所示。

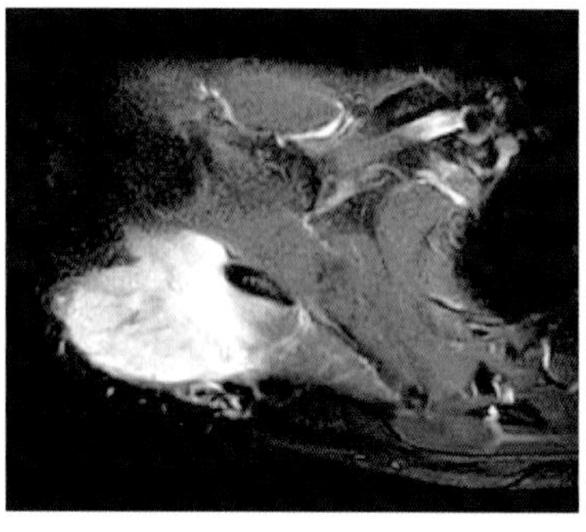

图1　T_2WI压脂

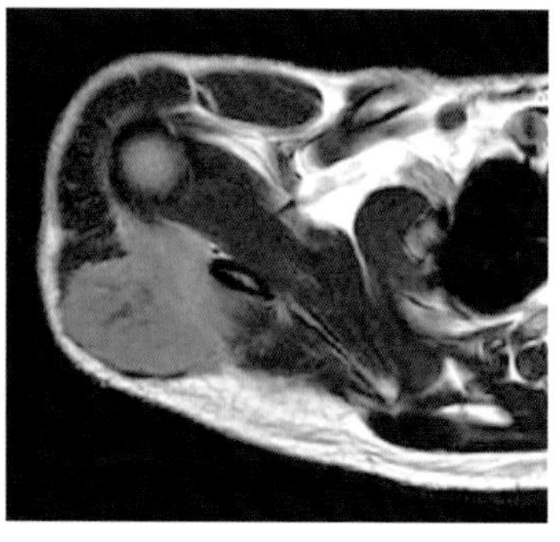

图2　T_2WI轴位

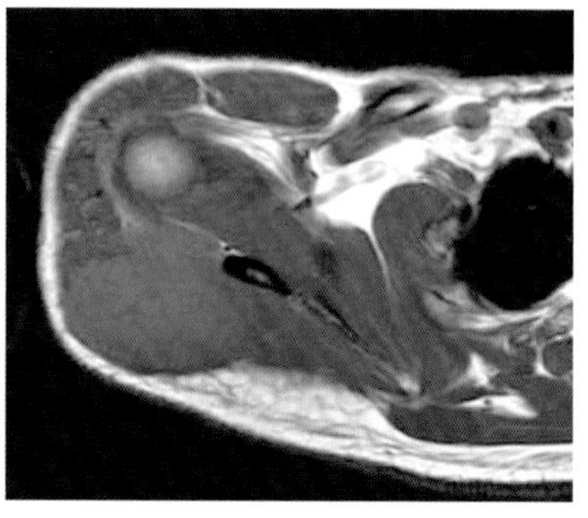

图3　T_1WI轴位

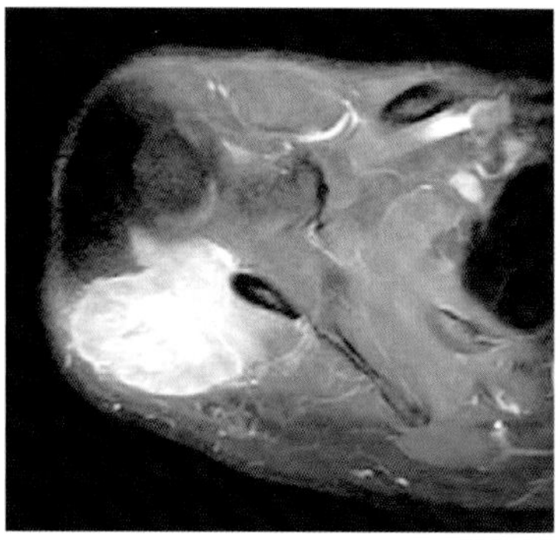

图4　轴位增强

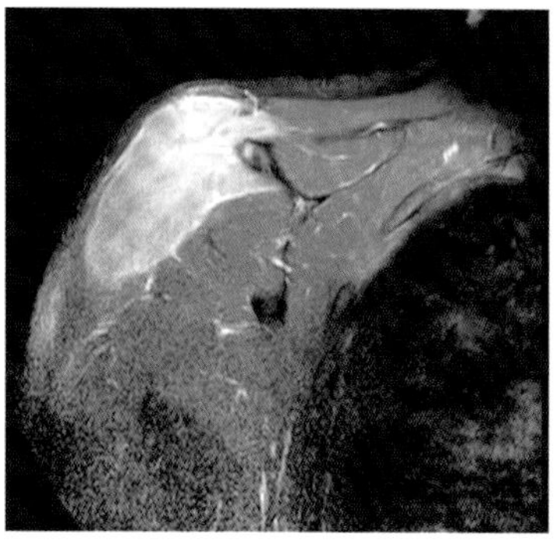

图5　冠状位增强

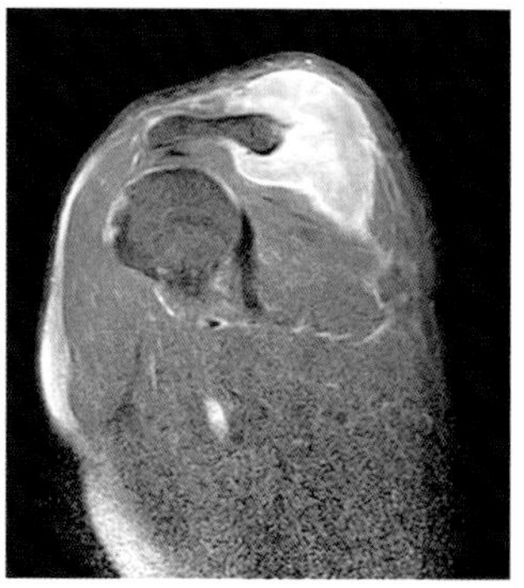

图6　矢状位增强

定位征象分析

肿块位于右侧三角肌内，边界清，局部与肌间筋膜连续；肿瘤包绕肩胛骨，相邻局部肩胛骨骨质受累及，与皮肤分界清楚。

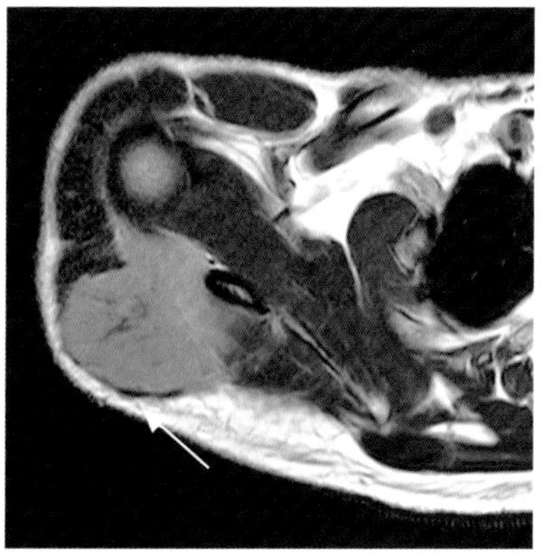

图 7 肿瘤主要位于肌层内，外缘仍见残留肌层结构（长箭头示），与皮下脂肪层分界清

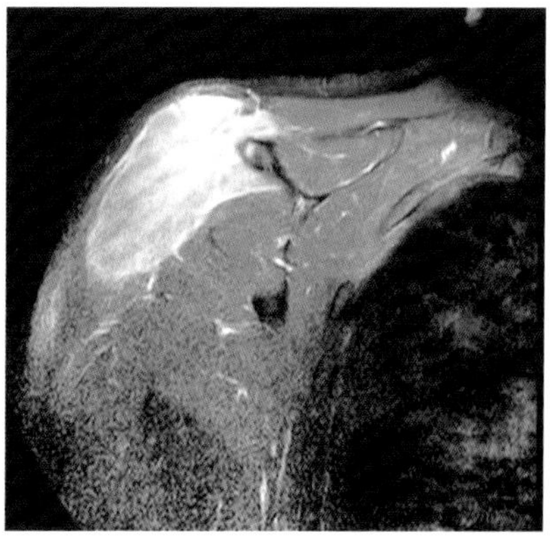

图 8 肿瘤包绕肩胛骨，局部肩胛骨骨质受累及

定性征象分析

1. 基本征象：在常规 T_2WI 呈稍高信号，在压脂 T_2WI 呈明显高信号，内见条索状低信号；T_1WI 呈等信号。增强扫描肿瘤实质呈明显均匀性强化，肿块未见明显的包膜，侵犯周围肩胛骨骨质。肿瘤与肌腱和腱鞘相连，与皮肤无粘连。

2. 特征性征象：

（1）肿块形态不规则，边界不清楚，无包膜结构，累及肌肉，侵犯周围肩胛骨骨质，符合软组织来源的恶性肿瘤。

（2）在 T_1WI 呈均匀性等信号，T_2WI 为不均匀性稍高信号，内见条索状 T_2WI 低信号，强化非常明显，这种显著强化的 T_2WI 低信号条索，拟与肿瘤内纤维或黑色素成分有关；这在其他常见软组织肿瘤较为少见。

（3）肿瘤位置较深，不侵犯表皮，与常见的黑色素瘤不同，黑色素瘤多位于浅表。

综合上述一般征象和特征性定性征象，考虑软组织恶性肿瘤（滑膜肉瘤、纤维肉瘤、横纹肌肉瘤、透明细胞肉瘤等）可能。

综合诊断

男，41 岁。发现右肩部肿物 3 个多月；质硬，肿物边界清，活动差。肿瘤位置较深，与肌肉、肌腱和腱鞘相连，侵犯周围肩胛骨骨质，不侵犯表皮，T_1WI 呈均匀性等信号，T_2WI 为不均匀性稍高信号，内见条索状 T_2WI 低信号，增强为明显较均匀性强化。

综合上述资料，诊断为肌肉来源的恶性肿瘤，透明细胞肉瘤可能。

鉴别诊断

1. 滑膜肉瘤：多位于关节附近，分叶状，边界不清楚，可见钙化，沿着肌腱、腱鞘生长包绕浸润；

而透明细胞肉瘤边界相对较清楚，钙化极少见。

2. 腱鞘巨细胞瘤：紧贴或包绕肌腱生长，边界清楚，在 T_2WI 信号偏低，强化较轻。

3. 黑色素瘤：多位于浅表，常常累及表皮，有嗜皮征象。典型信号表现为 T_2WI 低信号，T_1WI 高信号，明显强化。

手术探查

右肩胛区深筋膜下，肌层内一个类鱼肉状实性肿物，大小约 6 cm×6 cm×6 cm，假包膜形成，边界不清，基底部与肩胛骨相连，不与肩关节相通，周围软组织未见侵犯。

病理结果

1. 镜下所见：肿瘤细胞小，大小较一致，核仁明显，胞质透亮，较丰富，淡粉染，可见核分裂象，肿瘤细胞部分呈腺泡状，部分呈实性片状排列，侵犯周边横纹肌组织（图 10）。

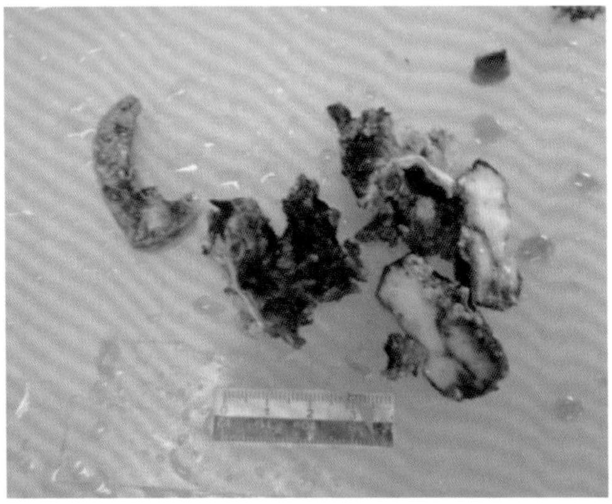

图 9　大体标本

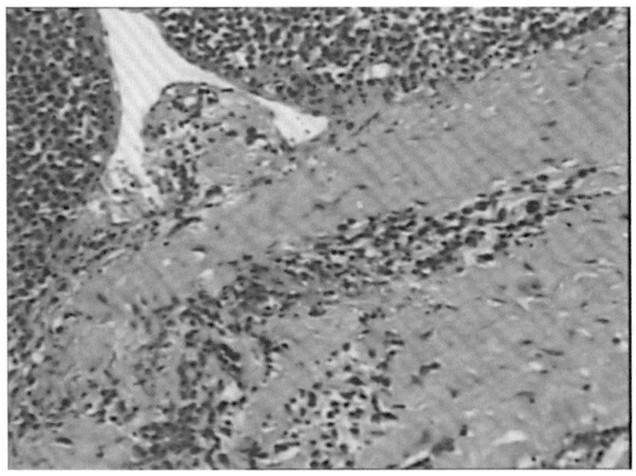

图 10　HE 染色（HE×200）

2. 免疫组织化学：Vim（+），S-100（+），HMB45 部分（+），CK（−），Desmin（−），Myogenin（−），MyoD1（−），CD56（−），TFE3（−），Ki67 活跃区约 30%（+）。

结合 HE 形态和免疫组织化学结果，符合透明细胞肉瘤。

疾病综述

软组织透明细胞肉瘤是一种发病率较低的恶性软组织肉瘤，约占软组织肉瘤的 1%，多见于青年人和中年。临床上表现为生长缓慢软组织包块，边界清。肿瘤分布广泛，位于软组织深部，最常见于关节周围，与肌腱和腱鞘相连，一般不累及表皮和真皮，局部复发率高。

大多数学者倾向于该肿瘤是起源于神经嵴，发生于肌腱、腱膜的一种特殊类型的恶性肿瘤，超微结构显示瘤细胞向黑色素分化，约 2/3 的肿瘤含有多少不等的黑色素，因此易与恶性黑色素瘤混淆。恶性黑色素瘤与透明细胞肉瘤免疫组化与电镜表现相似，组织学也有些相似，但后者黑色素少而颜色较淡。

透明细胞肉瘤含多少不等黑色素，但黑色素含量较少，其 T_1WI 与肌肉组织信号强度类似，或低于周围肌肉信号，在 T_2WI 上呈稍高信号，内见条索状低信号，疑与肿瘤内含有黑色素成分有关，增强为明显均匀性强化，坏死、囊变、钙化均少见，如假包膜形成多表现界限清楚。

核心提示

本病例诊断的核心在于软组织良恶性肿瘤的鉴别。本病例中肿瘤形态不规则，沿肌肉、肌间隙和肌筋膜呈浸润性生长，侵犯相邻肩胛骨骨质，可诊断恶性软组织肿瘤。另外，本病例肿瘤在 T_2WI 上条索状低信号增强呈显著强化，可能对诊断透明细胞肉瘤具有一定的特征性。

参考文献

[1] 罗振东，贾铭，黄婵桃，等. 软组织透明细胞肉瘤的临床、MRI 和病理学分析及文献复习 [J]. 临床放射学杂志，2013，12 (37)：1912-1915.

[2] Hocar O，Le Cesne A，B erissis S，et al. Clear Cell Sarcoma (Malignant Melanoma) of Soft Parts：A Clinicopathologic Study of 52 Cases [J]. Dermatology Research and Practice. 2012，2012 (6)：1-8.

[3] 张燕，唐猛，王静，等. 软组织透明细胞肉瘤 MRI 表现及文献复习 [J]. 医学影像学杂志，2016，1 (26)：185-187.

〔高明勇　赵　海　陈　忠〕

4.14 上臂组织细胞坏死性淋巴结炎

临床资料

男，16 岁。发现右臂肿物 1 个月。

1 个月前无明显诱因于右上臂皮下出现绿豆般大小结节，质稍硬，无疼痛，按压时有痛感。后肿物逐渐增大至鸡蛋般大小，按压时疼痛明显，并出现自觉性疼痛，以手臂旋转、伸直时疼痛明显，伴手背部麻木感，无放射痛，局部皮肤无伴黄白色脓液渗出。

专科检查：右上臂中下段轻度肿大，皮下可触及肿物，约鸡蛋般大小，质硬，移动度差，波动感不明显，触压时疼痛明显，表面无溃疡、红肿、流脓等，平视见肿物未突出于皮肤表面。

辅助检查

实验室检查：白细胞计数 $10.22\times10^9/L$，单核细胞绝对值 $1.17\times10^9/L$，嗜酸性粒细胞绝对值 $0.77\times10^9/L$，嗜碱性粒细胞绝对值 $0.07\times10^9/L$，单核细胞比值 0.114；中性粒细胞绝对值，中性粒细胞比值，淋巴细胞比值，淋巴细胞绝对值，单核细胞比值，嗜酸性粒细胞比值，嗜碱性粒细胞比值，血沉均为正常。超敏 C 反应蛋白 8.18 mg/L。

影像学资料

X 线检查如图 1 所示。

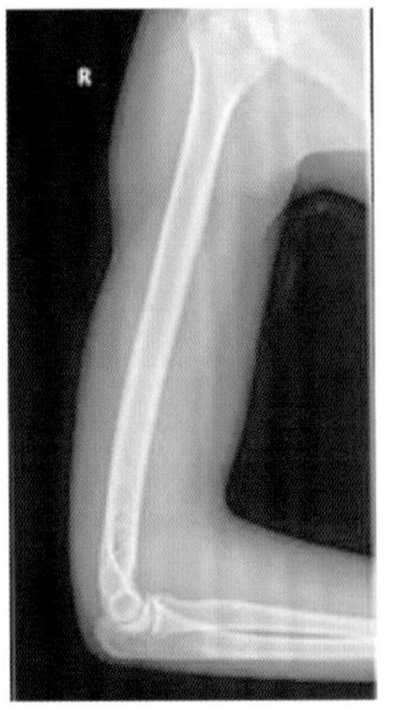

图 1 X 线平片

MRI 检查如图 2～图 7 所示。

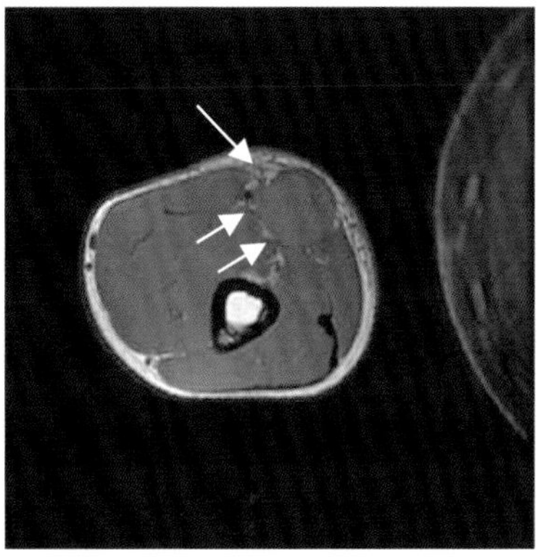

图 2 轴位 T_1WI

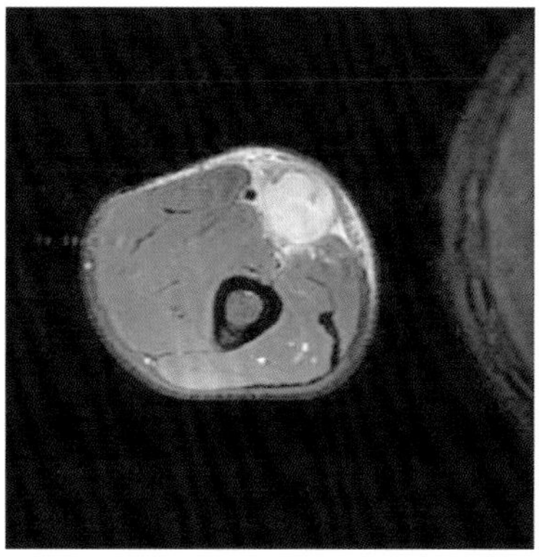

图 3 轴位 T_2WI 压脂

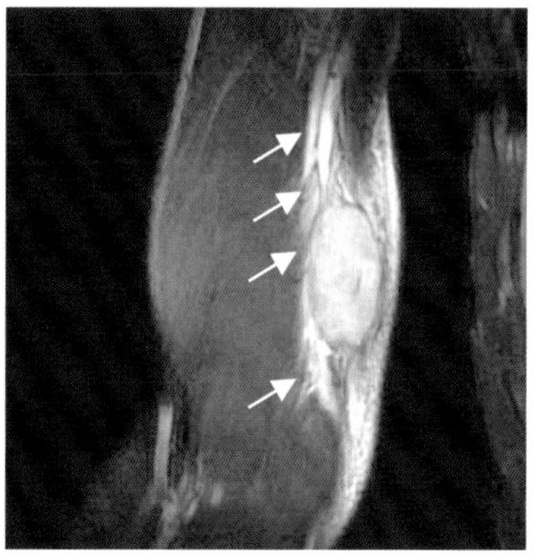

图 4 冠状位 T_2WI 压脂

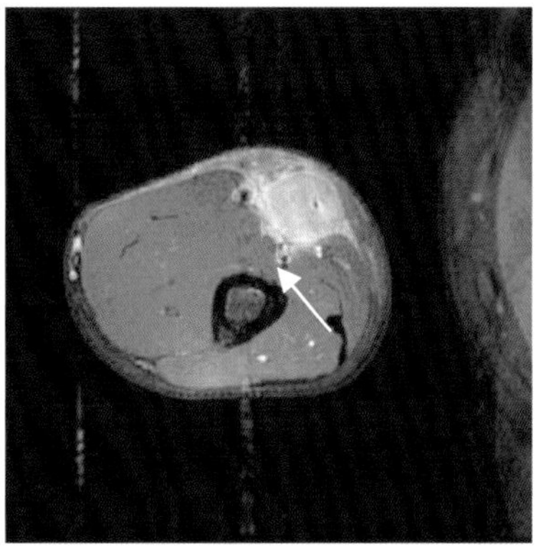

图 5 轴位增强

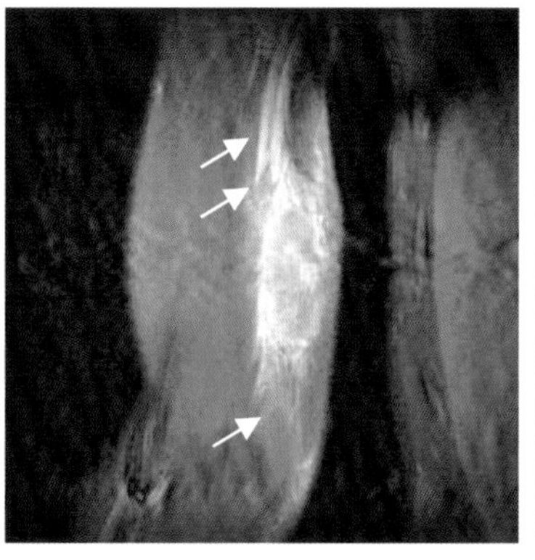

图 6 冠状位增强

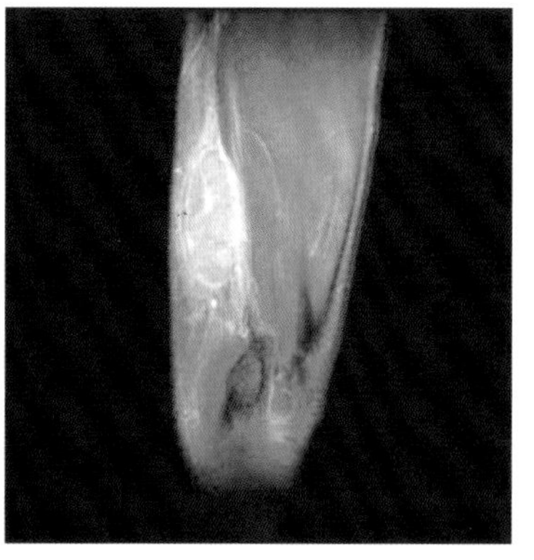

图 7 矢状位增强

定位征象分析

病变与肱三头肌呈锐角相贴，多序列、多方位可见病变与肱肌及肱二头肌周围脂肪间隙存在，以 T_1WI 明显（图 2 白箭头示），提示病变位于皮下组织及肌间隙。

定性征象分析

1. 基本征象：病变主体呈长椭圆形肿块，信号均匀，在 T_1WI 呈稍低信号，脂肪抑制 T_2WI 呈高信号，边缘见稍低信号环，边界欠清楚，无分叶。肿块周围皮肤和皮下组织水肿，在脂肪抑制 T_2WI 也呈高信号。增强扫描肿块均匀性明显强化伴皮肤和皮下强化，伴沿静脉周围发展（图 4、图 6 白箭头示），皮肤和皮下组织强化范围和形态基本一致。

2. 特征性征象：肿块周围皮下组织间隙渗出明显，水肿范围大，边界不清楚，肿块和皮下组织均明显强化，且累及肌筋膜和皮肤，形成鼠尾征。

综合上述征象，需考虑到淋巴结炎症性病变改变。

综合诊断

男，16 岁。病变疼痛肿胀，疼痛较明显，手臂背部出现麻木；1 个月倍增明显。病变呈长椭圆形，有包膜，类似巨大淋巴结形态，病变周围渗出明显，伴沿静脉周围发展，充分提示本病例为炎症性病变而非肿瘤性病变，需要考虑到增生期的组织细胞坏死性淋巴结炎可能。

鉴别诊断

1. 木村病（Kimura disease，KD）：又称嗜酸性淋巴肉芽肿。病因未明，多累及头颈部和四肢皮下软组织以肿物为主要表现的慢性淋巴组织增生性疾病。临床上对上述部位皮下的无痛性肿物，如果实验室检查发现外周血嗜酸性粒细胞升高和 IgE 显著升高，应考虑到木村病的可能性大。木村病的 MRI 表现无特征性，难于与其他淋巴结炎性病变如组织细胞坏死性淋巴结炎、猫抓病等鉴别。

2. 猫抓病（Cat-Scrath Disease，CSD）：是一种立克次体人畜共患病，是由汉塞巴尔通病原体感染后引起的一种自限性感染性疾病，超过 90%的 CSD 患者被猫抓过或咬过，特别是幼猫。临床上在四肢和颈部皮下出现疼痛性肿块，50%为单个肿块或肿大淋巴结，20%可出现多个或多区域淋巴结肿大，结节从 1～10 cm 不等，经常伴皮肤红斑，10%可出现化脓表现。实验室检查无特殊。影像学表现难于与其他淋巴结炎性病变如组织细胞坏死性淋巴结炎、木村病等鉴别。如果家里养有猫，且皮下出现疼痛性肿块伴皮肤红斑，实验室检查无特殊，需考虑猫抓病可能。

3. 软组织恶性肿瘤：一般为无痛性软组织肿块，形态不规则，但皮下水肿和强化不明显。

手术探查

皮下见类圆形肿物，5 cm×3 cm×2 cm，黄褐色，质软，界限清晰，移动度好。肿物与周围组织无浸润。

病理结果

1. 镜下所见：主要见增生的各类组织细胞，浆细胞样单核细胞，核碎片和嗜酸性凋亡细胞。病灶内见增生的单核样组织细胞，出现新月体样组织细胞（其特点为细胞略苍白，核偏位，弯月形，胞质丰富，内可含核碎片），明显的核碎片或凋亡细胞，见中性粒细胞。(图 8、图 9)

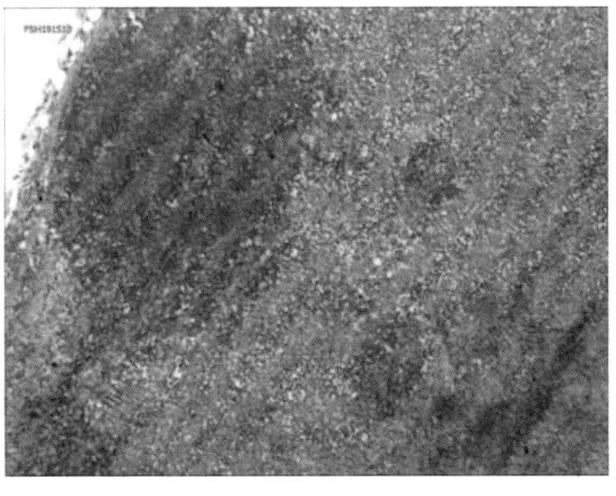

图 8 HE 染色（HE×40）

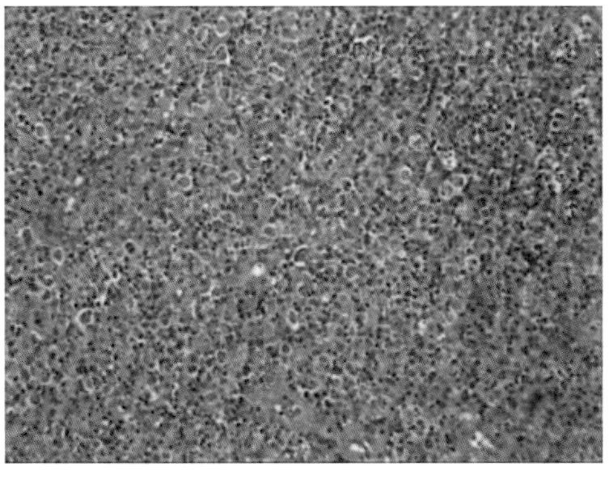

图 9 HE 染色（HE×200）

2. 免疫组织化学：淋巴结中均可见灶性或簇状的 CD68（阳性的细胞），TB-DNA-PCR（—）。
结合 HE 形态和免疫组织化学结果，符合组织细胞坏死性淋巴结炎。

疾病综述

组织细胞坏死性淋巴结炎（histiocytic necrotizing lymphadenitis，HNL）是一种良性自限性淋巴结病。好发于青年女性，临床主要表现为发热和淋巴结肿大，伴疼痛或压痛，有时伴肝脾大，血沉加快，白细胞减少等。HNL 病理上主要由增生的组织细胞（特别是较特征性的新月体组织细胞的出现）、转化淋巴细胞及凋亡碎片组成，并见活跃的吞噬活动，病变缺乏粒细胞和浆细胞浸润。HNL 病理上分增生型、坏死型、黄色瘤型 3 个组织学亚型。实际上这可能反映了该病的不同发展阶段（即增生－坏死－黄色瘤或肉芽样）吸收痊愈的演变过程。HNL 最多累及颈部淋巴结，其次累及腋窝淋巴结。受累淋巴结以多发多见，也可单发，多发者呈串珠样排列，通常淋巴结被膜完整，未见淋巴结融合或粘连，病变淋巴结边缘可清楚或不清楚，本病例仍见线状稍低信号淋巴结包膜，病变周围渗出明显。病变淋巴结短径多在 1～2 cm 大小，个别可达 3 cm，巨大淋巴结罕见。本病例大小约 4.4 cm×2.1 cm×1.9 cm。部分受累淋巴结密度不均匀，内可见更低密度不规则坏死灶，增强扫描淋巴结多呈不均匀中度强化，或边缘环形强化。病变少见钙化，无结外浸润。MRI 表现文献未见报道，本病例 T_2WI 信号不高，与其病理下大量的组织细胞与转化淋巴细胞对应。本病例保留淋巴结长椭圆形形态，淋巴结包膜尚完整。增强呈中度以上强化，周围水肿炎症反应明显。影像结合临床可作出淋巴结来源或淋巴相关疾病的诊断，但本病最终确诊仍需依靠病理学检查。

核心提示

本病例诊断核心点：病变呈规则长椭圆形，包膜存在，类似巨大淋巴结，该征象为诊断淋巴结来源病变的特征性征象；病变周围广泛水肿，较普通肿瘤水肿范围大，沿血管蔓延。结合临床上患者症状明显，疼痛、麻木等，可考虑淋巴结炎症性病变诊断。

参考文献

[1] 肖家诚，金晓龙，陆建波. 组织细胞坏死性淋巴结炎的诊断和鉴别诊断 [J]. 中华病理学杂志，2003，32 (6)：525-529.
[2] 廖新波，庄恒国，林华欢，等. 组织细胞坏死性淋巴结炎 [J]. 临床与实验病理学杂志，2001，17 (2)：117-119.
[3] 庄晓萍，孙柯，潘毅，等. 组织细胞坏死性淋巴结炎病理组织学分析 [J]. 诊断病理学杂志，2005，12 (5)：359-361.
[4] Ohta K, Endo N, Kaizaki Y. Axillary and intramammary lymphadenopathy caused by Kikuchi-Fujimoto disease mimicking malignant lymphoma [J]. Breast Cancer, 2013, 20 (1): 97-101.

〔高明勇　刘健萍　陈　忠〕

4.15 四肢长骨溶骨性转移瘤

临床资料

女，62岁。外伤后右肩关节部肿痛、活动受限1个多月。1个多月之前外伤后即时出现右肩关节肿胀、疼痛，未予重视，2周前右肩关节疼痛加重，伴外展、上举活动受限，遂至院诊治。门诊X线片示：右肱骨头内下部呈低密度骨质破坏，骨皮质不连续。冈上肌出口位显示肩峰呈平坦型，肱骨头与肩峰间间隙最窄处约0.9 cm。

体格检查：右侧肩部、右上臂肿胀，未见明显畸形，皮下可见少量淤血，右肩局部压痛，肩关节外展、上举活动障碍，Dguas征（—），右侧桡动脉搏动好，右上肢浅感觉存在。

辅助检查

实验室检查：血CEA（8.50 μg/L）见升高，余无明显异常。

影像学资料

X线平片、CT及MRI检查如图1～图11所示。

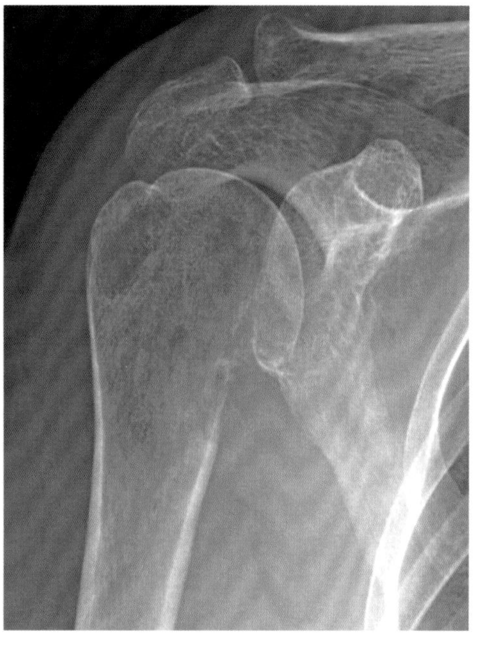

图1　右侧肱骨上段正位片

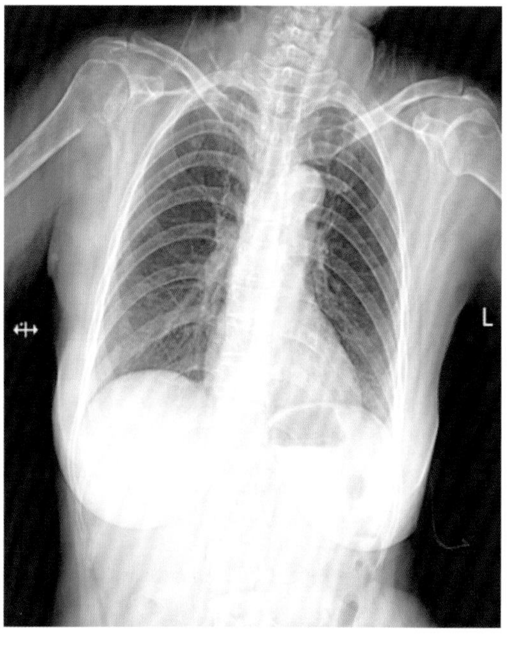

图2　胸部正位片

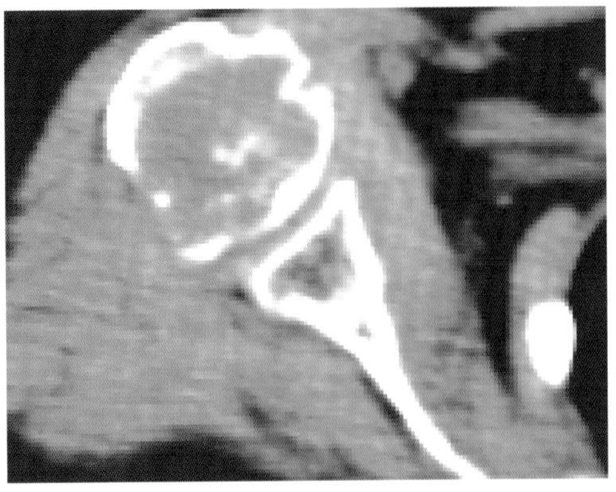

图 3 轴位 CT 平扫

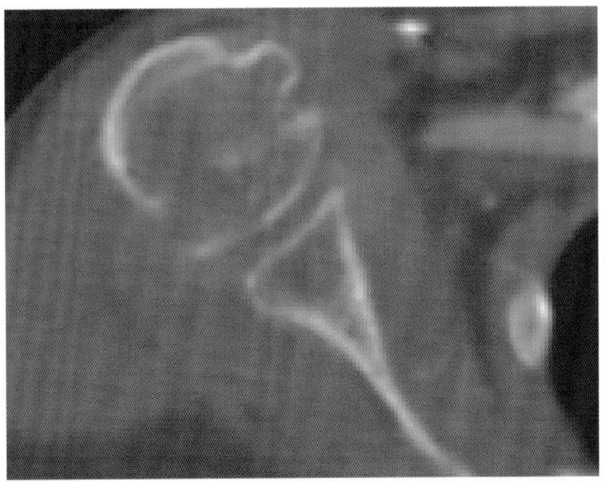

图 4 CT 骨窗

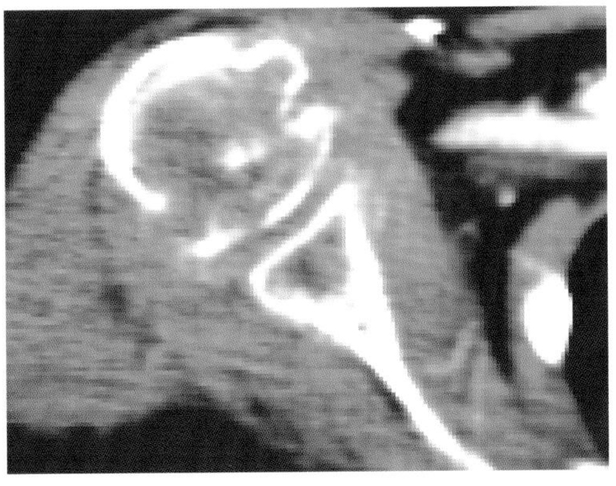

图 5 CT 增强

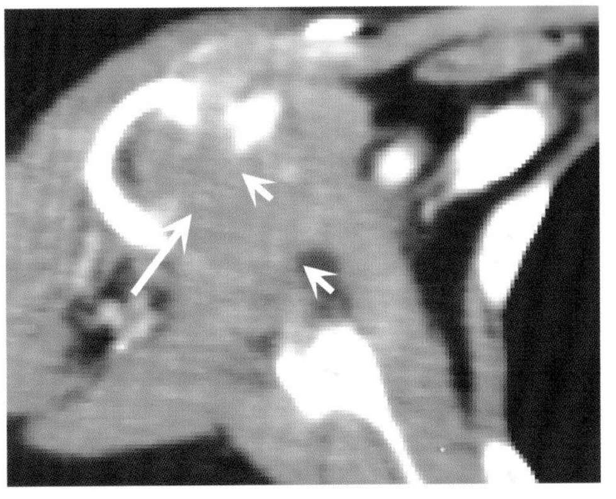

图 6 低层面 CT 增强

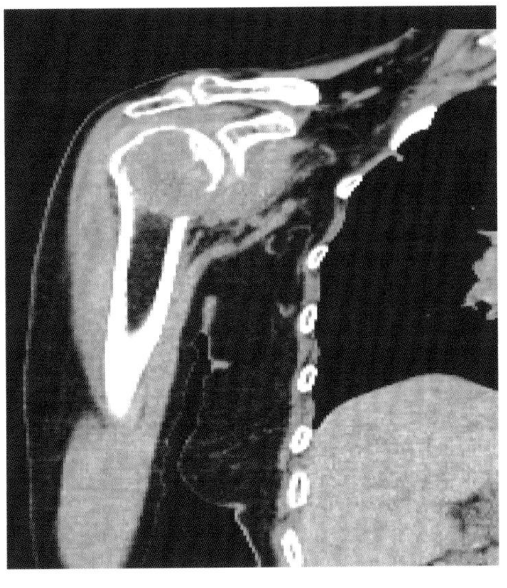

图 7 冠状位 CT 增强静脉期

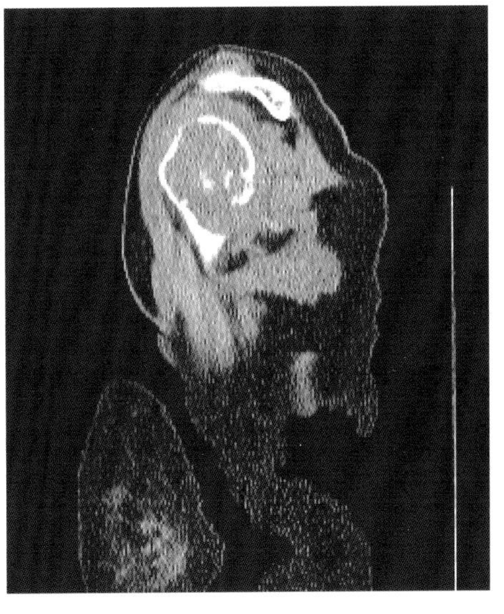

图 8 矢状位 CT 增强静脉期

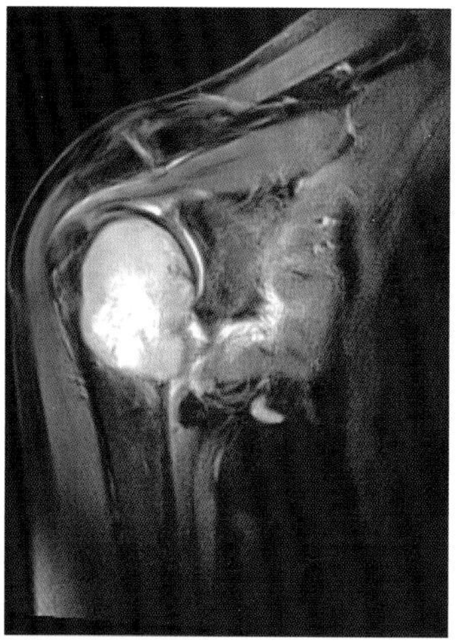

图 9　冠状位 T_2WI

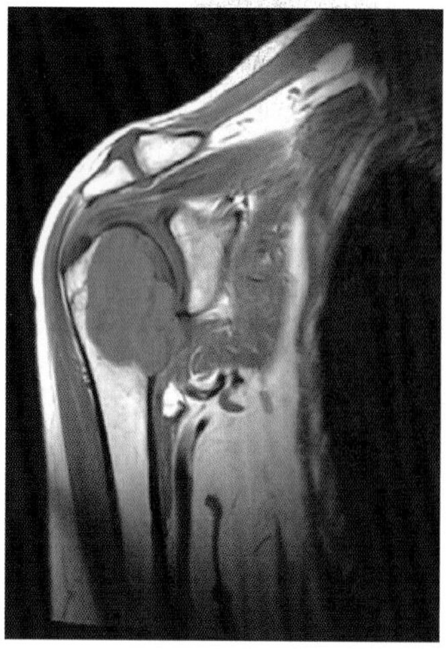

图 10　冠状位 T_1WI 平扫

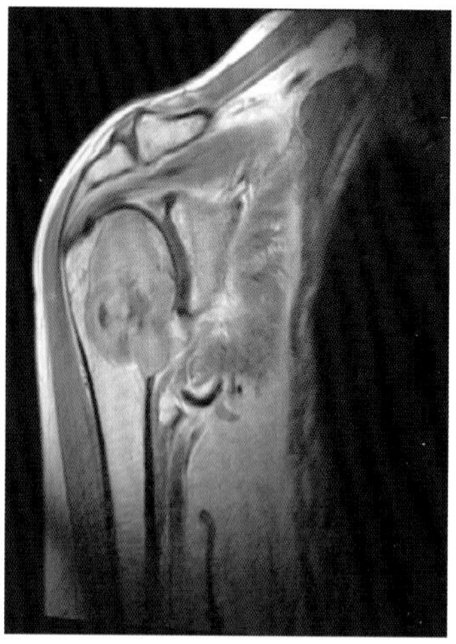

图 11　冠状位 T_1WI+C

定位征象分析

X 线、CT 检查：病变位于长骨近端（右侧肱骨头），伴骨质破坏区软组织肿块。说明肿瘤起源于肱骨。

MRI 检查：右侧肱骨头病变，达肱骨关节面，关节面对肿瘤起阻挡作用，肱骨内侧骨皮质破坏伴肱骨颈皮质破坏侧缘软组织肿块。说明肿瘤起源于肱骨。

定性征象分析

1. X 线、CT 检查示肱骨溶骨性破坏，没有骨质增生、硬化改变。MRI 检查示肱骨上端大片长 T_1WI、长 T_2WI 异常信号区，边界比较清楚，骨髓破坏达关节面，说明肱骨关节面对肿瘤的进展有阻挡作用。来源于骨的恶性肿瘤征象之一。

2. 肱骨破坏呈偏心性，形态似“挖凿”样或“弹坑”样，X 线、CT 显示骨髓侵犯边界不清，破坏骨皮质与正常骨皮质交界清晰。MRI 显示肱骨破坏的骨髓及皮质边界均清晰，骨髓破坏区内可见更长 T_2WI 信号区，增强后，更长 T_2WI 区强化不明显，考虑破坏区内有坏死。这是 MRI 显示病变侵犯范围及破坏区内组织结构的优势。破坏的骨皮质与正常骨皮质之间信号中断，破坏皮质与正常皮质周围未见骨膜反应及增生改变，呈截断征象。这是骨转移瘤的特征性征象。

3. 肱骨破坏周围软组织肿块，软组织肿块以肱骨皮质破坏处为中心向外，肿块体积小、范围较局限，其厚度小于同层病骨最大横径，与正常软组织分界部分清晰，部分不清晰。增强后，软组织肿块明显强化。肱骨破坏周围软组织肿块，为肱骨恶性肿瘤的重要征象之一。

综合诊断

女，62 岁。老年女性，外伤后右侧肩关节痛，肿瘤标志物 CEA（8.50 μg/L）见升高，余无明显异常。根据右侧肩关节 X 线、CT 及 MRI 增强扫描影像征象，明确诊断为骨源性的恶性肿瘤，破坏骨皮质周围未见骨膜反应，与正常骨皮质交界处呈截断征象，破坏边缘未见增生、硬化边，邻近软组织肿块小于同层面病骨的最大径，根据这些征象，首先考虑为骨转移性肿瘤。

鉴别诊断

骨转移瘤分溶骨性、成骨性、混合型3种类型，这里只讨论溶骨性骨转移瘤的鉴别诊断。

1. 溶骨性骨肉瘤：破坏边缘不规则，不清晰，破坏骨皮质处可见骨膜反应，三角形骨膜反应，软组织内放射性骨针是鉴别诊断的关键点。

2. 骨淋巴瘤：少见，MRI显示病变呈斑片状或地图样，边界不清晰，骨皮质一般完整，少见骨膜反应而周围软组织肿块明显。

3. 骨髓瘤：呈穿凿样骨质破坏改变，边界比较清楚，较少软组织肿块。

病理结果

1. 镜下所见：快速石蜡镜检纤维组织内见肿瘤细胞呈不规则巢团样分布，胞质中等偏少，核圆形为主，深染，病变符合恶性肿瘤（图12）。

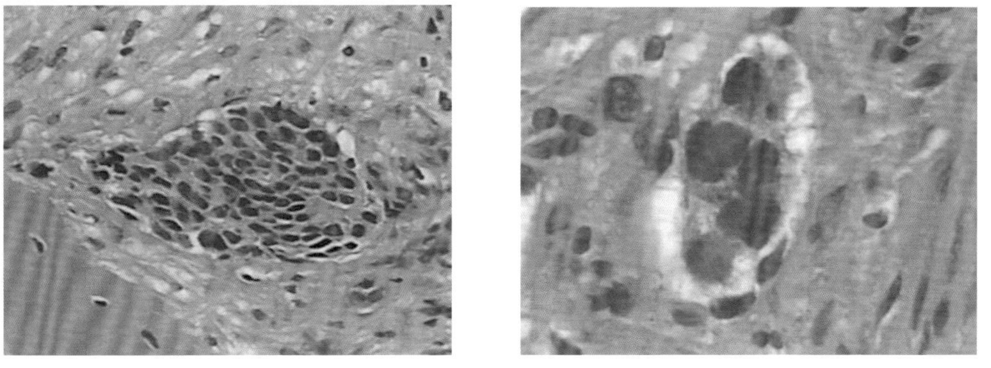

图12 HE染色（HE×400）

2. 免疫组织化学：CK（+），Vim（−），TTF-1（+），CD56（+），Syn（+），CgA（−），CK5/6（−），P63（−），Ki67约90%（+）。

结合HE形态和免疫组织化学结果，符合小细胞神经内分泌癌，考虑为肺转移来源，应结合临床其他检查。

疾病综述

1. 骨转移瘤通过血源播散，病灶易停留在富含红骨髓的部位。如脊柱、骨盆等中轴骨，其中四肢以股骨及肱骨近端为多见，其他部位少见。

2. 四肢骨转移瘤首先侵犯骨髓：成骨性破坏在骨髓腔内形成团片状致密阴影，造成骨皮质不规则增厚，或突破骨皮质累及皮下，并形成软组织肿块；溶骨性破坏，病灶由骨髓腔向邻近的骨皮质侵犯，多呈偏心性、穿凿状、虫蚀状，其边界可清晰或模糊。

3. 四肢骨转移瘤早期侵犯骨髓：X线片、CT如表现为阴性，MRI上可表现为长T_1长T_2异常信号。因此MRI对早期病灶最为敏感，骨髓中出现异常的水肿信号，T_1和T_2加权相下对比而有利于病灶的检出。

4. 骨转移瘤由骨髓腔向邻近的骨皮质侵犯，多呈偏心性、穿凿状、虫蚀状，病变边界可清晰，呈溶骨性破坏改变，也可以模糊。骨膜反应可轻微或没有，不同于有明显骨膜反应的原发性恶性骨肿瘤。

核心提示

本病例为老年人的溶骨性骨质破坏。溶骨性病灶的边界清楚，无硬化边，无骨膜反应，骨皮质破坏与正常骨皮质交界呈截断征象。骨皮质破坏处形成的软组织肿块小于同层面病骨的最大径。根据这些征象，提示骨转移瘤的可能。

参考文献

[1] 周长友，陈久尊，何家维，等. 四肢骨转移瘤的影像学分析 [J]. 实用放射学杂志，2013，29（11）：1823－1843.

[2] 王文莉，刘吉华. 长骨转移瘤的影像学诊断 [J]. 医学影像学杂志，2015，25（2）：319－322.

[3] Utsunomiya D，Shiraishi S，Imuta M，et al. Added value of SPECT/CT fusion in assessing suspected bone metastasis：comparison with scintigraphy alone and nonfused scintigraphy and CT [J]. Radiology，2006，238（1）：264－271.

[4] 许斐，刘斌，李龙，等. 长骨转移瘤影像学特征分析 [J]. 西北国防医学杂志，2011，32（2）：120－122.

[5] Moscariello A，Takx RA，Schoepf U J，et al. Coronary CT angiography：Image quality diagnosetic accuracy，and potential for radiation dose reduction using reconstruction technique — comparison with traditional filtered back projection [J]. Eur Radiol，2011，21（10）：2130－2138.

〔罗学毛　聂中新　龙晚生　陈　忠〕

4.16 手腕、前臂腱鞘滑膜结核病

临床资料

男，60 岁。外伤后发生右腕包块 4 年。

4 年前右手指外伤后发生右腕包块，并伴右手指麻木感。1 年前右手大鱼肌及右前臂包块渐进性增大。门诊以“右前臂及腕关节包块”入院进一步检查。

专科检查：右前臂、腕部近端及大鱼肌明显隆起，无压痛，呈囊性感，边缘不规整，皮温正常，右手各指感觉差于左手，右手各指屈曲功能不佳。

辅助检查

实验室检查：C 反应蛋白（CRP）19 mg/L，血沉（ESR）30 mm/h，余无明显异常。

影像学资料

MRI 检查如图 1～图 8 所示。

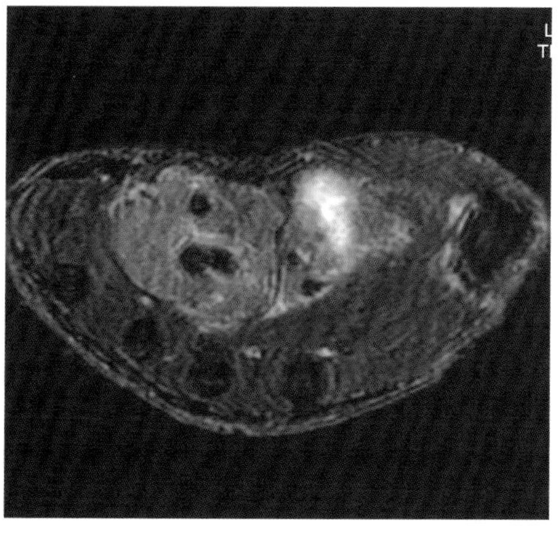

图 1 T_2WI 轴位

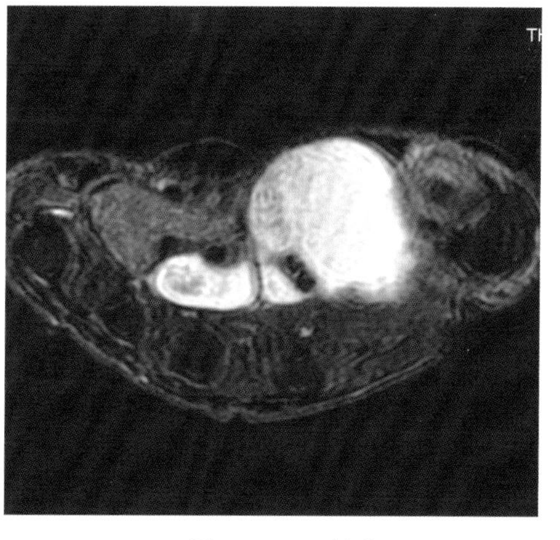

图 2 T_2WI 轴位

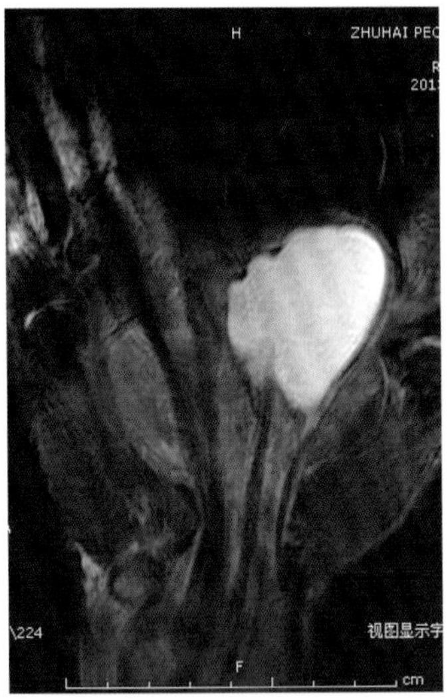

图3　T_2WI 冠状位

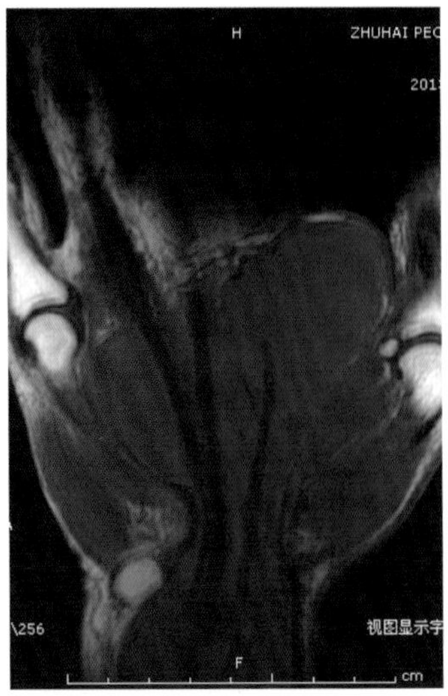

图4　T_1WI 冠状位

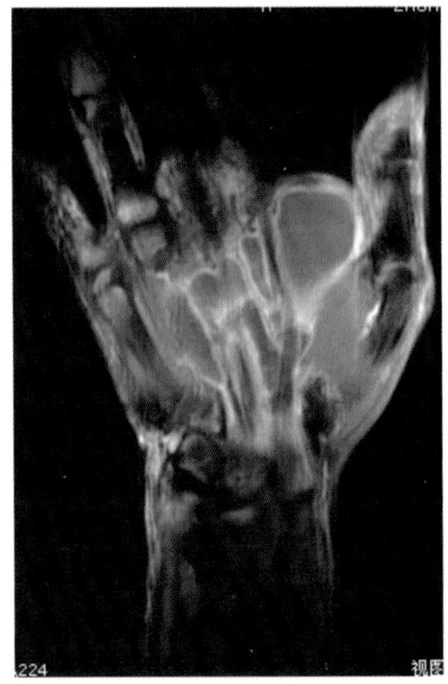
图5　冠状位增强

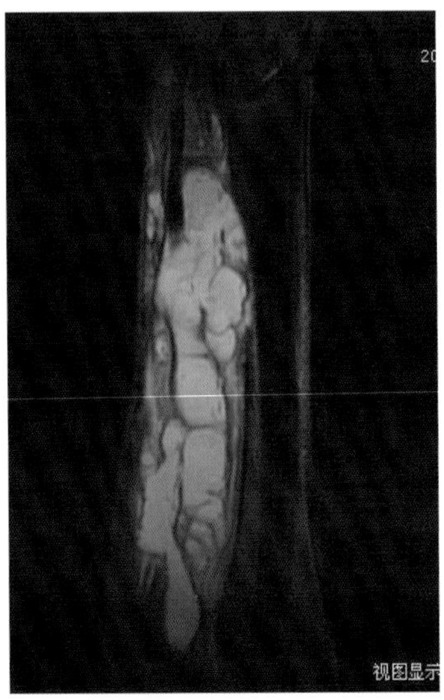
图6　T_2WI 矢状位

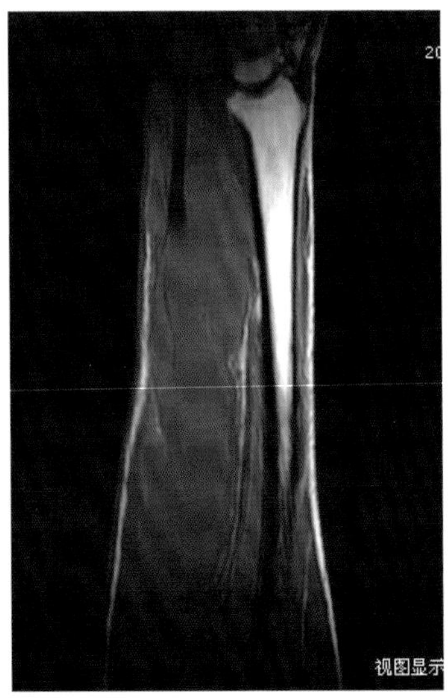
图7　T_1WI 矢状位

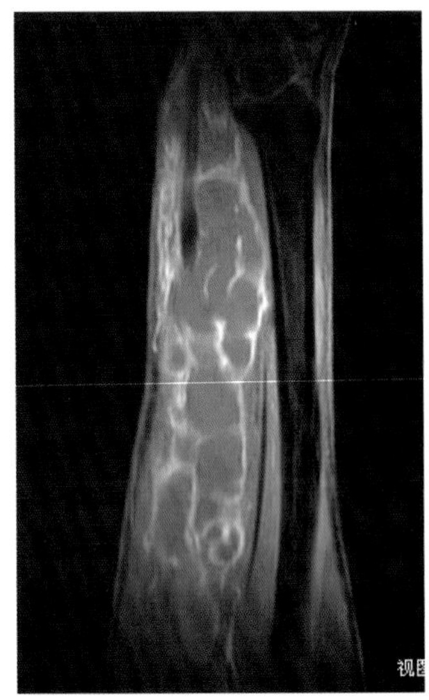
图8　矢状位增强

定位征象分析

病变分布较弥漫，位于右手掌、右腕屈肌腱腱鞘周围及右前臂屈肌腱周围，手掌、腕关节屈肌腱受包绕，前臂屈肌腱部分穿行其中，部分受推压移位，且病变与各肌腱分界清楚，特征性定位征象有：

1. 前臂至手腕、手掌存在较长肌腱，轴位、冠状位、矢状位显示各肌腱形态连续，病变围绕肌腱分布，且分界清楚。

2. 前臂、手腕、手掌肌肉向四周推压移位，部分形态变扁，但分界清楚（图1、图6）。

3. 矢状位与冠状位显示病变整体分界不清，呈不规则蔓延分布（图3～图8）。

病变定位来源于右手掌、右腕及右前臂腱鞘滑膜。

定性征象分析

1. 基本征象：病变呈不规则多囊状、腊肠状，边界清楚，信号不均匀，T_2WI 信号大部分呈高信号，伴少许稍高信号；T_2WI 高信号内夹杂小米粒状低信号，内有分隔结构，增强后病变主体呈囊性未强化，周边薄壁可见较明显均匀强化。

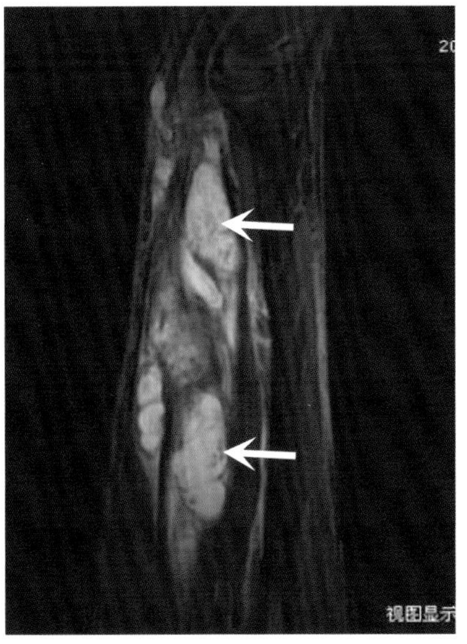

图 9 T_2WI 示小米粒状稍低信号

2. 特征性征象：

（1）米粒体（Rice bodies）征：病变内含小米粒状异常信号，T_1WI 呈等/低信号，T_2WI 呈低信号（图 9 箭头示）。这是关节腱鞘滑膜结核较有价值的征象，又称米粒体征。米粒体为透明、软骨样外观，组织学证实米粒体中心为嗜酸性无定形组织，外围为胶原及纤维成分。该征象有定性诊断意义。

（2）囊状、腊肠状囊壁强化征：病变中心呈囊性，增强后不强化，囊壁呈多囊状分隔及腊肠状强化。该征象对腱鞘滑膜结核病亦有定性诊断意义。

综合上述一般征象和较特征性定性征象，定性诊断为右腕关节周围腱鞘滑膜结核。

综合诊断

男，60 岁。右手指外伤后发生右腕无痛性包块，无压痛，呈囊性感，边缘不规整，表面无红，皮温正常，伴右手各指屈曲功能不佳。实验室检查血沉增高。根据 MRI 平扫和增强扫描特征性定位、定性征象，诊断为右腕关节周围腱鞘滑膜结核病可能性较大。

鉴别诊断

腱鞘囊肿、慢性滑膜炎和色素沉着绒毛结节性滑膜炎，主要鉴别点为：前两者很少出现低信号结节，后者滑膜增生结节大小不等，大多含铁血黄素沉着，典型者 T_2WI 常呈低信号，伴骨邻近关节面骨质侵犯。

手术探查

肿物呈弥漫状分布，包绕屈腕肌腱及屈肌腱，呈慢性炎性改变，部分肌腱腱鞘内膜增生，呈白色果肉状，前臂屈肌腱肿物呈囊肿改变，囊内液体呈黄色炎性浑浊渗液，肿物在腕管处明显占位，经腕管至大鱼肌，大鱼肌有一大小约为 5.0 cm×4.5 cm×3.5 cm 囊性肿物，包绕拇长屈肌腱，呈慢性炎性改变。右拇长屈肌腱及第 2～第 5 指屈肌腱被肿物侵犯，肌腱增粗，肌腱纤维变性。

病理结果

右腕肿物光镜下见干酪样坏死组织，周围见类上皮细胞，并可见朗格汉斯巨细胞，周围见淋巴细胞浸润（图10）。

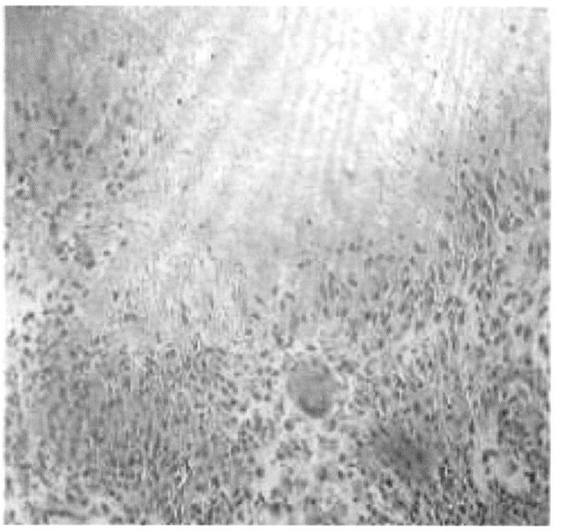

图10 HE染色（HE×200）

根据HE染色病理结果，符合（右腕关节）周围腱鞘滑膜结核。

疾病综述

关节滑膜结核的主要发病原因为直接接触结核分枝杆菌及外伤，多发于与牛接触较多的挤奶工人及牧人，或者有腕部外伤史，如枯草刺伤。一般无肺结核及其他部位结核史。成年人及中老年人多见，右侧是左侧的两倍，掌侧是腕侧的1.4倍，可能与右手容易受伤劳损有关。主要症状是局部缓慢进行性肿胀，继之在受侵腱鞘的径路上出现隆起型包块，压迫正中神经时可出现腕管综合征。一般缺乏明显特异的局部体征和全身中毒症状，加上本病临床又极为少见，而且往往胸部X线片正常，血沉正常，极易误诊、误治。

米粒体为透明、软骨样外观，组织学证实米粒体中心为嗜酸性无定形组织，外围为胶原及纤维成分。米粒体形成原因一直存在争议，现有理论认为：这可能是由于滑膜梗死脱落或者独立发生，然后由较薄的纤维层包绕的胶原核组成。也见于类风湿关节炎、系统性红斑狼疮、血清阴性关节炎或者感染性疾病，如非特异性脓毒性关节炎。

手掌腕部腱鞘滑膜结核表现为沿肌腱走形方向生长的椭圆形或长梭形肿块，大多为多发病灶。T_1WI上肌腱间见囊状低信号，部分包绕肌腱呈“8”字或葫芦形；T_2WI上高信号内见弥漫散在的斑点状稍低信号，类似“盐和胡椒”征，又称米粒体征，此征颇具特征。增强后囊壁呈环状较明显强化，壁薄、均匀，囊内无强化。

核心提示

关节腱鞘滑膜结核病分布于腱鞘滑膜周围，以囊性为主，囊壁清楚，包绕肌腱呈“8”字或葫芦形，增强后囊壁可强化。病变T_2WI高信号区域内可见小斑点、米粒状稍低信号，类似“盐和胡椒”征，又称米粒体征，此征颇具特征，对定性诊断有重要提示价值。

参考文献

[1] 高光峰，龙森森，雷新玮，等. 关节及滑膜囊米粒体的影像学表现 [J]. 实用放射学杂志，2011，27（11）：1707－1709.

[2] 陈培友，邱雷雨，王叶军，等. 腕关节腱鞘滑膜结核的临床及影像学诊断 [J]. 中国骨伤，2010，23（5）：373－375.

[3] Meena S, Gangary SK. Knee tuberculosis masquerading as pigmented villonodular synovitis [J]. J Res Med Sci, 2014, 19 (12): 1193－1195.

[4] 袁维军，骆世兵，王慧明. 四肢关节滑膜结核的 X 线及 MRI 表现 [J]. 放射学实践，2014，29（11）：1311－1314.

[5] Fernandes S, Vieira-Sousa E, Furtado C, et al. A diagnosis of disseminated tuberculosis based on knee arthroscopic guided synovial biopsy in the context of monoarthritis [J]. Acta Reumatol Port, 2016, 41 (3): 256－259.

〔杜中立　王建明　陈　忠〕

4.17 结节性筋膜炎

临床资料

男，32 岁。右腕关节内侧肿物 3 个多月。

3 个月余前无明显诱因下发现右腕关节内侧肿物，无畏寒、发热，无压痛，瘙痒不适，当时未予特殊处理，其间进行性增大。

专科检查：右侧腕关节内侧见一约 5 cm×3 cm×4 cm 大小肿物，质软，移动度差，无压痛，皮温不高，无色素沉着。

辅助检查

实验室检查：肝、肾功能及三大常规未见异常。

影像学资料

MRI 检查如图 1～图 6 所示。

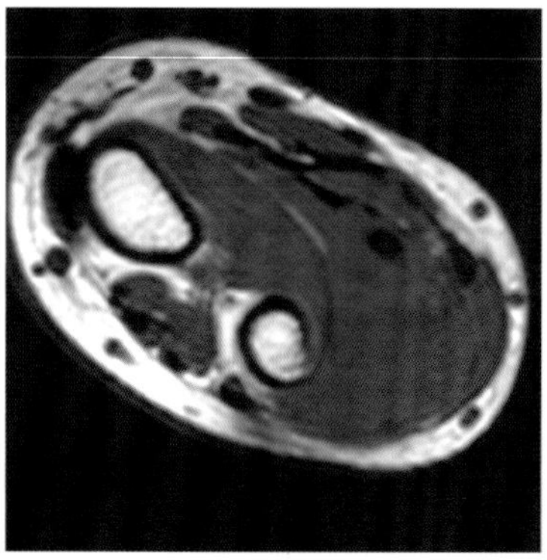

图 1 T_1WI 轴位

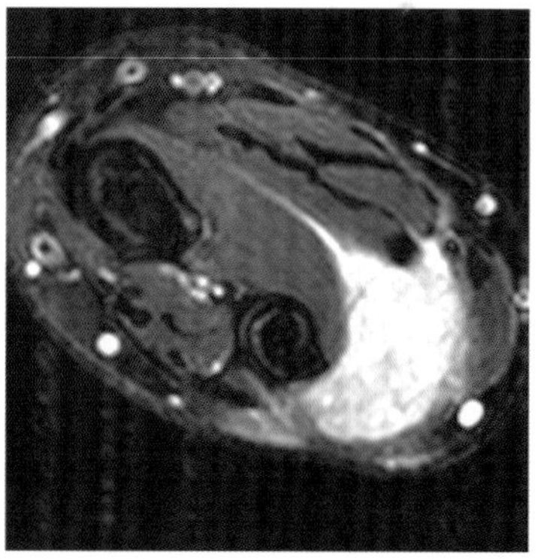

图 2 T_2WI 压脂轴位

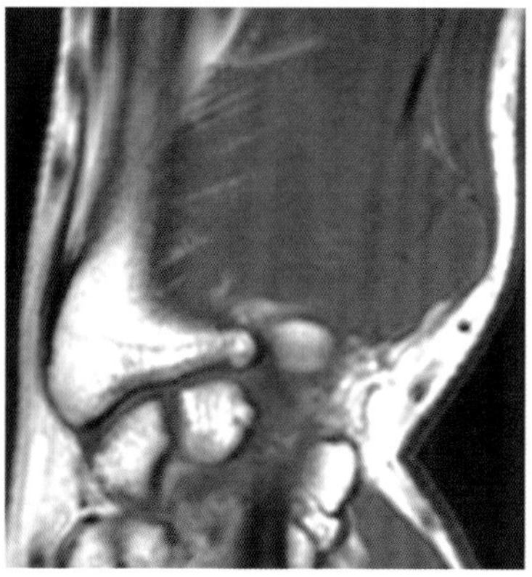

图 3 T_1WI 冠状位

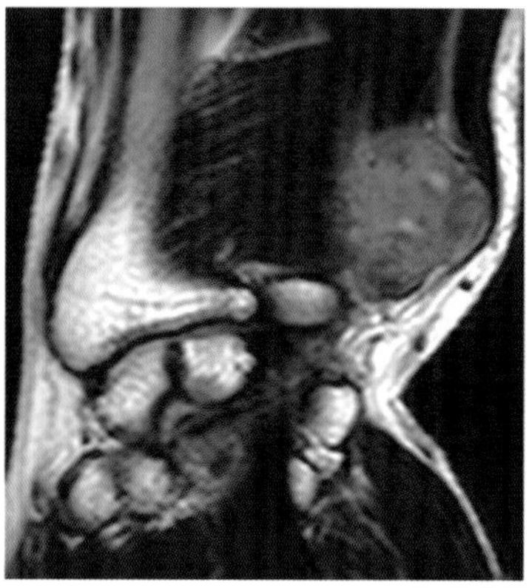

图 4 T_2WI 冠状位

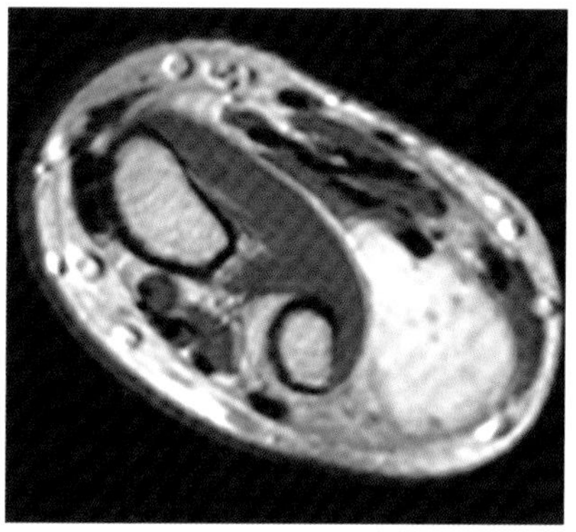

图 5　横断位增强

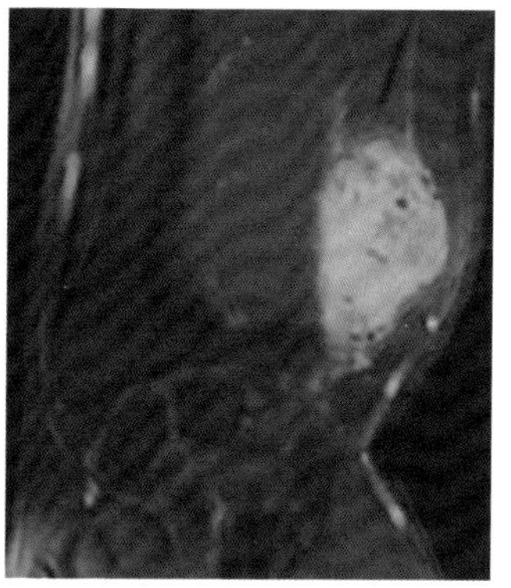

图 6　冠状位增强

定位征象分析

右侧前臂远端旋前方肌、指深屈肌及尺侧腕屈肌肌间隙软组织占位。

定性征象分析

1. 基本征象：MRI 显示右侧前臂远端肌间隙椭圆形软组织占位病变，周围肌肉受压移位，与周围肌肉、肌腱分界清晰，T_1WI 呈等信号，T_2WI 呈不均匀稍高信号，内见斑点状高信号影，增强扫描均匀明显强化，病灶内见斑点状无强化灶。

2. 特征性征象：筋膜尾征。MRI 表现为邻近病变的筋膜以宽基底与病灶接触、增厚并延伸至病灶外，增强后呈线状或鼠尾状强化。本病例在 T_2WI 图像和增强图像上均见到筋膜尾征（图 7、图 8 箭头示）。

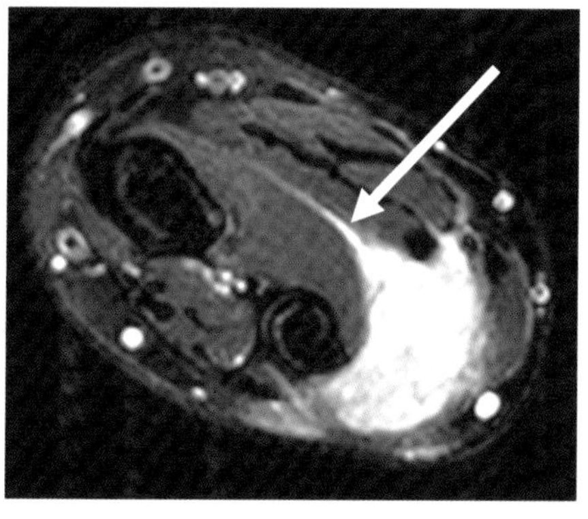

图 7　横断位 T_2WI

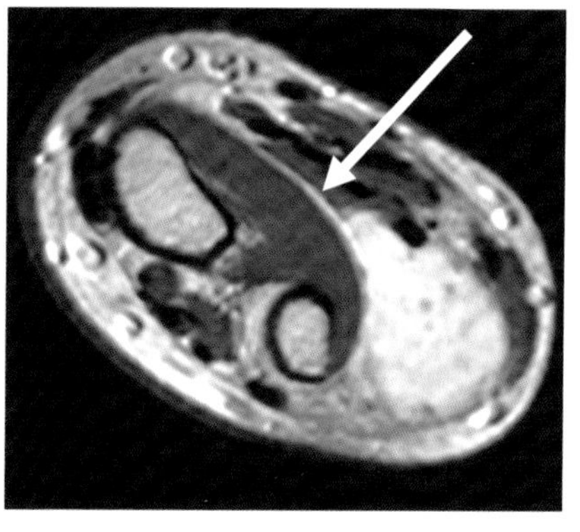

图 8　横断位增强

综合诊断

男，32 岁。发生于上肢前臂，发病时间 3 个月左右，单发病变，临床症状不明显，实验室检查未见明显异常。MRI 显示上肢前臂肌间隙单发软组织肿块，信号较均匀，T_1WI 呈等信号，T_2WI 呈不均匀稍高信号，增强扫描均匀明显强化，周围肌肉受压移位，边界清晰。本病例筋膜尾征的出现为诊断结节性筋膜炎一种相对特异性的 MRI 征象。综合上述资料，诊断右侧上肢前臂肌间隙纤维上皮类肿瘤，拟为结节性筋膜炎可能。

鉴别诊断

1. 神经纤维瘤：生长缓慢，与邻近血管神经束关系密切，沿神经走行生长，T_2WI 常可出现“靶征”。

2. 硬纤维瘤：女性多见，多见腹壁，发生于肌肉、腱膜和深筋膜等处，质地硬，浸润性生长，T_1WI、T_2WI 均以低信号为主，多明显均匀强化。常无筋膜尾征。

3. 纤维肉瘤：多见于年长者，表现为孤立性硬实肿物，肿瘤较大时坏死、出血及钙化多见，MRI 信号混杂。

手术探查

手术探查见右侧手臂尺侧近手掌处有一肿物，约 5 cm×3 cm×3 cm，质软，实性，椭圆形，包膜不完整，不可推动，与肌腱相连，周围与神经粘连。根据探查行肿瘤切除术。

病理结果

1. 镜下所见：（右侧前臂肿物）由增生的纤维母细胞及肌纤维母细胞组成，呈梭形或胖梭形，在黏液样区域内细胞呈星状，血管增生扩张充血，间质见散在淋巴细胞浸润，局部红细胞外渗（图 10）。

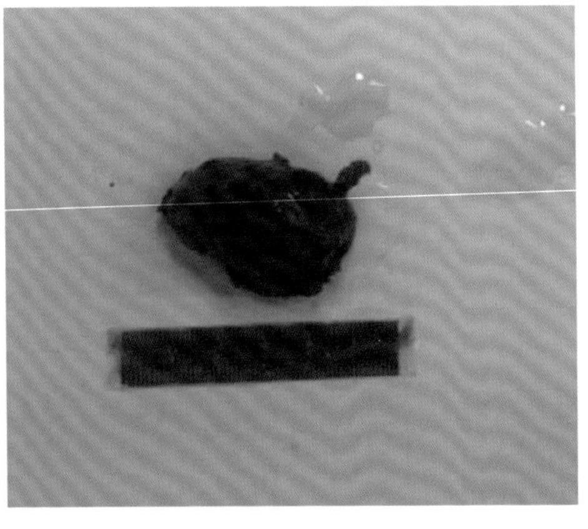

图 9 大体标本

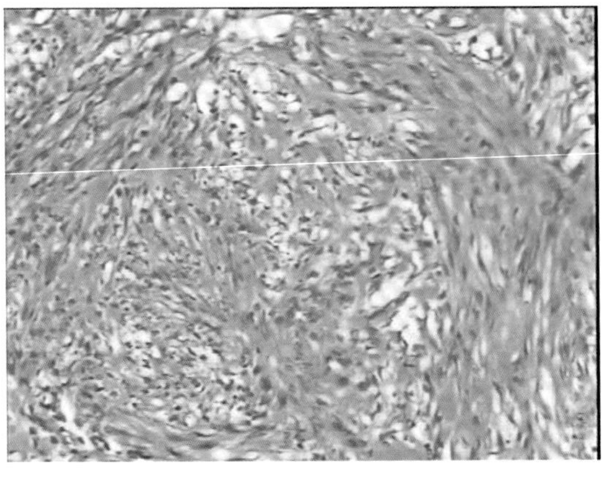

图 10 HE 染色（HE×200）

2. 免疫组织化学：SMA（＋），Vim（＋），S-100（－），CD34（－），Des（－），Bcl-2（－）。结合 HE 形态和免疫组织化学结果，（右侧前臂）良性病变，考虑结节性筋膜炎。

疾病综述

结节性筋膜炎是一种以纤维母细胞和肌纤维母细胞增生为主的软组织肿瘤样病变，第 4 版 WHO 软组织肿瘤分类将其归为良性成纤维细胞和（或）成肌纤维细胞性肿瘤。

结节性筋膜炎的临床特点有：①好发年龄，多见于 30 岁左右，儿童较少见，老人罕见；②发生部位，最好发部位为上肢，也可见于头颈部、躯干、下肢；③病史短，生长快，一般病史为 1～2 周，绝大多数在 3 个月之内，超过 1 年者很少见，大小一般＜4 cm；④临床症状不明显，部分病例病变部分可有疼痛、麻木或感觉异常轻度不适感觉；⑤数目多为单发结节或肿块，极少多发；⑥单纯切除通常可治愈，本病未见转移或复发的文献报道，诊断 NF 复发时，应重新评估原始诊断。

结节性筋膜炎病理组织形态学复杂，成分多样，典型病例中 4 种构型具有诊断意义：①增生活跃的纤维母细胞形成半旋涡状或 S 形构型；②疏松的黏液样基质背景；③丰富的血管及红细胞外渗；④不规则组织裂隙或小囊。结节性筋膜炎的免疫表型中，Vimentin、SMA、MSA 均阳性，Desmin、S-100 和角蛋白阴性，支持肌纤维母细胞性分化的本质。

结节性筋膜炎的 MRI 影像表现无特异性，大部分表现为 T_1WI 呈稍低信号，T_2WI 呈高信号，部分稍高信号，增强后病灶明显强化。此外，结节性筋膜炎的 MRI 表现与病变部位有关，肌内型可类似于软组织恶性肿瘤，肌间型更倾向于炎性肿块。

筋膜尾征在 MRI 表现为结节性筋膜炎邻近筋膜以宽基底与病灶接触、增厚并延伸至病灶外，增强后呈线状或鼠尾状强化。对筋膜尾征的病理生理机制尚未取得统一认识，普遍认为是病变沿着筋膜向外浸润性生长的表现。

核心提示

本病例的重点在于结节性筋膜炎好发于青中年，皮下表浅位置，病程短，单发结节，临床表现轻，结合 MRI 影像表现，尤其筋膜尾征有较高的诊断价值，可以术前提示诊断为结节性筋膜炎。

参考文献

[1] 焦次来，王宇翔，刘欢. “筋膜征”在 CT 诊断结节性筋膜炎中的价值［J］. 现代医学，2015，43（2）：238-240.

[2] 于永慧，吴晶涛，吴海涛，等. 结节性筋膜炎 MRI 表现与病理对照分析［J］. 临床放射学杂志，2015，34（5）：773-776.

[3] Khuu A，Yablon CM，Jacobson JA，et al. Nodular fasciitis：characteristic imaging features on sonography and magnetic resonance imaging［J］. J Ultrasound Med，2014，33（4）：565-573.

[4] Lefkowitz RA，Landa J，Hwang S，et al. Myxofibrosarcoma：prevalence and diagnostic value of the “tail sign” on magnetic resonance imaging［J］. Skeletal Radiol，2013，42（6）：809-818.

[5] Wang XL，De S chepper AM，Van hoenacker F，et al. Nodular fasciitis：correlation of MRI findings and histopathology.［J］. Skeletal Radiol，2002，31（3）：155-161.

〔孟志华 孙俊旗 陈 忠〕

4.18 髋关节色素沉着绒毛结节性滑膜炎

临床资料

男，31岁。患者于1年前无明显诱因下出现左髋部疼痛，无活动障碍，无不省人事，无胸闷气促，无恶心呕吐，到当地医院就诊（具体治疗不详），症状未见明显好转。1个多月前患者左髋部疼痛加剧，伴跛行，曾到我院门诊就诊，查X线示：考虑左股骨头缺血性坏死。今门诊拟“左股骨头缺血性坏死”收入我科进行下一步治疗。发病以来，患者精神、胃纳一般，大小便正常。

专科检查：左下肢无明显短缩，左髋部无肿胀，稍压痛，向各方向活动受限，未可扪及骨擦感，4字试验阳性。左膝关节无肿胀，无明显压痛，前后抽屉试验和侧方应力试验阴性，外侧麦氏试验可疑阳性，肢端血运、感觉及活动可。脊柱和余肢体活动自如，未见明显异常。

辅助检查

血常规：WBC 11.32×10^9/L，中性粒细胞8.11×10^9/L，中性粒细胞比例71.6%；血沉：22 mm/h；血生化：总胆固醇7.88 mmol/L，低密度脂蛋白胆固醇（LDL-C）5.84 mmol/L；抗结核抗体：弱阳性；感染三项、肿瘤7项和血浆D-二聚体未见异常。降钙素原0.78 ng/mL；C反应蛋白1.56 mg/L。外院结核分枝杆菌特异性细胞免疫反应检测结果示阳性（考虑感染结核分枝杆菌，活动期感染或潜伏感染）。全身骨显像示左侧髋关节骨代谢增生异常活跃。结合临床考虑关节炎。

影像学资料

平片、CT、MRI检查如图1～图6所示。

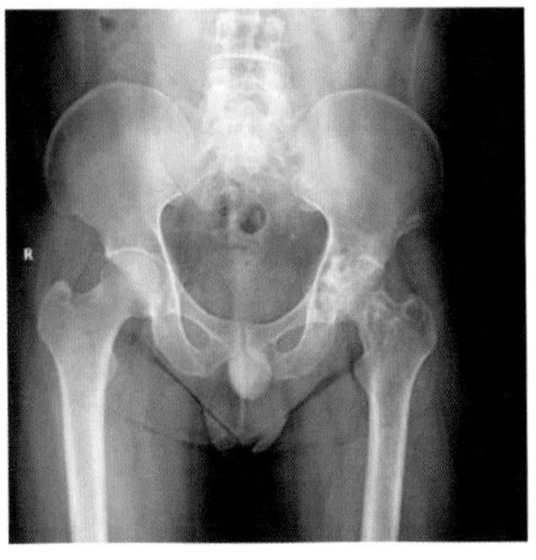

图1 骨盆正位片

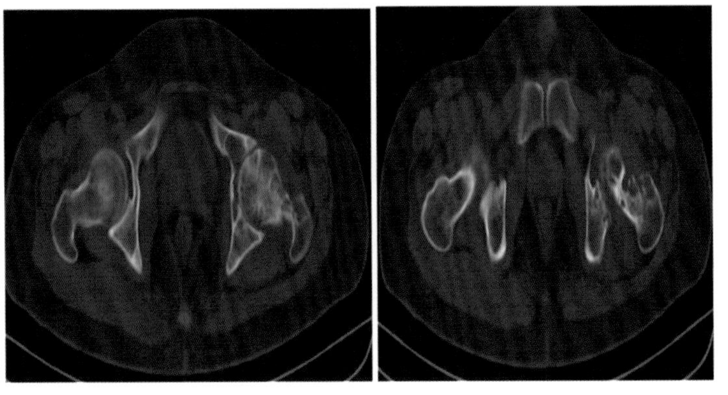

图2 CT平扫

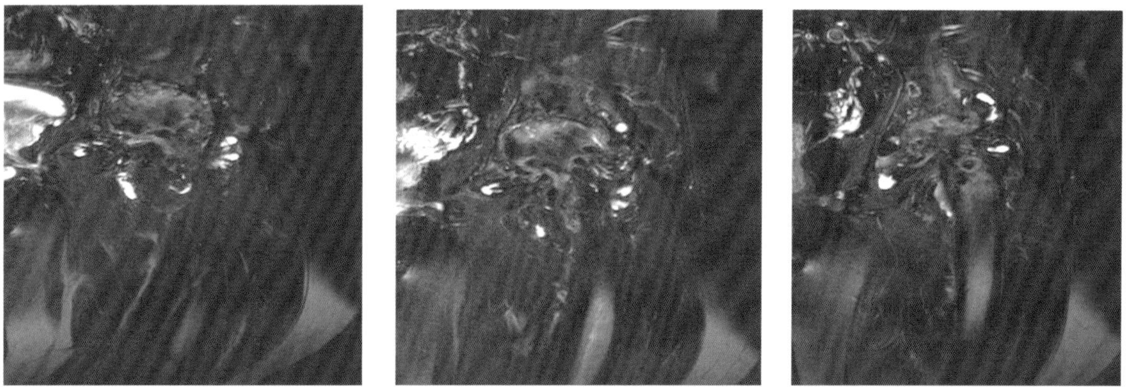

图 3 T_2WI-FS

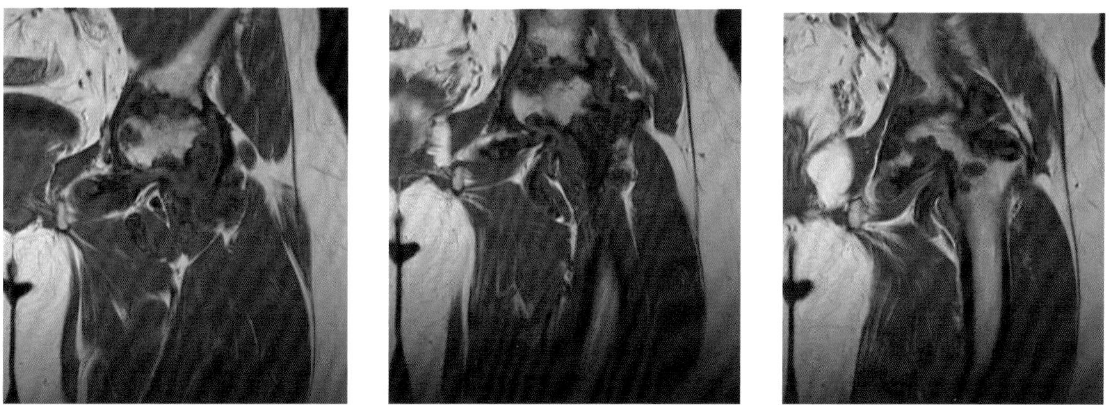

图 4 T_1WI

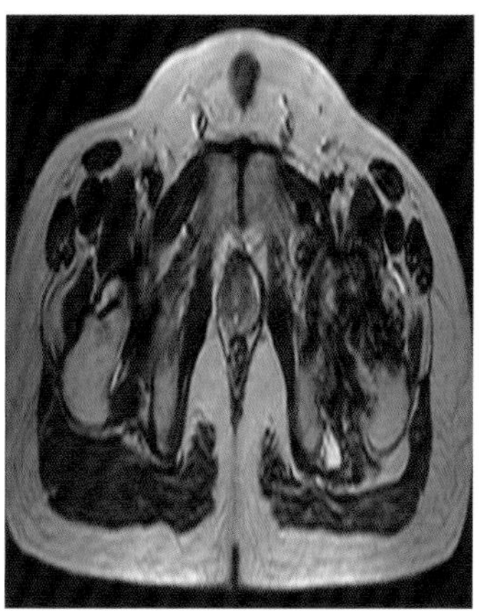

图 5 T_2WI

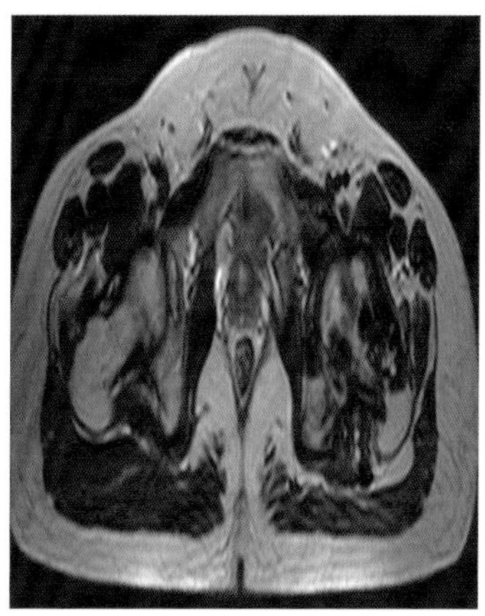

图 6 T_1WI

定位征象分析

病变累及整个左髋关节，关节滑膜及诸构成骨均见异常改变，特征性定位征象主要有：

1. 滑膜弥漫增厚：滑膜弥漫性肿胀、增厚，呈绒毛、结节状。
2. 骨质破坏边缘硬化：图 2 CT 片示左髋关节诸构成骨呈结节样压迹改变，提示压迫性骨质破坏。

综合上述征象，病变来源于关节滑膜。

定性征象分析

1. 基本征象：滑膜弥漫性肿胀、增厚，部分呈绒毛状或融合成结节状；关节面下多发的缺损区，局部与增厚的滑膜相连，且信号一致（表1）。

表1 根据基本征象本病例可能的诊断

基本征象	滑膜增厚	骨质破坏	滑膜结节	色素沉着
可能诊断	1. 色素沉着绒毛结节性滑膜炎 2. 关节滑膜软骨瘤病 3. 滑膜肉瘤 4. 关节结核 5. 类风湿关节炎 6. 血友病关节炎	1. 色素沉着绒毛结节性滑膜炎 2. 滑膜肉瘤 3. 关节结核 4. 类风湿关节炎 5. 血友病关节炎	1. 色素沉着绒毛结节性滑膜炎 2. 关节滑膜软骨瘤病	1. 色素沉着绒毛结节性滑膜炎 2. 血友病关节炎

2. 特征性征象：

（1）滑膜弥漫性肿胀、增厚，部分呈绒毛状或融合成结节状。

（2）局部增厚的滑膜内由于含铁血黄素的沉积，在 T_1WI、T_2WI 上均表现为低信号，具有特征性。

（3）关节面下多发的缺损区，局部与增厚的滑膜相连，且信号一致，为滑膜结节对软骨及骨质的直接压迫亦可造成侵蚀，主要表现为局部不规则凹陷性缺损。

（4）骨质受侵表现为边缘性皮质凹陷、变薄，缺损区与增厚滑膜信号一致并局部相连，边缘可见低信号硬化带，邻近骨髓可见水肿信号。

综合诊断

男，31岁。CT平扫及MRI平扫定位和特征性定性征象，滑膜弥漫性不规则增厚，部分呈绒毛状或融合成结节状。局部增厚的滑膜，T_1WI 表现为等/低信号，T_2WI 为等/稍高信号，关节面多发的缺损区，在 T_1WI 上表现为等信号结节，T_2WI 表现为高信号，局部与增厚的滑膜相连，且信号一致。综合上述资料，诊断为左髋关节色素沉着绒毛结节性滑膜炎。

鉴别诊断

色素沉着绒毛结节性滑膜炎需与其他可引起滑膜增生、骨质受侵、关节积液的疾病鉴别。

1. 关节滑膜软骨瘤病：滑膜增厚不明显，滑膜结节呈中等 T_1WI、长 T_2WI 信号，无相邻骨质破坏，关节积液量较少，关节内外可见钙化游离体。

2. 滑膜肉瘤：关节周围见软组织肿块，边缘模糊不清，骨质受侵表现为溶骨性、侵蚀性骨质破坏，软组织内可见小钙化点，可伴骨质疏松及骨膜反应。

3. 关节结核：常有全身症状，累及关节非承重面，早期可出现骨质疏松，可出现死骨，无硬化边，增强扫描多无明显强化。

4. 类风湿关节炎：常见于四肢小关节对称性发病，滑膜及关节周围软组织肿胀，呈长 T_1WI、长 T_2WI 信号，多伴有关节间隙变窄及骨质疏松。以上疾病均缺乏含铁血黄素沉着，无 T_2WI 特征性低信号。

5. 血友病关节炎：为全身性疾病，因关节内反复出血而引起慢性非特异性滑膜炎，滑膜均匀增厚而非结节性，滑膜反折处常有含铁血黄素沉积，根据临床及实验室检查可鉴别。

手术探查

采用左髋关节后外侧原切口入路，依次切开皮肤、皮下组织和深筋膜取出原缝线，钝性分开臀大肌，予以牵开并保护坐骨神经，在转子窝处切断梨状肌等外旋肌群的附着点，切断部分股方肌，显露并切除后方关节囊，见关节内大量病变的黄色滑膜样组织；散在褐色色素沉着关节腔内可见陈旧性积血，脱出股骨头，在小转子上 15 mm 截骨，取出股骨头，见病变累及髋臼侧，髋臼内许多病变组织，彻底清除病变的滑膜。关节软骨破坏，不平，囊性变。

病理结果

1. 大体所见：关节组织 1 个，约 6 cm×5 cm×5 cm，另破碎组织约 10 cm×9 cm×6 cm，淡黄，质中。分别取材制片。

2. 镜下所见：滑膜明显充血水肿、增生，变性，见棕褐色滑膜，部分呈绒毛状、结节状，质地柔软或较硬；内见淡红色液体或咖啡色，部分有凝块；镜下见滑膜增厚、间质充血，滑膜被覆细胞及间质细胞增生，融合呈绒毛状、结节状，内有大量含铁血黄素沉着（图 7）。

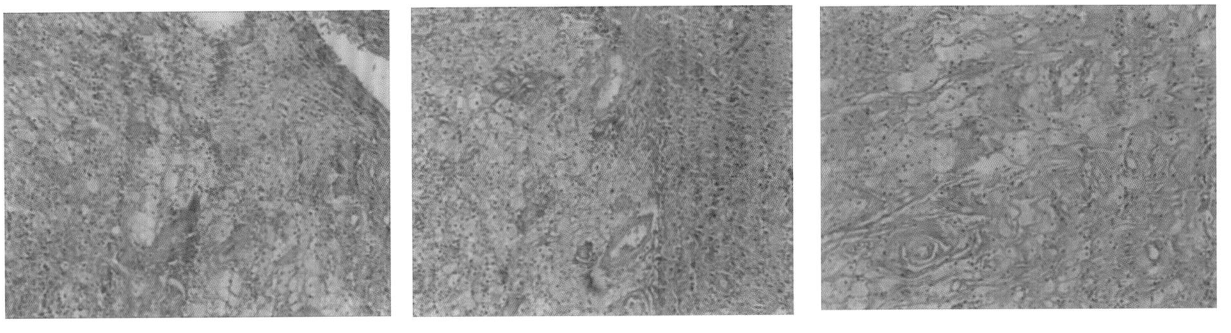

图 7 HE 染色（HE×200）

3. 病理诊断：（左髋关节）色素性绒毛结节性滑膜炎。

疾病综述

色素沉着绒毛结节性滑膜炎（pigmented villonodular synovitis，PVNS）是一种发生在关节滑膜、滑囊及腱鞘的慢性增生性病变，一般认为是介于炎症和良性肿瘤之间的病变，恶性者罕见，发生于膝关节最多见。PVNS 可分为弥漫型和局灶型，病理基础为：滑膜肥厚充血，滑膜细胞增生呈绒毛状，部分融合成结节状，关节内易反复出血，致含铁血黄素沉着，为其特点之一，间有多核巨细胞和含类脂质积聚的泡沫细胞。增生的绒毛继续发展形成血管翳样团块，可破坏关节囊并向周围软组织及骨质组织侵犯。

MRI 能够清楚显示绒毛、结节状的增生滑膜。局部增厚的滑膜，因有含铁血黄素沉着，在 T_1WI、T_2WI 上因其顺磁性效应而均表现为低信号，有一定的特征性，对早期诊断具有重要意义。关节软骨一般先从关节边缘开始受累，滑膜结节逐渐形成血管翳样团块致软骨边缘毛糙，T_1WI 呈低信号，T_2WI 呈高信号，T_2WI 脂肪抑制呈明显高信号。骨质受侵表现为边缘性皮质凹陷、变薄，缺损区与增厚滑膜信号一致并局部相连，边缘可见低信号硬化带，邻近骨髓可见水肿信号。

核心提示

PVNS是一种发生在关节滑膜、滑囊及腱鞘的慢性增生性病变，滑膜细胞增生呈绒毛状，部分融合成结节状，关节内易反复出血，致含铁血黄素沉着而在 T_1WI、T_2WI 均表现为低信号的特征性征象，对提示诊断有很大帮助，快速梯度回波（fast-field echo，FFE）序列表现为极低信号，更具有诊断意义。

参考文献

[1] 陈智慧，范森，陈任政，等. 磁共振成像诊断膝关节色素沉着绒毛结节性滑膜炎［J］. 实用医学影像杂志，2013，14（3）：165－166.
[2] 徐峰，朱蒙蒙，秦国初，等. 关于色素沉着绒毛结节性滑膜炎的MRI表现［J］. 中国临床医学影像杂志，2011，22（3）：212－215.
[3] 刘颖，郑卓肇. 关节内局限型色素沉着绒毛结节性滑膜炎MRI表现［J］. 中国医学影像技术，2010，26（3）：529－531.
[4] 屈辉. 色素沉着绒毛结节性滑膜炎的影像诊断［J］. 磁共振成像，2010，1（1）：68－71.
[5] 刘宁，赵承斌. 髋关节色素沉着绒毛结节性滑膜炎的诊断与治疗研究进展［J］. 中国矫形外科杂志，2010，18（19）：1622－1624.
[6] 谢独，张延伟. 色素沉着绒毛结节性滑膜炎的临床影像淡定研究［J］. 实用医学杂志，2011，27（4）：642－643.

〔陈任政　陈智慧　陈　忠〕

4.19　软骨母细胞瘤继发动脉瘤样骨囊肿

临床资料

男，22岁。右髋部疼痛2年加重2天。2年前右髋部扭伤后疼痛，理疗后缓解，此后多次扭伤疼痛。2天前再次扭伤，出现异响，髋部疼痛，活动受限，不能行走。发病以来无发热及其他不适。2008年查出椎间盘突出，2011年查出胆结石；否认过敏史及遗传病。

专科检查：右髋部明显压痛，活动受限，局部皮肤无红肿，皮温正常。双下肢感觉、肌力、肌张力正常，生理反射存在，病理反射未引出。

辅助检查

实验室检查：入院血常规 WBC 10.3×10^9/L，中性粒细胞百分比77.2%，淋巴细胞百分比15.5%。血沉、肿瘤标志物AFP、CEA、CA125、CA153、CA199、PSA均未见异常。

胸部X线平片未见异常。

影像学资料

平片、CT、MRI检查如图1～图7所示。

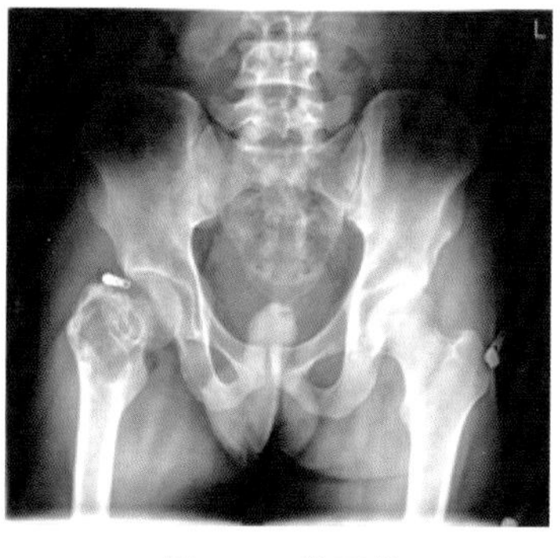

图1　X线平片

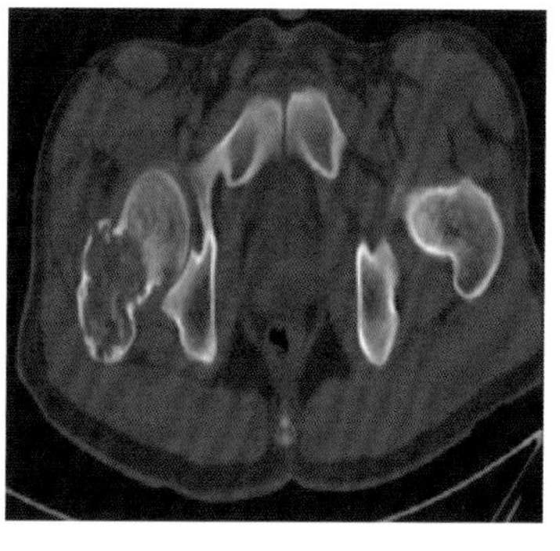

图2　CT轴位

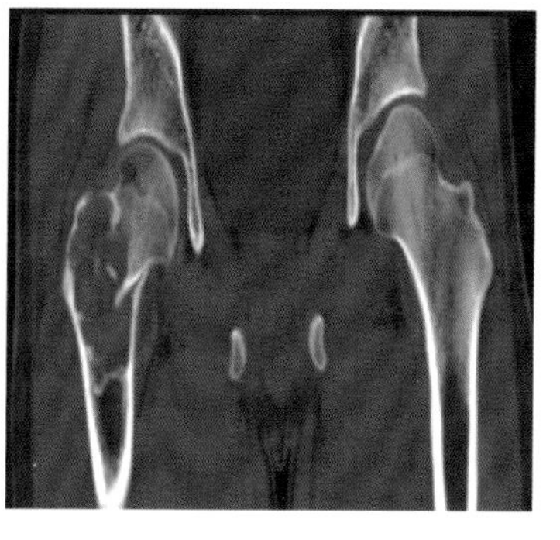

图3　CT冠状位

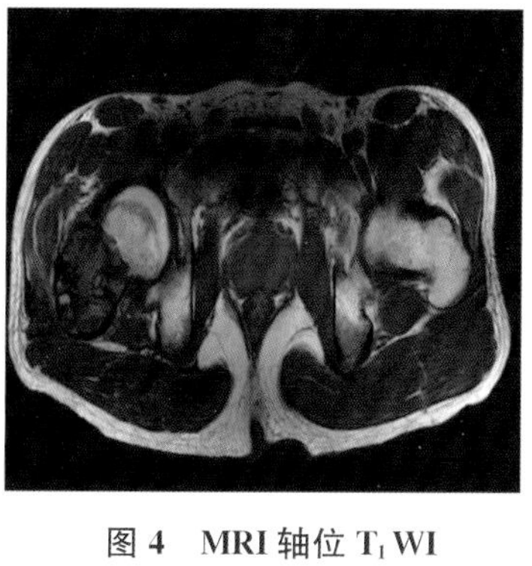

图4　MRI轴位 T_1WI

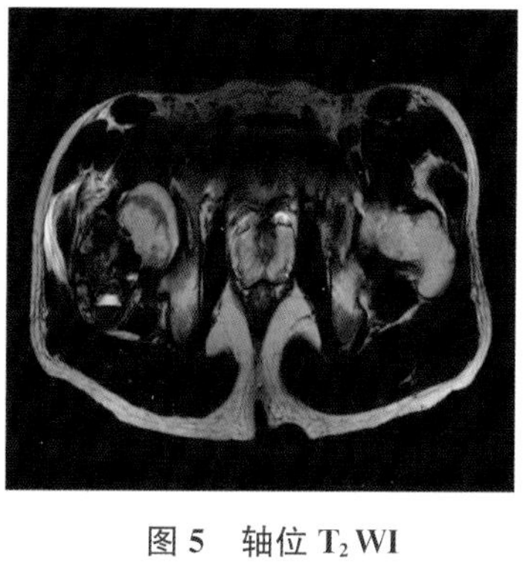

图5　轴位 T_2WI

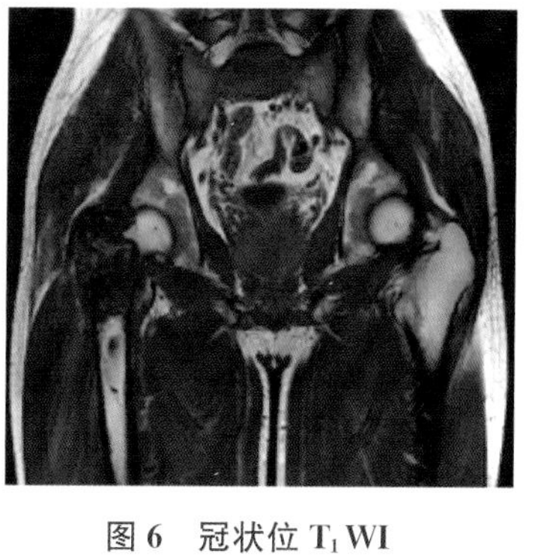

图6　冠状位 T_1WI

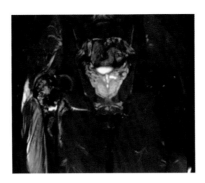

图 7 冠状位 T_2WI 压脂

定位征象分析

X 线平片、CT 和 MRI 显示右侧股骨粗隆囊状骨质破坏，边界清楚，合并病理骨折。

定性征象分析

1. 基本征象：X 线平片显示病灶轻度膨胀，边界清晰，内部密度不均，分隔多房改变。CT 平扫显示病灶边缘轻度硬化，呈轻度分叶状，内部可见斑点状、斑片状高密度影，相邻骨皮质有变薄、轻度膨胀，局部骨皮质骨折，周围软组织肿胀。MRI 示病灶信号不均，T_1WI 呈等低信号为主，内见斑片稍高信号，T_2WI 呈低、等、高信号混杂，周围软组织肿胀。

2. 特征性征象：

(1) X 线平片、CT 和 MRI 显示病变边界清楚，边缘轻度硬化（图 1～图 3），无骨膜反应，周围未见软组织肿块。符合良性骨肿瘤表现。

(2) 图 2 CT 平扫显示病灶内可见高密度钙化影，图 7 显示病灶内可见半环状 T_2WI 高信号，是软骨类肿瘤较特征的定性征象。

(3) 图 5 显示 MRI 信号混杂，T_2WI 上可见出血及液-液平面，上层呈高信号、下层呈低信号。液-液平面是动脉瘤样骨囊肿较为特征性的表现。

综合上述一般征象和特征性定性征象，定性诊断为软骨母细胞瘤继发动脉瘤样骨囊肿。（图 8～图 10）

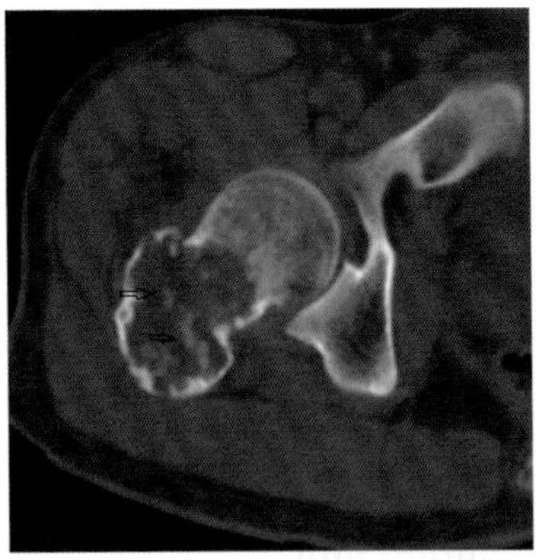

图 8 钙化软骨结节（箭头示）

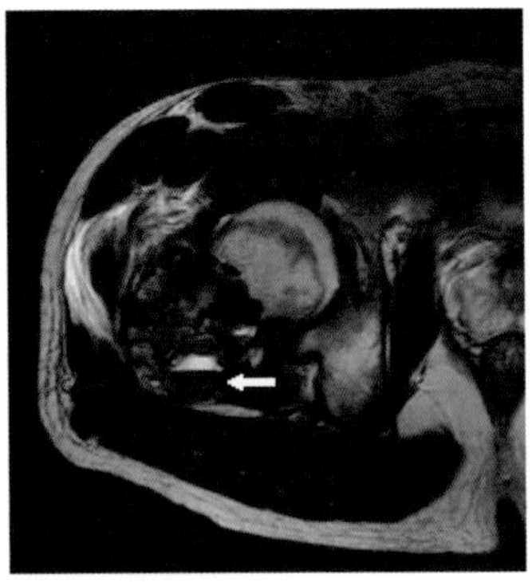

图 9 液-液平面（箭头示）

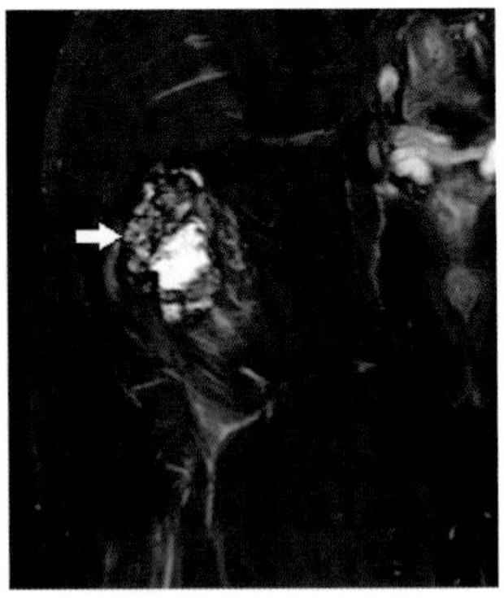

图 10 高信号软骨结节

综合诊断

男，22 岁。右髋部疼痛 2 年，呈慢性病变过程，2 天前再次扭伤，右髋部明显压痛，活动受限，局部皮肤无红肿，皮温正常。结合 X 线、CT 和 MRI 显示病变位置、内部软骨小叶结节、软骨钙化、液-液平面、囊间隔等较有特征性的征象，综合上述资料，诊断为软骨母细胞瘤，或继发动脉瘤样骨囊肿可能。

鉴别诊断

软骨母细胞瘤继发动脉瘤样骨囊肿时易误诊，继发动脉瘤样骨囊肿致使肿瘤大部分区域被占据而掩盖原发性肿瘤，因而鉴别诊断还需考虑动脉瘤样骨囊肿是否存在原发性肿瘤。

1. 骨巨细胞瘤：发病年龄较软骨母细胞瘤大，以 20～40 岁年龄段较为多见，多发于干骺端愈合后骨端，骨破坏区膨胀明显，无明显硬化边、无钙化。

2. 软骨肉瘤：多见于中老年人发病，可见不规则钙化灶，边界不清，局部骨皮质破坏，软组织肿块大，反映病变的恶性特征。

3. 内生软骨瘤：同样以 20～40 岁年龄段多见，骨破坏区内常见钙化，但多见于成人短管状骨。

4. 动脉瘤样骨囊肿：原发动脉瘤样骨囊肿破坏区多呈膨胀囊状，囊内骨小梁状分隔或骨嵴使病灶呈蜂房状或皂泡状外观。

手术探查

行右髋部骨肿瘤肿瘤刮除锁定钢板内固定＋取髂骨及异体骨植骨术。术中见粗隆间骨皮质变薄，肿瘤完全侵蚀股骨大粗隆，部分皮质穿孔，用刮匙刮除完全粗隆间肿瘤组织，内见部分血块样及烂肉样组织，无水乙醇灭活肿瘤边缘，C 形臂 X 线机透视下植骨内固定。

病理结果

1. 大体所见：灰褐色碎组织 1 堆，大小 5.5 cm×5.5 cm×2.0 cm，质硬（图 11）。

2. 镜下所见：肿瘤细胞密集，形态均匀一致，呈片状分布，细胞为多角形单核细胞，胞核圆形，胞质微嗜酸，有散在的多核巨细胞。有软骨基质，局部形成软骨。见大片出血、坏死组织，呈囊样改变，囊壁由纤维组织、反应性骨、扩张的血窦样薄壁血管构成，呈飘带样结构（图 12）。

3. 病理诊断：（右股骨粗隆间）软骨母细胞瘤，继发动脉瘤样骨囊肿。

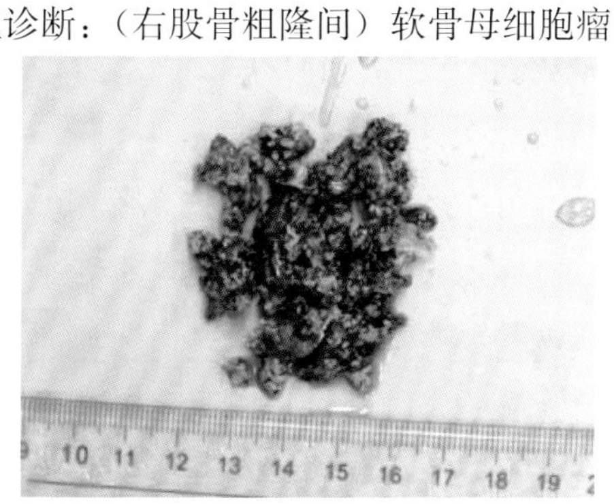

图 11 大体标本

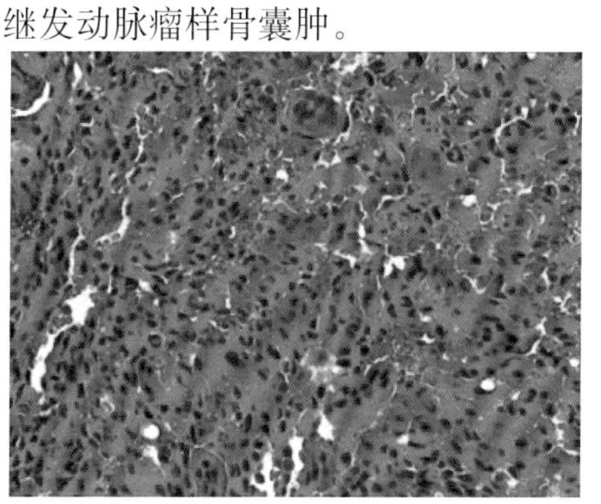

图 12 HE 染色（HE×200）

疾病综述

软骨母细胞瘤（chondroblastoma，CB）又称成软骨细胞瘤，约占骨原发肿瘤的1%。CB起源于软骨结缔组织或成软骨细胞，2013年WHO骨肿瘤组织病理分类将其纳入软骨类肿瘤。90%的CB患者发病年龄为5～25岁。临床症状缺乏特异性，以疼痛最常见。好发于四肢长管状骨的骨骺区及骨突部位，或跨骺板累及骨骺和干骺端。CB内软骨成分常形成软骨小叶状改变，病灶边缘常因此而呈结节状突起，瘤骨界面呈扇贝状或花边状，病理基础反映软骨小叶对正常骨结构的挤压，对诊断很有帮助。25%～50%的CB病灶内部可见钙化，位于软骨小叶间隔的钙化呈直径1～2 cm的环状、弓状，具有定性诊断价值，X线、CT显示清楚。CB的MRI信号很不均质，T_1WI一般为等低信号。T_2WI上信号则比较复杂，软骨样基质通常呈较高的信号。T_2WI低信号对应的病理基础为密集细胞束、不成熟的软骨基质、含铁血黄素沉积和钙化，结节状高信号对应为透明软骨。病灶边缘常可见完整的低信号环，病理可见骨质增生硬化和胶原纤维。T_1WI和T_2WI有助于显示CB的低信号环，尤其对于CT和平片无法显示硬化边的肿瘤有明显价值。

继发性动脉瘤样骨囊肿是发生在有先前的病灶存在的基础上，其形成原因与肿瘤侵犯血管引发血管破裂或动静脉短路，以及肿瘤诱发血管生成有关。继发动脉瘤样骨囊肿时容易误诊，MRI可以显示含血囊腔和液-液平面，但这一征象并无特异性，还可见于其他病变，如骨巨细胞瘤、骨肉瘤等。对于X线平片、CT考虑CB的骨病变，当MRI上出现液-液平面时，应高度怀疑继发动脉瘤样骨囊肿的可能。

核心提示

本病例的核心在于病变来源、定性诊断上。鉴别肿瘤来源是我们临床工作中经常遇到的难题。认识本病的软骨小叶、小叶间隔钙化的CT、MRI表现对鉴别病变是骨来源还是软骨来源很有意义。肿瘤边界清楚、硬化缘、缓慢生长过程、无软组织肿块等对鉴别良恶性有重要价值。X线、CT和MRI结合能更清晰地显示病变范围、内部软骨小叶结节、软骨钙化、液-液平面、囊间隔等较有特征性的表现及继发征象，对本病的诊断与鉴别诊断有重要参考价值。

参考文献

[1] Clapper AT，DeYoung BR. Chondroblastoma of the fem oral diaphysis：report of a rare phenomenon and review of literature [J]. Hum Patho，2007，38（5）：803－806.

[2] 麦春华，程晓光. 继发性动脉瘤样骨囊肿的影像学表现分析 [J]. 中国医学影像技术，2011，27（10）：2105－2107.

[3] 于爱红，顾祥，屈辉，等. 软骨母细胞瘤的CT诊断和鉴别诊断 [J]. 中国医学影像技术，2010，26（6）：1137－1139.

[4] 陈健宇，刘庆余，沈君，等. 骨巨细胞瘤继发动脉瘤样骨囊肿的影像学诊断 [J]. 中华放射学杂志，2007，41（12）：1309－1313.

〔麦春华　杜二珠　陈　忠〕

4.20 骨外黏液样软骨肉瘤

临床资料

男，54 岁。发现右大腿上段肿物 1 个多月。

1 个多月前无明显诱因下发现右大腿上段肿物，无畏寒发热、肿痛、发红等不适，当时未予处理。无明确外伤及感染史。

专科检查：右大腿上段可扪及一约 10 cm×8 cm×6 cm 大小肿物，质硬，活动度差，局部无红肿，浅表淋巴结未扪及肿大。四肢活动自如，肌力、肌张力正常，双下肢无水肿。浅感觉正常。

辅助检查

胸部 CT 提示肺气肿，双肺多发肺大疱，右肺中叶炎症，双上肺纤维灶。

实验室检查：均未见异常。

影像学资料

MRI 检查如图 1～图 6 所示。

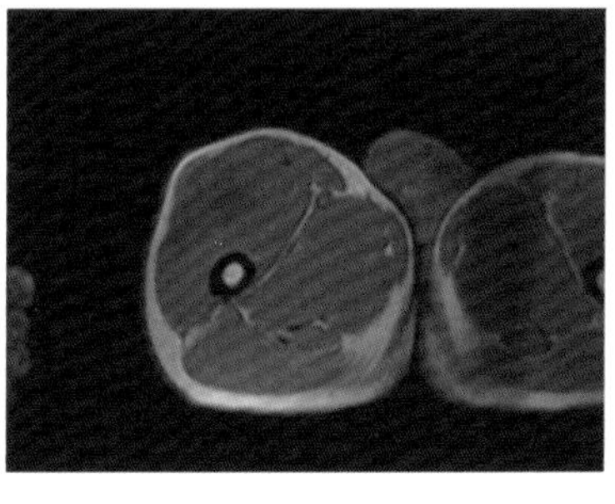

图 1　T_1WI 轴位

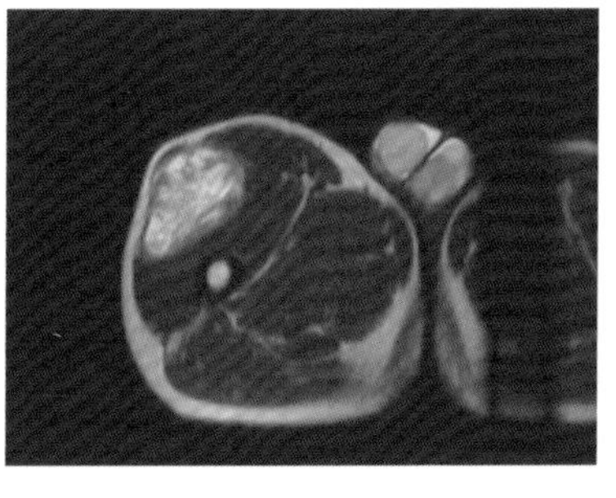

图 2　T_2WI 轴位

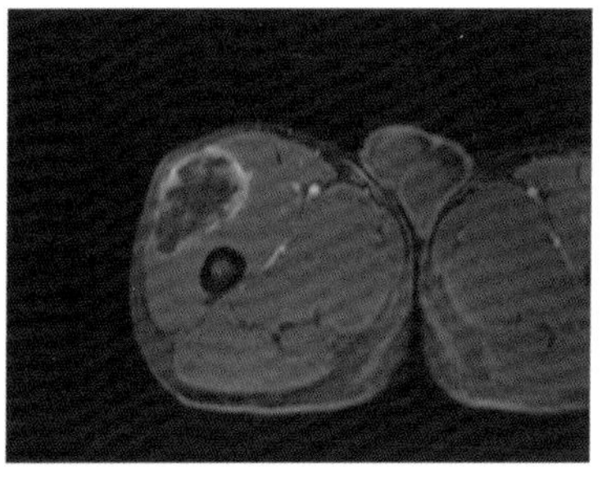

图 3　轴位增强动脉期

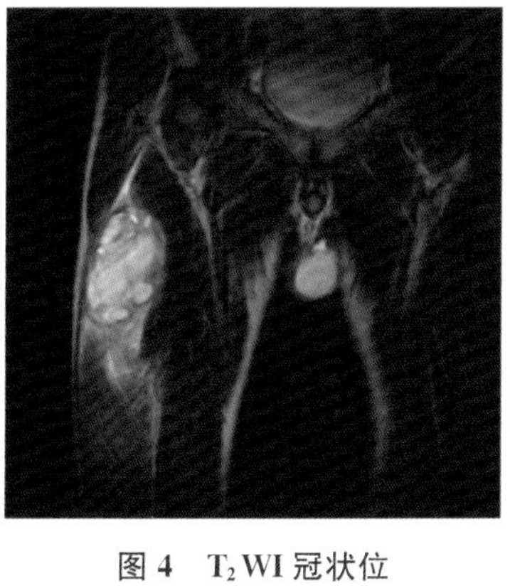

图 4　T_2WI 冠状位

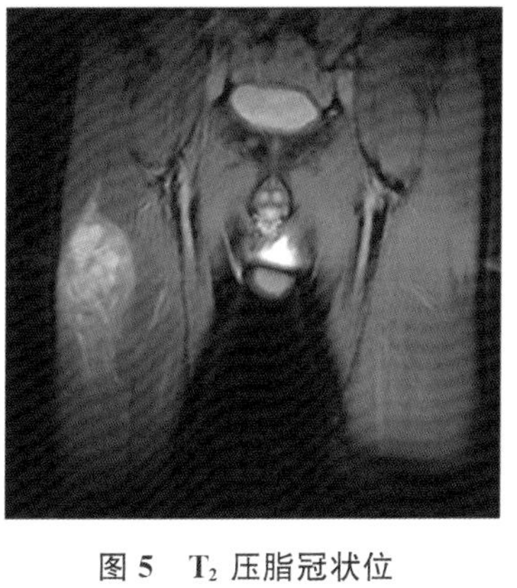

图 5　T_2 压脂冠状位

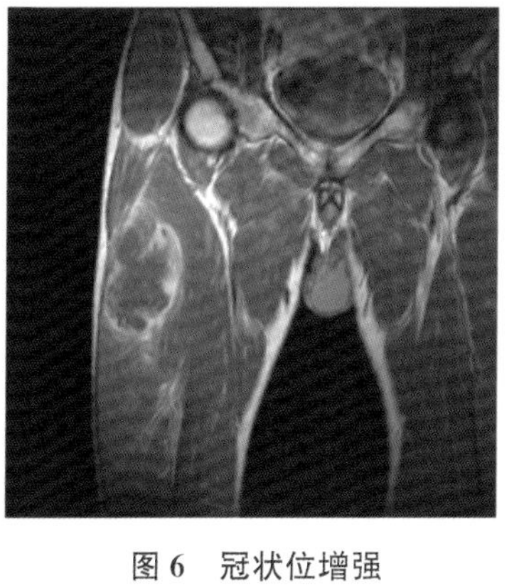

图 6　冠状位增强

定位征象分析

骨外肌肉来源征象：

1. 右侧股外侧肌增粗，病灶中心位于股外侧肌内（图 7）。
2. 肌内筋膜撑开征：病灶将右侧股外侧肌肌内筋膜撑开（图 8）。
3. 右侧股内侧肌、右侧股直肌受推压，肌间脂肪间隙变窄。

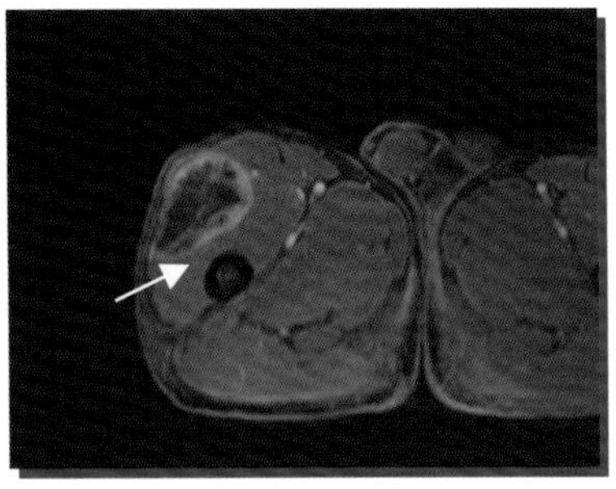

图 7 病灶位于右侧股外侧肌内（箭头示）

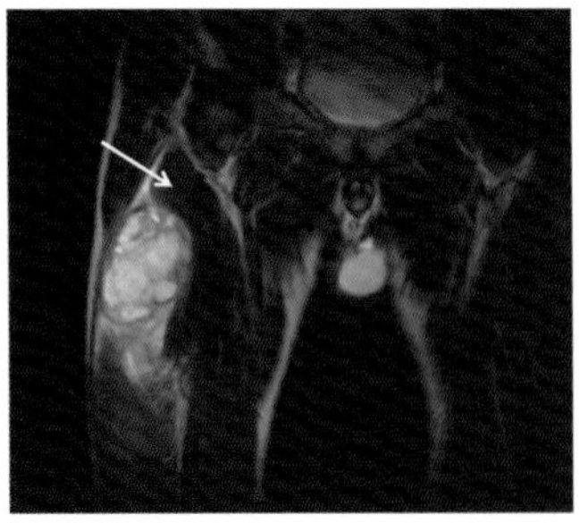

图 8 肌内筋膜被撑开（箭头示）

综合上述征象，右大腿肿块定位诊断来源于右侧股外侧肌肌筋膜下。

定性征象分析

1. 基本征象：MRI 显示肿块包膜不完整，与周围软组织边界不清；T_1WI 呈等、低信号，T_2WI 呈明显高信号，增强扫描呈不均匀强化，以边缘强化为主，内部强化不明显，邻近股骨无破坏。

2. 特征性征象：

（1）肿块内大片 T_1WI 呈低信号，T_2WI 呈明显高信号灶，提示病灶含大量黏液成分（图 2、图 4）。

（2）肿块内见纤维血管分隔，将肿块包绕成多个结节，呈多房状改变，增强扫描纤维分隔呈明显强化并延时强化（图 6、图 7）。

综合上述一般征象和较特征性定性征象，定性诊断为骨外黏液样软骨肉瘤可能性大。

综合诊断

男，54 岁。发现右大腿上段肿物 1 个多月，病史相对较短，边界不清，结合 MRI 示股外侧肌内团块状软组织肿块，肿块内大片无强化长 T_1 长 T_2 信号，可见短 T_2 信号分隔，增强扫描分隔呈明显强化并延时强化，诊断为右大腿股外侧肌肉恶性肿瘤，因肿物内含大量黏液成分及纤维分隔，考虑骨外黏液样软骨肉瘤可能性大。

鉴别诊断

本病主要鉴别诊断为黏液样脂肪肉瘤和黏液纤维肉瘤。黏液样脂肪肉瘤影像学检查常可发现瘤内脂肪成分，病灶边缘清晰，当脂肪含量极少时影像学检查鉴别困难，需依靠病理。黏液纤维肉瘤常起源于四肢表浅的筋膜结构，为单发性、分叶状深部软组织肿块，其内常见出血、囊变、坏死及分隔。增强扫描与 EMC 鉴别困难。但低度恶性黏液纤维肉瘤因肌膜限制可出现“尾状”边缘。鉴别主要依靠病理学检查。

手术探查

右大腿中上段前方作一切口，长约 12 cm，依次切开皮肤、皮下、筋膜，分开股直肌，显露肿物，见肿物在股外侧肌内，约 10 cm×8 cm×6 cm，与股外侧肌粘连，小心分离，切除肿物。

病理结果

1. 镜下所见：（右大腿肿物）肿瘤组织呈多结节状、分叶状，瘤细胞多形，呈圆形、小梭形，核分裂象易见，间质见较多黏液，软骨样组织呈团块状分布，肿物周边见横纹肌组织（图 9、图 10）。

2. 免疫组织化学：NSE（+），Vim（+），Syn（+），S-100（−），EMA（−），CgA（−），Ki67 约 40%（+），P53（−），SMA（+），Bcl-2（+），CD99（+），CD34（+），HHF-35（+），Des（+），CK（−），Myoglobin（−）（图 11）。

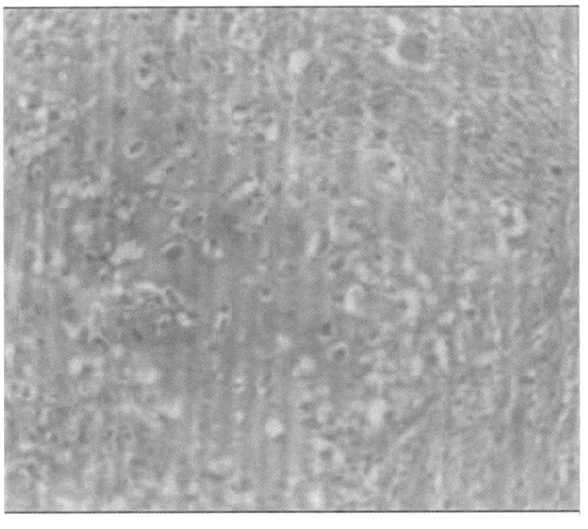

图 9 HE 染色（HE×200）

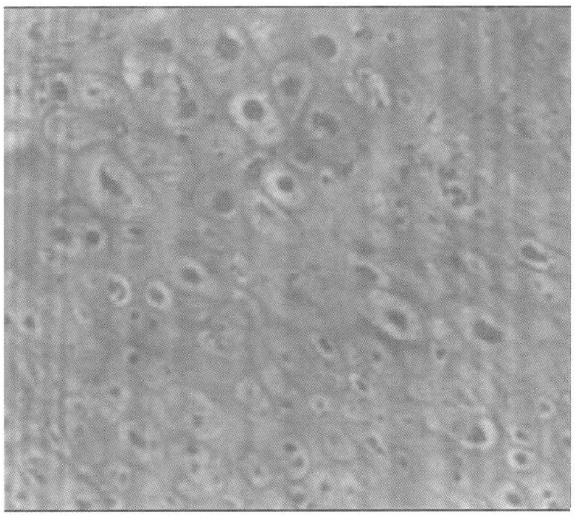

图 10 HE 染色（HE×400）

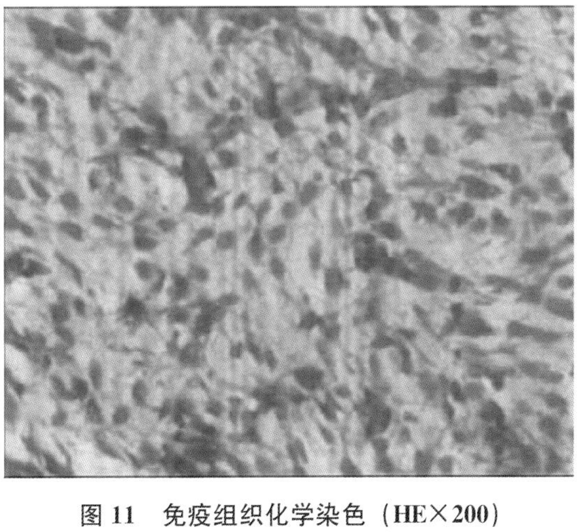

图 11 免疫组织化学染色（HE×200）

结合 HE 形态和免疫组织化学结果，符合（右大腿）骨外黏液样软骨肉瘤。

疾病综述

骨外黏液样软骨肉瘤（extraskeletal myxoid chondrosarcoma，EMC）是一种罕见的恶性程度较低的软组织肿瘤，发病率约占软组织肉瘤的3%。主要见于成年人，平均发病年龄50～60岁，男女比例为2∶1。只有少数儿童和青少年病例报道。约80%发生于四肢近端及肢体深部软组织，20%发生于躯干。也有发生于手指、颅内、腹膜后、胸膜等少数病例报告，与骨组织无任何关系。

病理学检查具有特征性表现，结节有明显纤维包膜，结节被纤维组织分隔成多个小叶结构，小叶内瘤细胞较小，圆形或多角形，排列成束状或编织状，胞质丰富，核较圆，核分裂罕见，瘤细胞漂浮于明显的黏液基质中，并有软骨母细胞或软骨样基质。

EMC在影像上有一定的特点，病灶呈分叶状生长。病理上肿块存在丰富的黏液基质，故在CT平扫表现肿块密度较低，但密度高于水，低于肌肉组织，MRI上T_1WI呈低信号，信号介于水和肌肉组织之间，T_2WI呈显著高信号。肿块内有富含血管的纤维血管分隔、包绕成多个结节，故T_2WI高信号内有低信号分隔，呈多房状改变。增强后呈不均匀强化，呈斑片状或典型的分隔强化，并且有延迟强化。分隔状强化、延迟强化为EMC的特征。

核心提示

本病例的核心在于对该肿瘤的影像特点的分析。MRI显示T_1WI病灶的主体信号较低，介于水与肌肉之间，T_2WI呈显著高信号，提示病灶以黏液成分为主可能。T_2WI显示病灶内多发低信号分隔，增强扫描呈明显强化，并延时强化，提示病灶内有纤维组织成分，与本病的病理特点相符。

参考文献

[1] Kawaguchi S, Wada T, Nagoya S, et al. Extraskeletal myxoid chondrosarcoma: a multi－Institutional study of 42 cases in Japan [J]. Cancer, 2003, 97 (5): 1285-1292.

[2] 叶秀峰，米粲，刘琼. 骨外粘液样软骨肉瘤的临床病理研究 [J]. 重庆医科大学学报，2009，34 (5)：645-649.

[3] 周建军，丁建国，王建华，等. 骨盆软骨肉瘤影像特征及其病理基础 [J]. 中华放射学杂志，2008，42 (6)：632-635.

[4] 梁晓超，赵振华，王伯胤. 骨外粘液样软骨肉瘤1例 [J]. 医学影像学杂志，2016，26 (3)：565-566.

[5] 郭茂风，李立. 软骨粘液样纤维瘤的影像诊断 [J]. 苏州大学学报，2003，23：703-705.

〔陈任政　梁富豪　陈　忠〕

4.21 大腿黏液样脂肪肉瘤

临床资料

女，51 岁。发现左大腿肿物 3 年，明显增大 1 个月。

3 年前无明显诱因发现左大腿肿物，无发热，无疼痛，不影响活动，一直未予理会。近 1 个月增大明显伴行走疼痛来诊。

专科检查：左大腿前外侧可触及大小约 15 cm×10 cm 肿物，质韧，无压痛，肿物活动度可，无感觉运动障碍。

辅助检查

实验室检查：血生化及肿瘤指标未见异常。

影像学资料

MRI 检查如图 1～图 6 所示。

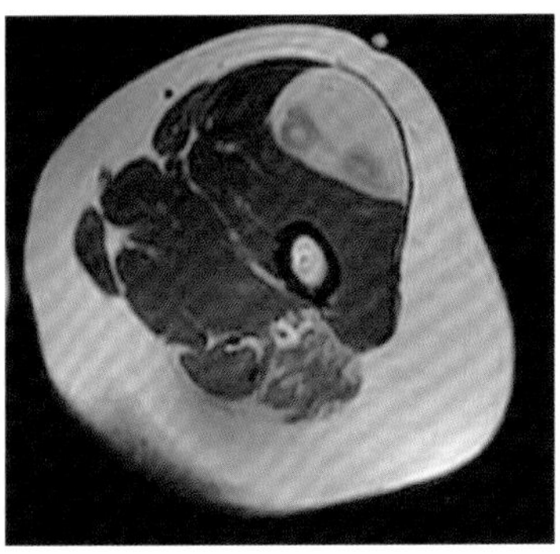

图 1 T_2WI 轴位

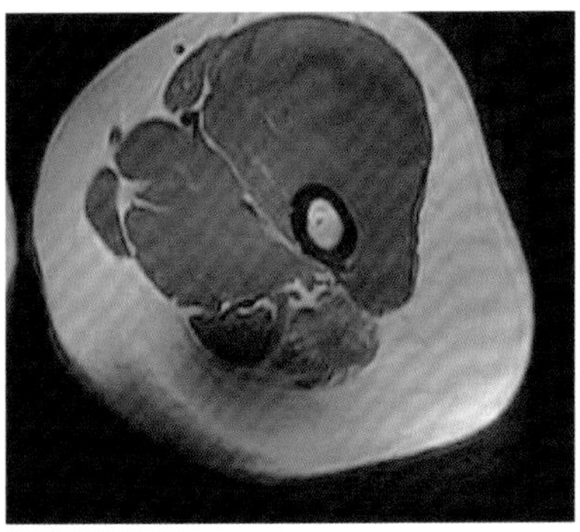

图 2 T_1WI 轴位

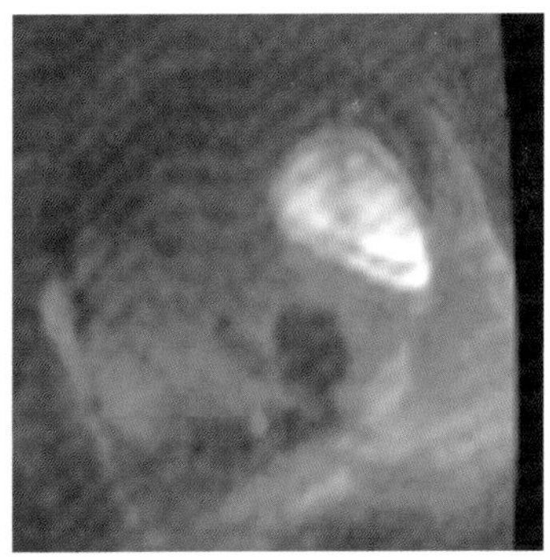

图 3 DWI（b=800 s/mm^2）

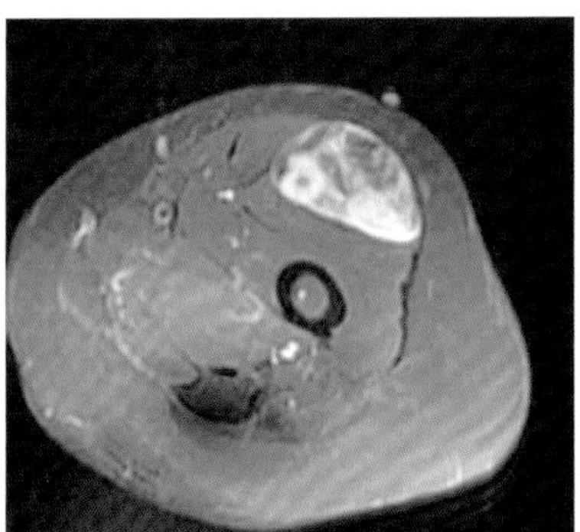

图 4 轴位压脂增强

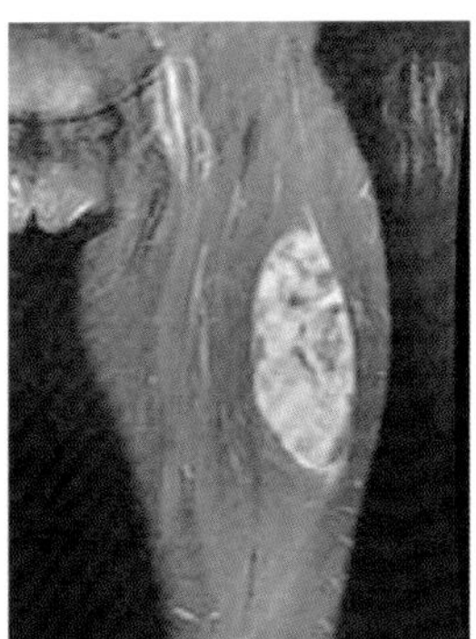

图 5 冠状位压脂增强

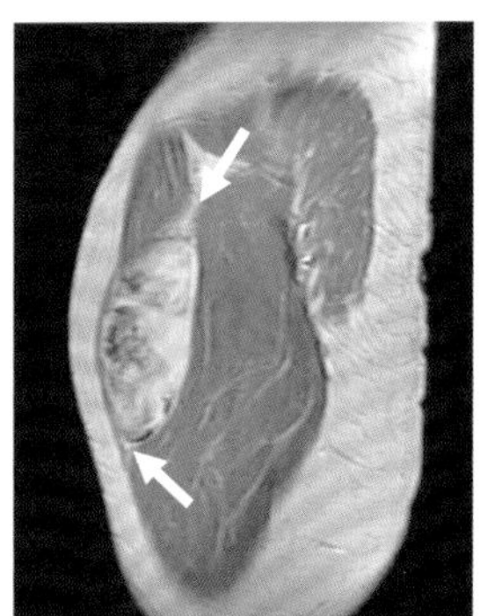

图 6 矢状位增强

定位征象分析

定位：肌间隙肿物。

1. 幕状征：病变横断位 T_2WI 可见病变左右缘三角形幕状 T_2WI 高信号影，并与肌间筋膜连续（图 7）。

2. 矢状位：可见股中间肌受压，上下缘可见脂肪间隙存在（图 6）。

综合上述征象，肿物起源于股外侧肌与股中间肌肌间隙。

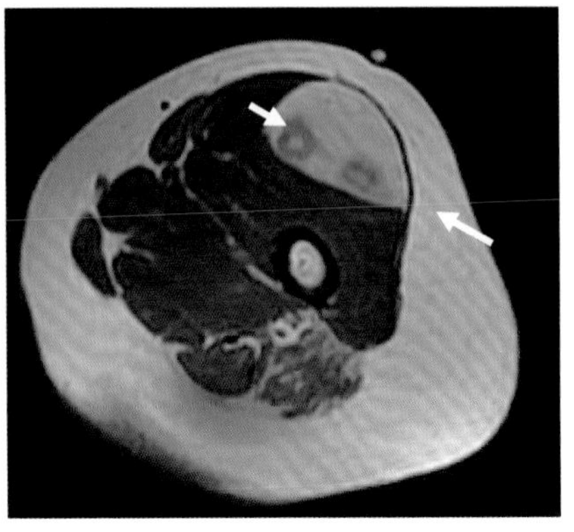

图 7 幕状征

病变左右缘三角形幕状 T_2WI 高信号影，并与肌间筋膜相连续

定性征象分析

1. 基本征象：肿块呈椭圆形，无分叶，边界清楚、光滑，包膜尚完整，在 T_2WI 大部分呈高信号，其中可见猫头鹰眼样稍低信号结节（图 7），在 T_1WI 基本上与周围肌肉信号相同。DWI 呈均匀高信号，增强扫描呈明显不均匀性强化，部分类似破纱网状强化，T_2WI 所见猫头鹰眼样结节强化更明显（图 4）。

2. 特征性征象：

（1）病变大部分在 T_2WI 及 DWI 呈明显高信号，T_1WI 呈稍低信号，增强扫描呈显著渐进样强化，血供丰富，提示病变起源于间叶组织恶性肿瘤可能性大，而这种肿瘤中还存在黏液或胶胨样成分可能。

（2）在 T_2WI 明显高信号背景下出现猫头鹰眼样圆形低信号软组织结节（孤岛征，图 7），在病理中提示黏液样脂肪肉瘤中的肿瘤实质细胞成分核仁大，为脂肪母细胞高度聚集区域，形成孤岛样聚集；孤岛征为诊断黏液样脂肪肉瘤的重要提示征象。

（3）破纱网状及条索状强化，提示恶性肿瘤强化方式。

综合诊断

女，51 岁。左大腿肿物 3 年。纵形长椭圆形软组织肿块，无分叶，有包膜；病变表现为大片状黏液/胶原成分背景下见小岛样 T_2WI 呈稍高信号软组织结节及条索状分隔，增强后明显强化。从间叶来源肿瘤（纤维、血管、神经、淋巴、肌肉、筋膜（滑膜）、脂肪等）范围内排查，仅神经、纤维可产生胶原成分，另黏液型滑膜肉瘤或脂肪肉瘤可产生黏液成分，结合特征性的黏液背景下孤岛样 T_2WI 稍高信号结节，考虑脂肪肉瘤可能性大，未能完全除外恶性外周神经鞘瘤可能。

鉴别诊断

主要与血管瘤及病变含黏液或胶原成分的肿瘤性病变鉴别。

1. 外周神经鞘瘤：可表现为长椭圆形软组织占位，也可出现胶原背景下孤岛样软组织结节明显强化，但触诊病变时神经源性肿瘤可存在酸软、麻木等相应神经症状，且少见条索状分隔。

2. 黏液样纤维肉瘤/黏液型滑膜肉瘤：可存在黏液变性区，但一般黏液比例小于 1/3，肿瘤实性部分形态常为不规则，坏死、出血易见，不表现为黏液背景下孤岛样软组织结节。

3. 血管瘤：如此巨大的血管瘤经常伴周围血管增粗，可见增粗的供血动脉及引流静脉，静脉石也容易发生。

手术探查

肿物位于股外侧肌及股中间肌间，与周围组织无粘连，约 10 cm×5 cm×5 cm 大小，质地较硬，有包膜。

病理结果

1. 大体所见：（左大腿）肿物切面灰黄质嫩，内见胶状黏液。

2. 镜下所见：由圆形、卵圆形及短梭形的原始间叶细胞、大小不等的印戒样脂肪母细胞、分支状的毛细血管网和富含酸性黏多糖的黏液样基质组成，其中间质内的薄壁毛细血管网呈丛状、分支状或鸡爪样（图 8、图 9）。

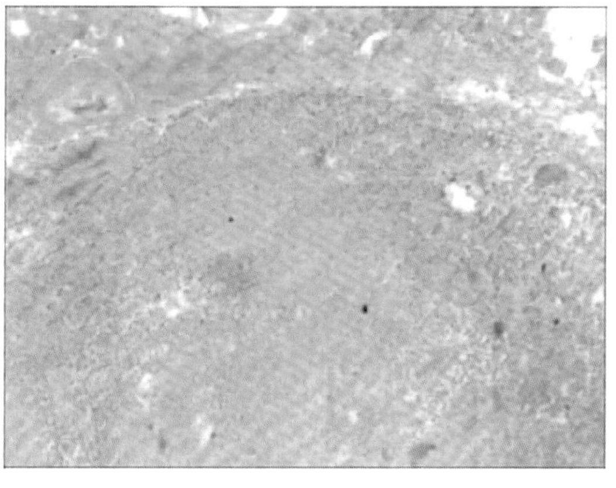

图 8　HE 染色（HE×40）

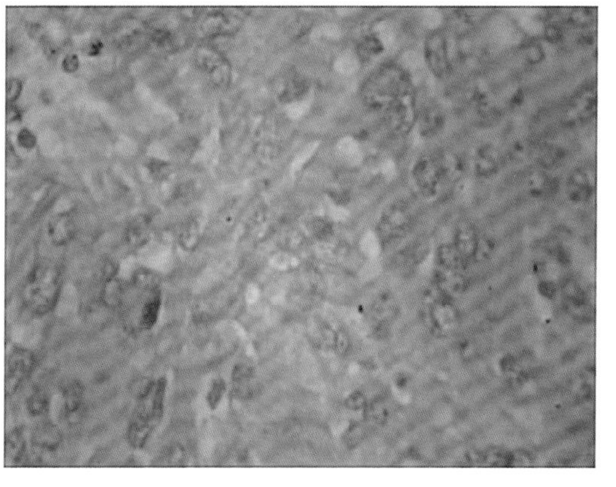

图 9　HE 染色（HE×400）

3. 免疫组织化学：S-100（+），MBP（+），SMA（－），CD34（－），NF（－）。

结合 HE 形态和免疫组织化学结果，符合黏液样脂肪肉瘤。

疾病综述

脂肪肉瘤是一种分化程度及异型程度不等的脂肪细胞来源的恶性肿瘤，占软组织恶性肿瘤的 9.8%～21.4%，居第 2 位。黏液样脂肪肉瘤多见于 40～60 岁中年人，无性别差异；多发生在四肢（多见于下肢）、腹膜后、腹部、臀部等部位，以下肢深部软组织和腹膜后为好发部位。病变一般瘤体较大，边界清楚，部分有包膜，形态较规则，非均质性，少数可见钙化及出血灶，含有较丰富的黏液样基质，内可见分隔。肿瘤实质成分为脂肪母细胞而非脂肪细胞，故病变内可无脂肪信号/密度表现。分化良好的黏液样脂肪肉瘤内可见高信号的脂肪成分。

脂肪肉瘤 MRI 表现为一巨大的、边界清楚或不清楚、有分隔的肌肉间肿块。MRI 表现特点与其组织学构成和分化程度有关。黏液样脂肪肉瘤由 3 种主要组织学成分构成：毛细血管丛、黏液样基质和梭形脂肪母细胞。因含有较丰富的黏液样基质，T_2WI 呈明显高信号肿块。病理上脂肪母细胞高度聚集的区域，呈孤岛样聚集，对应肿瘤实质部分 T_2WI 呈稍高信号结节（孤岛征）。由于含有丰富的毛细血管，故增强扫描肿瘤实性成分及粗大间隔可见明显强化。肿瘤分化程度是决定 MRI 信号改变的关键，分化程度越差，恶性程度越高，其信号越不均匀，边界越不清楚，增强后强化越明显。

核心提示

本病例诊断关键点为大量黏液背景下小岛样软组织结节明显强化，从间叶来源肿瘤［纤维、血管、神经、淋巴、肌肉、筋膜（滑膜）、脂肪等］范围内逐一排查，可提示黏液样脂肪肉瘤的诊断。

参考文献

［1］张林，李文峰，王成伟. 下肢软组织黏液样脂肪肉瘤的 MRI 表现［J］. 农垦医学，2011，33（2）：157－159.

［2］陈健宇，梁碧玲，刘庆余. 四肢软组织脂肪肉瘤 MRI 表现与组织分化的关系［J］. 癌症，1999，18（2）：211－213.

［3］Ukihide T，Tadashi H，Yasuo B，et al. Prognostic significane of MRI findings in patients with myxoil-round cell liposarcoma［J］. AJR，2004，182（3）：165－167.

〔高明勇　刘健萍　陈　忠〕

4.22 大腿肌肉内腺泡状软组织肉瘤

临床资料

女，28 岁。发现左大腿肿物 2 年多。

2 年前无明显诱因发现左大腿外侧一肿物，大小如鸽蛋，质中，无压痛，表皮无红肿、溃烂，无关节疼痛，未予治疗，近 1 年来肿物呈进行性增大。无畏寒、发热、咳嗽、咳痰，无夜间盗汗，无关节僵硬等。

专科检查：左大腿外侧可触及大小约 8 cm×6 cm 肿物，质中，表皮无红肿、溃烂，边界不清，活动度差，轻压痛，无搏动感。无肢体活动障碍。

影像学资料

MRI 检查如图 1～图 5 所示。

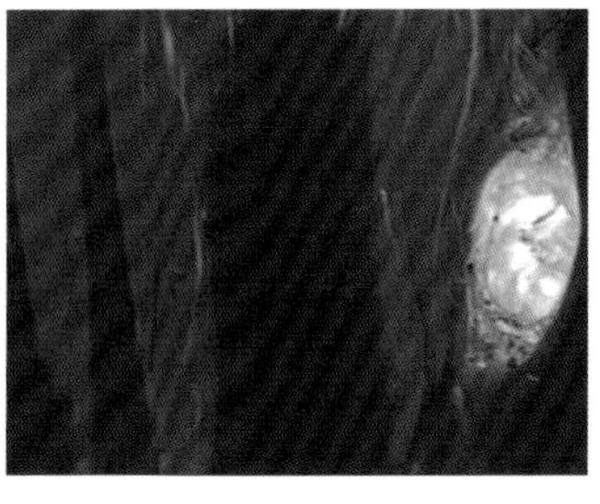

图 1 STIR 冠状位

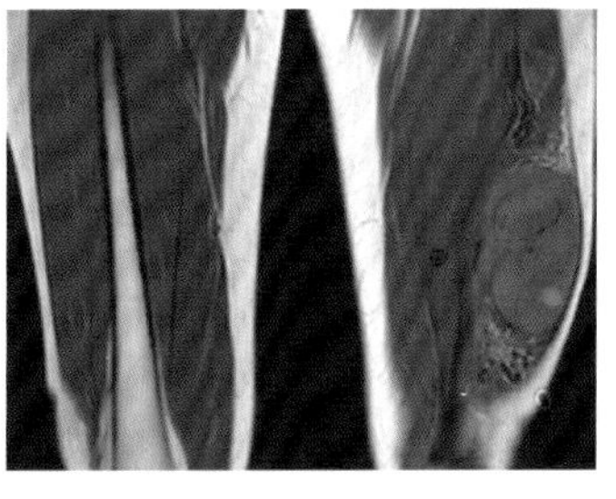

图 2 T_1WI 冠状位

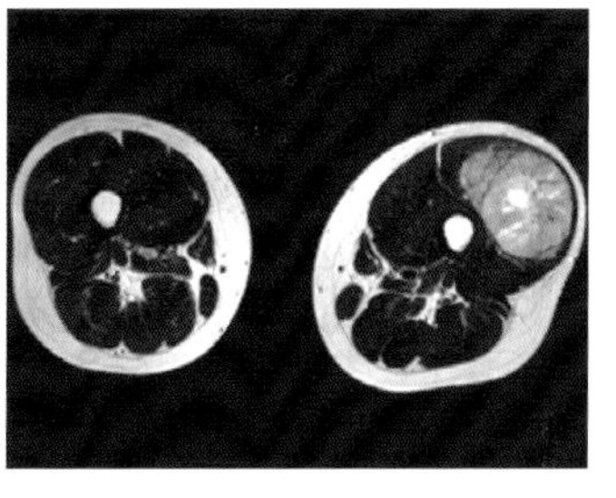

图 3 T_2WI 轴位

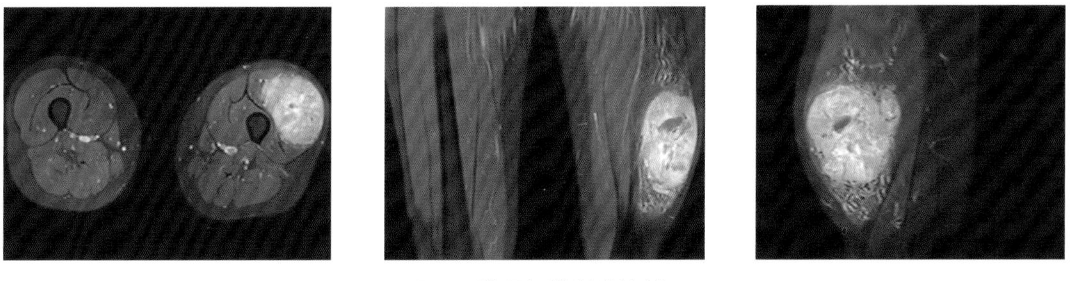

图 4 增强扫描脂肪抑制

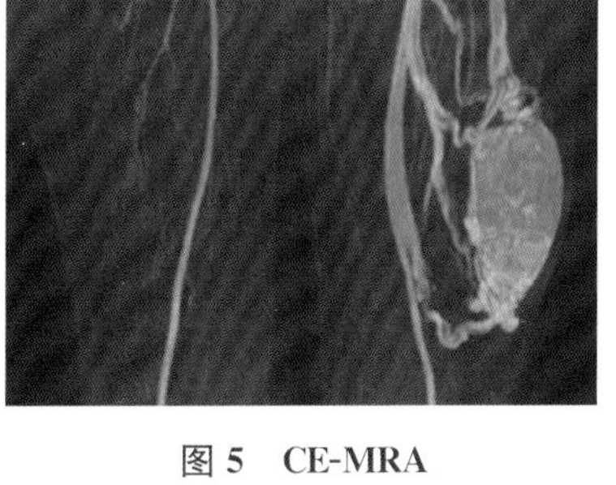

图 5 CE-MRA

定位征象分析

肿块与肌肉连接紧密，周围见完整肌肉包绕，未见明显脂肪推移征象。综合上述征象，左侧大腿肿块定位诊断来源于左大腿股外侧肌内。

定性征象分析

1. 基本征象：MRI显示椭圆形肿块 T_1WI 呈等信号、T_2WI 高信号，内有少许斑片状 T_1WI 高出血信号及 T_2WI 更高囊变坏死信号，夹杂少许流空血供，肿块周围多发迂曲流空血管。MRI增强扫描肿瘤实质部分明显强化。

2. 特征性征象：该肿瘤属于富血供肿瘤，肿瘤内外存在大量蜿蜒迂曲的血管，同时具有部分动静脉瘘，静脉早显。图1～图5可显示迂曲血管信号。

综合上述一般征象和较特征性定性征象，定性诊断为腺泡状软组织肉瘤。

综合诊断

女，28岁。左大腿外侧肿物2年多，专科检查无特殊。MRI显示左侧大腿股外侧肌内实性肿物，T_1WI 呈等信号、T_2WI 高信号，内有少许斑片状 T_1WI 高出血信号及 T_2WI 更高囊变坏死信号，MRI增强扫描肿瘤实质部分明显强化，肿瘤内外存在大量蜿蜒迂曲的血管。综合上述资料，诊断为腺泡状软组织肉瘤可能性大。

鉴别诊断

1. 根据病变血供丰富：与血管瘤或动静脉畸形鉴别。

鉴别诊断依据主要是腺泡状软组织肉瘤有明显的实性成分，而动静脉畸形主要为血管及纤维组织。血管瘤以 T_2WI 高信号伴扭曲成团的血管为特征，无坏死。

2. 根据病变形态特点：与其他软组织肿瘤（恶性纤维组织细胞瘤、滑膜肉瘤、横纹肌肉瘤）鉴别。

恶性纤维组织细胞瘤以老年人多见，肿瘤坏死、囊变及瘤周水肿常见，且血管神经受侵犯多见。滑膜肉瘤好发于四肢关节周围，常沿腱鞘浸润，破坏邻近骨骼、侵犯血管。横纹肌肉瘤多见于儿童和青少年，生长迅速，早期可出现邻近组织侵犯及远处转移。而本例为28岁年轻女性，发现肿块2年，病程较慢，且周围水肿较轻，未发生远处转移征象，故诊断较有特征性。

手术探查

切开皮肤皮下及肌肉筋膜，见左侧股外侧肌内有一肿物，约15 cm×8 cm×8 cm大小，周围可见较多扩张血管。沿肿物边界分离，切断供应血管，切断部分粘连之肌肉，向两侧分离，然后由上极分离，切断周围附着的肌肉及血管结缔组织，游离肿物，逐步分离切除肿物，远端蒂血管分离结扎切断。

病理结果

1. 镜下所见：（左大腿肿物）肿瘤细胞呈团巢样，细胞胞质丰富红染，轻度异型，考虑为腺泡状软组织肉瘤（图 7）。

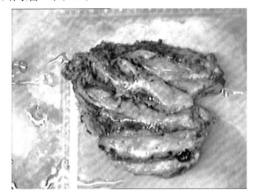

图 6 大体标本

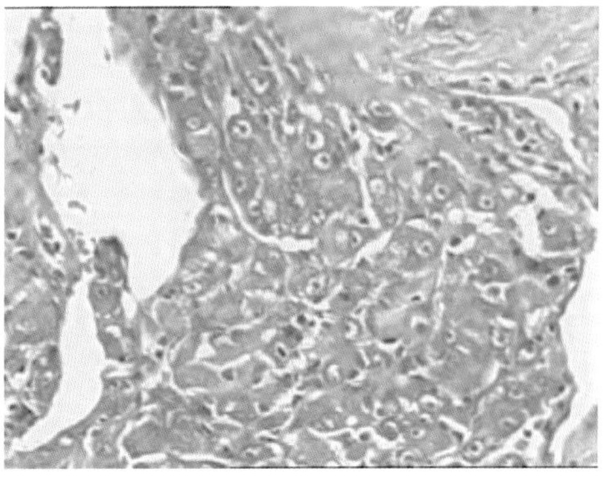

图 7 HE 染色（HE×100）

2. 免疫组织化学：CK(－)，Desmin 个别散在(＋)，S-100(－)，Vim(－)，SMA(－)，HMB45(－)，CD34(－)，CgA(－)，Syn(－)，Myoglobin(＋/－)。

结合（左大腿肿物）HE 形态和免疫组织化学结果，符合腺泡状软组织肉瘤。

疾病综述

腺泡状软组织肉瘤是一种少见的软组织恶性肿瘤，目前 WHO 分类把其归为未确定分化肿瘤。占软组织恶性肿瘤的 0.5%～1%。主要发生于儿童及 15～35 岁的年轻成人，约 60%为女性。可发生于全身各处软组织，常见部位是四肢，尤其是下肢，通常发生于深层肌组织内。常表现为缓慢生长的无痛性肿块，体积一般较大，生长方式为膨胀式为主，肿瘤可沿肌肉间隙或筋膜与骨间隙生长，对周围组织、器官浸润较少发生，周围软组织水肿轻。与肌肉信号相比，肿块呈 T_1WI 稍高信号，T_2WI 不均匀高信号，坏死区呈 T_1WI 稍低、T_2WI 更高信号，肿块内及其周围可见多发流空信号，同时具有部分动静脉瘘，增强后肿瘤强化显著，同时能够较长时间保持强化。

核心提示

本病例的核心在于典型的影像学表现、常见的好发年龄及部位具有提示诊断作用。年轻女性、下肢巨大肿块、慢性膨胀性生长、周围组织器官无明显浸润、肿瘤内外存在大量蜿蜒迂曲的血管为其特点。

参考文献

[1] 崔久法，陈海松，侯峰，等. 腺泡状软组织肉瘤的 MR 特点 [J]. 中国医学影像技术，2016，32 (9)：1432 - 1435.

[2] 周建功，马小龙，汪建华，等. 腺泡状软组织肉瘤的影像学特征与病理对照 [J]. 中华放射学杂志，2013，47 (2)：162 - 165.

[3] 李培岭，翟昭华. 腺泡状软组织肉瘤的影像学表现 [J]. 实用放射学杂志，2013，29 (1)：158 - 160.

〔肖学红 周贝贝 陈 忠〕

4.23 双膝关节树枝状脂肪瘤（滑膜脂肪瘤）

临床资料

女，17岁。双膝关节肿大伴运动受限4年。

4年前无明显诱因出现双膝逐渐肿大，渐进性加重，近来出现跑步和下蹲困难。曾到当地医院CT检查示左髂关节大量积液，关节囊肿胀，关节面下可见小囊样改变，股骨头略外移，拟“强直性脊柱炎”。治疗后症状稍好，但反复发作，且渐累及左距小腿关节（踝关节）。

专科检查：双膝关节肿（+++），局部皮温升高，双侧髌骨外移，浮髌试验（+），压痛（－），左距小腿关节肿（+），压痛（－），活动度好。

辅助检查

X线检查：骨盆片左侧髋臼边缘骨质模糊，似有小囊样骨质密度减低区，左股骨头骨质似有增密，未排除类风湿性左髋关节炎。

CT检查：双侧骶髂关节未见明显异常。

双膝关节镜：关节内大量滑膜弥漫性肥厚，呈成串黄白色粗大绒毛状，绒毛直径4～10 mm，肥厚以髌上囊为甚，滑膜内含有大量脂肪，脂肪堆积明显，充血明显；中量绒毛状滑膜增生样物覆盖胫骨平台表面和股骨软骨表面；髁间窝大量滑膜增生和少量纤维素样物覆盖，半月板及前交叉韧带和后交叉韧带较完整；股骨软骨退行性改变（图1）。

关节穿刺：WBC 10.977×10^9/L，其余指标均正常。

实验室检查：WBC 7.62×10^9/L，RBC 3.41×10^{12}/L，ESR 54 mm/h，hsCRP 45.20 mg/L，RF＜10.6000 IU/mL，HLA-B27（－）。

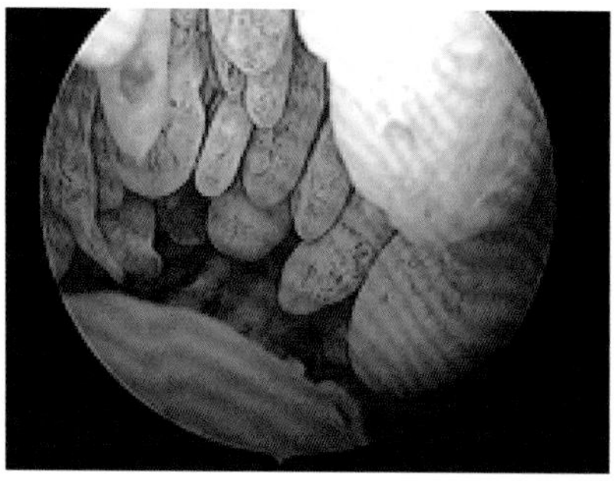

图1　关节镜

影像学资料

右膝关节MRI检查如图2～图13所示。

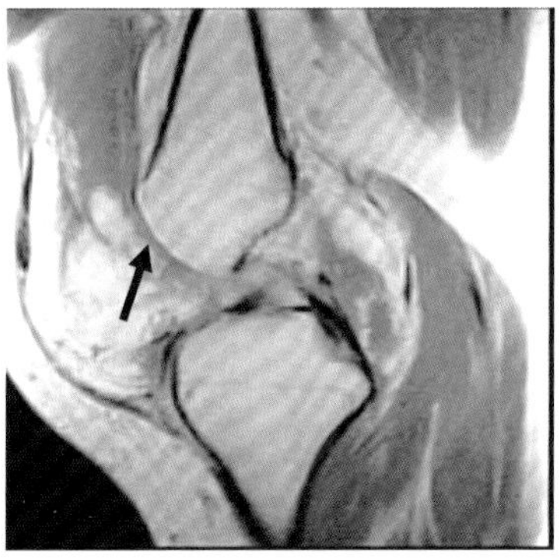

图 2 T_1WI 矢状位

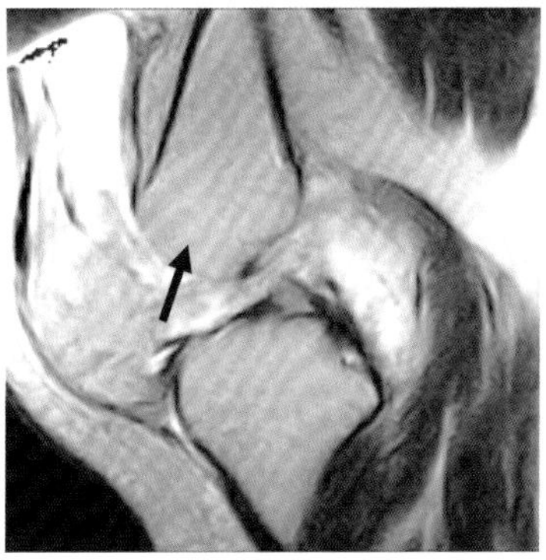

图 3 T_2WI 矢状位

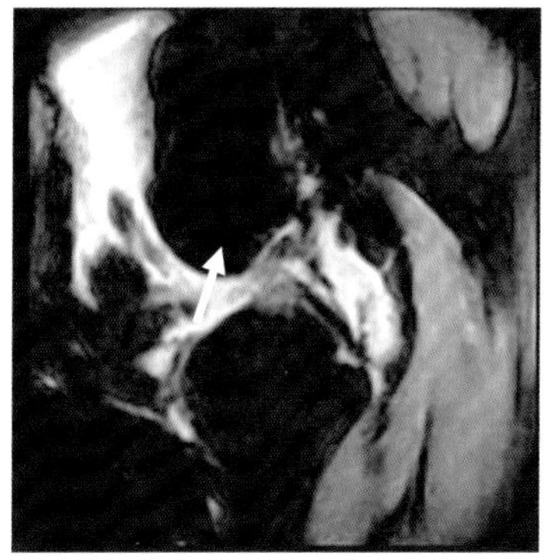

图 4 T_2WI 压脂

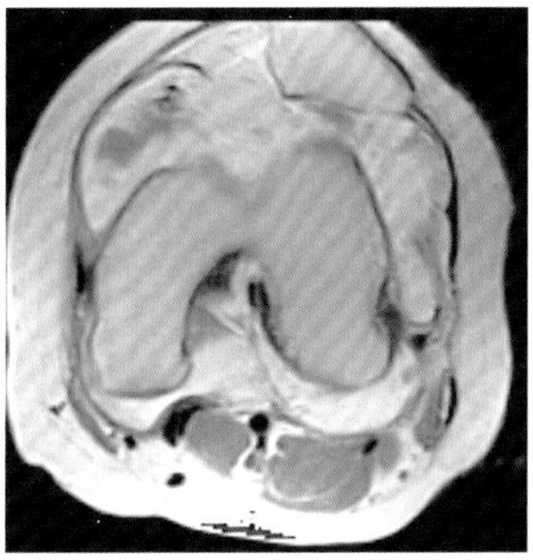

图 5 轴位增强

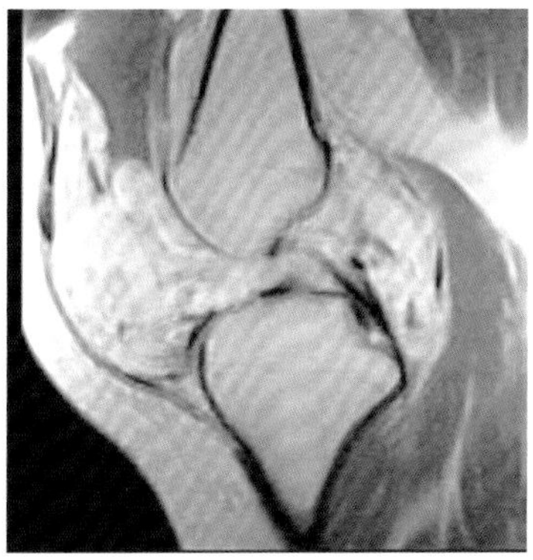

图 6 矢状位增强

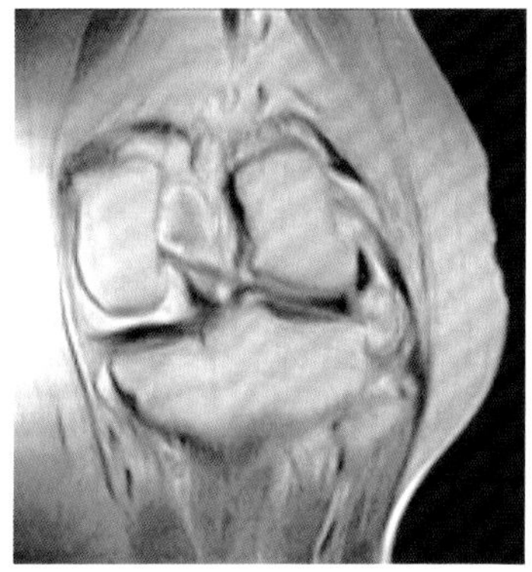

图 7 冠状位增强

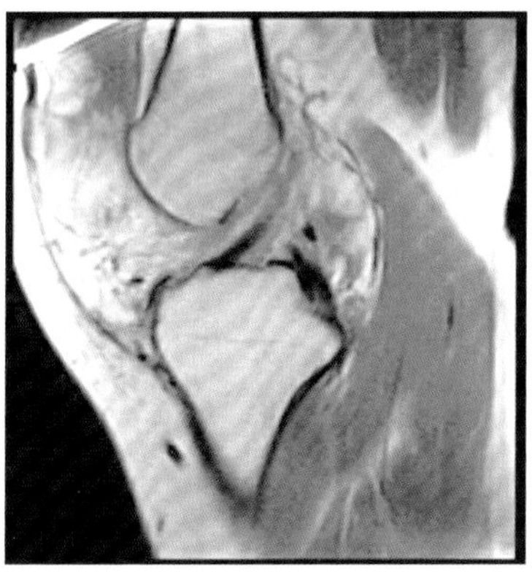

图 8 T_1WI 矢状位

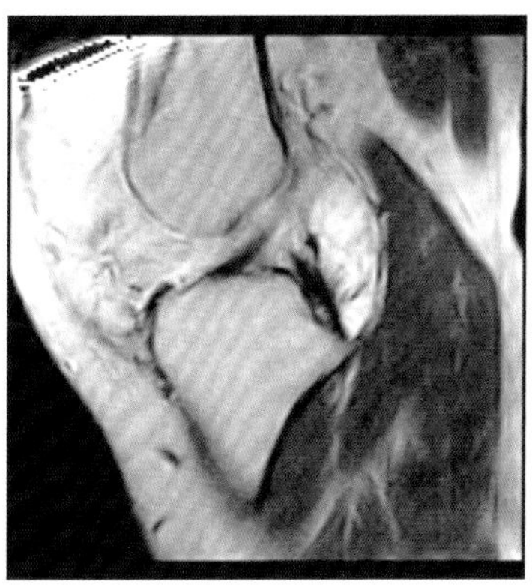

图 9 T_2WI 矢状位

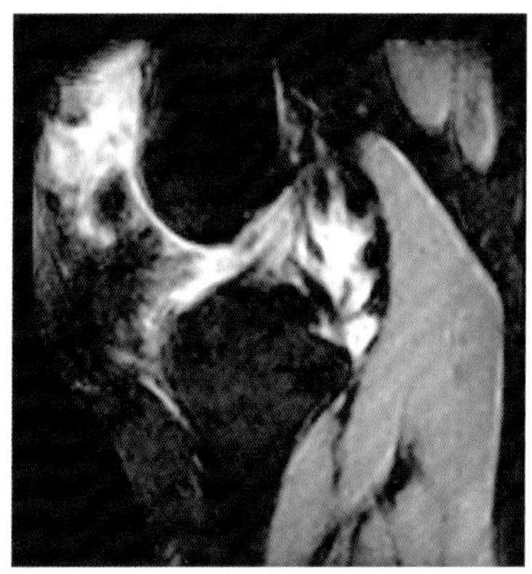

图 10 T_2WI 压脂

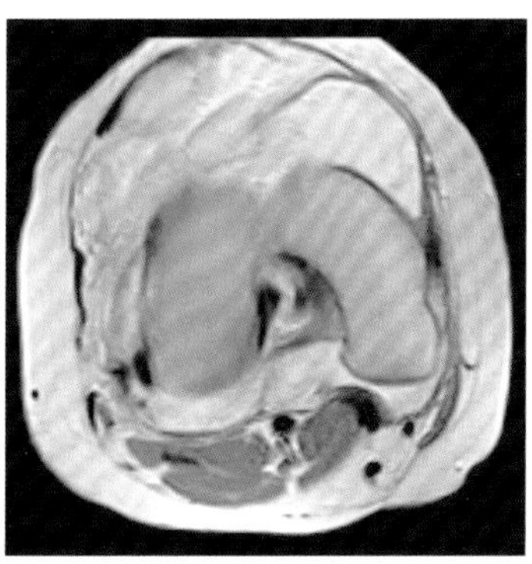

图 11 轴位增强

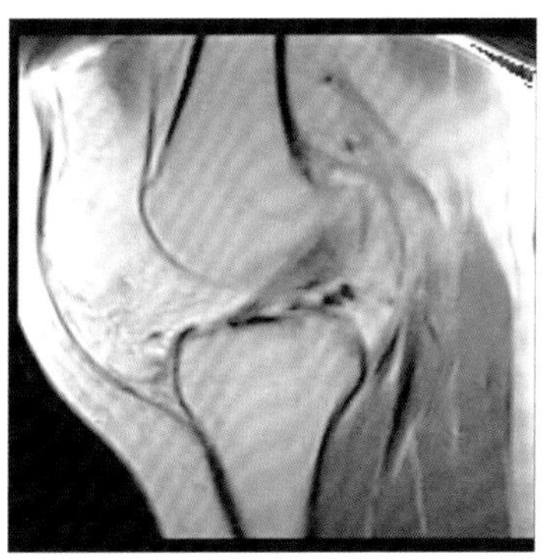

图 12 矢状位增强

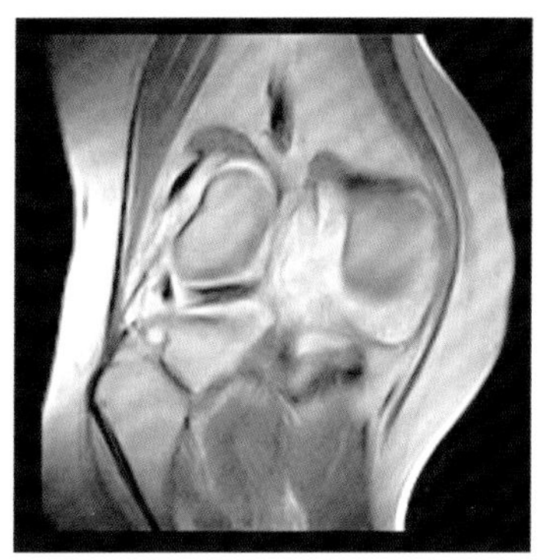

图 13 冠状位增强

定位征象分析

病变位于双膝关节腔和髌下脂肪垫，并累及髌股间隙（图 5、图 11），包绕交叉韧带，内外侧韧带下，关节组成骨、软骨、半月板和韧带信号未见异常，提示病变起源于关节腔滑膜组织。

定性征象分析

1. 基本征象：双膝关节腔内对称性病变，呈脂肪信号，累及整个关节囊，包绕前后叉韧带周围，但韧带边缘清晰，本身结构未见受累；病变表面及关节囊滑膜增生明显，线状明显强化，伴关节中-大量积液。

2. 特征性征象：

（1）脂肪信号：关节腔病变呈弥漫增厚、肥大，累及髌下脂肪垫、叉韧带周围及后方脂肪明显。

（2）增生的脂肪呈多发乳头状和结节状伸入关节腔（图 2～图 4 箭头示）。

（3）关节镜下间囊内“棕榈叶状”病变由股骨下段前部伸向髌上囊内（图 1），该征象为关节镜诊断滑膜脂肪瘤的特征性征象。

综合上述一般征象和特征性定性征象，定性诊断为滑膜脂肪瘤。

综合诊断

女，17 岁。双膝关节对称性病变，关节囊内脂肪弥漫增厚，其表面及关节囊滑膜增生明显，增生的脂肪呈多发乳头状和结节状伸入关节腔；关节镜下特征性的“棕榈叶状”病变伸向关节囊，是诊断滑膜脂肪瘤的特征性表现。

鉴别诊断

1. 关节旁脂肪瘤：主要是判断病变的起源位置。关节旁脂肪瘤起源于关节周围软组织，脂肪肿块有明确边界或包膜结构，且不进入关节腔。临床症状不明显。

2. 类风湿关节炎：关节滑膜明显增生（滑膜血管翳），在 T_2WI 呈稍高和高信号，T_1WI 呈等和稍低信号，明显强化，侵蚀关节软骨和骨性关节面，充填关节腔，包绕韧带，韧带边缘模糊。临床上常常有四肢（如双手指近侧指间关节、腕关节）对称性受累，类风湿因子阳性。

3. 痛风性关节炎：关节滑膜增生伴尿酸结晶或痛风石结节，在 T_2WI 呈稍低和低信号，T_1WI 呈稍低信号，轻中度强化。病变强化程度、关节软骨和骨性关节面都不如类风湿关节炎明显。临床上患者疼痛症状较重，血尿酸明显升高。

4. 色素沉着绒毛结节性滑膜炎：以滑膜增生为主伴含铁血黄素沉着。病变信号表现类似痛风性关节炎，强化和疼痛程度较轻，血尿酸不高。

手术探查

关节镜滑膜清理并病理活检。

病理结果

镜下见滑膜纤维组织增生伴淋巴细胞、中性粒细胞、嗜酸性粒细胞及浆细胞浸润，其下方见成熟的脂肪细胞增生，并富于血管，符合滑膜脂肪瘤（图 14、图 15）。

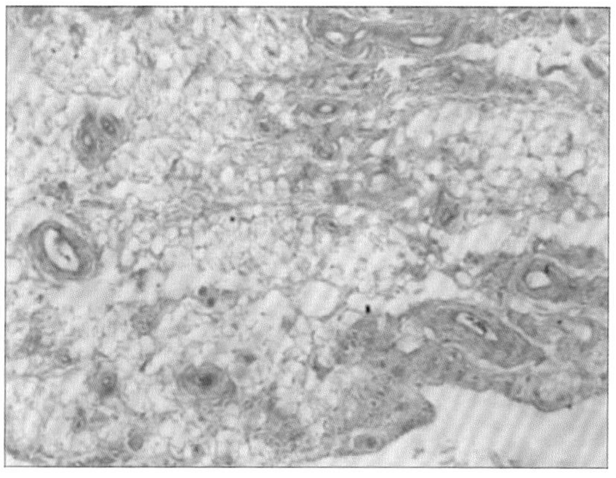

图 14 HE 染色（HE×40）

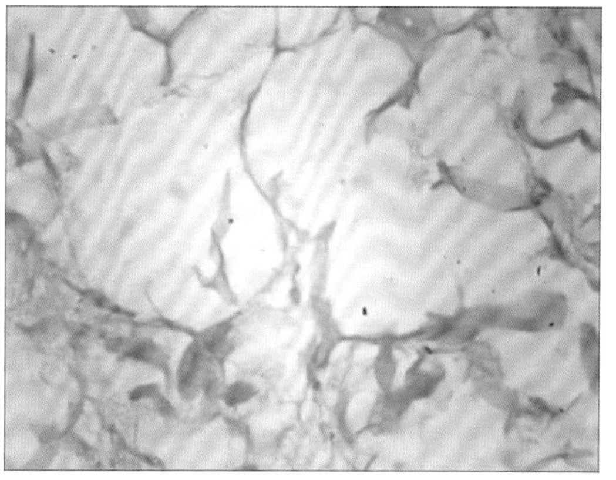

图 15 HE 染色（HE×400）

疾病综述

滑膜脂肪瘤（lipoma arborescens，LA）又称树枝状脂肪瘤，是发生于滑膜下层脂肪组织的良性肿瘤，好发于单侧膝关节，亦可发生于肩关节、距小腿关节、髋关节、腕关节、肘关节等大关节处。发病年龄 19～68 岁不等，女性多于男性。典型 LA 呈“棕榈叶状”由股骨下段前部脂肪伸向髌上囊内，亦可表现为增粗的绒毛状改变。LA 信号主要特征性表现是类似脂肪信号，T_1WI、T_2WI 呈高信号，脂肪抑制序列上病变信号明显减低。由于病灶常常合并较多大量髌上囊积液，因此在 T_1WI 序列上高信号的肿瘤组织与低信号的髌上囊积液形成十分鲜明的对比。LA 虽称脂肪瘤，但并不是真正的肿瘤，其本质是滑膜下增生的脂肪和集积的肿胀绒毛突出物构成。组织学上 LA 不能与其他滑膜下堆积的脂肪鉴别。唯一的不同是在大体标本有叶状的外观和体积大。关节腔内见簇状、树枝状或者丘状的软组织影，软组织影在 T_1WI、T_2WI 序列呈高信号，PDWI、T_1WI 脂肪抑制序列呈低信号，增强扫描软组织可见强化；病变表面及关节囊滑膜增生明显，明显强化，并大量关节积液。推测 LA 与慢性滑膜炎脂肪增生可能是同一个病的不同表现：当病理上表现为滑膜下脂肪增生并呈叶状、树枝状改变，在 MRI 相对应也看到簇状、树枝状的脂肪组织，即诊断为 LA；而病理学上以滑膜增生为主，脂肪增生比较少且散在，无法构成叶状或树枝状改变，MRI 上可见或可不见散在的脂肪组织，即诊断为慢性滑膜炎脂肪增生。LA 梯度回波序列上常可出现线状或环形的化学位移伪影，肿瘤组织虽然含有丰富的毛细血管，但很少发生出血后的含铁血黄素沉积，这可以与色素沉着绒毛结节性滑膜炎相鉴别。

核心提示

本病例的特征性征象是关节囊和关节腔内脂肪组织呈乳头样增生伴滑膜炎，以髌下脂肪垫、交叉韧带周围及后方明显，结合关节镜的特征性表现可确诊。

参考文献

[1] 刘年元，陈友兰，何小鹏，等. 膝关节树枝状脂肪瘤的 MRI 诊断 [J]. 实用放射学杂志，2012，28（8）：1248-

1250.
[2] 陈卫鹏，林海韬，姚沛旭，等. 膝关节树枝状脂肪瘤与慢性滑膜炎脂肪增生的MRI和病理表现 [J]. 磁共振成像，2016，7 (1)：51－61.
[3] 刘仁伟，张玉忠，李豪刚，等. MRI诊断膝关节树枝状脂肪瘤二例 [J]. 影像诊断与介入放射，2015，24 (3)：257－258.
[4] Erol B，Ozyurek S，Guler F，et al. Lipoma arborescens of the knee joint [J]. BMJ Case Rep. 2013，2013 (10)：1447－1449.

〔高明勇　刘健萍　陈　忠〕

4.24 膝部软组织腺泡状软组织肉瘤

临床资料

男，29 岁。发现右大腿下段肿物 4 个月。

右大腿下段前内侧软组织内可见渐进性增大的无痛性肿块，病程 4 个月。

专科检查：右股骨下段软组织区可扪及肿块，质硬，表面光滑，活动度欠佳，无压痛。

辅助检查

彩色多普勒血管图：上述实质回声包块周围可见环状血流信号内部见条状血流信号（图 1）。

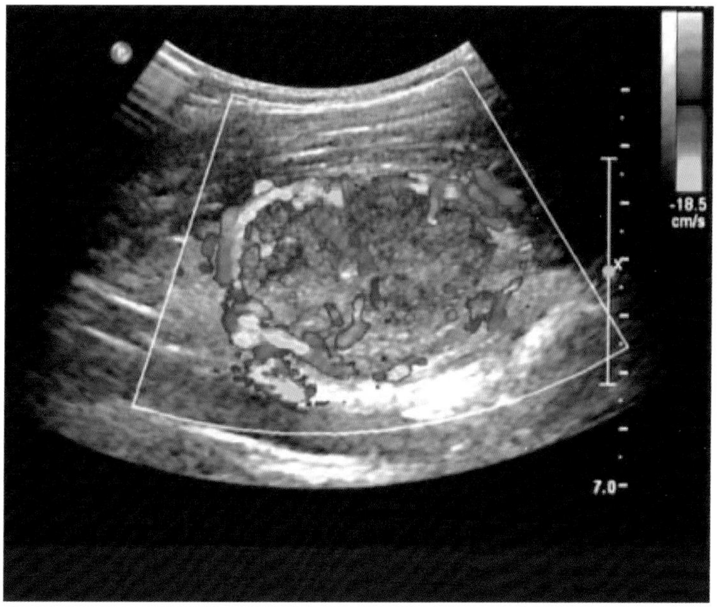

图 1 彩色多普勒血管图

实验室检查：AFP、CEA、CA19-9 肿瘤指标阴性，余无明显异常。

影像学资料

MRI 检查如图 2～图 4 所示。

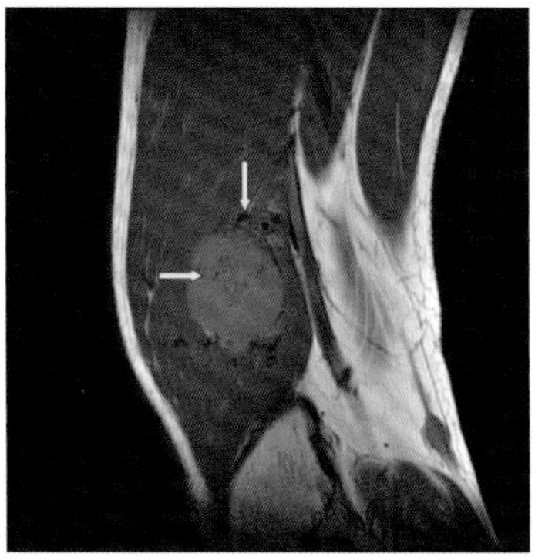

图 2 T_1WI 矢状位

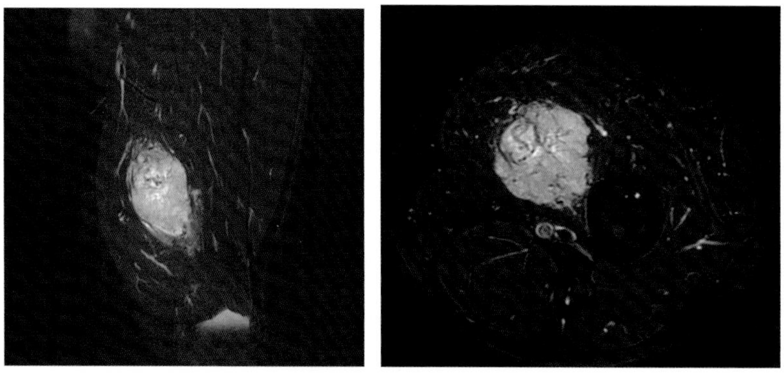

图 3 T_2WI 压脂

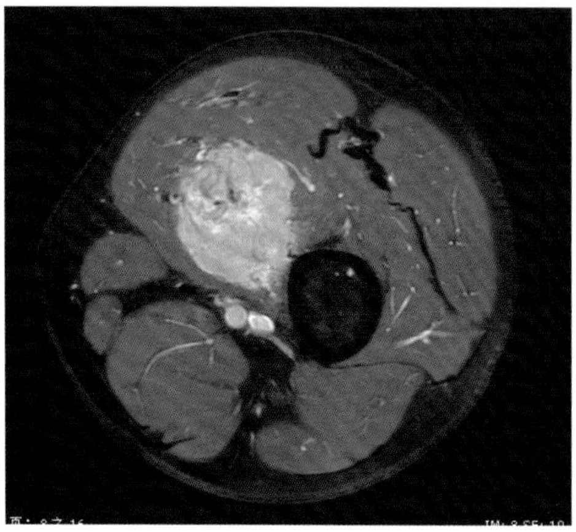

图 4 T_1WI 压脂增强

定位征象分析

肿块中心位于股四头肌群深部位置，生长方式为膨胀式为主，对周围组织、器官浸润主要是以推挤改变，但肿块无明显包膜，对周边组织、血管和淋巴管造成压迫或侵犯。

根据上述征象，肿块定位来源于肌肉组织。

定性征象分析

1. 基本征象：MRI 显示 T_1WI 呈稍高信号（图 2），T_2WI 呈高信号，增强扫描明显强化，多个序列均显示瘤内及瘤周流空血管影，肿块未见明显包膜，可见与周围肌肉组织分界不清。

2. 特征性征象：本病灶是血供非常丰富的肿瘤，肿瘤内及周边存在大量蜿蜒迂曲的血管（图 2 箭头示），在 MRI 上表现为流空信号，这是由于快速的血流通过粗大迂曲的血管所致，而肿瘤血管内血液流动较为缓慢，加上肿瘤组织内存在丰富的血窦，从而造成 T_1WI 图像上与邻近的肌肉对比呈现相对高信号的改变。肿瘤周边部见到明显的血管浸润，肿瘤边缘出现扩张的静脉，是腺泡状软组织肉瘤较特征性的定性征象。

综合上述一般征象和较特征性定性征象，定性诊断为腺泡状软组织肉瘤（ASPS）。

综合诊断

男，29 岁。右大腿下段前内侧软组织内渐进性增大的无痛性肿块，病程 4 个月。MRI 显示病灶血供非常丰富的肿瘤，发生在深部位置，对周围组织浸润主要是以推挤改变，但肿块无明显包膜，多个序列均显示瘤内及瘤周流空血管影，肿瘤周边部见到明显的血管浸润，肿瘤边缘出现扩张的静脉，T_1WI呈相对周围肌肉的高信号。综合上述资料，诊断为腺泡状软组织肉瘤可能性大。

鉴别诊断

1. 透明细胞肉瘤：好发于青壮年四肢远端，尤其是足及踝部，可能来源于可生成黑色素的神经嵴细胞，因而 MRI 可呈现 T_1WI 高信号；但其信号多较均匀，瘤内坏死、邻近骨质破坏、瘤内及瘤周流空血管影少见。

2. 滑膜肉瘤：多发于青壮年，好发于四肢深部，尤其膝关节最多见。X 线表现肿瘤内部常见点状小钙化灶，1/3～1/2 的病例中出现。MRI 表现 T_1WI 多为等信号，T_2WI 上表现为稍高信号，肿瘤内部出现出血、坏死、钙化的情况可使得信号不明显均匀，但其内部无明显流空血管，滑膜肉瘤体积较大时囊变更为显著。

3. 纤维肉瘤：好发于中老年人，CT 表现为等或稍低密度的肿块，MRI 根据其癌细胞分化情况表现各异。其分化较为成熟部分在 T_1WI 和 T_2WI 均为等信号，不成熟部分则为 T_1WI 低信号、T_2WI 为高信号。

手术探查

B 超下定位穿刺，与周边正常组织相比病灶呈低回声区，形状不规则，没有可辨认的边界、透声性增强，有侧方声影，向周围组织呈浸润性生长，穿刺物灰红或灰黄，质嫩，内部存在囊变。

病理结果

1. 镜下所见：（右膝肿物）肿瘤细胞呈巢状，假腺泡样结构，胞质丰富，嗜酸，核空泡状，核仁清晰，部分可见多核巨细胞及坏死（图 5）。

2. 免疫组织化学：大部分病灶瘤细胞 Vim，MyoD1 胞质阳性，部分病灶 PAS 染色显示细胞阳性。部分 CD34 染色显示细胞巢之间血管内皮细胞阳性染色（图 6）。

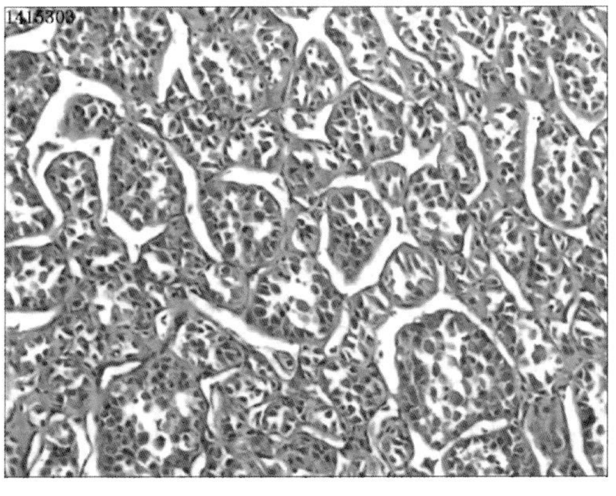

图 5 HE 染色（HE×100）

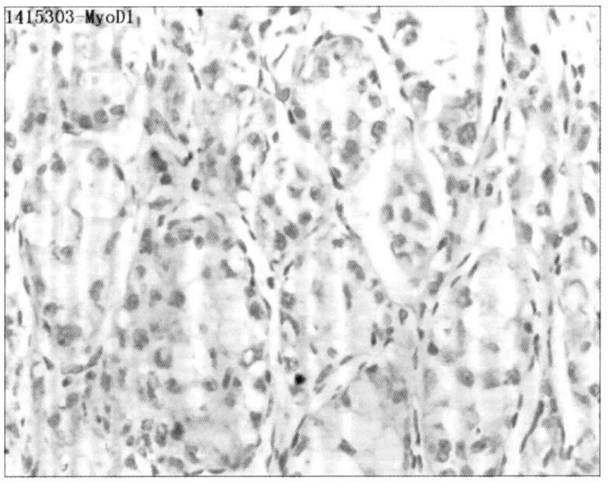

图 6 免疫组织化学染色（HE×200）

结合 HE 形态和免疫组织化学结果，符合（右膝关节）腺泡状软组织肉瘤。

疾病综述

腺泡状软组织肉瘤（alveolar soft part sarcoma，ASPS）本质上属于软组织来源恶性肿瘤，因而具有一般软组织恶性肿瘤的共同特征，ASPS常发生在深部位置，并呈进行性无痛性增大，所以发现时一般体积较大。ASPS的生长方式为膨胀式为主，早期对周围组织、器官浸润主要是推挤改变，但肿块无明显包膜，所以当肿块生长体积较大时，对周边组织、血管和淋巴管造成压迫或侵犯。ASPS的影像学表现具有一定特征性但缺乏特异性，T_2WI上肿瘤呈明显高信号，当肿瘤组织内出现出血、坏死、瘢痕形成时，信号可以不均匀，DWI图像上水分子弥散明显受限，类似血管瘤样的高信号，T_1WI表现为稍高信号，伴瘤体内、外血管流空，增强后显著且持续强化。但确诊仍需组织病理学检查。

核心提示

认识本病例T_1WI为稍高/高信号、瘤内及瘤周流空信号影（图2），强化明显，对于我们认识腺泡状软组织肉瘤有重要价值。

参考文献

[1] 陈晓东，韩安家，赖日权，等. 解读WHO（2013）软组织肿瘤分类的变化［J］. 诊断病理学杂志，2013，20（11）：730-733.

[2] Cho YJ，Kim JY. Alveolar soft part sarcoma：clinical presentation，treatment and outcome in a series of 19 patients［J］. Clin Orthop Surg，2014，6（1）：80-86.

[3] 周建功，马小龙，汪建华，等. 腺泡状软组织肉瘤的影像学特征与病理对照［J］. 中华放射学杂志，2013，47（2）：162-165.

[4] 张灵艳，李绍林，魏清柱，等. 四肢腺泡状软组织肉瘤影像学表现与病理组织学研究［J］. 临床放射学杂志，2014，33（9）：1404-1407.

[5] Sood S，Baheti AD，Shinagare AB，et al. Imaging features of primary and metastatic alveolar soft part sarcoma：single institute experience in 25 patients［J］. Br J Radiol，2014，87（1036）：20130719.

〔杜中立　任　旸　陈　忠〕

4.25 隆突性皮肤纤维肉瘤

临床资料

女，34岁。既往有“精神分裂症”病史，长期口服药物治疗。家属于1周前发现患者右小腿一肿物，无右下肢活动障碍，遂来我院门诊就诊，我院门诊彩超提示：右小腿皮下实性肿块伴钙化（性质待定），建议进一步检查。

专科检查：右小腿上端后外侧可触及一肿块，约10 cm×5 cm，边界尚清，质韧，活动一般，局部轻压痛，四肢活动自如，肌力、肌张力正常，双下肢无水肿，浅感觉正常。

辅助检查

AFP、CEA、CA19-9肿瘤指标阴性，余无明显异常。

影像学资料

MRI检查如图1～图7所示。

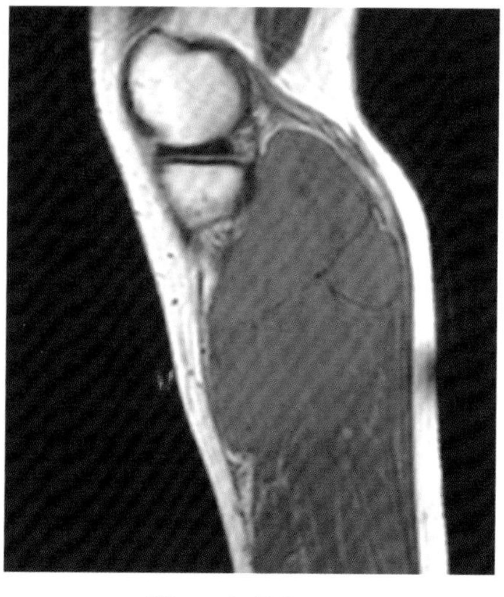

图1 矢状位 T_1WI

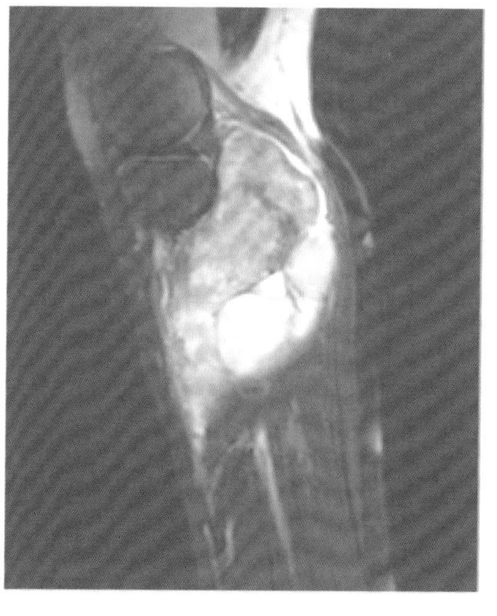

图2 T_2 压脂像扫描

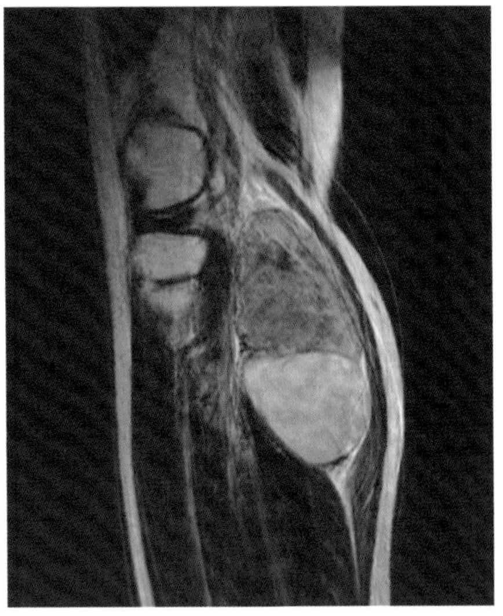

图 3　冠状位 T_2WI

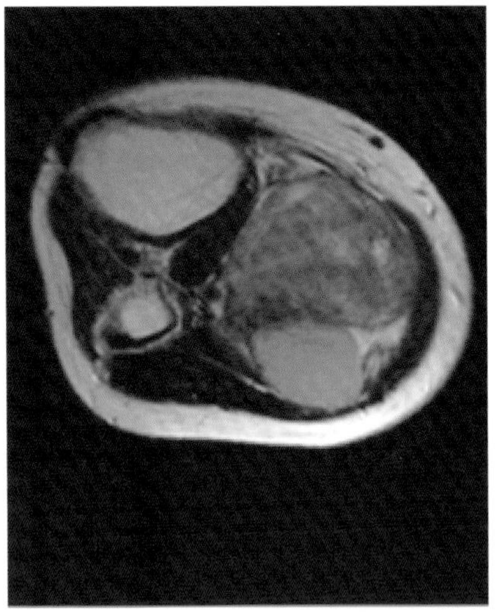

图 4　横断位 T_2WI

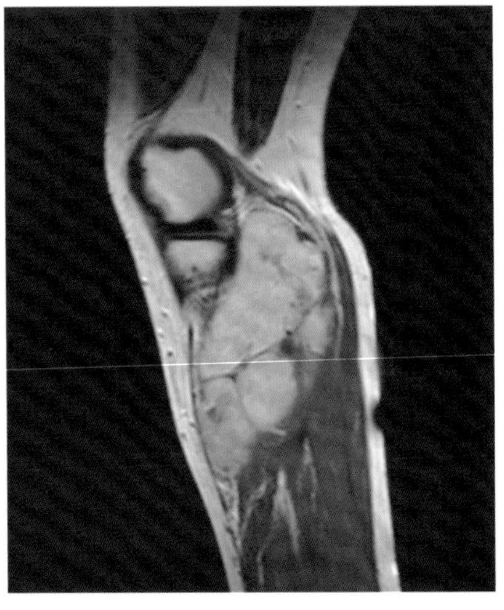

图 5　矢状位 T_1 增强

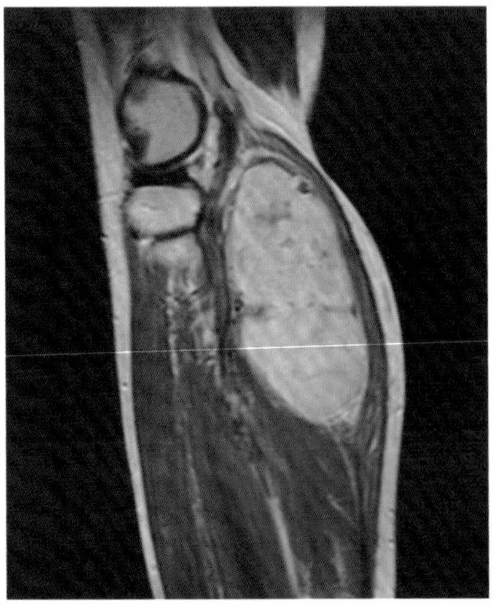

图 6　冠状位 T_1 增强

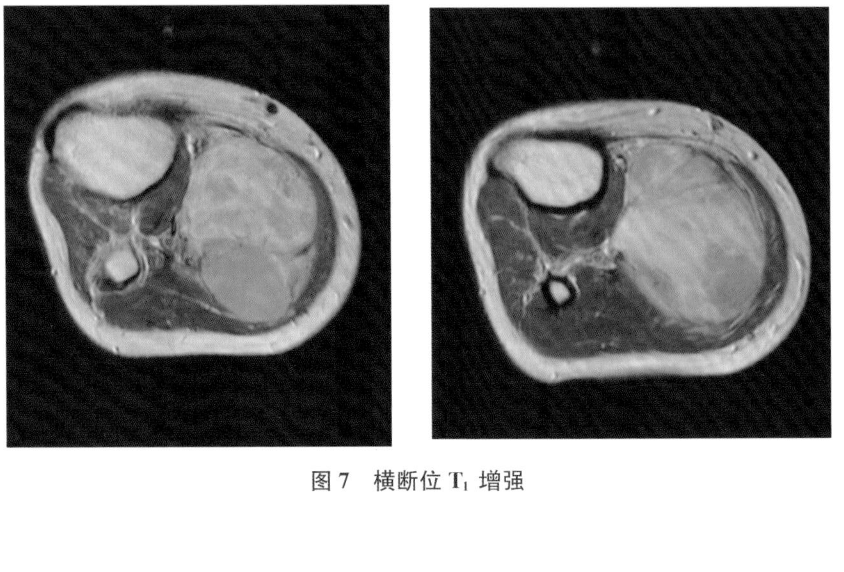

图 7　横断位 T_1 增强

定位征象分析

肿块位于右侧小腿内后方软组织，肿块可见包膜，并与各肌肉的分界清楚，特征性定位征象有：

1. 病灶局部与真皮层关系紧密，T_1WI 增强序列（图 8、图 9 箭头示）示其上缘与皮肤紧贴，局部皮肤增厚，分界不清。

2. 邻近胫骨骨质结构完整，未见骨质破坏，可排除骨性来源肿瘤。

3. 病灶有包膜，大部分包膜完整，邻近肌肉组织推压移位。

综合上述征象，右小腿肿块定位诊断来源于右侧小腿真皮深层或皮下组织，需要与肌肉软组织或血管、神经来源鉴别。

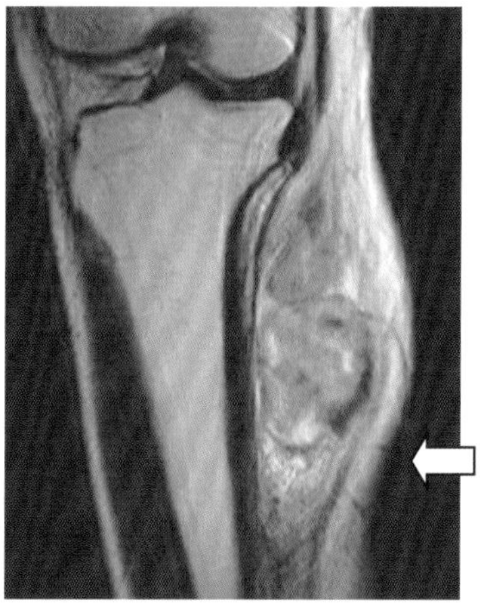

图 8 矢状位增强

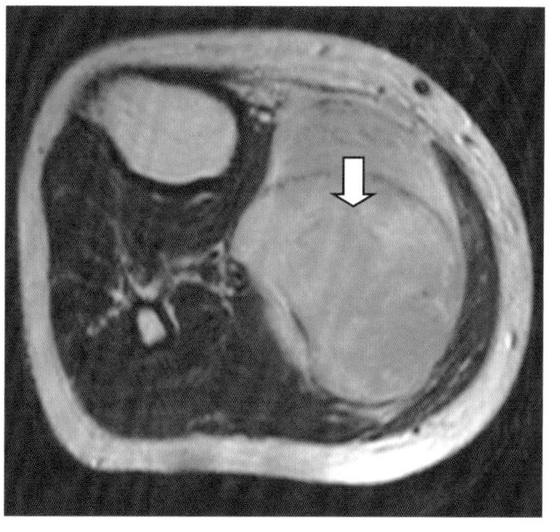

图 9 轴位增强

定性征象分析

1. 基本征象：肿块呈多结节分叶状，大部分边界清楚，局部与皮肤分界不清，增强扫描肿块有持续明显强化。

2. 特征性征象：

（1）MRI T_1WI 病灶多呈等或略低信号，信号较均匀，内见分隔；T_2WI 病灶呈高信号，信号不均匀，伴小片状、条索状稍短 T_2 及小斑片状稍长 T_2 信号，稍短 T_2 信号考虑为纤维组织，而长 T_2 信号为肿瘤内囊液变区或坏死区。T_2WI 病灶内条索状、斑片状低信号在 MRI 表现具有一定特征性，可高度提示其纤维细胞来源可能。

（2）MRI 增强扫描病灶呈明显不均匀强化，内见条索状、斑片状的低信号区，应与肿瘤间质内大量胶原纤维或致密结缔组织有关。

（3）病灶呈多结节分叶状表现，即"多结节征"，结节与结节间既有分界不清的融合征象，也有分界清晰的边缘。

综合上述一般征象和较特征性定性征象，定性诊断为皮肤纤维肉瘤。

综合诊断

女，34 岁。右小腿包块，边界尚清，质韧，活动一般，局部轻压痛，四肢活动自如，肌力、肌张力正常，实验室检查各项肿瘤指标正常。根据 MRI 平扫和增强扫描特征性定位、定性征象，诊断为隆突性皮肤纤维肉瘤。

鉴别诊断

1. 恶性纤维组织细胞瘤：是一种由纤维组织细胞组成的、具有纤维细胞能力的恶性肿瘤。中老年人最为常见，发生于四肢深部软组织，腹膜后和骨骼中。肿瘤多数边界清晰，但不规则，向周围浸润生长。肿瘤内常有坏死、囊变，钙化少见。

2. 神经源性肿瘤：包括神经鞘瘤和神经纤维瘤，与周围神经关系密切，多为沿神经走向梭形生长边界清楚的肿块，触诊瘤体左右移动，上下较固定，神经鞘瘤囊变多见，增强扫描不均匀强化。

3. 血管瘤：多发于四肢肌肉的无痛性软组织肿块，T_2WI 明显高信号，增强扫描明显不均匀强化，“蚯蚓”状流空血管及静脉石是其较特征性的表现。

手术探查

取右小腿肿物部切口，长约 13 cm，依次切开皮肤、皮下、深筋膜，剥开内侧腓肠肌，暴露肿物，见肿物包膜完整，与周围组织分界清晰，肿物见少许血肿，分离肿物包膜，见肿物前侧与胫后神经明显粘连，胫后神经呈散状与肿物粘连，仔细分离，切除肿物，肿物大小约 2 cm×3 cm×12 cm，大量盐水冲洗切口，彻底止血，依次缝合，放置切口胶片引流。伤口包扎。切开肿物，部分组织呈灰白色鱼肉状，切除物送病理检查。

病理结果

1. 大体所见：肿物大小约 10 cm×7 cm×5 cm，切面灰白，滑嫩，取材制片。

2. 镜下所见：送检（右小腿）肿物，肿瘤质中呈席纹状、栅栏状或旋涡状排列，瘤细胞呈梭形，大小相对一致，细胞核较肥胖，可见少量核分裂象（图 10、图 11）。

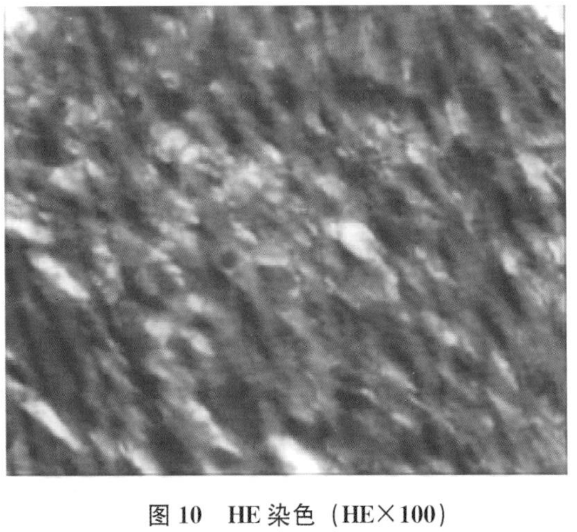

图 10 HE 染色（HE×100）

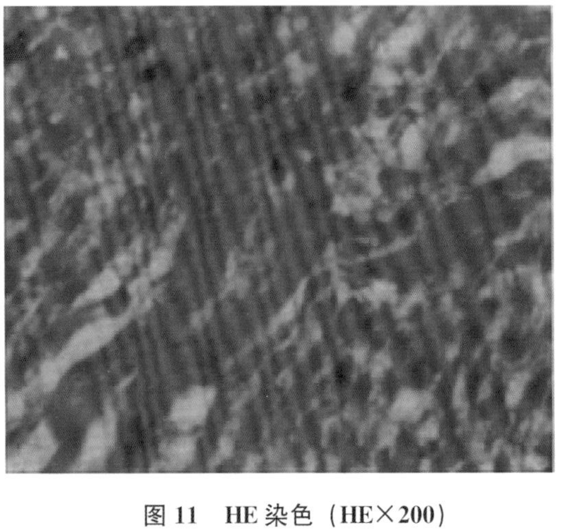

图 11 HE 染色（HE×200）

3. 免疫组织化学：Vim（+），SMA（−），S-100（−），HMB45（−），CD34（+），CD68（−），Bcl-2（+），Des（−），CK19（−），CK7（−），Ki67 5%（+），Myoglobin（−）。

结合 HE 形态和免疫组织化学结果，符合隆突性皮肤纤维肉瘤（中间型）。

疾病综述

隆突性皮肤纤维肉瘤（dermatofibrosarcoma protuberan，DFSP）是一种少见的低度恶性皮肤肿瘤。DFSP好发于真皮和皮下，典型的DFSP多表现为皮肤浅层的结节状肿块，一般能够早发现、治疗，所以影像学报道比较少。但DFSP术前容易发生误诊，尤其是肿瘤较大，位置较深，向深部组织侵犯或表现不典型者。

WHO将DFSP归类为中间型纤维组织细胞肿瘤，分为经典型、黏液型、纤维肉瘤型、黑色素型、巨细胞纤维母细胞瘤样型、萎缩型、混合型等多个亚型。DFSP多见于成人，20～50岁为发病高峰年龄，可发生于身体的任何部位，最常见的发病部位是躯干，占50%～60%，其次为四肢近端和头颈部；肿瘤生长缓慢，开始时呈斑点状，多呈棕红色或浅蓝色，后发展成结节状肿物，表现为皮肤及皮下脂肪层的软组织肿块，多呈类圆形或椭圆形，与皮肤关系密切，突出于体表，边界多清晰，病灶可持续数年或数十年，也可逐渐出现疼痛或突然增大，并向深层生长，侵犯肌肉及浅筋膜。DFSP具有较高的局部复发率，侵润生长能力低，极少发生远处转移，肺为常见远处转移部位。

总之，DFSP常表现为无痛缓慢生长的表浅肿瘤，多位于青壮年的躯干、四肢近端，影像学表现与皮肤关系密切，如外生性多结节聚集则有利于诊断，但最终确诊需依靠病理学检查。

核心提示

DFSP的影像学特征包括肿块内部多结节征、肿块表面子结节突起征、肿块凸向体表外的“悬吊征”，肿块向周边脂肪层内浸润生长的“树芽征”，具有特征性的提示诊断意义。

参考文献

[1] 周俊芬，闫卫鹏，王明伟，等．隆突性皮肤纤维肉瘤的CT/MR表现［J］．临床放射学杂志，2015，34（11）：1800-1802.

[2] 徐敏涛，鲍国峰，谢起伟，等．隆突性皮肤纤维肉瘤的MRI诊断价值研究［J］．临床放射学杂志，2016，35（9）：1419-1421.

[3] 李家才，梁金文，邝佩红．隆突性皮肤纤维肉瘤影像学表现［J］．中国介入影像与治疗学，2016，13（7）：430-433.

[4] Millare GG，Guha-Thakurta N，Sturgis EM，etal. Imaging findings of head and neck dermatofibrosarcoma protuberans. American Society of Neuroradiology，2014，48（5）：399-402.

〔陈任政　姚正信　陈　忠〕

4.26 胫骨神经鞘瘤

临床资料

女，36 岁。无明显诱因发现左小腿肿物，当时无明显压痛，由于当时怀孕，未做其他检查及治疗。专科检查：左小腿近腘窝处扪及一肿物，局部无红、肿、热、痛，轻压痛。

辅助检查

超声检查：考虑可疑神经源性肿瘤。
实验室检查：未见明显异常。

影像学资料

DR、MRI 检查如图 1～图 6 所示。

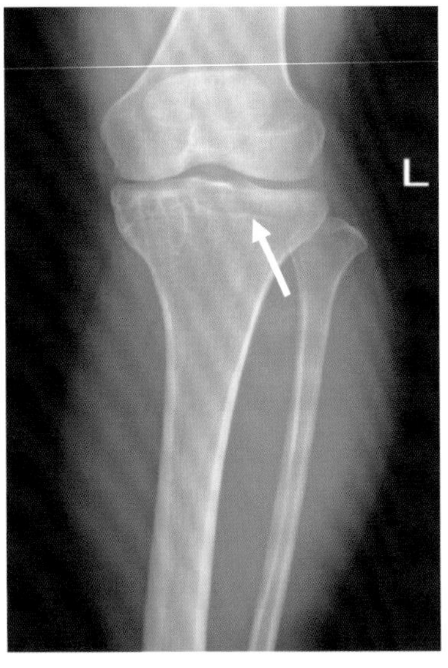

图 1　膝关节正位片

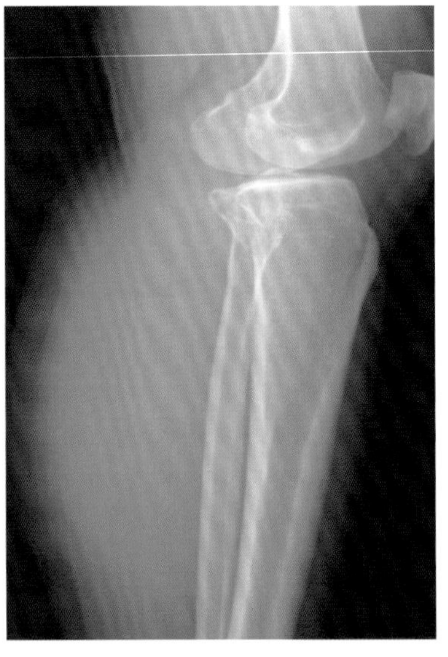

图 2　膝关节侧位片

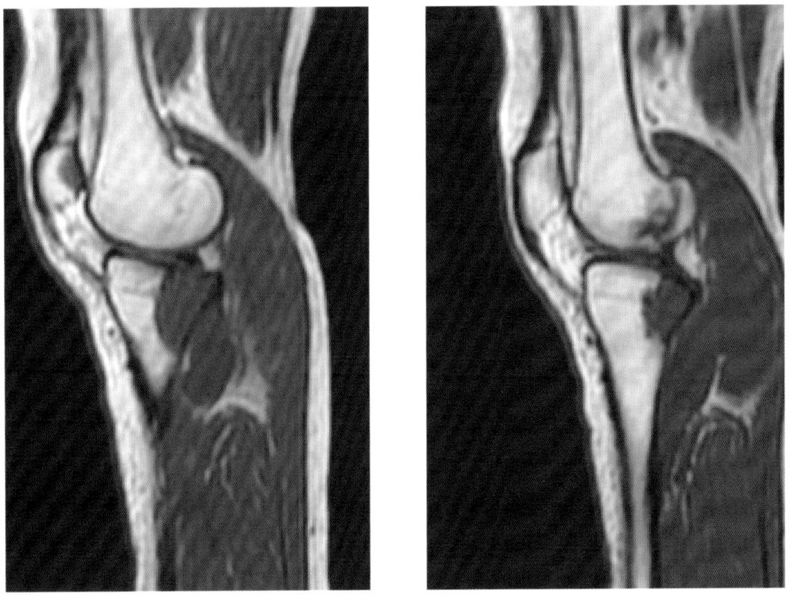

图 3 矢状位 T_1WI

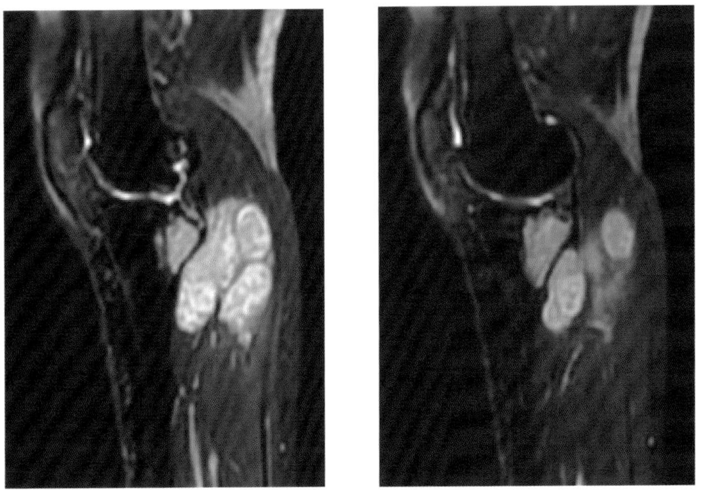

图 4 矢状位 T_2WI 压脂

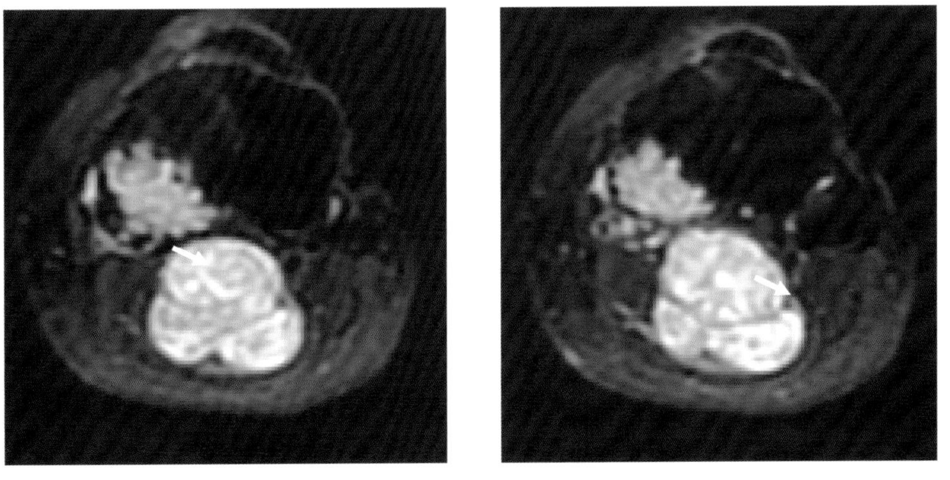

图 5 轴位 T_2WI 压脂

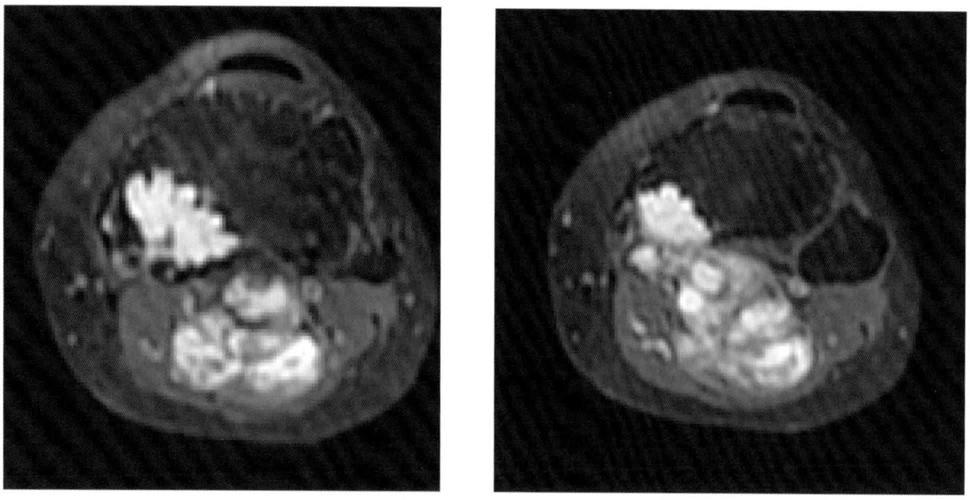

图 6 轴位 T_1WI 压脂增强

定位征象分析

肿块位于胫骨平台内后缘及腓肠肌间隙内。DR 片示（图 1、图 2）：胫骨平台内后部见一囊状透亮区，呈偏心膨胀性生长，向后方膨胀为主，其内可见骨嵴与骨性分隔形成，病灶边界较清，骨皮质变薄，后缘骨皮质不连续，缺口较细小，未见骨膜反应。MRI 示（图 3～图 6）：胫骨平台内后部见不规则骨质破坏，大部分边缘清晰，有扇贝状硬化边，部分骨皮质被突破，向后形成软组织肿块（图 5 箭头示），软组织肿物边缘清晰，病灶周围未见水肿带。

定性征象分析

1. 基本征象：

（1）DR 片表现：境界清楚的多囊状透亮区，为偏心性生长，骨皮质膨胀，见骨嵴与骨性分隔，骨皮质不连续，无骨膜反应。

（2）MRI 表现：T_1WI 呈均匀等信号，脂肪抑制 T_2WI 呈欠均匀等稍高信号，胫骨后缘皮质不整，病灶呈膨胀性向后突出，境界清，病灶周围骨质及软组织未见明显异常信号，增强后呈不均匀明显强化。

2. 特征性征象：骨内单发病灶表现为边界清晰溶骨性破坏，具有轻度膨胀样改变，周围可见明显硬化缘，内见骨性分隔与骨嵴，无骨膜反应（图 1 箭头示，图 2），有明显软组织肿块影，肿块后缘虽压迫邻近肌肉及韧带，但与其分界清晰，提示肿瘤非浸润性生长，符合良性肿瘤生物学特点（图 5 箭头示）。

综合上述征象，考虑为神经源性肿瘤。

综合诊断

女，36 岁。无意发现左小腿肿物，局部无红肿热痛，轻压痛。DR 片和 MRI 示：胫骨平台内后部及腓肠肌间隙内实性肿块，无坏死囊变，骨质略呈膨胀性破坏，有硬化边，内见骨性分隔与骨嵴，增强后不均匀明显强化。综合上述资料，考虑骨组织来源的良性肿块突破骨质形成软组织肿块，以神经源性肿瘤可能性大。

鉴别诊断

1. 骨巨细胞瘤：多发生于长骨骨端，呈偏心膨胀性改变，易横向发展，周围硬化环少见。

2. 动脉瘤样骨囊肿：好发于30岁以下患者，长骨近骨端的骨干部。临床表现为疼痛，部分可闻及血管杂音，影像表现为膨胀性、多房性骨质破坏，伴硬化边，可见液-液平面。

3. 骨纤维结构不良：病变位于髓腔内，呈膨胀性溶骨性骨质破坏，髓腔呈毛玻璃样改变或伴有部分囊状改变，可伴有不规则钙化。

4. 单纯性囊肿：多为单房中心性生长，骨皮质变薄、膨胀，无硬化边，囊内无钙化灶。

手术探查

以标准腘窝肿物为中心，切开皮肤、皮下软组织，钝性分离腓肠肌、比目鱼肌，见一大小约为6 cm×5 cm×5 cm肿物，另可见两处大小约1 cm×1 cm×1 cm肿物，边界清楚，实性质硬，表面淡黄色，肿物见蒂与筋膜组织相连。

病理结果

1. 镜下所见：(胫骨肿瘤) 细胞由密集区 (Antoni A) 和细胞疏松区 (Antoni B) 两种结构组成，Antoni A区肿瘤细胞为长梭形，细胞密集，胞界不清楚，胞质浅染色，核呈不规则扭曲状或波浪状，瘤细胞排列呈栅栏状或形成Verocay小体；Antoni B区瘤细胞排列稀疏，杂乱分布在黏液核间质中，间质内血管丰富，血管壁有增厚和透明变性 (图7)。

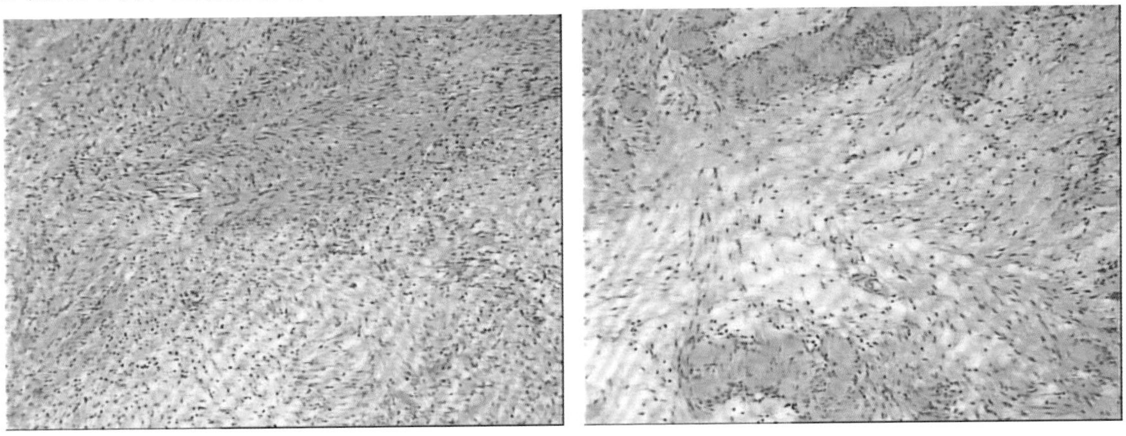

图7 HE染色 (HE×100)

2. 免疫组织化学：S-100 (+)，SMA (−)，Desmin (−)，CD34部分 (+)，CK (−)。

结合HE形态和免疫组织化学结果，符合 (右胫骨) 神经鞘瘤。

疾病综述

神经鞘瘤多发生于中枢及周围神经系统，而发生于骨组织的神经鞘瘤极为罕见，仅占原发性骨肿瘤的0.25%。好发于下颌骨、骶尾骨，长骨发病多位于骨干，以20～40岁多见，常为单发，其发生率与性别及种族无明显相关性。临床表现可因患病部位的不同而各异，肿瘤较小时可无明显症状，较大突破骨皮质时可引起相应部位的酸胀、疼痛。

1. 影像学表现：骨内神经鞘瘤根据发生部位不同分为髓腔型和周围型。前者起源于髓腔，多呈偏心性生长；后者起源于骨营养管入口处，生长较大可侵入骨髓腔。两者均可表现为圆形或类圆形溶骨性骨质破坏区，呈单房或多房，边缘有硬化环，内见骨性分隔与骨嵴，肿瘤较大时可突破骨皮质，在周围软组织内形成肿物，可引起病理性骨折，但多无骨膜反应，亦无钙化灶。

2. MRI 表现：T_1WI 低信号或中等信号，T_2WI 呈不均匀高信号，可有液化坏死或囊变，境界清晰，突破骨皮质者可压迫周围软组织。MRI 能够清晰显示病灶范围及其与毗邻组织的关系，表现为压迫邻近肌肉及韧带，但与其分界清晰，提示肿瘤非浸润性生长，符合良性肿瘤生物学特点。

核心提示

影像学检查示骨内溶骨性破坏，内见骨性分隔与骨嵴，邻近硬化边明显，部分可呈扇贝状硬化，无骨膜反应，部分骨皮质断裂，病灶膨胀性突出形成软组织肿块，软组织肿块表现为非浸润性生长，应高度怀疑骨内神经鞘瘤可能。

参考文献

[1] 庞建鑫，汪秀玲. 左胫骨骨神经鞘瘤一例 [J]. 临床放射学杂志，2014，33 (1)：154.
[2] 仲云涛，张士文，强少文，等. 左腓骨下段骨神经鞘瘤一例 [J]. 现代医用影像学，2014，23 (4)：450-451.
[3] 宋扬. 左胫骨骨神经鞘瘤一例 [J]. 中国临床医学影像杂志，2002，13 (6)：453.
[4] 徐鹏，吕璐璐，徐凯，等. 左胫骨骨神经鞘瘤一例 [J]. 中国临床医学影像杂志，2013，24 (5)：380.
[5] 吴朋，王振忠，李勇，等. 骨内神经鞘瘤的影像学表现特点及病理分析 [J]. 山西医科大学学报，2016，47 (3)：285-288.

〔刘金丰　肖梦强　陈　忠〕

4.27 韧带样纤维瘤病

临床资料

女，49 岁。发现左小腿肿物 20 年。

20 年前始发现左小腿无痛性肿块，约鸡蛋大小，逐渐增大。无下肢麻木感，无行走困难，无畏寒发热。

专科检查：左小腿见一肿物，大小约 12 cm×8 cm，活动度差，质硬，局部无压痛，皮温不高，无红、肿、热、痛。左足各趾轻度麻木，屈伸功能正常。

辅助检查

超声检查：左侧小腿内侧皮下探及一混合性实性包块，大小约 8 cm×3.7 cm，边界尚清，似有完整包膜，内回声不均匀，可见强回声团（图 1）。

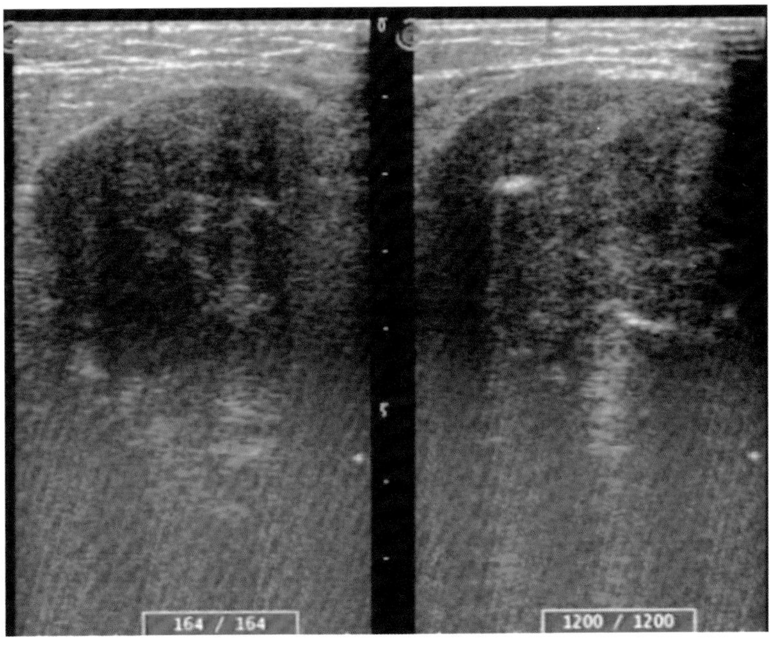

图 1 左小腿肿物声像图

实验室检查：血常规、尿常规及 AFP、CEA、CA-199 肿瘤标志物未见增高。

影像学资料

CT、MRI 检查如图 2～图 8 所示。

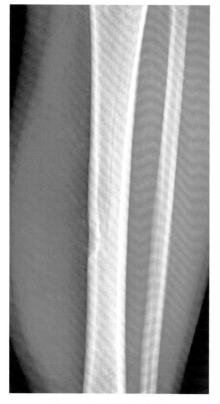

图 2　左胫腓骨正位片

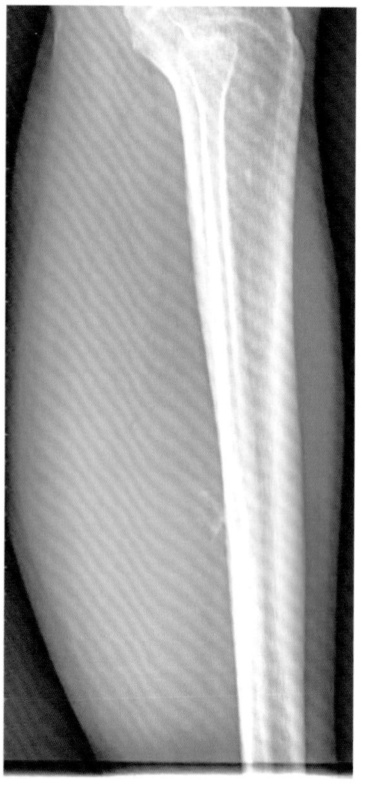

图 3　左胫腓骨侧位片

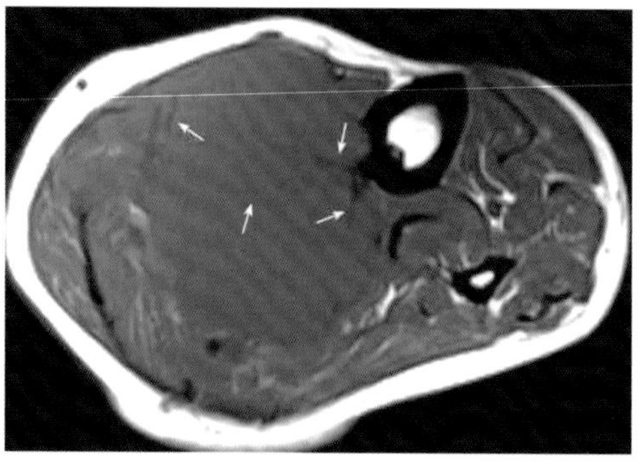

图 4　T_1WI 轴位

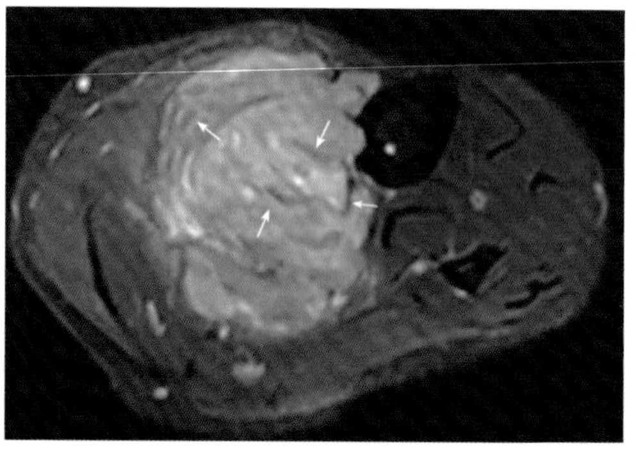

图 5　同层面 T_2WI 压脂

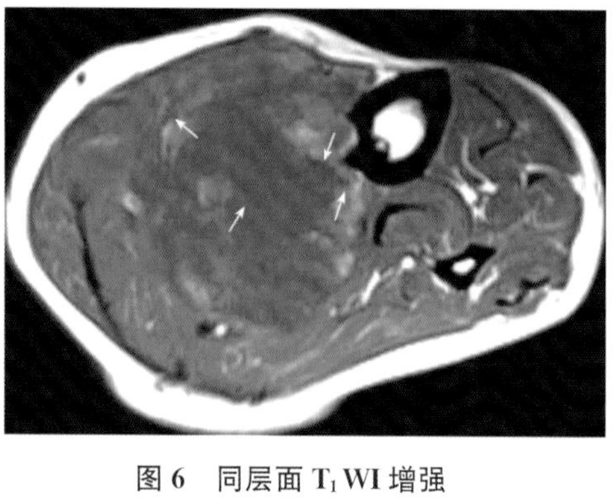

图 6　同层面 T_1WI 增强

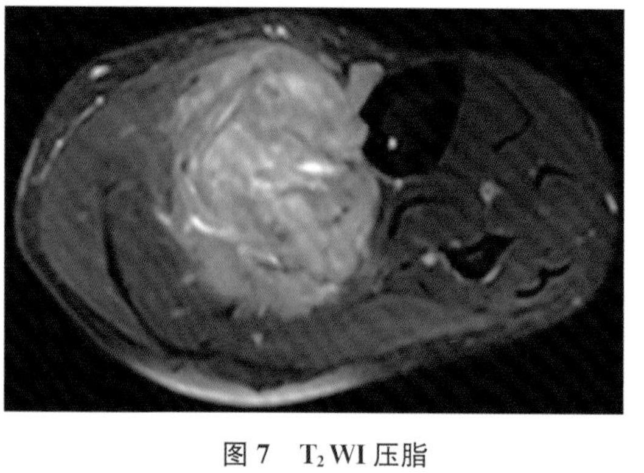

图 7　T_2WI 压脂

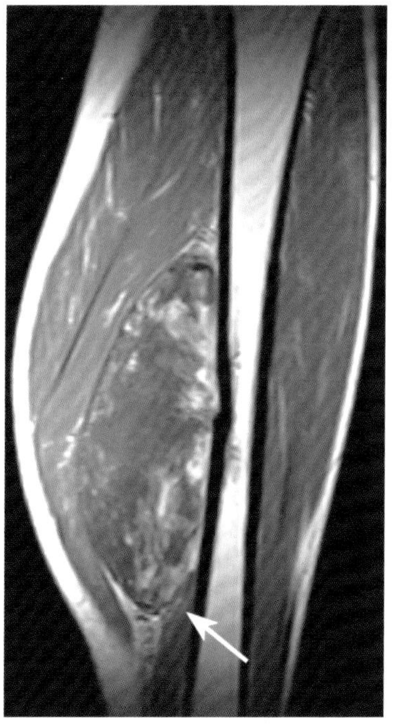

图 8 冠状位 T_1WI 增强

定位征象分析

1. 基本征象：图 2 及图 3 X 线平片显示左胫骨中段内侧骨皮质可见“穿凿样”骨质破坏，未累及骨髓腔，其内后侧见软组织肿块影，软组织肿块靠近骨质破坏区见片絮状钙化影。MRI 示左小腿胫骨中段内侧旁巨大梭形长 T_1 长 T_2 信号为主肿物，肿物走行与肌肉长轴平行，肿物紧贴胫骨内缘，局部骨皮质破坏、缺损，信号未见明显异常，增强后未见明显强化。

2. 特征性征象：

（1）“分隔征”：图 8 冠状位 T_1WI 图像显示肿物下部与胫骨间见肌肉结构分隔，提示肿物来源于骨外而非骨来源，若肿物为骨起源，肌肉应向周边推移而非夹杂于肿物与胫骨间。

（2）肿物推压小腿肌群且与周边肌肉分界尚清晰，考虑起源肌肉间隙可能性大。

综合上述征象，肿物为骨外来源，起源于肌肉间隙可能性大。

定性征象分析

1. 基本征象：肿物大部分边界清晰，对周边肌肉以推压移位为主。图 7 显示肿物上部边界欠清，可见少许棘状突起，部分伸入肌肉间隙。图 4～图 6 显示肿物信号不均匀，T_1WI 为等、稍低信号，T_2WI 压脂为不均匀高信号，增强扫描不均匀强化；图 8 显示肿物压迫胫骨内侧缘皮质形成骨质缺损区，局部胫骨骨质未见信号异常。

2. 特征性征象：

（1）肿物内部信号不均匀，图 4～图 6 内箭头所指可见散在条状、带状长 T_1 短 T_2 低信号区，增强扫描亦未见强化，提示肿物内部含有纤维组织和胶原组织成分，这是韧带样纤维瘤病特征性征象。

（2）图 8 显示病灶压迫胫骨形成“穿凿样”骨质缺损，提示病灶质地较硬。

（3）图 7 横断位 T_2WI 压脂图像显示病灶部分边界欠清，呈棘状突起，伸入肌肉间隙。提示病灶具有侵袭性或者低度恶性可能。

综合上述一般征象和较特征性定性征象，定性诊断为韧带样纤维瘤病。

综合诊断

女，49 岁。发现左小腿肿物 20 年，专科检查肿物较硬，活动度差。平片和 MRI 显示左胫骨内侧软组织肿块，肿块与胫骨间有正常肌肉结构分隔，胫骨局部受压形成缺损。肿块信号不均匀，增强扫描不均匀强化，内部可见条片状长 T_1 短 T_2 低信号灶，增强扫描未见强化的纤维成分结构。综合上述资料诊断为韧带样纤维瘤病可能性大。

诊断主要有两个方面：一是肿物定位，主要根据肿物与胫骨间夹杂肌肉分隔，确定其起源于骨外而非骨起源肿瘤。二是定性诊断，患者长达 20 年的病史，提示病变为良性起源；现肿物逐渐增大，部分层面显示病灶向周围肌肉间隙侵犯征象，提示病灶具有侵袭性行为或恶变可能。结合病灶内部含有纤维组织和胶原组织成分，对胫骨有良性压迫致骨质吸收的征象，考虑为韧带样纤维瘤病。

鉴别诊断

本病需与滑膜肉瘤和神经源性肿瘤鉴别。

1. 神经源性肿瘤：发生在表浅的常无症状，发生在深部的多有明显的症状，最常见的症状就是肌肉萎缩，这点并不符合本例。典型神经源性肿瘤可见“包膜征”“靶征”。

2. 滑膜肉瘤：生长较缓慢，从影像上分析，典型的应该有分隔征，而本例没有。滑膜肉瘤有侵袭性，信号较混杂，增强扫描实性成分强化明显，无强化的液化坏死及囊变区多见。

手术探查

切开皮肤、皮下组织，将皮瓣游离并两边掀开，见肌层深部有一肿物，大小约 12 cm×6 cm，与胫骨相连，部分骨质受侵犯，包膜完整，与胫后神经血管鞘膜相连，完整从包膜边缘切除肿物，咬除部分骨质后，创面止血，逐层缝合。

病理结果

1. 镜下所见：（左小腿）梭形细胞呈编织样排列，未见异形增生及核分裂，局灶胶原纤维增生（图 9）。

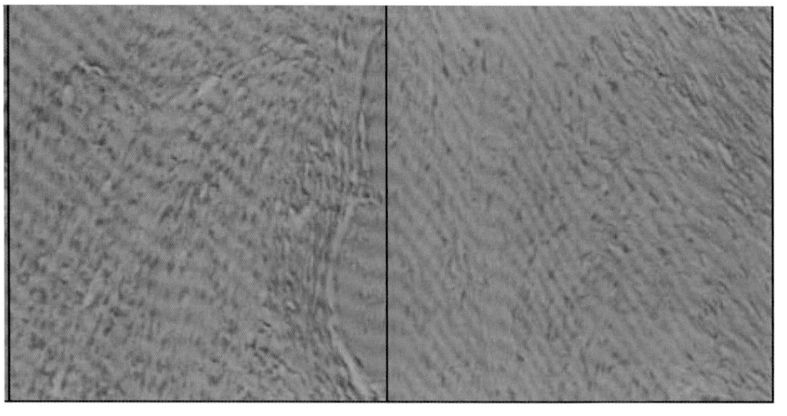

图 9 HE 染色（HE×100）

2. 免疫组织化学：Vim(＋)，HHF35 少数细胞(＋)，CD68 小部分细胞(＋)，CD34(－)，S-100(－)。

结合 HE 形态和免疫组织化学结果，符合韧带样样纤维瘤病伴骨化生。

疾病综述

韧带样纤维瘤病（desmoid-type fibromatosis，DF）1983 年由 Mueller 命名，由于其具有侵袭性，故又称为侵袭性纤维瘤或硬纤维瘤。2013 年版 WHO 软组织肿瘤分类中，属于纤维母细胞/肌纤维母细胞肿瘤的交界型（局部浸润 WHO 2012－8221/1），组织学上 DF 呈良性表现，不发生远处转移，但其生物学行为与恶性肿瘤类似，呈浸润性生长，术后有明显局部复发倾向，局部复发率为 25％～65％。本病发病高峰年龄为 25～35 岁，好发于女性，男女比例约为 1∶1.2。肿瘤可发生于身体的任何部位，肩部和腹部最常见，伴有骨肿瘤、结肠息肉病的 DF 称 Gardner 综合征。

MRI 具有良好的软组织分辨能力，能反映肿瘤内部情况，病灶与周围组织结构的关系。DF 的 MRI 信号与病灶内的胶原纤维、肌纤维母细胞及纤维母细胞成分密切相关，信号不均匀，多数病例在 T_1WI 为等或稍低信号，在 T_2WI 呈高或稍高信号，T_2WI 上肿瘤内条索状或分隔状胶原纤维低信号为特征性征象，但不具有特异性。增强扫描病灶不均匀强化。

核心提示

本病例的核心在于定位诊断上，鉴别肿瘤来源于骨内或骨外对于病变的定性诊断具有重要的意义，认识本例中肌肉对于肿瘤与骨骼的“分隔”征象对鉴别病变的起源很有意义。结合肿瘤特征性的长 T_1 短 T_2 无强化的胶原纤维信号改变以及病史对于诊断韧带样纤维瘤病具有重要价值。

参考文献

[1] 王德玲，李卉，谢传森，等. 韧带样纤维瘤的影像学表现及病理特点［J］. 中国医学影像技术，2012，28（1）：148－151.

[2] 梁俊生，曾仲刚，李扬彬，等. 韧带样纤维瘤的 MRI 表现及鉴别诊断［J］. 中国临床医学影像杂志，2015，26（7）：512－515.

[3] Fletcher CD，Bridge JA，Hogendoorn PC，et al. WHO Classification of Tumours of Soft and Bone［J］. Lyon［J］. LARC Press，2014，46（2）：95－104.

[4] 袁焕初，郑晓林，肖利华，等. 韧带样纤维瘤病的 CT 和 MRI 特征及病理对照［J］. 影像诊断与介入放射学，2014，23（6）：496－500.

〔陈 忠 谭仲伦〕

4.28 踝关节骨膜软骨瘤

临床资料

女，61 岁。发现右内踝部肿物 2 年多。

患者 2 年前扭伤后出现右内踝部肿物，肿物逐渐增大，偶有疼痛，活动无明显受限。

专科检查：右内踝部可见局部肿物隆起，约 3 cm×3 cm×3 cm，质地软，边界清楚，活动度一般；未见瘀点、瘀斑，无红肿、破溃；局部皮温正常，患肢远端趾动及血运正常，感觉正常。

辅助检查

超声检查：右踝前内侧软组织内包块，边界尚清，内可见片状液性暗区及囊壁多发强回声斑，后方回声增强；未见明显血流信号；右踝软组织混合回声包块，性质待查（图 1）。

X 线检查：右胫骨内踝下方软组织结节状密度增高影，病灶内及灶周不规则点片状钙化影，内踝、距骨内缘骨质毛糙（图 2）。考虑为骨化性肌炎。

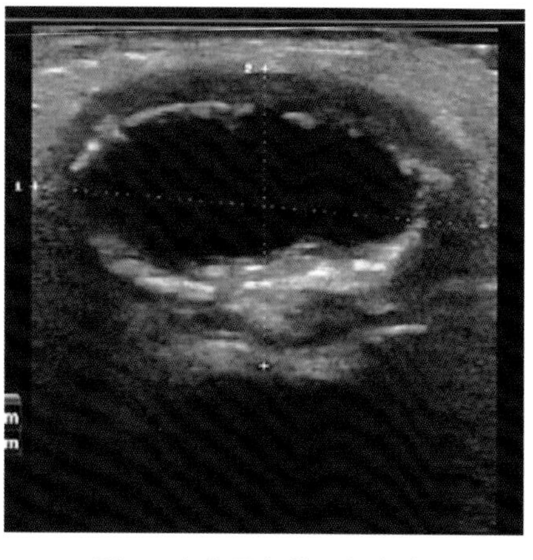

图 1　右内踝部软组织超声

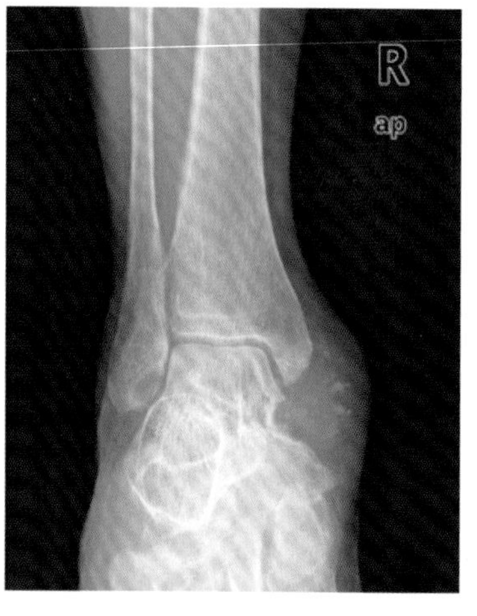

图 2　右踝关节正位片

实验室检查：AFP、CEA、CA199 均未见异常。

影像学资料

CT、MRI 检查如图 3～图 14 所示。

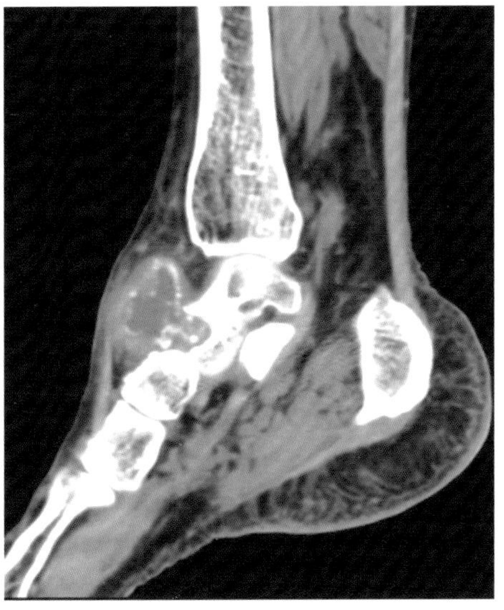

图 3 CT 矢状位重组软组织窗

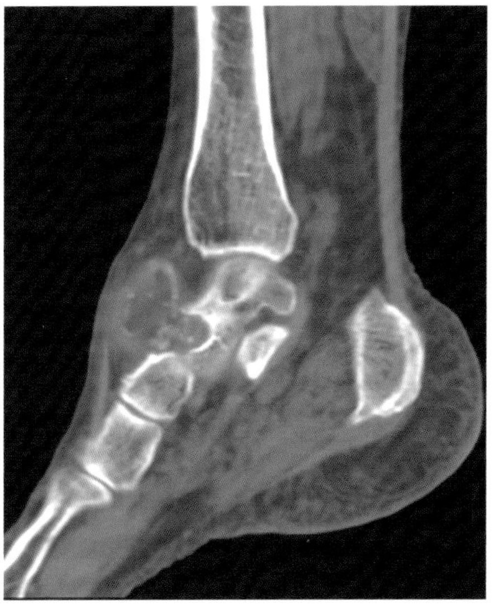

图 4 CT 矢状位重组骨窗

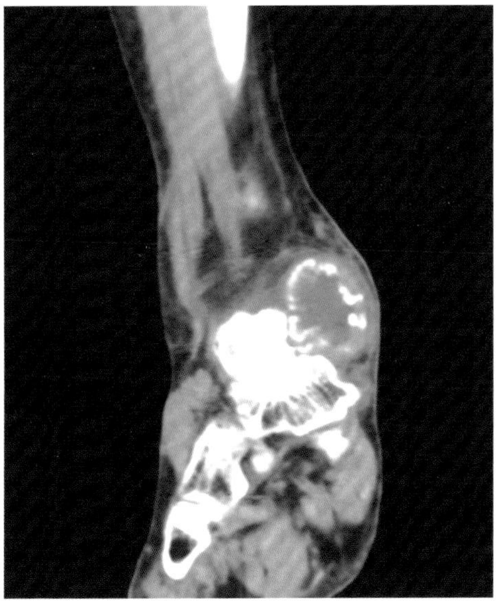

图 5 CT 冠状位重组软组织窗

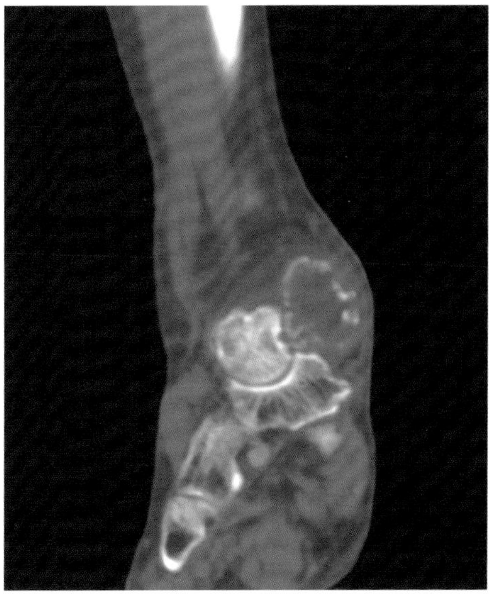

图 6 CT 冠状位重组骨窗

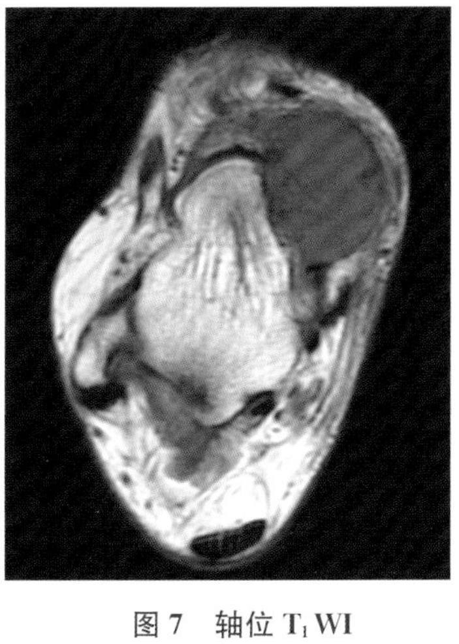

图 7 轴位 T_1WI

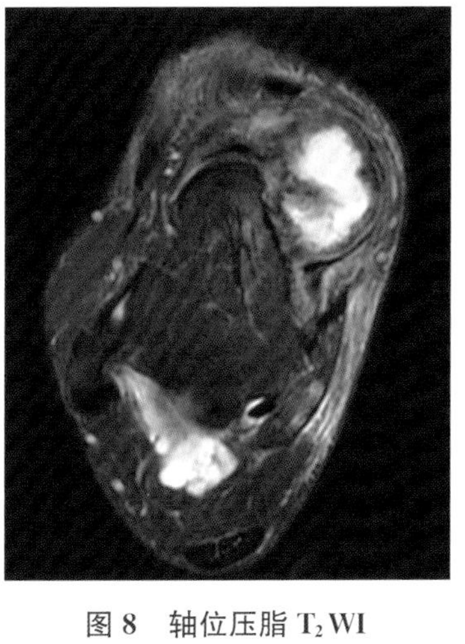

图 8 轴位压脂 T_2WI

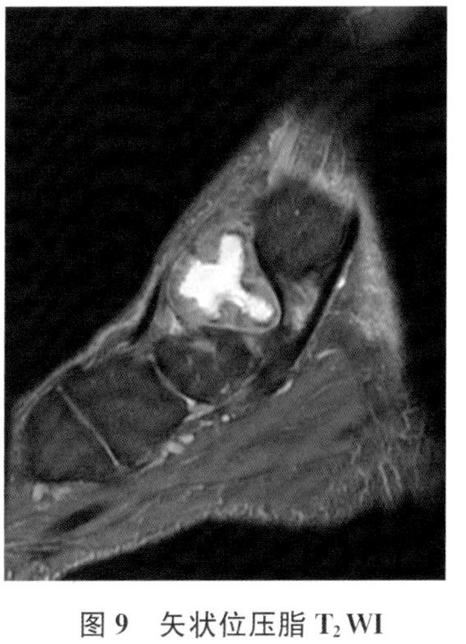

图 9 矢状位压脂 T_2WI

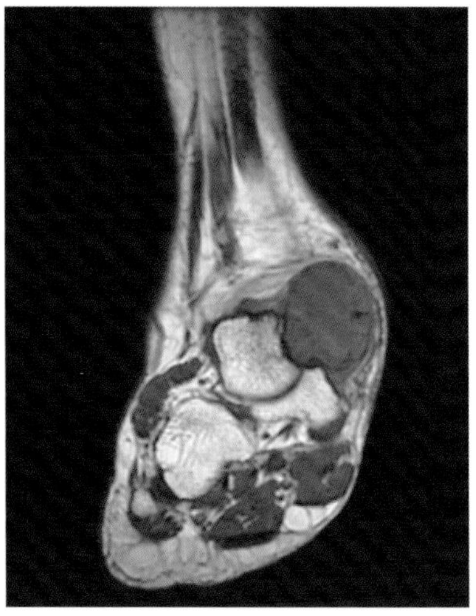

图 10　冠状位 T_1WI

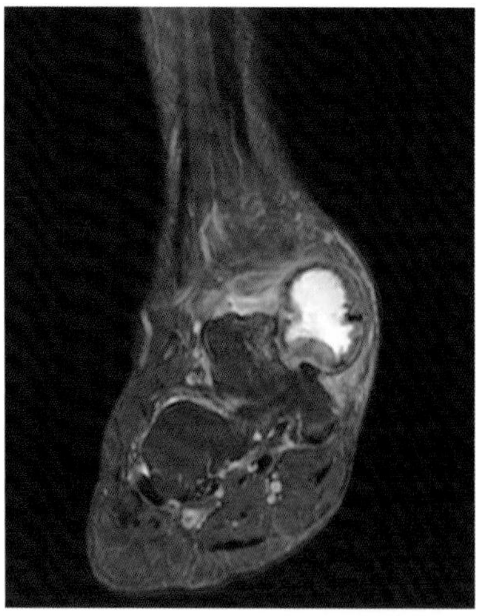

图 11　冠状位压脂 T_2WI

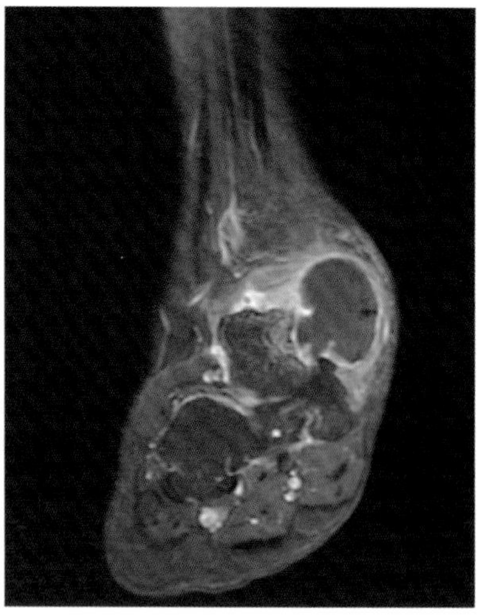

图 12　冠状位增强

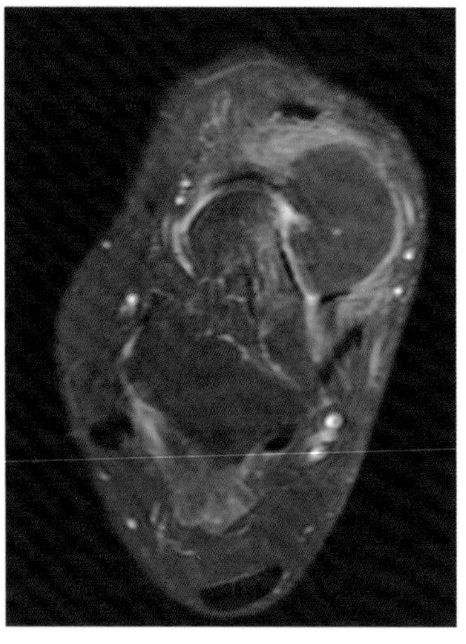

图 13　轴位增强

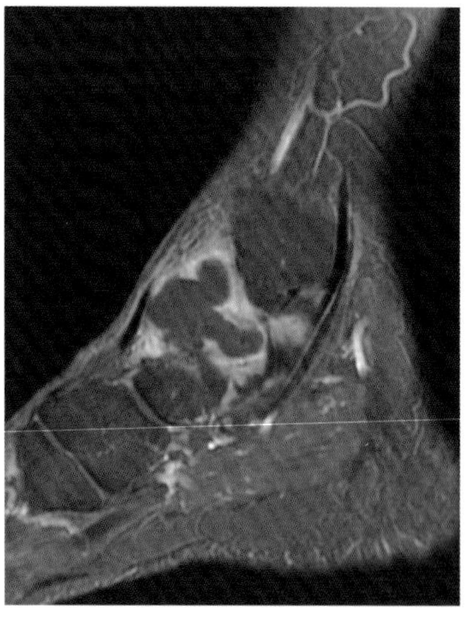

图 14　矢状位增强

定位征象分析

1. 包膜征：图 11 示肿块呈厚壁囊性改变，在右内踝软组织内有完整包膜，边界清楚。

2. 锐角征：图 10 示肿块与邻近距骨之间的交角为锐角，肿块大部分位于骨外。

3. 距骨凹陷征：图 2、图 4、图 6 示距骨骨质凹陷，边缘骨质增生、硬化。

4. 骨膜扶垛征（帆样翘起征）：是骨膜来源肿瘤较特征性的定位征象，组织学上肿瘤压迫骨皮质并掀起骨膜，并与骨交界处边缘骨膜新生骨形成此种影像改变（图 15）。

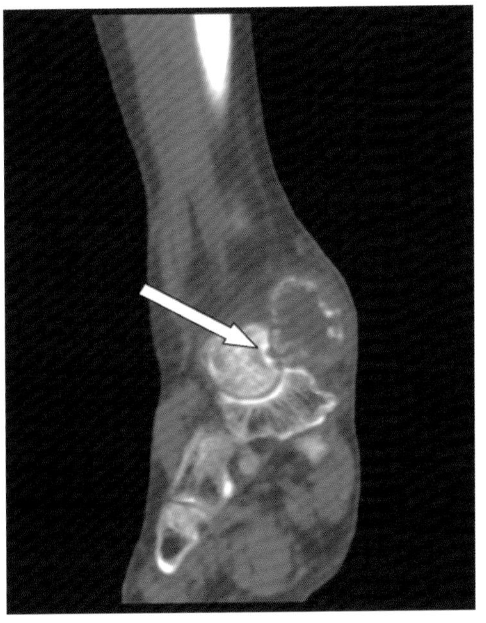

图 15 骨膜扶垛征（帆样翘起征）

综合上述征象，右距小腿关节内踝部肿块定位诊断来源于骨膜。

定性征象分析

1. 基本征象：右侧距骨内前方软组织肿块，边缘可见多发环形点状钙化，邻近距骨、足舟骨骨质吸收破坏，边缘增生、硬化。MRI 显示肿块呈长 T_1、长 T_2 信号，病变中央大片坏死区，内壁不光滑，有包膜，增强后病变环形强化，周围脂肪间隙水肿，距骨见骨质压迫，并见骨髓水肿。

2. 特征性征象：

(1)“厚壁囊肿”征：肿块边界清楚，图 9、图 10 示肿块有完整的包膜征，内部液化坏死，内壁欠光滑，提示肿瘤为良性可能。

(2)“骨壳”征：图 1、图 3～图 6 示肿瘤边缘见环形高密度影，呈花瓣样或蛋壳样改变，提示为软骨类肿瘤可能。

综合上述一般征象和较特征性定性征象，定性诊断良性软骨类肿瘤可能性大。

综合诊断

女，61 岁。右内踝部肿物 2 年多，偶有疼痛，专科检查肿块质地偏软，边界清楚，活动度可。根据 X 线、CT、MRI 特征性定位、定性征象，诊断为右内踝骨膜来源良性软骨类肿瘤，骨膜软骨瘤可能性大。

鉴别诊断

本病应与其他生长于邻近骨皮质的肿瘤和肿瘤样病变鉴别，主要包括：

1. 骨化性肌炎：临床上常有创伤史，骨化沿骨干排列，并与邻近骨不相连，邻近骨皮质多无改变。

2. 骨膜软骨肉瘤：影像学呈侵袭性生长，边缘无支撑性的骨膜新生骨，病灶可见具有恶性特征的钙化，呈点状、针刺状，并可见 Codman 三角。

3．旺炽性反应性骨膜炎：又称纤维骨性假瘤，几乎都发生于指（趾）皮下组织，累及邻近骨膜的病变影像显示与骨膜相连的肿块，少数可见钙化或骨化，伴有明显的骨膜反应。

4．奇异性骨旁骨软骨瘤性增生（Naro 病）：病灶位于骨的表面，环绕骨皮质生长，附着骨骨皮质及髓腔结构完整。

手术探查

以右踝部肿物为中心设计切口，显露肿物，呈灰白色，有包膜，质韧偏硬，边界清楚，距骨及足舟骨骨质吸收、增生、硬化。

病理结果

（右踝肿瘤）灰白色组织 1 块，3.5 cm×3 cm×3 cm，表面光滑，灰白色，剖开呈囊性，可见黏液。镜下囊壁由软骨构成，软骨分化良好，外层被覆薄层纤维组织，囊内局部见软骨骨化，软骨细胞未见明显异型。符合软骨瘤。（图 16、图 17）

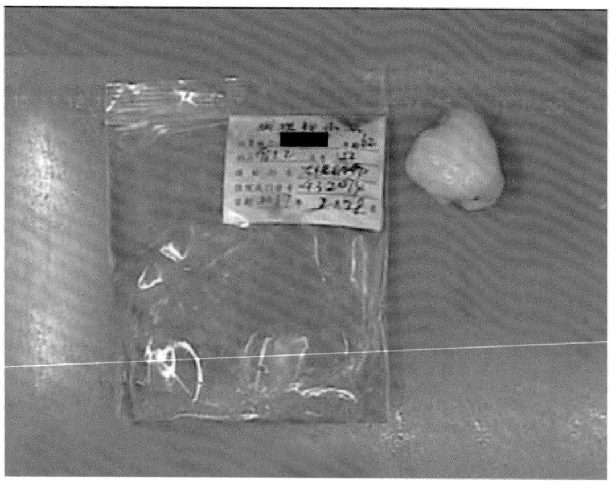

图 16　大体标本

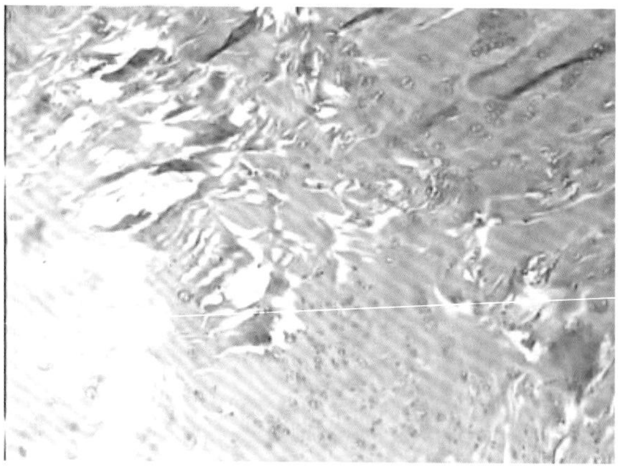

图 17　HE 染色（HE×100）

疾病综述

骨膜软骨瘤发生于骨皮质表面附件的骨膜下方，由透明软骨组成。本病男性多见，多数患者年龄＜30 岁。临床症状主要为肿胀、疼痛，可触及肿块。病灶多单发，主要位于管状骨干骺端，长管状骨以肱骨、胫骨多见，短管状骨以掌骨多见。本病生长缓慢，大部分病灶直径≤5 cm。肿瘤位于皮质外又邻近皮质，在压迫侵蚀骨皮质的同时，伴随骨的修复反应（增生硬化）。X 线表现为骨皮质呈蝶形凹陷，基底部见不同程度硬化。肿瘤表面可见骨膜增生形成的菲薄的骨壳样影。肿瘤内可见钙化，以点状、环状多见。CT 可清晰显示骨质破坏范围、形态、边缘硬化及钙化，更直观显示病灶边缘翘起的骨膜，避免在 X 线上将不规则翘起并重叠的骨膜误认为是钙化。MRI 显示软组织肿物病变 T_1WI 呈低信号，T_2WI 高信号，钙化呈低信号，邻近软组织水肿。

核心提示

本病例的核心在于定位诊断上。邻近骨皮质的肿瘤需鉴别其来源于骨皮质、骨膜还是软组织，我们临床工作中经常遇到这样的难题。近皮质病变是指皮质外表面病变而不论其与骨膜的确切解剖关系；骨旁病变则完全在骨膜外，并由软组织间隔将其与邻近皮质和骨膜分离。认识本病例的骨膜扶垛征或帆样翘起征（图 15）对鉴别病变是骨皮质、骨膜还是邻近软组织起源很有意义。

参考文献

[1] Akansu B，Atik E，Altintas S，et al. Periosteal chondroma of the ischium：an unusual location [J]. Turk Patoloji Derg，2012，28 (2)：172 - 174.

[2] 马焕，吕玲，董兴祥，等. 骨膜软骨瘤的影响特征分析（附 5 例报告及文献复习）[J]. 实用放射学杂志，2015，31 (12)：2080 - 2081.

[3] 符水，高振华. 皮质旁软骨瘤的 CT、MRI 与病理分析 [J]. 中国介入影像与治疗学，2014，11 (8)：603 - 606.

[4] Le Saout J，Malingue E. Subperiosteal（juxtacortical）chondroma of the and：Apropos of 4 cases [J]. J Chir (Paris)，1987，124 (10)：523 - 526.

[5] 段智维，王晓红，张彦龙. 奇异性骨旁骨软骨瘤样增生一例 [J]. 中华病理学杂志，2015，44 (7)：525 - 526.

〔刘树学 任明达 陈 忠〕

图书在版编目（CIP）数据

疑难病例影像诊断思维学 / 龙晚生，黎倩主编. -- 长沙 :湖南科学技术出版社，2018.7
ISBN 978-7-5357-9831-2

Ⅰ. ①疑… Ⅱ. ①龙… ②黎… Ⅲ. ①疑难病－影象诊断Ⅳ. ①R442.9②R445

中国版本图书馆 CIP 数据核字(2018)第 139876 号

YINAN BINGLI YINGXIANG ZHENDUAN SIWEIXUE
疑难病例影像诊断思维学
主　　编：龙晚生　黎　倩
责任编辑：李　忠
出版发行：湖南科学技术出版社
社　　址：长沙市湘雅路 276 号
网　　址：http://www.hnstp.com
湖南科学技术出版社天猫旗舰店网址：
　　　　http://hnkjcbs.tmall.com
印　　刷：湖南凌宇纸品有限公司
　　　（印装质量问题请直接与本厂联系）
厂　　址：长沙市长沙县黄花镇黄花工业园
邮　　编：410137
版　　次：2018 年 7 月第 1 版
印　　次：2018 年 7 月第 1 次印刷
开　　本：889mm×1194mm　1/16
印　　张：33.5
字　　数：1020000
书　　号：ISBN 978-7-5357-9831-2
定　　价：180.00 元